精准医疗与药物治疗个体化

实操手册

名誉主编◎王　晨　陈润生　林东昕　曾长青

主　　编◎王拥军　赵志刚

北京科学技术出版社

图书在版编目（CIP）数据

精准医疗与药物治疗个体化实操手册/王拥军，赵志刚主编. —北京：北京科学技术出版社，2017.1

ISBN 978-7-5304-8722-8

Ⅰ.①精… Ⅱ.①王… ②赵… Ⅲ.①临床医学—手册 ②药物疗法—手册 Ⅳ.①R4-62 ②R453-62

中国版本图书馆 CIP 数据核字（2016）第 291203 号

精准医疗与药物治疗个体化实操手册

主　　编： 王拥军　赵志刚
责任编辑： 周　珊　刘瑞敏　袁　茵
责任校对： 贾　荣
责任印制： 李　茗
封面设计： 异一设计
出 版 人： 曾庆宇
出版发行： 北京科学技术出版社
社　　址： 北京西直门南大街 16 号
邮政编码： 100035
电话传真： 0086-10-66135495（总编室）
0086-10-66113227（发行部）　0086-10-66161952（发行部传真）
电子信箱： bjkj@bjkjpress. com
网　　址： www. bkydw. cn
经　　销： 新华书店
印　　刷： 保定市中画美凯印刷有限公司
开　　本： 889mm×1194mm　1/16
字　　数： 977 千字
印　　张： 33
版　　次： 2017 年 1 月第 1 版
印　　次： 2017 年 1 月第 1 次印刷
ISBN 978-7-5304-8722-8/R・2235

定　　价： 198.00 元

精准医学助力大健康发展

赵继宗 院士

2016年11月15日.

编者名单

名誉主编 王　晨　陈润生　林东昕　曾长青

主　　编 王拥军　赵志刚

副 主 编 李新刚　王　健　许　喆　陈文倩　王少明
王学彬　裴　奇　尹继业　张　峻　马满玲
史天陆　张　军

编　　者（以姓氏笔画为序）

一氏英人　马　旭　马　珂　马满玲　王　健　王少明
王拥军　王学彬　王淑梅　文爱东　尹继业　石小鹏
石晓旭　田　月　史天陆　冯　静　尼富苓　西　娜
刘　维　刘　祺　刘亦伟　刘松青　许　喆　阮君山
孙雪林　李六水　李新刚　杨　莉　吴　迪　吴玉波
汪永忠　宋金春　张　军　张　峻　张　超　张毕奎
张君莉　张薇薇　陈　磊　陈文倩　陈世财　林　阳
郑英丽　孟　珺　封卫毅　赵　坤　赵志刚　赵晓彦
俞振伟　姜德春　贾露露　殷　硕　高燕菁　唐　婧
唐　蕾　黄翠丽　童卫杭　温爱萍　裴　奇　熊爱珍

序

21世纪初，人类在基因组计划完成时就提出了“个体化治疗”的理念，即针对每个患者进行治疗。药物治疗个体化是指借助先进的检测技术，根据患者的具体情况量身定制出针对患者个人的给药方案，最终合理、有效地完成药物治疗的过程。2015年，美国总统奥巴马提出“精准医疗计划”，一时间精准医疗成为覆盖全球的热门话题。随着近年来精准医疗的推进与发展，药物治疗个体化也从目标变成了现实。随着我国精准医疗科研项目的逐步落地，医学正在向精准医疗的方向阔步前行。基于当前的研究成果，美国、欧盟、加拿大和日本等国家和地区的药政部门对需要进行个体化治疗的药物进行了标注，在说明书中明确提示建议在用药之前进行生物标志物检测，从而增强对临床疗效的预判能力，提高用药的精准性。

虽然临床中需要实施药物的个体化治疗，在实际操作过程中却面临着诸多困难，这主要是由于影响药物最终临床效果的因素较多，这就要求我们必须全面掌握所有与药物治疗相关的信息，才能制定真正的个体化给药方案。由王拥军教授和赵志刚教授主编的这本《精准医疗与药物治疗个体化实操手册》正是契合了精准医疗的需求。该书整合了影响药物治疗的各方面影响因素，除了基因检测外，还对能够影响药物疗效的多个因素进行了阐述，如患者的性别、年龄、体重、肝肾功能、病理及生化指标、药物—药物相互作用等，力图使医师和药师全面了解影响药物临床效果的各种因素。对于部分研究较为透彻的药物，该书还列举了可以精准调整药物给药方案的模型，大大方便了医师和药师对最优给药方案的准确设计。该书内容丰富、信息量大，除了对国外药政部门标注的药物进行一一解读外，还对一些有用药指南而未在说明书中提及的药物进行了详细说明。为了体现本书的前瞻性，书中还收录了很多国内未上市但需要进行基因检测的新药。

相信该书的出版一定能够为临床实施药物治疗个体化提供参考和帮助，助力我国精准医疗的实施与实践。

北京天坛医院院长　王　晨

2016年11月

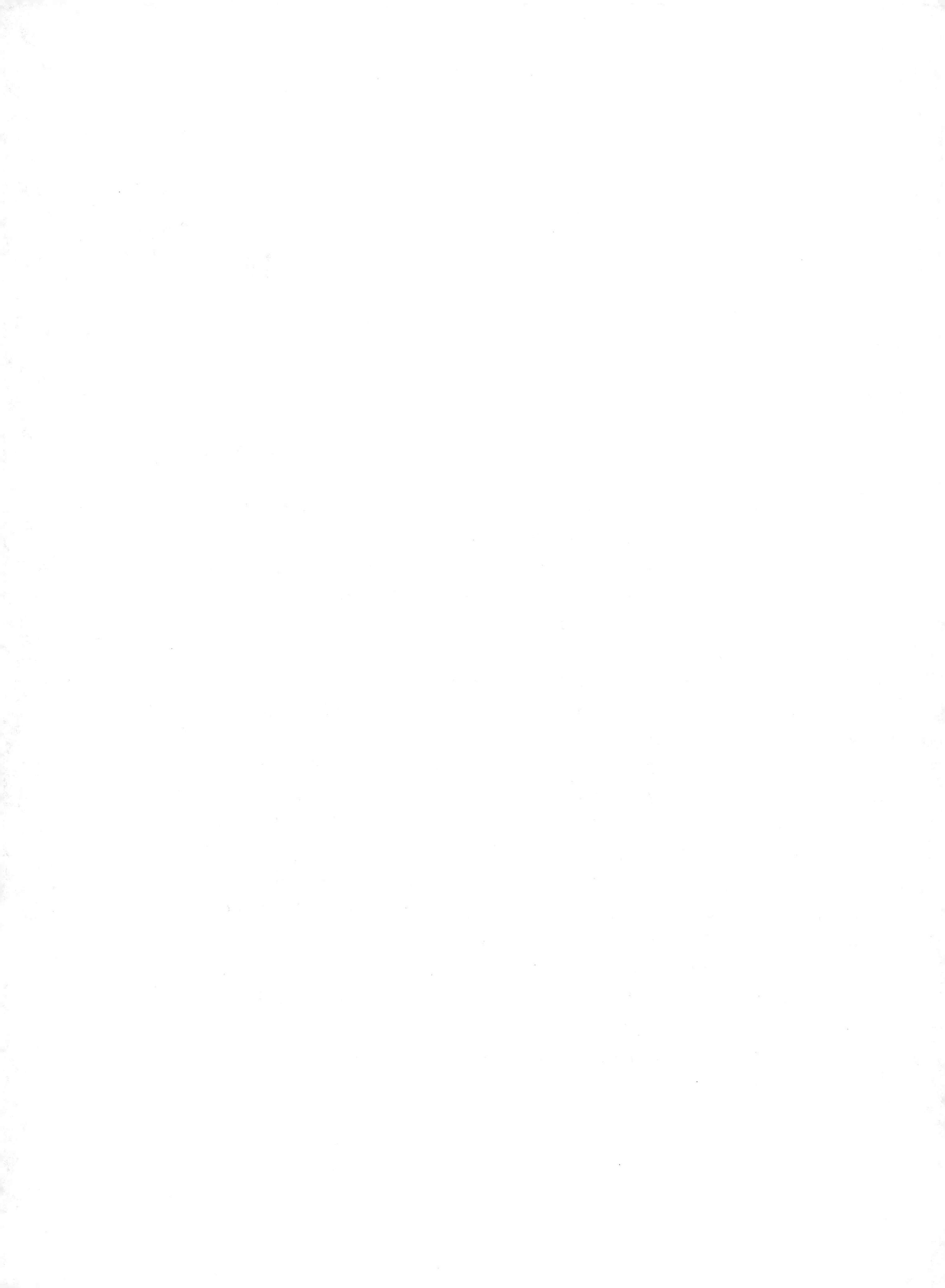

前　言

精准医疗是以个体化医疗为基础，随着基因组测序技术和生物信息与大数据交叉应用的快速进步而发展起来的新型医学概念与医疗模式。精准医疗的实施依托现代科学技术、生物医学和大数据分析，是具有高度确定性、预见性和可控性的临床实践，近年来已取得了长足的发展并逐步实现了药物治疗个体化。未来，精准医疗将有望改变传统医疗模式，为医学发展带来革命性变化。本书的编写目的主要是为了给广大的医药工作者提供一本系统阐明精准医疗和药物治疗个体化的参考书，方便临床用药实践。

本书分为上、下两篇，上篇主要内容如下：第一章介绍了精准医疗的概念与发展，旨在让读者对精准医疗有一个全面而深入的认识，了解精准医疗的演进过程，并对精准医疗的发展趋势进行了展望；第二章主要介绍了基因检测技术与生物信息分析，从较早的原位杂交技术到新一代的大模型深度测序技术均进行了简要介绍，随后是生物信息学发展沿革和研究内容以及药物基因检测和药物基因组学研究中常用的生物信息操作与分析流程，旨在让读者对样本分析和数据有一个大致的了解；第三章内容为药物治疗个体化的概念与发展，使读者了解从“千人一药、千人一方”的粗放型医疗向“量体裁衣”的个体化精准用药的转变是今后临床药学服务的发展方向之一；第四章为治疗药物监测与药物治疗个体化，包括治疗药物监测的指征和原则、治疗药物监测技术、治疗药物监测流程、治疗药物监测给药方案设计等内容；第五章为遗传药理学与药物治疗个体化，分别介绍了药物代谢酶与药物治疗个体化、药物转运体与药物治疗个体化以及药物受体和作用靶点与药物治疗个体化；第六章为定量药理学与药物治疗个体化，作为一种建模技术，定量药理学在药物治疗个体化中发挥着重要作用，能帮助我们得到精准的给药方案，主要介绍了群体药物代谢动力学与药物代谢动力学/药物效应动力学模型的建立方法、常用软件以及基于模型的临床个体化用药三大部分。

众所周知，药物效应的个体化差异是由多种因素引起的，除遗传因素之外，还包括了生理、病理、合并用药、环境等诸多因素，这些因素的相互联系和相互影响导致了药物效应的复杂性和差异性。具体药物涉及的影响因素是千差万别的，下篇是本书的重点内容，对每种药物的影响因素均进行了归纳汇总，制作成个体化用药表格，表格中将影响药物临床疗效的因素分成遗传因素、药物因素、疾病因素、生理因素、其他因素五大类，其中，遗传因素又细分为吸收、分布、代谢、排泄和靶点五部分。本书对每类影响因素均进行了详细解读。此外，部分药物的临床研究较为成熟，已发布有剂量调整模型，可基于该模型实现精准用药。重要的参考文献均列于全书末以方便读者检索查阅。本书还将美国、欧盟、加拿大和日本等国家和地区药政部门颁布的与遗传因素相关的说明书内容进行了翻译整理，通过查阅表格，临床医师和药师能够准确而全面地掌握关键知识点，快速实现药物治疗的个体化。

本书的适用对象包括从事医疗行业的临床医师与临床药师、高等医药院校的教学人员以及学生。

本书在编写过程中得到了来自全国50多家单位多年从事临床药学与基础科研的同行与专家们的支持与帮助，在此一并表示衷心的感谢。同时感谢北京科学技术出版社的大力协助和支持。

由于本书涉及的基础知识和技术领域非常广泛，我们的知识和水平有限，加上时间紧迫，错漏之处在所难免，敬请专家、同行和广大读者批评指正。

编　者

2016年11月

目　录

上篇　精准医疗与药物治疗个体化概论

下篇　药物的个体化治疗

上 篇

精准医疗与药物治疗个体化概论

第一章　精准医疗概论

第一节　精准医疗的概念

一、精准医疗的基本概念

精准医疗（precision medicine）是以个体化医疗为基础，随着基因组测序技术和生物信息与大数据交叉应用的快速进步而发展起来的新型医学概念与医疗模式。精准医疗的本质是通过基因组、蛋白质组等组学技术和医学前沿技术，对大样本人群和特定疾病类型的生物标志物进行分析、鉴定、验证与应用，从而精确地找到疾病发生的原因和治疗的靶点，并对一种疾病的不同状态和过程进行精确分类，最终实现对特定疾病和患者进行个体化精准治疗的目的，提高疾病诊治与预防效果。

二、精准医疗概念的演进

2011 年，美国国家科学院在“迈向精准医疗：构建生物医学研究知识网络和新的疾病分类体系”报告中，对精准医疗的概念和措施进行了系统的论述。报告探讨了一种新的疾病命名的可能性和方法，该方法是基于导致疾病的潜在分子诱因和其他因素，而不是依靠患者的症状和体征。报告建议通过评估患者标本中的组学（omics）信息，建立新的数据网络，以促进生物医学研究及其与临床研究的整合。美国总统奥巴马在 2015 年 1 月 20 日的国情咨文中正式将“精准医疗计划”作为新的国家研究项目发布，致力于治愈癌症和糖尿病等疾病，让每个人获得个体化的信息和医疗，从而引领一个医学新时代。此举措很快得到了美国政府研究机构和医学界的热烈响应，同时也引起了来自医学界和社会的争议。

三、精准医疗与个体化治疗的关系

个体化治疗是利用诊断性工具去检测特定的生物标志物，尤其是遗传性标志物，然后结合患者的病史和其他情况，辅助决定哪一种预防或治疗干预措施最适用于特定的患者。通俗地讲，个体化治疗就是考虑患者本身的个体差异，药物治疗因人而异，是一种理想化的治疗；而精准医疗着眼于一组患者或人群（图 1-1），相对于针对个体患者的个体化治疗更宽泛、更可行。这两者具有共同的内涵。

个体化治疗或精准医疗都涉及个体化和标准化两个理念的平衡，这是现代医学发展的必由之路。精准医疗的理念是把个体化预见性治疗建立在以分子生物学特征或指标为基础的标准化方法上。虽然目前个体化治疗或精准医疗的实践远落后于理论，但在医学界已出现了一种文化氛围或理念转变，即一种类型的药物适合于所有患者（one size fits all）的时代已经过去，并不存在常规的治疗方法。

四、精准医疗的四个基本要素

精准医疗的四个基本要素是精确、准时、共享和个体化。精准医疗的概念实际上是 21 世纪医

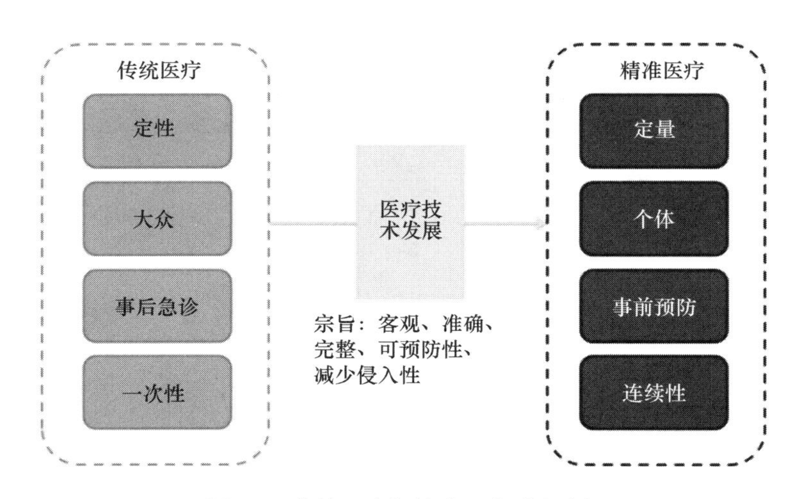

图 1-1　传统医疗与精准医疗对比分析

疗模式的升级版，如 4P 医疗模式，即预测（prediction）、预防（prevention）、个体化（personalization）、参与（participation）以及 TIDEST 模式，即找靶点（targeted）、整合（integrated）、以数据为基础（data-based）、以循证为基础（evidence-based）、系统医学（system medicine）、转化医学（translational medicine）。精准医疗在以上模式的基础上有了进一步发展。不管采用何种模式对疾病进行治疗，精准医疗必须满足的四个基本要素是精确、准时、共享和个体化。

（一）精确（the right treatment）

即合适的患者、合适的时间、合适的治疗。例如，对患者进行基因测序，医师就可以知道药物对哪些人有效，对哪些人可能会有副作用。

（二）准时（at the right time）

所有的医疗只有在适当的时间进行才是真正合适的治疗，这也体现了预测医学和预防医学的含义，即“五前”：婚前、孕前、植入前、产前以及出现症状前。正如奥巴马所言，“要保证我们建立的这一体系能预防疾病、保证健康，而不仅仅依赖于发病后的治疗”。

（三）共享（give all of us access）

人人健康理念的共享还意味着“共为”。医疗集团、医药公司、医院和政府相关机构都已表示将支持和参与精准医疗的发展。

（四）个体化（personalized information）

每个患者都是独一无二的，用药应因人而异。

五、精准医疗与传统医疗有着本质的区别

精准医疗的实施依托现代科学技术和生物医学，是具有高度确定性、预见性和可控性的临床实践。精准医疗的哲学基础是科学决定论，任何事情的发生都是决定论的体现。在医疗实践中，确定的疾病诊断、病情评估与治疗方法必然导致确定的预期结果。确定性是精准医疗寻求最佳临床实践的基石，精准医疗的确定性涵盖健康评估、疾病诊断、临床决策和干预处理等医疗实践全过程。基于确定性原则，如果能整体把握医疗实践中的因果关系，精确控制临床干预过程，就能够获得可预见的治疗结果。精准医疗可通过高度可控的干预过程来实现预定的诊疗计划以获得预期的结果。基于高度确定性的精准医疗是在有效控制病变与减免医源损害的相互制衡中，对医疗实践进行全要素、全流程、全局性的系统优化，实现以患者最佳康复为终极目标的最佳临床实践。

与精准医疗不同，传统医疗是以个人经验为主导，在临床实践中不确定性较强，这也是诊疗过

程难以控制和干预结果难以预见的主要原因。传统医疗存在片面强调单要素优化和技术改良碎片化的倾向，难以顾全以患者最佳康复为目标的诊疗过程的系统优化。

六、精准医疗体系的构建

精准医疗研究的主要目的是通过各种标准化的大型队列研究和多种组学研究，寻找疾病的新生物标志物以完善疾病分类，通过药物基因组学等手段对完善后的新疾病分型进行临床转化，从而达到个体化的精准医疗。其中，大型队列研究是精准医疗的核心，多种组学研究是精准医疗的基础，药物基因组学、药物表观基因组学以及药物蛋白组学等是精准医疗临床转化的桥梁，大数据的标准化处理与发掘是精准医疗的重要凭据。

第二节　精准医疗的发展

一、精准医疗的发展历程

个体化治疗的理念在21世纪初人类基因组计划完成时首次被提出，旨在利用测序得到的遗传标记来判断患者对药物是否有应答，以便对每个患者进行个体化治疗，然而，疾病往往受多基因的影响，很难从一个角度进行简单判断。早在一个世纪前就有了血型分型的概念，我们以此为标准进行输血，这便是早期的精准医疗。随着近年来医疗诊断技术的发展和大量生物信息数据库的涌现，精准医疗的应用得到了广泛的推广。

2011年，美国国家科学院的研究人员发表了“迈向精准医疗：构建生物医学研究知识网络和新的疾病分类体系”的报告，首次提出精准医疗的概念，并提出“新分类学”，对疾病重新分类，并对每个细分类别对症用药。这一分类方法跳出了传统的使用疾病原发灶位置（如肺癌、胃癌）和细胞学特征（如小细胞癌、腺癌）进行分类的方式，提出创建生物医学知识网络，对疾病做新的分类、分型，在传统的疾病症候之外通过潜在的分子机制以及其他因素来区分疾病，并提出建立新的数据网络，将治疗过程中的患者临床数据和生物医学研究结合起来。

2015年1月，奥巴马启动了美国精准医疗计划，掀起了全球精准医疗研究的热潮。2016年，美国对精准医疗计划投资2.15亿美元，收集逾百万名美国受试者的数据，找寻科学证据，将精准医疗从概念扩展到临床应用。所谓精准医疗计划，实际上就是将遗传和基因组的信息作为临床治疗出发点的行动计划。

在精准医疗的发展中，美国政府成功地采用了支持研究、开放政策、吸引人才、引导应用4种策略。早在2006年，美国就以政府的名义支持启动了TCGA，即“癌症基因组图集”计划。这一计划耗资数亿美元，分析了超过3万个癌症基因组，鉴定了与癌症相关的几千万个突变形式。这一计划也得到了政府的资金支持。

回顾美国精准医疗的起步和发展，很关键的一点是美国对精准医疗产业采取了鼓励发展的策略。美国食品和药物管理局（FDA）一向积极鼓励业内创新，FDA工作人员每年都会参加美国临床肿瘤学会年会（ASCO），与临床专家、制药公司、检测服务商共同讨论精准医疗的应用，并鼓励尝试新技术，改革和优化医疗现状。监管部门的积极参与和引导，极大地鼓励了产业界对精准医疗领域加大投入的热情。图1-2展示了精准医疗的发展历程。

纵向来看，医学的发展从经验医学、循证医学逐渐演变成精准医疗。复旦大学附属华山医院外科主任钦伦秀教授介绍，与近30年前自己刚当医师时相比，外科疾病谱发生了很大变化。当年外科病房里90%是溃疡患者，仅有10%是肿瘤患者，而今，肿瘤患者在外科病房中所占比例最大。医学在不断发展，人类认知医学的步伐也在前进，基于临床表现的经验医学经归类总结成规范指南，形成循证医学，但循证医学不可能以一把尺子丈量一切。以肝癌为例，“手术＋介入”的组合

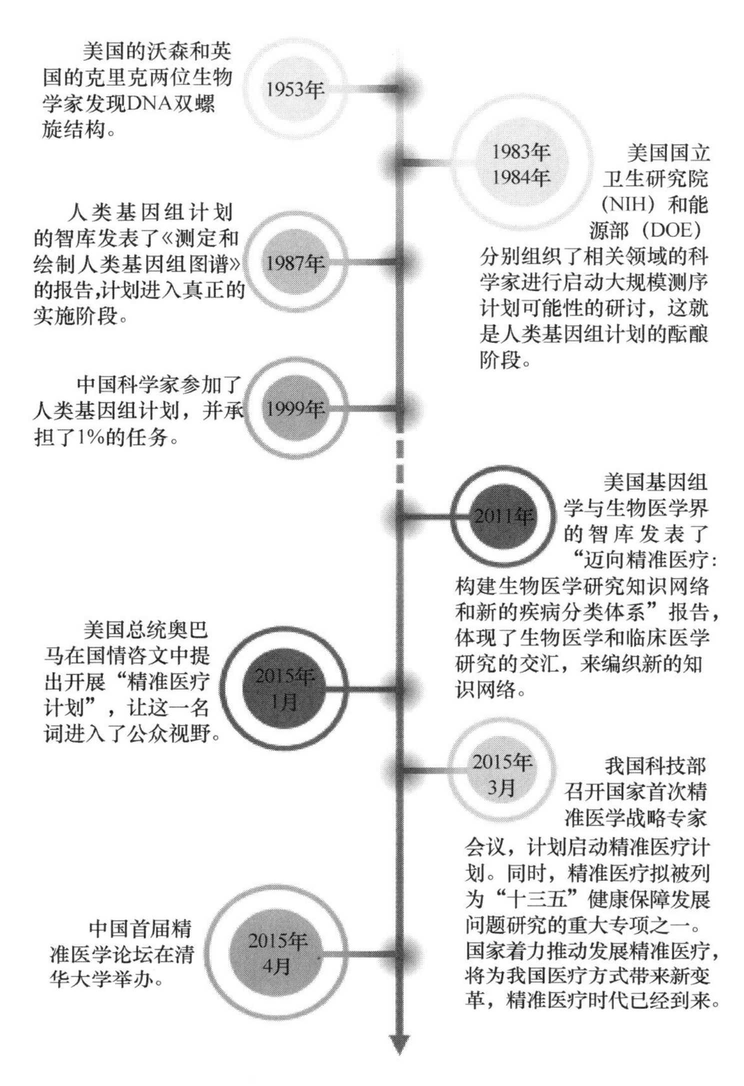

图 1-2　精准医疗的发展历程

治疗指南不适于所有患者，应根据患者自身情况进行调整，因此，基于个体化治疗的精准医疗应运而生。

横向来看，精准医疗的问世离不开生物医学、医学影像学等学科的迅猛发展。近 20 年来，组学信息融合了大数据分析、数据库运算和移动医疗信息交流等，最终促进了精准医疗的发展。专家认为，这是一种革命性的医学模式，它改变了以群体为对象的传统医学"一刀切"模式，为减少误诊、误治、过度治疗等打下基础，同时也为进一步提高疗效带来可能。

二、我国精准医疗的发展历程

精准医疗的概念事实上已经存在了很多年，而且在我国的中医实践中很早就有所体现。中医对同一个病证可以开具多个不同的处方，需要考虑每一个患者不同的体质类型、心理特征和环境情况等。如何应用现代科学技术来解释中医的个体化对症治疗的机制和基础，尤其是在肿瘤精准医疗中的应用，则是一个非常有意义也极具挑战性的现代课题。

2015 年，精准医疗获得了国内政府、产业界、学界、研究等各界的助推和关注，习近平总书记批示科技部和国家卫生计生委，要求国家成立中国精准医疗战略专家组，共 19 位专家组成了国家精准医疗战略专家委员会。

2015 年 3 月初，中国首次精准医学专家会议提出将于 2015 年下半年或 2016 年启动精准医疗计划。会议探索了精准医学模式的潜力及其推广进程中的问题。

2015 年 4 月 21 日，在 2015 清华大学精准医学论坛上，国家卫生计生委科教司司长秦怀金表示，目前国家卫生计生委和科技部正在准备精准医学计划工作，待完善后将上报国务院，并有望将其列入国家“十三五”科技发展的重大专项。

2015 年 5 月 15 日，第 528 次香山科学会议精准医学与产学研用分论坛在第 73 届中国国际医疗器械博览会上召开。会上，中国医科大学附属盛京医院院长郭启勇委托同事做了题为“临床需要精准医疗”的演讲。

2015 年 6 月 6 日，由北京协和医院肝脏外科和测序中国共同主办，中国医学科学院基础医学研究所协办的精准医疗与基因测序大会在北京协和学术会堂召开。多位病例专家、大数据专家与临床专家共同探讨中国精准医学的发展与未来。

第三节 精准医疗的展望

一、精准医疗计划的目标

精准医疗是用于精准地预测和治疗疾病的新方法，精准医疗计划包含了两个重要目标，即短期目标是聚焦于癌症发展，长期目标在于构建健康和疾病的知识应用体系。这两方面研究的发展都得益于分子生物学、基因组学和生物信息学的基础研究优势和不断进步。此外，这一计划将利用社交媒体和移动设备增加人与人之间的联系。

（一）将肿瘤治疗作为精准医疗计划的短期目标，是提升精准医疗影响力的正确选择

精准医疗计划的终极目标是针对整个医学领域的所有医学健康问题发挥重要作用。目前，肿瘤是最可能实现精准医疗的疾病之一，也是应优先考虑治疗的重大疾病之一。肿瘤是常见疾病，也是全球范围内造成高死亡率的重要原因。随着人口的老龄化，肿瘤的发生率也在不断上升，其致病性、症状以及治疗时对身体造成的不良反应和药物的毒性，对患者的健康造成了严重的威胁。研究已经证实了诸多分子水平的改变是引起肿瘤的重要因素，每一种肿瘤都有其相应的基因信号、肿瘤标志物和不同于其他类型肿瘤的变异类型。尽管大部分肿瘤是大量 DNA 损伤积聚的结果，但是基因遗传变异带来的患癌风险从某种程度上说也具有深远的意义。这种对癌基因作用机制的新理解已经开始影响药物和抗体的设计以及对肿瘤发生的风险、分类诊断和治疗策略的评估。目前已开发了很多靶向治疗药物，并且已经显示出靶向治疗的优势，使许多患者从中获益。此外，新兴的肿瘤免疫疗法也带来了一些积极效应，种种迹象表明，肿瘤分子标志物能够很好地预测肿瘤的发生。

精准医疗在肿瘤的预测、预防、诊断和治疗方面具有前瞻性，但真正实现这个愿景还需要医疗工作者和社会各界的多方位努力。为了加深对肿瘤的了解并开发更多的工具和技术以实现分子水平的诊断，我们需要对更多的肿瘤基因组数据进行精确的分析。为了促使患者接受新的治疗手段，需要更多的新思路进行临床试验以及更可靠的模型进行临床前研究；同时也需要构建一个肿瘤知识网络，储存数字化的分子结果和医疗数据，该知识网络将在科学家、医护人员和患者之间搭建桥梁。

精准医疗可用于扫清肿瘤治疗中遇到的障碍，这些障碍主要来源于不明原因的耐药性、肿瘤基因组的异质性、肿瘤检测反应、肿瘤的复发以及化疗药物联合用药认知的局限性。

（二）精准医疗计划的长期目标是健康管理

精准医疗计划的长期目标是推动科研进步，从而提升对疾病风险的评估能力、对疾病机制的把握能力以及对许多疾病最佳治疗方案的预测能力，这将对扩大精准医疗在健康和卫生保健等诸多领域的应用带来益处。

该研究计划将会鼓励和支持新一代科学家去发展新的方法来探索、检测和分析大范围的生物信息，包括分子、基因组、细胞单元以及临床、行为、生理学和环境的参数。目前使用的细胞计数将被大量的特异性免疫细胞检测所替代；移动设备可实时、精准地检测患者的血糖、血压和心率等数据；利用基因分型和特定的基因变异可治疗相应的疾病；通过对排泄物标本的处理可以对肠道菌群进行分类。此外，血液测试可用于检测循环和肿瘤中的 DNA，这有助于早期发现肿瘤的发生和复发。

最新的精准医疗技术将会在相应的试点研究中心进行测试。美国计划在临床试验、电子医疗记录和其他信息丰富的医学中心展开相关研究，最终将通过更长时间的研究，在更广泛的人群中评估出最有效的方法。为此，美国计划募集 100 万甚至更多的志愿者，志愿者的数据将被纳入此项重大研究。志愿者将被要求收集如下生物标本数据，如细胞数量、蛋白质、代谢物、RNA、DNA、全基因组测序数据（在成本允许的情况下才会开展）、行为数据及其电子健康记录。通常，只有具备相关资质的研究人员可访问这些数据，这样患者的隐私能够得到充分的保护。因此，全球最顶尖的科学家和临床医师可以共享他们的见解与分析。这些数据还可以进一步辅助药物和设备的观察性研究并促进介入性研究的发展。

不同的研究项目将增进人们对疾病的理解。例如，对疾病起源和发病机制的认知能够为疾病的预防和治疗提供更好的证据，为精准医疗奠定坚实的基础。事实上，精准医疗还可为其他科学研究起到表率作用，科学研究应强调参与者的加入，并对数据的共享负起责任。参与者可以获取自己的健康数据，研究者也可以利用这些健康数据进行研究。

该项计划的部分研究组将来自现有的研究团队，大多数项目将由美国国立卫生研究院（NIH）资助，研究队伍将选择那些已为这项研究做好准备的科研人员，并与现有的科研团队、患者以及公司建立强有力的伙伴关系。

精准医疗目标的实现还需要改进国家的监管框架。为激发研究者参与这项计划的热情，NIH 正与美国健康和人类服务部门共同制定一项规则，这项规则的出台旨在保护研究的参与者。为了推进这些研究的转化，FDA 和科学界正在进行监管，以确保基因组技术支持创新，同时确保公众对这项技术安全性和有效性的信任。

精准医疗计划最终可产生大量的效益，短期内也取得了一些显著成效。大型研究机构提供的疗法也可为药物基因组学的研究提供支持，为患者提供正确的药物以及合适的剂量。移动医疗技术的正确使用将会改进慢性病预防和管理策略。

该计划需要必要的研究方法学，也需要更多具有创造力和积极参与的生物学家、医师、技术开发人员、数据科学家、患者以及其他人的共同参与。事实上，这一计划已超越国界。精准医疗计划的实现需要足够的资源、时间、精力上的充分准备以及由科学家、医师以及患者团体组成的强大联盟，才能发挥该计划的全部潜力。

二、我国精准医疗的展望

21 世纪初，在现代科技的推动下，现代医学的理念正在悄然转变，这种以准确决策和精确干预为特征的现代医学理念与建立在相对不确定性基础上的传统经验医学有着质的不同。北京清华长庚医院执行院长董家鸿院士于 2006 年提出“精准外科”的理念并应用于肝胆外科的临床实践。随后，在国家科技支撑计划、科技部传染病重大专项等国家科技项目的资助下，董家鸿院士对精准外科的理论和技术体系进行了系统的临床研究和应用实践，凝练出精准外科的哲学基础、核心内涵和技术特征，构建了契合现代科技特征和社会健康需求的精准外科模式。该模式以高度确定性的临床实践为基础，通过准确决策和精确干预，使病灶清除、脏器保护和损伤控制这三个外科要素在相互制衡中达到最优化，从而实现外科处理安全、高效和微创的多目标优化，使患者获益最大化。近 10 年的临床实践证明，精准外科理念和技术体系在有效改善肝胆外科治疗效果的同时，可显著降低医疗成本并提高医疗效率。

与美国相比，中国发展精准医疗也具有一些先天的优势，主要来自以下三个方面。

1. *政策执行的优势*　一些重大项目在发展初期需要耗费较多资源，只有在发展一段时间后才能取得阶段性成果并从中获益。中国具有集中力量办大事的政策执行优势。

2. *医疗资源集中的优势*　美国的医疗资源相对分散，数千家医疗机构之间的信息共享体系很难建立和普及，中国的医疗资源相对集中，特别在肿瘤领域，全国最顶尖的300家医院集中了几乎70%的肿瘤患者。这对于医疗资源的分配是极大的挑战，但在精准医疗的数据共享方面反而是中国的优势。中国可以以相对较少的资源投入，迅速建立起医院之间的数据共享网络，收集、存储、分享和分析肿瘤精准治疗大数据。

3. *临床资源丰富的优势*　中国人口众多，在肿瘤发病率步步攀升的大环境下，发病人数也逐年增多，这对于肿瘤防控提出了巨大挑战。然而，辩证地来看，这也给中国的精准医疗提供了优质的临床资源。很多在国外发病人数少、收集不到足够的基因突变信息和用药信息的瘤种和变异形式，在中国都能找到足够的病例，建立数据库，指导中国乃至全球肿瘤治疗的临床实践。

中国发展精准医疗的机遇可以总结为以下几点。

1. *中国公众的支持、临床实践和科学的进步使精准医疗的发展有了可能*　中国人的医疗重点与西方人有一定区别。例如，在胃癌大会上提到的5种高发肿瘤为肺癌、胃癌、肝癌、食管癌和结直肠癌，其中胃癌、肺癌和食管癌具有典型的中国特色，这几种肿瘤在中国人群中的发病率和死亡率较高，而在西方国家，这些肿瘤因发病率不高而未得到广泛关注，只有通过开展国际合作才能推动精准医疗的发展。治疗这些肿瘤是中国肿瘤学家的责任，所以，中国要有自己的精准医疗计划，治疗包括肿瘤在内的发病率高、严重威胁人民健康的疾病，即中国精准医疗计划要有中国区域特色，服务于中国人民的需求。

2. *中国的组织优势*　如今，中国国力日益强大，有利于做好精准医疗的顶层设计和组织。

3. *中国人口多、病种数量多的资源优势*　疾病的诊断治疗需要用大量研究数据进行反复验证，从而明确疗效、减少副作用等。

4. *中国传统中医药的发展优势*　精准医疗与传统中医“辨证施治、同病异治、异病同治”的理念非常相似。

然而，中国发展精准医疗也面临着一些挑战，最大的制约因素是资源的共享与整合。目前医院、研究所、高校参与精准医疗发展的过程中需要顶层设计。通过国家资源配置能使资源得到共享和整合，从而推动精准医疗的整体发展。另外，在研究精准医疗的同时，还要加强法律法规研究和应用，使精准医疗在科学、有序的环境中发展。

精准医疗目前已被纳入“十三五”重大科技专项并上升为国家战略，其将改变传统的医疗模式，为医学的发展带来一场革命性的变化。在我国人口基数庞大的背景下，精准医疗有望在“十三五”期间取得显著进步。

三、精准医疗与大数据

精准医疗的发展离不开大数据的支持，基于大数据的精准医疗服务主要指提供精准诊断、精准治疗与精准药物。

1. *精准诊断*　目前的精准诊断主要是指分子诊断。首先，通过电子病历等系统完整收集患者的临床信息记录，利用生物样本库完整采集患者的生物样本信息；其次，通过基因测序平台采集患者分子层面的信息；最后，利用基于大数据的生物信息学分析工具对所有信息进行整合分析和可视化展现，形成精确的临床诊断报告，帮助医师预测疾病的发生、发展和结局。

2. *精准治疗*　对医师而言，这一环节是指收集患者的信息及样本，利用组学和大数据分析技术对大样本人群和特定疾病类型进行生物标志物的分析、鉴定、验证、应用，从而精确寻找到病因和治疗靶点，为临床决策提供精确的支持和依据。对患者来说，精准治疗则指患者将获得最适药物、无效药物及副作用等信息。

3. 精准药物　精准药物是精准医疗的本质体现，是指根据疾病类别研发的靶向特异性药物，并利用基因组个体差异指导用药。靶向特异性药物在提高临床疗效方面已经取得了巨大进展，但在药物毒性和耐药性方面仍面临巨大挑战。未来的药物研发需针对疾病亚型，实现更高的特异性和更低的毒性。

精准医疗大数据的应用支撑技术体系主要包括生物样本库、生物信息学、电子病历和大数据分析技术。前三个方面是精准医疗的前提条件，最后一个方面则是实现精准医疗的关键。

1. 生物样本库　生物样本库为精准医疗提供了重要的组学数据和临床医学信息，是转化医学研究的重要组成部分。生物样本库保存并提供人类生物资源及其相关信息，是转化医学研究的重要资源，因此，被认为是精准医疗的前提条件之一。通过统计学、分子生物学、计算机科学等领域的方法和软件，结合组学技术，可开展队列和疾病研究，分析生物样本库中的生物样本，发现和验证生物标志物，真正体现生物样本的资源保障作用。

2. 生物信息学　生物信息学综合利用统计学、分子生物学和计算机科学，对生物数据进行存储和分析，研究重点包括基因组学、蛋白质组学、蛋白质空间结构模拟、药物设计等。结合患者信息和实验结果，生物信息学可以发现蛋白质、基因、代谢产物等生物标志物，从而辅助药物设计和确定诊疗方案。

3. 电子病历　生物标志物的发现需要将临床数据与患者样本数据相结合。因此，电子病历需要具备承载和整合生物信息数据、临床数据、患者基本信息等信息的功能，从而为基因和分子信息分析以及其他数据分析奠定基础。

4. 大数据分析　利用数据挖掘等大数据分析技术对医疗云、服务器集群等数字化平台中存储的精准医疗大数据进行转化，并以可视化形式展现给患者、医师、生物制药公司等不同用户，实现以正确的目标、正确的药物、正确的患者为原则的“金三角治疗”。

基础设施主要是指数据生成、存储、分析和展现过程中的软硬件和网络。数据生成设施包括基因测序平台、移动监测设备、电子病历系统等；数据存储设施包括医疗云和服务器仓库等；数据分析设施包括生物信息学、大数据分析技术和工具；数据展现设施包括基因组浏览器、IGV 等图形化软件。在网络方面，大数据分析主要依赖智慧医疗卫生信息专网，同时也需考虑与其他领域网络的融合性、共享性和安全性。

生物医学研究知识网络主要是指涉及人类疾病知识的各种数据库，其内容包括临床诊断、病理分析等表型信息和基因组、转录组、蛋白质组等各种生物分子信息。生物医学研究知识网络数据库以个体为中心，根据知识库利用从个体获取的各种类型的生物学数据建立起高度关联的内部联结，从而准确找出致病因子或者诊断标志物，给予特定的个体患者准确的个体化诊断和治疗。

四、靶向药物和精准医疗的发展

（一）靶向药物的发展

靶向药物以肿瘤细胞分子机制为基础，针对特异性的分子靶点研发药物。靶向药物针对变异基因、蛋白或者特定的受体和通路，比传统的化疗药物疗效好，副作用大大减少，主要包括信号转导抑制剂、诱导细胞凋亡的药物、血管生成抑制剂和针对免疫系统的药物等。常见靶向药物为针对癌细胞信号通路的酶或生长因子受体，包括单克隆抗体（后缀为-mab）和酪氨酸激酶抑制剂（后缀为-nib）。第一个真正意义上的特异性靶向药物是 2001 年上市的伊马替尼（Imatinib），它是一种针对慢性粒细胞白血病患者的融合基因变异酪氨酸激酶抑制剂（TKI），可极大地提高患者生存率。目前，已有很多针对不同肿瘤和亚型基因开发的有效的治疗药物，一些药物在批准上市后还被逐渐开发出更多的适应证。治疗乳腺癌药物曲妥珠单抗（Trastuzumab）针对 HER2，最初被用于乳腺癌晚期治疗，后来发现该药物对其他 HER2 阳性的肿瘤治疗也有效果；吉非替尼（Gefitinib）和埃罗替尼（Erlotinib）能够抑制肺癌患者表皮生长因子受体（EGFR）酪氨酸激酶（TK）的胞内磷酸化；西妥昔单抗（Cetuximab）和帕尼单抗（Panitumumab）可靶向于 EGFR；贝伐单抗（Bevacizumab）可靶向于 VEGF 受体，阻断血管生成。靶向药物面临的主要挑战是肿瘤基因组的进化会带来耐药性的问题。

随着靶向药物的进一步发展，出现了抗体偶联药物（antibody-drug conjugates，ADC），可连接抗体和毒素。例如，针对 CD30 的 Brentuximabvedotin（Adcetris）可治疗霍奇金淋巴瘤（HL）和全身性间变性大细胞淋巴瘤（sALCL）。ado-Trastuzumabemtansine（Kadcyla）是将赫赛汀与毒素 DM1 连接，用于 HER2 阳性乳腺癌的二线治疗。ADC 药物结构非常复杂，其研发涉及抗体、细胞毒素以及复杂的化学偶联技术，生产工艺和监管的难度大于传统的生物药和小分子化学药。

（二）免疫疗法的发展

目前已有的预防肿瘤的疫苗为宫颈癌疫苗。首个 FDA 批准的治疗肿瘤的疫苗是前列腺癌疫苗 Sipuleucel-T（Provenge，普罗文奇），该疫苗利用自体免疫细胞呈递重组前列腺酸性磷酸酶（PAP）抗原蛋白。

肿瘤免疫疗法是近年来的研究热点，第一个真正的肿瘤免疫药物 Yervoy（Ipilimumab）靶向于 CTLA-4，可激活杀伤性 T 细胞，用于治疗晚期黑色素瘤。PD-1 抗体药物 Opdivo（Nivolumab）可激活癌细胞凋亡途径，对晚期黑色素瘤和非小细胞肺癌这些以往无法治愈的疾病有很好的疗效。Pembrolizumab（Keytruda）和 Gefitinib 可靶向于 PD-L1，目前 Yervoy 和 Opdivo 联合用药的疗效也正在研究中，更多的检查点抑制剂和疫苗也将陆续问世。

免疫细胞疗法包括 LAK、CIK、DC-CIK、TIL 等，近两年嵌合抗原受体 T 细胞疗法（CAR-T）取得了突破性进展。CAR-T 是一种特异性免疫疗法，从患者血液中分离出 T 细胞，通过外源基因转染技术将识别肿瘤相关抗原的单链抗体（scFv）和 T 细胞活化序列的融合蛋白表达到 T 细胞表面，scFv 可通过跨膜区域与 T 细胞胞内的活化增殖信号域偶联，经回输至患者体内后大规模扩增，能够以非 MHC 限制性的模式表现出强效的抗癌作用，但该方法的局限性是副作用较大（细胞因子释放综合征）且费用非常昂贵。目前国内外研发机构都在积极进行 CAR-T 方法的临床试验。

（三）精准放疗和化疗的发展

近距离精准放疗技术包括在改进的成像技术的辅助下实现精确定位以及通过计算机断层扫描术（CT）确定肿瘤和周边组织位置，进行立体三维的放射治疗。精准化疗药物释放的最新进展包括“智能纳米载药”，可在荧光图像的引导下通过近红外激光定点、定时、定量地控制肿瘤部位的药物浓度和局部温度，精确地控制化疗药物的释放。

精准医疗会使人们在以下三方面获益。第一，精准医疗可进一步提高治疗的有效性。第二，精准医疗可进一步减少不必要的药物的副作用。第三，精准医疗可进一步节约医疗的费用。通过基因测序技术可以预测患者未来可能会患哪些疾病，从而更好地预防；一旦患上了某种疾病，通过精准医疗可以进行早期诊断；诊断后用药的靶向性也更强，患者将获得最合适的治疗，并在最佳剂量、最小副作用以及最精准用药时间的前提下使用最适药物治疗。疾病的护理和康复也将得到准确的评估和指导。

精准医疗在制定新的诊疗方案、改善治疗效果方面刚刚崭露头角。精准医疗的发展还需要国家的支持和民众的共同努力。精准医疗将促进基因组学的发展，新型管理模式和大数据分析也将加速生物学和医学的发展。精准医疗也将带来更多新的治疗策略，推进药物开发和基因导向治疗。我们迫切需要识别、验证和明确疾病机制，并通过对遗传实验胚胎学生物标志物的监测，拓展精准医疗的应用。精准医疗项目将收集百万健康受试者的数据，推动新的治疗方法的发展，并促进基于数据的精准医疗服务新时代的到来。

第二章　基因检测技术与生物信息分析

自人类基因组计划完成以来，DNA 测序、基因芯片等高通量基因组学技术和生物信息大数据挖掘在生物医学研究领域中得到了越来越广泛的应用，并取得了一系列研究成果，深化了人们对不同疾病的病原学、分子病理学以及疾病易感性的认识。群体遗传大数据的积累和深度生物信息学挖掘使得医师可以以患者的基因组信息为临床治疗出发点，根据不同患者的遗传差异，为患者选择正确的治疗方案，此即精准医疗的题中之义，是未来生物医学发展的大趋势。

本章分为两部分，第一部分介绍可用于药物基因检测的几种基因组学技术，第二部分结合常用数据库、在线工具和软件等，介绍生物信息学在个体化治疗和精准医疗方面的应用。对于广大医务工作者而言，本章不仅可以指导临床开展药物基因检测，也可加深医务工作者对精准医疗内涵的理解。

第一节　药物相关基因检测技术

药物被摄入体内、代谢生成活性形式、作用于相应靶点和发挥药效等过程都受相关基因的严格调控。这些药物相关基因的遗传变异及其表达水平的变化会影响药物在体内的有效浓度以及个体对药物的响应，从而导致药物反应性的个体差异。受益于人类基因组计划的完成以及随之衍生的新技术，药物相关基因序列的多态性与药效多样性之间关系的研究取得了长足的进步，使得基因组学与分子药理学有机结合，为实现真正的个体化医疗（personalized medicine）奠定了坚实的基础。

药理学与基因研究的结合包含两个重要的环节，即药物代谢动力学（pharmacokinetics，PK）和药物效应动力学（pharmacodynamics，PD）。前者主要是定量研究药物在生物体内的吸收、分布、代谢和排泄规律，侧重于阐明药物的体内过程，主要是药物代谢酶的作用；后者主要研究药物对机体的作用、作用规律及作用机制，包括药物与作用靶点之间相互作用所引起的生物化学、生理学和形态学改变，侧重于解释药物如何与作用靶点发生相互作用。对药物代谢动力学和药物效应动力学的研究主要集中于对药物代谢酶和药物靶点基因的研究上。所以，临床上可以对药物代谢酶和药物靶点基因进行选择性检测，指导临床针对特定的患者选择合适的药物和给药剂量，实现个体化用药，从而提高药物治疗的有效性和安全性，防止严重不良反应的发生。

总的来说，目前临床上可用于药物相关基因多态性检测的技术主要有 5 种类型，即原位杂交技术、连锁分析技术、基因芯片技术、荧光 PCR 技术和 DNA 测序技术。这 5 种技术的作用原理不同，适用的检测对象也不同。

一、原位杂交技术

原位杂交（in situ hybridization，ISH）技术，是分子生物学、组织化学与细胞学相结合形成的一种新兴技术。1969 年美国耶鲁大学的 Gall 等首先用爪蟾核糖体基因探针与其卵母细胞杂交，对该基因进行定位。1970 年，Buongiorno-Nardelli 和 Amaldi 等相继利用同位素标记核酸探针进行了细胞或组织的基因定位，从而发明了 ISH 技术。自此以后，由于分子生物学技术在 20 世纪 70 年代末到 80 年代初的迅猛发展，分子克隆、质粒和噬菌体 DNA 的成功构建为 ISH 技术的发展奠定了深厚的技术基础。

ISH技术的本质是在一定的温度和离子浓度下，使具有特异序列的单链探针通过碱基互补规则与组织细胞内待测的核酸复性而对组织细胞中的特异性核酸进行定位，并通过探针上所标记的检测系统显示其在核酸上的原有位置。

探针的种类按所带标记物不同可分为同位素标记探针和非同位素标记探针两大类。目前，大多数放射性标记法是通过酶促反应将标记的核苷酸掺入DNA中，常用的同位素标记物有^{3}H、^{35}S、^{125}I和^{32}P。同位素标记物虽然具有灵敏度高、本底较为清晰等优点，但是由于放射性同位素对人和环境均会造成伤害，近年来有被非同位素取代的趋势。非同位素标记物中目前最常用的有生物素、地高辛和荧光素三种，而利用荧光素进行标记的荧光原位杂交（fluorescence in situ hybridization，FISH）技术目前应用最为广泛。

FISH技术的基本原理是将DNA或RNA探针用特殊的核苷酸分子标记，然后将探针直接杂交到染色体或DNA纤维切片上，再将与荧光素分子偶联的单克隆抗体与探针分子特异性结合，以检测DNA序列在染色体或DNA纤维切片上的定性、定位和相对定量。FISH技术具有安全、快速、灵敏度高、探针能长期保存、能同时显示多种颜色等优点，不但能显示中期分裂相，还能显示于间期核。

在药物相关基因的检测方面，ISH技术可以以各种人体标本，包括用相应实验方法（福尔马林固定、石蜡包埋）制备的细胞学和组织学标本作为靶标，采用目的DNA探针与该靶标进行分子杂交，从而检测相关的靶基因异常。ISH技术检测的靶标可具有完整的细胞核，无须进行核酸的提取。在对药物代谢酶和靶点基因进行检测时，ISH技术主要用于测定基因扩增、基因缺失及基因融合异常。

EGFR是一类酪氨酸激酶受体，在非小细胞肺癌（non-small cell lung cancer，NSCLC）中发生突变和扩增的概率很大，常被作为靶点来设计相应的特异性药物治疗NSCLC。这些药物被称为酪氨酸激酶抑制剂（tyrosine kinase inhibitors，TKI），包括吉非替尼（易瑞沙，Gefitinib）、埃罗替尼（特罗凯，Erlotinib）等。研究人员用回溯性研究方式分析了499例用EGFR-TKI治疗的NSCLC患者EGFR基因的拷贝数和基因突变情况。运用FISH技术，他们发现45%的患者出现了EGFR基因的扩增，而50.5%的患者存在EGFR基因的突变。在上述的两个人群中，整合分析发现有64.7%的患者同时存在EGFR基因的扩增和突变，但只有25.1%的野生型EGFR基因型患者出现了该基因的扩增（FISH阳性）。与此基因型相关的是，当患者同时发现EGFR基因突变和扩增时，EGFR-TKI治疗的效果存在明显差异，分别是无进展生存期（progress-free survival，PFS）12.9个月 *vs* 7.9个月，总生存期（overall survival，OS）35.9个月 *vs* 25.7个月。该回溯性研究证实了EGFR基因的突变与TKI用药之间的相关性，为NSCLC的临床用药提供了重要指导。

3%～5%的NSCLC患者中存在间变性淋巴瘤激酶（anaplastic lymphoma kinase，ALK）基因重排（gene rearrangement）。克唑替尼（Criztotinib）是临床上用于ALK重排患者的一线药物，但ALK的重排方式有很多种，不同的重排方式可能与克唑替尼的疗效相关。为了研究两者之间是否存在关系，研究人员招募了61名存在ALK变异且使用了克唑替尼的患者。将这61名患者分为3种类型，即棘皮动物微管结合蛋白4（echinoderm microtubule-associated protein like 4，EML4）-ALK变异1型（n=22）、EML4-ALK 3a/b型（n=18）和ALK变异3型（n=21）。这3种类型患者的PFS中位数分别为11.0个月、10.9个月和7.4个月，三者之间没有明显的差异。在FISH分析中，ALK阳性细胞的比例与PFS之间存在弱相关性（P=0.015）。该研究表明，ALK重排类型与克唑替尼的疗效之间无显著相关性。

肺癌研究国际协会（The International Association for the Study of Lung Cancer，IASLC）的建议是采用ALK融合检测来指导患者筛选，在晚期腺癌患者中选择可接受ALK抑制剂治疗的患者，而不论其性别、种族、吸烟史或其他临床风险因素。采用双标签分离探针的FISH技术检测可接受ALK-TKI治疗的患者，这种诊断方法已获得美国FDA的批准，已在克唑替尼治疗ALK重排肿瘤的研究试验中被采用。

根据检测报告，ALK 重排的截止参考值是分裂核>15%。目前正在研究以免疫组织化学（immunological histological chemistry，IHC）检测法作为预筛诊断方法，筛选进一步接受 ALK 治疗并用 FISH 技术进行检测的患者。现阶段不推荐以 RT-PCR 技术作为一线诊断方法来确定 ALK 融合状态。

二、连锁分析技术

（一）等位基因特异性 PCR 技术

等位基因特异性 PCR（allele-specific PCR，AS-PCR），又称为扩增阻滞突变系统 PCR（amplification refractory mutation system PCR，ARMS-PCR）。该技术的基本原理如下。由于 *Taq* DNA 聚合酶缺乏 3′端到 5′端的外切酶活性，3′端错配的碱基会导致引物延伸速度变慢，当错配达到一定程度时，引物的延伸将终止，无法获得特异长度的 PCR 扩增产物，从而提示模板 DNA 没有与引物 3′端配对的碱基，反之则表明有与引物 3′端配对的碱基。因此，AS-PCR 反应需要两条等位基因的非异性引物和一条共用的反向引物，两条非特异性引物在 3′端与模板错配，但其他部分的碱基序列完全相同。只有当引物的 3′端与模板完全配对时，PCR 扩增才可以进行。PCR 产物可通过凝胶电泳进行分析和基因型的判断。

该方法也可与实时荧光定量 PCR 结合起来进行基因分型。该方法可以用于检测各种类型的 SNP，其优点是灵敏度高，特别适于对肿瘤组织中的体细胞突变进行检测，缺点是假阳性率较高。

乳头状甲状腺癌（papillary thyroid carcinoma，PTC）偶尔会出现在同一甲状腺中多发的状况，这种状况往往和单一肿瘤的淋巴管转移难以区别。为了研究该问题，Tadao Nakazawa 等利用 AS-PCR 的方法，对 14 名患有多发 PTC 的日本女性进行了研究，共获得了 32 块微切除的肿瘤组织，分析了她们的 X 染色体失活模式（X-chromosome inactivation pattern）和 *BRAF* 基因突变状况。研究结果表明，两名患者的肿瘤组织具有不同的 X 染色体失活模式。AS-PCR 结果显示，*BRAF* 基因突变在 3 名患者中不一致，而在另外 9 名患者中是一致的。综合以上分析结果，28.6%的患者的 X 染色体失活模式和 *BRAF* 基因突变不一致，表明它们的来源不同，即不是通过转移造成的多个病灶。该研究表明，超过 30%的多发 PTC 患者的肿瘤可能都是多位点来源的，而不是由淋巴转移形成的。该研究结果为医师制定治疗方案和更合理地用药提供了强大的依据。

（二）PCR-限制性片段长度多态性技术

限制性片段长度多态性（restriction fragment length polymorphism，RFLP）技术是一种基于酶切原理的方法，也是最早用于基因分型的经典方法之一，现在仍被广泛采用。该方法主要基于某些限制性内切酶可以特异性识别某一特定序列和结构的 DNA，并对其进行剪切的原理。限制性内切酶通常可识别双链 DNA 的某一特定序列，并在特定位置或其附近将双链 DNA 切断，从而产生较短的 DNA 片段。由于限制性内切酶识别序列的严格性，一个碱基的变化都会导致酶切活性的消失。利用这一特性，若待分型的 SNP 位点在某一限制性内切酶的识别位点上，将会导致该酶只对其中一种等位基因具有酶切活性。因此，对位于限制性酶切识别位点的 SNP 进行分型时，可以使用包含该位点的 PCR 产物与相应的限制性内切酶进行孵育。对酶切后得到的产物进行电泳，并根据酶切产物片段的大小进行基因分型。该方法不需要任何探针，也不需要特别的仪器设备，成本较低，实验过程简单，可操作性强，但缺点也很明显，即通量太低，大量分型时工作量大，并且只适用于部分 SNP 分型。

Ninomiya H 等报道了一例案例。一名日本男性精神病患者对传统的抗癫痫药苯妥英和其他药物治疗不敏感。经检测发现，在常规剂量下（187.5mg/d），患者血液中的苯妥英浓度高达 32.6μg/ml，引起了中毒症状。研究者用 RFLP-PCR 技术对该患者的 CYP2C9 和 CYP2C19 的多态性进行了检测，发现了这两个基因存在杂合性。分析发现，前者的多态性导致了该患者对药物的代谢能力极差。苯妥英主要由 CYP2C9 代谢，所以医师在使用中剂量或高剂量的药物时，必须考虑该基因多态性对药物代谢的影响，做到个体化用药。

三、基因芯片技术

早在 20 世纪 90 年代，Bains W 等就将短的 DNA 片段固定到支持物上，通过杂交方式进行序列测定。基因芯片从实验室走向工业化得益于探针固相原位合成技术与照相平板印刷技术的有机结合以及激光共聚焦显微技术的应用，使合成和固定高密度的数以万计的探针分子切实可行，借助激光共聚焦显微扫描技术可以对杂交信号进行实时、灵敏、准确的检测和分析。正如电子管电路向晶体管电路和集成电路的发展历程，核酸杂交技术的集成化也在使分子生物学技术发生着一场革命。

基因芯片技术以特定的寡核苷酸片段为探针，将其有规律地排列、固定于支持物上，然后通过 PCR 扩增、荧光标记等程序将样品 DNA 按碱基配对原理与芯片杂交，再通过荧光检测系统对芯片上的荧光信号进行检测和分析，从而迅速获得个体的基因型信息。基因芯片分型法的操作过程包括 PCR 核酸扩增、杂交、芯片扫描和结果分析。

该技术用于 DNA 基因分型时的定性检测，灵敏度为 50ng/μl，其主要优点是可同时对多个待测 SNP 位点进行检测。我国国家食品药品监督管理总局（CFDA）已批准多种用于药物代谢酶和药物作用靶点基因（如 ALDH2、CYP2C9、CY2C19、CYP2D6、ADR1、ACE、VKORC1）多态性检测的基因芯片试剂盒。

肝脏中的细胞色素 P_{450} 单加氧酶系（CYP）主要有 CYP2D6、CYP2C9、CYP2C19、CYP3A5 四种，负责对大多数常见药物进行代谢。研究人员利用基因芯片的方法对 229 名中国东部地区的汉族人肝脏中的 CYP2D6、CYP2C9、CYP2C19、CYP3A5 四个基因的多态性进行了检测，发现了 CYP2D6 基因的 19 个多态位点、CYP2C9 基因的 8 个多态位点、CYP2C19 基因的 4 个多态位点和 CYP3A5 基因的 1 个多态位点。该研究和单独的基因分型研究结果吻合度很高，证明了运用基因芯片进行大规模研究的可行性。此外，该研究发现，在汉族人群中，CYP2C9、CYP2C19、CYP2D6 和 CYP3A5 主要的等位基因（等位基因突变频率）分别为 CYP2C9*3（0.107）、CYP2C9*2（0.2031）、CYP2C19*2（0.0568）、CYP2D6*10（0.5852）、CYP2D6*2（0.1376）和 CYP3A5*3（0.7069）。

四、荧光 PCR 技术

（一）实时荧光 PCR 法

根据检测原理的不同，实时荧光 PCR 法可分为探针法和非探针法两种，前者利用与靶序列特异杂交的探针（*Taqman* 和分子信标）来指示扩增产物的增加，后者利用荧光染料或特殊设计的引物来指示扩增产物的增加。*Taqman* 探针法在反应过程共使用四条寡核苷酸链，其中两条为等位基因特异性探针，两条为 PCR 引物。两条探针可分别与突变型和野生型模板互补，其两端分别用含报告基团和淬灭基团的染料进行标记，两条探针的报告基团荧光染料不同。在进行 SNP 检测时，PCR 扩增的退火过程会导致探针与模板通过杂交结合，当引物延伸至探针处时，DNA 聚合酶的 5′端外切酶可将探针的 5′端报告基团从探针上切除，使之与淬灭基团分离，从而发出荧光，而没有配对的探针仍然保持完整，则不会发出荧光。不同的等位基因探针由于标记的荧光染料不同，所发出的荧光信号也不同，因此，可通过对荧光信号的检测判断样本的基因型。

实时荧光 PCR 法灵敏度高，分型准确，操作简便、快捷，所用仪器容易普及，因此，易于推广和使用，但该方法通量不高，探针成本较高，单个位点的检测成本与样本量有关，样本量越小，成本越高。本方法主要适于对少量位点、大样本进行分型。目前 CFDA 已批准用于 CYP2C9、VKORC1 等多种基因多态性检测的 PCR-荧光检测试剂盒。

（二）PCR-高分辨率熔解曲线（HRM）分析法

该方法通过分析 PCR 反应的熔解曲线进行基因分型。PCR 扩增的熔解曲线取决于其扩增序列，序列中一个碱基的差异都可导致双链 DNA 的解链温度发生变化。HRM 分析法应用实时荧光定量 PCR 仪监测这种细微的温度变化，确定所扩增的目的片段中是否存在突变，从而用于基因分型。HRM 分析法使用 LC Green 等饱和荧光染料，该类染料在饱和浓度下对 PCR 反应无抑制作用，因此可以使用高浓度，从而与 DNA 双螺旋结构中的所有小沟结合。在双链 DNA 的变性过程中不存在荧光分子的重排，其特异性得到大幅提升，因此，熔解曲线细微的变化可以反映扩增片段中碱基的差异。应用本方法进行基因分型属于定性分析。

该方法操作简便、快速、通量大、使用成本低、结果准确，有利于实现闭管操作，在进行甲基化检测时可根据熔解曲线确定甲基化程度的高低。该方法的缺点是不能排除待测核酸中新出现的遗传变异，此外，由于单个碱基突变导致 DNA 解链温度的变化非常小，该方法对仪器的灵敏度和分辨率要求较高。

以往的全基因组关联分析研究表明，*IL28B rs12979860* 位点与慢性丙型肝炎患者经聚乙二醇化干扰素联合利巴韦林（pegIFN-α/RBV）治疗的持续病毒学应答（sustained virological response，SVR）有很强的相关性。Fateh A 等试图通过研究证实上述结论，并证实 HRM 分析法作为一种简单、快捷、灵敏和廉价的方法可以用于检测 *IL28B rs12979860* 位点。研究者收集了 100 份从 2011 年 12 月至 2013 年 6 月来自伊朗的慢性丙型肝炎患者的样本，分别用经典的 PCR 测序方法和 HRM 分析法检测 *IL28B* 的多态位点。研究结果显示，100 名患者中，*IL28B rs12979860* CC、CT 和 TT 等位基因频率分别为 0.1（10/100）、0.35（35/100）和 0.06（6/100），在丙肝病毒基因型 3a 感染的患者中，这 3 种等位基因频率分别为 0.13（13/100），0.31（31/100）和 0.05（5/100）。在基因型 3a 感染的患者中，*rs12979860*（CC 和 CT 等位基因）和基因型 1a 感染的患者（CC 等位基因）都与 SVR 高度相关，SVR 在 3 种等位基因 CC、CT 和 TT（*IL28B rs12979860*）中的发生频率分别为 0.18、0.34 和 0.04。多元回归分析（multiple logistic regression analysis）证实了以下两个独立因素和 SVR 高度相关，即 *IL-28B* 基因型 *rs12979860* CC（*rs12979860*CC 型与 TT 型和 CT 型的 *OR* 分别为 7.86 和 4.084）和丙型肝炎病毒亚型 1a（*OR* 为 7.46）。该研究表明，HRM 分析法是一种可用于 *IL28B rs12979860* 等位基因检测的快速、廉价、准确的方法。鉴于丙型肝炎病毒基因型 3a 感染的患者和基因型 1a 感染的患者都和 pegIFN-α/RBV 的 SVR 高度相关，所以能够快速对丙型肝炎患者的 *IL28B* 进行分型的方法对指导合理用药具有重要作用。

五、新一代测序技术

自人类基因组被成功破译之后，药物研究领域兴起了一个新的学科，即药物基因组学。目前，药物基因组学已成为指导临床个体化用药、评估严重药物不良反应发生风险、指导新药研发和评价新药的重要工具，近年来部分上市的新药仅限于特定基因型的患者。美国 FDA 已批准在 140 余种药物的药品标签中增加药物基因组信息，涉及的药物基因组生物标志物共 42 个。此外，部分行业指南也将部分非 FDA 批准的生物标志物及其特性（如 MGMT 基因的甲基化）的检测列入疾病的治疗指南。对与药物反应相关的基因及其表达产物的分子检测是实施个体化药物治疗的前提。

在用药指导方面，高通量测序技术也在发挥着越来越重要的作用。目前，药物研究中主要用到的技术是全基因组关联分析（genome wide association study，GWAS）和全外显子组测序（whole-exome sequencing，WES）。总体而言，新一代测序技术（next generation sequencing，NGS）具有通量大、速度快、精确度高和信息丰富等优点，使遗传学家可以在短时间内对感兴趣的基因进行精确定位。不同的测序技术在测序范围、数据分析量以及测序费用和时间等方面有很大差别，选择适合的方法，在临床诊断和科学研究中可以达到事半功倍的效果。

（一）全基因组关联分析

GWAS是指在人类全基因组范围内找出存在的序列变异，即单核苷酸多态性（single nucleotide polymorphism，SNP），并从中筛选出与疾病相关的SNP。随着药物基因组学的发展，越来越多的研究发现基因的SNP对药物的疗效有着重要的影响。

在遗传流行病学中，全基因组关联研究是一种通过检测特定物种中不同个体的全部或大部分基因了解不同个体间基因变化程度的方法。在对疾病致病基因的研究中，通常会比较两组参与者的DNA，即患有疾病的人（病例组）和相同条件未患该疾病的人（对照组），如果患者某基因型的变异很频繁，则说明该变异与该疾病相关。相关的遗传变异所在的人类基因组区域被视为标示点，该区域也可能与致病原因相关。通过大规模的人群队列研究可寻找到具有显著统计学意义的SNP位点，并发现其与疾病或者药物疗效的相关性。

GWAS为人们研究复杂疾病打开了一扇大门，它将在患者全基因组范围内检测出的SNP位点与对照组进行比较，找出所有变异等位基因突变频率，从而避免了对致病基因的预先假设。同时，GWAS研究让研究者发现了许多从前未曾发现的基因以及染色体区域，为研究复杂疾病的发病机制提供了更多的线索。

氯吡格雷通过抑制ADP依赖的血小板活动，可改善急性冠状动脉综合征（acute coronary syndrome）和经皮冠状动脉介入治疗（percutaneous coronary intervention）的心血管疾病的预后。为了探究影响氯吡格雷反应性的基因型，在一项抗血小板治疗的药物基因组学研究中，Shuldiner AR等对429名服用氯吡格雷7天后的人的血小板聚集状况进行分析，然后用GWAS方法对CYP2C19功能缺失型［CYP2C19*2（*rs4244285*）］和对血小板功能的影响进行了研究。CYP2C19*2基因型和心血管疾病预后之间的关系在另外一项227名经皮冠状动脉介入治疗的患者中进行了进一步的验证。研究结果发现，血小板对氯吡格雷的反应性是高度遗传的。10q24 CYP2C18-CYP2C19-CYP2C9-CYP2C8基因簇中的13个SNP位点与氯吡格雷无反应高度相关（*rs12777823* $P=1.5\times10^{-13}$）。*rs12777823*位点与CYP2C19*2呈现强烈的连锁不平衡，并且与氯吡格雷治疗无反应有关。在对使用氯吡格雷的经皮冠状动脉介入治疗患者的研究中也发现了CYP2C19*2基因型与血小板聚集的相关性。另外，在一年的随访中，CYP2C19*2基因型患者也更容易发生心血管缺血事件或者死亡。这项GWAS研究得出的结论是CYP2C19*2基因型与氯吡格雷治疗无反应有关，并且与心血管疾病较差的预后有关。

（二）全外显子组测序

外显子组是单个个体的基因组DNA上所有蛋白质编码序列的总和。人类外显子组序列约占人类全部基因组序列的1%，但包含约85%的已知致病突变。WES是利用序列捕获技术将全外显子区域DNA捕获并富集后进行高通量测序的基因分析方法，采用的技术平台主要是罗氏公司的SeqCap EZ全外显子捕获系统、Illumina公司的Solexa技术和Agilent公司的SureSelect外显子靶向序列富集系统，其捕获的目标区域为34～62M，不仅包括编码区，也包括部分非编码区。NGS的测序过程主要包括DNA测序文库的制备、锚定桥接、PCR扩增、单碱基延伸测序和数据分析。研究者可用测序仪捕获到测序过程中掺入的有不同荧光标记的碱基片段，经计算机将荧光信号转化成不同颜色的测序峰图和碱基序列。将基因测序结果与美国国家生物技术信息中心的SNP数据库、千人基因组数据库等国际权威数据库比对，最终确定是否为突变基因。

随机临床试验结果显示，头颈鳞状细胞癌（head and neck squamous cell carcinoma，HNSCC）不能从EGFR-TKI治疗中受益。然而，一例HNSCC患者在13天的埃罗替尼辅助治疗后疗效却很好。为了解这种例外的埃罗替尼治疗反应的机制，Van Allen EM等用WES技术检测了该患者用药前的肿瘤组织突变，除了EGFR突变，还检测到了MAPK1 E322K突变。对肺癌的研究结果显示，MAPK1 E322K突变会导致有EGFR突变的患者ERK的激活，并且导致埃罗替尼的治疗抵抗，但HNSCC细胞因为发生MAPK1 E322K突变而增强了对埃罗替尼的敏感性，从而获得良好的治疗效果。这个案例表明，在肿瘤用药之前的精准检测可能会对埃罗替尼的选择性用药提供建议。

第二节 生物信息学概述与应用

生物信息学（bioinformatics）是一门整合计算机科学、统计学、信息学、数学和生物学知识，发现生命活动规律，研究并解释生命现象的新型交叉学科。其研究内容还包括生物信息数据的采集、处理、存储、传播等多个与信息技术密切相关的方面。结合生物信息学数据挖掘和分析技术并开展药物基因检测和药物基因组学研究，不仅能够为靶向用药和个体化精准医疗等提供有效指导，而且有助于揭示临床治疗过程中尚未被充分认识的药理知识。

一、生物信息学发展沿革和研究内容简介

（一）序列联配

早期DNA测序技术的应用和序列数据的积累是生物信息学的基础。自Sanger提出随机链末端终止法以来，该技术便被应用于分子生物学和进化生物学的研究中，并获得了包括人、病毒等在内的多个物种的DNA序列。为了比较不同物种之间同源基因的遗传差异或者比较同一物种相同基因在不同个体间的遗传差异，需将测得的两条或多条长度不尽相同、各自携带不同突变的DNA序列按照核苷酸顺序排列成具有可比性的序列集合，该过程称为序列联配（alignment）。序列联配中常用的算法为动态规划算法（dynamic programming algorithm），该算法通过计算打分矩阵对联配中的错配和空位给予不同的罚分，从而能够得到全局最优联配结果。目前常用的序列联配软件MEGA、ClustalX、SeqMan等均采用动态规划算法，而在线序列匹配和搜索工具BLAST和BLAT使用的是优化后的动态规划算法，能够迅速从大量片段中搜寻出最佳联配结果并给出序列的相应信息。

（二）分子进化与系统发生

由于早期DNA序列数据的积累有限，导致人们对物种内个体遗传差异和多态性认识不足，所以早期的分子进化研究主要是通过量化不同物种之间同源基因的遗传差异，结合分子钟和化石证据，判断其亲缘关系远近和系统发生顺序。从生物大分子的信息确定不同生物在进化过程中的地位分歧时间和亲缘关系推断进化历程的学科，称为分子系统发生学（molecular phylogenetics）。

构建进化树是分子进化和系统发生学研究中的重要步骤，常用的建树算法包括遗传距离法、最大简约法、最大似然法、贝叶斯法等，不同的方法选用不同的核苷酸替换模型。其中，最大似然法将核苷酸替换模型中每一种核苷酸取代都记录在内，并允许存在多重替换，因而运算量较大，运算时间也更长。与最大似然法相比，最大简约法的核苷酸替换模型最为简单，假设不同序列的核苷酸差异均只经过一次核苷酸替换即可造成，认为两条序列在演化过程中不存在多重替换的情况。尽管该模型并不完全符合进化过程中的实际情况，但在用突变频率较低的长片段序列构建进化树时，该算法的运算时间显著缩短，运算量显著降低。

构建进化树之后，结合DNA序列、遗传距离等参数可以对物种演化过程中同源基因接受自然选择的位点进行分析，结合DNA和蛋白分子的功能还可以推知选择压力的主要来源。

（三）群体遗传学与疾病研究

随着科学技术的发展，基于毛细管电泳的DNA测序仪在生物医学研究中得到了广泛应用，已成为分子生物学的常规研究手段，并积累了大量DNA序列数据。生物群体基因组内蕴含的大量遗传多态性被发现，进而又促进了以DNA多态性为检测对象的多种基因组学技术的发展，如DNA微阵列技术、飞行质谱分型技术等。进入新世纪，人类基因组计划和单体型图（HapMap）计划的完成，不仅加深了人们对群体内遗传多态性的认识，也推动了生物信息学和群体遗传学研究的

发展。

SNP 是人类基因组中数量最多的遗传多态性，在基因组中的分布密度高，常被作为分子标记应用于群体遗传学和疾病基因组学研究。研究采用生物信息学方法比较了欧洲人、非洲人和亚洲人群体基因组 SNP 等位基因突变频率的差异，发现西北欧人群中降解乳糖的 *LCT* 基因和东亚人群中与毛发发育相关的 *EDAR* 基因分别受到了强烈的近期自然选择，因此，推测这些基因在不同种族人群特殊的饮食习惯形成和相貌等方面起了重要作用。由于不同民族人群的基因组的遗传背景不完全相同，所以在进行群体遗传研究和疾病基因组研究时，应尽可能选取遗传背景基本一致的同一民族人群作为研究样本，以便得到更可信的研究结果。

在对人类疾病的研究中，研究策略根据疾病类型的不同会有所差异。对于罕见病或者单基因疾病，通常会采集患者家系样本，进行全基因组 SNP 分型，并采用连锁分析的策略研究 SNP 和疾病性状的共分离状况，从而有效定位孟德尔型单基因遗传病的致病基因。以往的疾病家系研究发现，同一种疾病的致病基因在不同家系中也可能不同。例如，在 2.7 万个欧洲人家系中开展的囊性纤维化研究共定位了 272 个致病突变。不同基因的突变导致同一种疾病或者同一性状，称为疾病或性状的遗传异质性。产生异质性的一种可能解释是，生物学通路功能的完成需要一系列基因相互协同，而该通路的任何基因出现异常均可能导致这一通路的功能紊乱。

复杂疾病和常见病的研究策略为，募集患者和健康人样本，在 SNP 分型后展开 GWAS 研究，使用生物信息学方法比较患者和健康群体 SNP 等位基因突变频率或基因型频率差异，频率差异显著说明该 SNP 附近存在与相应疾病发病有关的遗传风险位点。自从 GWAS 方法应用于生物医学研究以来，已经发现了数以百计的与人类特定性状或发病风险显著相关的遗传多态位点。需要指出的是，GWAS 的前提假设为“常见疾病，常见变异”假说，该假说认为常见病是由少数几个常见多态性导致的。在研究中发现，当常见疾病的遗传异质性强、致病多态性数量多的时候，这一假设未必成立。因此，GWAS 应提升样本诊断的准确性、增加样本量，通过与健康人比较找到患者中共有的致病多态性。

总的来说，生物信息学和群体遗传学、疾病基因组学是相互促进、协同发展的关系。生物信息学可提供研究方法，群体遗传学和疾病基因组学可提供研究素材。在不断提出并解释新问题的过程中，人们对性状形成、疾病发生的遗传学因素有了更进一步的认识，也对人群内部遗传结构有了更深入的了解。

（四）新研究方法和新算法的开发

DNA 序列、SNP 基因型、基因表达谱等生物信息数据的持续积累为生物医学研究提供了大量的素材，但是早期的遗传学和生物信息分析学的分析方法多适用于对 DNA 序列信息的分析，并不适合分析 SNP 基因型和表达谱数据。因此，新的参数和统计方法不断被提出并应用于基因组学、生物信息学的研究中，而早期的分析方法也在不断更新以适应新数据类型的需求。例如，随着 SNP 作为分子标记的方法得到越来越广泛的应用，通过测定 SNP 所在单体型的长度及其在群体中所占比例判定该单体型是否受到自然选择的方法被提出。早期用于评估 DNA 序列间总体遗传差异的方法也得以改进，使之适于对不同群体相同 SNP 位点遗传差异的评估。

算法（algorithm）是计算机科学中的术语，是对解决特定问题所采用方案准确、完整的描述。解决相同的问题可以有多种算法，但不同算法在解决同一个问题时，所占用的 CPU 和内存容量以及所耗费的时间都各不相同。一个好的算法应该在有限时间内获得所要求的输出，相反，一个有缺陷的算法往往会因为运算资源要求过高或运算时间过长而无法解决问题。

生物信息学是一门交叉学科，即应用计算机和信息学的知识解决生物学问题，这样的学科定位也奠定了算法在生物信息学中的重要地位，而 DNA 测序等研究技术的不断革新导致了大量新数据类型的产生，也对生物信息学算法提出了更高的要求。随着高通量测序仪的推广使用，短时间内即可获得大量短片段 DNA 序列，以往的 BLAST、BLAT 等方法无法在有限时间内利用给定的运算资源将数据量如此庞大的DNA序列对应至基因组。为此，原来应用于数据压缩技术的Burrows-Wheeler变换算法在改进后被用来解决这一问题。该算法在部分保留动态规划算法的同时，通过多线程并行处理和核心序列联配等操作，大幅缩减运算时间，减少占用的运算资源，并得到全局最优的联配结果。

随着测序能力的不断增强，通过整合基因组、转录组、表观遗传等层面的信息对生命活动展开系统分析已成为可能，而通过整合这些数据对生命状态进行判定和预测也成为生物信息学的研究内容之一。为了从多水平系统地认识和预测生命活动，计算机科学中用到的模式识别技术、神经网络算法等也越来越多地被应用在生物信息领域，并形成了系统生物学这一新兴学科。在可以预见的未来，新的研究方法和新算法的开发仍将是生物信息学发展的重要推动力量，并将继续深化人们对生命过程的认知。

（五）数据库与在线工具

数据的不断积累不仅推动了生物信息学的学科发展，也激发了研究者交流、共享数据的需求。另外，人类基因组、SNP分型等信息原本就是人类的公共资源，也需要一个数据公开、发布的平台。为此，各个大型国际合作计划都通过美国国家生物技术信息中心或其他网站建立了数据发布和共享平台，方便各国研究者下载数据。有些数据库还添加了部分在线工具的功能，如之前提到的BLAST也可被认为是美国国家生物技术信息中心的一个序列联配和检索工具。斯坦福大学的人类基因组多样性计划（human genome diversity project，HGDP）数据库不仅储存了来自全世界53个民族938个样本的全基因组SNP分型数据，还可查阅这些人群基因组上的自然选择信号。生物信息学数据库和在线工具推动了学界的交流和数据的共享，也降低了其他专业科研人员进行生物信息学分析的门槛。

（六）数据安全存储与维护

作为充分交叉、融合计算机科学理念的学科，生物信息学也特别重视信息安全，尤其是遗传信息的安全。药物基因检测和药物基因组学研究会产生大量的DNA序列数据，对这些遗传信息的妥善储存和使用不仅是伦理学的要求，更是实际操作中必须慎重考虑的问题。尽管通过对测序数据进行备份、去除敏感信息、加密等操作可以初步实现数据的安全和长期储存，做到数据不丢失、不泄露，但数据安全问题在临床检测和科学研究中仍应得到足够的重视。

二、药物基因检测和药物基因组学研究中常用的生物信息操作与分析流程

了解与药物代谢和不良反应相关的基因的遗传多态性有助于判定适用于患者的药物，精准掌握给药剂量，降低甚至避免药物不良反应。药物基因组学研究能够确定基因与药物代谢能力、不良反应等生理表型的相关性，为药物基因新检测项目的开发提供理论指导。作为药物基因检测和药物基因组学研究的基础之一，生物信息学作为工具一直发挥着重要作用。本节重点介绍药物基因检测数据解读中常用的生物信息学方法以及药物基因组学研究方案的设计理念和数据分析流程。

（一）药物基因检测

药物基因检测通常针对与药物代谢和不良反应的相关性已知的基因展开，常规技术流程如下。在患者知情同意后，采集患者的外周血，提取其中的基因组DNA，而后用PCR扩增待检测的目标片段，最后通过基于毛细管电泳和随机链末端终止的一代DNA测序技术获取相关基因的遗传信息，进而判断该患者对特定药物的反应性和代谢能力，其中用到的生物信息学方法主要包括以下几方面。

1. 待测目的基因和位点的查询　与药物不良反应和代谢能力相关的基因以及该基因需要检测的遗传多态性或SNP位点通常可以在公共药物数据库（如DrugBank、PharmGKB）中查询或者从药物使用说明书中获知。获得待测基因和位点的信息后，应从美国国家生物技术信息中心的Gene数

据库中查询人类基因组上该基因的参考序列并保存，核对出该基因的非翻译区、外显子区、内含子区等，确定待测多态性位点在基因中的位置分布，以便设计引物进行扩增。

由于不同版本的参考基因组物理位置存在差异，所以，在核对基因和多态性位点的物理位置时，经常会遇到不同版本参考基因组物理位置不匹配的情况。该问题可以用 UCSC 数据库中的 LiftOver 工具（https：//genome. ucsc. edu/cgi-bin/hgLiftOver）来解决，只需输入要查询的基因组版本号和目标 SNP 位点的物理位置，即可实现不同版本参考基因组之间物理位置的转换。只有参考基因组版本一致，才能得到基因和多态性位点的准确物理位置信息。

2. 多态性位点基因型检测　经 PCR 扩增和测序后可得到后缀名为 . abl 的文件，该文件中储存的不仅有目标片段的核苷酸序列，还包含每个核苷酸位点的测序荧光信号峰图。通过测序峰图可找到相应的遗传多态性位点，还可以判断该位点在患者体内是何种基因型。

Lasergene 软件包中的 SeqMan 软件能在查看测序峰图的同时将测序片段和参考序列进行联配，因而经常被用于查找一代 DNA 测序数据中的突变和遗传多态性。打开 SeqMan 软件后，点击“Unassembled Sequences”对话框里的“Add Sequences”按钮，会弹出“Enter Sequences”对话框，在该对话框中点击“Add”键，将保存好的参考序列和后缀名为 . abl 的序列峰图添加到软件中（图 2-1），然后点击“Done”按钮，序列即被导入 SeqMan 软件中。

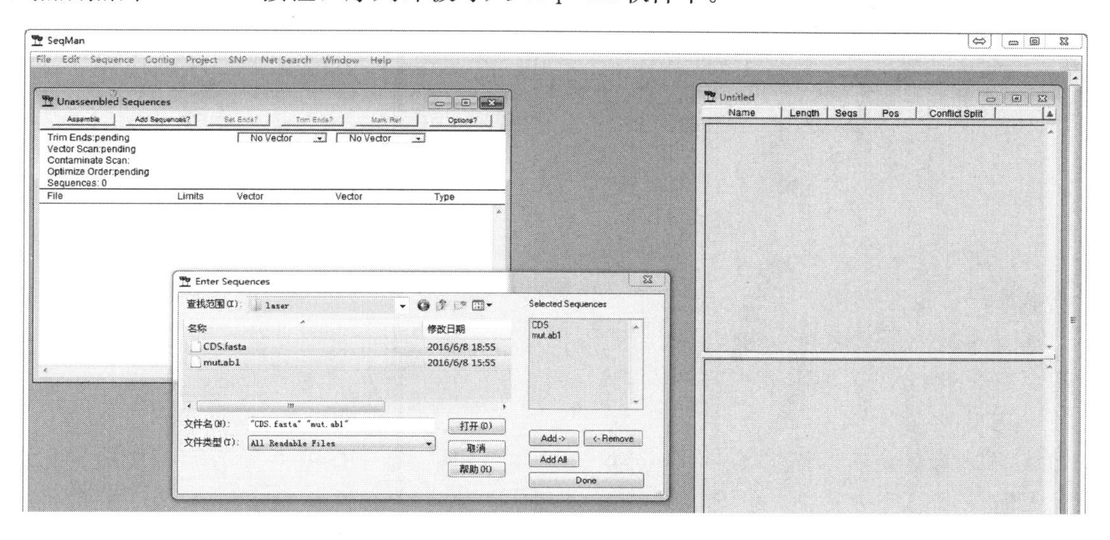

图 2-1　向 SeqMan 软件添加序列数据

点击“Unassembled Sequences”对话框中的“Assemble”按钮，会在“cotig”对话框中弹出联配好的“cotig”，双击“cotig”即可在序列联配对话框中查看参考序列和测序数据的联配情况（图 2-2）。在序列联配对话框中，通过测序得到的片段的名称前还会有一个黑色的三角形标识，单击该三角形即可查看该片段的测序峰图（图 2-3）。测序峰图和参考序列的展示形式可通过序列联配对话框左侧的显示参数进行调节。

通过比对测序片段和参考序列的联配结果，可以通过已知的相对位置信息找到该待测位点，进而得到其基因型信息。在图 2-3 的示例中，待测的第 2022 位点在参考序列中是 G，在测序片段中是 T，该位点发生了 G>T 突变。通过分析峰图，并未发现该位点 G 的荧光信号，因而该患者在该位点的基因型为 TT 纯合。

按上述方法，通过 SeqMan 软件即可获得患者特定位点的基因型信息，从而指导临床用药并规避不良反应的发生风险。

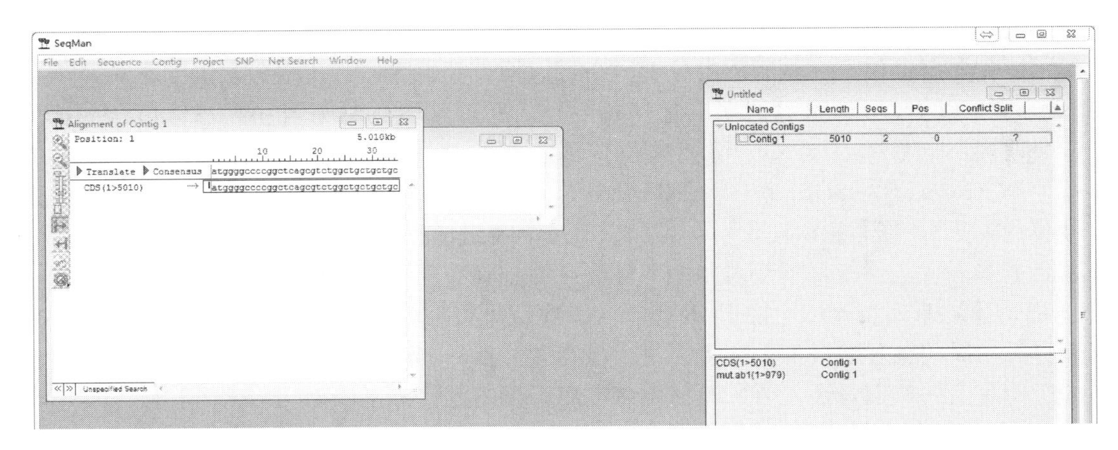

图 2-2 SeqMan 软件完成联配

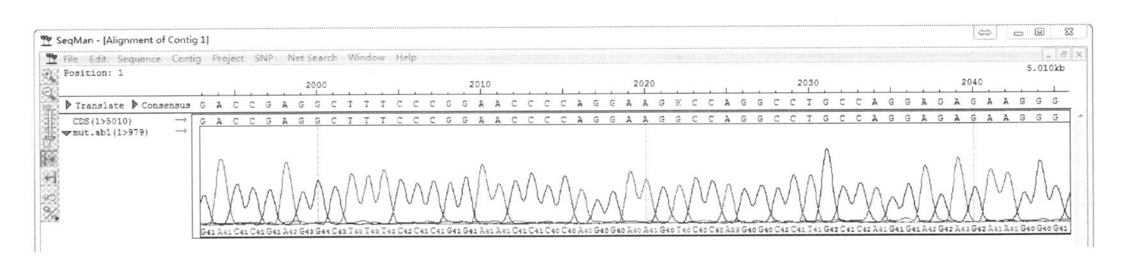

图 2-3 在 SeqMan 软件中查看峰图并检出突变

（二）药物基因组学研究

受成本和样本量等因素的限制，药物基因组学研究通常采用候选基因关联分析的策略判断一个或若干个基因的遗传多态性与药物代谢能力或不良反应是否具有相关性。GWAS 需要对每个样本都进行全基因组 SNP 分型，成本较高，并未成为药物基因组学研究的主要方法。关联分析的主要流程包括以下几步。

1. 确定候选基因，挑选标签 SNP（tagSNP） 药物基因组学研究必须有明确的研究目标，在开展研究之前要确定药物品种、候选基因和受试样本。由于多态性位点之间连锁不平衡（linkage disequilibrium，LD）的存在，进行关联分析时并不需要获取受试人群候选基因的所有遗传多态性信息，而只需要获得 tagSNP，对这些 tagSNP 进行分型即可开展关联分析。

HapMap 数据库中储存了包括白种人、黑种人和黄种人的多个民族的群体遗传多态性数据。不同种族的人群有巨大的遗传背景差异，SNP 之间的 LD 特征也不完全一致。因此，在挑选 tagSNP 时，最好选择与受试人群遗传背景相同或相近的人群。以中国患者为样本进行的药物基因组学研究应当从 HapMap 数据库北京汉族样本的遗传数据中挑选 tagSNP。

挑选 tagSNP 时，首先应下载 HapMap 数据库上相应人群在候选基因区域内的所有 SNP 分型信息。操作方法是在 HapMap 数据库输入相应的候选基因，在“保存、查询及其他选择”下拉菜单中选择“显示 SNP genotype data”（图 2-4），点击“配置”并选择相应人群，可自动下载 SNP 分型数据。

在 HaploView 软件界面上选择“HapMap Format”，将下载得到的数据导入 HaploView 软件。在软件中“Check Markers”模块设置最小等位基因频率（minor allele frequency，MAF）阈值，在“Tagger”模块下的“Configuration”界面调整 SNP 之间相关系数（R^2）的阈值（图 2-5）。点击“Run Tagger”按钮，即可在“Results”界面查看 tagSNP 筛选结果，并可通过 HaploView 软件导出数据，将结果储存为文本文档。

2. 关联分析 在进行关联分析之前，首先要确定研究性状的类型属于质量性状还是数量性状。虽然关联分析通常都使用 PLINK 软件，但质量性状关联分析和数量性状关联分析所采用的统计模型并不相同。

质量性状关联分析通常适用于病例-对照研究，将候选基因的 tagSNP 在病例和对照人群中分别进行分型，通过 PLINK 软件内置的 Cochran-Armitage 趋势检验、χ^2检验、logistic 回归分析等进行统计检验，评估候选基因和该质量性状的相关性。

数量性状关联分析通常用于研究遗传多态性和某个可量化的生理性状的相关性，分析不需要设立对照样本，使用线性回归模型即可进行统计检验，可判断候选基因的遗传多态性是否与数量性状显著相关，并且可通过回归系数评估遗传多态性对这一数量性状的影响。

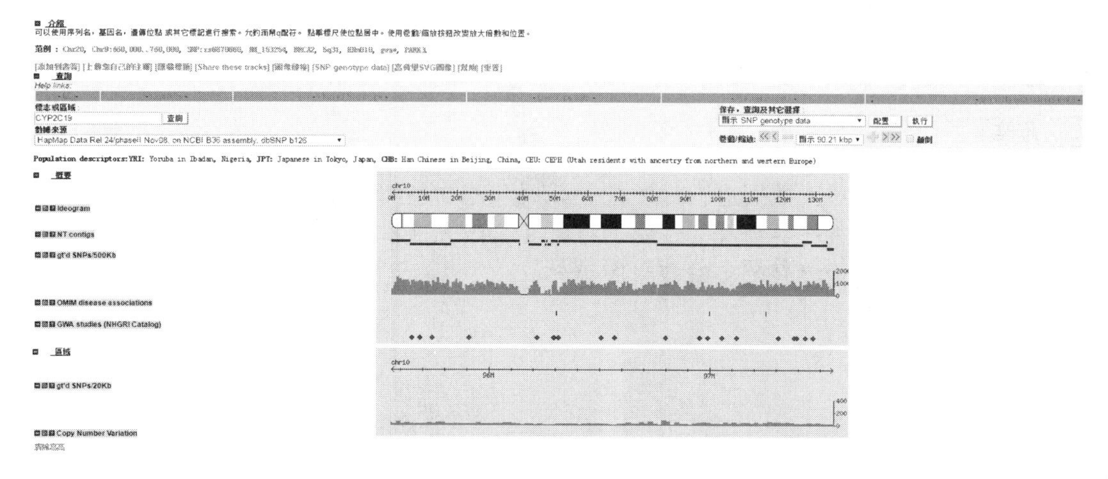

图 2-4　HapMap 数据库界面

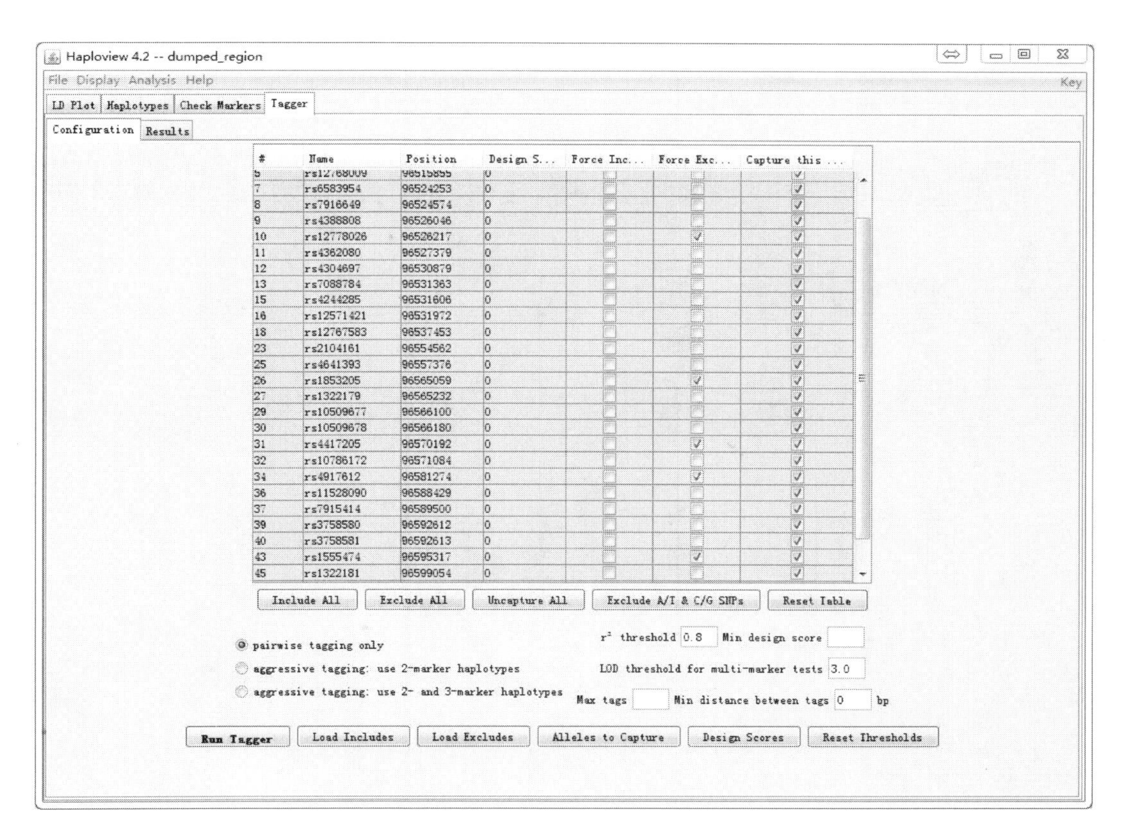

图 2-5　用 HaploView 软件进行 tagSNP 筛选

另外，需要指出的是，如果样本的年龄、性别等非遗传因素对相应性状的形成有影响，则需要将这些因素作为协变量添加到关联分析中，以便得到更准确的结果。

PLINK 软件对临床和基础医学科研人员来说操作难度偏大。为此，PLINK 推出了基于 java 的、具有用户交互界面的 gPLINK 软件，以满足科研人员的需求。

3. 精细定位与结果验证　经关联分析得到阳性信号之后，为了进一步证实该结果的可信度，需要采用同样的研究策略重新收集样本，对与性状显著相关的位点进行验证。

此外，需要注意的是，SNP 在关联分析中是分子标记，仅代表了与其具有较强 LD 的一段 DNA 片段。SNP 和性状显著相关并不意味着该 SNP 位点的多态性与性状的产生具有因果关系，但是与该性状的产生具有直接因果关系的遗传多态性理论上应该位于显著相关的 SNP 附近。为了确定直接导致该性状发生的遗传多态性，还需要获得与该性状显著相关的 SNP 周围其他遗传多态性的信息，该过程被称为精细定位。通常采用的方法为 DNA 测序等。

三、展望

通过生物信息学方法对大数据进行深度挖掘并展开药物基因组学研究可加深人们对生命活动规律的认识，有助于对患者进行更精准的药物治疗，并将极大地推动我国精准医疗计划的开展，使医疗卫生系统能够更有效地为提升国民健康素质服务。

第三章　药物治疗个体化的概念与发展

传统的经验性用药针对同一疾病、同一人群往往均采用相同的药物和剂量，部分患者用药后可能疗效不佳，甚至发生严重的不良反应，这都是由药物反应的个体差异所致。

随着医学和实验检测技术的不断发展和创新，临床药学成为药学学科发展的一个重要方向。临床药师参与药物治疗和药学服务已经成为医院药学工作的重要组成部分。临床药师协助医师制定安全、合理、有效和经济的药物治疗方案，从以往“千人一药、千人一方”的粗放型医疗向量体裁衣的个体化精准用药的转变是今后临床药学服务的发展方向之一。

第一节　药物治疗个体化的概念

药物反应个体差异主要表现在两个方面，即药物疗效差异和不良反应发生率差异。大多数药物的常用剂量对某些患者疗效不好或标准给药方案对一些患者不能发挥足够的药理学作用会导致医师误认为药物无效。强效或毒性大的药物在治疗过程中可能会导致严重的不良反应。造成药物反应个体差异的原因主要包括生理、病理、环境和遗传因素。性别、年龄、身高、体重、疾病类型、病程、吸烟史、饮酒史、联合用药和基因变异等因素相互联系、相互影响，共同导致了药物反应复杂的差异性。

传统的给药方式往往是经验性给药，准确度和可靠性较差，并且需要医师具有相当丰富的实践经验。每一个患者的给药方案都不尽相同，即便是同一个患者，在其疾病不同的发展阶段也可能需要不同的给药方案。临床医师和临床药师不能期望对每个患者都使用同一剂量而达到理想的疗效，如果能通过调节给药种类、剂量、频次等使给药方案适合个体患者的要求，则可以使用药过程更加安全、有效，这也是药物治疗个体化的初衷。

随着近年来精准医疗的推进与发展，药物治疗个体化（或称个体化用药）也从目标变为了现实。药物治疗个体化是指借助先进的检测技术，根据患者的具体情况量身定制，制定出针对个体患者的给药方案，最终合理、有效地完成药物治疗的过程。

药物治疗个体化需借助现有的检测技术，通过询问病史、临床诊断和分析患者的生理、病理特征，确定影响药物作用的因素，并参考相关临床用药指南，必要时结合治疗药物监测和药物基因组学检测结果，对患者的治疗方案进行调整，对特定患者和特定疾病进行正确诊断，在正确的时间给予正确的药物并使用正确的剂量，从而达到个体化精准治疗的目的。

第二节　药物治疗个体化的发展

如何根据患者实际情况制定有效、安全的给药方案是长期以来困扰临床医师的问题之一。虽然在用药早期可以通过体重、年龄、体表面积及联合用药情况等计算并调整给药方案，但是由于影响药物体内作用过程的因素有很多，因此，并不能很好地解决个体化用药问题。随着科技的发展，各种高灵敏度和特异性的检测方法被引入对个体化用药的研究。治疗药物监测和药物基因组学检测逐渐被广大临床医师和临床药师接受、采用，这不仅为个体化用药提供了理论依据，也推动了药物治疗个体化的发展。

一、治疗药物监测与个体化用药

治疗药物监测（therapeutic drug monitoring，TDM）是临床药学和个体化药学服务中的重要手段。大多数药物通过血液转运到作用部位或受体部位，当药物达到一定浓度时，才可以发挥其药理学效应。部分药物的药理学效应强度与药物浓度相关，血液中药物浓度的变化可以反映其浓度在作用部位的改变。影响血药浓度的因素包括药物吸收、分布、代谢、排泄过程的个体化差异以及患者的依从性。

在 TDM 技术出现之前，临床医师制定给药方案往往依据药物说明书推荐的平均剂量、文献报道以及个人经验。20 世纪 70 年代治疗药物监测逐渐兴起，在药物治疗过程中采用现代化的分析手段，测定血液或其他体液中药物或其代谢物浓度，探讨血药浓度与疗效、毒性之间的关系，确定药物有效浓度和毒性浓度范围，根据药物或代谢物浓度并结合药物代谢动力学理论制定最佳给药方案，为临床个体化用药提供了基本保障。

地高辛是最早开展治疗药物监测的药物之一。地高辛是临床上治疗心脏疾病的强心苷类药物，其作用机制复杂、药效强，但治疗剂量（0.9～2.0mg/L）非常接近中毒剂量（2.4mg/L），治疗安全范围小，剂量不足与剂量偏高的临床表现又十分相似，且个体差异较大。临床上对其进行了血药浓度监测，根据血药浓度监测结果并结合患者肝肾功能及联合用药情况，进行对给药方案的更改和优化，提供较为合理的个体化用药方案。

20 世纪 80 年代后，随着分析技术的发展与完善，抗癫痫药物、茶碱、抗抑郁药物、免疫抑制剂等药物的血药浓度检测方法相继建立，为癫痫、哮喘、精神类疾病和器官移植治疗等药物的个体化治疗提供了帮助。

临床常用的抗癫痫药物包括苯妥英钠、苯巴比妥、丙戊酸钠和卡马西平等。这些药物在临床上有明确的有效血药浓度范围和中毒界限，同时其稳态浓度、排泄速率与剂量不成比例，个体差异大。因此，临床相继开展了这类药物的血药浓度监测工作，结合患者年龄、肝肾功能、联合用药等情况对其个体化用药方案进行调整和完善。随着近年 HPLC-MS/MS 技术的发展与完善，拉莫三嗪、托吡酯和奥卡西平等新型抗癫痫药物的血药浓度监测也成为临床衡量药效和安全性的主要手段之一，基于新型抗癫痫药血药浓度监测的个体化用药方案的制定也成为临床药学服务中的重要环节。TDM 和个体化用药方案调整使抗癫痫药物的个体化治疗得到了长足发展，使癫痫发作控制率从 47%提高到 74%。

免疫抑制剂的应用对器官或组织移植的开展起到了重大推动作用，但是环孢素 A、他克莫司和霉酚酸酯等免疫抑制剂口服生物利用度低、个体差异大、治疗指数低、有效血药浓度范围窄，因此，有必要开展个体化治疗。患者的服药剂量和间隔可根据血药浓度和其他影响因素进行调整，保证治疗过程的有效性和安全性。

1971 年，去甲替林血药浓度与药物效应的关系首次被报道，奠定了抗精神病药物的血药浓度监测与个体化用药的基础。大多数抗精神病药物血药浓度的个体差异大，如使用同一剂量奥氮平的不同患者的稳态血药浓度可相差 5 倍以上。此外，治疗阶段和目的不同，同一种药物的血药浓度范围也不同，如多塞平发挥镇静作用时比发挥抗抑郁作用时所需的有效血药浓度低。因此，应根据有效血药浓度范围，结合患者的生理、病理等因素进行个体化用药。有些抗精神病药物安全范围窄，容易引起不良反应，通过血药浓度监测将其血药浓度控制在治疗浓度范围内可防止因药物过量而导致的中毒。

氨基糖苷类抗生素属于浓度依赖性药物，其峰浓度和谷浓度决定了药物的抗菌活性及毒性。糖肽类抗生素（如万古霉素、替考拉宁）的杀菌效果和耳、肾毒性都与其血药谷浓度相关，且药物代谢水平的个体间差异较大。因此，国家颁布的《抗菌药物临床应用指导原则》中提出，对于肾功能不全、老年人以及新生儿等特殊人群患者，使用氨基糖苷类抗生素、万古霉素和去甲万古霉素时应进行血药浓度监测。基于治疗药物监测的抗菌药物治疗已被临床医师认可和接受，通过个体化治疗方案对靶浓度进行干预也在临床中得以实践，显著地缩短了抗感染时间和住院时间，提高了药效并降低了不良反应发生率。

传统化疗中使用的化疗剂量主要根据临床医师的经验来确定，除非发生严重不良反应，否则很少改变化疗剂量。即便患者出现严重不良反应，治疗剂量的调整也完全依据临床医师的经验。抗肿瘤药物治疗指数低、毒性较大、药物代谢动力学的个体差异较大，因此，有必要针对不同患者设计个体化化疗方案。对于甲氨蝶呤、5-氟尿嘧啶和紫杉醇等抗肿瘤药物，根据已知的剂量-效应关系，结合抗肿瘤药物血药浓度的监测结果，临床医师可以尝试为患者制定个体化化疗方案，尽可能保证化疗方案的有效性和安全性。

除了抗癫痫药物、抗精神病药物和抗肿瘤药物外，血药浓度监测可以为其他抗逆转录病毒的蛋白酶抑制剂类药物以及抗真菌的伏立康唑等药物的用药剂量提供指导，从而实现患者的个体化用药。对于长期服药的患者，治疗药物监测还可以用于判断患者的依从性，除此之外，还可以在联合用药过程中对存在药物相互作用的药物的使用剂量进行调整，确保患者用药的合理性。

二、药物基因组学与个体化用药

遗传药理学（pharmacogenetics）于20世纪50年代兴起，是研究基因多态性与药物反应个体差异相关性的一门学科。药物基因组学（pharmacogenomics）是20世纪90年代在遗传学、基因组学和遗传药理学基础上发展起来的交叉学科。人类基因组计划完成后，大量研究发现遗传因素是造成药物反应个体差异的主要原因。SNP、短串联重复、插入、缺失等基因信息的改变都可能造成药物代谢酶、转运蛋白、药物作用靶点和疾病相关基因的功能或表达量发生改变，进而引起药物反应个体差异。近十几年来，美国FDA先后发布公告并修改了华法林、卡马西平、苯妥英、伊立替康、氯吡格雷等药物的说明书，增加了药物基因组学信息，建议在应用上述药物时应进行相关基因多态性的检测，部分基因多态性的检测目前已在临床中得到开展和应用（表3-1）。随着基因分型技术的快速发展，通过对患者相关多态性位点进行检测，根据患者基因型和相关用药建议为患者制定合理的个体化用药方案已经在各大医院得到了推广和应用。

表3-1 临床已开展的药物相关基因检测项目

治疗领域	药物	生物标志物
抗精神病、抗抑郁	阿立哌唑、氟米帕明、多塞平、帕罗西汀、氟西汀、氯氮䓬、氯氮平、奥氮平、奋乃静、普罗替林、利培酮、文拉法辛、曲米帕明	CYP2D6
抗癫痫	卡马西平、奥卡西平、苯妥英钠	HLA-B*1502
抗凝	氯吡格雷、普拉格雷、替卡格雷	CYP2C19
	华法林	CYP2C9、VKORC1
降脂	阿托伐他汀、瑞舒伐他汀	LDLR
	普伐他汀	APOE2
降血压	美托洛尔、普萘洛尔、卡维地洛	CYP2D6
抗真菌	伏立康唑	CYP2C19
抗肿瘤	吉非替尼	EGFR
	伊马替尼	c-kit
	伊立替康	UGT1A1
	5-氟尿嘧啶	DPD
	他莫昔芬	ER、FV、F2
	卡培他滨	DPD
质子泵抑制剂	奥美拉唑、泮托拉唑、兰索拉唑	CYP2C19

药物代谢酶基因多态性的研究是目前药物基因组学研究和个体化用药方案制定过程中最为重要的组成部分。基于药物代谢酶基因多态性开展个体化药物治疗已成为各大医院临床药学服务的内容之一。CYP家族主要参与药物的Ⅰ相代谢，其中与个体化用药密切相关的有CYP2C19、CYP2D6、CYP2C9、CYP3A4、CYP1A2和CYP2E1等。例如，CYP2C19根据基因分型可以分为超快代谢型、快代谢型、中间代谢型和慢代谢型。根据其代谢速度的差异，使用氯吡格雷、伏立康唑等药物和质子泵抑制剂时可以开展个体化治疗。氯吡格雷个体化治疗的开展是现今针对不同CYP2C19代谢型开展个体化治疗的成功案例之一。中间代谢型和慢代谢型患者服用氯吡格雷后可能无效或效果欠佳，对于这类患者，可根据患者实际情况建议换用替格瑞洛或普拉格雷，并进行个体化的抗血小板治疗。CYP2C19超快代谢型和快代谢型患者使用质子泵抑制剂时可能由于代谢过快而导致疗效不佳，也可根据CYP2C19的代谢类型对药物剂量进行调整。CYP2C9的基因多态性与华法林、苯妥英和丙戊酸等药物的个体化治疗密切相关。基于CYP2C9和VKORC1基因多态性开展的华法林个体化用药为患者快速、安全地达到目标抗凝水平提供了有力保障。CYP2D6与抗抑郁药物、心血管药物和阿片类药物存在明显的基因剂量效应，目前临床已经开展了根据其代谢类型来制定个体化用药方案的工作。同时基于硫嘌呤甲基转移酶开展的6-巯基嘌呤的个体化用药和基于尿苷二磷酸-葡萄糖醛酸转移酶开展的伊立替康的个体化用药也在临床抗肿瘤治疗中得到了广泛应用。

细胞膜上转运蛋白编码基因的改变可能导致转运蛋白分子结构、功能活性以及表达量发生变化，从而造成药物反应的个体差异。目前基于转运蛋白基因多态性的个体化用药方案也在临床中得到了推广和应用。P-糖蛋白（P-glycoprotein，P-gp）是目前个体化用药研究中最受关注的转运蛋白之一，其编码基因*ABCB1*的*C3435T*和*G2677T/A*基因多态性是影响药物分布并导致耐药性产生的重要因素。基于上述两个位点开展的环孢素A、地高辛、糖皮质激素和他汀类药物的个体化用药在临床中已经开始被推广和应用，但由于相关研究较少，证据可信度不高，其基因-剂量效应还需进一步的相关研究加以证实。

多数药物需要与特殊靶蛋白结合才可以发挥其药理作用，但编码这些药物作用受体的基因的多态性可能会造成患者对药物治疗敏感性的差异和毒副作用的差异。因此，结合药物作用受体基因多态性开展个体化治疗可以提高药物的有效性和安全性。β_2受体是一种G蛋白偶联受体，是内源性儿茶酚胺和许多药物的受体，其Arg16Gly基因多态性与β_2受体激动剂的敏感性相关，临床中可以根据其基因型制定长效β_2激动剂和短效β_2激动剂等药物的个体化给药方案。临床可根据血管紧张素原、血管紧张素转化酶和血管紧张素Ⅱ受体的基因多态性预测患者对血管紧张素转化酶抑制剂及血管紧张素Ⅱ阻断剂的反应，协助患者在高血压治疗过程中的个体化用药。

在肿瘤的发生和发展过程中，某些基因可能与病情的恶化和预后密切相关，这类基因也可能导致药物治疗有效性和安全性的个体差异。非小细胞肺癌会产生过量的EGFR，导致肿瘤细胞快速增殖、转移并出现耐药。吉非替尼是选择性表皮生长因子受体酪氨酸激酶抑制剂（EGFR-TKI），可抑制过多的EGFR，使其失去对肿瘤细胞增殖的促进作用，从而达到抗肿瘤的目的。EGFR基因多态性与吉非替尼的疗效具有很强的相关性，突变型基因携带患者使用吉非替尼的疗效比野生型基因携带患者疗效更为显著。c-kit基因突变可导致c-kit活化，所引发的细胞增殖失控和凋亡抑制是胃肠道间质瘤的主要发病机制。甲磺酸伊马替尼是一种特异性酪氨酸激酶抑制剂，是治疗胃肠道间质瘤的主要药物之一。c-kit基因突变不仅与胃肠道间质瘤的恶性程度相关，也与甲磺酸伊马替尼的有效性相关。c-kit基因外显子9突变的患者使用甲磺酸伊马替尼的疗效较外显子11突变的患者和野生型基因携带患者的疗效显著降低，需要增大用药剂量才能获得理想疗效。近年来的临床抗肿瘤治疗中，针对相关基因检测结果制定抗肿瘤给药方案已经成为抗肿瘤药物个体化治疗的重要依据。

除了上述4类基因以外，人类主要组织相容复合体编码基因的多态性也与药物严重不良反应的发生密切相关。*HLA-B*1502*编码的主要组织相容性复合体分子会将卡马西平和奥卡西平等药物错误地识别为外源性抗原，激活免疫反应并诱发Stevens-Johnson综合征/中毒性表皮坏死松解症

（SJS/TEN）等严重不良反应。因此，*HLA-B* 1502* 阳性的患者需谨慎使用卡马西平和奥卡西平等药物，避免严重不良反应的发生。多个国家和地区已把 *HLA-B* 1502* 基因检测纳入医疗保险范围，对服用卡马西平的患者进行免费检测，以保证患者的用药安全。*HLA-B* 5801* 阳性的患者在使用别嘌醇时也会发生 SJS/TEN 等严重不良反应，临床也需根据基因信息对给药方案进行调整。除此之外，苯妥英钠、阿巴卡韦等药物引发的严重不良反应也与 *HLA-B* 基因多态性密切相关，相关检测项目也已在临床中推广和应用。

第三节 药物治疗个体化的展望

针对不同的患者采取个体化的治疗方案已成为医学发展的必然趋势，随着 TDM、群体药物代谢动力学（population pharmacokinetics，PopPK）、药物基因组学以及分子诊断技术的快速发展和临床经验的逐步积累，药物治疗个体化也迎来了更多的机遇和挑战。

一、药物治疗个体化所面临的挑战

尽管药物基因组学的快速发展给临床药物治疗个体化带来了广阔的前景，但仍有很多医师和学者认为目前在临床大规模地开展基因检测为时尚早。影响药物基因组学在临床中应用的因素主要包括以下几个方面。

（一）基因突变的复杂性和非遗传因素的影响

尽管在过去数十年里，研究发现了很多生物标志物，但生物标志物真正在临床中的应用仍只集中于肿瘤（如根据 HER2 基因信息对赫赛汀疗效的预测）、神经（如根据 *HLA-B* 1502* 阳性与否对卡马西平引起的严重不良反应的预测）以及心血管（如根据 CYP2C19 分型对氯吡格雷疗效的预测）等少数领域。究其原因，遗传因素及药物作用过程的复杂性是其中很重要的一个方面。

与 SNP 相比，药物的作用和毒性往往是多基因、多位点综合作用的结果。例如，非典型抗精神病药氯氮平的药理作用与中枢神经系统中多巴胺、5-羟色胺、肾上腺素和组胺受体均相关。目前，关于氯氮平疗效与上述某单一受体或该受体基因多态性的相关性研究尚未得出统一的结论，这也提示可能有其他尚未发现的基因变异可影响患者对氯氮平的反应。

另一方面，药物反应还与很多非遗传因素相关，如联合用药、吸烟和饮食等生活习惯及环境因素等。例如，合并使用 CYP2D6 的抑制剂氟西汀或帕罗西汀会使 CYP2D6 快代谢型患者的酶代谢水平降低至慢代谢型患者的水平；食物中的维生素 K 可以掩盖 VKORC1 基因型对华法林药物反应的影响。

目前关于环境因素对药物作用的影响的研究尚不充分，但已有大量的研究表明，DNA 序列的改变（基因突变）并不是影响药物作用的唯一遗传因素，环境因素引起的表观遗传变异也是导致药物反应个体差异的重要原因。表观遗传是指除 DNA 序列改变之外的可遗传改变，即基因型未发生变化而表型发生了变化，包括一系列转录前及转录后的基因组修饰，如 DNA 甲基化、RNA 干扰和组蛋白修饰等。研究发现，许多药物的代谢酶、转运体、作用靶点以及核受体的编码基因均受到表观遗传学因素的调控，且这些因素会对药物的处置和疗效产生重要影响。例如，CYP1A2 基因靠近 5′-侧翼区激活蛋白 1 的 CCGG 位点的甲基化与其 mRNA 的表达密切相关，该位点的甲基化程度可能会对经该酶代谢的药物的作用产生影响。近年来，调节表观遗传的靶向药物也已成为该领域的研究热点，相关靶点有望成为抗肿瘤药物的新靶点，但表观遗传药理学的研究目前尚不充分，还有很多机制有待进一步研究。

影响药物作用的因素的复杂性决定了寻找有临床意义的药物相关基因位点非常困难，同时也提示仅依靠药物基因组学或治疗药物监测并不能为指导患者用药提供全面的参考信息并进行精准用药，必须将多种方法相结合，充分考虑所有可能对药物有影响的因素。

（二）药物治疗个体化的成本效益

将一项新技术应用于临床必须要考虑其成本和预期获益之间的成本效益比。目前，药物相关基因检测在临床的普及程度不高，加上被获准用于临床检测的仪器和试剂有限，导致在临床上开展基于基因的药物个体化治疗成本相对较高。以华法林为例，目前临床检测 VKORC1 和 CYP2C9 两个相关基因位点的费用为 400～800 元不等。很多药物经济学的研究结果显示，患者进行基因检测的成本要比基因检测所能降低的出血风险、缩短的住院时间等获益要高，因此，不建议对所有人群进行药物相关基因的普筛。同样，尽管现在已经证明 CYP2C19 的基因多态性会显著影响氯吡格雷的临床疗效，国际上多数专家和学者仍旧认为在所有用药人群中筛查 CYP2C19 的基因多态性相较于传统的经验性用药并没有显著的获益，多数药物基因组学的指南也只推荐对接受过冠状动脉介入手术的患者进行 CYP2C19 的基因检测。

大多数药物的相关基因多态性位点的突变频率较低且存在种族差异，是否应该在所有人群中进行药物相关基因的检测和究竟该对什么人群进行重点检测，一直都是医学界和学术界争论的焦点之一。

（三）药物治疗个体化带来的新问题

随着药物基因组学及其他新技术在临床中的快速发展和普及，很多新问题也随之产生，首当其冲的就是伦理问题。由于基因检测涉及对患者 DNA 的采集和分析，如何分析、保存和处理这些携带有患者全部遗传信息的样本，如何保护患者的隐私以及患者在获知自己的缺陷基因信息后是否会对其造成负面的心理影响，一直都是是否应该将基因检测用于临床的争论焦点之一。此外，随着高通量检测技术的发展，我们很容易就能获得大量的检测数据，如基因序列数据、环境暴露信息、代谢组学数据等。以基因数据为例，每个基因组序列文件约为 750MB，按照普通综合医院的接诊量来计算，中国任一家综合医院的信息数据量都有可能达到数 TB 甚至数 PB。因此，如何储存、保管和分析利用这些海量的数据也是信息技术面临的新挑战。此外，个体化药物治疗有别于传统治疗，要求检验人员和医务人员具有一定的分子和遗传学知识，能够解读基因或其他个体化检测报告，并且能够根据检测结果选择适当的个体化治疗方案。然而，这项内容在传统乃至现行的医学教育中是缺失或不被重视的，这也就导致现在很多临床医师无法正确解读个体化检测报告，很多与药物相关的基因信息也无法有效地转换为合理的临床治疗方案。

除了上述几点，药物治疗个体化还对立法、监管、新技术审批、临床转化等提出了更多新的挑战，如何能够有效、合理地解决这些问题直接决定了药物治疗个体化未来在临床的实施和普及程度。

二、药物治疗个体化未来的机遇

尽管药物治疗个体化在临床的应用还面临着种种问题和挑战，但其发展依旧势不可当，许多过去被认为是很难逾越的障碍也正在被一一解决。

分子生物学和高通量检测技术的发展催生了一大批新的“组学”的快速发展，如转录组学、蛋白组学、代谢组学、表观遗传学等，在很大程度上可以弥补基因组学和传统临床药理学无法解释的药物反应个体差异，为患者的疾病预防和药物治疗提供更为全面的生物信息。以代谢组学为例，截至 2005 年，伦敦帝国学院联合包括辉瑞（Pfizer）在内的六大医药公司开展了代谢组学毒性合作研究计划（consortium for metabonomic toxicology，COMET）。此项研究计划通过对 147 种典型肝毒性药物在大鼠和小鼠体液和组织中代谢产物的 H-NMR 图谱分析，建立了首个预测药物肝肾毒性的专家系统。随着大量组学的快速发展，除基因组学外，代谢组学的研究结果也被 FDA 纳入新药申报和注册的重要参考指标。

近年来，大数据的快速发展也给数据驱动的药物治疗个体化带来了新的机遇和发展方向。目前，医疗卫生大数据的数据资源包括医院信息系统、实验室信息系统、电子档案系统、医学影像信息系统等，而基因组、蛋白组、转录组、代谢组等组学的发展也为药物治疗个体化提供了丰富的数据源。大数据研究能够对有用的医疗数据进行实时的快速提取和宏观分析，为临床治疗决策提供参考。例如，携带某种基因突变的患者的药物治疗方案可以来源于大数据中对其他携带相同基因突变患者的成功治疗经验的汇总和总结。我国近年来在卫生信息化的发展上也加大了力度，医疗大数据也将使未来的药物治疗更加精准。

2015 年，继美国总统奥巴马提出精准医疗的概念后，全球各国都相继迈入了精准医疗时代。我国计划在 2030 年前投入 600 亿元大力发展基因测序和精准医疗。国家卫生计生委在 2015 年发布了第一批高通量基因测序临床试点单位和第一批肿瘤诊断与治疗项目高通量基因测序技术临床试点单位。在此大环境下，基于基因的相关检测技术、政策、法规、科研和教育得到了飞速发展和完善，个体化治疗的概念也在临床得到了普及和应用。技术的发展使基因检测费用快速降低，Illumina 公司最新的 HiSeq X Ten 测序仪已将人类全基因组测序的价格降至 1000 美元，这也为在临床大规模开展基因检测创造了条件。与此同时，全球信息化也使全球医学数据的共享更为便利。如今，利用 HapMap、千人基因组、PharmGKB 等大型研究和相关数据库，我们可以很方便地获取与药物和疾病相关的基因信息以及最新的基于基因的药物治疗指南。可以预期的是，在未来 10 年内，患者将能够非常便利地获取自己的基因信息，在临床中真正实现个体化给药和精准医疗已指日可待。

第四章　治疗药物监测与药物治疗个体化

第一节　概　述

药物浓度是指经各种方式给药后，未被分解或代谢的原药及其代谢产物在全血、血浆、血清、尿液、脑脊液或胸腔及腹腔积液等体液中的浓度。血药浓度是指全血、血浆或血清中的药物浓度。大部分药物都经血液循环系统转运至作用部位，并与作用部位的受体结合，从而发挥药理作用。血药浓度的高低往往直接影响药物药理作用的强弱。药物在血液中存在两种形式，即结合型药物和游离型药物。游离型药物通过扩散进入细胞外液和细胞内。血液中的药物浓度与细胞外液和细胞内药物浓度形成了一种可逆性平衡。因此，血药浓度可直接或间接地反映药物在靶部位的浓度。

一、TDM 的发展

20 世纪 60 年代中期，已有学者认识到血药浓度的重要性。1967 年，美国学者 Brodie 在美国纽约大学医学中心做的“人类对药物代谢的异质性”专题报告中明确提出，由于存在个体差异，血药浓度在临床治疗中比剂量更有价值，同时最早提出了个体化给药的概念。然而，由于受限于当时的分析检测技术，许多人并不认同他的观点。

过去几十年来，随着科技的发展和新型分析仪器的问世，人们通过对血药浓度与药理作用、安全性、有效性、个体化给药剂量以及药物不同剂型之间的关系的大量研究，已经对血药浓度的价值有了本质的认识。

TDM 是近 40 多年来随着临床药学的实践发展而形成的一门新兴学科，通过测定体内的药物浓度（主要指血药浓度），结合药物代谢动力学和药物效应动力学的基本理论，设计个体化给药方案，从而实现最佳的药物治疗效果并降低毒性。

在国外，20 世纪 70 年代末，TDM 就已经广泛应用于临床，我国于 1979 年开始开展以 TDM 为主的临床药学研究工作，随着 80 年代中期肾移植术后免疫抑制疗法的广泛应用，TDM 迅速发展兴起。药学、检验、临床实验室的交叉参与和多学科融合已形成重要的医学技术力量，为用于器官移植、癫痫、哮喘、心血管疾病、感染性疾病等疾病的药物的个体化治疗提供了科学手段。TDM 有坚实的理论基础、丰富的临床实践和现代分析手段作为支持，吴莱文、陈刚等老一辈专家作为我国 TDM 领域的开拓者和临床实践者，为 TDM 工作的开展创造了理论和实践环境。2011 年，中国药理学会治疗药物监测研究专业委员会成立，为中国 TDM 事业的发展搭建了广泛、高效的交流平台，大大推动了中国 TDM 的发展和其在临床中的应用。

二、TDM 的新定义

TDM 的定义经历了由单纯的 TDM 到多学科协作的 TDM 的转变。早期由于缺乏对临床用药的反馈和个体化用药指导，当时的工作只能被称为治疗药物监测。随着社会医疗需求的变化、TDM 团队人员的多样化、药学服务技术和职能的转变以及检测技术的不断发展，TDM 所涉及的范围也越来越广，涉及用药疗效、安全性及经济因素等多个方面。近年来，个体化医疗和药物基因组学概念的提出及深入研究为治疗药物监测提供了更加丰富的信息。

2011 年，中国药理学会治疗药物监测研究专业委员会主任委员、北京中日友好医院药学部主任张相林教授对 TDM 给出了新的定义：TDM 是根据临床药理学、生物药剂学及药物治疗学理论，结合药物分析及分子生物学技术，运用流行病学方法进行归纳总结，通过多学科交融进行药物治疗个体化研究和应用的一门临床药学学科。TDM 的研究对象为被施予药物治疗的人体，核心是实现药物治疗方案个体化。

三、TDM 的目的和意义

传统的临床治疗方法是参照推荐的平均剂量给药，即所谓的“千人一病，千人一药”，结果是部分患者得到了有效治疗，而另一部分患者则未能达到预期的治疗效果，甚至出现了严重的毒性反应。不同患者对药物剂量的需求各异，导致这一差异的原因包括以下几点。

（一）个体差异

如性别、年龄、体重、药物代谢的类型、药物转运的类型及其他遗传要素。

（二）药物剂型

药物的剂型决定了药物的给药途径和生物利用度。不同的剂型及不同给药途径会影响药物的吸收过程，不同生产厂家的药品可能由于生物利用度的差异导致给药剂量的差异。

（三）疾病状况

参与药物代谢动力学过程的重要脏器（肝脏和肾脏）功能的改变将影响药物的半衰期及清除率，同样会导致所需剂量不同。另外，免疫抑制剂环孢素和他克莫司主要以原形药物的形式经胆道排泄，在发生淤积性胆囊炎或胆道梗阻时，可发生药物浓度异常升高现象，从而导致严重的药物不良反应。

（四）药物相互作用

环孢素和他克莫司主要经 CYP3A4 和 CYP3A5 代谢，在与三唑类抗真菌药伏立康唑、抗高血压药物地尔硫䓬、盐酸小檗碱、五味子制剂和利福平等联合用药时，可出现血药浓度的异常波动，因此，需调整给药方案。

在 TDM 技术出现之前，很难实现对给药方案的“量体裁衣”，导致临床缺少判断药物在体内状况的客观指标，也无法找出上述影响因素。

多年来，国内外的 TDM 临床实践充分肯定了 TDM 对药物治疗的评价和指导作用以及在提高合理用药水平方面所起的重要作用。对特殊患者或特殊药物进行 TDM 是临床安全、有效和经济用药的需求。根据患者具体病情和所用药物特点，利用 TDM 和基因检测技术，制定和优化个体化给药方案，有利于患者安全、有效和合理地使用药物。

面对我国医疗卫生事业日益提高的需求、国家医疗政策改革的要求以及精准个体化治疗的需求，有必要开展 TDM 工作，促进血药浓度监测向 TDM 的转变，扩大以个体化给药为核心的 TDM 对临床、社会和政府管理决策的影响。

第二节　治疗药物监测的指征和原则

并不是临床使用的所有药物或在所有情况下都需进行 TDM，血药浓度仅仅是间接反映药效的指标。当药物本身具有客观、简单易得的药效指标时，临床中则无须进行 TDM。

首先，一个良好的临床指标应优于 TDM。例如，国际标准化比值（international normalized ratio，INR）本身就是客观、精确、简便的临床指标，观察该值即可知晓抗凝药（如华法林）的药效强弱及剂量是否合适，同理，降压药、降糖药、利尿药和降脂药等均不需要进行 TDM。其次，当药物的血药浓度不能很好地预测药理作用强弱时，进行 TDM 便无临床意义。TDM 是建立在血药浓度与药理效应之间存在一定关系且相关性较强的基础之上的，如果没有这一基础，血药浓度就不能被作为有效的评价指标。例如，当使用氨基糖苷类抗生素庆大霉素或阿米卡星治疗尿路感染时，尿药浓度与药效相关，而血药浓度与药效并不相关，测定其血药浓度并无临床意义。最后，对于有效血药浓度范围很宽的药物，仅凭临床经验给药即可达到安全、有效的治疗目的，同样无须进行 TDM。

一、TDM 的临床指征

（一）有效血药浓度范围窄

此类药物多为治疗指数低的药物，如地高辛和苯妥英钠。该类药物有效剂量和中毒剂量接近，需根据药物代谢动力学原理设计和调整给药方案，密切观察临床反应。

（二）具有非线性药物代谢动力学过程的药物

此类药物主要经 CYP 代谢，代谢具有饱和性，其代谢过程非线性，如苯妥英钠、氨茶碱、环孢素和他克莫司等。

（三）联合用药产生相互作用

有些药物在联合用药时，可能因药物之间的相互作用导致药效增强、药效降低或毒性增加等临床现象，从而影响治疗进程。器官移植患者在使用环孢素或他克莫司进行抗排异治疗的过程中，如果联合使用伏立康唑、地尔硫䓬、琥乙红霉素、盐酸小檗碱、利福平或五酯胶囊等，会发生明显的药物相互作用。

（四）遗传因素导致药物代谢动力学个体差异

此类药物主要经肝脏 CYP 代谢，代谢酶调控基因的单核苷酸多态性现象会导致较大的药物反应个体差异，如免疫抑制剂环孢素、他克莫司和西罗莫司等。

（五）药物中毒症状和疾病本身症状相似

患者在使用此类药物时，中毒症状与所患疾病症状难以区分，如苯妥英钠中毒引起的抽搐与癫痫发作不易区分，此时需进行 TDM，以便鉴别和诊断。

（六）毒性较大的药物

如抗肿瘤药物甲氨蝶呤。肿瘤患者在使用大剂量甲氨蝶呤进行化疗的过程中需进行 TDM，便于明确药物在体内的清除程度，并及时制定和调整亚叶酸钙解救方案，以防急性肝肾功能损伤的发生。

（七）肝功能异常者使用经肝脏消除的药物

如平喘药氨茶碱和抗真菌药物伏立康唑等。肝功能异常者使用此类药物需进行 TDM，便于及时调整给药方案，防止药物中毒并预防肝功能进一步恶化。

（八）肾功能异常者使用经肾消除的药物

如抗感染药物万古霉素和庆大霉素。肾功能异常者使用此类药物需进行 TDM，便于及时调整给药方案，防止药物中毒并预防肾功能进一步恶化。

（九）同一剂量下血药浓度差异大的药物

如三环类抗抑郁药。

（十）其他特殊情况

TDM 可用于常规剂量下出现的毒性反应的诊断和处理过量中毒，并为医疗事故提供法律依据。

二、开展 TDM 的一般性原则

进行 TDM 要有一般性原则，若下述问题的回答是肯定的，则 TDM 具有临床价值。

（一）用药适应证是否合适

例如，患者发生铜绿假单胞菌感染伴有肾功能不全时，使用美罗培南更有效，但临床使用庆大霉素并进行 TDM，则该治疗方案不合理。

（二）药效是否不易于判断

例如，对于心脏瓣膜置换术后使用华法林抗凝的患者，INR 是临床抗凝治疗的金标准，无须进行 TDM。

（三）血药浓度与药效之间的关系是否适用于病情判断

例如，氨基糖苷类药物治疗下尿路感染时，其疗效取决于尿药浓度而不是血药浓度。

（四）疗程的长短是否会使患者在治疗期间受益于 TDM

例如，心脏病患者在心脏瓣膜置入术的围术期使用万古霉素预防感染时，通常在 72 小时后停用该药，患者在治疗期间并不受益于 TDM。

（五）TDM 是否会显著改变临床决策

例如，用叶酸解救甲氨蝶呤中毒时，可通过浓度监测确定解救方案。

在开展 TDM 和个体化药学服务的过程中，只有严格把握开展 TDM 的指征和一般性原则，才能为临床提供更多有价值的信息，有利于临床制定和优化个体化给药方案，最终使患者受益于 TDM。

第三节　治疗药物监测技术

常用的药物浓度检测方法有以下 3 种。①光谱分析法：比色法、紫外分光光度法和荧光法；②色谱分析法：高效液相色谱法、气相色谱-质谱联用技术、高效液相色谱-质谱联用法；③免疫分析法：放射免疫分析法和非放射免疫分析法。其中，免疫分析法一般应用于临床 TDM，色谱分析法主要应用于科研。

对应于上述不同的分析方法，一般需要在检测前对样品进行适当的预处理。预处理的目的一般是去除干扰物质（如去除蛋白）、富集待测组分（如液-液萃取）或对待测组分进行必要的衍生化以达到便于检测的目的。各种检测方法以及不同的检测需求对样本预处理的要求不同。

应针对开展 TDM 的药物的形式选择合适的仪器和方法，从而进行血药浓度监测。

一、开展 TDM 的药物形式

（一）原形药物

在临床实际应用中，大部分药物主要以原形药物的形式发挥药理作用，测定原形药物的血药浓度对临床制定和调整给药方案具有重要的指导意义，如环孢素、他克莫司、西罗莫司和万古霉素等。

（二）活性代谢产物

例如，接受肾移植的患者使用的免疫抑制剂吗替麦考酚酯片（骁悉）、吗替麦考酚酯分散片（赛可平）和麦考酚酸钠肠溶片（米芙）均需在体内转化为吗替麦考酚酸才能发挥抗排异作用，临床在进行 TDM 时，主要指监测吗替麦考酚酸的血药浓度。

（三）对映体

例如，维拉帕米的负性传导作用与 *S*-对映体浓度直接相关，而与血浆浓度无关。因此，测定维拉帕米活性对映体的血药浓度更有临床价值。

（四）靶部位药物浓度

例如，硝苯地平和维拉帕米的血药浓度与其产生的心血管效应并无明确的相关性，对于此类药物，最理想的监测方法是测定作用部位的局部药物浓度，但该方法在临床实际应用中的价值并不大。

二、药物浓度测定方法

TDM 常用的检测方法包括免疫分析法和色谱分析法。非放射免疫分析法包括酶联免疫吸附测定（enzyme-linked immunosorbent assay，ELISA）、酶放大免疫测定技术（enzyme-multiplied immunoassay technique，EMIT）、荧光偏振免疫分析法（fluorescence polarization immunoassay，FPIA）、微粒子酶免疫分析法（micropartical enzyme immunoassay，MEIA）和化学发光免疫分析法（chemiluminescence immunoassay，CMIA）。由于不同方法的测定原理不同，同一份样品采用不同的方法检测得到的测定结果会有较大差异。其中，免疫分析法最为常用，色谱分析法为金标准。

（一）免疫分析法

1. *放射免疫测定法*（radioimmunoassay，RIA）

（1）原理。利用放射性核素标记的抗原或抗体与被测的抗体或抗原结合形成抗原-抗体复合物的原理进行分析。RIA 法包括非特异性多克隆抗体法以及特异性和非特异性单克隆抗体法，标记物包括^{3}H 和^{125}I。该方法的优点是操作便捷、经济、灵敏度高、适用于大批量测定，但其测定结果的准确性及稳定性不如其他方法。由于该方法测定试剂的半衰期短，测定时需要有同位素防护设备，且每次测定都要做标准曲线，导致测定成本较高，因此，本法已不再用于 TDM。

（2）方法。可以用 DiaSorin 公司的 CYCLO-Trac SP-Whole Blood RIA 试剂盒测定环孢素的血药浓度，试剂盒的线性范围为 10～1200ng/ml。

以环孢素血药浓度的测定为例，按试剂盒要求取 EDTA-K_2 抗凝的全血样本，加甲醇提取，在提取物中加入^{125}I 标记的环孢素示踪剂，加入 Anti-CYCLO-Trac SP ImmunoSep，孵化 1 小时后，离心，取上清液，计数，根据放射性强度计算环孢素的血药浓度。

2. *非放射免疫分析法*　TDM 检测方法中的非放射免疫分析法主要包括 ELISA、EMIT、FPIA、MEIA 和 CMIA 法。

（1）ELISA 法。

1）原理。ELISA 法是一种敏感的竞争性酶联免疫测定方法。以测定他克莫司的血药浓度为例。用小鼠他克莫司单克隆抗体加羊抗小鼠单克隆抗体，再用辣根过氧化物酶-他克莫司与羊抗小鼠 IgG 进行竞争性结合，并根据两者的结合量进行比色，绘制标准曲线，计算出他克莫司的血药浓度。

2）方法。ELISA 法使用单克隆抗体，在 4 小时内就可完成检测，准确度和灵敏度高。他克莫司最低检测限可达 0.3μg/L。然而，ELISA 法耗时较长、影响因素较多、误差较大，故未能广泛应用。

以他克莫司血药浓度的测定为例。吸取 50μl 抗凝血，加 300μl 消化液充分混匀，室温孵育 15 分钟，75℃水浴孵育 15 分钟，立即混匀，离心（1800rpm）10 分钟，取离心后上清液 100μl 加入微孔板中（每个样本加双孔），分别加入 50μl 抗体（空白对照孔除外，应加入 50μl 抗凝剂的稀释液），振荡 30 分钟（振荡器频率 700 次/分钟），每孔再加入 50μl 稀释 5 倍的抗凝剂，振荡 1 小时，用稀释 10 倍的洗液洗涤微孔板 3 次，每孔加入 200μl 色原，振荡 15 分钟，每孔加入 100μl 终止液，振荡 1 分钟，用酶标仪测定药物浓度（酶标仪 450nm/630nm 波长）。

（2）EMIT 法。

1）原理。EMIT 法的基本原理是药物与标记有葡萄糖-6-磷酸脱氢酶的该药物竞争抗体结合位点，未结合的酶（具有催化活性）将氧化型烟酰胺腺嘌呤二核苷酸转化成还原型烟酰胺腺嘌呤二核苷酸。与抗体结合后，酶活性降低，可根据酶的活性来确定样本中的药物浓度。德国西门子 Dade-Behring 公司 Viva-E 分析仪采用的是 EMIT 法。

Viva-E 分析仪能够测定吗替麦考酚酸、环孢素、他克莫司、丙戊酸钠、卡马西平、苯妥英钠、氨茶碱、万古霉素、地高辛和甲氨蝶呤等药物的浓度，但该仪器需要每 2 周做一次标准曲线，且仪器受温度和气压影响较大，试剂价格昂贵，限制了其在临床的广泛应用。

2）方法。以他克莫司血药浓度的测定为例。将 EDTA-K_2 抗凝的全血样本混匀，取 2000μl 于微量离心管中，加入 400μl 甲醇（最好为分析级），加入 1000μl 样本预处理试剂，涡旋混匀 10 秒，室温孵育 2 分钟。目测溶液是否匀质，离心 5 分钟（13000rpm），将离心后的上清液倒入反应杯中，用 Viva-E 分析仪检测他克莫司的血药浓度。该方法测定他克莫司的线性范围为 2～30ng/ml。

（3）MEIA 法。

1）原理。MEIA 法使用 EDTA-K_2 抗凝全血，用沉淀剂提取药物。样品中的抗原（药物）、碱性磷酸酶标记的抗原与抗体（包被在微粒子上的鼠单抗）结合，在微粒子上形成抗体-抗原、抗体-抗原-酶两种复合物。加入的荧光底物 4-甲基伞形酮磷酸盐（4-MUP）在碱性磷酸酶的作用下，脱磷酸形成荧光产物 4-甲基伞形酮，在一定波长（如 365nm）激发光的照射下，发出一定波长（如 448nm）的荧光，测定 4-甲基伞形酮的产率，从而计算出他克莫司的血药浓度。美国 Abbott 公司的 IMx 仪器使用 MEIA 法能测定他克莫司和西罗莫司的药物浓度。该仪器和配套的试剂盒目前已停止供应。

2）方法。向已经包被了抗体的塑料微珠试剂中加入待测标本，孵育后再加入碱性磷酸酶标记的抗体，形成抗体-抗原-酶标记的抗体复合物。将其转移至玻璃纤维柱上，用缓冲液洗涤，洗去未结合的抗原和酶标抗体。已结合抗原、抗体的塑料微珠被保留在纤维柱滤膜上。此时加入 4-甲基伞形酮磷酸盐，酶标抗体上的碱性磷酸酶将 4-甲基伞形酮磷酸盐分解并形成 4-甲基伞形酮（脱磷），经荧光读数仪记录和信号放大，计算出所测药物的浓度。

以他克莫司血药浓度的测定为例。将 150μl 混匀 EDTA-K_2 抗凝全血样本转移至离心管中，加入 150μl 前处理试剂，立即振荡涡旋 30 秒，目测溶液是否匀质，离心 5 分钟（13000rpm），将离心后的上清液倒入 IMx 仪器的反应杯中，立即在 IMx 分析仪上运行“Tacrolimus Ⅱ”检测他克莫司的血药浓度。

（4）FPIA 法。

1）原理。FPIA 法将荧光偏振原理与竞争性免疫测定原理相结合，是一种均相荧光免疫分析法。具体原理如下。标记在小分子抗原上的荧光素经波长为 485nm 的激发偏振光照射，吸收光能，进入激发态，激发态的荧光素并不稳定，会以发出光子的形式释放能量而还原。发出的光子经过偏振仪形成单一的绿色偏振光（525～550nm），该偏振光的强度与荧光素受激发时分子的转动速度成反比。游离的荧光素标记抗原因分子小、转动速度快，受激发后发射的光子散向四面八方，导致通向偏振仪的光信号很弱；而结合大分子抗体的荧光素标记抗原分子大、转动速度慢，受激发后产生的荧光比较集中，偏振光信号较强。在测定过程中，将待测抗原小分子、荧光素标记的抗原小分子及特异性抗体大分子同时加入同一反应杯中，经孵育，待测抗原和荧光素标记抗原竞争性与抗体结合。待测抗原越少，与抗体竞争结合的量越少，而荧光素标记的抗原与抗体结合的量就越多。当受到激发光照射时，荧光偏振程度与荧光标记物分子转动的速度成反比。荧光素标记的小分子抗原与大分子抗体结合后，转动速动减慢，荧光偏振信号增强，从而可计算出药物的血药浓度。

美国 Abbott 公司的 TDx、TDx-FLx 和 AxSYM 等仪器均采用 FPIA 法，能够测定环孢素、丙戊酸钠、卡马西平、苯妥英钠、氨茶碱、万古霉素、地高辛和甲氨蝶呤的药物浓度，临床使用方便、快捷、检测标本量大、灵敏度高，但成本较高。TDx、TDx-FLx 和 AxSYM 仪器和试剂盒均已停止供应。

2）方法。以环孢素血药浓度的测定为例。取 150μl 混匀后的全血样本，加入 50μl 溶解液，涡旋混匀10秒，再加入300μl蛋白沉淀剂，涡旋混匀20秒，目测溶液是否匀质，离心5分钟(10900rpm)，将上清液倒入反应杯中，在TDx、TDx-FLx或AxSYM分析仪上进行测试。

(5) CMIA法。

1) 原理。CMIA法的原理如下。①抗原/抗体包被的微粒子：采用类磁颗粒，增加了反应的表面积，提高了反应的灵敏度，缩短了反应的时间，提高了反应的特异性。②标记抗体：采用吖啶类羧基氨基化合物为标记物，其分子结构特性和增加的光子量可使该方法有极高的灵敏度和极宽的线性范围；更重要的是，此复合物有极佳的水溶性，使得背景噪声大大降低，从而使检测灵敏度大大提高。③基质液：采用 H_2O_2 为预激发液，使吖啶酯从反应复合物上脱离下来；采用NaOH作为激发液，吖啶酯可在过氧化物和碱性溶液中发生氧化反应，引起化学发光反应，形成*N*-甲基吖啶酮并释放能量，之后返回到基态。美国Abbott公司Architect系统的ilOOOSR和i2000SR均使用CMIA法进行血药浓度检测。

ilOOOSR能够测定他克莫司、环孢素、西罗莫司、丙戊酸钠、卡马西平、苯妥英钠、氨茶碱、万古霉素、地高辛和甲氨蝶呤等药物的浓度。临床使用方便快捷、检测标本量大、灵敏度高，但成本较高。

2) 方法。以他克莫司血药浓度的测定为例。将200μl混匀EDTA-K_2抗凝全血样本转移到离心管中，加入200μl前处理试剂，立即振荡涡旋30秒，目测溶液是否匀质，离心5分钟(13000rpm)，将离心后的上清液倒入移植处理管中，混匀10秒，同时避免产生大量气泡而影响检测，立即在ilOOOSR分析仪上运行“Tacrolimus”检测血药浓度。

(二) 色谱分析法

色谱分析法是近年来发展较快的分析技术之一，将与药物结构相似的物质作为内标物，可建立药物浓度与仪器响应值之间的定量关系。TDM中主要使用高效液相色谱法（high performance liquid chromatography，HPLC）和高效液相色谱-质谱联用法（high performance liquid chromatography-mass spectrometry，HPLC-MS)，其特点是灵敏度高、分离度好、专属性强、可同时测定几种物质。尤其是HPLC-MS法的开发和应用，推动了TDM的应用和新项目的开发，可应用于他克莫司、甲氨蝶呤、氨基酸和维生素浓度的测定。

1. HPLC法　以环孢素药物浓度的测定为例。HPLC法主要采用色谱分离技术测定环孢素原形药物和代谢产物，具有专一性强和灵敏度高的优点，是评价其他方法（如FPIA法）的依据。一个缺点是分析柱温需升高至70～75℃才能达到合适的分离度，分析柱往往仅能使用2～4周；另一个缺点是环孢素的紫外检测波长是200～214nm，很难排除内源性杂质的干扰。环孢素样本的前处理繁杂、耗时长，需要经验丰富的工作人员操作，不适用于批量检测，不能满足临床TDM报告的及时性要求。因此，HPLC法具有局限性，一般不作为临床TDM的常规方法。

2. HPLC-MS法

(1) 原理。HPLC-MS技术是利用HPLC的高分离效能预先将样品中的被测药物与其他组分分离，再利用具有高准确度、高精密度、高灵敏度和专一性的质谱进行检测。采用内标法定量，绘制标准曲线，进而算出他克莫司的血药浓度。

(2) 方法。HPLC-MS法是目前他克莫司血药浓度检测的金标准，可用于血药浓度分析及药物代谢动力学研究，也可作为其他测定方法（如免疫分析法）的对照标准。然而，由于仪器价格昂贵、操作繁杂、保养难度大、通用性较差，该方法仅适用于科研，不适用于常规TDM。

第四节　治疗药物监测流程

TDM工作应将流程标准化，并加强整个流程中的质量控制，以保证TDM的质量。

一、TDM 流程

TDM 流程一般可分为申请、取样、测定、数据分析、结果解读和临床应用等步骤。

（一）申请

临床提出 TDM 申请一般应填写 TDM 申请表，详细填写患者基本情况、重要的生化检查指标、详细用药信息和监测目的，作为解读 TDM 结果时的重要参考。

（二）取样

1. 样本类型　最常用于 TDM 的样本是血浆、血清和全血，有时也可采集尿液、唾液、脑脊液、腹膜液、透析液、胆汁和乳汁等。免疫抑制剂环孢素、他克莫司和西罗莫司主要检测全血中药物浓度，吗替麦考酚酸、地高辛、万古霉素、甲氨蝶呤、丙戊酸钠、卡马西平和苯妥英钠等主要测血浆或血清中药物浓度。

2. 取样量　取样量取决于测定方法，取样量越少，患者越容易接受。例如，他克莫司、环孢素和西罗莫司要求采全血 1ml 以上，吗替麦考酚酸、地高辛、万古霉素、甲氨蝶呤、丙戊酸钠、卡马西平和苯妥英钠要求采全血 2ml 以上。

3. 取样时机　取样时最关键的是确定取样时机，一般应根据 TDM 的目的、要求及具体药物的药物代谢动力学特点确定。取样时机与整个给药方案有关，因此，必须慎重，以免误导临床决策。取样前需掌握足够的临床资料和药物信息，并在充分分析资料后再做决定。例如，使用甲氨蝶呤进行化疗的患者，临床一般于甲氨蝶呤给药结束后 24 小时、48 小时和 72 小时取样并进行 TDM，判断甲氨蝶呤是否存在早期排泄延迟或晚期排泄延迟现象，以便及时调整亚叶酸钙解救方案，从而预防和治疗甲氨蝶呤所致的急性肝肾功能损伤和其他不良反应。

（三）药物浓度测定

可根据上述原则、临床要求和药物的特点，在保证 TDM 结果准确、可靠的前提下，优先选择操作方便、测定速度快、成本低的仪器设备和方法。

（四）数据分析

TDM 结果的理想处理方式包括模型的拟合和药物代谢动力学参数的估算等，以便为设计个体化给药方案提供科学依据。

（五）TDM 结果的解读

TDM 结果的解读是 TDM 的关键。临床药师要正确地解读 TDM 结果，一定要掌握必要的临床资料、药物资料及相关参考资料。首先，应详细了解患者的生理和病理状态、给药方案及其他用药信息和药物用药过程；掌握 TDM 药物的有效浓度参考范围、剂量-浓度-效应间的关联程度及其影响因素；了解该药物的药物代谢动力学参数的群体值。其次，比较实测值与预测值，如实测值与预测值不相符，可从患者的顺应性、药物剂型的生物利用度、药物的蛋白结合率和生理、病理因素等方面进行相应的解释。再次，还应该观察药物浓度与临床疗效或不良反应的关系，即浓度在有效参考范围内时，药物在临床上是否有效。若无效，应考虑并研究影响药效的诸多因素。最后，根据新的参数制定新的给药方案，待药物浓度达到稳态时，重新监测药物浓度，此时，实测值与预计值会比较接近。值得注意的是，对 TDM 结果进行解读时还应加强与临床的沟通并听取医护人员的意见，因为医护人员对患者的病情、用药情况、药效的观察是最直观和最清楚的，必要时需对患者进行药学问诊，这样才能使 TDM 结果的解读符合客观实际。

（六）临床应用

TDM 的核心目的是实现个体化给药，以提供精准药学服务。通过测定药物浓度可以定量地描述药物在患者体内的过程，得出有关的药物代谢动力学参数，从而为患者制定合适的个体化给药方案。临床科研和实践证明，应用药物代谢动力学原理调整给药方案可以取得良好的临床效果。制定的个体化给药方案包括最佳初始给药方案和调整后的给药方案。在临床实践中，医师主要根据经验和药品说明书，结合患者体重、年龄和生理病理特征，粗略地制定初始给药方案，并在此基础上对药物进行 TDM，根据实测值，借助计算机软件获得药物代谢动力学参数，计算给药剂量和给药间隔，从而提出个体化给药方案。

二、TDM 药事管理与质量控制

（一）TDM 药事管理

1. *TDM 实验室应隶属于医院药学部门* 《医疗机构分级管理办法》规定三级医院必须开展 TDM 工作。目前，国内 TDM 的开展较为广泛，已具有一定规模，但 TDM 实验室模式各异，独立或隶属于临床检验中心、医院中心实验室、检验科、临床药理科、临床药学科或药学部临床药学室。TDM 实验室设置在药学部门更符合医院药事管理部门的要求。因此，TDM 的开展应由医疗机构的药学部门提出申请，并完成相应的药事流程。

2. *TDM 应纳入药事管理* 药事管理的功能是整合医疗机构中使用药物的相关人员，从而有效协调、监督、指导整个医疗机构科学地管理药品和合理用药。我国《医疗机构药事管理规定》指出，药事管理是指以患者为中心，以临床药学为基础，对临床用药整个过程实施有效的组织与管理，推进临床科学、合理用药的药学服务和相关的药品管理工作。TDM 作为临床药学的一个重要分支，是开展临床药学工作的重要技术支撑手段，因此，将 TDM 纳入药事管理既是制度的要求，也是推进合理用药的趋势使然。

3. *应成立 TDM 管理小组* 目前部分医院已成立抗菌药物管理小组、不良反应监测管理小组和麻醉药品管理小组等，为提高 TDM 的管理水平和服务质量，应当成立 TDM 管理小组，建议设立组长 1 名、副组长若干名、秘书或联络员 1 名，其他成员包括药学、临床、检验和信息管理人员等。

4. *TDM 人员配置* TDM 岗位人员应为药学专业技术人员，须取得相应的药学专业技术职务任职资格；技术人员的高、中、初级职称比例配置应合理，研究生、本科生和专科生的比例要适当，建议形成双塔结构（图 4-1）；人员数量应根据 TDM 工作需求合理配置。

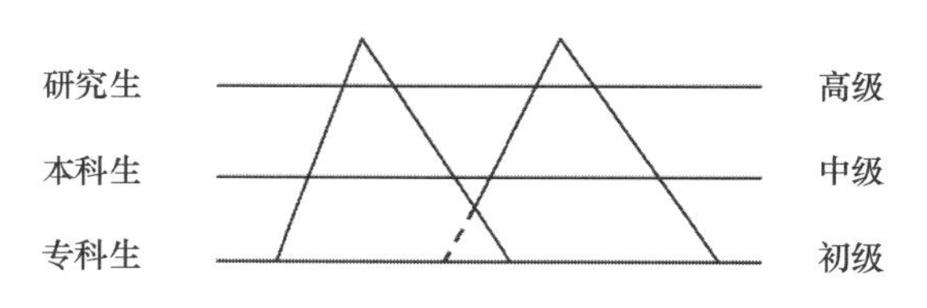

图 4-1 TDM 人员结构

5. *TDM 实验室认证* 《临床实验室室间质量评价要求》中规定了评价 TDM 实验室测定结果准确度的标准，并推荐作为 TDM 实验室认证的标准。另外，《医学实验室质量和能力认可准则（ISO 15189：2007）》适用于医学实验室服务范围内现有的所有学科，可作为 TDM 实验室认证的标准之一；《CNAS 实验室认可准则（ISO 17025：2005）》也可作为认证标准之一。TDM 实验室的安全要求可参照《医学实验室安全认可准则（ISO 15190：2003）》。

（二）TDM 质量控制

开展 TDM 并制定个体化给药方案是提高临床合理用药水平的重要内容，其中 TDM 结果的准确性直接影响到最终个体化给药方案的质量。正确的测定结果可为判断、分析及制定个体化给药方案提供可靠依据，而错误的结果会误导临床决策。只有通过科学的质量控制管理方法将测定误差降到最小或控制在临床允许的范围之内，才能确保测定质量。质量控制应采用科学的管理方法，具有系统性和完整性。实行 TDM 的全面质量控制应以预防性质量控制为主，以回顾性质量控制为辅。

TDM 过程是在比较复杂的条件下进行的，分析过程中往往会有许多变异和误差，导致实验室内部及各个实验室之间的测定结果呈现分散状态。因此，分析质量控制是一种科学管理工具，可有效发现和减少误差，包括室内质量控制（internal quality control）和室间质量控制（external quality control）。室内质量控制是室间质量控制的基础，室间质量控制是检验室内质量控制实施的手段，两者循环使用才能保证 TDM 结果的准确性。

1. 预防性室内质量控制　一个管理良好的 TDM 实验室是保证测定质量的重要条件。

（1）建立完善的规章制度。应建立健全 TDM 实验室的各项规章制度，包括如下几个方面：安全管理制度；质量管理制度；TDM 岗位责任制度；TDM 实验室新进人员培训制度；仪器使用及维护制度；TDM 标本运送及保存标准操作规程；试剂盒定期采购和保存制度；试剂配制、标化及定期更换制度；TDM 项目实施标准操作规程；TDM 结果检查核对制度；TDM 咨询、解释和干预制度。应尽量从质量管理制度上杜绝质量事故的发生，并在常规工作中不断补充和完善相关制度，保证 TDM 工作中与质量有关的问题有据可查、有专人管理且有章可循。

（2）提高 TDM 人员素质。从事 TDM 的工作人员应在 TDM 工作中不断接受培训和再教育。技术人员和临床药师在从事或参与 TDM 工作前，应接受培训，培训内容包括测定原理及方法学、测定结果的解释、应用及临床意义等。要保证 TDM 岗位人员对质量控制的重要性、基础知识及一般做图方法等有充分了解，并在质量控制工作中采用多种方法逐步提高人员对质量控制图形的分析能力、及时发现问题的能力和失控后迅速查找原因的能力。

（3）仪器使用和维护。TDM 实验室仪器应严格按照操作说明书使用和维护。做好日保养、周保养、月保养、季度保养和年度保养，应定期进行检查和校正。精密、贵重仪器要专人专用专管，执行使用登记制度。

（4）测定方法。即便是同一种测定方法，由于参考文献报道的实验条件与本 TDM 实验室条件不完全相同，使用前均应进行重复并进行方法学评价（包括精密度、回收率、线性范围、灵敏度和特异性等）和影响因素实验。值得注意的是，即使使用的是经批准的仪器和试剂盒，应用于临床前也应进行方法学评价。

（5）TDM 标准品和质控品。合格的标准品和质控品是保证药物浓度测定结果准确性的前提条件。使用试剂盒进行 TDM 项目，最好使用第三方质控品，如无第三方质控品，可使用试剂盒生产商提供的质控品。

（6）TDM 试剂。使用的试剂、试剂盒以及实验用水应符合实验要求，称量和配制要精准，更换新批号试剂时应保留上一批试剂，便于新、老批号试剂的对照。

（7）TDM 标本。应建立标本采集和接收制度。务必严格要求临床控制 TDM 项目的采样时机和采样量；核对标本与 TDM 申请单和报告单是否一致；核对标本的种类与 TDM 项目要求是否一致；不能立即测定的标本应按要求保存；用于全血浓度测定的标本可在 2～4℃冰箱中保存，用于血清或血浆浓度测定的样本应在分离血清或血浆后保存，测定前应于室温下平衡 30 分钟，并充分混匀。

2. 室内质量控制　室内质量控制是指在实验室内部对某一药物浓度测定结果的误差及其精密度进行长期、连续的评价和监督，从而控制测定结果在实验室内部保持最小偏离。室内质量控制的内容是对同一试样或第三方质控品重复测定，并用标准品进行对照，以评价和控制测定结果的精密度和准确度。TDM 实验室应重视和进行室内质量控制，一般使用第三方质控品随行样本进行检测。

（1）绘制质控图。TDM 实验室应进行日常的室内质量控制。室内质量控制应采用绘制质控图法。质控图绘制方法如下。首先，制定空图，以测定结果为纵坐标，测定日期或测定序号为横坐标，取一批浓度已知的新批号质控样品，直接将指定值标在纵坐标中部位置，通过此点做一条与横坐标平行的直线，即靶直线，然后在纵坐标上标出靶值的±10%和±15%共 4 个点，通过这 4 个点用虚线画出与横坐标平行的4条线，分别表示上、下警戒线和上、下失控线。空图下方还应标明测定日期和测定人，另外还应标明测定项目、测定方法、仪器及型号、质控品和批号来源。空图做好后，便可将质控品和样品一起测定，将质控品测得结果标在空图中相应的测定日期处，即可判断本次测定结果是否在允许的误差范围内。每次测定后即时做图，然后用直线将各点连接起来，以便观察。一段时间后便可得到一张常规条件下的质控图，从中可观察出测定误差的规律。应对随机误差进行监测和控制，将其限制在临床允许的范围内并逐步缩小。对于系统误差，则应尽早发现、及时纠正。

（2）质控图判断原则。

1）质控合格与否的判定。合格质控样品测定值全部落在警戒线以内，定为合格，TDM报告可发；测定值在警戒线和失控线之间，应警惕，TDM报告可发；测定值超过警戒线，定为失控，测定无效，TDM报告不可发，应及时查找原因并纠正，须重新测定或做标准曲线。

2）误差判定。若测定值在靶值线上下波动，呈正态分布，则提示有随机误差；若5～6个测定值均落在靶值线的上侧或下侧，表明虽在误差允许范围内，但有定向改变，提示有系统误差，须立即纠正。

3）试剂和标准品质量判定。若5～6个测定值在质控图的同一方向升高或降低，表明有倾向性改变，提示试剂或标准品变质，应重新定标或更换新的试剂或标准品。

4）失控次数。不得连续2次超出警戒线。

3. 室间质量控制　室间质量控制又称实验室外部质量控制或室间质评或实验室能力验证。TDM实验室每年应参加质控中心（主要指国家卫生计生委临床检验中心或上海市临床检验中心）开展的TDM室间质评。

（1）以质控品为质控物进行质量评价。由质控中心通过冷链运输将质控品分发给参加室间质评的各实验室，要求在规定时间内测定各药物浓度，标明测定方法，并将测定结果在规定日期内反馈给质控中心，由质控中心进行统计分析和评价，将评价结果通报给参加室间质评的实验室，通过室间质评的实验室将获得质控中心颁发的合格证书。该方式最为常用。

（2）以TDM样本为质控物进行质量评价。由质控中心将在参加室间质评的实验室同一条件下的已测样品随机分发给参考实验室进行重复测定，以参考实验室测定结果的平均值为标准，评价原始测定结果的准确性。若原始测定方法为FPIA、EMIT或CMIA法，则需3个实验室用同样方法重复测定；若原始测定方法为其他方法（如色谱法），则需6个参考实验室（2个用FPIA法、2个用EMIT法、2个用CMIA法）进行重复测定。

三、TDM干预

个体化给药应“量体裁衣”，应充分考虑遗传要素、性别、年龄、体重、生理病理特征及联合用药等诸多因素，制定合理的个体化给药方案。基于TDM的干预可提高临床个体化用药的准确性和有效性。TDM岗位人员以及临床药师应对TDM整个过程进行干预。

（一）TDM干预指征和原则

（1）治疗指数低、安全范围窄的药物，如地高辛。

（2）治疗药物无效或发生中毒时会导致治疗失败，如器官移植后使用环孢素、他克莫司和西罗莫司等抗排异药物。

（3）具有非线性药物代谢动力学特性、难以把控临床治疗所需靶浓度的药物，如苯妥英钠、茶碱等。

（4）特殊生理或病理状态（患有心脏、肝脏、肾脏或胃肠道疾病）下使用特殊药物可明显影响该药物的药物代谢动力学过程（如婴幼儿和肾功能不全者使用万古霉素）时，应进行TDM。

（5）发生药物相互作用而影响疗效，出现不良反应时（如环孢素和三唑类抗真菌药物同时使用），应进行 TDM。

（6）药物中毒现象与疾病本身症状相似，临床难以辨明，如苯妥英钠中毒导致的抽搐症状与癫痫发作时的症状相似。

（7）药物有一个最佳治疗浓度范围，在此范围内疗效好、毒副反应小，且稳态浓度通常在最佳治疗浓度范围内。

（8）可根据用药目的决定是否进行 TDM，如氨基糖苷类抗生素用于治疗严重感染时需进行 TDM，而低剂量氨基糖苷类抗生素用于治疗肾功能正常者的轻度感染和尿路感染时不必进行 TDM。

（9）药物的长期用药依从性差，如肾移植患者使用的他克莫司、环孢素和西罗莫司。

（10）其他。TDM 可用于药物中毒的诊断和处理（如百草枯中毒）以及涉及药物的医疗事故的法律鉴定等。

（二）TDM 干预流程

TDM 干预流程应贯穿整个 TDM 药学服务过程，包括 TDM 申请、样本采集、药物浓度测定、TDM 结果解读和报告以及协助临床做出决策等（图 4-2）。

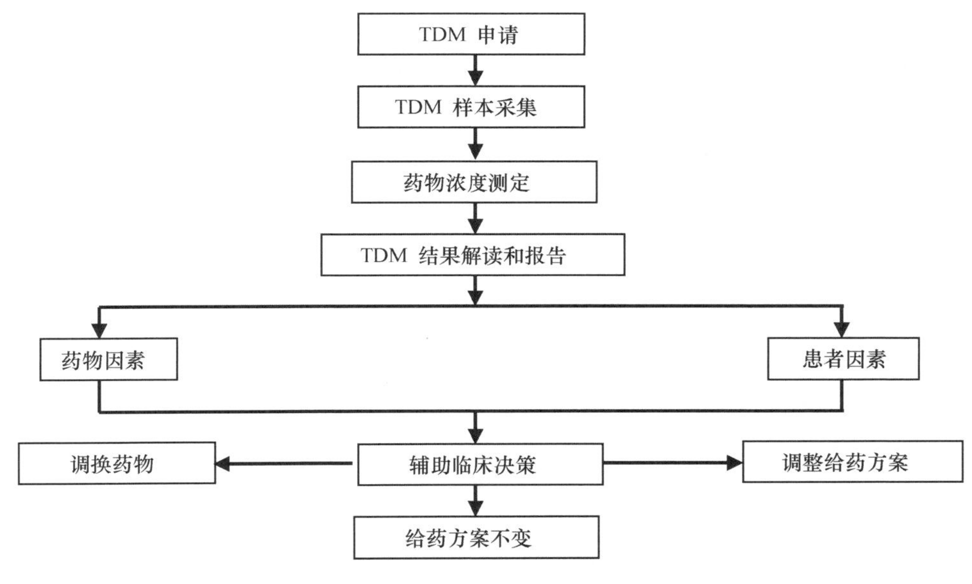

图 4-2　TDM 临床干预的流程

第五节　治疗药物监测给药方案设计

明确诊断后，下一步就应针对不同疾病制定临床给药方案，在选定最佳药物后，需确定药物的剂型、给药途径、给药剂量、给药间隔、给药时间和疗程等。药物的临床使用剂量有一定的范围，用药后血药浓度有一定的治疗窗（therapeutic window），即最小有效血药浓度和最小中毒血药浓度之间的范围。治疗窗的宽度因药物的特性和治疗目的而异，如强心苷类药物地高辛的治疗窗很窄，血药浓度参考范围为 0.8～2.0ng/ml，维持在 1.2ng/ml 为最佳。个体化用药的目标是根据患者的具体情况设计给药方案，使血药浓度维持在治疗窗范围内，以保证达到最大临床疗效并避免不良反应的发生。为了维持药效，还需选择适当的给药间隔并进行多次给药，确保血药浓度不低于治疗窗下限，使患者的获益最大化。引起药物临床疗效个体差异的原因很复杂，药物效应动力学是一方面原因，但更重要的是药物代谢动力学原因，即药物在不同个体中的吸收、分布、代谢或排泄差异导致血药浓度不一致。因此，临床中若使用需进行 TDM 的药物，临床药师需要为患者设计或调整个体化给药方案。

设计或调整给药方案时，临床药师必须明确两点，即进行 TDM 的药物的目标血药浓度范围及药物代谢动力学参数来源。一般以文献报道的安全、有效范围为目标浓度范围；可采用文献报道的群体药物代谢动力学参数，对于特殊患者，需测定和求算其个体化参数。设计或调整给药方案时，应采集患者多个血样以绘制完整的药时曲线。

一、需进行 TDM 的药物浓度参考范围

需进行 TDM 的药物浓度参考范围如表 4-1 所示。

表 4-1　需进行 TDM 的药物浓度参考范围

药物	参考范围
环孢素	谷浓度：50～400ng/ml；峰浓度：400～1500ng/ml
他克莫司	谷浓度：3～15ng/ml
吗替麦考酚酸	谷浓度：1.0～4.5μg/ml；AUC：30～60μg・h/ml
西罗莫司	4～12ng/ml
丙戊酸钠	50～100μg/ml
卡马西平	4～12μg/ml
苯妥英钠	10～20μg/ml
苯巴比妥	15～40μg/ml
拉莫三嗪	2.5～15μg/ml
乙琥胺	40～100μg/ml
地高辛	0.8～2.0ng/ml
万古霉素	谷浓度：10～20μg/ml；峰浓度：25～40μg/ml
胺碘酮	0.5～2.5μg/ml
阿米卡星	谷浓度：5～10ug/ml；峰浓度：20～30μg/ml（治疗威胁生命的感染时可达 40μg/ml）
庆大霉素	谷浓度：0.5～2μg/ml；峰浓度：5～10μg/ml（严重感染时 8～10μg/ml）
伏立康唑	谷浓度 1～2mg/L
伊曲康唑	谷浓度大于 1mg/L
泊沙康唑	预防感染：48 小时后谷浓度大于 0.35mg/L；7 天后谷浓度大于 0.7mg/L 治疗感染：7 天后谷浓度大于 1mg/L
氟胞嘧啶	谷浓度大于 40mg/L
甲氨蝶呤	给药结束 24 小时后浓度小于 10μmol/L，48 小时后大于 1μmol/L，72 小时后小于 0.1μmol/L
氨茶碱	谷浓度：成人 10～20μg/ml，新生儿 5～10μg/ml

二、给药方案的设计方法

依托 TDM 设计给药方案的方法主要有稳态一点法、重复一点法和贝叶斯反馈法。这 3 种方法都有一定局限性，前两种方法虽然简便，但对血样采集、患者的身体状况等有较高的要求，因而其临床应用受限，贝叶斯反馈法使用难度则较大。另外，在临床实践中，可依据参考文献或其他方式

开展个体化给药方案的设计。

（一）稳态一点法

此方法适用于血药浓度与剂量呈线性关系且在浓度达到稳态之后进行 TDM 的药物。该法要求在连续给药 3～5 个半衰期后血药浓度达到稳态时采集样本进行 TDM，若此时浓度与靶浓度相差较大，可根据以下公式调整给药方案。

$$D' = D \times C'/C$$

式中，D 为原剂量，D' 为校正剂量，C' 为目标浓度，C 为测得浓度。

此方法简便、易行，缺点是半衰期长的药物需耗费较长时间。

（二）重复一点法

该方法适用于药物代谢动力学参数与正常值或群体参数值偏离较大的患者，只适用于第一次和第二次给药，而不能在血药浓度达到稳态时使用。该方法要求给予患者 2 次试验剂量，每次给药后在消除相的同一时间点采集血样并准确测定血药浓度，按下述公式求算消除速率常数（K）和表观分布容积（V_d）：

$$K = \ln[C_1/(C_2 - C_1)]/\tau$$

$$V_d = (D \cdot e^{-K\tau})/C_1$$

式中，C_1、C_2 分别为第 1 次和第 2 次测得的血药浓度值，D 为试验剂量，τ 为给药间隔。

如果已经给药，但未取到第一次和第二次给药的血样，则该方法不再适用。当患者有肥胖、水肿、心肌梗死和低蛋白血症时，V_d 可能有较大的变化，肝肾功能不全会导致 V_d 和 K 的变化，进而影响计算结果。若 V_d 和 K 其中一个参数变化，另一个参数无变化或变化很小，则该方法仍然适用。

（三）贝叶斯反馈法

该法是根据患者自身 1～2 个稀疏 TDM 血药浓度数据，结合已知的群体药物代谢动力学参数，估算个体药物代谢动力学参数。随着群体药物代谢动力学（population pharmacokinetics，PopPK）的发展和应用，目前多采用 PopPK 方法由稀疏数据或富集数据建立群体药物代谢动力学模型，估算群体典型值及个体内、个体间差异，结合零散的 TDM 数据，采用贝叶斯反馈法估算个体药物代谢动力学参数，从而设计和优化个体化给药方案。非线性混合效应模型（nonlinear mixed effect model，NONMEM）是 PopPK 最常用的分析方法，但国内 PopPK 的临床实践较少（表 4-2）。

表 4-2　国内 PopPK 研究的药物

药物分类	具体研究药物
抗菌药	万古霉素、去甲万古霉素
抗癫痫药	丙戊酸钠、卡马西平、苯妥英钠、拉莫三嗪
心血管系统用药	地高辛
呼吸系统用药	氨茶碱
免疫抑制剂	他克莫司、环孢素、西罗莫司、霉酚酸
抗肿瘤药	甲氨蝶呤

（四）其他

肾功能不全的患者可根据肌酐清除率（CL_{cr}）设计和调整给药方案。以万古霉素为例，其给药方案设计见表 4-3，同时应进行 TDM。

万古霉素首次冲击剂量 D 为 750～1000mg；维持剂量（mg/24h）＝150＋15×CL_{cr}。

表 4-3 肾功能不全患者的万古霉素给药方案

CL_{cr}/(ml/min)	万古霉素给药剂量
>80	每天 1000～2000mg；颅内感染最大剂量 4000mg
50～80	每 1～3 天 1000mg
10～50	每 3～7 天 1000mg
<10	每 7～14 天 1000mg

CL_{cr}＝［（140－年龄）×体重（kg）］/［0.818×肌酐（μmol/L）］或者 CL_{cr}＝（140－年龄）×体重（kg）/72×肌酐浓度（μmol/L）×0.0113，女性计算结果应再乘以 0.85。

第五章　遗传药理学与药物治疗个体化

第一节　概述

遗传药理学（pharmacogenetics）是研究遗传变异对药物反应影响的一门学科，其主要研究内容分为遗传变异对药物代谢动力学（pharmacokinetics）和药物效应动力学（pharmacodynamics）的影响两大部分。其中，药物代谢动力学主要指药物在体内的吸收、分布、代谢和排泄过程，药物效应动力学主要指药物对机体的影响及具体作用机制。

广义的遗传药理学的起源可以追溯至人们对遗传性葡萄糖-6-磷酸脱氢酶（glucose-6-phosphate dehydrogenase，G6PD）缺乏所引起的溶血现象的观察。该酶缺乏的人群在食用蚕豆后会发生溶血现象。现代遗传药理学的概念由德国遗传学家 Vogel 于 1959 年首次提出。此后，遗传药理学研究得到了快速发展，其发展进程中包括以下几项重要事件：①药理学家 Elliott Vesell 和 John G. Page 首次证明了镇痛药安替比林的药物代谢动力学在同卵双胞胎中的相似度高于在异卵双胞胎中的相似度；②20 世纪 60 至 80 年代的一系列家系研究发现抗结核药异烟肼的代谢和毒副反应与常染色体隐性遗传相关，随后的研究发现上述现象是由 NAT2 基因的变异所引起；③1987 年，第一个具有多态性的药物代谢酶基因 CYP2D6 被克隆，此后发现了一系列影响药物代谢动力学和药物效应动力学的基因；④19 世纪末和 20 世纪初，人类基因组计划的实施和完成极大地推动了遗传药理学的发展，人们开始在全基因组水平上开展遗传药理学研究，从而出现了药物基因组学（pharmacogenomics）这一新名词。

随着遗传药理学 50 多年的发展，其理论体系已经趋于成熟，很多基础研究已开始向临床转化，用于指导药物个体化治疗，改变了传统的用药模式。本节主要从药物代谢酶、转运体、受体和作用靶点多态性 4 个方面阐述遗传药理学对个体化治疗的指导作用。

第二节　药物代谢酶与药物治疗个体化

代谢是指药物在体内发生化学结构的改变，又称生物转化，是药物代谢动力学的重要环节，可以影响药物在体内的药理学活性，使药物灭活或者活化。该过程可以分为 2 个时相和 4 个类型，Ⅰ相包括氧化、还原和水解反应，Ⅱ相主要是结合反应，均在特定的药物代谢酶催化下进行反应。遗传变异可以影响这些酶的表达和活性，从而造成同一剂量的同一药物在不同人群中的疗效差异。因此，药物代谢酶的遗传药理学是个体化治疗的主要研究领域之一，可以指导相关药物的个体化用药。

一、CYP

CYP 分布于全身各组织，在肝脏中含量最多，因此，肝脏也成为药物代谢的主要器官。此外，CYP 在消化道、肾脏、肺、脑和肾上腺等组织中也有分布。CYP 是一个超家族，由一个共同的祖先基因衍生进化而来。该家族的成员根据蛋白一级结构中氨基酸的同源度被归入不同的家族和亚家族。通常情况下，家族成员之间的相似度小于 30%～40%，亚家族成员之间的相似度小于 40%～60%，同一亚家族内成员之间的相似度大于 60%。命名规则如下，细胞色素 P_{450} 缩写为 CYP，家族用阿拉伯数字表示，其后用大写英文字母区分各亚家族，同一亚家族内根据酶被发现的先后顺序用编号进行区分。例如，CYP3A4 属于第 3 家族的 A 亚家族，是 A 亚家族中第 4 个被发现的酶。迄今为止，人类 CYP 已发现至少 18 个家族，确定了 60 多个基因。随着高通量测序技术的发展，将会有越来越多的新成员被发现。每种 CYP 均由单独的基因进行编码，同一家族成员并不都连续分布在染色体的同一位置，如 CYP51 家族分布于 3、7 和 13 号 3 条不同的染色体上。因此，不同 CYP 受遗传、环境、生理和病理因素的影响程度也不同。人类 CYP 虽然数量众多，但主要是前 3 个家族（CYP1、CYP2 和 CYP3）的成员参与药物和外源性化合物的代谢，其余家族的成员则主要参与生物合成或内源性物质（如类固醇/脂肪酸和类花生酸类物质）的清除。因此，前 3 个家族的成员是遗传药理学的主要研究对象。研究表明，人类 CYP 的人群分布特征具有高度基因多态性，且具有明显的种族和地域分布差异，其遗传多态性种类繁多，包括 SNP、Indel、缺失、重复等不同类型。遗传多态性的产生与人类的进化史有关，是自然选择的必然结果，同时由于不同人种的遗传背景、地理环境和饮食习惯不同，这种多态性也存在显著的人种差异，是导致药物在人体内产生药物反应个体差异的决定性遗传因素之一。本节对部分已经成功应用于临床用药指导的 CYP 进行了介绍。

（一）CYP2C9

CYP2 家族是人类最大的 CYP 家族，包括 5 个亚家族成员（CYP2A～2E），主要在肝脏和肝外组织表达。CYP2C 是其中最大的亚家族，人类 CYP2C 亚家族至少包含 4 个成员，即 CYP2C8、CYP2C9、CYP2C18 和 CYP2C19。其中，CYP2C9 在肝脏中高度表达，是 CYP2C 亚家族的主要成员，占肝微粒体中 CYP 总量的 20%，可代谢约 12%的临床常用药物，如甲苯磺丁脲、苯妥英钠、布洛芬和华法林等。

CYP2C9 在人群中存在高度基因多态性，已发现的基因型超过 50 种。野生型的 CYP2C9 被命名为 CYP2C9*1，是正常代谢的基因型。当前研究最多的两种基因型是 CYP2C9*2 和 CYP2C9*3，二者均是点突变，都可以导致酶活性的下降。CYP2C9*2 基因编码的酶因突变而使该酶与底物的亲和力受影响，从而改变其催化活性。而 CYP2C9*3 基因编码的酶因突变而使该酶与底物的亲和力降低，从而改变其底物特异性和催化活性。研究表明，两种多态性在人群中均存在显著的种族差异，其中，白种人 CYP2C9*2 和 CYP2C9*3 的等位基因突变频率分别为 0.13 和 0.07，而亚洲人的等位基因突变频率为 0 和 0.04。由此可见，CYP2C9*2 在中国人群中为罕见突变，基本不能被检出。

目前，CYP2C9 基因型可明确用于对华法林的临床用药指导。华法林是经典抗凝药，也是当前全球使用最为广泛的口服抗凝药，其疗效明确，但是治疗窗非常窄，并且存在较大的药物反应个体差异，需要反复调整剂量，这也是该药物当前使用过程中面临的最大挑战。华法林是一种消旋混合物，由等比例的同分异构体（即 *R*-华法林和 *S*-华法林）构成，其中，*S*-华法林在体内主要通过 CYP2C9 代谢为低活性的产物。研究表明，CYP2C9*2 和 CYP2C9*3 两种突变会严重影响酶对 *S*-华法林的代谢活性，其中 CYP2C9*2 突变可使酶活性降低 30%～40%，而 CYP2C9*3 突变可使酶活性降低 80%～90%。因此，与野生型 CYP2C9*1 患者相比，携带有突变等位基因的患者接受华法林治疗时，发生出血的风险大为增加。突变型患者达到稳定 INR 所需的剂量要远远小于野生型患者。例如，对 CYP2C9*3 纯合子患者只需每天给药 0.5mg，而对 CYP2C9 野生型患者则需每天给药 5～8mg 才能达到治疗目的。因此，应用华法林对患者进行抗凝治疗时，明确 CYP2C9 基因型对预测最佳给药剂量十分重要。另外一种可由 CYP2C9 基因型指导临床用药的是苯妥英。苯妥英是一种广泛使用的抗癫痫药物，与华法林类似，它的治疗窗也很窄，并且存在较大的药物反应个体差异。苯妥英主要在肝脏内被代谢为无活性产物，70%～90%的药物由 CYP2C9 经 4-羟化代谢为 4-羟苯妥英而失活。由此可见，CYP2C9 是苯妥英的主要代谢酶，CYP2C9 的多态性是导致苯妥英药物反应个体差异的主要因素之一。研究表明，与野生型患者相比，CYP2C9*2 和 CYP2C9*3 杂合子患者的苯妥英维持剂量需要减少 23%～38%，而携带 2 个突变等位基因的患者剂量则需要减少

31%～52%。同时，CYP2C9慢代谢者服用苯妥英后发生毒副反应的风险显著增加。因此，临床中使用苯妥英时，快代谢型患者应给予推荐的起始剂量，而中间代谢型患者起始剂量应当减少25%，慢代谢型患者应减少50%。

（二）CYP2C19

CYP2C19是肝脏的主要代谢酶之一，可以代谢很多临床药物，包括抗抑郁药、苯二氮䓬类药物、美芬妥英、氯吡格雷和部分质子泵抑制剂等。CYP2C19也存在显著的多态性，根据代谢活性，其表型可以分为超快代谢型、快代谢型、中间代谢型和慢代谢型。CYP2C19的基因型则超过25种，其中，CYP2C19*1被定义为野生型，属于快代谢型。亚洲人群中最常见的3种多态性分别是CYP2C19*2、CYP2C19*3和CYP2C19*17，它们的等位基因突变频率分别为0.29、0.089和0.027，三者均为点突变，CYP2C19*2和CYP2C19*3位于编码区，而CYP2C19*17位于启动子区。CYP2C19*2和CYP2C19*3杂合子为中间代谢型，纯合子为慢代谢型，CYP2C19*17杂合子和纯合子均为超快代谢型。

由CYP2C19代谢的药物非常多，不能一一列举，本节以两种药物为例说明如何通过CYP2C19基因多态性指导临床用药。氯吡格雷是一种抗血小板聚集药物，广泛应用于经皮冠状动脉介入治疗后的患者，其药物反应个体差异非常明显。氯吡格雷本身是一种前药，需要在肝脏经过生物转化后代谢成活性产物。在体内，只有约15%的前药最终可以被代谢为活性产物，而85%的前药会被水解为无活性形式。氯吡格雷在体内需要经过两步代谢，其代谢过程包括多种代谢酶的参与，主要代谢酶包括CYP1A2、CYP2B6、CYP2C9、CYP2C19和CYP3A4等。大量研究表明，CYP2C19的基因多态性与氯吡格雷的毒副反应和疗效密切相关。对接受经皮冠状动脉介入治疗后的冠心病患者的研究表明，与野生型患者相比，CYP2C19*2等位基因携带者的氯吡格雷代谢率偏低，因此，这类患者发生心血管事件的风险更高，也更容易形成支架内血栓。FDA由此对使用氯吡格雷的患者提出警告，提示患者应该进行CYP2C19基因型的检测。对于快代谢型患者和超快代谢型患者，可以按照常规剂量给药，而对于中间代谢型患者或者慢代谢型患者，应当换用其他药物，以免耽误治疗，并防止严重不良反应的发生。选择性5-羟色胺（5-HT）再摄取抑制剂是一类重要的抗抑郁药物，它可以抑制突触前膜5-HT的再摄取，增加突触间隙内5-HT的浓度，提高5-羟色胺能神经的传导，从而治疗抑郁症。CYP2C19是该类药物的主要代谢酶，其多态性可以影响药物的疗效和安全性。以西酞普兰为例，在CYP2C19超快代谢型患者体内，由于药物代谢加快，不能达到有效的血药浓度，从而可能导致治疗失败，因此需要换用其他药物。对于快代谢型患者和中间代谢型患者，可以按照常规剂量给药。对于慢代谢型患者，药物的血药浓度将会增加，从而增加不良反应的发生率，因此，建议起始剂量减半。

（三）CYP2D6

CYP2D家族是第一个被发现存在药物代谢基因多态性的CYP，主要在肝脏中表达，在人体中，该家族主要以CYP2D6为代表。CYP2D6是CYP家族最重要的成员之一，它可以代谢体内很多外源性化学物质，约25%的临床药物在体内都经过该酶的代谢，因此，很多药物的疗效与CYP2D6的活性相关。CYP2D6基因存在显著的多态性和个体差异，目前已经发现了100余种多态性，这些多态性都以*号开头进行编号，每种多态性都由一种或者几种突变组合而成，其中CYP2D6*1为野生型。CYP2D6基因的多态性较为复杂，大致可以分为3类，即野生型（活性正常）、活性减弱型和活性缺失型。根据以上3种类型可对基因进行评分，分别为1.0分、0.5分和0分。如果有基因拷贝数的扩增，则相应地将上述分数乘以拷贝数，最后整个基因的总分是所有等位基因的评分之和，一般均为0～3.0分，也有少数基因超过3.0分。然后，将上述基因型与表型进行对应，0分是慢代谢型，说明患者携带无功能突变；0.5分是中间代谢型，说明患者携带1个无功能或功能减弱突变；1.0～2.0分是快代谢型，说明患者携带2个正常功能突变或者1个正常功能突变和1个无功能或功能减弱突变；大于2.0分是超快代谢型，说明患者携带2个以上功能性突变的拷贝。

CYP2D6 基因的种族差异非常明显，在中国人群中比较常见的变异是 CYP2D6*10、CYP2D6*2、CYP2D6*4、CYP2D6*5、CYP2D6*6、CYP2D6*9、CYP2D6*14、CYP2D6*36、CYP2D6*41、CYP2D6*1×N 和 CYP2D6*2×N 等。

以乳腺癌的内分泌治疗药物他莫昔芬为例，说明如何利用 CYP2D6 的基因多态性指导临床用药。他莫昔芬是一种前药，其本身与雌激素受体的结合能力比较弱，但其代谢产物的活性比较强。他莫昔芬在体内可以被 CYP 家族中的部分酶和Ⅱ相代谢酶所代谢并生成多种不同的产物，其中 4-羟基-*N*-去甲基他莫昔芬的活性最高，其抗雌激素的活性是他莫昔芬原药的 30～100 倍。该物质是他莫昔芬在体内经 CYP2D6 代谢后的产物，因此，CYP2D6 活性的高低可以决定他莫昔芬的药效，与疗效密切相关。一项包括 256 名接受他莫昔芬治疗的乳腺癌患者的研究表明，CYP2D6*4 纯合子（即慢代谢型患者）与野生型或突变型杂合子的患者相比，无复发生存时间和无疾病生存期显著缩短。另外一项包括 206 名接受他莫昔芬治疗的乳腺癌患者的研究也表明，携带 CYP2D6*4、CYP2D6*5、CYP2D6*10、CYP2D6*41 等位基因患者的肿瘤复发率显著增加，患者的无复发生存时间显著缩短，而无事件生存率明显降低。这些研究都表明，CYP2D6 基因活性的下降可以显著影响他莫昔芬对患者的疗效。因此，对于慢代谢型患者，也就是评分为 0 分的患者，使用该药时不能预防患者的肿瘤复发并延长生存期，应该考虑更换为其他类型的药物，如绝经后患者可以使用芳香化酶抑制剂。对于中间代谢型患者，也就是评分为 0.5 分的患者，在使用该药的同时应该避免同时使用 CYP2D6 酶抑制剂，并且适当增加剂量。对于快代谢型患者或者超快代谢型患者，也就是评分大于 2.0 分的患者，建议按照常规剂量给药，但是需要密切关注超快代谢型患者的药物不良反应，不良反应明显时，应该适当减少剂量。

（四）CYP3A5

CYP3A 家族是 CYP 家族的重要成员，在肝微粒体中占有较大比例，并且存在多种形式。人类该家族包括 CYP3A4、CYP3A5、CYP3A7 和 CYP3A43 等成员，其中，只有 CYP3A4 和 CYP3A5 与成人相关，CYP3A7 仅在胎肝细胞中有表达，而 CYP3A43 的功能尚不明确。CYP3A4 和 CYP3A5 的序列存在较大的同源性，因此，二者的很多催化底物是相同的。研究表明，CYP3A5 存在较为明显的基因多态性且可以影响蛋白表达，从而影响酶活性。目前已发现多种 CYP3A5 变异，较为主要的是 CYP3A5*1、CYP3A5*3、CYP3A5*6 和 CYP3A5*7，其中，CYP3A5*1 为野生型，酶活性正常，其余 3 种变异均导致了酶活性的缺失。这些变异在不同种族人群中的分布情况存在较大差异，亚洲人群中 CYP3A5*1 和 CYP3A5*3 各占 0.258 和 0.742，而 CYP3A5*6 和 CYP3A5*7 为罕见突变。

他克莫司是于 1994 年经 FDA 批准通过的一种免疫抑制剂，属于钙调磷酸酶抑制剂类药物，主要作用原理为他克莫司与细胞内 FK506 结合蛋白发生相互作用，通过抑制钙调磷酸酶而抑制 T 细胞的激活，从而发挥免疫抑制作用。他克莫司被广泛应用于降低肝、肾移植后患者的器官排异反应，其疗效明确，但治疗窗窄，且存在较大的药物反应个体差异，因此，易产生毒副反应或者排斥反应。他克莫司在体内主要通过 CYP3A4 和 CYP3A5 代谢，研究表明，其血药浓度会受到 CYP3A5 基因型的强烈影响。针对肾移植的研究结果表明，欲达到同样的血药浓度，CYP3A5*1/*1 或 CYP3A5*1/*3 基因型患者的剂量调整次数比 CYP3A5*3/*3 患者要少，前两者通常情况下只需要 1～2 次调整就可以满足要求。多因素分析也表明，CYP3A5*1/*3 可解释高达 45%的他克莫司药物反应个体差异。因此，在使用他克莫司前，强烈建议对 CYP3A5 的基因型进行检测。对于慢代谢型患者（CYP3A5*3/*3），建议给予常规起始剂量，对于中间代谢型患者（CYP3A5*1/*3）或者快代谢型患者（CYP3A5*1/*1），起始剂量应当增加至常规剂量的 1.5～2 倍。

二、Ⅱ相药物代谢酶

药物代谢中的Ⅱ相反应主要是结合反应，药物中的极性基团与体内的不同化学成分共价结合，从而生成极性大、易溶于水的结合物排出体外。这些化学成分主要包括葡萄糖醛酸、硫酸、谷胱甘肽等，分别由具有不同特异性的Ⅱ相代谢酶催化上述反应发生。

（一）尿苷二磷酸葡萄糖醛酸基转移酶

葡萄糖醛酸结合反应是体内最常见的Ⅱ相反应，大部分药物在尿苷二磷酸葡萄糖醛酸基转移酶（UDP-glucuronosyltransferase，UGT）的催化下与尿苷二磷酸葡萄糖醛酸结合，可生成无毒、无活性的亲水性物质排出体外。因此，UGT 是体内最为重要的Ⅱ相代谢酶之一，它是一个超家族，人类主要有 UGT1 和 UGT2 两个家族，目前已经发现至少 16 个成员。UGT 的命名方式与 CYP 相似，由 3 个层级构成，UGT 为超家族名称，后面的阿拉伯数字表示家族名，其后的英文大写字母表示亚家族名，最后的阿拉伯数字表示酶的个体，如 UGT1A1 表示 UGT 超家族第 1 家族的 A 亚家族的第 1 个成员。

UGT 家族成员众多，其中，UGT1A1 是研究最为深入和成熟的酶，主要分布于肝脏，参与多种药物的Ⅱ相代谢。UGT1A1 的特异性底物为胆红素，迄今为止已经发现了 100 多种突变，分布于该基因的不同位置。这些突变会导致酶活性的部分或全部缺失，从而影响其对药物的代谢效果。当前基于 UGT1A1 基因型指导个体化用药的药物主要是伊立替康。伊立替康是一种抗肿瘤药物，在体内通过羧酸酯酶代谢成活性更强的产物 SN-38，二者的作用靶点均为 DNA 拓扑异构酶Ⅰ，该酶主要介导 DNA 双链的解旋作用。伊立替康或者 SN-38 可通过与拓扑异构酶Ⅱ和 DNA 形成三联复合物引起肿瘤细胞 DNA 损伤，干扰其转录和复制，最终通过抑制 DNA 合成而发挥较强的肿瘤杀伤活性。该药为广谱的抗肿瘤药物，广泛应用于胃癌、结直肠癌等实体瘤的化疗，但是伊立替康化疗过程中毒副反应发生率较高，特别是迟发型腹泻（用药 24 小时后发生）和中性粒细胞减少最为常见。大量临床患者由于无法耐受这些毒副反应而被迫终止治疗，严重的药物不良反应甚至可以直接导致患者死亡。伊立替康在体内的活性代谢产物 SN-38 主要在 UGT1A1 的催化下通过发生葡萄糖醛酸化反应灭活，生成无活性的产物 SN-38G，从而使正常细胞免受伊立替康毒性的影响。因此，UGT1A1 基因的表达水平与伊立替康在体内的毒副反应密切相关。目前对 UGT1A1 基因变异研究最多的是 UGT1A1*28（*rs8175347*）和 UGT1A1*6（*rs4148323*）。UGT1A1*28 是一种位于基因启动子区域的微卫星不稳定性多态，野生型的 UGT1A1 在启动子区域有一段包含 6 个 TA 重复的序列［A（TA)$_6$TAA］，而突变型的 UGT1A1*28 基因型在此基础上增加了一个 TA 重复，从而使序列变为 A（TA)$_7$TAA。该突变导致了 UGT1A1 表达水平的大幅下降，从而使其活性降低。UGT1A1*6（G71R）则是位于 71 号密码子的 G>A 非同义突变，该多态性会导致编码蛋白的甘氨酸变为精氨酸，该突变在中国人群中更为常见，也同样会导致 UGT1A1 功能的减弱。由于这两种突变都影响 UGT1A1 的催化活性，因此，它们都会导致 SN-38 在体内的聚集，可以用于预测接受伊立替康化疗的患者的药物毒副反应。大量研究表明，UGT1A1*28 和 UGT1A1*6 突变型纯合子患者的毒副反应发生率显著增加，并且与给药剂量相关，其中，关于 UGT1A1*28 的研究更为明确。UGT1A1*28 突变型纯合子的患者发生严重腹泻的比例为 70%，而突变型杂合子和野生型患者的相应比例分别为 33%和 17%。此外，突变型纯合子、突变型杂合子和野生型患者 4 级中性粒细胞减少的发生率分别为 50%、12.5%和 0。基于以上的研究结果，FDA 明确指出，需要对接受伊立替康化疗的患者的 UGT1A1 基因型进行检测，UGT1A1*28 和 UGT1A1*6 突变型患者发生毒副反应的风险明显增加。

（二）谷胱甘肽 *S*-转移酶

谷胱甘肽 *S*-转移酶（glutathione *S*-transferase，GST）是Ⅱ相代谢酶的核心成员之一，主要催化底物与谷胱甘肽结合，生成水溶性更强的产物并排出体外。GST 可催化的底物非常广泛，既有内源性的氧化应激产物，也有外源性的药物（如顺铂等）。GST 的命名同样也遵从 CYP 的命名规则，GST 为超家族名称，后面的大写英文字母为亚家族，其后的阿拉伯数字为具体成员。目前研究较多的是 GSTM、GSTP 和 GSTT 3 个亚家族成员。下面以铂类药物为例说明如何通过 GST 基因多态性指导临床用药。

铂类药物是一类含重金属铂的金属配合物，是临床广泛应用的经典抗肿瘤药物，最初于 1978 年经 FDA 批准用于治疗睾丸癌和膀胱癌，后来慢慢地被应用于多种实体瘤的治疗，包括肺癌、头颈部肿瘤、结直肠癌、卵巢癌等，是当前临床肿瘤化疗的基础用药之一。目前，临床常用的铂类药物包括顺铂、卡铂和奥沙利铂等。铂类药物的主要作用机制是与 DNA 交联，形成链内和链间的 DNA 加合物，对肿瘤细胞 DNA 造成不可逆的破坏，从而抑制肿瘤细胞的增殖。目前限制铂类药物在临床中应用的主要问题是耐药严重。肿瘤患者通常刚开始对铂类药物比较敏感，但是很快就会产生耐药性，而相当一部分患者对该类药物有原发性耐药。铂类药物的耐药性在临床患者中存在显著的个体差异，当前研究表明，遗传变异是导致这种差异的重要原因之一。通过检测基因突变并结合临床因素，可以预测铂类药物耐药性和不良反应的发生。GSTP1 是 GST 家族中的重要成员，可以催化谷胱甘肽与铂类化合物的结合，从而直接参与体内铂类化合物的解毒，该基因的多态性与患者对铂类药物的敏感性相关。*rs1695*（*I105V*）是目前研究最为充分的多态性位点，该突变是位于 105 号密码子的 A>G 非同义突变，该多态性可导致编码蛋白的异亮氨酸变为缬氨酸。研究表明，该突变位于 GSTP1 的活性部位，可以影响酶的催化结构域与底物的相互作用，从而降低酶的活性。在对非小细胞肺癌患者的研究中发现，GSTP1 *Ile105Val* 突变 G 等位基因携带者对铂类药物化疗的敏感性（40.5%）要高于 AA 基因型患者（18.3%）。一些针对非小细胞肺癌患者的荟萃分析也得到了同样的结论，在亚洲人群中，G 等位基因携带者对铂类药物化疗的敏感性较好，而在白种人中 G 等位基因与铂类药物化疗的敏感性则无相关性。基于奥沙利铂化疗的结直肠癌患者的研究也得到了类似的结果，G 等位基因携带者可以更多地从化疗中获益，并且总体生存期较长（42.4 个月）。GSTP1 *rs1695 A* 等位基因携带者对铂类药物化疗相对不敏感，应该优先选择其他药物化疗方案。

（三）硫嘌呤甲基转移酶

硫嘌呤甲基转移酶（thiopurine-methyltransferase，TPMT）广泛分布于体内的各个脏器，包括肝脏、肾脏、心脏、脑、消化道等，其中，肝脏中的 TPMT 含量最高。TPMT 主要催化底物与 *S*-腺苷甲硫氨酸提供的甲基结合，即催化苯环 6 位硫原子发生 *S*-甲基化反应。TPMT 的表型主要分为 3 种，即高、中、低活性，其基因位于 6 号染色体，在人群中存在很大的遗传变异，统计数据表明，在白种人中，大约每 300 个人中有 1 个人的酶活性出现下降或者缺失，总人群中约有 11%是中间代谢型，该酶在不同种族人群中存在显著差异，亚洲人的突变比例比白种人要低。TPMT 的突变基因型用*号表示，其中，TPMT*1 代表野生型，其余的为突变型，目前已经发现的突变基因型包括 TPMT*2～TPMT*26，这些基因型是单个碱基突变或者由多个碱基的突变组合而成。TPMT*2、TPMT*3A、TPMT*3B 和 TPMT*3C 4 种基因型构成了 90%以上的无活性 TPMT 等位基因，而中国人群中较为常见的是 TPMT*3A 和 TPMT*3C。TPMT*2、TPMT*3B 和 TPMT*3C 突变都是 SNP，分别对应 *rs1800462*（G>C）、*rs1800460*（C>T）和 *rs1142345*（T>C），而 TPMT*3A 是一种组合突变，同时存在 *rs1800460*（C>T）和 *rs1142345*（T>C）两种 SNP。体外研究结果表明，这 4 种突变都可以直接导致酶活性的缺失。下面以嘌呤类药物为例说明如何利用 TPMT 多态性指导临床用药。

嘌呤类药物是一类抗代谢药物，目前临床常用的有 3 种，即硫唑嘌呤（azathioprine，AZA）、6-巯基嘌呤（6-mercaptopurine，6-MP）和 6-硫鸟嘌呤（6-thioguanine，6-TG），主要用于治疗淋巴和血液系统肿瘤。6-MP 是腺嘌呤 6 位上的氨基被巯基取代后的产物，而 AZA 是 6-MP 的咪唑衍生物。这 3 种药物在体内都可以经过一系列的催化反应转变为硫鸟嘌呤核苷酸（thioguanine nucleotide，TGN），阻止肌苷酸转变为腺核苷酸和鸟核苷酸，干扰嘌呤代谢，通过竞争性抑制阻碍 RNA 和 DNA 合成，从而发挥抗肿瘤的作用。因此，嘌呤类药物属于细胞周期特异性抗肿瘤药物，主要对 S 期肿瘤细胞具有明显的杀伤作用。嘌呤类药物临床应用中存在的主要问题是药物不良反应的发生，部分患者对该类药物较为敏感，即使在使用常规剂量的 1/15～1/10 进行治疗时仍然会发生严重的血液学毒副反应，有时甚至会导致患者的死亡。由于嘌呤类药物常被作为免疫抑制剂治疗非肿瘤患者，这些患者需要长期使用该类药物，部分患者容易出现慢性骨髓抑制，而急性骨髓抑制的发生率相对较低。若在用药前不对毒副反应加以预测，慢性骨髓抑制往往会导致患者的生命受到威胁。嘌呤类药物在体内主要通过 TPMT 代谢而失活，研究表明，毒副反应发生的个体差异与该酶的活性密切相关，通过检测 TPMT 基因型可以有效预测嘌呤类药物毒副反应发生的可能性。6-MP 和 6-TG 在体内均是 TPMT 的底物，而 AZA 在体内转变为 6-MP 后也经过 TPMT 的代谢而失活，并且 6-MP 在体内的二次代谢产物也是 TPMT 的底物。由此可见，TPMT 是嘌呤类药物整个代谢过程中决定 TGN 浓度的限速酶，由于嘌呤类药物毒副反应发生的主要原因是体内过量 TGN 的聚积，因此，TPMT 活性缺失或者下降的患者在使用常规剂量嘌呤类药物进行治疗时可能发生严重的骨髓抑制。有研究表明，TPMT 无功能突变型纯合子患者接受常规剂量 6-MP 长期治疗时几乎都会发生致命的毒副反应，杂合子患者中有 30%～60%不能耐受常规剂量的 6-MP 或 AZA。相对而言，TPMT 对 6-TG 的影响不如对 6-MP 的影响明显，其原因是 6-TG 的二级代谢产物不是 TPMT 的底物，因此，接受 6-TG 治疗的患者受 TPMT 的影响相对较少，但临床研究也证明，TPMT 活性与 6-TG 的毒副反应呈负相关，因此，服用该药的患者也应进行 TPMT 基因型的检测。由于 3 种常用的嘌呤类药物代谢受 TPMT 的影响程度不一，且 TPMT 的基因型也较为复杂，因此，在考虑个体化治疗时，应该结合酶活性和药物因素来制定治疗方案。对于野生型或者高酶活性的患者，3 种药物都可以按照常规剂量给药，无须针对基因型进行调整，一般情况下使用 2 周可以达到稳定状态。对于突变型杂合子或者中间代谢型患者，6-MP 和 AZA 起始剂量应该降低至常规剂量的 30%～70%，而 6-TG 的起始剂量应该降低至常规剂量的 30%～50%，后期可根据骨髓抑制的程度酌情增加剂量，通常经过调整 2～4 周后可以达到稳定状态。对于突变型纯合子或者酶活性完全缺失的患者，用药时需特别小心，建议直接换用其他治疗方案，若必须使用该药物进行治疗时，应该首先将 3 种药物的起始治疗剂量降低至常规剂量的 10%。由于 6-MP 对 TPMT 最为敏感，因此，需要同时将一日 1 次的给药方案改为一周 3 次。使用这 3 种药物时都需要密切关注不良反应，并视实际情况随时调整剂量。此类患者经过剂量调整后一般需要 4～6 周才可以达到稳定状态。

（四）*N*-乙酰基转移酶

N-乙酰基转移酶（*N*-acetyctransferase，NAT）主要催化底物进行乙酰化代谢，人类的 NAT 主要分为 NAT1 和 NAT2 两种亚型，二者由独立的基因进行编码。在临床药物的代谢中，NAT2 发挥着更加重要的作用，对其的研究也更为深入，因此，本节主要讨论 NAT2。该基因存在明显的基因多态性，一些突变可以导致其酶活性的改变，主要有 3 种表型，即慢代谢型、中间代谢型和快代谢型。亚洲人群中的慢代谢型比例为 10%～30%，而欧美人群的慢代谢型比例为 40%～70%。目前已经发现了至少 88 种不同类型的 NAT2 等位基因，其中，野生型被命名为 NAT2*4，其余的大部分突变型等位基因都是 SNP。突变以后不改变酶活性的基因型主要有 NAT2*20、NAT2*21、NAT2*23、NAT2*24、NAT2*25 和 NAT2*27，导致酶活性下降的基因型主要有 NAT2*14A、NAT2*14B、NAT2*17 和 NAT2*22，导致酶活性缺失的基因型主要有 NAT2*15、NAT2*19A 和 NAT2*19B。很多药物都是 NAT2 的底物，其中，以对抗结核药物的研究最为充分，以下主要以异烟肼为例说明如何利用 NAT2 的多态性指导临床用药。

异烟肼是抗结核分枝杆菌的最重要药物之一，是治疗结核病的一线用药，对结核分枝杆菌有高度选择性，对繁殖期细菌有杀灭作用。异烟肼的主要作用机制是通过抑制分枝菌酸的合成，使细菌丧失耐酸性和疏水性而死亡。异烟肼在体内主要通过肝脏中 NAT2 的乙酰化代谢消除，75%～95% 的药物会经该途径代谢后从肾脏排出。异烟肼的乙酰化速度有显著的种族和个体差异，因此，其毒副反应也存在显著的个体差异，NAT2 的遗传多态性在其中扮演了重要角色。已有大量研究表明了 NAT2 遗传多态性与异烟肼所致的肝毒性之间的关系，由于异烟肼需要长期服用，本身对肝脏有一定的毒性，因此，慢代谢型患者发生肝毒性的风险明显增加。在一项随机对照临床试验中，对一组结核病患者给予常规标准剂量的异烟肼，对另一组患者根据 NAT2 的遗传多态性调整给药剂量，结果表明，调整剂量组可以明显地减少慢代谢型患者药源性肝病的发生率。因此，在使用异烟肼时需要考虑 NAT2 的基因型，对于慢代谢型患者需要进行剂量的调整，从而避免肝毒性的发生。

第三节 药物转运体与药物治疗个体化

药物转运体是决定药物在体内吸收、分布和排泄的重要蛋白，有时甚至会起决定性作用。因此，影响转运体功能的因素都有可能导致药物的药物代谢动力学出现变化，从而影响药物的疗效和毒副反应。药物转运体主要为跨膜蛋白，其介导的底物转运具有特异性、可饱和性和可抑制性的特点。根据药物转运体的结构和功能，一般可以将其分为两大类，即三磷酸腺苷结合盒转运体（ATP-binding cassette transporter，ABC 转运体）超家族和溶质转运蛋白（solute carrier，SLC）家族。

一、ABC 转运体

ABC 转运体是一个超家族，目前已经发现 7 个亚家族，超过 50 个成员。其命名方式与 CYP 相似，由 3 个层级构成，ABC 为超家族名称，后面的英文大写字母表示亚家族名，其后的阿拉伯数字代表转运体的个体。例如，ABCC1 表示 ABC 超家族中 C 亚家族的第 1 个成员。ABCB 和 ABCC 亚家族是 ABC 转运体中参与人体药物转运的主要亚家族，这两个亚家族成员众多，本节将分别以 ABCB1 和 ABCC7 为例说明如何利用 ABC 转运体的多态性指导临床个体化用药。

ABCC7 又称囊性纤维化跨膜传导调节蛋白（cystic fibrosistransmembrane conductance regulator，CFTR），是 ABCC 家族的重要成员，主要负责离子转运，特别是氯离子的转运，同时还对其他氯离子通道蛋白有调控作用。CFTR 在体内广泛分布于呼吸道、消化道、胰腺、胆管和汗腺等位置，在呼吸道中的表达最高。CFTR 发生突变导致的功能下降或者缺失可以导致囊性纤维化的发生，是一种常染色体遗传性疾病，其主要的临床表现包括呼吸道黏液积聚、胰腺外分泌功能不全和患者寿命缩短等。CFTR 基因突变极其复杂，目前已经发现超过 1900 种不同类型的突变，并存在显著的人种差异，特别是亚洲人和欧美人的突变差异非常明显。这些突变中以 *F508del* 最为常见，在白种人患者中的基因突变频率可达到 0.657。该突变可导致 CFTR 第 508 位苯丙氨酸缺失，蛋白不能正确折叠和形成，从而影响蛋白在膜上的定位和功能发挥。*G551D* 是另外一种常见的突变，在所有患者中的基因突变频率约为 0.044，是导致第 551 位氨基酸改变的点突变，突变后的蛋白虽然可以在膜上准确地定位，但会影响蛋白与 ATP 的结合和水解，因此，会导致蛋白功能的降低，使其不能正常地转运氯离子。依伐卡托是 2012 年上市的用于治疗囊性纤维化的药物，也是 FDA 批准的第一个用于特异性治疗 CFTR 功能缺失的药物。它可以特异性地增强 CFTR 功能，主要通过增加在膜上正确定位 CFTR 的离子通道的开放概率，促进 CFTR 对离子的转运，从而改善相关的临床症状，可以有效提高囊性纤维化患者的肺功能，改善咳嗽、呼吸困难等症状和延缓肺功能恶化。临床试验证明，依伐卡托对特异性 CFTR 突变的患者疗效明确，特别是 *F508del* 和 *G551D* 两种突变。因此，使用该药之前需要对 CFTR 基因型进行检测。对于携带 *G551D* 突变的杂合子和纯合子患者（包括 *G551D/F508del*），可以按照说明书使用该药；对于 *F508del* 纯合子患者，由于定位于膜上的 CFTR 太少，药物不能有效地发挥作用，不建议使用该药；对于其他突变型个体，暂时不建议使用该药，还有待进一步的临床试验提供具体用药建议。

ABCB1 是 ABCB 亚家族的第一个成员，编码的蛋白是 P-gp，是肿瘤细胞中最先被发现的外排转运体，可以导致肿瘤细胞出现多药耐药。ABCB1 具有 ABC 转运体蛋白家族成员的典型特征，位于 7 号染色体长臂 21 区，由 28 个外显子和 1280 个氨基酸组成。ABCB1 基因存在显著的多态性和种族差异，其中最为常见的是 C1236T、G2677T 和 C3435T 3 种多态性，它们的等位基因突变频率分别是 0.2927、0.439 和 0.3875，其中只有 G2677T 为改变氨基酸序列的非同义突变，其余两个均为同义突变。3个突变之间存在一定程度的连锁，研究表明，这几个突变都可以影响ABCB1的功能，进而影响P-gp对底物的转运效率。目前已知有数十种药物可以被P-gp转运，因此，上述突变会影响这些药物反应的敏感性和毒副反应。例如，在接受阿霉素治疗的急性淋巴细胞白血病患儿中，3435位TT或者CT基因型患者的ABCB1表达水平受到基因型的影响，从而使更多的药物通过血脑屏障进入脑内，阿霉素对这类患者的疗效要显著优于CC基因型患者。同样的道理，在接受抗癫痫药物治疗的患者中，发现CC基因型的患者更容易耐药，而TT或者CT基因型患者的敏感性更好。需要注意的是，目前尚没有明确根据ABCB1的基因型指导使用的药物。

二、SLC家族

SLC也是一个超家族，迄今已经发现了至少395个成员和52个家族，其分类复杂、转运底物众多，包括氨基酸、葡萄糖、维生素等内源性物质和多种药物等外源性物质。目前，遗传药理学研究得较为充分的主要为SLCO1B1和OCT2，本节主要针对这两者进行介绍。

SLCO1B1基因编码的蛋白是OATP1B1，它是有机阴离子转运多肽（organic anion transporting polypeptide，OATP）家族的重要成员，特异性地分布于肝脏，其功能与药物所致毒副反应密切相关。OATP1B1的底物数量众多，分布广泛，主要包括胆汁酸、白三烯和甲状腺激素等内源性物质和甲氨蝶呤等外源性物质。临床常用的他汀类降脂药物也是OATP1B1的底物，包括辛伐他汀、普伐他汀、西伐他汀等。OATP1B1的主要作用是促进肝脏对他汀类药物的摄取，因此，其功能的改变可以显著地影响他汀类药物的毒副反应。例如，环孢素是OATP1B1的强效抑制剂，如果与他汀类药物合用会产生药物-药物相互作用，可以使辛伐他汀的*AUC*增加3～8倍。因此，改变SLCO1B1基因的多态性同样也可以影响他汀类药物的血药浓度，从而进一步影响其毒副反应的发生，其对辛伐他汀的影响尤为明显。SLCO1B1位于第12号染色体，呈现显著的基因多态性，目前已经发现了大量突变，但是对其功能有影响的并不多，较为常见的是*T521C*突变，是一种导致氨基酸改变的非同义突变。体外研究证明，该突变可以降低OATP1B1的转运功能，而体内研究则表明该突变可以降低所转运药物的清除率。该多态性的突变频率呈现显著的种族差异，等位基因突变频率为0.05～0.2。野生型的转运体为高活性，携带有1个该突变的杂合子为中等转运活性，而携带2个突变的纯合子为低等转运活性。肌病是他汀类药物最为明显的毒副反应，严重影响了该类药物的临床应用，*T521C*突变可以影响OATP1B1的功能，利用该特性可以有效预测辛伐他汀毒副反应的发生。具体指导原则如下：野生型患者转运体活性正常，发生毒副反应的风险低，起始剂量可以使用80mg；突变型杂合子转运体活性中等，发生毒副反应的风险为中等，应当考虑降低起始剂量至20mg；突变型纯合子患者转运体活性低，发生毒副反应的风险高，应当优先使用其他药物。以上原则尚未考虑合并使用OATP1B1抑制剂的情况，若患者同时使用了其他OATP1B1抑制剂，则用量还需要进一步降低。

OCT家族主要有3个成员，分别是OCT1、OCT2和OCT3，其中，关于OCT2的药物基因组学研究较为充分。OCT2由*SLC22A2*基因编码，主要分布于近端肾小管细胞，负责将阳离子底物从血液中摄入肾上皮细胞，是肾脏排泄毒物的主要转运体，最为典型的底物是降糖药二甲双胍。*SLC22A2*基因存在明显的基因多态性，研究发现Arg61Cys和Gly401Ser等突变可以显著影响二甲双胍的药物代谢动力学参数，同时体外研究也表明这些突变可以影响OCT2的定位和表达。这些研究都证明*SLC22A2*的基因多态性是影响二甲双胍疗效的一个独立决定因素，但目前尚未就如何基于*SLC22A2*的基因多态性指导二甲双胍的临床应用达成具体的用药建议。

第四节　药物受体和作用靶点与药物治疗个体化

受体是指能特异性地与内源性或者外源性生物活性物质结合，进而启动下游生理或者药理反应的生物大分子，与之相对应的结合物则被称为配体。绝大部分药物受体都是蛋白，具有专一性，其种类众多、分布广泛，并具有多种作用。由于受体非常复杂，所以很难使用单一的标准对其进行分类。按照其在细胞中的定位可以分为膜受体和胞内受体，其中，膜受体又可以分为离子通道受体、G蛋白偶联受体和酶活性受体；按照其功能可以分为药物受体和生理受体，但这二者有较多的重叠，很多药物受体同时也是药物的作用靶点，是遗传药理学的主要研究对象。因此，本章将药物受体和作用靶点放在一起介绍。药物受体与药物疗效的关系极为密切，因为它可以决定药物剂量与药物效应之间的量效关系以及药物效应的特异性，并能介导一些拮抗剂的药物效应。与代谢酶和转运体一样，药物受体和作用靶点也存在显著的基因多态性。这些突变可以通过改变受体的表达和功能而影响受体的稳定性和调节，进而改变药物与受体的亲和力并影响药物的疗效。本节将主要阐述药物受体和靶点的遗传多态性如何指导临床个体化用药。由于篇幅有限，本节仅就其中主要的几种分子进行阐述。

一、表皮生长因子受体

表皮生长因子受体（epidermal growth factor receptor，EGFR）是酪氨酸激酶受体家族，主要由4个成员组成，编码基因分别是 *erbB-1*、*erbB-2*、*erbB-3* 和 *erbB-4*，对应的蛋白分别是 EGFR、HER2、HER3 和 HER4，前两个蛋白目前已被作为药物靶点，并已经开发了相应的靶向药物。EGFR 是一种跨膜蛋白，具有酪氨酸激酶活性，胞外段与相应的配体结合可使其构象发生变化，胞内段可以发生磷酸化，启动下游的一系列信号转导通路，调节细胞的生长、增殖和分化，最终影响肿瘤的发生和发展。EGFR 在肿瘤组织中容易发生体细胞突变，是判断作用于 EGFR 的靶向药物疗效的重要依据。研究表明，有临床意义的突变主要发生在胞内酪氨酸激酶区域的4个外显子上，对应的是18～21号外显子，目前已经发现了至少30种突变，这些突变形式多样，包括插入、缺失、替代等，其中最为常见的包括19号外显子的缺失突变 *del E746-A750*、21号外显子的 *L858R* 突变和20号外显子的 *T790M* 突变等。针对 EGFR 的靶向药物已经在临床中广泛应用，其中最重要的药物是针对非小细胞肺癌的吉非替尼、埃罗替尼和埃克替尼。它们都可以竞争性地与 EGFR 胞内酪氨酸激酶结合域结合，抑制其磷酸化，阻断下游信号转导通路，从而抑制肿瘤组织生长。因此，这些药物被统称为 EGFR-TKI。临床应用中发现 EGFR-TKI 的疗效存在极为显著的个体和种族差异，一般情况下，EGFR-TKI 在亚洲不吸烟的女性腺癌患者中疗效较好，而在其他患者中敏感性不高。进一步的研究表明，这类人群的 EGFR 突变发生率最高，可见 EGFR-TKI 的疗效与 EGFR 突变密切相关。EGFR 突变可以分为敏感突变和耐药突变两种，敏感突变的典型代表包括 *del E746-A750* 和 *L858R*，耐药突变最为常见的是 *T790M*。吉非替尼对有 EGFR 敏感突变患者的缓解率比传统化疗方案提高51%，疾病进展风险降低52%。因此，临床非小细胞肺癌患者在接受治疗前均需对 EGFR 的突变情况进行检测，EGFR-TKI 可以作为敏感突变患者的一线用药方案，而无突变患者或者耐药突变患者则需要采取其他治疗方案。

ErbB2 是 EGFR 家族的另一个重要成员，是人类表皮生长因子受体2（human epidermal growth fator receptor 2，HER2）编码的蛋白。研究表明，HER2 是与乳腺癌发生、发展密切相关的癌基因，它的表达往往预示着肿瘤分化差、浸润性强、治疗效果差和预后不良。乳腺癌患者中有约25%的患者存在 HER2 基因的扩增和蛋白过表达。曲妥珠单抗是一种以 HER2 为靶点的抗乳腺癌药物，它可以与 HER2 受体结合，从而阻止其下游信号的转导。因此，其疗效与肿瘤组织中 HER2 基因的表达程度密切相关。曲妥珠单抗仅对 HER2 高表达的患者有效，而对低表达患者治疗效果较差。在使用该药物之前均需对 HER2 基因扩增程度进行检测，阳性患者可以使用该药物，阴性患者则建议使用其他治疗方案。

二、c-kit 受体

c-kit 受体是一种具有酪氨酸激酶活性的跨膜蛋白，也是一种重要受体，在很多细胞表面均有表达。与 EGFR 类似，其胞外区为配体结合区，而胞内区为酪氨酸激酶功能区。在与配体发生结合后，它的构象会发生变化，胞内区的酪氨酸激酶发生磷酸化，从而激活下游的信号转导通路，影响细胞的生长、增殖和分化。c-kit 基因在某些恶性肿瘤中经常发生突变，与肿瘤的发生、发展密切相关，其中最为典型的是胃肠间质瘤（gastrointestinal stromal tumor，GIST）。GIST 是一类消化道间叶源性肿瘤，由大量未分化细胞或者上皮细胞构成，其病因尚不十分明确。伊马替尼是一种针对 c-kit蛋白的酪氨酸激酶受体抑制剂，通过阻断 c-kit 下游信号转导通路的信号传递来抑制肿瘤的发生和发展，是一种广泛应用于 GIST 的靶向药物，其疗效与 c-kit 基因突变情况密切相关。c-kit 基因突变主要发生在 9 号和 11 号外显子，突变形式多样，包括插入、缺失和点突变等。研究表明，原发于这两个外显子的 c-kit 突变可显著影响伊马替尼对 GIST 患者的疗效，存在上述 c-kit 突变时，对药物的敏感性可高达 80%。此外，c-kit 的其他几个外显子也存在突变，有些可以导致药物产生耐药。因此，GIST 患者使用该药物之前均需对 c-kit 基因型进行检测，有敏感突变的患者可以使用该药物，无突变或者有耐药突变的患者建议换用其他药物治疗。

三、BRAF 蛋白

BRAF 是一种癌基因，是 RAF 家族的重要成员之一，分布在胞质中。BRAF 的主要功能是参与 Ras/BRAF/MEK/ERK 信号转导通路。该通路可以激活很多下游分子，调控细胞的生长、增殖和分化，与肿瘤的发生、发展密切相关。在整条通路中，BRAF 是 MEK 和 ERK 最关键的激活因子，BRAF 可以发生磷酸化，从而导致激酶的持续激活，也因此成为抗肿瘤药物的重要靶点。*BRAF* 基因在多种肿瘤中都存在突变，这些突变可以导致蛋白持续磷酸化，从而影响肿瘤的发生和发展。目前研究较多的是位于 15 号外显子的 *V600E* 突变，该氨基酸恰好位于激酶区域，可以引起蛋白磷酸化并保持蛋白处于持续激活状态，与肿瘤的发生密切相关。维罗非尼和达拉非尼都是以 BRAF 蛋白为靶点的靶向药物，二者均可以用于治疗晚期黑色素瘤，通过抑制 BRAF 活性发挥作用。研究表明，上述药物对 *BRAF V600E* 突变患者疗效较好，药物可以显著延长他们的无进展生存期，这是因为维罗非尼和达拉非尼与突变型 BRAF 的亲和力更强，抑制效果更好。因此，在使用这两种药物对黑色素瘤进行治疗时，要对 BRAF 的基因型进行检测，突变型患者可以使用这两种药物，而野生型患者使用上述药物的疗效则相对较差。

四、胸苷酸合成酶

胸苷酸合成酶（thymidylate synthase，TS）是体内核酸代谢的重要酶，主要催化脱氧尿苷酸发生甲基化转变为脱氧胸苷酸，由 *TYMS* 基因编码，是抗肿瘤药物 5-氟尿嘧啶（5-fluorouracil，5-FU）的直接作用靶点。5-FU 通过抑制 TS 的活性，干扰 DNA 合成而发挥抗肿瘤的作用，因此，TS 活性发生变化时将直接影响 5-FU 的疗效。*TYMS* 基因位于染色体 18p11.32，其非翻译区存在的一些突变可影响 *TYMS* 的 mRNA 表达和稳定性以及 TS 蛋白表达水平。其中，研究最为充分的是 2R/3R 重复多态性（*rs34743033*），该多态性位于 *TYMS* 基因的启动子/增强子区域，是一种串联重复序列数量变异（variable number of tandem repeats，VNTR）。该重复序列长度为 28bp，比较常见的重复次数是 2 次（2R）和 3 次（3R）重复，其中，3R 可以导致 *TYMS* 表达量增加，因此，5-FU对该等位基因携带者疗效较差。此外，在 *TYMS* 基因的非翻译区还存在一个点突变 *rs2853542*（3R G/C），该突变是位于 3R 等位基因第 2 个串联重复序列的第 12 个碱基的 G>C 突变。以上两种突变的不同组合会影响 *TYMS* 基因的表达，其中，3RC/3RC 基因型的 *TYMS* 转录活性较低，而 3RG 的转录活性较高。因此，一般认为 2R/3RG、3RC/3RG 和 3RG/3RG 为 *TYMS* 高表达基因型，而 2R/2R、2R/3RG 和 3RC/3RC 为低表达基因型。大量研究表明，5-FU 对高表达基因型的患者疗效较差。一项包括 2402 名结肠癌患者的荟萃分析结果显示，低表达基因型患者的药物敏感性更好，患者的预后也更佳。在另外一项针对 135 名直肠腺癌患者的前瞻性研究中，在化疗前对患者进行了

TYMS 的基因型检测，并根据其结果进行给药方案的调整，对于不敏感患者除 5-FU 外加用伊立替康。结果表明，该方法可以提高不敏感组患者的疗效，使之达到与敏感组患者相同的治疗效果，从而改善患者的整体预后。因此，针对使用 5-FU 的结直肠癌患者，可以检测 *TYMS* 的 *rs34743033* 和 *rs2853542* 基因型进行疗效预测，2R/2R、2R/3RG 和 3RC/3RC 的组合为低表达基因型，5-FU 对其化疗效果较好，而对 2R/3RG、3RC/3RG 和 3RG/3RG 的组合则相对疗效较差。

第六章　定量药理学与药物治疗个体化

第一节　群体药物代谢动力学

一、定量药理学与群体药物代谢动力学

药物代谢动力学，又称药代动力学、药物动力学或简称药动学。药物代谢动力学是研究药物吸收、分布、代谢、排泄的动力学过程的一门学科，其核心内容是用数学的语言描述药物在机体内的动态变化。药物代谢动力学在药物研发、临床合理用药和药品质量控制等方面均发挥着重要作用。随着药物代谢动力学研究的不断深入，研究者进一步对药物浓度与药理效应之间的关系进行了探究，建立了药物效应动力学与药物代谢动力学的同步分析方法，并将更多的统计学方法及数学建模方法不断应用到药物代谢动力学/药物效应动力学（PK/PD）研究中，定量药理学的概念应运而生。

定量药理学又称数学药理学，是通过药物代谢动力学、药物效应动力学、统计学等研究方法建模并计算，用参数精准表达和预测药理学作用及其作用特点的学科。我国在定量药理学领域起步较早，多年来做了大量工作，20 世纪 80 年代孙瑞元和金正均等教授提出了数学药理学这一新学科，并建立了中国药理学会数学药理学专业委员会这一定量药理学学科平台。2007 年，孙瑞元教授出版了专著《定量药理学》，而美国和加拿大的专家也于 2007 年出版了定量药理学专著 *Pharmacometrics：the Science of Quantitative Pharmacology*。近年来，定量药理学研究越来越趋向于基于大数据及生理学机制，运用数学关系更精确地描述复杂的药物作用过程。美国国立卫生研究院于 2011 年发表《定量与系统药理学白皮书》，倡导开展定量药理学研究，并希望能将定量药理学与系统生物学的研究方法相结合，以期推进发现、开发和临床应用治疗药物的进程。

越来越多的定量药理学研究将多个模型整合在一起，形成功能强大的混合效应模型，如在经典药物代谢动力学基础上将药物代谢动力学模型与统计学模型相结合，则可形成群体药物代谢动力学模型。群体药物代谢动力学（population pharmacokinetics，PopPK）简称群体药动学，是药物代谢动力学领域新的分支，该学科将经典药物代谢动力学基本原理和统计学方法相结合，研究群体中药物浓度的变化规律及影响药物浓度的决定性因素。这一方法能够区分不同群体中药物的安全性和有效性，因而在药物的开发以及临床应用过程中受到了极大关注，并成为治疗药物监测、优化个体化给药方案以及新药临床药理评价的一个重要方法。

PopPK 是研究患者群体在被给予临床相应剂量的某种药物后，个体间药物浓度差异的来源及其相关性的学科。患者的一些人口统计学、病理生理学和治疗指征（如体重、排泄及代谢功能和其他治疗的影响）都可以改变剂量-浓度的关系。PopPK 试图将改变剂量-浓度关系的、可以测量的病理及生理因素区别出来，并估计这些因素与剂量浓度关系的相关性。因此，如果这些因素的改变与治疗指征的变化明显相关，则可以对剂量做出合适的调整。传统的药物代谢动力学研究通常是针对健康受试者或严格筛选的患者，通常会尽量减小研究对象的个体间差异，然而，在实际临床应用中，这些差异常常会表现出来，而传统的药物代谢动力学研究使我们无法把握这些差异。此外，传统的药物代谢动力学通常只集中于对单一因素的研究，难以研究变量之间的相互关系。

PopPK 的优势包括可以推定人体药物代谢动力学变异性产生的原因，可用于调整给药方案并分析稀疏数据。FDA 大力提倡在药物开发过程中进行 PopPK 研究，并随着这一学科的发展不断进行改进并及时规范和指导研究过程。在临床药物治疗中，PopPK 在给药方案确定或调整中更是发挥了

重要作用。由于采血困难，从一个患者体内通常只能采到有限的几个样本，如采用传统的药物代谢动力学方法则难以分析，而应用 PopPK 方法则可以利用零散的血药浓度测定结果估算群体参数值，并结合贝叶斯反馈法较准确地估算出个体参数，从而实现个体化给药并优化给药方案，使 TDM 更切合临床实际需要。PopPK 在新药开发、特殊群体用药及临床药物研究中有巨大优势，对 PopPK 开展深入的研究已成为目前国内药物代谢动力学研究的重要方向之一。

二、群体药物代谢动力学研究方法

（一）群体药物代谢动力学的分析方法

1. *简单平均数据法*（naïve average data approach，NAD）*和简单合并数据法*（naïve pooled data analysis，NPD）　NAD 是临床前及临床药物代谢动力学数据分析中常用的经验方法，适用于每一个体的给药方案和采样时间都相同的情况。NAD 是将各时间点的所有个体数据取平均值后进行模型拟合并确定药物代谢动力学参数，而 NPD 是将所有数据合并，假定这些数据来自同一个体，然后再进行分析，常采用最小二乘法对药物代谢动力学参数进行拟合。这两种方法的优势在于分析过程简单、快捷，缺点是不能获得任何关于个体差异和有关固定效应影响的信息，因此，只能用于药物代谢动力学分析的初始阶段，可作为求参数初始值的有力工具。

NAD 和 NPD 法在临床药物代谢动力学和药物效应动力学的初步分析中具有总揽全局的作用。例如，Dansirikul 等用 NPD 法研究了 25 例肾移植患者体内西罗莫司剂量、药物浓度与 3 个药效指标（白细胞数量、血小板数量和血细胞比容）之间的关系，将所有数据合并做图进行分析，并分别以西罗莫司剂量 10mg/d 和浓度 12μg/L 为界线分组，考察组间药效指标的差异，此分析的目的在于筛选西罗莫司剂量、浓度和药效之间可能存在的关系，为在更大样本研究中的正式建模分析提供基础。

2. *两步法*（the two-stage approach）　标准两步法（standard two-stage approach，STS）的第一步是对单一个体的密集数据进行拟合，得出每一个体的药物代谢动力学参数；第二步是根据所得的个体参数拟合值计算群体参数，一般来说是对参数拟合的平均值、方差以及个体参数拟合值的协方差等进行估计。

STS 法可以获得每个个体的药物代谢动力学参数，并对相关因素加以分析，但对所有个体均需采用相同的模型进行拟合，无法区分个体间或个体内变异。此方法可以满足群体性质分析的需要，参数的平均拟合值通常是准确的，但是随机效应在实际情况中大多会被过高估计。目前，已经提出的改进方法有以下几种：全局两步法（global two-stage method，GTS）可对由于试验设计和操作原因造成的数据偏差大、精密度差的情况进行校正；迭代二步法（iterative two-stage approach，IT2S）是从文献中获得的群体参数值或由 NPD 法及 STS 法计算得到的参数变异值出发，反复迭代直至迭代前后的前置分布相同即得到群体模型，此法可对富集数据、稀疏数据和二者混合型数据进行分析，在 USC* PACK 软件中可用此方法进行数据分析；期望最大似然法（expectation-maximization-like method，EM）在 IT2S 法的基础上将随机效应和固定效应引入模型，可视为 IT2S 法的延伸，可用 P-PHARM 软件分析；贝叶斯两步法（Bayesian two-stage approach），基于贝叶斯定理用个体参数拟合值及其变异与群体参数相结合作为前置分布，计算后发概率分布；类似的，还有在 WinBUGS 软件中引入 Gibbs 方法采样的贝叶斯分析法。

两步法作为经典方法已经在新药研发和评价过程中应用了 20 多年，是较为成熟的方法。例如，在万古霉素用于 ICU 患者的 PK/PD 研究中，用 STS 方法对每个个体用一室模型估算其清除率和表观分布容积，再对所得的个体参数进行统计分析。结果表明，ICU 患者的表观分布容积与正常值相比有显著增加，肾功能、急性生理与慢性健康评分、年龄和人血白蛋白的影响可以解释 65%的清除率变异，使用标准剂量万古霉素的 ICU 患者将有 33%的可能性达不到有效抑菌浓度，此结果可为万古霉素用于 ICU 患者时给药方案的制定提供参考，从而提高 ICU 患者中万古霉素治疗的成功率。

3. 贝叶斯评估法（Bayesian estimation）　贝叶斯评估法是基于贝叶斯定理建立起来的方法，即可以根据某一事件以往发生的概率特征（前置分布，prior distribution）来预测其今后发生的可能性（后发概率，posterior probability）的大小。贝叶斯评估法目标函数的表达式如下。

$$OFV=(Obs_i\text{-}Pred_i)^{\mathrm{T}}\sum\nolimits^{-1}(Obs_i\text{-}Pred_i)+(P_j\text{-}P_{pop})^{\mathrm{T}}\Omega^{-1}(P_j\text{-}P_{pop})$$

其中，$Pred_i=f(t_i,P)$。目标函数的大小受观测值与预测值差异（表达式第一项）和个体参数与群体参数差异（表达式第二项）的共同制约。欲使拟合时得到较小的目标函数，则需使拟合值 $Pred_i$ 比较接近实测值 Obs_i，同时个体参数 P_j 比较接近群体参数 P_{pop}。

4. NONMEM 法　在数据稀疏的情况下，由于个体参数的拟合值是无法通过数据进行估计的，传统的两步法就无法应用，所以，需要应用 NONMEM 法这样的一步法。

在药物评价过程中，NONMEM 法是基于以下认识发展出来的，即在考察药物的药物代谢动力学和药物效应动力学性质时，从实际出发不应在过于严格和限制的条件下进行数据的选择。NONMEM 法以群体研究样本而不是个体作为分析对象，估计参数的分布情况及其在群体中与协方差的关系。该方法还利用了观测到的个体药物代谢动力学数据，这些数据有可能是稀疏的、不均衡的或不完整的，此外，还可能来自采用严格和扩大抽样设计的传统药物代谢动力学研究中的常规药物代谢动力学数据。依照 NONMEM 法可对群体性质进行估计，从而确定药物代谢动力学和药物效应动力学参数的群体分布。

在混合效应模型中，群体性质包括参数的群体平均值及其在群体中的变异，前者来自固定效应参数，而后者一般来自随机效应参数。因此，NONMEM 法对药物代谢动力学数据的群体分析包括根据全部个体浓度值的集合直接估计群体参数。即使数据为稀疏数据，每个研究对象的个体性质也可以得到确定和解释。NONMEM 法目前被认为是最可靠的方法，在 PopPK 分析中得到了广泛应用。

5. 非参数法　非参数法主要有非参数最大似然值法（nonparametric naximum likelihood method，NPML）和非参数期望极大法（nonparametric expectation maximum method，NPEM）。NPML 法将药物代谢动力学参数的概率密度分布看成参数值在一定范围内的群体集聚，使所有个体观测值的似然值最大，从而对参数的联合概率密度分布进行估计。此法与 NONMEM 法、IT2S 法相似，不需要过多的血药浓度数据，每个患者可以只有一个数据，且不受参数分布形态的限制，结果完全由原始数据本身所决定。NPEM 法与 NPLM 法相类似，是 Schumitzky 等提出的一种总体参数估计法，通过对数似然法确定群体参数估计值的概率分布和概率密度，同时可以得到估算参数的平均值、变异系数、协方差以及中位数。该法可利用计算机处理数据，分别分析各种影响因素，可用三维立体图直观展示，并可观察其分布，由此还可以发现是否存在次群体药物代谢动力学参数。分析结果有助于鉴别群体中的逸出值和亚群，为不同的亚群定义不同的模型，并完善剂量使用的指导原则。Bondareva 等用 USC* PACK 软件中的 NPEM 程序对卡巴咪嗪在癫痫老年患者中的 PopPK 进行了分析。通过对 37 名老年患者和 35 名青年患者的 TDM 数据进行分析，确定年龄会导致卡巴咪嗪的 PopPK 差异，研究结果表明，老年组代谢速率常数的中位数与青年组有显著差异，因此，在老年患者中使用卡巴咪嗪时应对给药方案进行调整。

（二）NONMEM 法

1. PopPK 的变异性研究　PopPK 参数包括群体典型值、固定效应参数及随机效应参数。群体典型值指的是经典药物代谢动力学参数，如表观分布容积、清除率、半衰期、消除速率常数等。固定效应（fixed effects）即确定性变异，指相对明确、固定的影响因素，如年龄、体重、身高、肝肾功能、疾病状况及用药史、联合用药、吸烟、饮酒、环境、遗传因素、基因多态性等对药物处置的影响，可用参数 θ 表示，在回归方程中用于估算药物代谢动力学参数的均值。随机效应（random effects）即随机性变异，包括个体间变异和个体内变异。个体间变异指除确定的固定效应外，不同患者之间的随机误差。个体内变异指因不同研究人员、不同试验方法和患者自身随时间变化而产生的差异。PopPK 主要研究的变异性包括确定性变异和随机性变异两类。

（1）固定效应。固定效应通常指在一定时段内较为固定、受研究者控制的变异，相关影响因素可以作为协变量（covariate）加入模型中。协变量是指特定于某一个体并可能影响药物 PK/PD 特征的任何变异。协变量可根据数据的不同特点设置为不同的形式，常用形式包括连续型（如体重、年龄）、二分类型（如性别）和多分类型（如种族、基因多态性）。

非连续型因素（如性别，Gender）对第 i 个个体的第 j 个药物代谢动力学参数 P_{ij} 的影响可以用下述公式表达。

$$P_{ij} = Ppop_j + \theta_j Gender_i(\text{女性 } Gender_i = 0, \text{男性 } Gender_i = 1)$$

其中，θ_j 是对参数典型值 $Ppop_j$ 的性别校正因子。

对于多分类型协变量（如种族），可根据参数与协变量的关系对各种族建立不同形式的模型。对于连续型因素，可根据参数与协变量的关系用线性、指数或权重形式将该因素加入模型。例如，当群体平均体重为 70kg 时，某一参数 P_{ij} 与体重呈线性关系，可用下式评估其对于第 i 个个体的第 j 个药物代谢动力学参数 P_{ij} 的影响。

$$P_{ij} = Ppop_j + \theta_j(BW_i - 70)\ (\overline{BW} = 70)$$

（2）随机效应。除固定效应外，数据中还存在其他难以测量的影响因素，如一些未知的病理生理学状态、无法测定的生物化学或病理学差异、分析测量误差等。这类影响可分为个体间随机效应 η（inter-individual random effects）、个体内随机效应（intra-individual random effects）以及实验间的随机效应（intra-individual and inter-occasion random effects）等。定量考察固定效应对药物代谢动力学参数影响的模型称为固定效应模型，而表达个体间随机效应和个体内随机效应的数学模型称为统计学模型。

个体间随机效应模型通常采用指数型模型，即 $P_j = P_{pop}Exp(\eta_j)$ 或 $Ln(P_j) = Ln(P_{pop}) + \eta_j$。这是因为大量研究证明，个体参数（individual parameter）在其所对应的群体参数（population parameter）的周围符合对数正态分布特征，其中 η 的分布特征为 $N(0, \omega^2)$。

（3）残留随机效应 ε。在排除固定效应和随机效应的影响后，仍可能存在一些由不可知因素导致的模型误差，包括个体内差异、实验间的随机效应、测定误差以及不易察觉的环境噪音等。ε 的分布为 $N(0, \sigma^2)$，可根据所分析数据的特点和模型拟合情况采用加和型、比例型、混合型、指数型等形式的误差模型进行拟合。

2. *用 NONMEM 法建立的模型*　应用 NONMEM 法建立的模型包括群体模型（population model）以及构成群体模型的个体间模型（inter-individual model）和个体内模型（intra-individual model）。个体间模型中通常包括了固定效应和个体间随机效应，而个体内模型用于描述观测值 C_{ij} 和拟合值 $Ypred_{ij}$ 之间的差异，即残留误差。因此，群体模型是上述两种模型的结合。

3. *NONMEM 法建模的评估方法*　NONMEM 法所应用的评估方法主要是一级评估（first-order estimation，FO）法和一级条件评估（first-order conditional estimation，FOCE）法，均在贝叶斯评估法的基础上发展形成。

在 FO 法中，当假定个体间和个体内随机误差的平均值均为零时，线性的一级 Taylor 展开值近似等于非线性的预测值。利用此法可以求算各药物代谢动力学参数的群体值、固定效应的影响系数、每个参数个体间随机效应 η 的方差-协方差（ω^2）和残留随机误差 ε 的方差（σ^2）等，但由于此方法假设个体间随机误差为零，因此，不能估计个体间随机误差。

与 FO 法相比，FOCE 法可以对个体间随机误差 η 进行估计。FOCE 法在 FO 法运算所得到的参数前置分布信息（平均值、方差-协方差）的基础上，应用经验贝叶斯算法求算个体间每一参数的随机误差值 η，并根据 η 与典型值、个体值的关系进一步求出每一个体的个体参数值。个体间随机效应被设为条件估计值，与 FO 法相比，FOCE 法可以得到个体间随机效应信息，但计算时间也会明显延长。POSTHOC 一级条件评估法则是通过多次反复求算各项参数及其个体间随机误差值 η

逐步向真值逼近，计算时不再假定个体间随机误差 η 为零，而是以个体的 η 为基础，通常比 FO 法的计算结果更接近真实值。

Laplacian 法是利用二级展开进行计算。此外，S-PLUS 软件中的条件一级法、MIXNLIN 软件中的选择一级法和 SAS 软件中的选择一级评估法等均是 FO 法的扩展。

4. NONMEM 法建立模型的过程　建模过程包括建立模型结构、检验随机效应分布、选择引入模型的协变量、群体模型的建立和优化（通常先正向筛选再反向剔除）以及模型的验证，其流程如图 6-1。

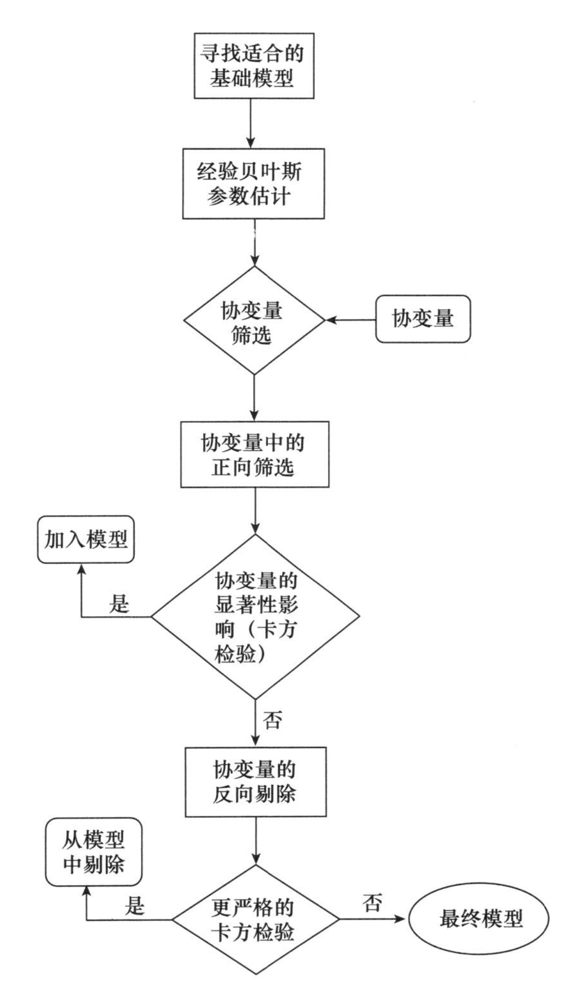

图 6-1　NONMEM 法建立 PopPK 模型的流程图

（1）建立结构模型。在建立结构模型之前，因为 PopPK 研究中通常包含的数据量和相关因素较多首先要根据研究目的对实验数据进行充分检视，因此，常采用列表、做图、初步统计分组等方法分析各因素间的相关性、变量和各因素的分布特征以及数据合理性等，以便收集有用信息并剔除异常数据和可忽略的因素。

结构模型中可包括滞后时间（lag time）而不包含协变量，模型的选择以目标函数值（objective function value，OFV）为评价标准，在保证 OFV 尽可能小的前提下尽量选择相对简单的模型作为初始结构模型。NONMEM 法将拟合过程中最大似然性（maximum likelihood）的对数的－2 倍（－2LL）作为目标函数。－2LL 数值的大小是拟合吻合度的整体衡量指标。在相同系列药物代谢动力学模型中，即当两个模型之间有相互衍生的关系时，可运用卡方检验来帮助判断某些模型参数的加入是否合理。表 6-1 是模型优化过程中的卡方检验标准。在加入某些参数后，当某一显著性水平下目标函数的减小符合表中相应值变化条件时，则表明此参数的加入使模型得到了改进，可以引入此参数。

表 6-1　模型优化过程中的卡方检验标准

Δn	Δ（−2LL）	*P*
1	>3.84	<0.05
1	>6.63	<0.01
1	>7.88	<0.005
1	>10.83	<0.001
2	>5.99	<0.05
2	>9.21	<0.01
2	>10.6	<0.005
2	>13.82	<0.001

对于药物代谢动力学数据，初始结构模型通常在一、二、三室等隔室模型中选择，而对于药物效应动力学数据，初始结构模型一般为线性模型或 Sigmoid 模型等。一般依据以前相同或类似的研究结果或依据简单的分析拟合方法对部分数据的处理结果选择模型，通过比较目标函数、对拟合结果进行图形分析并根据拟合参数的合理性来确定选用哪种模型。在初始模型中加入随机误差模型，模型的分类和描述如前所述。基础结构模型建立起来后，此后对模型的进一步修饰、优化都在这一模型的基础上进行。

（2）检验随机效应分布。如前所述，假设 PopPK 模型中的随机效应是独立并且符合正态分布的。在建立结构模型后，应对其随机效应进行考察，检验其是否符合如上假设。如果随机效应的分布不符合正态分布，而是明显向一侧偏离，则需分析其偏离程度与协变量之间的相关性，并将有相关性的协变量逐步加入结构模型中。

（3）选择引入模型的协变量。这一步最能体现出自动和手工方法建模以及建模者的区别。如何选择检测协变量一直是一个有争议的问题，一个通用的方法是对协变量进行筛选，即将随机效应的估计值作为随机变量，用回归的方法评价随机效应和研究对象特征的关系。可采用做图法判断二者之间的相关性，由建模者观察其是否有明显的相关性，或者也可以直接在 NONMEM 中进行检验，实际操作中往往是根据实际情况将各种方法综合运用。

（4）群体模型的建立和优化。建立群体模型的方法一般分为以下几步。在采用 FO 法之后用 POSTHOC 法求出个体参数或直接采用 FOCE 法并在求算群体参数和误差分布的同时对个体参数进行计算；通过应用做图分析、多元回归、通用迭加模型化法（generalized additive modeling，GAM）或逐步模型化法等方法分析个体参数和群体参数之间的差异及其与各相关因素的关系，将固定效应的影响逐步分离，从而使随机效应因素 η 的分布中心趋近于零点，这一过程称为模型的优化过程。

对基础模型逐步优化建立全量模型的过程，称为正向模型化（forward modeling）过程。优化的标准如下：每引入一个影响因素，OFV 应至少有 3.84（$P<0.05$）的减小，否则该影响因素就没有显著性意义，不值得加入。在将各相关因素对每一参数进行逐一分析后，将有显著性影响的相关因素加入模型，最后建立全量模型。在建立全量模型后，还需逐一减去各影响因素以检验其在模型中存在的必要性，称为逆向模型化（backward modeling）过程。采用的标准应更加严格，即每减去一项影响因素，OFV 的增幅至少在 10.83 以上（$P<0.001$），否则应剔除。在剔除对模型贡献不显著的影响因素后即可得到最终模型。

（5）模型的验证。由于 PopPK 模型的建立过程比较复杂，不可避免地会引入人为因素，因此，有必要检验所建立模型的稳定性、有效性、模型化目的达到与否和模型吻合程度等，但目前并没有公认的通用验证方法。

模型的验证多是针对其有效性进行验证，根据验证数据来源的不同，模型的有效性可分为外部有效性（验证数据未用于建模）和内部有效性（验证数据来自建模数据）。一般来说，一个模型只有内部有效后才能尝试外推。

内部有效性验证常用的方法有以下几种。①数据分割法（data-splitting）：从实验数据中随机抽取一部分数据作为建模数据，剩余的数据作为验证数据，若建立的模型经验证数据验证有效，则将这两部分数据合并，建立最终模型。②交错确认法（cross-validation）：每次基于样本的 n-1 例建立模型，然后对余下的 1 例进行模型验证，用这种方法对所有数据逐一进行验证，观察其预测效果。③杰克小刀法（Jacknife）：该法每次从原样本中剔除一个样本，得到 n 个样本数为 n-1 的新样本，计算每个样本的参数值。④自举法（bootstrap）：采用完整数据建立模型，然后用抽样技术生成大量验证数据，计算每一组数据的参数，最后根据这些参数考察模型的可靠性，当缺少验证数据或样本量较少时，自举法有其独特的优势，目前已被 FDA 采用。

外部有效性验证即考察所建立的模型对其他数据的拟合程度并观察模型是否可外推到其他范围，外部有效性验证常用的方法有以下几种。①浓度预测误差：即观察值与模型预测值之差，以平均预测误差衡量其准确度，以平均绝对误差衡量其精密度。②标准预测误差：该法考虑了个体观察值的差异性与相关性，计算平均标准预测误差及其方差，并用 t 检验考察均值的显著性。③残差-变量散点图法：固定最终回归模型，计算验证数据的残差并作残差-变量散点图，可观察临床各亚群及变量对模型的显著性影响。④参数验证法：用验证数据估算模型的各参数，计算其精密度及预测偏差，该法避免了采用参数验证模型时造成的浓度预测误差的问题。

第二节 药物代谢动力学/药物效应动力学模型

一、药物代谢动力学/药物效应动力学模型及拟合方法

（一）线性药物代谢动力学和非线性药物代谢动力学

给药后，机体内药物浓度随时间的变化可以用各种数学方程来描述，其中大多数方程均包含指数项，这表明治疗剂量药物的吸收、分布、代谢、排泄（absorption，distribution，metabolism，excretion，ADME）往往表现为一级被动扩散。因此，血浆中药物浓度及尿液中药量常与给药剂量成正比，此时用线性药物代谢动力学可以较好地描述体内药物的 ADME 变化。大多数药物符合线性药物代谢动力学特征，其药物代谢动力学参数如消除半衰期、消除速率常数、表观分布容积和系统清除率往往不随给药剂量或给药频次的变化而改变，这些药物的药物代谢动力学是非剂量依赖的，并且药物的稳态血药浓度与药时曲线下面积（area under curue，*AUC*）成正比。

然而，部分药物则不符合上述特点。例如，苯妥英的日剂量从 300mg 增加至 450mg 时，其平均稳态血药浓度增加了 10 倍，这是由于苯妥英的药物代谢动力学特征为非线性。对于这类药物，消除半衰期、消除速率常数、表观分布容积和系统清除率这些参数则可能与给药剂量密切相关，且药物的某些药物代谢动力学过程往往存在非一级动力学过程。例如，苯妥英的肝代谢存在饱和机制，剂量增加时，代谢率的下降可导致 *AUC* 的非正比增加；抗菌药物双氯西林的肾排泄过程可达到饱和，剂量的增加可导致肾清除率的下降。Michaelis-Menten 方程常用于描述这类饱和机制，如某药物的消除具有非线性特征，则其消除速率可表示为$\frac{V_{\max}C}{K_{\mathrm{m}}+C}$，其中，$V_{\max}$ 为最大消除速率，K_{m} 为 Michaelis-Menten 常数，C 为药物浓度。

（二）药物代谢动力学模型

药物的 ADME 过程实际是复杂的生理学过程，只能通过各种简化的模型尽可能完善地对观测

到的药物变化过程进行描述。常用的药物代谢动力学模型主要可分为房室模型和非房室模型两类。房室模型是药物代谢动力学领域最为经典的模型，至今仍是药物代谢动力学研究的基础，在这一模型中，机体被假设为通过数学关系链接起来的若干个房室。在 PopPK 分析中常以房室模型为结构模型，并在其基础上进行优化。非房室模型则不对药物设定专门的房室，而通过对观测数据的直接分析得到药物代谢动力学参数，如生物利用度、总体清除率、表观分布容积、药时曲线下面积、平均稳态血药浓度等，尤其对在体内分布和消除不规则的药物的药物代谢动力学分析具有优势。

近年来，药物代谢动力学模型逐渐向更符合药物作用机制的方向发展，如早期的生理药物代谢动力学模型以及近年来出现的定量与系统药理学中的网络模型等。生理药物代谢动力学模型可对药物在组织器官内的实际动力学过程进行模拟，如药物向组织的转运、血流量、蛋白结合等。定量与系统药理学网络模型可以模拟药物在细胞、组织、器官和系统中的作用过程，系统生物学家目前已开发和评估了多种方法，用于整合不同程度的生化指标和生物学复杂性。该类模型应尽量符合机体 ADME 及药效机制的作用规律，但这类模型结构较为复杂、涉及参数较多，往往需要生物信息大数据的支持。

1. *房室模型*　又称隔室模型，是分析药物体内过程动态变化规律的一种经典数学模型。此方法根据药物在机体内的处置过程规律，将复杂的机体抽象为若干个房室，从而能定量地分析药物在体内的动态过程。其中，房室是一个假设的概念，并不具有特定的生理学意义，其划分与解剖学部位和生理学功能无关，只要体内某些部位对药物的转运速率相同，均可视为同一房室，如表征药物吸收的吸收室以及表征药物分布的中央室和外周室等。房室模型可处理线性和非线性动力学过程，按房室的数量可分为一室模型、二室模型和多室模型。

一室模型只包含中央室，适用于在机体内能够迅速分布于血液循环及血流丰富的组织器官中的药物，血液及机体各组织中的药物浓度应一致。二室模型中，除中央室外还设置了一个外周室，适用于能够迅速分布于某些组织或部位，但在其他部位分布较慢的药物。中央室通常代表血流灌注丰富、药物分布能在瞬时达到与血液平衡的组织器官，如心脏、肝脏和肾脏等。周边室代表血流灌注欠丰富、药物分布达到与血液平衡所需时间较长的组织器官，如皮肤、骨骼和脂肪组织等。房室模型假设药物仅从中央室清除，并可在中央室和外周室之间以一级过程相互转运。三室模型则将外周室进一步按分布速度的不同划分为两个不同的外周室，药物分别在中央室和两个外周室之间相互转运。在实际药物代谢动力学的分析中，三室及以上的多房室模型参数较多，对观测数据的信息丰富程度要求更高，因而较少应用。房室内药量随时间的变化过程可用微分方程表示，经推导可得到药物浓度的变化规律，如不同给药方案下一室模型常用的药物代谢动力学公式如表 6-2 所示。

表 6-2　一室模型常用的药物代谢动力学计算公式

模型	血管内给药		非血管给药
	静脉注射	静脉输注	口服、肌内注射、直肠给药等
一室模型	$C_0=\frac{D}{V_d}$ $C_t=C_0e^{-Kt}$ $CL=KV_d$ $t_{1/2}=\frac{0.693}{K}$	$C_t=\frac{K_0}{KV_d}(1-e^{-Kt})$ $C_{ss}=\frac{K_0}{KV_d}$ $D_L=C_{ss}V_d=\frac{K_0}{K}$	$C_t=\frac{K_aFD}{V_d}(e^{-Kt}-e^{-K_at})$

注：C_0—给药后 0 时刻的血药浓度；D—单次给药剂量；C_t—给药后 t 时刻的血药浓度；C_{ss}—稳态血药浓度；K—消除速率常数；K_0—静脉输注速度；V_d—表观分布容积；CL—清除率；$t_{1/2}$—半衰期；K_a—吸收速率常数；F—生物利用度。

2. *非房室模型*　用房室模型来描述药物在体内的动态过程并进行计算和制定给药方案奠定了药

物代谢动力学的基础，但在实际应用时，药物在体内的分布往往会因用药对象的不同而出现差异。同一种药物，在一个个体中可能表现为一室模型分布，在另一个个体上则有可能变为二室模型分布，但这两种分布过程并不一定存在本质区别。另外，当采用不同模型时，也不易比较药物代谢动力学参数的差异。

针对房室模型的这些局限性，不依赖于模型结构的非房室模型分析方法应运而生，统计矩理论为该方法的主要原理。在统计矩分析中，可以将血药浓度曲线看作是药物分子随机运动的一种分布曲线，通过解析和计算这种分布的特征可以掌握药物在体内的运动规律。采用这种方法便于对同类参数进行比较。

（三）药物代谢动力学/药物效应动力学（PK/PD）模型

临床中对药物进行监测的目的是使药物在机体中产生药效的同时不发生毒性反应，即使药物浓度落在有效浓度范围内，因此，药物效应为最终评价药物的指标。药物在体内产生效应的过程与血药浓度的变化过程通常并不完全一致，而将药物的药物效应动力学与药物代谢动力学特征联系起来，则可以通过监测血药浓度实现对药物效应的把握。常用的 PK/PD 模型包括生物相模型和间接效应模型等，在实际应用中，可以根据药物的作用机制对模型进行选择和优化。

1. *药物效应动力学模型*　又称 Sigmoid 模型、希尔氏方程或 Hill's 方程，其表达式如下。

$$E = E_0 + \frac{E_{max} C^{\gamma}}{EC_{50}^{\gamma} + C^{\gamma}}$$

其中，E 为药物效应，E_0 是基线效应值，E_{max} 为药物可产生的最大效应，EC_{50} 为药物效应达到最大值的 50%时的药物浓度，γ 为 sigmoid 曲线的形状因子。

2. *比例概率模型*　此模型适用于药效数据呈二元或分类型的结果，常见于麻醉临床试验中对疼痛减轻/加重进行分级记录。用这种方法不是对级别本身进行模型化，而是对进入某一级别内的概率建立模型。标准的比例概率模型可以用下式表示。

$$\log it[Pr(Y_i \leqslant k)] = \log\left(\frac{Pr(Y_i \leqslant k)}{1 - Pr(Y_i \leqslant k)}\right)$$

$$= \sum_{h=1}^{k} \theta_h + f(\bar{\beta}, \overline{x_i}), \ k = 1, 2..., K-1$$

其中，Pr（Y）为概率，Y 为分级响应数据，$\log it$ 转化即为 $\log it$（Pr（Y））$= \log$ {Pr（Y）/［$1 - Pr$（Y）］}，f（β，$\overline{x_i}$）为用于建立 $\log it$ 转化后概率模型的函数，$\bar{\beta}$是模型参数的向量，x_i 是协变量值的第 i 个向量，K 为分级数，$\sum_{h=1}^{k} \theta_h$ 是至 k 级的切点（当 $x_i = 0$ 时在前 k 级内的概率）。

3. *生物相模型*　此模型假设在中央室和药效隔室之间存在一生物相，药物在生物相和药物代谢动力学隔室之间的转运为一级过程，生物相中的药物浓度与药效之间关系可以 Sigmoid 模型描述。以二室模型为例，如图 6-2 所示，向 PK 模型中引入生物相，其与中央室之间的药物转运为一级过程，速率常数为 K_{1e}；药物从生物相的清除为一级过程，速率常数为 K_{e0}。假设此模型中生物相内药量处于平衡状态，则 $K_{1e}V_1 = K_{e0}V_e$，药物浓度的变化符合以下微分方程。

$$\frac{dC_e}{dt} = K_{e0}(C_1 - C_e)$$

4. *间接效应模型*（indirect response model，IDR model）　在 IDR 模型中，将药物的效应作为效应隔室，效应的产生为零级过程，效应的表现零级生成速率常数为 K_{in}；效应的消除符合一级过程，效应的一级消除速率常数为 K_{out}，因此，药效隔室中的效应随时间的变化可用如下微分方程表示。

$$\frac{dR}{dt} = K_{in} - K_{out} R$$

IDR 模型中，药物浓度不直接与药效相关，而是通过对效应的生成或消除发挥促进或抑制作

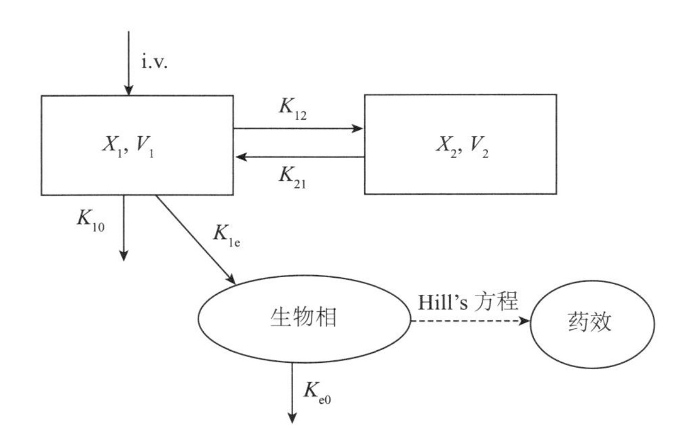

图 6-2　生物相模型结构图

用，从而间接影响药效。因此，IDR 模型可能有 4 种形式，即药物促进（或抑制）效应隔室中效应的生成以及药物促进（或抑制）效应隔室中效应的消除。效应隔室中的效应变化可用以下方程表示。

$$\frac{dR}{dt}=K_{in}\left(1+\frac{S_{max}C}{SC_{50}+C}\right)-K_{out}R$$

$$S_{max}>0$$

$$\frac{dR}{dt}=K_{in}\left(1-\frac{I_{max}C}{IC_{50}+C}\right)-K_{out}R$$

$$0<I_{max}\leqslant 1$$

$$\frac{dR}{dt}=K_{in}-K_{out}\left(1+\frac{S_{max}C}{SC_{50}+C}\right)R$$

$$S_{max}>0$$

$$\frac{dR}{dt}=K_{in}-K_{out}\left(1-\frac{I_{max}C}{IC_{50}+C}\right)R$$

$$0<I_{max}\leqslant 1$$

其中，K_{in}为效应的表观零级生成速率常数，K_{out}为效应的一级消除速率常数，R 为药物效应值，S_{max}为药物对效应产生过程的最大相对促进力，I_{max}为药物对效应消失过程的最大相对抑制力，SC_{50}和 IC_{50}分别是产生 50%最大促进和抑制作用时药物的浓度，C 为对效应产生影响的药物浓度。

（四）模型的仿真

模型的仿真（simulation）是模型化的逆过程，由已建立的 PK/PD 模型预测不同条件下药物在机体中的作用情况，在临床药物研究中可以实现对给药方案的控制和对患者血药浓度的监测等目的。仿真可以分为两类：一类是计算机辅助试验设计，用于指导未来试验的进行；另一类是计算机模拟的临床试验，用于确定试验的结果。

仿真常用的方法是蒙特卡罗仿真（Monte Carlo simulation）法，其核心在于能够产生随机数，而这些随机数是从概率分布中抽取的。由产生的随机数可模拟个体参数的随机分布，从而可以模拟出多个个体的血药浓度变化。根据个体仿真数据的 90%或 95%置信区间进行分析，可确定药物是否达到所需要的浓度。

二、PK/PD 分析软件

（一）群体 PK/PD 分析软件

Sheiner 等最早于 1977 年正式提出 NONMEM 的概念，随后又用 FORTRAN 语言编制了 NONMEM 的程序，为临床 TDM 群体数据的分析提供了强有力的工具，也为药物的临床研究开辟了一个崭新的领域。自 NONMEM 作为第一个利用非线性混合效应模型法进行分析的软件问世以来，一直是本领域中软件的行业标准。目前，NONMEM 法已应用于 TDM 中的优化个体给药、新药临床药理中的药物评价、药物相互作用研究、生物利用度研究、群体 PK/PD 研究等许多方面。NONMEM 软件由控制文件、数据文件、转换文件、核心文件和输出文件等部分组成，主要部分之间的关系如图 6-3 所示。用户需按软件的规则编辑数据文件和控制文件，由 NM-TRAN 模块将使用者较易识别的控制文件和数据文件编译成为便于 NONMEM 识别的工作文件，再由核心程序 PREDPP 对数据进行拟合。

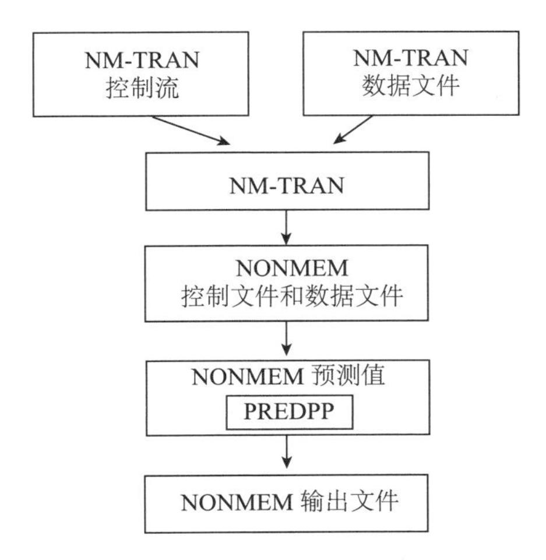

图 6-3　NONMEM 各个主要组成部分相互关系示意图

Pharsight 公司开发的 Phoenix® NLME™ 是另一款可用于 PopPK 和药物效应动力学线性混合效应模型分析的软件。与 NONMEM 相比，其优势在于此软件基于 Windows 界面开发，具有良好的图形界面，内含多种常用模型，使用方便，适合初学者使用，缺点是收费与 NONMEM 相比更为昂贵。

此外，不同的 PopPK 分析方法均有相应的软件。目前仍有很多相关工作者致力于开发和完善相应的软件。例如，Tornøe 等将 S-Plus 中只适于简单模型非线性混合效应分析的 NLME 程序包与普通微分方程 ODE 的分析程序相结合，开发出了 nlmeODE 软件，可以进行复杂模型的非线性混合效应分析；Galecki 等在 SAS 中的 NLINMIX 模块基础上进一步开发出 NLMEM，弥补了原有软件在模型分析方面的不足。

（二）数据分析辅助软件

由于 NONMEM 软件的分析结果报告不够直观，为了得到高质量的分析图表，可以与其他统计软件配合使用。目前，最常用的辅助软件有 Wings for NONMEM、Xpose、Perl-speak-NONMEM (PsN)、R for NONMEM、Pirana 等，其功能包括控制 NONMEM 的运行，批量检验协变量，绘制数据集的检测图、诊断图、模型比较图等。

PsN（http：//psn. sourceforge. net/）是用 Perl 语言编写的 NONMEM 程序，其开发初衷是使人们能更方便地使用 NONMEM 来开发新的定量药理学方法。此软件起初的使用对象是编程者，现已逐步变为面向建模者的应用软件。与 NONMEM 相比，PsN 的界面更为友好，运行效率更高，可以同时运行多个 NONMEM 分析、自动绘制模型诊断图并对结果进行统计学分析。目前，PsN 常用于 NONMEM 的辅助分析，如控制 NONMEM 的运行、批量检验协变量、对分析数据做图和拟合结果等。

Xpose4（http：//xpose. sourceforge. net/）是由瑞典乌普萨拉大学开发和支持的用于帮助 NONMEM 进行群体 PK/PD 分析的辅助软件，其开发目的是使建模者更容易地使用诊断图。Xpose 是以 S-Plus 为基础的 R 语言程序包（www. r-project. org），R 是用于统计计算的开源程序包，使用者也可以对其进行完善。Xpose 的主要功能包括绘制数据集检测图、诊断图、模型比较图、逐步一般附加模型（stepwise generalized additive modeling，GAM）、计算条件加权残差等。

目前，基于 R 语言编写的 NONMEM 辅助软件包已成为药物代谢动力学建模研究者主要使用的工具软件。R 在数据处理、计算和制图方面具有优势，并且具有免费、开源、编程语言简便等优点。因此，药物代谢动力学分析人员可根据研究需要，方便地自行编写或使用他人编写的软件包，辅助进行建模分析。此外，Pirana 等新开发的辅助软件以其界面友好、功能完备的特点已逐步成为重要的 NONMEM 辅助软件。

（三）模型仿真及临床试验设计软件

可用于仿真的软件必须能够产生随机数，NONMEM、Trial Simulator 和 MATLAB 均有此功能。其中，NONMEM 虽然具有仿真功能，但结果不够直观，需配合其他统计软件使用。Pharsight 公司开发的 Trial Simulator 是功能强大的仿真软件，该软件具有友好、直观的界面，可以批处理任务并进行统计分析，是一个十分方便、有力的工具。该软件可以降低试验风险、辅助剂型选择和设计、对研究过程中的一些不确定性进行定量分析、辅助决策以及试验设计、降低临床试验的成本并缩短药物由开发到上市的时间等，在药物研发领域受到了人们越来越多的重视。此外，MATLAB 中的 SIMULINK 模块也可以直观地对模型进行仿真。

对临床试验设计的优化包括给药方案的优化、取样时间点的优化等，目前有许多软件可帮助人们对试验方案进行优化，从而提高临床研究的安全性和有效性。PopED（http://poped.sourceforge.net/）是用于 NONMEM 模型的试验设计优化的工具，具有图形用户界面，结合 PK 分析结果可用贝叶斯优化设计准则对试验条件进行优化；MM-USCPACK 软件可利用已建立的 PopPK 模型，结合监测患者获得的稀疏数据，优化个体化给药方案。

（四）治疗药物监测网页

将软件在网络服务器上运行，以网页的形式帮助医师确定个体化给药方案是近年来发展起来的新模式。前期需采集尽量多的临床血药浓度监测数据，建立 PopPK 模型，并以此为基础开发软件。医师在网页输入患者的相关信息，软件即可根据前期建立的 PopPK 模型预测患者的血药浓度变化，并进行剂量的调整，以达到个体化给药的目的。例如，国外的华法林治疗药物监测网页 Warfdocs for web（http://warfdocs.ucdavis.edu/），在此网页中输入患者信息和日常监测数据就可以预测适合该患者的最佳给药剂量。Warfarindosing（http://www.warfarindosing.org/Source/Home.aspx）与 Warfdocs for web 类似，但另外加入了代谢酶基因多态性的影响。国内相关网页也在不断兴起。例如，中国台湾高雄医学大学的李勇进教授课题组开发的 JPKD（http://pkpd.kmu.edu.tw/jpkd/index.php）是第一个可以由用户根据已报道的 PopPK 数据自行定义模型并进行给药方案优化的软件，可以实现对多种药物的分析；北京大学的卢炜教授课题组研发的 C-TDM（http://www.swrain.net/register.html）可对免疫抑制剂他克莫司、环孢素 A 等药物进行群体层次、亚群体层次或个体层次上不同给药方案的血药浓度的预测，从而达到个体化给药的目的。国内的基于模型的个体化给药系统（model-based individual dosing system，MIOS）是基于 PopPK 模型与贝叶斯反馈核心技术的个体化用药指导平台，通过录入患者的生理、病理和 TDM 信息，可仿真患者的个体药物代谢动力学参数，并给出个体化的给药方案。MIDS 采用了用户发起研究、多用户合作研究等创新模式，利用 MIDS 平台优势充分挖掘数据价值，在大数据的基础上探寻临床药学与 TDM 数据背后的深层价值。

第三节　基于模型的临床个体化用药

一、定量药理学在临床药物治疗中的作用

定量药理学在临床药物研究中发挥着越来越重要的作用，可以对药物的药物代谢动力学及药物

效应动力学特征进行定量和模型化分析，从而为个体化用药提供指导。目前，不断有新的PK/PD模型和药物代谢动力学理论应用到临床药物治疗的实践中，为保证用药的安全性和有效性提供了理论基础，是医院提高患者治愈率和降低用药风险的有力工具。

（一）PopPK在个体化药物治疗中的应用

人体对药物的反应存在着相当大的个体差异，在使用药品说明书的推荐剂量后，并非所有患者都能得到有效的治疗，推荐剂量对有些患者无效，对另一些患者则可能出现毒性反应。为保证药物治疗的安全有效，治疗用药需要遵循个体化原则，即所用剂量应因人而异。个体化用药（personalized medicine）是指在临床药物治疗实践中，在充分考虑每个患者的遗传因素（即药物代谢酶、转运体、受体的基因型）、性别、年龄、体重、生理病理特征以及同时服用的其他药物等非遗传因素的基础上，借助血药浓度检测和基因多态性检测结果，利用药物代谢动力学的原理和方法，制定安全、合理、有效、经济的药物治疗方案。根据药物和患者的特征进行个体化给药，可提高药物的疗效并降低药物的毒副反应，从而实现药物的合理使用。

在我国，治疗药物的PopPK近年来也已引起研究者的重视，相关研究逐渐增多。经统计，2003—2011年国内对治疗药物进行PopPK研究的报道共59篇，主要集中于对抗菌药物、神经系统药物、心血管系统药物、呼吸系统药物、麻醉药物、免疫抑制剂、抗肿瘤药物和中药的研究，其中，神经系统药物和免疫抑制剂是目前研究较多的两种药物。目前国内的PopPK研究仍处于起步阶段，从事PopPK分析的研究者及研究机构仍有限，在制定临床个体化给药方案方面的发展仍有待药物代谢动力学专家及医疗工作者的共同推动。

（二）PopPK在TDM中的应用

临床TDM的主要目的是预测患者的血药浓度变化和实现个体化给药，基于药物代谢动力学理论，可实现对患者体内药物暴露的把控和调整。实现个体化给药主要应用的是贝叶斯估计的方法，与非贝叶斯方法（图表计算、非贝叶斯最小二乘法等）相比能更准确地预测个体化剂量，并且可以对有限的浓度数据（如ICU患者的浓度数据）进行估计。此方法通过建立患者的PopPK模型，结合个体特征和特定给药方案可以模拟出患者的血药浓度变化分布，从而对患者的血药浓度变化情况进行预测。

通过应用药物代谢动力学方法进行用药调整可将药物暴露量更好地控制在靶值范围内，从而达到更好的药物治疗效果。例如，免疫抑制剂环孢素A由于治疗窗窄、药物代谢动力学特征差异大，因此，需要进行TDM并及时调整给药方案。Asberg等比较了利用计算机估计PopPK参数辅助制定给药方案和医师凭经验制定给药方案两种方法，结果表明在移植后早期，计算机辅助设计给药方案可以更好地将血药浓度控制在治疗浓度范围内。例如，在伊诺肝素的PopPK模型中，清除率与体重和肾清除率相关，表观分布容积也与体重相关，因此，对肥胖和肾衰竭患者的伊诺肝素用量进行了调整，与依据说明书的给药方案相比，个体化给药方案的药效持续时间有明显增长。

除可用于给药方案调整外，PopPK还可用于对临床研究中采样时间点的设计和优化。在败血症患者中，阿米卡星的药物代谢动力学会发生改变，因此，剂量需要调整，阿米卡星在败血症患者群体中的PopPK符合一级消除的二室模型，肌酐清除率因对清除率有显著性影响而被作为协变量加入最终模型中，在此基础上对采样时间点进行了优化，结合临床条件的限制，确定在输注药物1小时和6小时后采样为最佳。

（三）特殊人群中的药物代谢动力学考察

在一些特殊群体中，如未成人、老年人、不同种族和不同性别人群、肾衰竭患者和肝功能异常患者等，药物的药物代谢动力学特征可能发生明显的变化，给药方案则需要根据实际情况进行调整。应用PopPK方法对特殊群体进行药物代谢动力学考察的药物主要有以下几类。

1. 麻醉药　麻醉药的药物代谢动力学模型大多为多室模型，协变量主要为年龄以及某些改变的生理学状态，其药物效应动力学模型主要研究给药速率、年龄、试验条件和对生物相中药物浓度的监测延迟。例如，丙泊酚在大量连续输注或靶控输注时，不易连续监测血药浓度，可用模型进行仿真。不同年龄群体和不同体重群体中丙泊酚的药物代谢动力学特征均符合三室模型，体重是清除率的协变量，60 岁以上的老年人的清除率随年龄的增加而线性降低，中央室表观分布容积随年龄的增加而减小，儿童的所有参数经体重校正后均有所增大，因此，将年龄和体重作为协变量加入模型可以优化模型，分析结果可用于提高输注的准确性。

2. 抗生素　抗生素治疗窗较窄且具有较大毒性，尤其是应用于新生儿、婴儿或儿童时需要制定特殊的给药方案，给药剂量和持续时间都需要进行调整，因此，有必要对其血药浓度进行控制以降低毒副反应发生的风险。PK/PD 模型和蒙特卡罗仿真可帮助医师选择合适的抗生素和给药方案。抗生素在组织中的分布和消除从婴儿期到青少年期都有所不同，此外，有些儿童某些器官（如肝脏、肾脏等）的功能障碍也会导致药物代谢动力学性质的改变，因此，把握抗生素的 PopPK 特征十分必要。在抗生素的药物效应动力学研究中，最小抑菌浓度（minimum inhibitory concentration，MIC）是常用的药效指标。应用蒙特卡罗仿真的方法，可以仿真出按特定给药方案给药后儿童群体的 PK/PD 数据，这些数据可以用于确定感染儿童中的可治愈比例。将仿真出的预测治愈率与期望治愈率进行比较，可以使医师了解在应用某一给药方案后患者被治愈的可能性，为给药方案的调整提供定量依据。

3. 中枢神经系统药物　在用中枢神经系统药物进行治疗时，对儿童进行 TDM 是非常重要的，这是因为儿童的 ADME 特征异于成人。在对儿科精神药物的 TDM 研究中发现，儿童的药物代谢动力学参数与成人相比有明显差异，精神药物在儿童中 TDM 的实施尚不够完善，对其用药安全性应引起足够的重视。此外，其他因素也可对中枢神经系统药物的药物代谢动力学特征产生影响。例如，研究发现吸烟和性别会对氯氮平药物代谢动力学特征产生影响，其中，吸烟者和男性患者口服氯氮平的清除率增加，因此，使体内氯氮平水平降低，可以依据此结果进行给药方案的调整；加巴喷丁一般用于神经性疼痛的止痛，其药物代谢动力学有很大的个体差异，在针对神经痛患者群体建立的加巴喷丁药物代谢动力学模型中，大部分个体间变异是由体重对表观分布容积的影响和肾清除率对消除速率常数的影响而产生，其建立的 PopPK 模型可以用于预测患者的血药浓度和制定个体化给药方案。

二、临床个体化给药方案的制定方法

药物治疗的目标是在机体中产生治疗作用，并在维持治疗作用的同时尽量避免毒副反应的发生，因此，为了获得最大疗效和最小毒副反应，对于某些药物反应个体差异大的患者，应对其给药方案做必要的调整。给药方案是指根据患者具体情况及药物代谢动力学、药物效应动力学及药物遗传学特点拟订的药物治疗计划，一般包括确定合理的给药品种、给药剂量、给药途径、给药间隔、给药速度和给药时间，采用适宜的给药方案能使患者得到安全、有效、合理的治疗。

个体化用药是 TDM 的核心内容，药物代谢动力学是进行设计与调整给药方案的理论基础，在其指导下可通过调整给药剂量、给药间隔、给药持续时间等参数将血药浓度控制在目标浓度范围内。由于临床患者所患疾病不同、并发症不同，且可能同时使用其他药物，因此，根据患者自身条件及药物的药物代谢动力学特点，选择合适的药物及其用法、用量、给药间隔等，才能提高临床用药的合理性，减少或避免因用药不当而产生的毒副反应以及药源性疾病的发生。

（一）个体化用药干预过程

1. 查阅病例相关资料　为了更好地设计个体化给药方案，首先需要对药物、患者、治疗以及检测方法等相关信息进行收集。对药物理化性质、对药物代谢动力学特征等相关信息的全面了解有助于合理选用体内药物浓度检测方法；对患者人口学特征、病理生理状态、基因多态性等信息的全面了解有助于分析影响药物体内过程的因素；对治疗信息的了解则会直接影响对给药方案的调整建议。这些信息可以通过查阅文献、病历资料以及咨询医护人员等多渠道获得，也可以通过将一些必要信息设置在 TDM 检测申请单中请医师填写而对上述信息进行收集。此过程需要综合考虑各方面信息，因此，提供个体化药物治疗服务的药师应具备扎实的药学知识基础和分析病情的基本能力，熟悉相关疾病指南，及时与医护人员进行有效交流，从而更好地参与临床治疗方案的制定。

2. *根据监测结果调整给药方案*　如需进行个体化给药方案的调整，首先要了解药物在患者体内的代谢过程，必须按时采集患者的血样以测定药物的含量。在给药过程中，采集过多的血液标本不易得到患者的配合，最好用少量的血液样本即能确定关键的药物代谢动力学参数，以利于制定更优化的给药方案。

对于有效治疗浓度已确定的药物，在制定初始给药方案时，可按以下步骤进行：①根据治疗目的和药物性质，选择给药剂型和给药途径；②根据药物治疗指数和半衰期，计算血药浓度允许波动的范围，确定最佳给药间隔；③根据有效血药浓度范围，计算最佳给药剂量（包括负荷剂量和维持剂量）；④将通过前三步确定的试用方案用于患者，观察疗效与反应，监测血药浓度并进行安全性和有效性评价与剂量调整，直至获得最佳临床给药方案。

PopPK 在临床药物治疗中的应用主要包括个体化给药方案的制定和临床试验的模拟。在制定个体化给药方案的实践中，发现采用 PopPK 模型与贝叶斯反馈法相结合的方法是比较有效的。首先利用 NONMEM 法得到 PopPK 参数，再结合患者个体特征，通过贝叶斯反馈法以仅有的 2～3 个实测血药浓度反馈估算个体药物代谢动力学参数，从而制定或调整给药方案并预测血药浓度。在用于临床试验仿真时，通过 PopPK 研究方法获得药物代谢动力学模型和参数后，可以推算时间与相应变量（如血药浓度、尿药浓度）以及相关因素（如年龄、性别、种族、生理病理功能等）之间可能的关系，可对临床试验设计起到指导作用。

对给药方案的调整建议应在 TDM 报告中有所体现，TDM 报告不仅仅是血药浓度的结果报告，药师还应该分析影响血药浓度的各种因素，结合必要的临床信息对血药浓度结果进行合理解释并给出调整给药方案的初步意见。这部分工作对实施人员的综合能力要求较高，目前在国内的开展尚不完善。

3. *追踪方案的实施情况*　首先应对已提出的个体化给药方案进行核验，确保浓度测定结果正确是进行合理解释与给出建议的前提。这就需要做到正确地给药（给药剂量、给药间隔等是否准确）、正确地采血（血药浓度是否达到稳态，是否在峰、谷浓度取血，采血时间是否准确等）以及正确地测定（方法选择是否适宜、所用试剂质量是否合格等）。

TDM 结果解释和建议与 TDM 的实施目的密切相关。经调查，发达国家临床医师认为最需要实施 TDM 的几种情形按照需求程度排列依次为给药剂量的设计、药物浓度是否在治疗窗内的确认、副作用的确认、药效不佳原因的确定等。对于 TDM 的解释和建议一般从参考治疗浓度范围入手，通常可以根据测得的血药浓度结果是否落在相应的治疗窗内来判断药物是否有效、是否发生中毒以及患者是否正常服药等。更重要的是，可以据此建议进行剂量的调整，如当血药浓度低于最低有效浓度时，可以建议适当增加给药剂量等。必须明确的是，有效浓度范围只是一个参考，如果临床表现与血药浓度是否落在治疗窗内不相关，则必须根据临床的疗效和毒性反应来进行剂量调整。

血药浓度会受到多种因素的影响，尤其是当预期结果与实测结果相差较大时，应当评价究竟有哪些因素可能会影响测定结果，可能的影响因素包括检测结果、预期结果、依从性、病理生理情况、药物代谢动力学因素等。

（二）根据 TDM 结果调整给药方案

在获得必要的药物代谢动力学参数后，可以根据相应的模型来设计给药方案并进行剂量调整，采用这种方法能够比较准确、直观地预测血药浓度的变化，结果可信度较高，更容易得到临床医师的认可。药物代谢动力学参数可以通过查阅文献或者参考患者以往的数据获得，但是对于新药或者没有文献支持的药物，则必须基于实测浓度来估算相应的参数。通过采集多个血样绘制对数浓度-

时间曲线图的方法可以求得 K、V_d 以及 K_a 等参数，但是该方法操作复杂、采血点多、不易被患者接受，目前临床通常采用重复一点法、两点法、贝叶斯反馈法等方法计算个体参数。

应用药物代谢动力学模型进行给药方案设计及剂量调整时，不仅需要根据给药途径（静脉给药、血管外给药）、给药方式（静脉推注、静脉输注）以及药物自身性质（一房室特征、二房室特征）的不同，灵活选用计算公式，而且计算过程往往比较烦琐，因此限制了广泛应用。目前临床上还常采用一些无须测定药代动力学参数的剂量调整方法，包括峰一谷浓度法、稳态一点法等。

（三）根据药物代谢动力学参数设计给药方案

获取每个患者的个体药物代谢动力学参数较为困难，因此，一般利用已知的群体参数设计给药方案。对于有效治疗浓度已确定的药物，一般按以下步骤制定给药方案。①根据治疗目的和药物性质，选择给药剂型和给药途径。②根据药物治疗指数和半衰期，计算有效血药浓度范围，确定最佳给药间隔。③根据有效血药浓度范围，计算最佳给药剂量（包括负荷剂量和维持剂量）。因此，需要的参数一般包括吸收速率常数、消除速率常数、半衰期、表观分布容积、稳态血药浓度、生物利用度等。此外，还需了解药物的有效血药浓度范围和患者的性别、年龄、体重及病理生理状态等相关信息。④将所确定的方案试用于患者，观察疗效与反应，监测血药浓度，进行安全性和有效性评价并调整剂量，直至获得临床最佳给药方案。

1. 根据半衰期设计给药方案　半衰期（$t_{1/2}$）可反映机体对药物的消除能力，受表观分布容积和总清除率的影响，如某药物的药物代谢动力学特征符合一室模型，则其半衰期与一级消除速率常数 K 的关系为 $t_{1/2}=0.693/K$。一般来说，连续用药达 5 个半衰期后，血药浓度可达稳态血药浓度的 95%，连续用药 7 个半衰期后，血药浓度可达稳态血药浓度的 99%。在某些情况下，如果仅已知半衰期而其他参数不能获得时，可根据药物半衰期估算血药浓度达稳时间、稳态浓度、负荷剂量和给药间隔。

药物半衰期主要用于确定给药间隔。对于大多数消除速度中等的药物，一般选用 $\tau=t_{1/2}$（τ 为给药间隔）的给药方案，但不同药物半衰期差别很大，且有些药物存在药效滞后现象，如抗生素后效应，因此，还需根据药物的药物代谢动力学及药物效应动力学特征进行具体调整。对于半衰期很短（小于 4 小时）的药物，还需结合治疗窗选择给药方案。对于治疗窗较宽的药物，可适当加大给药剂量，适当延长给药间隔；对于治疗窗较窄的药物，可采用静脉持续给药或一天多次给药的方法使血药浓度平稳地维持在治疗窗范围内；对于半衰期较长（8～24 小时及以上）的药物，如根据半衰期设计给药间隔，则可能会引起血药浓度较大的波动，因此，临床可采用多次分量的给药方案，保证用药安全。例如，地高辛半衰期为 36 小时，如果按照半衰期给药会使血药浓度波动较大，同时其治疗窗狭窄（1～2ng/ml），因此，临床常用 0.125～0.5mg、一日 1 次的给药方案。

对于消除速度中等的药物，可取其半衰期为给药间隔，且负荷剂量为维持剂量的 2 倍时可更快地达到稳态血药浓度并迅速起效，因此，临床推荐的给药方案一般是首剂量加倍，以后每个半衰期给药一次作为维持剂量。抗生素（如磺胺类药物）常采用以半衰期为给药间隔和首剂量加倍的给药方案，有利于迅速控制感染。

2. 根据稳态血药浓度设计给药方案　根据平均稳态血药浓度设计给药方案的剂量计算公式如下。

$$X_0=\frac{C_{av}\tau CL}{F}$$

其中，X_0 为用药剂量，C_{av} 为平均稳态浓度，τ 为给药间隔，CL 为清除率，F 为生物利用度，当给药途径为血管内给药时 $F=1$。对于某一特定药物，CL 和 F 基本为确定值，因此，通过调整给药剂量或给药间隔可达到治疗所需的平均稳态血药浓度。

在平均稳态血药浓度一定的情况下，给药后的稳态最大血药浓度 $C_{ss,max}$ 和稳态最小血药浓度 $C_{ss,min}$ 也可随剂量和给药间隔的变化而变化。给药间隔越长，浓度波动越大，对治疗窗窄的药物越不利。因此，根据此方法设计给药方案时，应先参照药物半衰期和有效血药浓度范围确定合适的给药间隔。在确定给药间隔后，便可利用上式设计给药剂量。在实际临床用药过程中，常采用静脉注射的给药方式达到快速起效的目的，再改为口服以维持药效，给药方案的确定也是以控制平均稳态浓度为目标。

达稳态后的最高血药浓度和最低血药浓度之差（即波动幅度）与给药频率有关。重复给药时，为保证血药浓度在治疗窗范围内，应使 $C_{ss,max}$ 小于或等于最低中毒浓度（minimum toxic concentration，MTC），$C_{ss,min}$ 大于或等于最低有效血药浓度（minimum effect concentration，MEC），使稳态最大血药浓度和稳态最小血药浓度的比值低于治疗指数（therapeutic index，TI），即药物中毒或致死剂量与有效剂量的比值。

（1）静脉注射给药。对于符合一室模型的药物，静脉注射给药后的稳态血药浓度可用以下公式表示。

$$C_{ss,max} = (D/V_d)R$$

$$C_{ss,min} = C_{max}e^{-Kt}$$

其中，D 为给药剂量；V_d 为分布容积；R 为多剂量公式。

将上式取对数可得以下公式。

$$T_{max} = 1.44\ t_{1/2}\ \ln\frac{C_{ss,max}}{C_{ss,min}}$$

因此，只需将稳态最大血药浓度和稳态最小血药浓度带入公式，即可求出最大给药间隔。

将血药浓度维持在 $C_{ss,max}$ 和 $C_{ss,min}$ 范围内所需的最大给药剂量（D_{max}）可用下式计算。

$$D_{max} = V_d(C_{ss,max} - C_{ss,min})$$

或 $D_{max}=1.44t_{1/2}CL\ (C_{ss,max}-C_{ss,min})$

其中，τ_{max} 是使血药浓度落在 $C_{ss,max}$ 和 $C_{ss,min}$ 所限定的范围内的最大给药间隔，D_{max} 是与 τ_{max} 相对应的最大给药剂量。

（2）血管外给药。对于符合一室模型，且吸收和消除均为一级动力学过程的药物的稳态最大血药浓度可用下式表示。

$$C_{ss,max} = \frac{K_aFD}{V(K_a-K)}\left(\frac{e^{-KT_{max}}}{1-e^{-K\tau}} - \frac{e^{-K_aT_{max}}}{1-e^{-K_a\tau}}\right)$$

$$C_{ss,min} = \frac{K_aFD}{V(K_a-K)}\left(\frac{e^{-K\tau}}{1-e^{-K\tau}} - \frac{e^{-K_a\tau}}{1-e^{-K_a\tau}}\right)$$

$T_{max}=\frac{1}{K_a-K}\ln\frac{K_a\ (1-e^{-K\tau})}{K\ (1-e^{-K_a\tau})}$，因此，以上公式可简化为以下公式。

$$C_{ss,min}=C_{ss,max}e^{-K(\tau-T_{max})}$$

$$\tau=T_{max}+\frac{1}{K}\ln\frac{C_{ss,max}}{C_{ss,min}}$$

由上式可知，如果已知血药浓度达峰时间与消除速率常数，便可求出维持血药浓度在稳态最大血药浓度和稳态最小血药浓度之间所需的给药间隔。

（3）按最大稳态浓度。该方法给药适用于治疗指数较低、超过 $C_{ss,max}$ 时易产生毒性反应的药物。最大给药剂量可由下式计算。

$$D_{max} = 0.72t_{1/2}CLC_{ss,max}/F$$

（4）静脉滴注给药。许多临床中常用的药物如氨茶碱、去甲肾上腺素、肝素及某些抗生素治疗指数低或半衰期较短，为了避免频繁用药并减小血药浓度的波动性，宜采用静脉滴注的给药方式维持恒定的有效血药浓度。

恒速静脉滴注给药的特点是同时存在符合零级动力学的给药过程和符合一级动力学的消除过程，因此，符合一室模型的药物在恒速静脉滴注时，体内药量的变化可用下式表示。

$$C=\frac{K_0}{VK}(1-e^{-Kt})$$

当 t 趋近于无穷大时，e^{-Kt} 趋近于 0，即达到稳态浓度，于是可得到下述公式。

$$C_{ss}=\frac{K_0}{VK}\text{（}K_0\text{ 为静脉滴注速度）}$$

$$\text{或 } C_{ss}=\frac{1.44t_{1/2}K_0}{V_d}$$

$$C=C_{ss}(1-e^{-Kt})$$

由上式可见，稳态血药浓度与静脉滴注速率及半衰期成正比，与 V_d 成反比。恒速静脉滴注给药方案设计的重点是根据临床期望达到的有效血药浓度算出静脉滴注速率，计算公式如下。

$$K_0=\frac{0.693C_{ss}V_d}{t_{1/2}}$$

为尽快达到稳态血药浓度，对于半衰期较长的药物，常在静脉滴注开始时先通过静脉注射给予负荷剂量，使血药浓度立即达到有效治疗浓度，再以维持剂量继续进行静脉滴注以维持有效血药浓度。静脉滴注与静脉注射同时进行时，血药浓度-时间关系如下式所述。

$$C=\frac{D}{V}e^{-Kt}+\frac{K_0}{KV}(1-e^{-Kt})$$

当 $t=0$ 时，可求出负荷剂量 $D=C_0V$；当 t 趋近于无穷大时，e^{-Kt} 趋近于 0，达稳态后，$K_0=C_{ss}KV$，由上式可知，维持剂量的静脉滴注速率与药物消除速率常数成正比。

根据临床需要，也可采用间歇静脉滴注给药，给药间隔及滴注速率的计算公式如下。

$$\tau=T+\frac{1}{K}\ln\frac{C_{ss,max}}{C_{ss,min}}$$

$$K_0=C_{ss,max}KV(\frac{1-e^{-Kt}}{1-e^{-Kt}})$$

其中，τ 为给药间隔，K_0 为滴注速率。

下　篇

药物的个体化治疗

第七章　抗凝药物

苯丙香豆素

影响因素	遗传因素：吸收□分布□代谢☑排泄□靶点（受体或通路）☑其他：无
	非遗传因素：药物因素☑疾病因素☑生理因素☑ 其他因素：不详
药物简介	**作用机制** 苯丙香豆素可以抑制维生素K还原酶，使还原型维生素K耗竭。维生素K是维生素K依赖蛋白氨基末端谷氨酸羧基化的辅因子，所以维生素K的耗竭会抑制维生素K依赖性凝血蛋白的γ-羧基化及之后的活化，进而导致维生素K依赖性凝血因子Ⅱ、Ⅶ、Ⅸ、Ⅹ及抗凝蛋白C和抗凝蛋白S的合成被抑制。4个维生素K依赖性凝血因子中的3个（因子Ⅱ、Ⅶ和Ⅹ）被抑制会导致凝血酶原水平降低、凝血酶的合成及与纤维蛋白的结合减少，从而可以减少血栓的形成。 **适应证** 用于治疗和预防血栓栓塞性疾病，包括静脉血栓形成、血栓栓塞症和肺栓塞，同时可以用于预防房颤患者缺血性脑卒中的发作。 **药物代谢动力学** 苯丙香豆素的生物利用度接近100%，蛋白结合率为99%。苯丙香豆素被肝微粒体酶选择性地代谢为无活性的羟基化产物（主要代谢途径）和还原型产物，主要通过CYP2C9进行代谢，半衰期为5～6天
说明书信息摘录	**FDA** 无。 **EMA** 无。 **PMDA** 无。 **HCSC** 无
遗传因素	（1）苯丙香豆素主要经CYP2C9代谢后失活，CYP2C9*2和CYP2C9*3均位于该基因的外显子区域，可引起氨基酸的改变（R144C和I359L）。基因突变者的CYP2C9酶活性下降，导致该药物在体内蓄积，因此，突变基因携带者服用本药时应减量。CYP2C9*2在中国人群中突变频率约为0.001，CYP2C9*3突变频率约为0.044。 （2）VKORC1为苯丙香豆素作用靶点，位点*rs9923231*位于该基因的启动子区域，基因突变者转录因子的结合位点发生改变，导致VKORC1的表达量和活性下降；该位点突变频率为0.953
药物因素	（1）与本品合用能增强抗凝作用的药物如下。阿昔单抗、阿司匹林、阿替普酶、氨基水杨酸、阿那格雷、阿哌沙班、咖啡因、坎格雷洛、塞来昔布、西洛他唑、西酞普兰、氯吡格雷、达比加群、达沙替尼、去甲文拉法辛、双氯芬酸、二氟尼柳、双氢可待因、双嘧达莫、度洛西汀、依度沙班、依替巴肽、艾司西酞普兰、依托度酸、非诺洛芬、夫洛非宁、氟西汀、氟比洛芬、氟伏沙明、布洛芬、吲哚美辛、酮洛芬、酮咯酸、左旋米那普仑、甲芬那酸、美罗昔康、

续表

药物因素	米那普仑、萘丁美酮、萘普生、奥沙普秦、帕罗西汀、戊聚糖多硫酸酯、吡罗昔康、普拉格雷、瑞替普酶、舍曲林、舒林酸、替奈普酶、噻洛芬酸、替格瑞洛、噻氯匹定、替拉那韦、替罗非班、甲苯酰吡啶乙酸、文拉法辛、维拉唑酮、维生素E、沃替西汀等。 （2）与本品合用能减弱抗凝作用的药物如下。醋酸环丙孕酮、去氧孕烯、地诺孕素、屈螺酮、雌二醇、雌酮硫酸酯哌嗪、炔雌醇、双醋炔诺醇、依托孕烯、羟孕酮、左炔诺孕酮、醋酸甲羟孕酮、炔雌醇甲醚、炔诺酮、诺孕酯、黄体酮等
疾病因素	肝功能异常患者服用本品时不需要调整剂量
生理因素	70岁以上的心脏瓣膜置换术后患者服用本品时应减少30%的剂量
其他因素	食物对苯丙香豆素的影响不详
剂量调整模型	无

醋硝香豆素

影响因素	遗传因素：吸收□分布□代谢☑排泄□靶点（受体或通路）☑其他：无
	非遗传因素：药物因素☑疾病因素☑生理因素☑ 其他因素：饮食
药物简介	**作用机制** 与其他香豆素类衍生物相似，醋硝香豆素是通过抑制维生素K氧化还原酶而发挥抗凝作用的。维生素K能促使维生素K依赖性凝血因子Ⅱ、Ⅶ、Ⅸ、Ⅹ氨基末端的谷氨酸羧基化转变成γ-羧基谷氨酸，羧基化能促使维生素K依赖性凝血因子结合到磷脂表面，从而加速血液凝固。γ-羧基化需要还原型维生素K的参与。醋硝香豆素可抑制维生素K环氧化物还原酶的活性而阻断维生素K的生成，进而抑制维生素K依赖性凝血因子的γ-羧基化作用。 **适应证** （1）FDA批准的适应证。无。 （2）非FDA批准的适应证。 1）用于防治血栓栓塞性疾病，防止血栓的形成与发展，如治疗和预防深静脉血栓、间歇性跛行以及在心脏瓣膜置换术后预防外周动脉阻塞性疾病及血栓的形成。 2）可作为心肌梗死的辅助用药，如预防经皮冠状动脉介入治疗（percutaneous coronary intervention，PCI）后血栓的形成以及在冠状动脉旁路移植术后防止血管阻塞。 3）其他，如预防偏头痛、镰状细胞贫血危象等。 **药物代谢动力学** 醋硝香豆素口服12～24小时后起效，服药36～48小时后抗凝血效应达到最强。单次给药10mg，血药浓度可于24小时内达峰，深静脉血栓患者中，INR达到1.5平均需要2.5天，INR达到2.0需要3～4天，剂量为第一天6mg、第二天4mg，之后根据凝血酶原时间调整剂量。单次给药和多次给药的药效持续时间均为48小时，停药后凝血因子的恢复需要2天（华法林需要3～5天，苯丙香豆素需要7～14天）。醋硝香豆素由胃肠道迅速吸收，生物利用度为60%，*S*-醋硝香豆素有显著的首过效应，*R*-醋硝香豆素的生物利用度为100%。醋硝香豆素的蛋白结合率为99%，分布容积为0.16～0.34L/kg。醋硝香豆素由肝脏CYP代谢，主要由CYP2C9代谢，先通过脱硝基代谢为氨基酸代谢物，然后经乙酰化生成乙酰胺基代谢物，代谢产物无活性，60%经肾脏排出，29%经粪便排出。本品的消除半衰期为8～11小时，*R*-醋硝香豆素的半衰期为7～10小时，*S*-醋硝香豆素的半衰期为1～4小时

续表

说明书信息摘录	**FDA** 无。 **EMA** 无。 **PMDA** 无。 **HCSC** 无
遗传因素	（1）醋硝香豆素经肝脏中的CYP2C9代谢后失活，CYP2C9*2和CYP2C9*3均位于该基因的外显子区域，可引起氨基酸的改变（R144C和I359L）。基因突变者的CYP2C9酶活性下降，导致本品在体内蓄积，表现为对醋硝香豆素高度敏感，因此，使用本品时应减量。*S*-醋硝香豆素在携带CYP2C9*3突变的人群和正常人群中的半衰期为8.1小时和1.8小时，*R*-醋硝香豆素在基因变异组和正常人群中的半衰期分别为10.2小时和6.6小时。建议患者在起始用药时或停用非甾体抗炎药后更加频繁地监测INR以调整醋硝香豆素的剂量。CYP2C9*2在中国人群中突变频率约为0.001，CYP2C9*3突变频率约为0.044。 （2）VKORC1为醋硝香豆素的作用靶点，位点*rs9934438*位于该基因的内含子区域，是编码VKORC1酶的催化亚单位。基因突变者转录的氨基酸发生变化会导致一系列转录蛋白的变异，进而导致VKORC1的表达量与活性下降，对醋硝香豆素敏感性增加，应用时应减量
药物因素	（1）与本品合用能增强抗凝作用的药物有以下几类：①与血浆蛋白的亲和力比本品强，可竞争结合血浆蛋白，使游离药物增多，如阿司匹林、保泰松、羟基保泰松、甲芬那酸、磺胺类药物、丙磺舒等；②通过抑制肝微粒体酶使本品代谢减慢而增效的药物，如伏立康唑、伊曲康唑、胺碘酮、克拉霉素、氯霉素、别嘌醇、单胺氧化酶抑制剂、甲硝唑、西咪替丁、卡培他滨、氟尿嘧啶等；③减少维生素K的吸收和影响凝血酶原合成的药物，如各种广谱抗生素、液状石蜡、考来烯胺（消胆胺）、乳果糖等；④能促使本品与受体结合的药物，如奎尼丁、甲状腺素、同化激素等；⑤干扰血小板功能、增强抗凝作用的药物，如水杨酸类药物、替格瑞洛、前列腺素合成酶抑制剂、辣椒素、阿魏酸等；⑥能增强抗凝作用的药物，如阿昔单抗、兰索拉唑、左卡尼汀、瑞舒伐他汀、他莫昔芬、非诺贝特、氟西汀等；⑦肾上腺皮质激素和苯妥英钠既可增强抗凝作用，也可减弱抗凝作用，有导致胃肠道出血的危险，一般不合用；⑧本身具有抗凝或纤溶作用的药物，如链激酶、尿激酶、阿替普酶、达比加群、利伐沙班、肝素等，合用时易导致严重出血；⑨以下药物会增加醋硝香豆素的作用：银杏（叶）、当归（含香豆素）、丹参等。 （2）与本品合用能减弱抗凝作用的药物有以下几类：①抑制口服抗凝药吸收的，如制酸药、轻泻药、灰黄霉素等；②竞争有关酶蛋白并促进维生素K依赖性凝血因子Ⅱ、Ⅶ、Ⅸ、Ⅹ合成的药物，如维生素K、辅酶Q10（与维生素K_2结构类似）、口服避孕药和雌激素等；③诱导肝微粒体酶、使本品代谢加快而减弱抗凝作用的药物，如苯巴比妥、利福喷丁、贯叶连翘、氨鲁米特等；④人参等中药会减弱醋硝香豆素的作用
疾病因素	（1）严重高血压、凝血功能障碍伴有出血倾向、维生素C缺乏症、细菌性心内膜炎、心包炎、脑血管出血或脑血管瘤、怀孕、先兆流产、子痫或子痫前期、多发性关节炎等禁用醋硝香豆素。 （2）大手术（除髋关节手术或冠状动脉旁路移植术）、眼科或中枢神经系统手术、增加纤溶活性的情况，如肺部、前列腺或子宫手术等禁用醋硝香豆素。 （3）有胃肠道、泌尿生殖道或呼吸道明显出血禁用醋硝香豆素。 （4）肝功能异常，肾功能不全或患有其他肾病，严重的头部、骨或肌肉外伤，中度高血压，甲状腺功能亢进，肿瘤，血管炎，红细胞增多症，月经过多等慎用醋硝香豆素

续表

生理因素	（1）老年人用量应适当减少。 （2）低体重患者、营养不良或饮食不足者用量应适当减少。 （3）本品可通过胎盘，育龄期女性或妊娠期女性服用醋硝香豆素可导致胎儿致死性先天畸形，应换用其他药物。 （4）仅有极少量醋硝香豆素可分泌至乳汁中，但仍不能排除其带给婴儿的风险，因此，哺乳期女性服用本品应权衡利弊。 （5）妊娠期前3个月及后3个月内禁用醋硝香豆素
其他因素	醋硝香豆素的抗凝作用也受饮食影响，特别是富含维生素K的绿色蔬菜，菠菜、甘蓝类蔬菜、鳄梨、紫菜、萝卜叶、鹰嘴豆、黄豆、黄豆油、绿茶、水芹和动物肝脏等均会使INR值降低
剂量调整模型	无

华法林

影响因素	遗传因素：吸收□分布□代谢☑排泄□靶点（受体或通路）☑
	非遗传因素：药物因素☑疾病因素☑生理因素☑ 其他因素：饮食
药物简介	**作用机制** 华法林是双香豆素衍生物，在试管内无抗凝血作用，即不参与体外抗凝血，主要在肝脏微粒体内通过抑制维生素K依赖性凝血因子Ⅱ、Ⅶ、Ⅸ、Ⅹ的合成而发挥抗凝作用，但起效缓慢，最大效应在服药后3～5天产生。维生素K能促使维生素K依赖性凝血因子Ⅱ、Ⅶ、Ⅸ、Ⅹ氨基末端的谷氨酸羧基化转变成γ-羧基谷氨酸，羧基化能促使维生素K依赖性凝血因子结合到磷脂表面，从而加速血液凝固。γ-羧基化需要还原型维生素K的参与。双香豆素可通过抑制维生素K环氧化物还原酶的活性而阻断维生素K的生成，进而抑制维生素K依赖性凝血因子的γ-羧基化作用。此外，维生素K拮抗剂可以抑制抗凝蛋白C和抗凝蛋白S的羧基化。华法林的抗凝效应可被小剂量维生素K_1（植物甲萘醌）所拮抗，大剂量维生素K_1（通常高于5mg）可以拮抗华法林的作用达1周以上，这是因为聚集在肝脏的维生素K_1可以通过旁路被维生素K环氧化物还原酶所还原。 **适应证** （1）用于防治血栓栓塞性疾病，防止血栓的形成与发展，如治疗下肢深静脉血栓和血栓闭塞性脉管炎，降低肺栓塞的发病率和病死率，减少外科大手术、髋关节固定术、人工置换心脏瓣膜手术等患者术后的静脉血栓发生率以及风湿性心脏病患者的静脉血栓发生率。 （2）可作为心肌梗死的辅助用药，如用于心房颤动伴肺栓塞的治疗和冠状动脉闭塞的辅助治疗。 （3）可作为长期持续抗凝药，用于血栓栓塞性疾病、手术后或创伤后、心肌梗死、曾患有血栓栓塞病的患者及有术后血栓并发症危险的患者。 **药物代谢动力学** 华法林口服后12～24小时起效，72～96小时后达到最大抗凝血效应，抗血栓形成则需要6天，单次给药的药效持续时间为2～5天，多次给药则为4～5天。华法林由胃肠道迅速吸收，进食对其吸收无影响，个体间差异也很小，生物利用度为100%。华法林的蛋白结合率为99.4%，分布容积为0.11～0.2L/kg，消除半衰期为20～60小时，*R*-华法林的半衰期为20～89小时，*S*-华法林的半衰期为18～43小时，急性病毒性肝炎不会影响华法林的半衰期。华法林主要在肝脏代谢，代谢产物有醇类代谢物（活性最小）和羟基代谢物（无活性）。*S*-华法林的抗凝血活性为*R*-华法林的2～5倍。华法林以无活性代谢产物的形式通过乳汁排泄，对所喂养婴儿的凝血酶原时间无影响，也可以以无活性代谢产物的形式排泄至胆汁中并被重吸收，从尿中排出

续表

<table>
<tr>
<td>说明书信息摘录</td>
<td>

FDA

已知患者 CYP2C9 和 VKORC1 基因型信息有助于起始剂量的选择。下表记录了在具有不同组合的 CYP2C9 和 VKORC1 基因突变体的多个患者中观察到的稳定维持剂量的范围，选择初始剂量时需考虑这些范围。

基于基因型的华法林剂量调整方案 单位：mg/d

<table>
<tr><th>VKORC1 基因型
（−1639G>A）</th><th>CYP2C9*1/*1</th><th>CYP2C9*1/*2</th><th>CYP2C9*1/*3</th><th>CYP2C9*2/*2</th><th>CYP2C9*2/*3</th><th>CYP2C9*3/*3</th></tr>
<tr><td>GG</td><td>5～7</td><td>5～7</td><td>3～4</td><td>3～4</td><td>3～4</td><td>0.5～2</td></tr>
<tr><td>GA</td><td>5～7</td><td>3～4</td><td>3～4</td><td>3～4</td><td>0.5～2</td><td>0.5～2</td></tr>
<tr><td>AA</td><td>3～4</td><td>3～4</td><td>0.5～2</td><td>0.5～2</td><td>0.5～2</td><td>0.5～2</td></tr>
</table>

EMA

无。

PMDA

无。

HCSC

共纳入 2775 名患者（99%为白种人）9 项合格研究数据的荟萃分析表明，携带 CYP2C9*2 或 CYP2C9*3 等位基因的患者出血风险会增加。携带至少一个 CYP2C9*2 等位基因的患者平均每日所需的华法林剂量比携带 CYP2C9*1 纯合等位基因的患者低 17%。携带至少一个 CYP2C9*3 等位基因的患者平均每日所需的华法林剂量比携带 CYP2C9*1 纯合等位基因的患者低 37%。

对 219 名瑞典患者的观测研究结果表明，在治疗的前 2 周，携带 CYP2C9*2 或 CYP2C9*3 的纯合子型的患者以 INR>3 为测量标准结束抗凝的相对风险约为 CYP2C9*1 等位基因患者的 2 倍。

已证实 *VKORC1* 基因的某些单核苷酸多态性（尤其是-1639G>A 等位基因）与华法林剂量相关。在华法林剂量稳定的 201 例白种人患者中，*VKORC1* 基因的遗传变异与较低的华法林剂量相关联。在此研究中，约 30%的华法林剂量差异可归因于 *VKORC1* 基因变异，约 40%的华法林剂量差异可归因于 VKORC1 和 CYP2C9 基因变异，约 55%的华法林剂量差异可根据 VKORC1 和 CYP2C9 的基因型、年龄、身高、体重、药物相互作用来解释。在亚洲患者中也可观察到类似的情况

</td>
</tr>
<tr>
<td>遗传因素</td>
<td>

（1）华法林主要经 CYP2C9 代谢后失活，CYP2C9*2 和 CYP2C9*3 均位于该基因的外显子区域，可引起氨基酸的改变（R144C 和 I359L），基因突变者 CYP2C9 的活性下降，导致该药物在体内蓄积，使用时应减量。

（2）VKORC1 为华法林作用靶点，位点 *rs9923231* 位于该基因的启动子区域，基因突变者的转录因子结合位点发生改变，导致 VKORC1 的表达量和活性下降，对华法林敏感性增加，使用时应减量。

（3）CYP2C9*5 和 CYP2C9*6 等基因的突变也会影响华法林的剂量，但上述位点在中国人群中的突变频率较低。

（4）CYP2C9 和 VKORC1 的基因型信息可用于起始剂量和维持剂量的计算，按起始剂量给药 5 天后转为维持剂量并进行剂量微调

</td>
</tr>
<tr>
<td>药物因素</td>
<td>

（1）与本品合用能增强抗凝作用的药物有以下几类：①与血浆蛋白的亲和力比本品强，可竞争结合血浆蛋白，使游离药物增多，如阿司匹林、保泰松、羟基保泰松、甲芬那酸、水合氯醛、氯贝丁酯（安妥明）、磺胺类药物、丙磺舒等；②通过抑制肝微粒体酶使本品代谢减慢而增效的药物，如氯霉素、别嘌醇、单胺氧化酶抑制剂、甲硝唑、西咪替丁等；③减少维生素 K 的吸收和影响凝血酶原合成的药物，如各种广谱抗生素、液状石蜡、考来烯胺（消胆胺）等；④能促使本品与受体结合的药物，如奎尼丁、甲状腺素、同化激素、苯乙双胍等；⑤干扰血小

</td>
</tr>
</table>

续表

因素	内容
药物因素	板功能、增强抗凝作用的药物，如大剂量阿司匹林、其他水杨酸类药物、前列腺素合成酶抑制剂、氯丙嗪、苯海拉明等；⑥能增强抗凝作用的药物，如丙硫氧嘧啶、二氮嗪、丙吡胺、口服降糖药、磺吡酮等；⑦肾上腺皮质激素和苯妥英钠既可增强抗凝作用，也可减弱抗凝作用，有导致胃肠道出血的危险，一般不合用；⑧本身具有抗凝或纤溶作用的药物，如链激酶、尿激酶等，合用时易导致严重出血；⑨以下药物会增加华法林的作用：银杏（叶）、当归（含香豆素）、丹参等。 （2）与本品合用能减弱抗凝作用的药物有以下几类：①抑制口服抗凝药吸收的药物，如制酸药、轻泻药、灰黄霉素、利福平、格鲁米特（导眠能）、甲丙氨酯（安宁）等；②竞争有关酶蛋白并促进维生素K依赖性凝血因子Ⅱ、Ⅶ、Ⅸ、Ⅹ合成的药物，如维生素K、口服避孕药和雌激素等；③人参、贯叶连翘等中药会减弱华法林的作用
疾病因素	（1）手术后3天内禁用华法林。 （2）肝肾功能损伤、严重高血压、凝血功能障碍并伴有出血倾向、外伤、先兆流产禁用华法林。 （3）严重肝肾疾病禁用华法林。 （4）活动性溃疡禁用华法林。 （5）脑、脊髓及眼科手术后禁用华法林。 （6）甲状腺功能亢进、发热、失代偿性心力衰竭会增强华法林药效。 （7）甲状腺功能减低可减弱华法林药效
生理因素	（1）老年人用量应适当减少。 （2）低体重患者用量应适当减少。 （3）少量华法林可分泌至乳汁中，但乳汁及婴儿血浆中药物浓度极低，对婴儿无影响。 （4）妊娠期前3个月及后3个月内禁用华法林
其他因素	华法林的抗凝作用也受饮食影响，特别是富含维生素K的绿色蔬菜，菠菜、甘蓝类蔬菜、鳄梨、油菜籽油、黄瓜皮、芥兰叶、奇异果、莴苣叶、薄荷叶、橄榄油、开心果、黄豆、黄豆油、茶叶、水芹和动物肝脏等均会使INR值降低
剂量调整模型	基于1015例患者的用药信息，Gage等建立了华法林剂量调整模型，公式如下。 Dose（mg/d）＝EXP{0.9751－0.3238×VKOR3673G>A＋0.4317×BSA－0.4008×CYP2C 0.00745×AGE－0.2066×CYP2C9*2＋0.2029×TARGET INR－0.2538× AMIODARONE＋0.0922×SMOKES－0.0901×AFRICAN－AMERICAN RACE＋0.0664×DVT/PE} 基于4043例患者的用药信息，国际华法林药物基因组学联合会建立了华法林的剂量调整模型，公式如下。 Dose（mg/week）＝5.6044－0.2614×AGE＋0.0087×HEIGHT＋0.0128×WEIGHT－0.8677×（VKORC1 AG）－1.6974×（VKORCI AA）－0.4854×（VKORC1 UNKNOWN）－0.5211×（CYP*1/*2）－0.9357×（CYP*1/*3）－1.0616×（CYP*2/*2）－1.9206×（CYP*2/*3）－2.3312×（CYP*3/*3）－0.2188×（CYP2C9 UNKNOWN）－0.1092×（ASIAN RACE）－0.2760×（BLACK OR AFRIEAN AMERICAN）－0.1032×（MISSING OR MIXED RACE）＋1.1816×（ENZYME INDUCER）－0.5503×（AMIODARONE） 该模型与Gage等建立的模型计算得到的剂量较为接近，所得剂量均为初始的给药剂量，患者应于用药5天左右监测INR值，依据INR值对剂量进行微调。需要注意的是，国际华法林药物基因组学联合会模型计算所得剂量为每周的给药剂量，在进行微调时也应以周为单位考虑剂量的增减

氯吡格雷

<table>
<tr><td rowspan="2">影响因素</td><td>遗传因素：吸收□分布□代谢☑排泄□靶点（受体或通路）☑其他：无</td></tr>
<tr><td>非遗传因素：药物因素☑疾病因素☑生理因素☑
其他因素：无</td></tr>
<tr><td>药物简介</td><td>作用机制
氯吡格雷是前体药物，其代谢产物之一是血小板聚集的抑制剂。氯吡格雷必须经 CYP 代谢才能生成能抑制血小板聚集的活性代谢产物。氯吡格雷的活性代谢产物可选择性地抑制二磷酸腺苷（adenosine diphosphate，ADP）与血小板 P2Y12 受体的结合及继发的由 ADP 介导的糖蛋白 GPⅡb/Ⅲa 复合物的活化，从而抑制血小板聚集。由于该结合反应不可逆，暴露于氯吡格雷的血小板剩余寿命（7～10 天）会受到影响，而血小板正常功能的恢复速率与血小板的更新速率一致。通过阻断 ADP 诱导的血小板活化聚集途径也可抑制由 ADP 以外的其他激动剂诱导的血小板活化。
适应证
氯吡格雷适用于以下患者，可预防动脉粥样硬化血栓形成事件的发生。
（1）近期心肌梗死患者（小于 35 天）、近期缺血性脑卒中患者（7 天至 6 个月）或被确诊患有外周动脉性疾病的患者。
（2）急性冠脉综合征（acute coronary syndrome，ACS）的患者。
1）用于非 ST 段抬高性 ACS（包括不稳定型心绞痛或非 Q 波心肌梗死）患者以及 PCI 后置入支架的患者，可与阿司匹林合用。
2）用于 ST 段抬高性 ACS 患者，可与阿司匹林合用进行溶栓治疗。
药物代谢动力学
氯吡格雷吸收迅速，原形化合物形式的氯吡格雷的平均血药浓度在给药后约 45 分钟达到高峰（单次口服 75mg 后，最大血药浓度为 2.2～2.5ng/ml）。根据尿液中氯吡格雷代谢产物的排泄量，至少有 50％的药物被吸收。体外实验结果显示，氯吡格雷及其主要循环代谢产物（无活性）与人血浆蛋白呈可逆性结合（结合率分别为 98％和 94％），在很广的浓度范围内均为非饱和状态。氯吡格雷主要由肝脏代谢，其在体内和体外的代谢通过两条主要代谢途径进行。一条途径由酯酶介导，通过水解作用将氯吡格雷代谢为无活性的酸衍生物（占循环代谢产物的 85％）；另一条途径由多种 CYP 介导，氯吡格雷首先被代谢为 2-氧-氯吡格雷中间代谢产物，随后被代谢为活性代谢产物，即氯吡格雷的硫醇衍生物，在体外，该代谢途径由 CYP3A4、CYP2C19、CYP1A2 和 CYP2B6 介导。在体外被分离的活性硫醇衍生物可迅速且不可逆地与血小板受体结合，从而抑制血小板的聚集。氯吡格雷单次负荷剂量（300mg）给药后，活性代谢产物的峰浓度（C_{max}）是以 75mg 的维持剂量给药 4 天后的 2 倍，C_{max} 出现于给药后 30～60 分钟。由于活性代谢物通过 CYP 代谢生成，而部分 CYP 具有多态性或受其他药物抑制，因此，不是所有患者都能获得充分的血小板抑制。氯吡格雷每次 75mg、一日 1 次重复给药，第一天给药即可明显抑制由 ADP 诱导的血小板聚集，抑制作用逐步增强并在给药后 3～7 天达到稳态。达到稳态后，每天服用氯吡格雷 75mg 对血小板聚集的平均抑制率为 40％～60％，血小板聚集和出血时间一般在中止治疗后 5 天内逐渐回到基线水平。口服 ^{14}C 标记的氯吡格雷后，在 120 小时内约有 50％由尿液排出，约有 46％由粪便排出。氯吡格雷的半衰期为 6 小时，活性代谢产物的半衰期约为 30 分钟。单次和重复给药后，循环中无活性代谢产物的消除半衰期为 8 小时</td></tr>
<tr><td>说明书信息摘录</td><td>FDA
（1）代谢。氯吡格雷为前体药物，需经 CYP2C19、CYP3A、CYP2B6 和 CYP1A2（主要是 CYP2C19）代谢生成有活性的代谢产物，才能达到抑制血小板聚集的作用，其活性代谢产物的生成受 CYP2C19 基因变异的影响。</td></tr>
</table>

续表

<table>
<tr>
<td>说明书信息摘录</td>
<td>（2）遗传药理学。CYP2C19 参与活性代谢产物和中间代谢产物 2-氧-氯吡格雷的生成。氯吡格雷活性代谢产物的药物代谢动力学和抗血小板作用（后者通过体外测定血小板聚集率来衡量）随 CYP2C19 基因型的不同而不同。CYP2C19*1 等位基因与完整的功能代谢型相对应，而 CYP2C19*2 和 CYP2C19*3 等位基因则对应功能缺失型。CYP2C19*2 和 CYP2C19*3 等位基因在白种人中占慢代谢型等位基因的 85%，在亚洲人中占 99%。其他与慢代谢有关的等位基因包括 CYP2C19*4、CYP2C19*5、CYP2C19*6、CYP2C19*7 和 CYP2C19*8，但这些等位基因更少见。慢代谢型患者通常携带 2 个如上所述的功能缺失型等位基因。已报告的 CYP2C19 慢代谢基因型的突变频率在白种人中约为 0.02，在黑种人中约为 0.04，在中国人中约为 0.14。目前可以对患者进行 CYP2C19 基因型检测。
（3）CYP2C19 慢代谢型患者服用推荐剂量的氯吡格雷产生的代谢产物更少，对血小板功能的抑制作用也会减弱。使用推荐剂量氯吡格雷的慢代谢型患者比 CYP2C19 功能正常的患者在患 ACS 后或接受 PCI 后有更高的心血管事件发生率。目前已可以通过检测确定患者 CYP2C19 基因型来辅助制定治疗策略，当确定患者为 CYP2C19 慢代谢型后可考虑替代治疗或调整治疗策略。
（4）药物相互作用。部分氯吡格雷经 CYP2C19 代谢为活性代谢产物，联合使用某些抑制该酶活性的药物会导致氯吡格雷活性代谢产物血浆浓度降低，对血小板抑制作用减弱。应避免联合使用 CYP2C19 抑制剂，如奥美拉唑、埃索美拉唑等，可以考虑使用对 CYP2C19 无抑制作用的抗酸药；右兰索拉唑、兰索拉唑或泮托拉唑对氯吡格雷抗血小板活性的影响比奥美拉唑或埃索美拉唑更小。
（5）相关研究。一项在 40 名健康受试者中进行的交叉试验共设置了 4 个 CYP2C19 代谢型受试者组（超快代谢型、快代谢型、中间代谢型、慢代谢型），各组纳入 10 名受试者，评价各组受试者的药物代谢动力学特征和抗血小板功能，给药方案分别为首剂 300mg 及随后 75mg/d 和首剂 600mg 及随后 150mg/d，两种方案的给药时间均为 5 天。在超快代谢型、快代谢型和中间代谢型受试者之间没有观察到氯吡格雷活性代谢产物血药浓度和平均血小板聚集抑制率（inhibition of platelet aggregation，IPA）数据的明显差异。慢代谢型受试者体内的活性代谢物血药浓度比快代谢型受试者低 63%～71%。按第一种方案给药后，慢代谢型受试者的抗血小板作用降低，其平均 IPA（5μmol/L ADP）为 24%（24 小时）和 37%（第 5 天），而快代谢型受试者的 IPA 为 39%（24 小时）和 58%（第 5 天），中间代谢型受试者的 IPA 为 37%（24 小时）和 60%（第 5 天）。接受第二种给药方案的慢代谢型受试者体内的活性代谢产物血药浓度高于接受第一种给药方案的慢代谢型受试者。此外，接受第二种给药方案的受试者 IPA 为 32%（24 小时）和 61%（第 5 天），高于接受第一种给药方案的慢代谢型受试者。在接受第二种给药方案的慢代谢型受试者中测得的活性代谢产物血药浓度和 IPA 可达到接受第一种给药方案的其他代谢型受试者水平。目前，对于慢代谢型患者，尚缺乏有助于确定该患者人群的适合剂量及给药方案的临床终点研究。
一些已发表的研究显示，中间代谢型患者的活性代谢产物暴露量降低会使抗血小板作用减弱。氯吡格雷治疗的回顾性研究 CHARISMA（n=2428）和 TRITON-TIMI（n=1477）等队列研究评估了 CYP2C19 基因型与氯吡格雷治疗临床终点的关系，中间代谢型患者或慢代谢型患者比快代谢型患者有更高的心血管事件或支架血栓发生率。CHARISMA 和一项队列研究观察到只有慢代谢者中缺血事件发生率增加。
（6）尽管慢代谢型患者使用高剂量可增加血小板反应性，但尚未确定合适的剂量方案。
EMA
（1）遗传药理学。CYP2C19 慢代谢型患者对氯吡格雷的反应会减弱，但适用于慢代谢型患者的优化的剂量方案尚未确定。有文献报道，CYP2C19 功能降低的患者具有较低的氯吡格雷活性代谢产物的全身性暴露和减弱的抗血小板反应，通常比 CYP2C19 功能正常的患者表现出更高的心血管事件发生率。由于部分氯吡格雷是由 CYP2C19 代谢生成活性代谢产物，同时</td>
</tr>
</table>

续表

说明书信息摘录

使用抑制该酶活性的药物可能会导致氯吡格雷活性代谢产物的水平降低。这种相互作用的临床意义尚不确定，但应谨慎联合使用抑制 CYP2C19 活性的药物。

（2）药物基因组学。CYP2C19 参与了活性代谢产物和 2-氧-氯吡格雷中间代谢产物的生成。体内血小板聚集试验可根据 CYP2C19 基因型考察氯吡格雷活性代谢产物的药物代谢动力学和抗血小板作用。CYP2C19*1 等位基因携带者具有正常的代谢功能，CYP2C19*2 和 CYP2C19*3 等位基因携带者代谢功能减弱。在白种人中，CYP2C19*2 和 CYP2C19*3 占功能降低型等位基因的 85%，在亚洲人中该比例为 99%。其他降低代谢功能的等位基因包括 CYP2C19*4、CYP2C19*5、CYP2C19*6、CYP2C19*7 和 CYP2C19*8，但这些等位基因在一般人群中频率很低。常见的 CYP2C19 表型见下表。

CYP2C19 表型和基因型频率

	频率/%		
	白种人（n=1356）	黑种人（n=966）	黄种人（n=573）
快代谢型：CYP2C19 *1/*1	74	66	38
中间代谢型：CYP2C19*1/*2 或*1/CYP2C19*3	26	29	50
慢代谢型：CYP2C19*2/*2、CYP2C19*2/*3 或 CYP2C19*3/*3	2	4	14

（3）目前，已经在报道的 7 项研究共 227 例受试者中评估了 CYP2C19 基因型对氯吡格雷活性代谢产物药物代谢动力学的影响。接受 300～600mg 负荷剂量和 75mg 维持剂量的方案后，中间代谢型和慢代谢型受试者减弱的 CYP2C19 代谢功能可使活性代谢产物的 C_{max} 和 AUC 降低 30%～50%，更低的活性代谢产物暴露可导致血小板抑制程度降低或残余血小板活性更高。到目前为止，已有共涉及 4520 例受试者的 21 项研究报道了中间代谢型和弱代谢型受试者对氯吡格雷的抗血小板反应减弱。不同基因型组对抗血小板反应的相对差异在不同研究中各不相同，但通常大于 30%。

研究评估了 2 个事后临床试验分析［CLARITY 的亚研究（n=465）和 TRITON-TIMI 38（n=1477）］和 5 个队列研究（n=6489）中 CYP2C19 基因型与氯吡格雷疗效的相关性。CLARITY 研究和其中一项队列研究（n=765）显示，不同基因型患者的心血管事件发生率无显著差异；TRITON-TIMI 38 研究和 3 项队列研究（n=3516）显示代谢减弱的患者（中间代谢型和慢代谢型）比快代谢型患者发生心血管事件（死亡、心肌梗死和脑卒中）或支架血栓的概率更高；在第 5 项队列研究（n=2208）仅观察到慢代谢型患者的心血管事件发生率增加。

（4）通过药物基因检测可确定与 CYP2C19 活性相关的基因型，可能存在其他影响氯吡格雷活性代谢产物形成的 CYP。

（5）不同种族中造成中间代谢型和慢代谢型的 CYP2C19 等位基因的频率也不同。文献中利用有限的亚洲人群数据评估了该 CYP 基因检测对终点事件的临床意义。

PMDA

在临床试验中，接受支架置入术与 PCI 的 CYP2C19 中间代谢型或慢代谢型患者与快代谢型患者相比，心血管事件发生率较高。

HCSC

（1）氯吡格雷是前体药物，需要经 CYP2C19 代谢为活性硫醇代谢产物。直接的药物抑制或减弱酶活性的功能障碍型基因变异可导致该酶的功能被削弱，从而使氯吡格雷的有效性相应地降低。

（2）药物基因组学。CYP2C19 慢代谢型患者使用推荐剂量的氯吡格雷生成的氯吡格雷活性代谢产物较少，抑制血小板的功能更弱。ACS 或行 PCI 后使用氯吡格雷治疗的慢代谢型患者

续表

说明书信息摘录

比 CYP2C19 功能正常的患者有更高的心血管事件发生率。如被确定为 CYP2C19 慢代谢型患者，则可以考虑替代治疗。CYP2C19 慢代谢型患者对氯吡格雷的抗血小板反应性降低。尽管对健康受试者中的慢代谢型患者采用更高剂量的给药方案可增加抗血小板反应性，但尚未针对这一人群建立合适的给药方案。CYP2C19 参与活性代谢产物和 2-氧-氯吡格雷中间代谢产物的生成。通过体内血小板聚集试验发现，氯吡格雷活性代谢产物的药物代谢动力学和抗血小板作用随 CYP2C19 基因型的不同而不同，其他 CYP 的遗传变异也可能影响氯吡格雷活性代谢产物的生成。CYP2C19*1 等位基因携带者具有正常代谢功能，CYP2C19*2 和 CYP2C19*3 等位基因携带者代谢功能减弱。慢代谢型患者中的功能降低型等位基因大多数为 CYP2C19*2 和 CYP2C19*3，在白种人中占 85%，在亚洲人中占 99%。其他代谢功能缺失或降低的等位基因较少见，包括 CYP2C19*4、CYP2C19*5、CYP2C19*6、CYP2C19*7 和 CYP2C19*8 等。慢代谢型患者一般有 2 个功能缺失型等位基因。CYP2C19 慢代谢型基因突变频率在白种人中约为 0.02，在黑种人中约为 0.04，在中国人中约为 0.14。

（3）遗传药理学。

基于基因型的用药建议

可能的表型	基因型	双倍体例子	对氯吡格雷药效的影响	治疗方案推荐	推荐强度
超快代谢型（5%～30%的患者）	携带 2 个功能获得型等位基因（CYP2C19*17）或 1 个功能型等位基因（CYP2C19*1）和 1 个功能获得型等位基因（CYP2C19*17）	CYP2C19*1/*17、CYP2C19*17/*17	血小板抑制正常或增强；残余血小板聚集率正常或降低	氯吡格雷标签推荐剂量和用法	强
快代谢型（35%～50%的患者）	携带 2 个功能型（CYP2C19*1）等位基因	CYP2C19*1/*1	血小板抑制正常；残余血小板聚集率正常	氯吡格雷标签推荐剂量和用法	强
中间代谢型（18%～45%的患者）	携带 1 个功能型等位基因（CYP2C19*1）和 1 个功能缺失型等位基因（CYP2C19*2～CYP2C19*8）或 1 个功能缺失型等位基因（CYP2C19*2～CYP2C19*8）和 1 个功能获得型等位基因（CYP2C19*17）	CYP2C19*1/*2、CYP2C19*1/*3、CYP2C19*2/*17	血小板抑制减弱；残余血小板聚集率增加；心血管不良事件风险增加	换用其他抗血小板药物，如无禁忌证，可换用普拉格雷、替格瑞洛等	中等
慢代谢型（2%～15%的患者）	携带 2 个功能缺失型等位基因（CYP2C19*2～CYP2C19*8）	CYP2C19*2/*2、CYP2C19*2/*3、CYP2C19*3/*3	血小板抑制显著减弱；残余血小板聚集率增加；心血管不良事件风险增加	换用其他抗血小板药物，如无禁忌证，可换用普拉格雷、替格瑞洛等	强

注：（1）CYP2C19*17 等位基因（*rs12248560*）可能与出血风险增加相关。

（2）目前已有证据表明 CYP2C19*17 功能获得型等位基因不能完全补偿 CYP2C19*2 功能缺失型等位基因，但这一结论尚没有得到其他研究的验证

遗传因素

氯吡格雷转化为活性代谢产物需要经过两个连续的氧化过程，会涉及一些 CYP（如 CYP1A2、CYP2B6、CYP2C9、CYP2C19 和 CYP3A4/3A5），一些小型的相关性研究显示，对氧磷酯酶 1 也可能参与氯吡格雷的活化过程。

续表

遗传因素	（1）CYP2C19基因具有高度多态性，有25个以上已知的突变等位基因。CYP2C19*2（c.681G>A；*rs4244285*）是最常见的功能缺失型等位基因，该等位基因在东亚人群中的突变频率约为0.31。目前也已经发现了其他使酶活性下降或缺失的CYP2C19突变等位基因（如CYP2C19*3～CYP2C19*8），但除了东亚人群中的CYP2C19*3（c.636G>A；*rs4986893*）突变频率为0.06外，其他等位基因的突变频率均低于0.01。 （2）氯吡格雷的药物效应动力学与基因多态性的关系如下。由于杂合子（如CYP2C19*1/*2和CYP2C19*1/*3）患者对氯吡格雷的血小板反应性介于野生型纯合子（即CYP2C19*1/*1）和功能缺失型纯合子（如CYP2C19*2/*2和CYP2C19*2/*3）之间且CYP2C19功能缺失型等位基因为常染色体共显性遗传，因此，基于对CYP2C19基因型的检测，患者通常可被分为超快代谢型（ultrarapid metabolizers，UM）、快代谢型（extensive metabolizer，EM；如CYP2C19*1/*1）、中间代谢型（intermediate metabolizer，IM；如CYP2C19*1/*2和CYP2C19*1/*3）或慢代谢型（poor metabolizer，PM；如CYP2C19*2/*2和CYP2C19*2/*3）。高加索人和非洲人CYP2C19 PM频率为0.02～0.05，亚洲人为0.15。 （3）CYP2C19*17等位基因（c.-806C>T；*rs12248560*）也较常见，由于转录增加导致酶活性增强，多种族的平均等位基因突变频率为0.03～0.21，CYP2C19*17在东亚人群中的突变频率约为0.04%，携带该等位基因的患者可被划分为超快代谢型（如CYP2C19*17/*17）。一些研究表明，该等位基因可导致血小板抑制增加和对氯吡格雷的反应性增强，可能会增加出血所引起并发症的发病风险，但其他研究还尚未明确证实CYP2C19*17的作用。导致文献报道的研究结果不一致的部分原因可能是由于CYP2C19*17和CYP2C19*2之间存在连锁不平衡。CYP2C19*17的功能获得型T等位基因单倍体刚好同时碰上CYP2C19*2的野生型G等位基因单倍体。这一等位基因对临床终点的影响缺乏充分的证据，且考虑到CYP2C19*17不能完全补偿CYP2C19*2功能缺失型等位基因的功能，CYP2C19*2/*17杂合子应被归类为IM。 （4）氯吡格雷常用于ACS和（或）PCI后，但其反应变异性大，对ADP诱导的血小板聚集的抑制作用呈正态分布。很多研究显示，与CYP2C19*1纯合子患者相比，CYP2C19*2杂合子和纯合子患者服用氯吡格雷后活性代谢产物生成减少，血小板聚集率更高，且ACS患者特别是行PCI并服用氯吡格雷的患者中有大量CYP2C19基因型与临床终点间关系的证据。对CYP2C19基因型与氯吡格雷反应多样性关系的研究结果为基因型治疗提供了建议。值得注意的是，CYP2C19基因型和氯吡格雷药物反应关系最明确的研究主要在ACS患者中实施，几乎所有患者都行PCI。因此，这些建议不适用于临床医师考虑使用氯吡格雷的其他情况，如脑卒中、外周动脉疾病等。 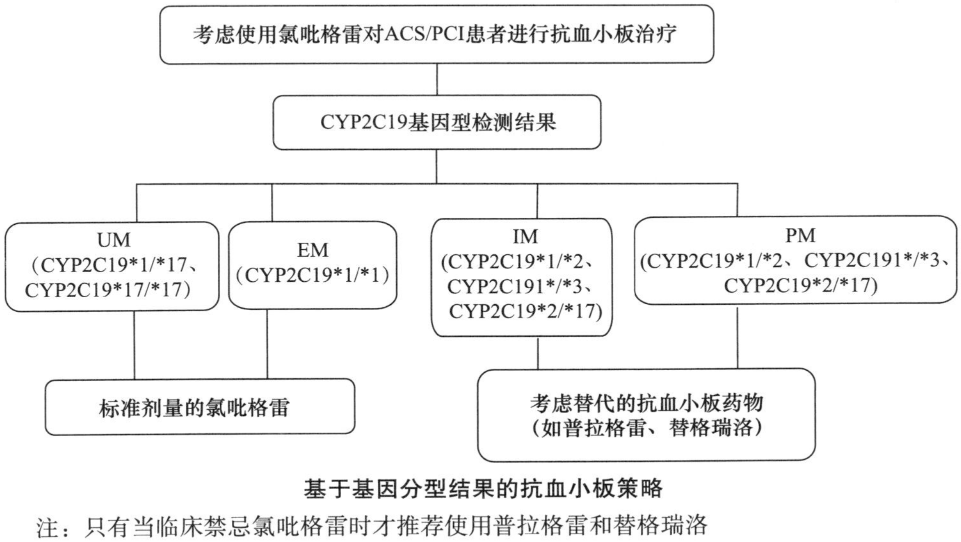 考虑使用氯吡格雷对ACS/PCI患者进行抗血小板治疗 CYP2C19基因型检测结果 UM（CYP2C19*1/*17、CYP2C19*17/*17） EM（CYP2C19*1/*1） IM（CYP2C19*1/*2、CYP2C191*/*3、CYP2C19*2/*17） PM（CYP2C19*1/*2、CYP2C191*/*3、CYP2C19*2/*17） 标准剂量的氯吡格雷 考虑替代的抗血小板药物（如普拉格雷、替格瑞洛） **基于基因分型结果的抗血小板策略** 注：只有当临床禁忌氯吡格雷时才推荐使用普拉格雷和替格瑞洛

续表

药物因素	（1）口服抗凝药。氯吡格雷能使出血增加，因此，不提倡氯吡格雷与口服抗凝药合用。尽管每天服用75mg氯吡格雷不会改变长期接受华法林治疗的患者的*S*-华法林的药物代谢动力学或INR，但由于这两种药物各自独立抑制止血过程，联合使用会增加出血风险。 （2）糖蛋白Ⅱb/Ⅲa拮抗剂。应谨慎联用氯吡格雷和糖蛋白Ⅱb/Ⅲa拮抗剂。 （3）阿司匹林。阿司匹林不改变氯吡格雷对由ADP诱导的血小板聚集的抑制作用，但氯吡格雷可增强阿司匹林对胶原诱导的血小板聚集的抑制作用。氯吡格雷与阿司匹林之间可能存在药物效应动力学相互作用，使出血危险性增加，所以两药合用时应注意观察。 （4）肝素。在健康受试者中进行的研究显示，氯吡格雷不改变肝素对凝血的影响，合用肝素不影响氯吡格雷对血小板聚集的抑制作用。氯吡格雷与肝素之间可能存在药效加和作用，使出血危险性增加，两药合用时应注意观察。 （5）溶栓药物。研究在急性心肌梗死的患者中对氯吡格雷与纤维蛋白原特异性或非特异性的溶栓剂和肝素联合用药的安全性进行了评价，结果表明，临床出血的发生率与溶栓剂、肝素和阿司匹林联合用药者相似。 （6）非甾体抗炎药。非甾体抗炎药（包括COX-2抑制剂）和氯吡格雷合用时应小心。 （7）选择性5-羟色胺再摄取抑制剂和5-羟色胺去甲肾上腺素再摄取抑制剂。这两类药物可影响血小板激活，因此，与氯吡格雷合用可能增加出血风险。 （8）质子泵抑制剂和H_2受体阻滞剂。由于部分氯吡格雷由CYP2C19代谢为活性代谢产物，使用抑制此酶活性的药物将导致氯吡格雷活性代谢产物的水平降低。药物相互作用的临床意义尚不确定。不推荐联合使用强效或中效的CYP2C19抑制剂（如奥美拉唑）；泮托拉唑、兰索拉唑与氯吡格雷联用后，未观察到氯吡格雷活性代谢产物的血药浓度有大幅下降。没有证据显示其他抑制胃酸分泌的H_2受体阻滞剂（不包括CYP2C19的抑制剂西咪替丁）或抗酸剂会干扰氯吡格雷的抗血小板活性。 （9）其他药物。氯吡格雷与阿替洛尔、硝苯地平单药联用或同时合用时，未出现有临床意义的药物效应动力学相互作用。此外，氯吡格雷与苯巴比妥、雌二醇合用对氯吡格雷的药效无显著影响，氯吡格雷不改变地高辛或茶碱的药物代谢动力学，制酸剂不改变氯吡格雷的吸收程度。临床试验中，患者在服用氯吡格雷的同时接受多种药物治疗，如利尿剂、β受体阻滞剂、血管紧张素转化酶抑制剂、钙拮抗剂、降脂药、冠状动脉扩张剂、降糖药（包括胰岛素）、抗癫痫药和GP Ⅱb/Ⅲa受体阻滞剂，未发现有临床意义的不良相互作用
疾病因素	（1）肝损伤。对于可能有出血倾向的中度肝脏疾病患者，由于使用氯吡格雷的经验有限，因此，在这类患者中应慎用氯吡格雷；严重肝损伤者应禁用氯吡格雷。 （2）肾损伤。对于肾功能损害的患者，应用氯吡格雷的经验有限，所以这类患者应慎用氯吡格雷。 （3）活动性病理性出血。如消化性溃疡或颅内出血患者应禁用氯吡格雷
生理因素	（1）妊娠期。目前尚无临床上提供的关于妊娠期服用氯吡格雷的临床资料，谨慎起见，妊娠期女性应避免使用氯吡格雷。 （2）哺乳期。谨慎起见，服用氯吡格雷期间应停止哺乳
其他因素	无
剂量调整模型	无

替格瑞洛

<table>
<tr><td rowspan="2">影响因素</td><td>遗传因素：吸收□分布□代谢☑排泄☑靶点（受体或通路）☑其他：无</td></tr>
<tr><td>非遗传因素：药物因素☑疾病因素☑生理因素☑
其他因素：无</td></tr>
<tr><td>药物简介</td><td>作用机制
替格瑞洛是一种环戊三唑嘧啶类化合物。替格瑞洛及其主要代谢产物能可逆性地与血小板P2Y12ADP受体相互作用，阻断信号传导和血小板活化。替格瑞洛与其活性代谢产物的活性相当。
适应证
本品用于ACS（不稳定型心绞痛、非ST段抬高性心肌梗死或ST段抬高性心肌梗死）患者，包括接受药物治疗和PCI的患者，可降低血栓性心血管事件的发生率。
药物代谢动力学
替格瑞洛的药物代谢动力学呈线性，替格瑞洛及其活性代谢产物AR-C124910XX的暴露量与用药剂量大致成比例。替格瑞洛吸收迅速，中位达峰时间（T_{max}）约为1.5小时。替格瑞洛可快速生成其主要循环代谢产物AR-C124910XX（活性代谢产物），中位T_{max}约为2.5小时。在所研究的剂量范围（30～1260mg）内，替格瑞洛与其活性代谢产物的C_{max}和AUC与用药剂量大致成比例增加。替格瑞洛的平均绝对生物利用度约为36%（范围为25.4%～64.0%）。高脂饮食可使替格瑞洛的AUC增加21%，活性代谢产物的C_{max}下降22%，但对替格瑞洛的C_{max}和活性代谢产物的AUC无影响。一般认为这些微小变化的临床意义不大，因此，替格瑞洛可在饭前或饭后服用。替格瑞洛的稳态分布容积为87.5L。替格瑞洛及其代谢产物与人血浆蛋白广泛结合（结合率>99%）。替格瑞洛主要由CYP3A4代谢，少部分由CYP3A5代谢，主要代谢产物为AR-C124910XX，经体外实验证实亦具有活性，可与血小板P2Y12ADP受体结合。活性代谢产物的全身暴露为替格瑞洛的30%～40%。替格瑞洛主要通过肝脏代谢消除。通过使用替格瑞洛放射示踪剂测得放射物的平均回收率约为84%（粪便中含57.8%，尿液中含26.5%），替格瑞洛及其活性代谢产物在尿液中的回收率均小于给药剂量的1%。活性代谢产物的主要消除途径为经胆汁排泄。替格瑞洛的平均$t_{1/2}$约为7小时，活性代谢产物的平均$t_{1/2}$约为9小时</td></tr>
<tr><td>说明书信息摘录</td><td>FDA
1. 警示和注意事项　替格瑞洛经CYP3A4/5代谢，因此，应避免与CYP3A强效抑制剂合并使用，如阿扎那韦、克拉霉素、茚地那韦、伊曲康唑、酮康唑、奈法唑酮、奈非那韦、利托那韦、沙奎那韦、泰利霉素和伏立康唑等合并使用，并避免与潜在的CYP3A诱导剂，如利福平、地塞米松、苯妥英、卡马西平、苯巴比妥等合并使用。替格瑞洛将导致辛伐他汀和洛伐他汀血药浓度升高，因为这些药物均由CYP3A4代谢。联合使用时，辛伐他汀和洛伐他汀的剂量应不超过40mg。
2. 药物相互作用
（1）CYP3A抑制剂。避免与CYP3A强效抑制剂联合使用，如酮康唑、伊曲康唑、伏立康唑、克拉霉素、奈法唑酮、利托那韦、奈非那韦、沙奎那韦、阿扎那韦、茚地那韦和泰利霉素等。
（2）CYP3A诱导剂。避免同时使用潜在的CYP3A诱导剂，如利福平、地塞米松、苯妥英、卡马西平、苯巴比妥等。
（3）阿司匹林。联用超过100mg的阿司匹林会使替格瑞洛的有效性降低。
（4）辛伐他汀、洛伐他汀。替格瑞洛会导致辛伐他汀和洛伐他汀的血药浓度升高，因为这些药物均由CYP3A4代谢。联用时，辛伐他汀和洛伐他汀的最大剂量不应超过40mg。
（5）地高辛。由于替格瑞洛对P-gp有抑制作用，地高辛与替格瑞洛联用时密切监测地高辛的血药浓度显得尤为重要。</td></tr>
</table>

续表

<table>
<tr><td>说明书信息摘录</td><td>
3. 药物代谢动力学　CYP3A4 是替格瑞洛的主要代谢酶，可代谢替格瑞洛产生主要的活性代谢产物。替格瑞洛及其主要活性代谢产物是 P-gp 的弱抑制剂和底物。
（1）其他药物对替格瑞洛的影响。CYP3A 中效抑制剂（如地西泮）对替格瑞洛影响较小。
（2）替格瑞洛对其他药物的影响。体外代谢研究显示，替格瑞洛及其主要活性代谢产物是 CYP3A 的弱抑制剂、潜在的 CYP3A5 诱导剂和 P-gp 抑制剂。研究发现，替格瑞洛及其代谢产物 AR-C124910XX 对人类的 CYP1A2、CYP2C19 和 CYP2E1 没有抑制作用。
4. 药物基因组学　在 PLATO 研究（n=10285）的基因亚组中，使用替格瑞洛和氯吡格雷的患者的血栓事件和出血事件不受 CYP2C19 基因型的影响。
EMA
1. 警示和注意事项　替格瑞洛禁止与 CYP3A4 强效抑制剂（如酮康唑、克拉霉素、奈法唑酮、利托那韦、阿扎那韦）联用，因为联用可能会导致替格瑞洛暴露量明显增加。不建议替格瑞洛与 CYP3A4 强效诱导剂（如利福平、地塞米松、苯妥英钠、卡马西平、苯巴比妥）联用，因为联用可能会导致替格瑞洛暴露量的减少而引起药效降低。不推荐替格瑞洛与治疗窗窄的 CYP3A4 底物（如西沙必利和麦角生物碱）联用，因为替格瑞洛可能会使该药物的暴露量增加。替格瑞洛和辛伐他汀或洛伐他汀联用时，辛伐他汀和洛伐他汀的最大剂量为 40mg。联合使用地高辛和替格瑞洛时需密切监测临床表现和实验室指标。目前没有替格瑞洛与 P-gp 抑制剂（如维拉帕米、奎尼丁、环孢素）联用的相关数据，P-gp 抑制剂可能会使替格瑞洛的暴露量增加。如果无法避免联用，应密切关注 P-gp 抑制剂的血药浓度和替格瑞洛暴露量。
2. 药物相互作用　替格瑞洛主要通过 CYP3A4 代谢，是 CYP3A4 的弱抑制剂。同时，替格瑞洛也是 P-gp 底物和弱抑制剂，可能会使其他 P-gp 底物的暴露量增加。其他药物对替格瑞洛的影响如下。
（1）CYP3A4 强效抑制剂。联用酮康唑会使替格瑞洛的 C_{max} 和 AUC 分别升高 2.4 倍和 7.3 倍，使其活性代谢产物的 C_{max} 和 AUC 分别降低 89% 和 56%。其他 CYP3A4 强效抑制剂（如克拉霉素、奈法唑酮、利托那韦、阿扎那韦）被认为可能会产生相似的效应，所以，这些药物禁止与替格瑞洛联用。
（2）CYP3A4 中效抑制剂。联用地尔硫䓬会使替格瑞洛的 C_{max} 和 AUC 分别升高 69% 和 2.7 倍，使其活性代谢产物的 C_{max} 降低 38%，AUC 无变化。替格瑞洛对地西泮的血药浓度无影响。其他 CYP3A4 中效抑制剂（如安普那韦、阿瑞匹坦、红霉素和氟康唑）被认为可能会产生相似的效应。
（3）CYP3A4 诱导剂。联用利福平会使替格瑞洛的 C_{max} 和 AUC 分别降低 73% 和 86%，活性代谢产物的 C_{max} 无改变，AUC 降低 46%。其他 CYP3A4 诱导剂（如地塞米松、苯妥英钠、卡马西平和苯巴比妥）被认为可能会产生相似的效应。联用替格瑞洛和潜在的 CYP3A4 诱导剂可能会降低替格瑞洛的暴露量和药效。
替格瑞洛对其他药物的影响如下。
（1）通过 CYP3A4 代谢的药物。
1）辛伐他汀。联用替格瑞洛会使辛伐他汀的 C_{max} 和 AUC 分别升高 81% 和 56%；使辛伐他汀酸的 C_{max} 和 AUC 分别升高 64% 和 52%，个别患者可升高 2～3 倍。联用替格瑞洛和超过 40mg 的辛伐他汀可引起辛伐他汀的不良反应，应权衡利弊。辛伐他汀对替格瑞洛的血药浓度没有影响。联用洛伐他汀与替格瑞洛可能会有相似的效应。与替格瑞洛联用时，不推荐使用剂量超过 40mg 的辛伐他汀或洛伐他汀。
2）阿托伐他汀。联用阿托伐他汀和替格瑞洛会使阿托伐他汀酸的 C_{max} 和 AUC 分别升高 23% 和 36%。阿托伐他汀酸所有代谢产物的 AUC 和 C_{max} 都有相似程度的升高。
不能排除其他经 CYP3A4 代谢的他汀类药物产生相似效应的可能。国际多中心临床试验（PLATO）研究中的患者在接受替格瑞洛治疗的同时，使用了多种他汀类药物，研究中 93% 的联合用药患者并未出现他汀类药物用药安全性问题。
替格瑞洛是一种 CYP3A4 弱抑制剂。不推荐联用替格瑞洛和治疗窗窄的 CYP3A4 底物（如西沙必利和麦角生物碱），因为替格瑞洛可能会增加这些药物的暴露量。
</td></tr>
</table>

续表

说明书信息摘录	（2）通过 CYP2C9 代谢的药物。联用替格瑞洛和甲苯磺丁脲对两种药物的血药浓度没有任何影响，说明替格瑞洛不是 CYP2C9 的抑制剂，因此，不会影响经 CYP2C9 代谢的药物或底物，如华法林和甲苯磺丁脲。 （3）P-gp 底物（包括地高辛和环孢素）。联用替格瑞洛会使地高辛的 C_{max} 和 *AUC* 分别升高 75%和 28%。联用后，地高辛的平均谷浓度升高 30%，部分患者谷浓度甚至升高至原来的 2 倍。联用地高辛后，替格瑞洛的 C_{max}、*AUC* 和替格瑞洛的代谢产物无改变。因此，联用替格瑞洛和治疗窗窄的 P-gp 转运底物（如地高辛、环孢素）时，推荐在联用过程中适当监测临床表现和（或）实验室指标。 3. 作用机制　替格瑞洛是一种选择性 ADP 受体 P2Y12 的拮抗剂，通过拮抗作用抑制 ADP 介导的血小板激活和聚集。替格瑞洛口服起效，可逆性地与血小板 P2Y12 受体发生相互作用，从而阻止信号传导。 4. PLATO 研究中的基因亚组　PLATO 研究中，通过 10285 例患者的 CYP2C19 和 ABCB1 基因型亚组研究基因型与临床结局之间的关系。替格瑞洛在减少主要心血管事件的发生方面优于氯吡格雷，但 CYP2C19 和 ABCB1 基因型对此优越性的影响并不显著。同样，PLATO 研究发现，主要出血事件在替格瑞洛和氯吡格雷间无显著差异。替卡格雷和氯吡格雷在减少主要心血管事件发生方面的优势不明显。在非 CABG 亚组的主要出血事件的比较中，替格瑞洛组主要出血事件的发生率高于有一个或多个 CYP2C19 基因缺陷的氯吡格雷组，但是与无功能缺失的氯吡格雷组无差异。 5. 药物代谢动力学　替格瑞洛及其活性代谢产物都是 P-gp 底物，CYP3A4 是替格瑞洛的主要代谢酶。 **PMDA** 无。 **HCSC** 无
遗传因素	（1）替格瑞洛及其活性代谢产物的血浆浓度主要受到 3 个基因的影响，分别是 *SLCO1B1*、*CYP3A4* 和 *UGT2B7*。然而，基因的突变对替格瑞洛主要终点事件（包括有效性和安全性）均无显著影响。 （2）替格瑞洛主要经 CYP3A4 代谢，位点 *rs56324128* 发生 C>T 突变可引起氨基酸 Gly56Asp 的改变，但该突变对替格瑞洛的有效性和安全性无显著影响。关于另一位点 *rs62471956* 发生的 G>A 突变是否会影响酶功能，尚无相关数据。 （3）肝细胞膜上的溶质转运体介导替格瑞洛从血液进入肝细胞，并从细胞内外排到胆汁中或返回血液，该转运体由 *SLCO1B1* 基因编码，*SLCO1B1* 具有高度基因多态性，位点 *rs113681054* 发生 T>C 突变引起的功能改变尚无相关数据支持，另一位点 *rs4149056* 发生 T>C 突变可引起氨基酸 Val174Ala 的改变，但该突变对替格瑞洛的有效性和安全性无显著影响。 （4）葡萄糖基转移酶家族由基因 *UGBT2B7* 编码，该酶在替格瑞洛的排泄过程中起作用。位点 *rs61361928* 发生 T>C 突变可引起氨基酸 Leu46Pro 的改变，但该突变对替格瑞洛的有效性和安全性无显著影响。 （5）替格瑞洛的靶点 P2Y12 受体也存在基因多态性，目前体外研究的结果表明，P2Y12 受体基因多态性对血小板的聚集没有显著影响
药物因素	（1）与 CYP3A4 强效抑制剂联用可导致替格瑞洛的暴露量大幅度增加，因此，禁止替格瑞洛与 CYP3A4 强效抑制剂（如酮康唑、伊曲康唑、伏立康唑、克拉霉素、奈法唑酮、利托那韦、奈非那韦、沙奎那韦、阿扎那韦、茚地那韦和泰利霉素）联合使用。 （2）联用地尔硫䓬会使替格瑞洛的 C_{max} 和 *AUC* 分别升高 69%和 2.7 倍，使活性代谢产物的 C_{max} 降低 38%，*AUC* 无变化。其他 CYP3A4 中度抑制剂（如安普那韦、阿瑞匹坦、红霉素和氟康唑）被认为可能会产生相似的效应。

续表

药物因素	（3）不建议将替格瑞洛与 CYP3A4 强效诱导剂（如利福平、地塞米松、苯妥英钠、卡马西平和苯巴比妥）联用，因为联用可能会导致替格瑞洛暴露量下降，从而引起药效降低。 （4）联用超过 100mg 的阿司匹林会使替格瑞洛的有效性降低
疾病因素	（1）肾功能不全的患者无须调整剂量。 （2）轻度肝功能不全的患者无须调整剂量，中度至重度肝功能不全的患者禁用替格瑞洛。 （3）对于实施择期手术的患者，若抗血小板药物治疗不是必需的，应在术前 7 天停用替格瑞洛。 （4）活动性病理性出血和有既往颅内出血史的患者禁用替格瑞洛
生理因素	（1）老年人无须调整剂量。 （2）18 岁以下儿童的用药安全性及有效性尚未确立。 （3）不推荐妊娠期女性使用替格瑞洛。 （4）本品及其活性代谢产物可经乳汁排泄，哺乳期女性应综合获益及风险来决定停止哺乳或停止用药
其他因素	无
剂量调整模型	无

第八章 麻醉药物

地氟烷

影响因素	遗传因素：吸收□分布□代谢□排泄□靶点（受体或通路）☑其他：无 非遗传因素：药物因素☑疾病因素☑生理因素☑ 其他因素：无
药物简介	**作用机制** 地氟烷是一种挥发性液体吸入麻醉药。 **适应证** （1）地氟烷适用于住院和门诊的成年患者，是用于麻醉诱导和（或）维持的吸入性药物。 （2）采用地氟烷麻醉时，由于中度至重度上呼吸道不良事件的发生率较高，所以不推荐儿童患者应用地氟烷进行麻醉诱导。在应用其他药物进行麻醉诱导以及完成气管插管之后，地氟烷可用于婴儿和儿童的麻醉维持。 **药物代谢动力学** 由于血浆样本中的地氟烷具有挥发性，所以地氟烷的洗入率和洗出率被用作血浆药物代谢动力学的代用指标。8名男性健康受试者首先吸入70％N_2O/30％O_2，持续30分钟，然后吸入由2.0％地氟烷、0.4％异氟烷和0.2％氟烷组成的混合物，持续30分钟。在此期间，对吸入浓度（FI）和潮气末浓度（FA）进行测量。在第30分钟，地氟烷的FA/FI（洗入）数值为0.91，N_2O的该数值为1.00，异氟烷的该数值为0.74，氟烷的该数值为0.58。氟烷和异氟烷的洗入率与文献中的数值相似。在所有时间点，地氟烷的洗入率均高于异氟烷和氟烷的洗入率。在第5分钟，地氟烷的FA/FAO（洗出）数值为0.12，异氟烷的该数值为0.22，氟烷的该数值为0.25。在清除阶段的所有时间点，地氟烷的洗出速度均高于异氟烷和氟烷。到第5天时，地氟烷的FA/FAO为异氟烷或氟烷相应数值的1/20。在25岁的成人中，地氟烷的最低肺泡浓度（MAC）为7.3％。随着年龄的增加、加用阿片类或苯二氮䓬类等药物，地氟烷的MAC下降。地氟烷在人体肝脏中极少进行生物转化，且仅有少于0.02％的吸收入体内的地氟烷以代谢产物的形式从尿液中被回收，而异氟烷该比例为0.2％
说明书信息摘录	**FDA** 应使用专门为地氟烷设计并被指定使用的挥发罐进行地氟烷给药。在进行全身麻醉给药时，必须根据患者的反应进行个体化给药。阿片类药物或苯二氮䓬类药物的应用会降低地氟烷产生麻醉效应时需要的剂量。地氟烷可降低神经肌肉阻滞剂的起效剂量。在应用流速为2L/min或者更高流速的地氟烷进行麻醉维持时，地氟烷的肺泡浓度通常在吸入浓度的10％以内。 （1）麻醉前给药。必须对诸如是否需要麻醉前给药以及麻醉前给药的药物选择问题进行个体化考虑。在临床研究中，计划应用地氟烷进行麻醉的患者经常会接受麻醉前静脉内给药，如阿片类药物和（或）苯二氮䓬类药物。 1）麻醉诱导。在一些麻醉前给予阿片类药物的成人中，地氟烷的起始浓度通常为3％，然后在每2～3次呼吸后将地氟烷的浓度增加0.5％～1.0％。在伴有和不伴有N_2O给药的情况下，潮气末浓度为4％～11％的地氟烷可以在2～4分钟内产生麻醉效应。当将地氟烷作为主要麻醉诱导剂时，上呼吸道刺激症状（呼吸暂停、屏气、喉痉挛、咳嗽和分泌物增加）的发生率增加。在成人的麻醉诱导期间，总氧合血红蛋白脱饱和（SpO_2<90％）的发生率为6％。成人应用硫喷妥钠或异丙酚一类的静脉药物诱导后，不论载气是O_2还是N_2O/O_2，地氟烷均可以以0.5～1 MAC的剂量开始给药。

续表

<table>
<tr><td>说明书信息摘录</td><td>2）麻醉维持。在成人中，在伴有或不伴有 NO 给药的情况下，2.5%～8.5%的地氟烷可以维持手术所需的麻醉水平。在儿童中，在伴有或不伴有 NO 给药的情况下，5.2%～10%的地氟烷可以维持手术所需的麻醉水平。在麻醉维持期间，地氟烷浓度的增加可以使血压出现剂量依赖性下降。血压的过度下降可能由麻醉深度过深导致，在这种情况下，可以通过降低地氟烷的吸入浓度对血压进行纠正。当地氟烷浓度超过 1MAC 时，会出现心率加快，因此，在应用该药物时，心率加快不能被认为是麻醉不足的可靠征象。此外，地氟烷可以降低神经肌肉阻滞剂起效所需要的剂量。
（2）禁忌。地氟烷不应被用于已知或可疑的具有遗传易感性的恶性高热患者中，也不应被用于已知对地氟烷或其他卤化药物过敏的患者中，亦不应用于有全身麻醉禁忌证的患者。
（3）警告。
1）围手术期高钾血症。研究表明，吸入性麻醉药的应用与血清钾水平罕见的升高相关，在手术后，这种血清钾水平的升高可以导致儿童患者出现心律失常和死亡。患有潜在或明显的神经肌肉疾病，特别是 Duchenne 型肌营养不良的患者似乎最容易受到影响。这些病例大部分与同时使用琥珀酰胆碱相关，但并不是所有病例均如此。这些患者也出现了血清肌酸激酶水平的显著升高，在一些病例中，尿液的变化与肌红蛋白尿症的表现一致。尽管其临床表现与恶性高热相似，但没有任何患者出现肌肉僵硬或高代谢状态的征象或症状。推荐对高钾血症和难治性心律失常进行早期积极干预，并在随后对潜在的神经肌肉疾病进行评估。
2）恶性高热。在易感个体中，强效吸入性麻醉药可能触发骨骼肌的高代谢状态，导致高需氧量和被称为恶性高热的临床综合征。该临床综合征表现为高碳酸血症，还可出现肌肉僵硬、心动过速、呼吸急促、发绀、心律失常和（或）血压不稳定。在浅麻醉中，也可能出现一些非特异性征象，包括急性缺氧、高碳酸血症和低血容量。恶性高热的治疗包括停止使用触发药物、丹曲林钠静脉内给药以及支持治疗。在后期可能出现肾衰竭，在可能的情况下，应该对尿液流量进行监测。
3）儿童用药。采用地氟烷进行麻醉时，由于中度至重度喉痉挛（50%）、咳嗽（72%）、屏气（68%）、呼吸道分泌物增加（21%）以及氧合血红蛋白脱饱和（26%）事件的发生率较高，所以在婴儿或儿童患者中，不推荐通过面罩使用地氟烷进行全身麻醉诱导。
应该仅由接受过全身麻醉相关训练的人员进行地氟烷给药，并应该使用专门设计的、指定用于地氟烷给药的挥发罐。在给药地点，应该准备好用于维持气道通畅、人工通气、吸氧和心肺复苏的设备。当麻醉加深时，低血压和呼吸抑制的发生率会增加。
4）药物过量。如果出现药物过量事件或者出现疑似药物过量事件，应停止地氟烷给药、保持呼吸道通畅并开始用氧气进行辅助通气或控制通气，从而维持正常的心血管功能。
EMA
无。
PMDA
无。
HCSC
报道的最严重的不良反应包括呼吸暂停、支气管痉挛、心搏骤停、肝衰竭、高钾血症、低血压、恶性高热和呼吸抑制</td></tr>
<tr><td>遗传因素</td><td>恶性高热易感个体中，强效吸入性麻醉药可能触发骨骼肌的高代谢状态，导致高需氧量和被称为恶性高热（MHS）的临床综合征。目前已经确定两个诱发基因，MHS 与 RYR1 突变相关，RYR1 编码兰尼碱受体 1；MHS 与 CACNA1S 突变相关，CACNA1S 编码骨骼肌钙通道。高达 70%的恶性高热由 RYR1 突变引起，约 1%由 CACNA1S 突变引起</td></tr>
<tr><td>药物因素</td><td>（1）在临床研究中，地氟烷与麻醉前或麻醉时常用的药物（肌肉松弛药、静脉麻醉药和局部麻醉药）之间无明显不良相互作用。目前尚没有确定地氟烷对其他药物分布产生的影响。与异氟烷一样，在输注外源性肾上腺素的情况下，地氟烷给药并没有在猪体内引发室性心律失常的倾向。</td></tr>
</table>

续表

药物因素	（2）苯二氮䓬类药物和阿片类药物。苯二氮䓬类药物（如咪哒唑仑 25～50μg/kg）可使地氟烷的 MAC 降低 16%，阿片类药物（如芬太尼 3～6μg/kg）可使地氟烷的 MAC 降低 50%。 （3）神经肌肉阻滞剂。与 N_2O/阿片类药物的麻醉方案相比，在平衡状态下（在检测前 15 分钟或更长时间给药），麻醉浓度的地氟烷使琥珀酰胆碱的 ED_{95} 降低了约 30%，使阿曲库铵和泮库溴铵的 ED_{95} 降低了约 50%。尚没有对地氟烷对非去极化神经肌肉阻滞剂药效持续时间产生的效应进行研究
疾病因素	（1）地氟烷不应该被用于已知或可疑的具有恶性高热遗传易感性的患者中，也不应该被用于已知对地氟烷或其他卤化药物过敏的患者中，亦不应用于有全身麻醉禁忌证的患者中。 （2）肾脏或肝功能不全。将 9 名接受地氟烷麻醉的患者（n=9）与 9 名接受异氟烷麻醉的患者进行比较，这些患者均患有慢性肾功能不全（血清肌酐为 132.6～609.9μmol/L）。这两组患者在血液学和生化检测方面（包括肾功能评估）没有发现差异。与此相似，在实施肾移植的患者中，接受地氟烷（n=28）和异氟烷（n=30）麻醉的患者之间也没有发现差异。将 8 名接受地氟烷麻醉的患者与 6 名接受异氟烷麻醉的患者进行比较，这些患者均患有慢性肝病（病毒性肝炎、酒精性肝炎或肝硬化）。这两组患者在血液学和生化检测方面（包括肝脏酶学和肝功能评估）没有发现差异。 （3）颅内占位性损伤。当给予出现颅内占位性损伤的患者地氟烷时，地氟烷可以使患者的脑脊液压力（cerebrospinal fluid pressure，CSFP）出现剂量依赖性增加。在已知或可疑的出现 CSFP 增加的患者中，地氟烷的给药剂量应该为 0.8MAC 或更低，并且应该联用巴比妥类药物进行诱导和过度通气，直至患者行颅减压术。必须注意保持大脑的灌注压。 （4）冠状动脉疾病。在患有冠状动脉疾病的患者中以及在不希望出现心率或血压升高的患者中，地氟烷不应该被用作单一的麻醉诱导药物。地氟烷应该与其他药物联用，最好与阿片类药物和催眠药联用
生理因素	（1）妊娠药物分级。分级为 B 级。在妊娠期女性中，尚未进行适当的对照研究。仅在被证实患者的潜在受益超过对胎儿的潜在危险时，地氟烷才可以应用于妊娠期女性。 （2）分娩。在分娩期间应用地氟烷的安全性尚没有被确定。 （3）哺乳期女性。在麻醉后 24 小时，乳汁中的地氟烷浓度很可能没有临床意义。由于地氟烷具有快速洗出的特征，预测地氟烷在乳汁中的浓度低于其他挥发性麻醉药在乳汁中的浓度。 （4）儿童。使用地氟烷进行麻醉时，因为中度至重度喉痉挛、咳嗽、屏气、呼吸道分泌物增加及氧合血红蛋白脱饱和的发生率较高，所以在儿童患者的全身麻醉中，不推荐通过面罩用地氟烷进行全身麻醉诱导。 （5）老年人。资料显示，70 岁患者的平均地氟烷 MAC 仅为 20 岁患者的 2/3
其他因素	（1）在麻醉维持期间，增加地氟烷的浓度可以导致血压出现剂量依赖性下降。血压的过度下降可能与麻醉深度有关，在这种情况下，可以通过降低地氟烷的吸入浓度对血压进行纠正。当浓度超过 MAC 时，地氟烷可以使心率加快。因此，在应用该药物时，心率加快不能被认为是麻醉不足的可靠征象。 （2）吸入浓度大于 12%的地氟烷已被安全地应用于对患者的麻醉中，特别是在麻醉诱导期间。这样的浓度将成比例地稀释氧气浓度，因此，如果在麻醉中同时应用了 NO 或空气，那么可能需要将这些气体的浓度降低，以维持足够的氧气供应。 （3）在患者离开麻醉恢复室之前，应该对患者全身麻醉后的恢复情况进行评估。 （4）与其他一些吸入性麻醉药一样，地氟烷可以与干粉状二氧化碳吸收剂发生反应并产生 CO，在一些患者中，这可能导致碳氧血红蛋白水平的升高。病例报告表明，当新鲜气体在高流速下在多个小时或数天持续通过 CO_2 吸收剂滤器时，氢氧化钡石灰和碳酸钠石灰将变为干粉状。当临床医师怀疑 CO_2 吸收剂已经变为干粉状，那么在应用地氟烷之前，应该更换 CO_2 吸收剂。 （5）与其他卤化麻醉药一样，在被之前的卤化麻醉药暴露敏化的患者中，地氟烷可导致过敏性肝炎
剂量调整模型	无

琥珀酰胆碱

<table>
<tr><td rowspan="2">影响因素</td><td>遗传因素：吸收□分布□代谢☑排泄□靶点（受体或通路）☑其他：无</td></tr>
<tr><td>非遗传因素：药物因素☑疾病因素☑生理因素☑
其他因素：无</td></tr>
<tr><td>药物简介</td><td>作用机制
琥珀酰胆碱是一种去极化骨骼肌松弛药，可与运动终板的胆碱能受体结合发生去极化。这种去极化首先会引起肌束震颤，随着足够浓度的琥珀酰胆碱结合到受体部位，神经肌肉传递将受到抑制，肌松作用起效快（静脉注射1分钟内起效），单剂量给药后药效可持续4～6分钟。琥珀酰胆碱的肌松作用是渐进的，不同肌肉的敏感性不同，肌松顺序是从面部上睑提肌到声门肌，最后到肋间肌、膈肌和其他骨骼肌。琥珀酰胆碱对子宫和其他平滑肌没有直接的肌松作用。琥珀酰胆碱由于脂溶性较低且高度离子化，因此不容易透过胎盘。
本品重复给药后可发生快速耐受性。
根据本品的剂量和用药时间，去极化神经肌肉阻滞（Ⅰ相阻滞）可能发展为表面类似非去极化阻滞（Ⅱ相阻滞）的传导阻滞，这可能与长期呼吸肌麻痹或者呈现Ⅱ相阻滞有关。在通过外周神经刺激进行明确诊断后，有时能用胆碱酯酶抑制剂（如新斯的明）逆转阻滞作用，但是胆碱酯酶抑制剂的逆转作用并不一定有效。如果在胆碱酯酶代谢琥珀酰胆碱之前使用胆碱酯酶抑制剂，会延长而非缩短肌肉麻痹时间。
虽然琥珀酰胆碱对心肌没有直接作用，但是其可以通过刺激自主神经节和毒蕈碱受体引起心脏节律的变化（包括心搏骤停）。手术或高钾血症（特别是在儿童中）以及迷走神经刺激也可能引发心脏节律的变化。卤化麻醉药会增强这些作用。
在注射琥珀酰胆碱后和肌束震颤阶段，眼内压会快速升高，肌肉完全麻痹后眼内压也略有升高。同样，琥珀酰胆碱可能引起颅内压的轻度升高。
同其他神经肌肉阻滞剂一样，琥珀酰胆碱可能引起组胺的持续释放，症状包括潮红、低血压和支气管收缩等，但是在临床正常使用中较为罕见。
琥珀酰胆碱对意识、疼痛阈值和大脑活动没有影响。
本品只能在充分麻醉的状态下使用。
适应证
用于辅助全身麻醉、气管插管、手术和在机械通气期间维持骨骼肌松弛。
药物代谢动力学
琥珀酰胆碱经血浆假性胆碱酯酶迅速水解生成琥珀酰单胆碱（临床肌松作用很弱），然后再慢慢分解为琥珀酸和胆碱。约10%的药物以原形形式从尿液中排出</td></tr>
<tr><td>说明书信息摘录</td><td>FDA
1. 剂量与用法　琥珀酰胆碱的剂量应个体化，由临床医师对患者进行仔细评估后确定。
（1）成人。
1）短时间外科手术。静脉注射给药后即可产生神经肌肉阻滞作用，辅助气管插管的平均剂量为0.6mg/kg。成人剂量范围为0.3～1.1mg/kg，最佳剂量因人而异。在此范围内给药，给药后约1分钟产生神经肌肉阻滞作用，最强作用可持续2分钟，4～6分钟后逐渐恢复，但大剂量的琥珀酰胆碱可能导致阻滞作用时间延长。可以采用5～10mg的测试剂量来确定患者对本品的敏感性以及个体恢复时间。
2）长时间外科手术。琥珀酰胆碱静滴剂量取决于手术时间以及肌松程度。成人平均滴注速率为2.5～4.3mg/min。浓度为1～2mg/ml的琥珀酰胆碱溶液常用于连续静脉滴注。更稀的琥珀酰胆碱溶液（1mg/ml）更利于控制给药速率和药效的发挥。为达到理想的肌松效果，可以用0.5～10mg（0.5～10ml）的浓度进行静脉滴注。每分钟琥珀酰胆碱给药量由个体反应和所需肌松程度决定。应避免给予大剂量的液体而加重循环系统负担。为了避免药物过量，静脉</td></tr>
</table>

续表

说明书信息摘录	滴注时，建议用外周神经刺激法仔细检查神经肌肉系统功能并监测Ⅱ相阻滞的发生，从而评价逆转剂的作用。间歇静注琥珀酰胆碱也能产生长时间的肌松作用。为维持所需的肌松程度，可以首剂静注 0.3～1.1mg/kg，然后以适当的给药间隔静注维持剂量 0.04～0.07mg/kg。 （2）儿童。 1）紧急气管插管等情况。对于婴儿和幼儿，琥珀酰胆碱的静脉注射剂量为 2mg/kg；对于年龄较大的儿童和青少年，静脉注射剂量为 1mg/kg。琥珀酰胆碱在婴儿和儿童中静注给药可能导致罕见的恶性室性心律失常、心脏停搏和急性横纹肌溶解伴高钾血症，此时应考虑潜在的肌病。同样，在婴儿和幼儿中，琥珀酰胆碱静注给药可能导致严重心动过缓甚至心脏停搏。与成人类似，对儿童第二次给予琥珀酰胆碱后，心动过缓的发生率较高，事先使用阿托品可能会降低缓慢性心律失常的发生率。 2）肌内注射。无法进行静脉给药且必要时，婴儿、儿童和成人可经肌内注射琥珀酰胆碱。肌内注射的最大剂量为 3～4mg/kg，最高总剂量不能超过 150mg，肌内注射给药后 2～3 分钟起效。 2. 相容性　琥珀酰胆碱呈酸性（pH 3.5），不应与 pH 大于 8.5（如巴比妥类药物）的碱性液体混合。注射用琥珀酰胆碱（氯化琥珀酰胆碱）用 5%葡萄糖注射液或 0.9%氯化钠注射液稀释为终浓度为 1～2mg/ml 的溶液后可在 24 小时内保持稳定，且需采用无菌技术进行稀释。配好的溶液仅应用于单一患者，未使用的稀释的琥珀酰胆碱溶液应丢弃。 3. 禁忌　个人或者家族有恶性高热病史和骨骼肌肌病患者以及药物超敏患者禁用。处于烧伤、多发伤、骨骼肌神经损伤、上运动神经元损伤等损伤的急性期的患者禁用，因为这些患者使用琥珀酰胆碱可能引发严重的高钾血症，导致心搏骤停。高钾血症的风险取决于损伤程度和位置，并随着时间推移而增加，损伤发生后 7～10 天风险最高。目前尚不清楚高钾血症发生的具体时间和持续时间。不具备控制或辅助呼吸条件时，严禁使用。忌在患者清醒状态下给药。 4. 警告　琥珀酰胆碱由血浆胆碱酯酶代谢。非典型血浆胆碱酯酶基因纯合患者或疑似患者应谨慎使用琥珀酰胆碱。 （1）过敏反应。琥珀酰胆碱一类的神经肌肉阻滞剂可能导致严重的过敏反应（致死）。由于去极化型和非去极化型神经肌肉阻滞剂存在交叉反应，有神经肌肉阻滞剂过敏史的患者应谨慎使用。 （2）高钾血症。电解质紊乱和洋地黄中毒的患者应谨慎使用琥珀酰胆碱，因为该药引发的高钾血症可能造成严重的心律失常或心脏停搏。处于烧伤、多发伤、骨骼肌神经损伤、上运动神经元损伤等损伤的急性期的患者禁用，因为这些患者使用琥珀酰胆碱可能会引发严重的高钾血症，导致心搏骤停。高钾血症的风险取决于损伤程度和位置，并随着时间推移而增加，损伤发生后 7～10 天风险最高。目前尚不清楚高钾血症发生的具体时间和持续时间。由于可能发生严重的高钾血症，慢性腹腔感染、蛛网膜下腔出血、中枢和外周神经系统退化的患者慎用。 （3）恶性高热。琥珀酰胆碱与恶性高热的急性发病有关。恶性高热为骨骼肌代谢亢进，具有潜在的致命性。患者合并使用挥发性麻醉药会使恶性高热的发生风险增加，常见症状为咬肌痉挛（可能发展为全身肌肉僵直）、耗氧量增加、心动过速、呼吸急促和高热。及时识别早期症状（如颚肌痉挛、酸中毒、琥珀酰胆碱气管插管初始肌肉僵直等）有助于临床治疗。代谢亢进后会出现皮肤色斑、体温升高和凝血功能障碍等，相应处理包括停止给予触发药物（终止麻醉）、静脉注射丹曲林钠和支持疗法，这些支持疗法包括积极降温，支持呼吸和循环，维持尿量，纠正水、电解质和酸碱平衡紊乱。连续监测体温和增加 CO_2 吸收系统有利于早期识别恶性高热。 琥珀酰胆碱可引起眼压升高。除非有明确获益，否则不应将其用于眼压升高（如窄角型青光眼、眼球穿孔伤等）患者。 5. 药物过量　琥珀酰胆碱过量会导致神经肌肉阻滞时间延长，可能表现为呼吸次数减少、潮气量降低或呼吸暂停。主要治疗措施是保持呼吸道畅通、持续辅助呼吸和控制通气。 **EMA** 无。

续表

说明书信息摘录	**PMDA** 无。 **HCSC** 1. 禁忌　与 FDA 相同，骨骼肌肌病（如 Duchenne 型肌营养不良）患者使用琥珀酰胆碱可能出现急性横纹肌溶解，并伴有高钾血症。 2. 警告　与 FDA 相同，在婴儿和儿童中，尤其是 8 岁以下的男童，使用琥珀酰胆碱可能引发罕见、致命的高钾血症，必须权衡利弊，并且在有保持气道畅通的替代手段下使用
遗传因素	（1）非典型血浆胆碱酯酶基因纯合患者或疑似患者应谨慎使用琥珀酰胆碱。非典型血浆胆碱酯酶基因纯合患者（1/2500 例）对琥珀酰胆碱的神经肌肉阻滞作用极为敏感。在这些患者中，可以给予 5～10mg 测试剂量的琥珀酰胆碱来评估患者的敏感性或者通过缓慢静脉滴注 1mg/ml 的琥珀酰胆碱溶液评估其神经肌肉阻滞作用。 （2）血浆胆碱酯酶遗传异常（典型血浆胆碱酯酶基因纯合子或杂合子）会导致血浆胆碱酯酶活性降低，此类患者应慎用。 （3）在恶性高热易感个体中，强效吸入性麻醉药可能会触发骨骼肌高代谢状态，导致高需氧量和被称为 MHS 的临床综合征。目前已经确定两个诱发基因，MHS 与 *RYR1* 突变相关，*RYR1* 编码兰尼碱受体 1；MHS 与 *CACNA1S* 突变相关，*CACNA1S* 编码骨骼肌钙通道。高达 70%的 MHS 由 *RYR1* 突变引起，约 1%由 *CACNA1S* 突变引起
药物因素	（1）能增加本品神经肌肉阻滞作用的药物包括吩噻嗪、催产素、抑肽酶、某些非青霉素类抗生素、奎尼丁、β受体阻滞剂、利多卡因、普鲁卡因胺、咪噻芬、碳酸锂、镁盐、奎宁、氯喹、乙醚、氟烷、甲氧氯普胺、特布他林。降低血浆胆碱酯酶活性的药物（如口服避孕药、糖皮质激素或某些单胺氧化酶抑制剂）或不可逆抑制血浆胆碱酯酶的药物（如有机磷农药、二乙氧膦酰硫胆碱和某些抗肿瘤药物）同样可能增强琥珀酰胆碱的神经肌肉阻滞作用。 （2）如本品同其他神经肌肉阻滞剂同时使用，应考虑出现协同或拮抗作用的可能性。 （3）琥珀酰胆碱呈酸性（pH 3.5），不应同 pH 大于 8.5（如巴比妥类药物）的碱性液体混合
疾病因素	（1）个人或者家族有恶性高热病史和骨骼肌肌病患者以及药物超敏患者禁用。处于烧伤、多发伤、骨骼肌神经损伤、上运动神经元损伤等损伤的急性期的患者禁用。 （2）血浆胆碱酯酶活性降低的患者慎用，在这些患者中，琥珀酰胆碱神经肌肉阻滞作用时间延长。血浆胆碱酯酶遗传异常（典型血浆胆碱酯酶基因纯合子或杂合子）、妊娠、严重肝肾疾病、恶性肿瘤、感染、烧伤、贫血、失代偿性心脏病、消化性溃疡或黏液性水肿会导致血浆胆碱酯酶活性降低。 （3）骨折或肌肉痉挛患者使用本品时可能会由于肌束震颤而加重损伤。 （4）本品可能引起颅内压一过性升高，但是给药前给予足量的麻醉诱导剂能将这种影响降到最低。 （5）本品可能增加胃内压，导致反流和胃内容物误吸。 （6）低钾血症、低钙血症患者使用本品可能导致神经肌肉阻滞作用时间延长
生理因素	（1）妊娠药物分级为 C 级。尚未进行琥珀酰胆碱的动物生殖实验，不清楚其对胎儿的危害和对生殖的影响；妊娠期间和产后几天，血浆胆碱酯酶水平会降低约 24%；妊娠期患者可能对琥珀酰胆碱更敏感。 （2）生育和分娩。琥珀酰胆碱常作为肌松药用于剖腹产手术。虽然小剂量琥珀酰胆碱能通过胎盘屏障，但是在正常情况下，对母体单剂量给药 1mg/kg 的琥珀酰胆碱时，胎儿体内的药量不会对胎儿产生危害。由于通过胎盘屏障的琥珀酰胆碱的药量取决于母体和胎儿之间的药物浓度梯度，如果母体为非典型血浆胆碱酯酶基因纯合或者反复使用大剂量琥珀酰胆碱，新生儿可能表现出残留神经肌肉阻滞效应（呼吸暂停和肌肉松弛）。 （3）哺乳期女性。尚不清楚琥珀酰胆碱是否从乳汁中排泄。由于很多药物会分泌至乳汁中，哺乳期女性应慎用。

续表

生理因素	（4）儿童。琥珀酰胆碱用于儿童时可能会导致罕见的恶性室性心律失常、心脏停搏和急性横纹肌溶解伴高钾血症，这些症状通常发生在琥珀酰胆碱给药后的几分钟内，在青少年中也有过类似报道。这些症状起病急，常规的抢救措施可能会失败。临床中仔细监测心电图（T 波）可能有提示作用。在儿童中使用琥珀酰胆碱应配合急救或气管插管措施以确保气道通畅。儿童第二次被给予琥珀酰胆碱后，心动过缓的发生率和严重程度较成人高，事先使用阿托品可能可以降低缓慢性心律失常的发生率
其他因素	无
剂量调整模型	无

七氟烷

影响因素	遗传因素：吸收□分布□代谢□排泄□靶点（受体或通路）☑其他：无
	非遗传因素：药物因素☑疾病因素☑生理因素☑ 其他因素：无
药物简介	**作用机制** 七氟烷是用于全身麻醉诱导和维持的吸入性麻醉药。 **适应证** 吸入用七氟烷适用于成人和儿童的全身麻醉诱导和维持，住院患者和门诊患者均适用。 **药物代谢动力学** （1）吸收和分布。 1）溶解度。七氟烷在血液中的溶解度较低（37℃时的血/气分配系数为 0.63～0.69），在肺泡和动脉的分压达到平衡之前，七氟烷在血液中的溶解量最小。因此，在麻醉诱导时，FA/FI 有一个快速增大的过程。 2）麻醉诱导。在 7 名男性健康受试者的研究中，吸入 70% N_2O/30%O_2 30 分钟后，再吸入 1.0%七氟烷和 0.6%异氟烷 30 分钟，七氟烷的 FA/FI 高于异氟烷。肺泡浓度达到吸入浓度 50%所需的时间，异氟烷为 4～8 分钟，七氟烷约为 1 分钟。七氟烷的摄取和分布速度大于异氟烷和氟烷，小于地氟烷。 3）麻醉复苏。七氟烷的低溶解度有利于经肺快速消除。该消除速率可定量表示为麻醉终止时（呼气末）的 FAO 与吸入麻醉终止时即刻测得的 FAO 的变化率。七氟烷的消除速率与地氟烷接近，大于氟烷和异氟烷。 4）与蛋白质的结合。目前尚未开展七氟烷对血清和组织蛋白中药物的置换效应相关研究。已经在体外实验中观察到其他氟化挥发性麻醉药对血清和组织蛋白中药物的置换效应，但这种置换的临床意义还不清楚。对于正在服用高结合率、低分布容积药物（如苯妥因）的患者，在吸入七氟烷麻醉的临床研究中，没有发现不良反应。 （2）代谢。七氟烷通过 CYP2E1 进行代谢，生成六氟异丙醇（HFIP）并释放无机氟化物和 CO_2。HFIP 生成后会马上与葡萄糖醛酸结合，并从尿中排泄。七氟烷的其他消除途径还未被证实。体内代谢研究提示，约有 5%剂量的七氟烷可以被代谢。CYP2E1 是七氟烷代谢中的主要同工酶，可在长期服用异烟肼、乙醇后被诱导产生。这类似于异氟烷和恩氟烷的代谢，而区别于由多种 CYP 同工酶代谢的甲氧基氟醚。七氟烷的代谢不受巴比妥酸盐的诱导。在大部分病例中，无机氟化物的浓度峰值出现在七氟烷麻醉结束后的 2 小时内，在麻醉 48 小时后，大多数病例（67%）返回基线。七氟烷快速且全面经肺消除的特性减少了需经代谢消除的麻醉药量。 （3）消除。七氟烷吸入剂量中有 3.5%是以无机氟化物的形式出现在尿液中。对氟化物的研究显示，50%的氟化物不是通过肾脏消除的。

续表

<table>
<tr><td>药物简介</td><td>（4）氟离子的药物代谢动力学。氟离子的浓度通常受麻醉时间、七氟烷吸入浓度和麻醉混合气体组成的影响。单纯吸入七氟烷维持麻醉，麻醉时间为1～6小时，氟化物的峰浓度为12～90μmol/L。峰浓度出现在麻醉结束后的2小时内，麻醉结束10小时后，多数人体内氟化物浓度小于25μmol/L（475ng/ml）。氟化物的半衰期为15～23小时。吸入氟烷后，血清中的无机氟化物浓度高于50μmol/L，这与血管加压素抗性、尿频、肾衰竭的发展相关联。在七氟烷的临床试验中，没有与氟离子浓度升高有关的毒性反应的报道。
（5）重复给药后以及特殊人群中的氟化物浓度。七氟烷单次、长期和重复给药后的氟化物浓度和药物代谢动力学参数已被测定。与健康人相比，氟离子的半衰期在肾功能缺损的患者中延长，但同样的现象并没有在老年患者中出现。对8名肝损伤患者的研究提示，氟离子的半衰期略有延长。肾损伤患者的平均半衰期约为33小时（变化范围为21～61小时），而健康受试者的平均半衰期约为21小时（变化范围为10～48小时）。老年患者（大于65岁）的平均半衰期约为24小时（变化范围为18～72小时）。肝损伤患者的平均半衰期约为23小时（变化范围为16～47小时）</td></tr>
<tr><td>说明书信息摘录</td><td>FDA
七氟烷应由受过全身麻醉训练的人员使用，应确保气道通畅且人工呼吸机、给氧设备和循环复苏设备可使用。由于麻醉深度可迅速发生变化，因此，只能使用可预知七氟烷浓度的气化装置。
（1）剂量与用法。应确定麻醉时从挥发器中输出的七氟烷浓度并使用专为七氟烷设定刻度的挥发器。全身麻醉时，七氟烷的用法应根据患者的反应做到用药个体化。当临床医师怀疑CO_2吸收剂可能已干粉化时应该及时更换。当CO_2吸收剂变为粉末时（如较干燥的气体长时间通过CO_2吸收罐后），七氟烷和CO_2吸收剂发生的放热反应增强。
1）麻醉前用药。在使用七氟烷前，没有特定的必须使用或禁忌使用的药物，是否使用术前药物由麻醉师决定。
2）诱导。七氟烷不具有刺激性气味，不会刺激呼吸系统，适用于儿童和成人的面罩诱导麻醉。
3）维持。当七氟烷浓度达到0.5%～3%时，无论是否同时吸入笑气，都可以达到手术所需的麻醉水平。七氟烷可使用任何类型的麻醉回路。
（2）禁忌。七氟烷可引起恶性高热，禁用于已知对七氟烷或其他含氟药物过敏的患者，也禁用于已知有恶性高热或怀疑对恶性高热易感的患者。
（3）警告。
1）恶性高热。在某些易感人群中，强效的吸入性麻醉药（包括七氟烷）可以引发全身骨骼肌的高代谢状态，导致需氧量急剧升高，出现临床上所谓的恶性高热。在临床试验中，曾报道过一例恶性高热。在遗传学易感的猪中，七氟烷可导致恶性高热。该病的临床症状为持续高热以及可能包括全身肌肉强直、心动过速、呼吸加快、发绀、脉搏紊乱和（或）血压不稳定的其他症状，其中有些非特异性症状可能在轻度麻醉、急性缺氧、高碳酸血症、血容量不足时也会出现。治疗恶性高热，首先要停止使用可能诱发恶性高热的药物，静脉给予丹曲林钠并使用支持疗法。随后可能会出现肾衰竭，如果可能，应持续监测尿量。对卤素吸入性麻醉药敏感的人群使用七氟烷时危险性会增加。不建议将含有氢氧化钾的CO_2吸收剂与七氟烷合用。
2）围手术期高钾血症。吸入性麻醉药的使用与罕见的血钾水平升高相关，而血钾水平升高会引起儿童患者术后出现心律失常和死亡。潜在和已确诊的神经肌肉疾病患者，特别是Duchenne型肌营养不良患者，最易受到伤害。合用琥珀酰胆碱与这些病例中的多数相关。这些患者也会出现血清肌酸激酶水平升高，在一些病例中会出现相应的肌红蛋白尿。尽管同样表现为恶性高热，但这些患者中没有人出现肌肉僵直或高代谢状态的症状和体征。建议对高钾血症和抵抗性心律失常进行早期强化干预，随后对潜在的神经肌肉疾病进行评价。</td></tr>
</table>

续表

<table>
<tr><td>说明书信息摘录</td><td>3）在吸入麻醉过程中，提高七氟烷的吸入浓度会引起剂量依赖性的血压下降。由于七氟烷在血液中溶解度低，血流动力学的变化会比使用其他挥发性麻醉药时更为迅速。血压的大幅度下降或呼吸抑制可能与麻醉深度有关，可以通过减少七氟烷的吸入浓度进行纠正。
（4）药物过量。当使用的药物过量或其他类似药物过量的情况下，应采取以下方案，包括停止使用七氟烷、保持呼吸道畅通、使用氧气辅助或控制呼吸以及维持正常的心血管功能。
EMA
无。
PMDA
无。
HCSC
无</td></tr>
<tr><td>遗传因素</td><td>在恶性高热易感个体中，强效吸入性麻醉药可能会触发骨骼肌高代谢状态，导致高需氧量和被称为 MHS 的临床综合征。目前已经确定两个诱发基因，MHS 与 RYR1 突变相关，RYR1 编码兰尼碱受体 1；MHS 与 CACNA1S 突变相关，CACNA1S 编码骨骼肌钙通道。高达 70％的 MHS 由 RYR1 突变引起，约 1％由 CACNA1S 突变引起</td></tr>
<tr><td>药物因素</td><td>（1）在临床试验中，该药物与术前使用的其他药物之间未见明显的相互作用，其他药物包括中枢神经系统抑制药物、自主神经系统药物、骨骼肌松弛药、抗感染药物、激素及其合成替代品、血制品衍生物和心血管药物。
（2）静脉麻醉药。七氟烷可与巴比妥类药物、丙泊酚以及其他常用的静脉麻醉药混合使用。
（3）苯二氮䓬类和阿片类药物。苯二氮䓬类和阿片类药物可降低七氟烷的 MAC，其机制与苯二氮䓬类和阿片类药物降低其他吸入性麻醉药 MAC 浓度的机制相同。与日常手术中使用的其他麻醉药相同，七氟烷可以与苯二氮䓬类和阿片类药物联合使用。
（4）N_2O。与其他吸入性麻醉药一样，当与 N_2O 混合使用时，七氟烷的用量可以减少。使用 50％的 N_2O 时，七氟烷的 MAC 浓度在成人中可减少约 50％，在儿童患者中可减少约 25％。
（5）神经肌肉阻滞剂。与其他吸入性麻醉药一样，七氟烷将升高非去极化型肌松药引起的神经肌肉阻滞作用的强度和持续时间。当用作阿芬太尼-N_2O 麻醉的补充时，七氟烷和异氟烷同样可以强化泮库溴铵、维库溴铵和阿曲库铵的神经肌肉阻滞作用。因此，当使用七氟烷进行麻醉时，肌松药的剂量调整应与使用异氟烷麻醉时对肌松药的剂量调整要求相似。对神经肌肉阻滞剂的协同作用使得在七氟烷和肌肉张力之间寻找一个平衡点十分必要。诱导麻醉时，减少肌松药的用量可延迟气管插管最适状态的出现时间或导致肌肉松弛不足。在现有的非去极化型肌松药中，仅研究了七氟烷与泮库溴铵、维库溴铵和阿曲库铵间的相互作用。在缺乏特定准则时，应遵循以下原则：①用于气管插管时，不要减少非去极化型肌松药的用量；②维持麻醉时，与 N_2O/阿片类药物麻醉相比，非去极化型肌松药的用量可以相应减少。根据神经系统对刺激的反应可确认肌松药的追加剂量。七氟烷对琥珀酰胆碱引起的神经肌肉去极化时间的影响尚未被研究</td></tr>
<tr><td>疾病因素</td><td>（1）已知对七氟烷或其他含氟药物过敏的患者禁用，也禁用于已知患有恶性高热或怀疑对恶性高热易感的患者。
（2）肝功能。七氟烷可以用于肝功能正常或有轻度至中度肝功能损伤的患者，但七氟烷是否可以用于有严重肝功能损伤的患者尚未被研究。在使用七氟烷或其他参比制剂时，术后肝功能的一过性异常已有报道。七氟烷和异氟烷对肝功能的影响相似。在临床中使用七氟烷时，如果患者有潜在的肝功能障碍或是正在应用一些已经确知可造成肝损伤的药物时，应该做相应的调整。</td></tr>
</table>

续表

疾病因素	（3）肾功能。虽然低流速的临床对照试验数据有限，但对患者和动物的研究提示七氟烷有可能会引起肾损伤，据推测可能是由化合物A（致肾毒性的七氟烷降解产物）引起。对人和动物的研究表明，七氟烷吸入量超过2MAC·h以及新鲜气体流速低于2L/min可能与蛋白尿和糖尿的发生有关。可能造成临床肾毒性的化合物A的吸入浓度尚未确定，应谨慎考虑所有因素，首要的是化合物A的吸入量，特别是吸入时间、新鲜气体流速和七氟烷吸入浓度。在使用七氟烷麻醉期间，麻醉医师应调节七氟烷吸入浓度和新鲜气体流速，以减少化合物A的吸入量。为减少化合物A的吸入量，在1～2L/min的流速下，七氟烷的吸入量不应超过2MAC·h。不推荐新鲜气体流速低于1L/min。在肾功能不全的患者（肌酐浓度大于132.6μmol/L）中使用该药物的临床经验还很有限，在此类患者中使用该药物的安全性尚未被确定。七氟烷用于肾损伤患者时应谨慎。 （4）对于有颅内压升高危险的患者，七氟烷应谨慎地与降低颅内压的手段（如过度通气）联合使用
生理因素	（1）妊娠药物分级为B级。当最高剂量达到1MAC时，在没有CO_2吸附剂的情况下，对大鼠和兔繁殖力影响的研究表明，当七氟烷吸入浓度为0.3MAC时，实验动物的生育能力没有受到损伤，对胎儿也未造成伤害，该浓度为最大毒性剂量。在强碱（如七氟烷降解并产生化合物A）存在的条件下，尚未进行七氟烷对实验动物生殖和发育的毒性研究。对妊娠期女性尚无适当及合理的对照研究。不能将动物实验的结果轻易应用于人体，所以只有在确实需要时才可将本品用于妊娠期女性。 （2）生育和分娩。作为全麻用药的一部分，七氟烷已在29例行择期剖腹产手术的妊娠期女性中得到应用，未见母亲或新生儿发生不良反应。七氟烷在生育和分娩中的安全性尚未被阐明。 （3）哺乳期女性。麻醉后24小时，乳汁中的七氟烷浓度可能不具有临床意义。由于七氟烷可被快速消除，因而可预测乳汁中的七氟烷浓度要低于其他吸入性麻醉药。 （4）儿童。在1～18岁的儿童患者中，已进行了七氟烷用于全麻诱导和维持的临床对照研究。七氟烷无刺激性气味，适用于儿童患者行面罩诱导麻醉。维持全身麻醉所需的七氟烷浓度呈年龄依赖性，当与N_2O共同吸入时，儿童患者的七氟烷MAC应适当降低，早产儿的MAC还未被确定。吸入性七氟烷的使用与癫痫发作有关，这种情况主要出现在2个月以上的儿童和青年人中，他们中的大部分人没有发病危险因素存在。有癫痫发作风险的患者应慎用七氟烷。 （5）老年人。MAC随着年龄的增加而降低，80岁老年人达到1MAC的平均七氟烷浓度约为20岁青年人所需浓度的50%
其他因素	无
剂量调整模型	无

异氟烷

影响因素	遗传因素：吸收□分布□代谢☑排泄□靶点（受体或通路）☑其他：无
	非遗传因素：药物因素☑疾病因素☑生理因素☑ 其他因素：饮食
药物简介	**作用机制** 异氟烷是一种吸入性麻醉药，其用于诱导和苏醒起效迅速。异氟烷有轻微的刺激性，虽然可能不会刺激唾液或支气管过度分泌，但会限制其诱导速率。咽喉部反射能很快缓解。异氟烷麻醉深度变化较快。异氟烷是一种深度呼吸抑制剂，因此，必须密切注意呼吸状态并在必要时提供呼吸支持。麻醉药剂量增加会使潮气量减少，但呼吸频率不会发生变化。呼吸抑制可部分被手术刺激逆转。异氟烷可激发叹息性反应，类似于在乙醚和恩氟烷麻醉中观察到的现象，但

续表

药物简介	发生频率远低于恩氟烷。 麻醉诱导时可出现血压下降，但手术刺激可使其恢复正常。麻醉深度的增加会伴有相应的血压下降。N_2O 可降低达到预期麻醉深度所需的异氟烷吸入浓度，并可减少单独使用异氟烷时引起的血压降低，心率较稳定。在控制通气量及 $PaCO_2$ 的情况下，即使麻醉深度增加也能维持心输出量，此时主要通过增加心率来代偿每搏输出量的减少。麻醉过程中自发通气伴随的高碳酸血症会进一步使心率增加，使心输出量高于清醒时的水平。异氟烷有限的试验数据提示，皮下注射 0.25mg 肾上腺素不会使异氟烷麻醉患者的室性心律失常发生率增加。 正常的麻醉深度在腹内手术中可起到足够的肌松作用，小剂量的肌松药即可使肌肉完全麻痹。所有常用的肌松药与异氟烷均相容，皆可增强异氟烷的作用，非去极化型肌松药效果最明显。新斯的明在异氟烷存在的情况下可逆转非去极化型肌松药的作用。 **适应证** 异氟烷可用于全身麻醉的诱导和维持，尚无其在产科麻醉中的应用的足够数据。 **药物代谢动力学** 与其他氟类麻醉药（如恩氟烷或氟烷）相比，异氟烷在人体中的生物转化很少。麻醉苏醒时，有 95%的异氟烷从呼吸道排出。在麻醉后，只有 0.2%在体内代谢，0.17%的异氟烷可以以尿代谢产物的形式回收，主要代谢产物是三氟乙酸。异氟烷麻醉患者的血清无机氟化物的平均浓度为 3～4μmol/L，血清无机氟化物的峰浓度通常小于 5μmol/L，峰浓度约在麻醉后 4 小时出现，并在 24 小时内恢复。正常情况下，该药物对肾功能没有影响。 临床试验在 48 例患者（16 例接受异氟烷麻醉）中评价了吸入性麻醉药的药物代谢动力学，结果表明，异氟烷的平均稳态分布容积为 $4285ml_{vapour}/kg_{bw}$（范围为 $1509～9640ml_{vapour}/kg_{bw}$），从中央室到外周室的平均转运清除率为 $30.7ml_{vapour}/(kg_{bw} \cdot min)$，范围为 $15.9～38.7ml_{vapour}/(kg_{bw} \cdot min)$
说明书信息摘录	**FDA** 异氟烷仅能在配备充分的麻醉环境下由熟悉药理学并且经过培训的、有麻醉处理经验的医师使用。异氟烷可与干粉状的 CO_2 吸附剂反应生成 CO，从而提高一些患者的碳氧血红蛋白水平。当临床医师怀疑 CO_2 吸附剂已变成干粉状时，应在使用异氟烷麻醉前替换。异氟烷可导致以往接触卤化麻醉药致敏的患者出现过敏性肝炎。异氟烷麻醉后的 2～3 天，患者会出现轻微的智力降低。情绪和症状的较小变化可持续到用药后第 6 天。 （1）剂量与用法。 1）术前给药。应根据患者个体的需要选择术前给药，考虑到异氟烷对腺体分泌有轻微的刺激以及会使心率有上升的趋势，可以选择使用抗胆碱能药物。 2）吸入的浓度。在麻醉期间应清楚经挥发罐给予的异氟烷浓度。 3）麻醉诱导。异氟烷单独与 O_2 或与 N_2O 和 O_2 混合诱导时，可能引起咳嗽、屏气发作和喉痉挛，建议使用催眠剂量的超短效巴比妥盐来避免这些问题，吸入 1.5%～3.0%的异氟烷，在 7～10 分钟内即可达到外科麻醉水平。 4）麻醉维持。外科麻醉水平可用 1.0%～2.5%异氟烷与 N_2O 混合吸入来维持。如仅与 O_2 混合吸入，异氟烷的浓度需额外增加 0.5%～1.0%。如果需要更强的肌松效果，可增加肌松药的剂量。在没有其他合并用药的情况下，维持期间的血压水平与异氟烷浓度成反比。麻醉过深可能导致血压过度降低，此时需要减轻麻醉来纠正。 （2）禁忌。已知对本品或者对其他卤化药物过敏者以及已知或者怀疑为遗传性恶性高热易感者禁用。 （3）警告。 1）围手术期高血钾。吸入性麻醉药的应用与血清钾水平的罕见升高相关，在手术后，这种血清钾水平的升高会导致儿童患者出现心律失常和死亡。患有潜在的或明显的神经肌肉疾病，特别是 Duchenne 型肌营养不良的患者，最容易受到影响。这些病例大部分与琥珀酰胆碱的使用有关，但并不是所有病例均与之相关。这些患者也经历了血清肌酸激酶水平的显著升高，在一些病例中，尿液的变化与肌红蛋白尿症的表现一致。尽管其临床表现与恶性高热相似，

续表

说明书信息摘录	但是这些患者并未表现出肌肉僵硬或高代谢状态的征象或症状。推荐对高钾血症和难治性心律失常进行早期积极干预，也推荐随后对潜在的神经肌肉疾病进行评估。 2）恶性高热。在易感个体中，异氟烷麻醉可以触发骨骼肌代谢亢进，导致耗氧量增加和被称为恶性高热的临床综合征。这一综合征包括非特异性症状，如肌肉僵直、心动过速、呼吸急促、发绀、心律失常和血压不稳定，应该注意的是，其中许多非特异性症状常常与浅麻醉和急性缺氧等同时出现。总体代谢的亢进可导致体温的升高（可迟发或很快出现，但是通常不是代谢增加的最早征象）、二氧化碳吸收系统吸附的增加（二氧化碳吸附罐发热）以及 PaO_2 和 pH 的下降，并可出现高钾血症和碱缺失。处理措施包括停止给予触发药物（如异氟烷）、静脉注射丹曲林钠和支持疗法，支持疗法包括积极降温，支持呼吸和循环，纠正水、电解质和酸碱平衡紊乱。可能继发肾衰竭，因此应维持尿量。 （4）药物过量。如果发生药物过量或者出现可能过量的现象，应采取的措施包括停止给药、建立通畅的呼吸通道以及用纯氧持续辅助和控制通气。 **EMA** 无。 **PMDA** 无。 **HCSC** （1）老年人（＞65 岁）。异氟烷的平均 MAC 随着患者年龄的增加而降低，因此需要进行剂量调整。 （2）儿童（＜18 岁）。儿童不应使用异氟烷。 （3）异氟烷不应该被用于已知或怀疑对恶性高热具有遗传易感性的患者。 （4）异氟烷可引起全身血管阻力和血压的剂量依赖性降低，应特别注意休克、低血压或血流动力学受损（如合并用药）的患者的剂量选择。血压的大幅度下降可能与麻醉的深度有关，并会对异氟烷吸入浓度降低有反应。 （5）维持正常的血流动力学非常重要，可以避免心肌缺血。异氟烷可引起剂量依赖性的冠状动脉舒张。在冠状动脉窃血的动物模型中，异氟烷能够使血液从侧支依赖性心肌流向正常灌注区。患者发生冠状动脉窃血的程度尚不清楚，在这种患者中，应谨慎使用异氟烷。QT 间期延长的高危患者使用异氟烷应谨慎，异氟烷可延长 QT 间期，在疾病状态下或者合并使用围手术期药物时，可能会加剧异氟烷使 QT 间期延长的作用。已经收到 QT 间期延长伴随尖端扭转型室性心动过速（在特殊情况下致命）的报告。 （6）患有线粒体疾病的患者应谨慎使用全身麻醉药，包括异氟烷。 （7）曾在使用卤化麻醉药后出现肝功能障碍、黄疸、原因不明的发热、白细胞增多或嗜酸性粒细胞增多的患者禁用异氟烷。已经有报道表明，异氟烷可能导致轻度、中度甚至重度术后肝功能不全或肝炎伴有或不伴有黄疸（包括致死性肝坏死和肝衰竭）。与其他卤化麻醉药一样，在被之前使用的卤化麻醉药暴露敏化的患者中，异氟烷可以导致过敏性肝炎。虽然该疾病发生的机制尚不明确，但对氟烷的研究表明，可能与 CYP2E1 代谢催化形成三氟乙酰半抗原有关。CYP2E1 仅能代谢 0.2%的异氟烷，但是报道的肝损伤与氟烷引起的肝损伤具有相似性。 （8）异氟烷可能增加脑血流量进而增加颅内压，所以颅内压升高的患者应慎用或者与降低颅内压的措施结合使用。 （9）异氟烷可抑制自主呼吸，在与其他吸入性或静注麻醉药合用时药效增强，因此，必须密切注意呼吸状态并在必要时提供呼吸支持。过度呼吸抑制可能与麻醉深度有关，此时应降低吸入异氟烷的浓度。 （10）异氟烷麻醉后的 2～3 天可出现轻微的智力降低。情绪和症状的较小变化可持续到用药后第 6 天。 （11）异氟烷可能导致过敏，症状包括呼吸抑制、低血压和心律失常。 （12）异氟烷对子宫平滑肌有松弛作用，宫内手术使用异氟烷一类的卤化麻醉药会增加出血

续表

遗传因素	在恶性高热易感个体中，强效吸入性麻醉药可能触发骨骼肌高代谢状态，导致高需氧量和被称为MHS的临床综合征。目前已经确定两个诱发基因，MHS与*RYR1*突变相关，*RYR1*编码兰尼碱受体1；MHS与*CACNA1S*突变相关，*CACNA1S*编码骨骼肌钙通道。高达70%的MHS由*RYR1*突变引起，约1%由*CACNA1S*突变引起
药物因素	（1）禁忌合用非选择性单氨氧化酶抑制剂。由于手术中存在发生危象的危险，因此术前15天应停止治疗。 （2）不宜合用β拟交感神经药（如异丙肾上腺素）和α及β拟交感神经药（如肾上腺素和去甲肾上腺素）。合用可造成心率加快，存在发生严重室性心律失常的危险。 （3）肌肉松弛药。异氟烷可增强所有肌松药的肌松作用，这种影响对非去极化型药物更明显，因此，使用此类药物时建议给常规剂量的1/3～1/2。异氟烷延长神经肌肉阻滞效应的能力较其他常用的吸入性麻醉药强。新斯的明可以拮抗非去极化型肌松药的作用，但对异氟烷本身的肌松作用无影响。 （4）合并使用N_2O可降低MAC。 （5）β受体阻滞剂。由于β受体阻滞剂可增强负性肌力作用，因此，存在阻抑心血管代偿机制的危险。手术中合用β拟交感神经药可以对抗β受体阻滞剂的作用。一般来说，不必停用β受体阻滞剂，并应避免突然减量。 （6）异烟肼。异烟肼的毒性代谢产物具有潜在的肝毒性危险，接受异烟肼治疗的患者应在术前1周停用，术后15天可恢复使用。 （7）肾上腺素皮下或牙龈注射局部止血。尽管用异氟烷时心肌对肾上腺素的敏感度较使用其他含氟麻醉药时低，但由于异氟烷可使心率加快，存在发生严重室性心律失常的危险，因此，应限制肾上腺素的用量。例如，成人肾上腺素10分钟内用量为0.1mg，1小时内用量为0.3mg。 （8）间接拟交感神经药（苯丙胺及其衍生物、神经兴奋药、食欲抑制药和麻黄碱类）。该类药物存在引发异氟烷高敏反应的危险，故择期手术患者最好在术前停用数天。 （9）吗啡类镇痛药。该类药物会增强异氟烷的呼吸抑制作用。 （10）钙拮抗剂。使用钙拮抗剂治疗的患者在合用异氟烷时可引起明显的低血压，二氢吡啶类尤为明显
疾病因素	（1）冠状动脉疾病。维持正常的血流动力学非常重要，可以避免心肌缺血。异氟烷可引起剂量依赖性的冠状动脉舒张。在冠状动脉窃血动物模型中，异氟烷能够使血液从侧支依赖性心肌流向正常灌注区。患者发生冠状动脉窃血的程度尚不清楚，在这种患者中，应谨慎使用异氟烷。QT间期延长的高危患者使用异氟烷应谨慎。异氟烷可延长QT间期，在疾病状态下或者合并使用围手术期药物时，均可能加剧异氟烷延长QT间期的作用。已经收到QT间期延长并伴随尖端扭转型室性心动过速（在特殊情况下致命）的报告。 （2）线粒体疾病。患有线粒体疾病的患者应谨慎使用全身麻醉药，包括异氟烷。 （3）肝/胆/胰疾病。曾在使用卤代麻醉药后出现肝功能障碍、黄疸、原因不明的发热、白细胞增多或嗜酸性粒细胞增多的患者禁用异氟烷。已经有报道证实，异氟烷可能导致轻度、中度甚至重度术后肝功能不全或肝炎伴有或不伴有黄疸（包括致死性肝坏死和肝衰竭）。与其他卤化麻醉药一样，在被之前使用的卤化麻醉药暴露敏化的患者中，异氟烷可以导致过敏性肝炎。虽然疾病发生的机制尚不明确，对氟烷的研究表明，可能与CYP2E1代谢催化形成三氟乙酰半抗原有关。CYP2E1仅能代谢0.2%的异氟烷，但是报道的肝损伤与氟烷引起的肝损伤具有相似性。 （4）颅内压升高。异氟烷可能增加脑血流量而增加颅内压，因此，颅内压升高的患者应慎用或者与降低颅内压的措施结合使用

续表

生理因素	（1）妊娠期女性。尚未在妊娠期女性中进行充分和严格对照的临床研究，仅在本药物潜在的临床获益大于对胎儿的潜在风险时才能用于妊娠期女性。 （2）哺乳期女性。尚不确定本品是否会通过人乳汁分泌。由于许多药物均可经乳汁分泌，因此，当异氟烷被应用于哺乳期女性时应警惕。 （3）儿童。尚缺乏儿童患者用药的安全性和有效性资料。 （4）老年人。尚缺乏老年患者用药的安全性和有效性资料
其他因素	无
剂量调整模型	无

第九章　避孕或勃起功能障碍药物

EVRA（甲基孕酮/乙炔雌二醇）渗透式避孕贴

影响因素	遗传因素：吸收□分布□代谢☑排泄□靶点（受体或通路）☑其他：无
	非遗传因素：药物因素☑疾病因素☑生理因素☑ 其他因素：无
药物简介	**作用机制** 每一片 EVRA 透皮贴含有 6.0mg 甲基孕酮和 0.6mg 乙炔雌二醇。甲基孕酮是口服诺孕酯的主要活性代谢产物，可抑制卵巢排卵，避免受精，亦可使宫颈的黏液变厚，使精子更难进入子宫，达到避孕效果。乙炔雌二醇对下丘脑和垂体有正、负反馈作用，小剂量可刺激促性腺激素分泌，大剂量则抑制其分泌，从而抑制卵巢排卵，达到避孕作用。该药物能刺激垂体合成和释放促性腺激素（FSH 和 LH），促性腺激素则会刺激性腺释放性激素。下丘脑分泌促性腺激素释放激素受多种因素的调控，其中包括循环中的性激素。单剂量使用时能增加循环中的性激素；连续使用可导致腺垂体中促性腺激素释放激素受体下调，从而减少性激素的分泌。 **适应证** （1）女性避孕。 （2）适用于生育年龄的妇女，已确定 18～45 岁女性使用本品的安全性和有效性。 （3）应用前应考虑个人的风险因素，尤其是静脉血栓栓塞。 **药物代谢动力学** 甲基孕酮和乙炔雌二醇在应用后可迅速入血，达到稳态约需要 48 小时，在使用过程中几乎一直保持稳态。第一周的第一贴甲基孕酮和乙炔雌二醇的稳态血药浓度接近 0.8ng/ml 和 50pg/ml。研究表明，EVRA 避孕贴在不同部位（腹部、一侧的臀部、前臂外侧、躯体上部包括胸部）使用时，C_{ss} 和 AUC 是等效的，且游泳、淋浴、运动及潮湿等情况均不会影响药物的吸收。但是，研究表明高温可能会使乙炔雌二醇的 C_{ss} 升高，因此，使用时应避免外部热源，如电热毯、热水袋、桑拿浴、温泉、密集的日光浴等。甲基孕酮和甲基炔诺酮（甲基孕酮的血清代谢产物）会与血清蛋白高度结合（结合率高于 97%），甲基孕酮会与白蛋白结合，而甲基炔诺酮会与性激素结合球蛋白结合，从而限制了其生物活性。乙炔雌二醇会与血清白蛋白充分结合。EVRA 避孕贴经皮使用后，可以避免肝脏的首过效应。甲基孕酮和乙炔雌二醇的代谢产物可经肝脏代谢
说明书信息摘录	**FDA** FDA 已对 EVRA 避孕贴的说明书进行了修订。修订后的说明书中增加了醒目的警告：每周使用一次避孕贴会比每日服用 1 次 35μg 的雌激素丸剂避孕给女性带来更强的不良反应。使用 EVRA 避孕贴可能会比服用 35μg 的雌激素避孕药丸多吸收 60%的雌激素，而雌激素与下肢、肺部凝血问题、脑卒中和心脏病发作有关。 **EMA** （1）EVRA 避孕贴的用法。每周贴一片，并连续 3 周在同一日更换，而第四周为停药期。EVRA 避孕贴可贴在臀部、腹部、肩背部或前臂外侧。

续表

说明书信息摘录	（2）如果EVRA避孕贴脱落怎么办？EVRA避孕贴具良好的粘贴力，能紧贴皮肤，即使在游泳、淋浴、运动及潮湿等情况下依然有效。临床试验发现少于2%的EVRA避孕贴因完全脱落而需要更换，仅有少于3%的避孕贴因部分脱落而需要更换。如果避孕贴松脱不超过24小时，有部分与皮肤分离或全部脱落应立即重新在原来的位置上贴好或更换一片新的EVRA避孕贴，不需要采取后备的避孕方法，更换贴片日也不需要改变。如果避孕贴脱落超过24小时，则必须贴上一片新的EVRA避孕贴，并开始一个新的为期4周的周期。贴上新贴片的这一天成为新的更换贴片日。使用者在新周期的第一周应采取非药物避孕法（如避孕套），以确保不会怀孕。 **PMDA** 无。 **HCSC** 有以下遗传性或有形成静脉或动脉血栓倾向的女性禁用EVRA避孕贴，如出现*FVLeiden*基因突变和活性蛋白C抵抗、抗凝血酶Ⅲ缺陷、蛋白C缺陷、蛋白S缺陷、高同型半胱氨酸血症（如*MTHFR C677T*和*A1298*基因突变）以及凝血酶原G20210A和抗磷脂抗体（抗磷脂抗体、狼疮抗凝物）
遗传因素	有以下遗传性或有形成静脉或动脉血栓倾向的女性禁用EVRA避孕贴，如出现*FVLeiden*基因突变和活性蛋白C抵抗、抗凝血酶Ⅲ缺陷、蛋白C缺陷、蛋白S缺陷、高同型半胱氨酸血症（如*MTHFR C677T*和*A1298*基因突变）以及凝血酶原G20210A和抗磷脂抗体（抗磷脂抗体、狼疮抗凝物）
药物因素	（1）甲基孕酮的药物相互作用。 1）肝药酶的诱导作用。以下药物可加速甲基孕酮的代谢：苯巴比妥、去氧苯巴比妥、利福平、利福布丁、波生坦、阿瑞匹坦、卡马西平、醋酸艾斯利卡西平、非氨酯、奥卡西平、奈韦拉平、依非韦伦、托吡酯、奈非那韦、利托那韦、灰黄霉素、贯叶连翘。也有报道女性在使用一些抗生素（如青霉素、四环素）的同时避孕失败，其机制尚不明确。在一项药物代谢动力学相互作用的研究中，在连续7天使用EVRA避孕贴之前，连续4天口服盐酸四环素500mg，8小时1次，甲基孕酮和乙炔雌二醇的药物代谢动力学并没有显著的变化。 2）女性用以上提到的药物或个别诱导肝药酶活性的物质（利福平除外）进行短暂治疗时，需要临时采用工具避孕法进行避孕，直到停药7天以后。使用利福平期间，必须采取工具避孕法避孕直到停用利福平28天以后。 3）女性用以上提到的药物进行长期治疗时，推荐用其他可靠的、非药物方法进行避孕。 4）女性使用抗生素期间，必须采取工具避孕法避孕直到停药7天以后（利福平除外）。 （2）乙炔雌二醇的药物相互作用。依托考昔会使三相激素避孕药的血浆浓度升高50%～60%，因此，认为依托考昔会使乙炔雌二醇浓度升高，因为它会抑制磺基转移酶活性而抑制乙炔雌二醇的代谢。 （3）EVRA与其他药物的相互作用。 1）激素类避孕药可能会影响其他活性物质（如环孢素）的代谢而导致其血浆和组织浓度增加。调整药物的剂量有可能是必要的。 2）激素类避孕药可以显著降低拉莫三嗪的血浆浓度，可能是因为诱导了拉莫三嗪的葡萄糖苷酸化。这可能会减弱拉莫三嗪控制癫痫发作的作用，因此，可能有必要调整拉莫三嗪的剂量

续表

疾病因素	以下女性禁用 EVRA 避孕贴。 （1）有血栓性静脉炎或者血栓性静脉炎病史以及血栓栓塞性疾病。 （2）有已知的易形成血栓的条件。 （3）有脑血管疾病或者脑血管疾病史。 （4）有心肌梗死或者心肌梗死病史以及冠状动脉疾病。 （5）存在心脏瓣膜疾病的并发症。 （6）病情活跃期的肝脏疾病以及良性、恶性肿瘤及肿瘤病史。 （7）已确诊的或者疑似乳腺癌。 （8）子宫内膜癌以及其他已知的或者疑似的雌激素依赖型肿瘤。 （9）未确诊的不规则的阴道出血。 （10）激素依赖性黄疸、胆汁淤积性黄疸以及妊娠期黄疸。 （11）任何眼科血管疾病引起的眼部病变，如部分或者完全失明以及视觉方面的缺陷。 （12）已知或疑似怀孕。 （13）现有或者有偏头痛伴有视觉光环的病史。 （14）有严重的动脉、静脉血栓或存在多种动脉、静脉血栓形成的风险因素。 1）持续的收缩压≥160mmHg 或者舒张压≥100mmHg。 2）严重的脂蛋白异常血症。 3）年龄超过 35 岁的吸烟患者。 4）糖尿病伴血管病变。 （15）与重大手术相关的血栓形成风险。 （16）长期卧床
生理因素	（1）怀孕女性不应使用激素类避孕药。即使在使用激素类避孕药时意外怀孕，也没有确凿的证据证明激素类避孕药会影响胚胎的发育。 （2）哺乳初期的女性使用口服避孕药时，避孕药的代谢产物会经乳汁分泌而影响乳汁量及质量，少数不良反应报告包括黄疸和乳房肿大。因此，哺乳期女性应该避免使用复方类激素避孕药，而采取其他避孕方法直到完全断奶。 （3）18 岁以下的女性使用 EVRA 避孕贴的安全性和有效性尚未确定，本品对没有月经初潮的女性的作用也不明确。 （4）使用 EVRA 避孕贴对绝经后女性的影响尚不明确。 （5）肾损伤的女性使用 EVRA 避孕贴尚缺乏研究，建议这类人群使用时加强监测。 （6）肝损伤的女性应慎用 EVRA 避孕贴
其他因素	一项 EVRA 避孕贴应用于臀部、腹部、后肩背部或前臂外侧 4 个部位的研究证明其作用是等效的。与正常使用时相比，EVRA 避孕贴中的甲基孕酮和乙炔雌二醇在运动、桑拿、跑步、游泳、冷水浴及潮湿等情况下的 C_{ss} 和 AUC 无明显变化。虽然乙炔雌二醇在桑拿、跑步等过程中 C_{ss} 和 AUC 有轻微的升高，但是 C_{ss} 依然落在治疗浓度的参考范围内。冷水并没有显著影响这些参数。理论上发热患者血清中的乙炔雌二醇浓度会升高，但是由温度升高导致的临床后果仍然是未知的，建议使用 EVRA 避孕贴的患者仍需要避免接触外部热源，如加热垫、电热毯、加热水床、加热灯、热水瓶、桑拿和热漩涡温泉、密集日光浴等
剂量调整模型	无

炔雌醇

<table>
<tr><td rowspan="2">影响因素</td><td>遗传因素：吸收□分布□代谢☑排泄□靶点（受体或通路）☑其他：无</td></tr>
<tr><td>非遗传因素：药物因素☑疾病因素☑生理因素☑
其他因素：吸烟</td></tr>
<tr><td>药物简介</td><td>作用机制
炔雌醇是雌激素类药物，对下丘脑和垂体有正、负反馈作用，小剂量可刺激促性腺激素分泌，大剂量则会抑制其分泌，从而抑制卵巢排卵，达到避孕作用。本品能刺激垂体合成和释放促性腺激素（FSH 和 LH），促性腺激素则可以刺激性腺释放性激素。下丘脑分泌促性腺激素释放激素受多种因素的调控，其中包括循环中的性激素。单剂量使用本品时能增加循环中的性激素；多次给药可导致腺垂体中促性腺激素释放激素受体下调，从而减少性激素的分泌。
适应证
（1）用于补充雌激素不足，治疗女性性腺功能不良、闭经、更年期综合征等。
（2）用于晚期乳腺癌（绝经后女性）和晚期前列腺癌的治疗。
（3）与孕激素类药物合用，可抑制排卵，可用作避孕药。
药物代谢动力学
口服炔雌醇在胃肠道内可迅速吸收，生物利用度为 40%～50%，首过效应约 60%，血药浓度达峰时间为 1～2 小时，用药后 12 小时左右血药浓度出现第 2 个高峰，表明炔雌醇经肝肠循环后会被小肠再次吸收。93%以上的炔雌醇在血浆中以硫酸酯及葡萄糖酸酯的形式存在，能与血浆蛋白中度结合。炔雌醇可高度但非特异性地与血清白蛋白结合（结合率约 98%），可造成血清 SHBG 浓度增加。代谢炔雌醇在到达全身各系统前先在小肠黏膜和肝脏内结合。炔雌醇的代谢主要为芳香羟基化代谢，可形成多种羟基、甲基化代谢产物，这些代谢产物以游离或与葡萄糖苷酸或硫酸盐相结合的形式存在。血浆半衰期为 6～14 小时。炔雌醇在肝脏代谢，大部分以原形药物的形式排出，约 60%由尿液中排出，部分自粪便中排出</td></tr>
<tr><td>说明书信息摘录</td><td>FDA
无。
EMA
不应该在下列条件下合并使用激素避孕药（氯化烃）。如果使用过程中发生以下疾病之一，应立即停止炔雌醇给药：①已知或怀疑患有乳腺癌，用于治疗晚期转移性乳腺癌时例外；②已知或怀疑患有雌激素依赖性肿瘤；③急性血栓性静脉炎或血栓栓塞；④过去使用雌激素时，曾伴有血栓性静脉炎或血栓栓塞史，用于治疗晚期乳腺癌及前列腺癌时例外；⑤有胆汁淤积性黄疸史；⑥未明确诊断的阴道不规则流血。
PMDA
无。
HCSC
存在以下几种情况时，不应在女性中使用炔雌醇：存在形成严重动脉或静脉血栓的多个危险因素以及遗传性或获得性易感性的静脉或动脉血栓形成，如因子 V 基因突变和活化的蛋白 C 抵抗、抗凝血酶Ⅲ缺乏、蛋白 C 缺乏、蛋白 S 缺乏、先天或后天的脂质代谢障碍</td></tr>
<tr><td>遗传因素</td><td>亚甲基四氢叶酸还原酶（MTHFR）是叶酸代谢中的关键酶，它可以使 5，10-亚甲基四氢叶酸还原为 5-甲基四氢叶酸，从而作为甲基的间接供体参与体内嘌呤、嘧啶的合成及 DNA、RNA、蛋白质的甲基化，同时维持体内正常的同型半胱氨酸水平。MTHFR 基因突变可导致酶活性下降，使血浆同型半胱氨酸浓度升高及 DNA 低甲基化，从而造成一系列的病理改变，引发多种疾病。炔雌醇能够抑制亚甲基四氢叶酸还原酶，降低叶酸的血浆浓度。通过吸收和肝脏的首过效应，炔雌醇可被大量代谢，平均口服生物利用度约为 45%，且个体差异很大，口服生物利用度范围为 20%～65%</td></tr>
</table>

续表

药物因素	（1）与本品合用能减弱避孕作用的药物：诱导包括CYP（如CYP3A4）在内的一些药物，可以降低激素避孕的有效性，这些药物包括苯妥英、巴比妥酸盐、卡马西平、灰黄霉素、奥卡西平、利福平、托吡酯和包含贯叶连翘的药物，口服避孕药和其他药物之间的相互作用可能导致出血和（或）避孕失败。 （2）与本品合用能增加本品血药浓度的药物：CYP3A4抑制剂（如伊曲康唑、酮康唑）可能可以增加本品的血药浓度。 （3）口服1g维生素C能使单次口服炔雌醇的生物利用度提高到60%～70%。 （4）炔雌醇可增加钙剂的吸收。 （5）与降压药合用，可减弱降压药的作用。 （6）炔雌醇可降低他莫昔芬的治疗效果
疾病因素	（1）与雌激素有关的肿瘤（如乳腺癌、子宫颈癌）禁用，前列腺癌、绝经后乳腺癌除外。 （2）血栓性静脉炎及肺栓塞患者禁用。 （3）肝、肾、心脏病患者和子宫肌瘤、癫痫、糖尿病患者慎用。 （4）不明原因的阴道出血者不宜使用
生理因素	（1）妊娠期女性及哺乳期女性不宜使用。 （2）青春期前儿童慎用，以免出现早熟及骨骼早期闭合。 （3）老年患者用药应适当减量
其他因素	在服用炔雌醇时，吸烟可增加心血管系统不良反应的发生风险，且该风险随着吸烟量和吸烟者年龄的增加而增加
剂量调整模型	无

屈螺酮

影响因素	遗传因素：吸收□分布□代谢☑排泄□靶点（受体或通路）☑其他：无
	非遗传因素：药物因素☑疾病因素☑生理因素☑ 其他因素：吸烟、高脂饮食
药物简介	**作用机制** 屈螺酮是一种低剂量单相口服药，也是一种短期口服避孕药，副作用相对较少，其避孕原理是基于多种因素的相互作用，最重要的是抑制排卵、改变宫颈分泌物抑制精子穿过以及改变子宫内膜从而降低着床的成功率。除了避孕作用外，避孕药虽有警告和不良反应中提及的不利特性，但也有很多有利的特性，如使月经周期更规律、痛经减轻和出血量减少，减少出血量可以减少缺铁的发生。屈螺酮还具有抗盐皮质激素活性，能防止由于液体潴留而引起的体重增加和其他症状。屈螺酮可对抗与雌激素相关的钠潴留，提供良好的耐受性，并对经前期综合征（PMS）有积极作用，常与炔雌醇组成复方制剂。屈螺酮可使高密度脂蛋白（HDL）水平升高，显示良好的脂质谱。研究表明，屈螺酮能降低患子宫内膜癌和卵巢癌的风险。屈螺酮的抗雄激素活性对皮肤有良好的作用，可减少痤疮损伤及皮脂的产生。此外，屈螺酮并不对抗与炔雌醇相关的性激素结合球蛋白（SHBG）增高，后者有利于与内源性雄激素结合并使其失活。 **适应证** （1）女性避孕。 （2）用于治疗经前焦虑症且需口服避孕药的女性患者。 （3）治疗中度痤疮且需要口服避孕药的大于14岁的女性患者。

续表

药物简介	**药物代谢动力学** 口服屈螺酮吸收迅速且几乎可以完全吸收。在单次服药后1～2小时可以达到最高血药浓度，约为37ng/ml。生物利用度在76%～85%之间，进食对生物利用度没有影响。屈螺酮与血清白蛋白结合，不与SHBG或皮质激素结合球蛋白（CBG）结合。血清总药量中仅有3%～5%的药物以游离形式存在，95%～97%的药物均与白蛋白非特异性结合。炔雌醇诱导的SHBG浓度的升高不影响屈螺酮与血清蛋白的结合。屈螺酮的表观分布容积为3.7～4.2L/kg。在口服给药后，屈螺酮可完全被代谢，血浆中的主要代谢产物是通过打开内酯环而生成的屈螺酮的酸形式和通过还原及后续硫化反应而生成的4，5-二氢-屈螺酮-3-硫酸。屈螺酮同时受CYP3A4催化发生氧化代谢。血浆清除率为1.2～1.5ml/(min·kg)。屈螺酮血清水平呈双相下降，末端半衰期约为31小时。屈螺酮不以原形药物的形式排出。由胆汁和尿液排出的屈螺酮代谢产物比例为1.2～1.4。经粪便和尿液排出代谢产物的半衰期约为1.7天。屈螺酮的药物代谢动力学不受SHBG水平影响。每日服药后血药浓度升高2～3倍，在每个治疗周期的后半周期达到稳态。在具有轻度或中度肝损伤的患者中，屈螺酮能被很好地耐受。日本和高加索女性之间的种族差异对屈螺酮和炔雌醇的药物代谢动力学没有与临床相关的影响
说明书信息摘录	**FDA** 在体外研究中，屈螺酮不影响CYP1A2和CYP2D6模型底物的活性，但影响模型底物CYP1A1、CYP2C9、CYP2C19和CYP3A4的活性，其中CYP2C19最敏感，受屈螺酮抑制最为明显。在使用奥美拉唑作为标记底物的临床药物代谢动力学研究中，研究了屈螺酮对CYP2C19活性的潜在影响。一项研究中共有包括12名纯合（野生型）CYP2C19基因型女性和12名杂合CYP2C19基因型女性的24名绝经后女性，均给予口服3mg屈螺酮14天，24名女性的奥美拉唑（40mg，单剂量口服）口服清除率均未受到影响，奥美拉唑经CYP2C19代谢生成的代谢产物为5-羟基奥美拉唑。另外，研究表明屈螺酮不影响奥美拉唑经CYP3A4代谢生成的产物奥美拉唑砜的清除率。以上结果说明，屈螺酮在体内不抑制CYP2C19和CYP3A4的活性。 在肾功能轻度损伤的女性中（肌肝清除率CL_{cr}为50～80ml/min），稳态血清屈螺酮水平与肾功能正常的女性（CL_{cr}大于80ml/min）相当。与肾功能正常的女性相比，中度肾功能损伤的妇女（CL_{cr}为30～50ml/min），屈螺酮的平均血清水平上升了37%。在所有试验组中，屈螺酮治疗均能被良好地耐受。屈螺酮治疗没有对血清钾浓度产生任何有临床意义的影响。对于有中度肝损伤的女性，在吸收/分布时相的平均血清屈螺酮浓度和时间的曲线与肝功能正常的女性相当，C_{max}值相似。有中度肝损伤的受试者的屈螺酮平均末端半衰期是肝功能正常的受试者的1.8倍，而其表观口服清除率（CL/F）下降了约50%。与肝功能正常的受试者相比，在中度肝损伤的受试者中观察到的屈螺酮清除率的下降并不意味着两组受试者的血清钾浓度有任何明显差别，甚至在糖尿病患者中和同时使用安体舒治疗时（这两个因素可能导致患者有发生高钾血症的倾向），也没有观察到超过正常值上限的血清钾浓度。 **EMA** 无。 **PMDA** 无。 **HCSC** 无
遗传因素	无
药物因素	（1）合用药物对屈螺酮作用的影响有以下几方面：①影响代谢酶（如CYP3A4）的药物或中药制剂均能降低避孕效果或者增加突破性出血的可能性；②可增加药物血清浓度的药物能使本品增效，如阿托伐他汀或含有炔烯醇的口服避孕药均能使本品AUC增加，维生素C和对乙酰氨基酚造成的血浆炔烯醇浓度的增加可能会抑制本品结合率，CYP3A4抑制剂（如酮康唑、

续表

药物因素	伊曲康唑）可能使血浆激素水平升高；③HIV/HCV蛋白酶体抑制剂和非核苷类逆转录酶抑制剂可以影响雌、孕激素的血浆浓度；④同时服用口服避孕药和抗生素可能导致避孕失败。 （2）与本品合用对其他药物的影响包括以下两方面：①抑制其他药物（如拉莫三嗪）的代谢；②采用甲状腺素替代治疗的女性患者可能需要增加剂量，因为甲状腺结合球蛋白可使口服避孕药血浆浓度增加。 （3）与潜在增加血清钾的药物合用时可能会增加血清钾的浓度。 （4）其他可影响到屈螺酮代谢的药物有以下几类：①非甾体抗炎药：布洛芬、萘普生等；②排钾利尿药：螺内酯等；③补钾治疗药物；④血管紧张素转化酶抑制剂（ACEI）：卡托普利、依那普利、赖诺普利等；⑤血管紧张素Ⅱ受体阻滞剂（ARB）：氯沙坦、缬沙坦、伊贝沙坦等；⑥肝素；⑦醛固酮拮抗剂
疾病因素	（1）脑卒中禁用。 （2）心脏病发作禁用。 （3）心脏瓣膜疾病或者心律失常禁用。 （4）由遗传性疾病导致的凝血功能增强禁用。 （5）药物无法控制的高血压禁用。 （6）肾脏、眼、神经或者血管损伤禁用。 （7）偏头痛伴有畏光、麻木、弱视或视力改变等禁用。 （8）肾损伤禁用。 （9）肾上腺功能不全禁用。 （10）动脉或静脉血栓性疾病高风险人群禁用。 （11）诊断不明的异常子宫出血禁用。 （12）之前或现在患有乳腺癌或者其他对雌激素或孕激素敏感的肿瘤禁用。 （13）肝脏肿瘤或者肝脏疾病禁用
生理因素	（1）14岁以上的女性在有月经周期后才能使用。 （2）妊娠期禁用
其他因素	（1）吸烟且年龄35岁以上禁用。 （2）可疑怀孕者禁用。 （3）食物可降低屈螺酮的吸收速度，但是不影响吸收程度
剂量调整模型	无

西地那非

影响因素	遗传因素：吸收□分布□代谢☑排泄□靶点（受体或通路）☑其他：无
	非遗传因素：药物因素☑疾病因素☑生理因素☑ 其他因素：性刺激、饮食
药物简介	**作用机制** 西地那非为cGMP特异性PDE5的选择性抑制剂，是治疗勃起功能障碍（ED）的口服药物。正常人阴茎勃起的生理机制涉及性刺激过程中体内一氧化氮（NO）的释放。NO可激活阴茎海绵体平滑肌细胞内的鸟苷酸环化酶，导致cGMP水平升高，使得海绵体内平滑肌松弛，海绵窦扩张，血液流入而使阴茎勃起。ED主要由阴茎海绵体平滑肌松弛障碍引起。本品对离体的人海绵体无直接松弛作用，但能够通过抑制海绵体内的PDE5对cGMP的分解增强NO的作用。当性刺激引起局部NO释放时，西地那非可抑制PDE5，增加海绵体内cGMP水平，松弛

续表

<table>
<tr><td>药物简介</td><td>海绵体平滑肌，使血液流入海绵体。
有研究表明，勃起反应随剂量和血浆浓度的增加而增强，药效可持续 4 小时，但弱于 2 小时的药效。体外实验显示，本品对 PDE5 具有高度选择性，这种选择性作用是对 PDE1 选择性作用的 80 多倍，PDE2 和 PDE4 的 700 多倍，PDE3 的 4000 倍。由于 PDE3 与心肌收缩力的控制有关且心肌中不存在 PDE5，因此本品无正性肌力作用，不直接影响心肌的收缩功能。本品可使体循环血管舒张，大剂量（100mg）口服时可导致卧位血压下降，平均最大降幅为 1.12/0.73kPa（8.4/5.5mmHg），且服药后 1～2 小时血压下降最明显，故血药浓度达到峰值时，性活动可能会诱发心脏事件。本品对 PDE5 的选择性作用是对 PDE6 作用的 10 倍，而 PDE6 是存在于视网膜中的一种酶，因此，本品在高剂量或高血药浓度时可能引起色觉异常。
除人海绵体平滑肌外，在血小板、血管、内脏平滑肌以及骨骼肌内也发现有低浓度 PDE5 的存在。肺动脉高压（pulmonary arterial hypertension，PAH）的形成与肺动脉平滑肌及右室心肌中 PDE5 的表达及活性增加有关，西地那非通过抑制 PDE5，可增加肺血管中 cGMP 的浓度而使内源性 NO 增加，从而舒张血管，达到降低肺动脉压的作用。因此，2005 年 FDA 批准西地那非用于改善轻中度 PAH。
适应证
（1）用于治疗 ED。
（2）用于改善 PAH。
药物代谢动力学
本品口服后吸收迅速，绝对生物利用度约为 40%，其药物代谢动力学参数在推荐剂量范围内与剂量成比例。消除以肝脏代谢为主（CYP3A4 途径），生成有活性的代谢产物，其性质与西地那非相似。西地那非及其代谢产物的消除半衰期约为 4 小时。本品吸收迅速，空腹状态下口服 30～120 分钟（中位数为 60 分钟）后达到 C_{max}。在与高脂饮食同服时，吸收速率降低，T_{max}平均延迟 60 分钟，C_{max}平均下降 29%。西地那非的平均稳态分布容积为 105L，说明其在组织中有分布。西地那非及其主要循环代谢产物（N-去甲基化物）均有约 96%与血浆蛋白结合，蛋白结合率与药物总浓度无关。据健康受试者服药 90 分钟后精液检查的结果，可推知患者服药后精液中西地那非的量不到服药剂量的 0.001%。西地那非主要通过肝脏中的 CYP3A4（主要途径）和 CYP2C9（次要途径）消除，主要循环代谢产物是西地那非的 N-去甲基化物，后者将被进一步代谢。N-去甲基化物具有与西地那非相似的 PDE 选择性，在体外对 PDE5 的作用强度约为西地那非的 50%，此代谢产物的血浆浓度约为西地那非的 40%，故西地那非的药理作用约有 20%来自于其代谢产物。口服或静脉给药后，西地那非主要以代谢产物的形式从粪便中排泄（约为口服剂量的 80%），一小部分从尿液中排泄（约为口服剂量的 13%）。通过群体药物代谢动力学研究得到的患者药物代谢动力学参数值和健康受试者相似</td></tr>
<tr><td>说明书信息摘录</td><td>FDA
无。
EMA
目前，没有以下人群应用西地那非的安全性和有效性的临床对照试验资料。对以下几类患者，处方须谨慎：严重肝损伤患者；静息状态低血压（血压在 90/50mmHg 以下）患者；近期（6 个月内）有脑卒中或心肌梗死病史的患者；色素视网膜炎患者（此病的少数患者有视网膜磷酸二酯酶的遗传性异常）。
另外，服用某些 CYP3A4 抑制剂或 HIV 蛋白酶抑制剂（如利托那韦等）的患者可能需调整西地那非的剂量，起始剂量以 25mg 为宜。
PMDA
无。
HCSC
无</td></tr>
</table>

续表

遗传因素	（1）西地那非主要经 CYP3A4 代谢，CYP3A4 是 CYP 的重要亚族，也是肝脏中最多的肝药酶，占肝脏中总 CYP 的 30%～40%，现已发现 CYP3A4 参与约 38 个类别共 150 多种药物（约占全部药物的 50%）的代谢。 （2）编码 CYP3A4 蛋白的基因位于染色体 7q21.3～22.1，编码区域包含 13 个外显子和 12 个内含子，主要调控其转录及表达的结构区位于 5′端，长约 27kb。目前在 CYP3A4 基因中发现了近 30 种 SNP，其突变等位基因从 CYP3A4*2 至 CYP3A4*19。 （3）在 CYP3A4 基因中发现的近 30 种 SNP 并没有导致酶功能丧失或活性显著降低，原因可能是基因编码区突变频率大多小于 0.05，且多以杂合子的形式出现，尽管有功能改变，但突变频率低，改变十分有限，不会造成药物代谢消除的显著个体差异
药物因素	（1）与 CYP3A4 抑制剂（如酮康唑、伊曲康唑、红霉素）及 CYP 的非特异性抑制剂（如西咪替丁）合用时，西地那非的 *AUC* 会升高而清除率会降低；与 HIV 蛋白酶抑制剂（如沙奎那韦、利托那韦）合用时，西地那非的 C_{max} 和 *AUC* 增加，而沙奎那韦和利托那韦稳态时的药物代谢动力学不受影响；与髓袢利尿药、保钾利尿药和非选择性 β 受体阻滞剂合用，可分别使西地那非的活性代谢产物（*N*-去甲基西地那非）的 *AUC* 增加 62% 和 102%，但这种影响无临床意义；与 CYP3A4 的诱导剂（如利福平）合用可能会降低血浆中西地那非水平。 （2）高血压患者同时服用西地那非（100mg）和氨氯地平（5mg 或 10mg），仰卧位收缩压平均可降低 1.06kPa（8mmHg），舒张压平均可降低 0.93kPa（7mmHg）。 （3）与 α 受体阻滞剂（如多沙唑嗪）合用，可能会引起某些患者的低血压症状。因此，西地那非剂量如超过 25mg，则不应在服用 α 受体阻滞剂 4 小时内服用。 （4）与有机硝酸酯类药物合用时，西地那非可抑制 PDE5，进而影响 cGMP 的降解，可能使血压极度下降，应禁止合用。 （5）体外实验发现西地那非可增强硝普钠的抗人类血小板凝聚作用。 （6）与肝素合用，对延长麻醉兔的出血时间有叠加作用，但未进行过类似的人体研究
疾病因素	（1）对本品过敏者禁用。 （2）色素视网膜炎或其他视网膜畸形的患者（因少数患者可能有视网膜磷酸二酯酶遗传性异常）禁用。 （3）最近 6 个月内曾发生过心肌梗死、脑卒中、休克或致死性心律失常的患者禁用。 （4）低血压或高血压、心力衰竭、缺血性心脏病患者禁用。 （5）出血性疾病或处于消化性溃疡活动期的患者禁用。 （6）患有可引起阴茎异常勃起的疾病（如镰形细胞性贫血、多发性骨髓瘤、白血病）的患者禁用。 （7）阴茎解剖畸形者（如阴茎弯曲、阴茎海绵体纤维变性或硬结）禁用
生理因素	（1）妊娠期女性及哺乳期女性用药。西地那非不适用于女性。 （2）儿童用药。西地那非不适用于新生儿和儿童。 （3）老年人用药。有研究表明，健康老年受试者（年龄大于 65 岁）对本品的清除率降低，*AUC* 可增加 40%。鉴于血药浓度较高可能会增加不良反应，故起始剂量以 25mg 为宜
其他因素	（1）服用西地那非后，还需要在一定的性刺激下才能发挥药效。在没有性刺激时，本药的推荐剂量不起作用。 （2）高脂饮食可降低西地那非的吸收速率，达峰时间平均延迟 60 分钟，C_{max} 平均下降 29%
剂量调整模型	无

伐地那非

<table>
<tr><td rowspan="2">影响因素</td><td>遗传因素：吸收□分布□代谢☑排泄□靶点（受体或通路）☑其他：无</td></tr>
<tr><td>非遗传因素：药物因素☑疾病因素☑生理因素☑
其他因素：性刺激、饮食</td></tr>
<tr><td>药物简介</td><td>作用机制
伐地那非为5-磷酸二酯酶（PDE5）抑制剂，口服本药能有效改善勃起质量与持续时间，提高ED男性患者的性生活成功率。阴茎勃起的启动和维持与海绵体平滑肌细胞的松弛有关，环磷酸鸟苷（cGMP）是引起海绵体平滑肌细胞松弛的介质。伐地那非通过抑制PDE5而阻止cGMP的分解，从而使cGMP积聚，海绵体平滑肌细胞松弛，阴茎勃起。酶的纯化实验表明，伐地那非是一种高效、高选择性的PDE5抑制剂，对人体PDE5的IC_{50}为0.7nmol/L。伐地那非对PDE5的抑制作用远远高于对其他PDE的作用，是PDE6的15倍，PDE1的130倍，PDE11的300倍，PDE2、PDE3、PDE4、PDE7、PDE8、PDE9、PDE10的1000倍，因此，推测这种选择性可能会使本品的心血管及视觉不良反应较其他PDE5抑制剂少。
适应证
用于治疗男性阴茎勃起功能障碍。
药物代谢动力学
（1）吸收。伐地那非口服给药后可迅速吸收，禁食状态下最快15分钟可达到C_{max}，90%患者T_{max}为30～120分钟（平均为60分钟）。由于首过效应显著，口服伐地那非的平均绝对生物利用度约为15%。在推荐剂量5～20mg范围内，口服伐地那非后，AUC和C_{max}的增加几乎与剂量的增加成正比。
（2）分布。伐地那非稳态平均分布容积为208L。伐地那非及其主要活性代谢产物M1与人血浆蛋白高度结合（结合率约为95%），这种结合与药物总浓度无关且可逆。健康受试者服用伐地那非90分钟后精液中药物浓度不超过服用剂量的0.00012%。
（3）代谢。伐地那非主要通过CYP3A4代谢，小部分通过CYP3A5和CYP2C9同工酶代谢。伐地那非血浆消除半衰期为4～5小时。体内伐地那非主要的循环代谢产物M1来自哌嗪枸橼酸盐脱乙基，之后M1会继续代谢。M1的血浆消除半衰期与原形药物相似，约为4小时。体循环中，部分M1为结合型葡萄糖醛酸苷，血浆中非葡萄糖醛酸苷形式的M1约占原形药物的26%。代谢产物M1具有与伐地那非相似的磷酸二酯酶选择性，在体外实验中，M1对PDE5的抑制作用约为伐地那非的28%，占药效的7%。
（4）排泄。伐地那非在体内的总清除率为56L/h，其末端半衰期为4～5小时。口服后，伐地那非以代谢产物的形式排泄，大部分通过粪便排泄（91%～95%），小部分通过尿液排泄（2%～6%）</td></tr>
<tr><td>说明书信息摘录</td><td>FDA
无。
EMA
伐地那非与CYP3A4抑制剂（如红霉素、克拉霉素等）联用时最大剂量不能超过5mg。75岁以上的男性不能同时口服伐地那非与CYP3A4强效抑制剂（如酮康唑、伊曲康唑等）。伐地那非不能与HIV蛋白酶抑制剂（如利托那韦、茚地那韦等）等同时使用，此类HIV蛋白酶抑制剂也能有效抑制CYP3A4的活性。
PMDA
无。
HCSC
无</td></tr>
</table>

续表

遗传因素	（1）伐地那非主要经 CYP3A4 代谢，CYP3A4 是 CYP 的重要亚族，也是肝脏中最多的肝药酶，占肝脏中总 CYP 的 30%～40%，现已发现 CYP3A4 参与约 38 个类别共 150 多种药物（约占全部药物的 50%）的代谢。 （2）编码 CYP3A4 蛋白的基因位于染色体 7q21.3～22.1，编码区域包含 13 个外显子和 12 个内含子，主要调控其转录及表达的结构区位于 5′端，长约 27kb。目前在 CYP3A4 基因中发现了近 30 种 SNP，其突变等位基因从 CYP3A4*2 至 CYP3A4*19。 （3）在 CYP3A4 基因中发现的近 30 种 SNP 并没有导致酶功能丧失或显著降低，原因可能是基因编码区突变频率大多小于 0.05，且多以杂合子的形式出现，尽管有功能改变，但突变频率低，改变十分有限，不会显著造成药物代谢清除的个体差异
药物因素	（1）CYP 抑制剂。伐地那非主要经 CYP3A4 代谢，CYP3A5 和 CYP2C 同工酶在其代谢中也起一定的作用。因此，这些酶的抑制剂可以减少伐地那非的清除。同时使用 CYP3A4 抑制剂酮康唑、伊曲康唑、茚地那韦和利托那韦可显著增加伐地那非血浆浓度。同时使用红霉素、酮康唑、伊曲康唑时，伐地那非的最大剂量不得超过 5mg。当酮康唑和伊曲康唑的剂量超过 200mg 时，不能服用伐地那非。应避免同时服用 CYP3A4 强效抑制剂茚地那韦和利托那韦。 （2）红霉素。健康受试者中，联合使用伐地那非（5mg）和 CYP3A4 抑制剂红霉素（500mg，一日 3 次）可使伐地那非的 AUC 和 C_{max} 分别增加 300% 和 200%。 （3）酮康唑。健康受试者中，联合使用伐地那非（5mg）和 CYP3A4 强效抑制剂酮康唑（200mg）可使伐地那非的 AUC 和 C_{max} 分别增加 900% 和 300%。 （4）茚地那韦。联合使用伐地那非（10mg）和 HIV 蛋白酶抑制剂茚地那韦（800mg，一日 3 次）可使伐地那非的 AUC 和 C_{max} 分别增加 1500% 和 600%。联合用药 24 小时后，伐地那非的血浆浓度约为 C_{max} 的 4%。 （5）利托那韦。联合使用伐地那非（5mg）和利托那韦（600mg，一日 2 次）可导致伐地那非的 C_{max} 增至原来的 13 倍，$AUC_{0\sim24h}$ 增至原来的 49 倍。CYP3A4 强效抑制剂利托那韦（也会抑制 CYP2C9）可阻断伐地那非的经肝代谢，利托那韦可将伐地那非的半衰期显著延长至 25.7 小时
疾病因素	（1）对本药过敏者禁用。 （2）阴茎解剖畸形（如阴茎弯曲畸形、海绵体纤维化、佩罗尼病）患者禁用。 （3）出血性疾病或活动性消化性溃疡患者禁用。 （4）心血管疾病（包括心律不齐、低血压、左心室流出道阻塞、心肌梗死、重度心力衰竭、未控制的高血压、不稳定型心绞痛）患者禁用。 （5）肝脏疾病或肝血流量减少的患者禁用。 （6）有阴茎异常勃起风险者（如镰状细胞病、白血病、多发性骨髓瘤、红细胞增多症患者）和有阴茎异常勃起史者禁用。 （7）视网膜疾病（包括色素性视网膜炎）患者禁用。 （8）肾功能不全，尤其是需透析治疗的终末期肾病患者禁用。 （9）先天性或获得性 QT 间期延长者禁用
生理因素	（1）妊娠期女性及哺乳期女性用药。伐地那非不适用于妊娠期女性及哺乳期女性。 （2）儿童用药。伐地那非不适用于新生儿和儿童。 （3）老年患者用药。伐地那非在老年患者（65 岁以上）中清除率降低，起始剂量考虑设为 5mg
其他因素	（1）服用伐地那非后，需要在一定的性刺激下才能发挥作用。 （2）伐地那非与高脂饮食（脂肪含量 57%）同时摄入时，伐地那非的吸收率降低，T_{max} 可延长 60 分钟，C_{max} 平均降低 20%，但 AUC 不受影响。伐地那非与普通饮食（脂肪含量 30%）同时摄入时，其药物代谢动力学参数（C_{max}、T_{max} 和 AUC）不受影响。因此，伐地那非和食物同服或单独服用均可
剂量调整模型	无

第十章　乳腺癌治疗药物

依维莫司

<table>
<tr><td rowspan="2">影响因素</td><td>遗传因素：吸收□分布□代谢☑排泄□靶点（受体或通路）☑其他：无</td></tr>
<tr><td>非遗传因素：药物因素☑疾病因素☑生理因素☑
其他因素：饮食</td></tr>
<tr><td>药物简介</td><td>作用机制
依维莫司是一种哺乳动物西罗莫司靶蛋白（mTOR）抑制剂，可通过与细胞内蛋白 FKBP-12 结合形成抑制复合物，抑制 mTOR 的活性，降低 mTOR 下游效应物 S6 核糖体蛋白激酶（S6K1）和真核延伸因子 4E 结合蛋白（4E-BP）的活性，干扰肿瘤细胞的增殖、分化和代谢，从而发挥抗肿瘤效应。此外，依维莫司可阻止低氧诱导因子（如 HIF-1）和血管内皮生长因子（VEGF）的释放，抑制细胞增殖、血管生成和葡萄糖摄取。
适应证
（1）用于治疗舒尼替尼或索拉非尼治疗无效的晚期肾细胞癌。
（2）用于治疗室管膜下巨细胞星形细胞瘤。
药物代谢动力学
晚期实体瘤患者单次口服依维莫司 5～70mg 后 1～2 小时达到 C_{max}，每天给药一次可在 2 周内达到稳态血药浓度。高脂饮食可使依维莫司的 AUC 和 C_{max} 分别降低 22%和 54%，低脂饮食可使依维莫司的 AUC 和 C_{max} 分别降低 32%和 42%。肿瘤患者的血浆蛋白结合率约为 20%，健康受试者和中度肝损伤患者的血浆蛋白结合率约为 74%。在人体血浆中已检测到依维莫司的 6 种代谢产物，包括 3 种单羟基代谢产物、2 种水解开环产物和 1 种磷脂酰胆碱结合物。在尿液或粪便中未检测到母体药物。依维莫司的平均消除半衰期约为 30 小时</td></tr>
<tr><td>说明书信息摘录</td><td>FDA
最常见的不良反应（发生率高于 30%）为口腔炎、感染、皮疹、疲劳、腹泻和食欲下降。最常见的 3 级和 4 级不良反应（发生率高于 2%）为口腔炎、感染、高血糖、疲劳、呼吸困难、肺炎和腹泻。最常见的检查异常（发生率高于 50%）为高胆固醇血症、高血糖、贫血、白细胞减少、血小板减少、AST 升高、ALT 升高、淋巴细胞减少和高甘油三酯血症。最常见的 3 级和 4 级检查异常（发生率高于 3%）为淋巴细胞减少、高血糖、贫血、低钾、AST 升高、ALT 升高和血小板减少。
服用依维莫司和依西美坦的患者与服用安慰剂和依西美坦的患者相比，严重不良反应发生频率更高（2% vs 0.4%），因不良反应导致的停药发生率分别为 24%和 5%，剂量调整（中断或减量）的发生频率更高（63% vs 14%）。
在一项随机、双盲、对照的研究中，比较了联用依维莫司和依西美坦与联用安慰剂和依西美坦在 724 例既往接受来曲唑或阿那曲唑治疗、已绝经、雌激素受体阳性、HER2/neu 阴性的晚期乳腺癌患者中肿瘤的复发和进展。主要评测标准为由实体瘤的疗效评价标准（RECIST）评估的无疾病进展生存期（PFS），其他评测标准包括总生存期（OS）、客观有效率（ORR）和安全性。</td></tr>
</table>

续表

说明书信息摘录	依维莫司组和安慰剂组的PFS分别为7.8个月和3.2个月。服用依维莫司和依西美坦的患者与服用安慰剂和依西美坦的患者相比，总有效率分别为12.6%和1.7%。两组患者的人口统计学和疾病特征基线基本一致。依维莫司和依西美坦组有3例完全有效，58例部分有效。安慰剂和依西美坦组无完全有效个体，仅有4例部分有效。OS无与治疗相关的统计学差异。 **EMA** 依维莫司是一种激酶抑制剂，可与依西美坦联用用于来曲唑或阿那曲唑治疗无效且激素受体阳性的患者以及HER2阴性并患有晚期乳腺癌的绝经期女性。 **PMDA** 无。 **HCSC** 无
遗传因素	依维莫司是P-gp转运体（由ABCB1编码）的底物，经肝脏CYP3A4、CYP3A5和CYP2C8水解失活。孕烷X受体（PXR、NR112）可调控多基因的转录，包括CYP3A、CYP2C8和ABCB1的基因。研究表明，ABCB1、CYP3A5、CYP2C8和NR1I2的基因多态性对依维莫司的药物代谢动力学无影响
药物因素	（1）可增加依维莫司血浆浓度的药物。联用酮康唑（CYP3A4强效抑制剂和P-gp抑制剂）时，依维莫司的C_{max}和AUC分别增加3.9倍和15倍；联用红霉素（CYP3A4中效抑制剂和P-gp抑制剂）时，依维莫司C_{max}和AUC分别增加2.0和4.4倍；联用维拉帕米（CYP3A4中效抑制剂和P-gp抑制剂）时，依维莫司C_{max}和AUC分别增加2.3和3.5倍。 （2）可降低依维莫司血浆浓度的药物。与CYP3A4强效诱导剂利福平联用后，依维莫司的AUC和C_{max}分别降低63%和58%。 （3）血浆浓度可能受依维莫司影响的药物。与咪达唑仑联用会导致咪达唑仑（CYP3A4底物）的C_{max}和$AUC_{0\sim inf}$分别增加25%和30%；与依西美坦联用可导致依西美坦的C_{min}和C_{2h}增加45%和64%；与长效奥曲肽联用可导致奥曲肽的C_{min}增加近50%
疾病因素	（1）肾功能不全。依维莫司的肾代谢清除率小于总清除率的5%，无须进行剂量调整。 （2）肝功能不全。轻微肝功能不全患者的推荐剂量为7.5mg/d，如耐受不佳，剂量应降至5mg/d；中度肝损伤患者的推荐剂量为5mg/d，如耐受不佳，剂量应降至2.5mg/d；严重肝功能不全患者的推荐剂量为2.5mg/d，但应禁止超过该剂量。治疗期间若患者肝功能改变，应调整剂量。 （3）对本品、其他西罗莫司衍生物或任何辅料过敏的患者禁用
生理因素	（1）患有肾血管平滑肌脂肪瘤和结节性硬化症的儿童患者（18岁以下）不推荐使用依维莫司治疗室管膜下巨细胞星形细胞瘤。 （2）当对妊娠期女性给予本品时，可能会对胎儿有一定危害，应告知妊娠期女性使用本品时对胎儿的潜在危害。 （3）使用本品期间应避免接种活疫苗或密切接触接种活疫苗者
其他因素	（1）治疗期间，禁止食用葡萄柚、葡萄柚汁和其他抑制CYP和P-gp活性的食物。 （2）禁止食用诱导CYP活性的营养补充品（如贯叶连翘）
剂量调整模型	无

拉帕替尼

<table>
<tr><td rowspan="2">影响因素</td><td>遗传因素：吸收☐分布☐代谢☑排泄☐靶点（受体或通路）☑其他：无</td></tr>
<tr><td>非遗传因素：药物因素☑疾病因素☑生理因素☑
其他因素：饮食</td></tr>
<tr><td>药物简介</td><td>作用机制
拉帕替尼是一种 4-苯氨基喹唑啉酪氨酸激酶抑制剂，通过抑制人类表皮生长因子受体（EGFR 和 HER2）（K_{iapp}估计值分别为 3nmol/L 和 13nmol/L）抑制肿瘤细胞生长。拉帕替尼具有潜在的心脏毒性，通过与酪氨酸激酶三磷酸腺苷结合区高度结合，抑制 ATP 依赖性药物外排泵腺苷三磷酸结合盒转运蛋白（ATP-binding cassette transporter），阻碍药物由细胞内排出，当与蒽环类药物合用时，会加剧其心脏毒性。此外，有报道拉帕替尼可导致间质性肺炎，其机制可能与拉帕替尼抑制正常气道上皮细胞的生长与损伤修复密切相关。体外研究显示，联用拉帕替尼和 5-FU（卡培他滨的活性代谢产物）对 4 种肿瘤细胞株具有协同效应。拉帕替尼对曲妥珠单抗耐药的细胞株仍有显著活性，两种药物无交叉耐药性。
适应证
（1）可联用卡培他滨用于既往接受包括蒽环类、紫杉醇、曲妥珠单抗（赫赛汀）治疗的 HER2 过度表达的晚期或转移性乳腺癌患者。
（2）可联用来曲唑用于 HER2 阳性且激素受体阳性以及处于绝经期且适合激素治疗的转移性乳腺癌的女性患者。
药物代谢动力学
本品口服后吸收不完全且个体差异较大，血药浓度的平均滞后时间为 0.25 小时，滞后时间范围为 0～1.5 小时。拉帕替尼在给药后约 4 小时达 C_{max}。拉帕替尼每日连续给药，6～7 天可达到稳态，有效半衰期为 24 小时。当每日剂量为 1250mg 时，稳态 C_{max} 为 2.43μg/ml（1.57～3.77μg/ml），*AUC* 为 36.2μg·h/ml（23.4～56μg·h/ml）。拉帕替尼按每日剂量分次给药的稳态 *AUC* 与单次给药相比升高了约 2 倍，拉帕替尼与食物同服时，全身暴露增加，当与低脂肪餐同服或与高脂肪餐同服时，拉帕替尼的 *AUC* 分别升高约 3 倍和 4 倍，C_{max}分别升高约 2.5 倍和 3 倍。拉帕替尼与白蛋白和 AAG 高度结合，结合率高于 99%。体外研究表明，拉帕替尼是乳腺癌耐药蛋白（BCRP、ABCG2）和 P-gp 的底物。有文献报道，在有临床意义的浓度下，拉帕替尼可抑制其相关转运蛋白及肝摄取转运蛋白 OATP1B1 的活性。拉帕替尼主要由 CYP3A4 和 CYP3A5 代谢，其次由 CYP2C19 和 CYP2C8 代谢，生成各种氧化代谢产物。拉帕替尼主要经 CYP3A4 和 CYP3A5 代谢后排泄，少部分通过肾排泄（<2%）。口服时，粪便中拉帕替尼原形药物占口服剂量平均值的 27%（范围为 3%～67%）</td></tr>
<tr><td>说明书信息摘录</td><td>FDA
HLA 等位基因 *DQA1*02：01* 和 *DRB1*07：01* 携带者服用拉帕替尼的肝毒性风险增加。一项大型随机单一疗法的遗传毒性试验（n=1194）发现，发生严重肝损伤（ALT 高于正常上限的 5 倍，NCI CTCAE 3 级）的整体风险为 2%（1∶50），*DQA1*02：01* 和 *DRB1*07：01* 等位基因携带者肝毒性发生率为 8%（1∶12），非携带者肝毒性发生率仅为 0.5%（1∶200）。高加索人群、亚洲人群、非洲人群和西班牙人群携带 HLA 风险等位基因的突变频率较高（0.15～0.25），而在日本人群中较少见（仅 1%）。不论患者为何种基因型，所有接受拉帕替尼治疗的患者均应监测肝功能。
EMA
无。
PMDA
拉帕替尼用于治疗 HER2 阳性的晚期或转移性乳腺癌，HER2 水平应由专业实验室检测。
HCSC
同 FDA</td></tr>
</table>

续表

遗传因素	（1）拉帕替尼主要经 CYP3A4 和 CYP3A5 代谢，CYP3A4 的主要等位基因 CYP3A4*3、CYP3A4*4、CYP3A4*5 和 CYP3A4*18 易发生突变，可引起氨基酸序列（M445T、I118V、P218R、L293P）改变。携带 CYP3A4*5 的个体酶活性降低，药物在体内蓄积，应酌情减量；携带 CYP3A4*18 的个体酶活性升高，药物消除加快，应酌情加量；CYP3A4*5 在中国人群中的突变频率约为 0.0098；CYP3A4*18 在中国人群中的突变频率约为 0.1。 （2）携带 CYP3A5*3 的个体 CYP3A5 酶功能缺失，可导致药物蓄积，应酌情减量。 （3）HLA 等位基因 *DQA1*02：01* 和 *DRB1*07：01* 携带者服用拉帕替尼的肝毒性风险增加，*DQA*1*02：01 在中国人群中的突变频率约为 0.1，*DRB*1*07：01 在中国人群中的突变频率约为 0.145。 （4）HER2 水平应由专业实验室检测
药物因素	（1）本品与卡培他滨联用适用于 HER2 阳性的晚期或转移性乳腺癌和已接受包括蒽环类药物、紫杉烷和曲妥珠单抗治疗的患者；本品与来曲唑联用适用于 HER2 阳性且激素受体阳性以及处于绝经期且适合用激素治疗的转移性乳腺癌女性患者。 （2）应避免同时使用 CYP3A4 强效抑制剂（如酮康唑、伊曲康唑、克拉霉素、阿扎那韦、茚地那韦、萘法唑酮、那非那韦、利托那韦、沙奎那韦、泰利霉素、伏立康唑）。如必须共同给药，应降低拉帕替尼的剂量至 500mg/d。 （3）应避免同时使用 CYP3A4 强效诱导剂（如地塞米松、苯妥英、卡马西平、利福平、利福布丁、利福喷丁、苯巴比妥、贯叶连翘）。如必须同时给药，拉帕替尼的剂量应根据耐受性逐步从 1250mg/d 递增至 4500mg/d（HER2 阳性转移乳腺癌适应证）或从 1500mg/d 递增至 5500mg/d（激素受体阳性且 HER2 阳性乳腺癌适应证）
疾病因素	（1）左心室射血分数（LVEF）高于或等于 2 级和 LVEF 减低（低于正常下限）时，拉帕替尼可加重和诱发心功能不全，应停药。 （2）严重肝损伤患者应减少拉帕替尼剂量。 （3）出现与拉帕替尼相关的间质性肺炎时，应立即停用拉帕替尼
生理因素	（1）老年患者和年轻患者的安全性和有效性总体无差别，但不能排除某些老年个体敏感度较低的可能性。 （2）尚未确定儿童患者使用拉帕替尼的安全性和有效性。 （3）拉帕替尼是否经人乳汁排泄目前尚不明确，应根据药物对母体的重要性权衡利弊，决定终止哺乳或终止用药。 （4）妊娠期女性应慎用，且应告知患者使用药物对胎儿的潜在危害。 （5）拉帕替尼可导致 LVEF 减低，患者在开始使用前应检测 LVEF 水平，且治疗期间应持续监测。 （6）拉帕替尼可导致腹泻，如发生腹泻，应给予对症支持治疗。 （7）拉帕替尼可能会延长 QT 间期，应监测 ECG 和电解质
其他因素	葡萄柚可能会增加拉帕替尼的血药浓度，应避免同时食用
剂量调整模型	无

帕妥珠单抗

<table>
<tr><td rowspan="2">影响因素</td><td>遗传因素：吸收□分布□代谢□排泄□靶点（受体或通路）☑其他：无</td></tr>
<tr><td>非遗传因素：药物因素□疾病因素☑生理因素☑
其他因素：无</td></tr>
<tr><td>药物简介</td><td>作用机制
帕妥珠单抗通过与 HER2 细胞外二聚化结构域（子域Ⅱ）靶向结合，特异性抑制 HER1、HER2、HER3 和 HER4 的异源二聚体化，抑制细胞内信号传导的两个主要信号通路，即促分裂原活化蛋白（MAP）激酶和磷酸肌醇 3-激酶（PI3K）的激活，最终导致细胞生长停滞和细胞凋亡。此外，帕妥珠单抗还可增强抗体依赖的细胞介导的细胞毒性作用（ADCC）。
适应证
（1）联用曲妥珠单抗和多西他赛可治疗既往未接受抗 HER2 治疗或化疗治疗的转移性或局部复发且不可切除的乳腺癌患者。
（2）联用曲妥珠单抗和多西紫杉醇可作为治疗 HER2 阳性、局部进展且具有炎症表现的乳腺癌患者或早期乳腺癌患者（直径大于 2cm 或淋巴结阳性）的新辅助疗法。
药物代谢动力学
帕妥珠单抗在 2～25mg/kg 的剂量范围内表现为线性药物代谢动力学特征。基于 481 例使用帕妥珠单抗的患者的群体药物代谢动力学分析获得的帕妥珠单抗的清除率中位值为 0.24L/d，平均半衰期为 18 天。初始剂量为 840mg、维持剂量为每 3 周 420mg 的帕妥珠单抗治疗在给予第一次维持剂量后可达到其稳态浓度。群体药物代谢动力学分析提示，年龄、性别、种族或疾病状态对药物的影响不会造成药物代谢动力学上的差别。血清白蛋白基线水平和瘦体重作为协变量对药物代谢动力学参数的影响较小，因此，无须根据白蛋白基线水平或瘦体重调整剂量。在 37 例研究对象中，未观察到帕妥珠单抗与曲妥珠单抗之间或帕妥珠单抗与多西他赛之间存在药物相互作用。目前尚无与帕妥珠单抗相关的肾损伤试验。基于群体药物代谢动力学的结果分析表明，在肌酐清除率（CL_{cr}）的观察范围内（27～244ml/min）未发现 CL_{cr} 与帕妥珠单抗的疗效存在相关性</td></tr>
<tr><td>说明书信息摘录</td><td>FDA
因帕妥珠单抗治疗对象为 HER2 阳性的乳腺癌患者，所以需要对患者进行 HER2 检测，检测方法及结果要求如下。
（1）可用免疫组织化学（IHC）技术检测 HER2 是否为阳性。
（2）可用荧光原位杂交（FISH）技术或显色原位杂交（CISH）技术检测 HER2 的基因扩增，如果 IHC 评分为 3＋或 FISH（或 CISH）结果为阳性，表示 HER2 阳性。
EMA
（1）帕妥珠单抗可降低 LVEF。
（2）帕妥珠单抗是特异性靶向于 HER2 的细胞外二聚化结构域（子域Ⅱ）的重组人源化单克隆抗体，可阻断 HER2 与其他 HER 家族成员（包括 EGFR、HER3 和 HER4）的异型二聚体的形成，从而阻断 MAP 激酶和 PI3K 活化信号通路。这些信号传导途径被抑制可分别导致细胞生长停滞和细胞凋亡。此外，帕妥珠单抗还可增强 ADCC。单用帕妥珠单抗可抑制人类肿瘤细胞增殖，与曲妥珠单抗联用则可显著增强在 HER2 阳性异种移植瘤模型中的抗肿瘤活性。
（3）转移性乳腺癌单组试验、新辅助疗法的随机对照Ⅱ期临床试验以及转移性乳腺癌随机Ⅲ期试验均证实了帕妥珠单抗对 HER2 阳性乳腺癌的疗效。
PMDA
无。
HCSC
过敏反应多为轻度或中度，对症处理后可缓解</td></tr>
</table>

续表

遗传因素	在WO20698/TOC4129g试验（CLEOPATRA，多中心、随机、双盲且有安慰剂对照的Ⅲ期临床试验）中，观察到亚洲患者与其他种族和地域的患者相比，中性粒细胞减少的发生率及中性粒细胞减少性发热的发生率均增加。在亚洲患者中，帕妥珠单抗治疗组（57.8%）和安慰剂组（57.9%）的中性粒细胞减少发生率无差异。然而，发热性中性粒细胞减少在帕妥珠单抗治疗组的发生率（26%）高于安慰剂组（12%），其原因未知
药物因素	（1）随机关键试验CLEOPATRA对37例患者的子研究发现，帕妥珠单抗与曲妥珠单抗之间或帕妥珠单抗与多西他赛之间无药物代谢动力学相互作用。群体药物代谢动力学分析并没有表明帕妥珠单抗与曲妥珠单抗之间以及帕妥珠单抗与多西他赛之间存在相互作用。 （2）研究评估了帕妥珠单抗分别联用细胞毒药物（多西紫杉醇、吉西他滨、埃罗替尼和卡培他滨）对其药物代谢动力学的影响，无证据表明帕妥珠单抗与这4种药物之间存在相互作用，联用帕妥珠单抗后的药物代谢动力学与单独给予帕妥珠单抗的药物代谢动力学无明显差异
疾病因素	（1）帕妥珠单抗在肝、肾功能不全患者中的安全性和有效性尚不明确。 （2）帕妥珠单抗可导致充血性心力衰竭并降低LVEF。治疗前和治疗过程中应评估心脏功能，若左心室功能显著下降，应立即停用帕妥珠单抗
生理因素	（1）妊娠期女性应避免使用或权衡利弊，在母体潜在获益远大于胎儿潜在危险时可考虑使用。 （2）发生严重超敏反应/过敏反应时，应减慢或中断输注并给予对症支持治疗。 （3）帕妥珠单抗的药物代谢动力学与年龄因素无关
其他因素	无
剂量调整模型	无

曲妥珠单抗

影响因素	遗传因素：吸收□分布□代谢□排泄□靶点（受体或通路）☑其他：无
	非遗传因素：药物因素☑疾病因素☑生理因素☑ 其他因素：无
药物简介	**作用机制** HER2基因或c-erbB2基因编码相对分子质量为1.85×10^5的跨膜受体蛋白，可通过抑制肿瘤细胞凋亡、上调血管内皮生长因子（VEGF）增加其侵袭力，是乳腺癌重要的分子生物学标记物和乳腺癌基因治疗的重要靶点。曲妥珠单抗（赫赛汀）是一种人源化单克隆抗体，可与HER2受体胞外段子域Ⅳ特异性结合，阻断配体依赖的HER2信号，抑制肿瘤细胞增殖并促进其凋亡。此外，曲妥珠单抗可通过ADCC杀灭肿瘤细胞，且优先作用于HER2阳性的肿瘤细胞。 **适应证** （1）适用于HER2阳性的早期乳腺癌（EBC）及转移性乳腺癌（MBC）。 （2）适用于转移性胃癌（MGC）。 （3）适用于与卡培他滨或5-FU和顺铂合用，用于首次接受治疗的HER2阳性的转移性胃癌或胃食管交界处腺癌。

续表

<table>
<tr><td>药物简介</td><td>药物代谢动力学
转移性乳腺癌患者一周 1 次短期静脉输注 10～500mg 的曲妥珠单抗，药物代谢动力学呈剂量依赖性。随着剂量的增加，平均半衰期延长，清除率下降。使用剂量为 10mg 和 500mg 时的平均半衰期分别为 2 天和 12 天。分布容积约为血清容积（44ml/kg）。每周给予最大剂量（500mg）时，平均峰浓度为 377μg/ml。研究表明，负荷剂量为 4mg/kg、每周维持剂量为 2mg/kg 时，平均半衰期为 6 天（1～32 天）。在第 16～32 周，血浆浓度达到稳态，稳态谷浓度约为 79μg/ml，稳态峰浓度约为 123μg/ml。乳腺癌辅助治疗的首次负荷剂量为 8mg/kg，每三周维持剂量为 6mg/kg，平均半衰期 16 天（11～23 天）。在第 6～37 周，血浆浓度达到稳态，稳态谷浓度约为 63μg/ml，稳态峰浓度约为 216μg/ml。与曲妥珠单抗和紫杉醇联用治疗转移性乳腺癌的患者相比，单药治疗或单药辅助治疗的患者的平均稳态谷浓度低 24%～63%。在 64%（286/447）的转移性乳腺癌患者体内可检测到 HER2 受体循环胞外结构域（脱落抗原），最高浓度可达 1880ng/ml（平均浓度为 11ng/ml）。脱落抗原的基础水平越高，谷浓度可能越低。曲妥珠单抗的分布与年龄或血清肌酐（≤176.8μmol/L）无关</td></tr>
<tr><td>说明书信息摘录</td><td>FDA
HER2 检测可采用以下方法。
（1）可用 IHC 检测 HER2 是否为阳性。
（2）可用荧光原位杂交（FISH）技术或显色原位杂交（CISH）技术检测 HER2 的基因扩增，如果 IHC 评分为 3+或 FISH（或 CISH）结果为阳性，表示 HER2 为阳性。
EMA
1. 无菌粉末（输液）
评价 IHC 染色情况的推荐评分系统
<table><tr><th>得分</th><th>HER2 过表达评估</th></tr><tr><td>0</td><td>阴性</td></tr><tr><td>1+</td><td>阴性</td></tr><tr><td>2+</td><td>可疑</td></tr><tr><td>3+</td><td>阳性</td></tr></table>如果每个肿瘤细胞的 HER2 基因拷贝数与 17 号染色体拷贝数的比值大于或等于 2 或未采用 17 号染色体对照时每个肿瘤细胞的 HER2 基因拷贝数大于 4，通常可认为 FISH 结果为阳性。
如果超过 50%的肿瘤细胞中每个细胞核内 HER2 基因拷贝数大于 5，通常可认为 CISH 结果为阳性。
（1）胃癌中 HER2 检测方法。推荐 IHC 为首选检测方法，需要扩增 HER2 基因时，须采用银增强的原位杂交（SISH）技术或 FISH 技术。推荐在采用 SISH 技术的同时评价肿瘤的组织学和形态学。ToGA（BO18255）试验显示，IHC 评分为 3+或 FISH 阳性的患者为 HER2 阳性患者，使用曲妥珠单抗治疗可使其在临床上获益。D008548 研究显示，可采用 SISH 技术和 FISH 技术检测胃癌患者中 HER2 基因扩增水平，两种技术呈高度相关性（>95%）。
（2）临床有效性。
1）可用于 HER2 阳性的转移性乳腺癌（MBC）患者。
2）HER2 过表达水平更高（评分为 3+）的患者获益更多。
3）本品与阿那曲唑联用，可作为 HER2 阳性、激素受体［即雌激素受体和（或）孕酮受体］阳性、绝经后转移性乳腺癌患者的一线治疗方案。曲妥珠单抗联合阿那曲唑治疗 MBC 患者与单用阿那曲唑的患者相比，无进展生存期可延长 2 倍（4.8 个月 vs 2.4 个月），总有效率增加（16.5% vs 6.7%），临床获益率增加（42.7% vs 27.9%），疾病进展时间延长（4.8 个月 vs 2.4 个月），中位总生存期延长 4.6 个月，中位起效时间和中位缓解持续时间在两组间无显著差异。</td></tr>
</table>

续表

说明书信息摘录	2. 注射剂 适用于 HER2 过表达或 HER2 基因扩增的转移性或早期乳腺癌患者。应确保以正确的剂型给药（静脉注射或皮下注射固定剂量），皮下注射方案禁用于静脉注射。 **PMDA** 本品适应证如下。 （1）HER2 阳性乳腺癌。 （2）HER2 阳性且无法切除的晚期胃癌。 **HCSC** 本品的适应症和临床应用如下。 （1）ECOG 0～1 级和 HER2 阳性的早期乳腺癌患者。 （2）HER2 阳性的转移性乳腺癌患者。 （3）与卡培他滨或 5-FU 和顺铂联用治疗未接受过治疗的 HER2 阳性的转移性胃癌或胃食管交界处腺癌的患者
遗传因素	*rs1136201 erbB*-2 多态性可导致依赖 HER2 信号的心脏毒性，并增加对曲妥珠单抗毒性的敏感性。给予曲妥珠单抗后，AA 型患者较 AG 型患者发生心脏毒性的风险更低。*rs1136201 erbB*-2 突变频率为 0.175（1000GENOMES CHB）
药物因素	（1）联用紫杉醇时的平均血清谷浓度较联用蒽环类药物和环磷酰胺时升高了 1.5 倍。 （2）紫杉醇、多西他赛或多柔比星联用曲妥珠单抗时，药物及代谢产物的血浆浓度无显著变化。顺铂或卡培他滨联用曲妥珠单抗时，药物及代谢产物的药物代谢动力学无显著变化
疾病因素	（1）对曲妥珠单抗或任一赋形剂过敏的患者禁用。 （2）晚期恶性肿瘤并发严重呼吸困难的患者禁用或补充氧气疗法。 （3）给予曲妥珠单抗治疗前及治疗中需评估左心室功能，左心室功能显著下降的转移性乳腺癌患者，应停止曲妥珠单抗治疗
生理因素	（1）妊娠期女性。本品致畸作用分级为 D 级，妊娠期女性应避免使用或权衡利弊，在母体潜在获益远大于药物对胎儿的潜在危险时可考虑使用。 （2）哺乳期女性。尚不明确曲妥珠单抗是否经乳汁排泄，应根据曲妥珠单抗的消除半衰期及对母体治疗的重要性决定是否终止哺乳或停药。 （3）儿童用药。曲妥珠单抗用于儿童的安全性和有效性尚不明确。 （4）老年人用药。在转移性乳腺癌和乳腺癌辅助治疗中，无充分证据表明曲妥珠单抗对老年患者和年轻患者的疗效（总缓解率、疾病进展时间、总生存期、无疾病生存期）存在显著差异
其他因素	无
剂量调整模型	无

Trastuzumab emtansine

<table>
<tr><td rowspan="2">影响因素</td><td>遗传因素：吸收□分布□代谢□排泄□靶点（受体或通路）☑其他：无</td></tr>
<tr><td>非遗传因素：药物因素☑疾病因素☑生理因素☑
其他因素：无</td></tr>
<tr><td>药物简介</td><td>作用机制
Trastuzumab emtansine，即曲妥珠单抗-emtansine偶联物，是曲妥珠单抗与微管抑制剂（DM1）偶联组成的新型靶向药物。曲妥珠单抗-emtansine偶联物是一种靶向于HER2抗体的药物结合物，其中含人源化抗HER2 IgG1（即曲妥珠单抗），可与微管抑制剂DM1（一种美登素衍生物）通过稳定硫醚连接物MCC共价连接。曲妥珠单抗-emtansine偶联物可与HER2受体亚结构区IV结合发生受体介导的内化，经溶酶体降解后在细胞内释放微管抑制剂DM1，导致细胞周期停滞和细胞凋亡。此外，体外实验证实，曲妥珠单抗-emtansine偶联物与曲妥珠单抗相似，可抑制HER2受体信号，调节ADCC并抑制HER2过表达乳腺癌细胞中HER2细胞外结构区脱落。
适应证
适用于HER2阳性的MBC。
药物代谢动力学
经注射给予本品时，接近输注结束时可达峰浓度，本品和DM1的C_{max}分别为（83.4±16.5）μg/ml和（4.61±1.61）ng/ml。体外研究证实，DM1与人血浆蛋白平均结合率是93%，由CYP3A4/5代谢且为P-gp的底物。根据群体药物代谢动力学分析结果，本品的中央室分布容积为3.13L，静脉输注后，其清除率为0.68L/d，消除半衰期约为4天，每3周重复静脉输注本品未观察到蓄积现象</td></tr>
<tr><td>说明书信息摘录</td><td>FDA
HER2的检测可采用以下方法。
（1）可用IHC检测HER2是否为阳性。
（2）可用荧光原位杂交（FISH）技术或显色原位杂交（CISH）技术检测HER2的基因扩增。如果IHC评分为3+或FISH（或CISH）结果为阳性，则表示HER2为阳性。
尚未确定肝损伤对本品药物代谢动力学的影响。
EMA
曲妥珠单抗-emtansine偶联物同时具有曲妥珠单抗和DM1的作用。
（1）曲妥珠单抗-emtansine偶联物类似于曲妥珠单抗，可与HER2细胞外结构的结构区IV（ECD）结合，抑制HER2 ECD的脱落，阻断PI3K信号通路，并调节HER2阳性的肿瘤细胞的ADCC。
（2）DM1为曲妥珠单抗-emtansine偶联物的细胞毒成分，可与微管蛋白结合从而抑制微管蛋白聚合，使细胞的增殖停滞在G_2/M期，最终导致细胞凋亡。体外细胞毒实验结果表明，DM1的细胞毒作用是紫杉烷和长春花生物碱的20～200倍。
（3）硫醚连接物MCC用于限制机体释放DM1及增加DM1的转运，导致DM1的血浆含量很低。
PMDA
无。
HCSC
曲妥珠单抗-emtansine偶联物通过附着于HER2阳性的肿瘤细胞减缓或阻止肿瘤细胞的增殖，甚至可以杀死肿瘤细胞。曲妥珠单抗-emtansine偶联物也可附着于HER2蛋白，进入肿瘤细胞并释放抗细胞分裂药物DM1，DM1也可杀死肿瘤细胞</td></tr>
<tr><td>遗传因素</td><td>HER2由erbB-2编码，HER2阳性方可使用本品</td></tr>
</table>

续表

药物因素	体外研究表明，曲妥珠单抗-emtansine偶联物在体内释放的DM1主要由CYP3A4代谢，较少由CYP3A5代谢，应避免同时使用CYP3A4强效抑制剂（如酮康唑、伊曲康唑、克拉霉素、阿扎那韦、茚地那韦、奈法唑酮、奈非那韦、利托那韦、沙奎那韦、泰利霉素和伏立康唑）。如不能避免，应考虑使用对CYP3A4活性抑制作用相对较弱的药物或推迟曲妥珠单抗-emtansine偶联物治疗直至CYP3A4强效抑制剂已从循环中清除。如同时给药且曲妥珠单抗-emtansine偶联物治疗无法推迟，应严密监视患者是否发生不良反应
疾病因素	（1）左心功能不全患者禁用。 （2）出现过敏反应（如发冷、发热、呼吸困难、低血压、气喘、支气管痉挛和心动过速等）应立即停用。 （3）血清转氨酶高于正常值的3倍并伴有总胆红素高于正常值的2倍的患者禁用。 （4）肺炎患者禁用。 （5）肾功能受损的患者慎用。 （6）血小板低于50000/mm^3时禁用，高于75000/mm^3时方可使用
生理因素	（1）妊娠期女性应慎用本品。 （2）哺乳期女性。尚不明确曲妥珠单抗是否经乳汁排泄，应根据其对母体治疗的重要性决定是否终止哺乳或停药。 （3）儿童用药。本品在儿童中使用的安全性和有效性尚不明确。 （4）老年人用药。年龄对本品药物代谢动力学参数的影响无临床意义
其他因素	无
剂量调整模型	无

第十一章　绝经后乳腺癌治疗药物

阿那曲唑

<table>
<tr><td rowspan="2">影响因素</td><td>遗传因素：吸收□分布□代谢□排泄□靶点（受体或通路）☑其他：无</td></tr>
<tr><td>非遗传因素：药物因素☑疾病因素☑生理因素☑
其他因素：无</td></tr>
<tr><td>药物简介</td><td>作用机制
阿那曲唑为强效非甾体类芳香化酶抑制剂，雄甾烷二醇在芳香化酶复合物的作用下转化为雌酮，雌酮最后转化为雌二醇，这是绝经后女性体内雌二醇的主要来源。乳腺癌细胞的增殖依赖雌激素，故降低血液循环中的雌二醇水平有利于女性乳腺癌的治疗。本品对可的松和醛固酮无明显影响，且不会升高促甲状腺激素水平。
适应证
（1）用于绝经后女性激素受体阳性的早期乳腺癌的辅助治疗。
（2）用于绝经后女性激素受体阳性或激素受体未知的局部晚期或转移性乳腺癌的一线治疗。
（3）用于绝经后女性晚期乳腺癌的二线治疗。雌激素受体阴性的患者若对他莫昔芬呈阳性临床反应，可考虑使用本品。
药物代谢动力学
本品口服吸收迅速，T_{max}为2小时（禁食条件下）。食物对吸收速度略有影响，但不影响吸收程度。有资料报道，健康男性受试者口服本品1mg，T_{max}为（1.22±0.46）小时，C_{max}为（9.99±3.24）ng/ml。本品血浆蛋白结合率约为40%，与治疗浓度无关。绝经后女性服用本品后，72小时内85%的药物在肝脏代谢，代谢途径包括N-去碱基、羟化和葡萄糖醛酸化，主要代谢产物无生物活性。本品消除较慢，血浆消除半衰期为40～50小时，代谢产物首先经尿液排出（仅约10%以原形形式经尿液排出），少量代谢产物随粪便排泄。药物能否经乳汁排泄尚不清楚。稳定性肝硬化和肾功能不全者口服本品的清除率与健康受试者无明显差异。不同年龄患者服用本品的药物代谢动力学也无明显差异</td></tr>
<tr><td>说明书信息摘录</td><td>FDA
在体外实验中，发现阿那曲唑对CYP1A2、CYP2C8/9和CYP3A4有抑制作用，而对CYP2D6或CYP2D6无抑制作用。
EMA
无。
PMDA
无。
HCSC
基于本品的药理作用，雌激素和（或）孕激素受体阳性的乳腺癌患者是最适宜用本品治疗的人群</td></tr>
</table>

续表

遗传因素	目前已经发现与阿那曲唑相关的基因有 18 种，包括 *ESR1*、*ESR2*、*PGR*、*CYP1A2*、*MAP4K4*、*TNFRSF11B*、*TNFSF11*、*CYP19A1*、*TUBB1*、*UGT1A4*、*DGK1*、*DOCK4*、*DLGAP1*、*SLC37A1*、*FLT3*、*TNFRSF11A*。其中 *ESR1*、*ESR2* 和 *PGR* 基因在各国药物说明书中均有描述，但目前暂无推荐检测的基因。具体信息见下表。

***ESR1*、*ESR2* 和 *PGR* 基因的描述**

基因	染色体定位	主要功能	药物相关性	来源
ESR1（雌激素受体 1）	Chr6q25	雌激素受体 α，具有调节雌激素水平的作用	阿那曲唑用于治疗激素受体阳性的乳腺癌。*ESR1* 基因多态性与阿那曲唑的不良反应肌肉骨骼疼痛的发生相关	FDA、HCSC
ESR2（雌激素受体 2）	Chr14q23.2	雌激素受体 β，具有调节雌激素水平的作用	阿那曲唑用于治疗激素受体阳性的乳腺癌	FDA、HCSC
PGR（孕激素受体，类固醇受体超家族成员之一）	Chr11q22～q23	孕激素发挥生理作用是通过其受体介导的	阿那曲唑用于治疗激素受体阳性的乳腺癌	FDA、HCSC

药物因素	（1）雌激素。合用可能降低本品疗效，两者不宜合用。 （2）他莫昔芬。合用可降低本品疗效，两者不宜合用。 （3）华法林。对 *R*-华法林和 *S*-华法林无影响。 （4）基于体内外实验，本品不会因为抑制 CYP 代谢而影响其他合用药物的疗效
生理因素	（1）绝经前女性禁用。 （2）妊娠期女性禁用。 （3）哺乳期女性禁用。 （4）儿童不推荐使用。 （5）老年患者无须调整剂量
其他因素	无
剂量调整模型	无

氟维司群

影响因素	遗传因素：吸收□分布□代谢□排泄□靶点（受体或通路）☑其他：无
	非遗传因素：药物因素☑疾病因素☑生理因素☑ 其他因素：无
药物简介	**作用机制** 许多乳腺癌患者都有雌激素受体，雌激素水平高会刺激肿瘤的生长，而氟维司群为一种新型竞争性的雌激素受体拮抗剂，其亲合力与雌二醇相似。氟维司群可阻断雌激素与受体的结合，使现有雌激素受体下调失活，其作用机制与下调雌激素受体蛋白水平有关。

续表

药物简介	**适应证** 本品可用于在抗雌激素辅助治疗后或治疗过程中复发的或是在抗雌激素治疗中进展的绝经后（包括自然绝经和人工绝经）雌激素受体阳性的局部晚期或转移性乳腺癌。 **药物代谢动力学** 肌内注射本品长效制剂后吸收缓慢，T_{max}约为5天，肌内注射后末端半衰期由吸收速率控制，约为50天。按照剂量500mg给药，第1个月内暴露量达到（接近）稳态，AUC为475ng·d/ml，C_{max}为25.1ng/ml，C_{min}为16.3ng/ml。稳态时，氟维司群血药浓度维持在相对较窄的范围内，峰浓度与谷浓度之间约相差3倍。肌内注射给药后，在50～500mg的剂量范围内，暴露量与剂量近似成正比。氟维司群分布快速而广泛，其稳态表观分布容积为3～5L/kg，这表明其主要分布在血管外。本品血浆蛋白结合率为99%。VLDL、LDL和HDL为其主要结合对象，尚未进行竞争性蛋白结合的相互作用研究。尚未确定本品对性激素结合球蛋白的作用。 在抗雌激素模型中，所鉴别出的代谢产物活性（包括17-酮、砜、3-硫化、3-和17-葡萄糖醛酸化代谢产物）与氟维司群相似或较低。使用人的肝制品和重组人肝药酶进行的研究表明，CYP3A4是唯一参与氟维司群代谢的CYP同工酶，然而在体内，是CYP代谢途径还是非CYP途径代谢占优势还不清楚。氟维司群主要以代谢产物形式排泄，约90%经粪便排出，仅有不足1%经尿液排出。氟维司群的清除率很高，为（11±1.7）ml/(min·kg)，表明其具有较高的肝脏清除率
说明书信息摘录	**FDA** 许多乳腺癌患者都有雌激素受体，雌激素会刺激肿瘤的生长。氟维司群是一种雌激素受体拮抗剂，与亲合力相似的雌二醇竞争结合到雌激素受体，下调乳腺癌细胞中雌激素受体水平。患者同时使用CYP3A4抑制剂或诱导剂时无须调整剂量。 **EMA** 本品可用于抗雌激素辅助治疗后或治疗过程中复发的或是在抗雌激素治疗中进展的绝经后雌激素受体阳性的局部晚期或转移性乳腺癌。 氟维司群为一种新型竞争性的雌激素受体拮抗剂，其亲合力与雌二醇相似。氟维司群可阻断雌激素与受体的结合而本身对雌激素受体没有激动（雌激素样）作用，其作用机制与下调雌激素受体水平有关。绝经后乳腺癌的临床试验表明，与安慰剂相比，氟维司群可明显下调雌激素受体阳性乳腺癌患者的雌激素受体水平，同时孕激素受体表达也有明显的下降，这与氟维司群没有内源性雌激素样作用相一致。绝经后乳腺癌辅助治疗也证明，氟维司群500mg可下调雌激素受体和增殖标记物Ki-67的水平，并且下调作用强于本品剂量为250mg时的作用。 **PMDA** 适用于绝经后乳腺癌女性。注意在治疗开始前应检测激素受体的表达，不能用于激素受体阴性的患者。 **HCSC** 无

续表

<table>
<tr><td>遗传因素</td><td>
目前已经发现与氟维司群相关的基因有 ESR1、ESR2、PGR、MKI67，但目前暂无推荐检测的基因。
ESR1、ESR2、PGR、MKI67 基因的描述
<table>
<tr><th>基因</th><th>染色体定位</th><th>主要功能</th><th>药物相关性</th><th>来源</th></tr>
<tr><td>ESR1（雌激素受体 1）</td><td>Chr6q25</td><td>雌激素受体 α，具有调节雌激素水平的作用</td><td>氟维司群用于治疗雌激素受体阳性的绝经后乳腺癌</td><td>FDA、EMA、PMDA</td></tr>
<tr><td>ESR2（雌激素受体 2）</td><td>Chr14q23.2</td><td>雌激素受体 β，具有调节 A 雌激素水平的作用</td><td>氟维司群用于治疗雌激素受体阳性的绝经后乳腺癌</td><td>EMA、PMDA</td></tr>
<tr><td>PGR（类固醇受体超家族成员之一）</td><td>Chr11q22～q23</td><td>编码蛋白介导孕激素的生理作用</td><td>氟维司群用于治疗激素受体（孕激素受体）阳性的乳腺癌</td><td>FDA</td></tr>
<tr><td>MKI67（增殖因子 Ki-67 标记物）</td><td>Chr10q26.2</td><td>编码 Ki-67，Ki-67 提示细胞增殖的活跃程度</td><td>该基因表达下调程度与氟维司群剂量相关</td><td>EMA</td></tr>
</table>
</td></tr>
<tr><td>药物因素</td><td>
（1）与咪达唑仑（CYP3A4 的底物）相互作用的临床研究表明，氟维司群对 CYP3A4 无抑制作用。
（2）与利福平（CYP3A4 诱导剂）和酮康唑（CYP3A4 抑制剂）相互作用的临床研究表明，氟维司群的清除率未发生有临床相关性的改变，故同时使用氟维司群与 CYP3A4 抑制剂或诱导剂时无须调整氟维司群的给药剂量。
（3）接受抗凝剂治疗的患者慎用本品
</td></tr>
<tr><td>疾病因素</td><td>
（1）对本品活性成分及赋形剂过敏者禁用本品。
（2）严重肝损伤者禁用本品。
（3）骨质疏松症或有骨质疏松症风险的女性患者用药前应检测骨密度。
（4）轻度至中度肝损伤的患者应慎用本品。
（5）严重肾损伤的患者应慎用本品（肌酐清除率＜30ml/min）
</td></tr>
<tr><td>生理因素</td><td>
（1）妊娠期女性禁用本品。
（2）哺乳期女性禁用本品。
（3）儿童禁用本品。
（4）老年患者无须调整剂量
</td></tr>
<tr><td>其他因素</td><td>无</td></tr>
<tr><td>剂量调整模型</td><td>无</td></tr>
</table>

来曲唑

<table>
<tr><td rowspan="2">影响因素</td><td>遗传因素：吸收□分布□代谢☑排泄□靶点（受体或通路）☑其他：无</td></tr>
<tr><td>非遗传因素：药物因素☑疾病因素☑生理因素☑
其他因素：饮食</td></tr>
</table>

续表

<table>
<tr><td>药物简介</td><td>作用机制
来曲唑是一种选择性的非甾体类芳香化酶抑制剂，它可以竞争性地与 CYP 的亚单位的血红蛋白结合，从而抑制芳香化酶，导致雌激素在所有组织中的生物合成减少。
健康的绝经后女性接受单次 0.1mg、0.5mg 和 2.5mg 来曲唑治疗后，血浆中雄激素浓度（雄烯二酮和睾丸酮）未发生变化；绝经后乳腺癌患者接受 0.1～5mg/d 来曲唑治疗后，血浆中雄烯二酮的浓度也未发生变化。这表明，抑制雌激素的生物合成并不会导致雄激素前体的聚集。患者接受来曲唑治疗对血浆 LH 和 FSH 的水平并无负面影响，TSH、T_4 和 T_3 的摄取实验证实，本品同样不会对甲状腺功能产生影响。
适应证
（1）用于绝经后早期乳腺癌患者的辅助治疗，此类患者雌激素或孕激素受体阳性或受体状态不明。
（2）用于已经接受他莫昔芬辅助治疗 5 年的、绝经后早期乳腺癌患者的辅助治疗，此类患者雌激素或孕激素受体阳性或受体状态不明。
（3）治疗绝经后雌激素或孕激素受体阳性或受体状态不明的晚期乳腺癌患者，这些患者应为自然绝经或人工诱导绝经。
药物代谢动力学
（1）吸收。来曲唑在胃肠道吸收迅速、完全，平均绝对生物利用度为 99.9%，食物可轻度降低来曲唑的吸收率，但对其吸收程度无影响。因此，来曲唑可在进食前、进食后或与食物同时服用。
（2）分布。60%的来曲唑与血浆蛋白结合，主要是白蛋白（55%）。来曲唑在红细胞中的浓度是其血药浓度的 80%。应用 2.5mg ^{14}C 标记的来曲唑后，血浆中 82%的放射活性物质为原形药物，因此代谢产物很少。来曲唑在组织中分布迅速、广泛，稳态时的表观分布容积为（1.87±0.47）L/kg。
（3）代谢与排泄。来曲唑主要经 CYP3A4 和 CYP2A6 代谢为无药理活性的甲醇代谢产物（清除率为 2.1L/h），总血浆清除率接近 95%，但与肝脏血流（约为 90L/h）相比，这个速度相对较慢。少量未检测出的代谢产物以及直接经肾脏和粪便排出的原形药物在来曲唑的总清除中只占很少的一部分。给予健康绝经后受试者 2.5mg ^{14}C 标记的来曲唑，2 周后从尿液中回收的放射活性物质为给药剂量的（88.2±7.6）%，而粪便中为（3.8±0.9）%。用药后 216 小时，从尿液中收集到的放射活性物质至少有（84.7±7.8）%为葡萄糖醛酸化的甲醇代谢产物，约 9%为 2 种未测定的代谢产物，6%为原形药物。
药物在血浆中的末端半衰期为 75～110 小时。应用来曲唑 2.5mg/d，在 2～6 周内可达到稳态。稳态血药浓度比来曲唑单次给药的血药浓度高近 7 倍，比根据单次给药推算出的稳态浓度高 1.5～2 倍，表明应用来曲唑 2.5mg/d 的药物代谢动力学存在轻度的非线性关系。由于在治疗中能长期保持稳态，因此推断本品无蓄积</td></tr>
<tr><td>说明书信息摘录</td><td>FDA
本品主要经 CYP3A4 和 CYP2A6 代谢为甲醇代谢产物，在人类肝微粒体中，来曲唑可抑制 CYP2A6 并轻度抑制 CYP2C19。
EMA
无。
PMDA
无。
HCSC
来曲唑主要在肝脏中经 CYP3A4 和 CYP2A6 代谢。体外实验表明，来曲唑可轻度抑制 CYP2C19 的活性。经 CYP2C19 代谢且治疗窗窄的药物与来曲唑合用时应慎重</td></tr>
<tr><td>遗传因素</td><td>CYP19A1、CYP2A6、ESR1 等基因多态性可能与来曲唑的代谢以及疗效相关，但证据级别较低，且 FDA 和 HCSC 均未建议对相应的基因进行检测，其临床相关性有待验证</td></tr>
</table>

续表

药物因素	（1）来曲唑与经CYP3A4代谢的药物。虽然来曲唑不会对经CYP3A4代谢的药物产生影响，但这些药物可能会影响CYP3A4对来曲唑的代谢。体外研究发现，来曲唑可抑制CYP2A6的活性，并轻度抑制CYP2C19的活性。本品与依赖这些CYP同工酶代谢且治疗窗窄的药物合用时应慎重。CYP2A6在药物代谢中并不起主要作用。体外实验发现，当来曲唑的浓度接近稳态血药浓度的100倍时，并不会对地西泮（CYP2C19的底物）的代谢产生明显影响。临床上本品一般不会产生与CYP2C19相关的相互作用。 （2）与西咪替丁和华法林相互作用的临床研究表明，这些药物与来曲唑合用不会产生临床上显著的药物相互作用。 （3）来曲唑和三苯氧胺（20mg/d）合用后，来曲唑的血药浓度平均下降38%，来曲唑对三苯氧胺的血药浓度无影响。 （4）本品禁止与其他含雌激素的药物合用，因为雌激素会抵消本品的药理作用
疾病因素	（1）对于患有骨质疏松症或具有患骨质疏松风险的女性，在使用本品进行辅助治疗之前，应检查骨密度，治疗期间应定期检查，如有必要应随时检查，从而预防或治疗骨质疏松症。 （2）肾功能不全患者。未在肌酐清除率低于10ml/min的女性中使用过来曲唑，在此类患者中应用本品时应谨慎权衡可能的益处及潜在的危险性。 （3）肝功能不全。严重肝功能不全的患者的全身药物浓度和药物的末端半衰期接近健康受试者的2倍，因此应对此类患者严密观察。尚没有重复用药的临床经验
生理因素	（1）对于围绝经期的女性，医师应告知此类患者充分避孕的必要性，直至患者完全绝经。妊娠大鼠口服来曲唑后，畸胎发生率轻度升高，但是目前还难以确定这是由本品的间接作用（抑制雌激素的生物合成）还是直接作用引起的，建议妊娠期和哺乳期女性禁用本品。 （2）老年患者无须调整剂量。 （3）来曲唑不能应用于儿童或青少年
其他因素	食物会使药物的吸收速率略有降低，但并不影响吸收程度。在吸收速率上的微弱影响并不具有临床相关性
剂量调整模型	无

喃氟啶

影响因素	遗传因素：吸收□分布□代谢☑排泄□靶点（受体或通路）☑其他：无
	非遗传因素：药物因素☑疾病因素☑生理因素☑ 其他因素：无
药物简介	**作用机制** 喃氟啶为氟尿嘧啶的衍生物，在体内经肝脏代谢为氟尿嘧啶后发挥抗肿瘤作用，能干扰DNA与RNA合成，主要作用于细胞分裂周期的S期，是抗嘧啶类细胞周期特异性药物，其作用机制、疗效及抗瘤谱与氟尿嘧啶相似，但本品作用持久、吸收良好、毒性较低，化疗指数为氟尿嘧啶的2倍，毒性仅为氟尿嘧啶的1/7～1/4。 **适应证** 主要用于治疗消化道肿瘤，如胃癌、直肠癌、肝癌，亦可用于乳腺癌及头颈部癌。 **药物代谢动力学** 静脉注射本品后，均匀分布于肝、肾、小肠、脾和脑，在肝、肾中浓度较高，且可透过血脑屏障，脑脊液中喃氟啶浓度比氟尿嘧啶高，本品血浆消除半衰期为5小时，24小时后23%以原形药物的形式经尿液排出，55%经呼吸从肺排出

续表

说明书信息摘录	**FDA** 无。 **EMA** 无。 **PMDA** 无。 **HCSC** 无
遗传因素	二氢嘧啶脱氢酶（DPD）活性降低，则可能使药物毒性增强（DPD* 1/* 2A；DPD* 1/* 13；DPD* 1/*rs67376798Ac*）。突变纯合子的 DPD 活性完全缺失，药物出现严重或致死毒性的风险增加（DPD* 2A/* 2A；DPD* 13/* 13；*rs67376798Ac*/*rs67376798Ac*）。因此，对于慢代谢型患者，应选择其他替代药物，但氟尿嘧啶或卡培他滨应除外，因其均经 DPD 代谢
药物因素	喃氟啶呈碱性却含碳酸盐，应避免与含钙、镁及酸性较强的药物合用
疾病因素	血象、肝肾功能异常时应根据严重程度减量或停药
生理因素	儿童用药应适当减量
其他因素	无
剂量调整模型	无

他莫昔芬

影响因素	遗传因素：吸收□分布□代谢☑排泄□靶点（受体或通路）☑其他：无
	非遗传因素：药物因素☑疾病因素☑生理因素☑ 其他因素：无
药物简介	**作用机制** 他莫昔芬为非固醇类抗雌激素药物，其结构与雌激素相似，存在 *Z* 型和 *E* 型两种异构体，两者物理及化学性质各异，生理活性也不同。*E* 型具有弱雌激素活性，*Z* 型具有抗雌激素作用。如果乳腺细胞内有雌激素受体，则雌激素会进入肿瘤细胞内与其结合，促进肿瘤细胞的 DNA 和 mRNA 的合成，刺激肿瘤细胞增殖，而 *Z* 型异构体进入细胞内，可与雌激素受体竞争结合，形成受体复合物，阻止雌激素发挥作用，从而抑制乳腺癌细胞的增殖。 **适应证** （1）治疗女性复发转移性乳腺癌。 （2）用于乳腺癌手术后的辅助治疗，预防复发。 **药物代谢动力学** 本品口服后吸收迅速。口服本品 20mg，T_{max} 为 6～7.5 小时，$T_{1/2\alpha}$ 为 7～14 小时，服药第 4 天或 4 天后血中出现第二个峰浓度，可能是由肝肠循环引起，$T_{1/2\beta}$ 大于 7 天。本品排泄较慢，主要从粪便排泄，约占 80%，尿中排泄较少，约占 20%。口服后第 13 天仍可从粪便中检测到本品
说明书信息摘录	**FDA** 现有证据表明，雌激素受体阳性乳腺癌患者更可能从他莫昔芬治疗中获益。雌激素和孕激素受体水平有助于预测辅助他莫昔芬疗法是否有益。他莫昔芬能降低接受辅助他莫昔芬治疗的乳腺癌患者对侧乳腺癌的发生率。 当用他莫昔芬和化疗联合治疗时，可能会增加血栓栓塞的发生率。对于有血栓栓塞病史的乳腺癌女性，应仔细评估他莫昔芬的治疗风险和益处。在 NSABP P-1 试验研究（*n*=81）中，

续表

说明书信息摘录	筛查了莱登Ⅴ因子突变和凝血酶原 *G20210A* 基因突变，以确定他莫昔芬治疗的合适人选。 当他莫昔芬与利福平或氨鲁米特合用时，本品血药浓度降低，是由于本品经 CYP3A4 代谢。 **EMA** 无。 **PMDA** 无。 **HCSC** 他莫昔芬是一种前体药物，需要经 CYP2D6 代谢活化。CYP2D6 低活性发生在某些携带 CYP2D6 等位基因（CYP2D6*4）的患者中，长期使用 CYP2D6 抑制剂可导致他莫昔芬柠檬酸盐的活性代谢产物的血药浓度持续降低。已有报道显示，同时服用 5-羟色胺再摄取抑制剂（SSRI）类抗抑郁药有可能影响他莫昔芬柠檬酸盐的疗效。长期使用 CYP2D6 抑制剂会影响药物疗效，应尽量避免两种药物的合用
遗传因素	（1）CYP2D6*4 位于 *rs3892097* 位点，相对于 CT 或 CC 基因型患者，TT 基因型患者在使用他莫昔芬时复发的风险增加，但潮热的发生率降低。CYP2D6 主要影响药物的毒性。在中国人群中未有 TT 基因型纯合子突变，TC 基因型的突变频率为 0.01。 （2）一项研究显示，在慢代谢型及中间代谢型患者中，他莫昔芬会增加乳腺癌复发的风险，将考虑对绝经后女性使用芳香化酶抑制剂
药物因素	（1）当他莫昔芬与华法林或任何其他香豆素类抗凝药合用时，可增强抗凝作用。建议严密切监测患者的凝血功能。 （2）当他莫昔芬和细胞毒药物合用时，发生血栓栓塞的风险增加。 （3）骨转移的患者使用他莫昔芬治疗初期，与能够降低肾脏钙排泄的药物（如噻嗪类利尿药）合用时，可能增加高钙血症的风险
疾病因素	（1）有眼底疾病者禁用。 （2）肝功能异常者应慎用，如有骨转移，在治疗初期需定期查血钙
生理因素	（1）对胎儿有影响，妊娠期、哺乳期女性禁用。 （2）缺乏老年人和儿童用药的临床数据
其他因素	无
剂量调整模型	无

依西美坦

影响因素	遗传因素：吸收□分布□代谢□排泄□靶点（受体或通路）☑其他：无
	非遗传因素：药物因素☑疾病因素☑生理因素☑ 其他因素：无
药物简介	**作用机制** 依西美坦是一种不可逆的甾体类芳香化酶抑制剂，其结构与天然雄烯二酮底物相似。绝经后女性的雌激素主要由雄烯二酮通过外周组织中芳香化酶的作用转化形成。本品通过抑制芳香化酶从而阻断患者体内雌激素的生成，可选择性地有效治疗绝经后激素依赖型乳腺癌。5mg 的依西美坦即可显著降低绝经后女性的血雌激素水平，剂量达 10～25mg 时可最大程度（＞90%）地降低雌激素水平。绝经后的乳腺癌患者接受依西美坦（25mg/d）治疗，患者体内芳香化酶的活性会下降 98%。

续表

<table>
<tr><td>药物简介</td><td>适应证
（1）用于经他莫昔芬辅助治疗 2～3 年后、绝经后雌激素受体阳性的早期浸润性乳腺癌的辅助治疗，直至完成总共 5 年的辅助内分泌治疗。
（2）用于经他莫昔芬治疗后，其病情仍有进展的自然或人工绝经后女性的晚期乳腺癌。
（3）尚不明确本品在雌激素受体阴性患者中的疗效。
药物代谢动力学
本品口服迅速吸收。在达到 C_{max} 后其浓度以多指数形式下降，平均末端消除半衰期约为 24 小时。本品在体内广泛分布，并主要通过代谢从体循环中清除。在单次（10mg～200mg）或多次（0.5mg～50mg）口服给药后，依西美坦的药物代谢动力学呈剂量-效应关系。在多次给予依西美坦（25mg/d）之后，其血药浓度与单次给药后的水平相似。依西美坦在乳腺癌患者体内比在健康女性体内吸收得更快，平均 T_{max} 分别为 1.2 小时和 2.9 小时。在多次口服给药之后，乳腺癌患者的平均清除率比健康绝经后女性低 45%，同时系统暴露量相对较高。在多次给药后，乳腺癌患者的平均 AUC（75.4ng・h/ml）大约是健康女性的 2 倍（41.4ng・h/ml）。在口服放射性标记的依西美坦后，至少 42%的放射性物质由胃肠道吸收。依西美坦的血药浓度在高脂肪早餐后大约升高 40%。依西美坦广泛地分布于组织内，血浆蛋白结合率达 90%而且血浆结合率呈非浓度依赖性，白蛋白和 AAG 均参与结合，分布在血细胞中的依西美坦及其代谢产物的量可以忽略。给予健康绝经后女性放射性标记的依西美坦后，尿液中和粪便中放射性物质的累积排泄量相似 [1 周内尿液中为（42±3）%，粪便中为（42±6）%]。经尿液排泄的原形药物低于给药剂量的 1%。依西美坦被大量代谢，在血浆中原形药物的量低于总给药量的 10%。依西美坦代谢的第一步是氧化 6-亚甲基和还原 17-酮基，随后形成许多二级代谢产物。代谢产物为非活性，或与原形药物相比，对芳香化酶的抑制作用下降，其中一种代谢产物可能具有雄激素活性。人肝脏离体研究结果显示，CYP3A4 是参与依西美坦氧化的主要同工酶</td></tr>
<tr><td>说明书信息摘录</td><td>FDA
体外实验证据表明，本品经 CYP3A4 和醛酮还原酶代谢，并不抑制任何主要的 CYP 同工酶。在临床药物代谢动力学研究中发现，酮康唑（特异性 CYP3A4 抑制剂）对依西美坦的药物代谢动力学无显著影响。在研究本品与利福平（CYP 强效诱导剂）相互作用的试验中，利福平剂量为 600mg/d，依西美坦单次剂量为 25mg，两者合用，依西美坦 AUC 减少了 54%，C_{max} 减少了 41%。尽管尚未对这种相互作用的临床意义进行评估，但是与已知对 CYP3A4 有诱导作用的药物，如利福平、抗惊厥药（苯妥英、卡巴咪嗪等）及某些含有贯叶连翘提取物的中草药制剂合用时，可以显著减少依西美坦的暴露，可能会降低本品的疗效，因此，建议调整剂量。
EMA
无。
PMDA
无。
HCSC
无</td></tr>
</table>

续表

<table>
<tr><td>遗传因素</td><td>目前研究发现与依西美坦相关的基因有 13 种，包括 ESR1、ESR2、PGR、CYP19A1、DGK1、DLGAP1、DNAH12、DOCK4、FLT3 和 MAP4K4 等。FDA 和 HCSC 提及了 ESR1、ESR2 和 PGR，但目前暂无推荐检测的基因。具体信息见下表。
ESR1、ESR2 和 PGR 基因的描述
<table>
<tr><th>基因</th><th>染色体定位</th><th>主要功能</th><th>药物相关性</th><th>来源</th></tr>
<tr><td>ESR1（雌激素受体 1）</td><td>Chr6q25</td><td>雌激素受体 α，具有调节雌激素水平的作用</td><td>依西美坦用于治疗雌激素受体阳性的绝经后乳腺癌</td><td>FDA、HCSC</td></tr>
<tr><td>ESR2（雌激素受体 2）</td><td>Chr14q23. 2</td><td>雌激素受体 β，具有调节雌激素水平的作用</td><td>依西美坦用于治疗雌激素受体阳性的绝经后乳腺癌</td><td>HCSC</td></tr>
<tr><td>PGR（类固醇受体超家族成员之一）</td><td>Chr11q22～q23</td><td>编码蛋白介导孕激素的生理作用</td><td>依西美坦用于治疗激素受体（孕激素受体）阳性的乳腺癌</td><td>FDA</td></tr>
</table>
目前尚无可用于指导临床用药的基因检测。FDA 和 HCSC 说明书均指出，依西美坦可用于经他莫昔芬辅助治疗 2～3 年后、绝经后雌激素受体阳性的女性的早期浸润性乳腺癌的辅助治疗。建议检测乳腺癌患者雌激素受体是否为阳性，以指导依西美坦的个体化治疗</td></tr>
<tr><td>药物因素</td><td>（1）与 CYP3A4 诱导剂，如利福平、抗惊厥药（苯妥英、卡巴咪嗪等）及某些含有贯叶连翘提取物的中草药制剂合用时，可显著减少依西美坦的暴露，降低本品的疗效。因此建议进行剂量调整，合用时本品的推荐剂量为 50mg，一日 1 次，餐后服用。
（2）与雌激素合用可能降低本品疗效，两者不宜合用。
（3）依西美坦与通过 CYP3A4 代谢且治疗窗窄的药物（芬太尼、地西泮、胺碘酮等）合用时，应谨慎考虑。
（4）尚无本品与其他抗癌药物合用的临床经验</td></tr>
<tr><td>疾病因素</td><td>（1）对本品活性成分及赋形剂过敏者禁用。
（2）中重度肝损伤或肾损伤者慎用。
（3）罕见糖耐量异常、葡萄糖-半乳糖吸收障碍或蔗糖酶-异麦芽糖酶不足的遗传性疾病的患者禁用。
（4）胃肠道疾病患者慎用。
（5）心血管疾病及高脂血症患者慎用。
（6）骨质疏松症或有骨质疏松症风险的女性患者用药前应检测骨密度</td></tr>
<tr><td>生理因素</td><td>（1）绝经前女性禁用本品。
（2）妊娠期女性禁用本品。
（3）哺乳期女性禁用本品。
（4）儿童患者禁用本品。
（5）老年患者无须调整剂量</td></tr>
<tr><td>其他因素</td><td>无</td></tr>
<tr><td>剂量调整模型</td><td>无</td></tr>
</table>

第十二章 抗艾滋病药物

阿巴卡韦

影响因素	遗传因素：吸收□分布□代谢☑排泄□靶点（受体或通路）□其他：无
	非遗传因素：药物因素□疾病因素☑生理因素☑ 其他因素：无
药物简介	**作用机制** 阿巴卡韦是核苷类逆转录酶抑制剂，是一种选择性的 HIV-1 和 HIV-2 的抗病毒制剂，适用于对包括齐多夫定、拉米夫定、扎西他滨、去羟肌苷或奈韦拉平敏感度降低了的 HIV-1 分离株。体外研究已证实，阿巴卡韦对 HIV 的作用机制是抑制 HIV 的逆转录酶，而这一过程可导致 DNA 链合成的终止并阻断病毒复制的周期。体外研究显示，阿巴卡韦与奈韦拉平和齐多夫定联用时有协同作用，与去羟肌苷、扎西他滨、拉米夫定和司坦夫定联用时有加和作用。 体外实验已筛选出对阿巴卡韦耐受的 HIV-1 分离株，这些分离株与逆转录酶编码区（编码子 M184V、K65R、L74V 和 Y115F）中特殊的基因型的改变有关。在体外及体内试验中，病毒对阿巴卡韦产生耐药性的过程相对缓慢，必须在发生多个突变后，其 IC_{50} 才能比野生型高 8 倍，才具有临床意义。对阿巴卡韦耐受的分离株对拉米夫定、扎西他滨及去羟肌苷的敏感性也可能会降低，但对齐多夫定和司坦夫定仍保持敏感。 **适应证** 适用于 HIV 感染的抗逆转录病毒联合疗法。在高病毒载量（＞100000 拷贝/ml）的患者中，治疗方法的选择需要特殊考虑。 **药物代谢动力学** 口服给药后，阿巴卡韦的吸收迅速而充分，成人口服阿巴卡韦的绝对生物利用度约为 83%。以片剂和口服溶液经口服给药后，阿巴卡韦血浆浓度的平均达峰时间分别约为 1.5 小时和 1 小时，片剂和口服溶液的 *AUC* 之间没有差异。治疗剂量（300mg，一日 2 次）下，阿巴卡韦片剂的稳态 C_{max} 约为 3mg/ml，当给药间隔为 12 小时时，*AUC* 约为 6g·h/ml，口服溶液的 C_{max} 略高于片剂。进食会延迟吸收并降低 C_{max}，但并没有影响 *AUC*。因此，本品在进食或不进食时均可服用。静脉给药后，表观分布容积约为 0.8L/kg，表明阿巴卡韦可自由地向组织内渗透。对 HIV 感染患者的研究表明，阿巴卡韦能很好地渗透至脑脊液中，脑脊液与血清 *AUC* 的比值在 0.3～0.44 之间。以每日 600mg、分 2 次给予阿巴卡韦时，观察到的 C_{max} 比阿巴卡韦的 IC_{50}（即 0.08mg/ml 或 0.26mmol/L）大 9 倍。体外血浆蛋白结合的研究表明，治疗浓度的阿巴卡韦与人血浆蛋白仅呈低、中度结合，结合率约为 49%，这表明通过血浆蛋白转换作用引起这些药物与其他药物发生相互作用的可能性很低。阿巴卡韦主要由肝脏代谢，服用剂量中约有 2%以原形药物的形式经肾脏清除。本品在人体内的主要代谢途径是经乙醇脱氢酶和葡萄糖醛酸化作用将约占给药剂量 66%的药物转化为 5′-羧酸和 5′-葡萄糖醛酸苷经尿液排出。阿巴卡韦的平均半衰期约为 1.5 小时。以 300mg、一日 2 次的剂量多次口服后，阿巴卡韦无明显蓄积。阿巴卡韦的清除首先是经肝脏代谢，随后代谢产物主要经尿液排出，尿液中的代谢产物和原形药物占阿巴卡韦给药剂量的 83%，其余通过粪便清除

续表

说明书信息摘录	**FDA** 所有患者在首次使用阿巴卡韦治疗或再次使用阿巴卡韦治疗之前，都应筛查 *HLA-B* 5701* 等位基因，除非患者有以前 *HLA-B* 5701* 等位基因的评估记录。携带 *HLA-B* 5701* 等位基因的患者对阿巴卡韦过敏的风险更高，但不携带 *HLA-B* 5701* 等位基因的患者也有可能发生过敏反应。携带 *HLA-B* 5701* 等位基因的患者禁用阿巴卡韦。 **EMA** 在开始阿巴卡韦治疗之前，无论何种种族，所有感染 HIV 的患者都应筛查 *HLA-B* 5701* 等位基因。对于基因 *HLA-B* 5701* 状态不明的患者，在再次开始阿巴卡韦治疗之前也推荐筛查基因位点。携带 *HLA-B* 5701* 等位基因的患者不能使用阿巴卡韦，除非没有其他可用于这些患者的治疗方案，或者治疗史和抵抗试验的结果证实潜在获益大于风险时，方考虑使用。对于基因筛查结果为阳性的患者，不推荐重启阿巴卡韦治疗，除非潜在的治疗获益大于危害，并且应在严密的医疗监护下应用。 **PMDA** 从临床表现来看，在开始给予阿巴卡韦之前，不进行 *HLA-B* 5701* 筛查的人群与进行 *HLA-B* 5701* 筛查的人群的可疑过敏反应的表达频率分别为 7.8%（66/847）和 3.4%（27/803），由皮肤过敏试验可确认过敏反应的表达频率分别为 2.7%（23/842）和 0（0/802）。此外，在不筛查 *HLA-B* 5701* 的人群中，从临床表现来看，66 例中的 30 例出现可疑过敏反应，由皮肤过敏试验可确认过敏反应中的 22 例均携带 *HLA-B* 5701*。 在日本患者中，*HLA-B* 5701* 等位基因和患者过敏反应发生风险的关系是未知的，过敏反应发生率在高加索人患者中为 5%～8%，在日本人中仅为 0.1%。 **HCSC** *HLA-B* 5701* 基因型患者比正常基因型患者发生过敏反应的风险高得多。基因突变型患者使用阿巴卡韦制剂会导致严重甚至致命的过敏反应。对阿巴卡韦过敏的患者再次用药会引起超敏反应，症状远比初次用药时的症状更为强烈，并且是致命的。然而，也有少数报道称不携带这种基因的患者也可发生过敏反应，因此，所有患者首次应用或再次应用阿巴卡韦之前都应筛查基因型，筛查结果为阳性的患者或者疑似对阿巴卡韦过敏的患者都不应使用该药物
遗传因素	携带 *HLA-B* 5701* 等位基因的患者对阿巴卡韦过敏的风险更高，但不携带 *HLA-B* 5701* 等位基因的患者也有可能发生过敏反应。携带 *HLA-B* 5701* 等位基因的患者禁用阿巴卡韦
疾病因素	（1）阿巴卡韦主要经肝脏代谢。安全性的分析数据显示，轻度肝损伤患者每日可分 2 次服用阿巴卡韦 300mg；尚无推荐中度肝损伤患者服用阿巴卡韦的支持性资料，因此，中度肝损伤患者应避免服用本品；严重肝损伤患者应禁用本品。 （2）阿巴卡韦主要由肝脏代谢，约 2%的阿巴卡韦以原形药物的形式经尿液排泄。阿巴卡韦在晚期肾病患者和肾功能正常者中的药物代谢动力学相似，因此肾损伤患者不必减量。由于经验有限，晚期肾病患者应避免服用本品
生理因素	（1）在儿童中进行的临床试验发现，阿巴卡韦口服溶液吸收迅速而充分。儿童的总体药物代谢动力学参数与成人相似，但血浆浓度的差异较大。在临床试验中，3 个月至 12 岁儿童所用的剂量为 8mg/kg，一日 2 次。 （2）妊娠期及哺乳期女性。 1）妊娠期。妊娠期使用阿巴卡韦的安全性尚未被确定。动物实验已证实，阿巴卡韦和（或）其相关代谢产物是可以透过胎盘的。阿巴卡韦在大鼠中表现出对正在发育的胚胎和胎儿的毒性，但在家兔中没有出现同样的情况。上述毒性包括降低胎儿体重、胎儿水肿、骨骼改变/畸形、早期宫内死亡和死胎，因此，不推荐妊娠期女性使用本品。 2）哺乳期。阿巴卡韦及其代谢产物可分泌至哺乳大鼠的乳汁中，因此预测此药物及其代谢产物也会被分泌至人乳汁中，但此结论尚未得到证实。尚无 3 个月以下婴儿应用阿巴卡韦的安全性资料，因此，建议接受阿巴卡韦治疗的母亲不要进行母乳喂养。同时为了避免 HIV 感染，建议可能感染 HIV 的母亲不要进行哺乳

续表

剂量调整模型	携带 *HLA-B* 5701* 等位基因的患者不能使用阿巴卡韦，除非没有其他可用于这些患者的治疗方案，或者治疗史和抵抗试验的结果证实潜在获益大于风险时，方考虑使用

阿扎那韦

影响因素	遗传因素：吸收□分布□代谢□排泄□靶点（受体或通路）☑其他：无
	非遗传因素：药物因素☑疾病因素☑生理因素☑ 其他因素：饮食
药物简介	**作用机制** 阿扎那韦是一种氮杂肽类 HIV-1 蛋白酶抑制剂，可选择性抑制 HIV-1 感染细胞中病毒 Gag 和 Gag-Pol 多聚蛋白的特定加工过程，从而阻断成熟病毒的形成。 **适应证** 可与其他抗逆转录病毒药物联合使用治疗 HIV-1 感染。 **药物代谢动力学** 阿扎那韦可以被人体迅速吸收，达峰时间约为 2.5 小时。阿扎那韦的药物代谢动力学变化呈非线性，在一日 1 次、给药剂量为 200～800mg 时，*AUC* 和 C_{max} 的增加比例高于剂量增加比例。血药浓度在给药第 4～8 天达到稳态。阿扎那韦与食物一起服用可以增大其生物利用度，并降低药物代谢动力学参数的变异程度。少量进食（热量 357cal、8.2g 脂肪、10.6g 蛋白质）后服用阿扎那韦，比禁食后服用阿扎那韦的 *AUC* 增加 70%，C_{max} 增大 57%。高脂肪餐（热量 721cal、37.3g 脂肪、29.4g 蛋白质）后服用阿扎那韦，比禁食后服用阿扎那韦的 *AUC* 平均增加 35%，C_{max} 无变化。与禁食状态下服用阿扎那韦相比，无论在少量进食还是高脂肪餐后服用阿扎那韦，*AUC* 和 C_{max} 的变异系数都下降近一半。阿扎那韦的血清蛋白结合率为 86%，不受药物浓度影响。阿扎那韦与 α1-酸性糖蛋白（AAG）和白蛋白结合率相似（分别为 89% 和 86%）。在对感染 HIV 的患者的多剂量研究中发现，每日少量进食后服用阿扎那韦 400mg，一日 1 次，为期 12 周，在脑脊液和精液中可以检测出阿扎那韦。脑脊液与血浆中的阿扎那韦浓度比为 0.0021～0.0226（*n*=4），精液与血浆中的阿扎那韦浓度比为 0.11～4.42（*n*=5）。阿扎那韦在人体内的代谢部位广泛，主要生物转化途径为单加氧和双加氧过程。阿扎那韦及其代谢产物的其他次要生物转化途径包括葡萄糖苷酸化、*N*-脱烷基化、水解和脱氢氧化等，在血浆中已经检测出 2 种含量较少的阿扎那韦代谢产物。任何代谢产物在体外都不具有抗病毒活性。利用人体肝细胞微粒体进行的体外研究提示，阿扎那韦是由 CYP3A 代谢。单次服用 ^{14}C 标记的阿扎那韦 400mg 后，粪便和尿液中的放射量分别为 79% 和 13%。粪便和尿液中原形药物分别约占服用剂量的 20% 和 7%。健康受试者（*n*=214）和感染 HIV 的患者（*n*=13）少量进食后一日 1 次服用阿扎那韦 400mg，达到稳态后阿扎那韦的平均消除半衰期约为 7 小时。伴有中度至重度肝损伤的成年受试者（14 例 Child-pugh 分类为 B 级，2 例 Child-pugh 分类为 C 级）在单次服用阿扎那韦 400mg 后，肝损伤受试者的平均 $AUC_{0\sim\infty}$ 比健康受试者高 42%，平均半衰期为 12.1 小时
说明书信息摘录	**FDA** 无。 **EMA** 无。 **PMDA** 无。 **HCSC** 无

续表

遗传因素	无
药物因素	（1）与本品合用能降低抗病毒作用的药物有以下几种：①诱导由 CYP3A 介导的本品的代谢，如利福平、奈韦拉平、贯叶连翘；②替诺福韦可降低本品的 *AUC* 和 C_{max}；③与依非韦伦合用可使本品血浆浓度降低；④本药溶解度随 pH 的升高而下降，与抗酸药（如三硅酸镁、氧化镁、氢氧化镁、碳酸镁、氢氧化镁铝、氢氧化铝等）、H_2 受体阻滞剂或质子泵抑制剂（如泮托拉唑、奥美拉唑）合用，可降低本品血药浓度；⑤与去羟肌苷分散片合用可使本品血药浓度下降，可能由去羟肌苷分散片分散时使胃内 pH 升高所致。 （2）与本品合用能增强抗病毒作用的药物有以下几种：①竞争由 CYP3A 介导的代谢，如利托那韦；②与伏立康唑合用可能使本品血药浓度增加
疾病因素	重度肝功能不全者禁用
生理因素	（1）美国疾病控制与预防中心建议，为了避免产后 HIV 传染的危险，感染 HIV 的母亲不应进行母乳喂养。尚不清楚阿扎那韦是否可以经人乳汁分泌，对哺乳期小鼠的研究证实，阿扎那韦可以经乳汁分泌。由于存在 HIV 传染给受乳婴儿和发生严重药物不良反应的可能，正在接受阿扎那韦治疗的母亲不应哺乳。 （2）在阿扎那韦治疗期间，高胆红素血症较常见。尚不清楚母亲在妊娠期间服用阿扎那韦是否可能引起新生儿出现加重生理性高胆红素血症并导致核黄疸，在产前应该加强监测并考虑用其他药物替代阿扎那韦进行治疗
其他因素	（1）阿扎那韦与食物一起服用可以增大其生物利用度，并降低药物代谢动力学参数的变异程度。少量进食（热量 357cal、8.2g 脂肪，10.6g 蛋白质）后服用阿扎那韦，比禁食后服用阿扎那韦的 *AUC* 增加 70%，C_{max} 增大 57%。高脂肪餐（热量 721cal、37.3g 脂肪、29.4g 蛋白质）后服用阿扎那韦，比禁食后服用阿扎那韦的 *AUC* 平均增加 35%，C_{max} 无变化。与禁食状态下服用阿扎那韦相比，无论在少量进食还是高脂肪餐后服用阿扎那韦，*AUC* 和 C_{max} 的变异系数都下降了近一半。 （2）大蒜可诱导 CYP 和 P-gp，降低本品的血药浓度，导致治疗无效或出现耐药
剂量调整模型	无

达如那韦

影响因素	遗传因素：吸收□分布□代谢☑排泄□靶点（受体或通路）□其他：无
	非遗传因素：药物因素☑疾病因素☑生理因素□ 其他因素：无
药物简介	**作用机制** 达如那韦是一种 HIV-1 蛋白酶抑制剂，可选择性抑制被病毒感染的细胞中 HIV 编码的 Gag-Pol 多蛋白的裂解，从而阻止成熟的感染性病毒颗粒的形成。达如那韦可与 HIV-1 蛋白酶紧密结合，K_p 为 4.5×10^{-12}mol/L。达如那韦对与蛋白酶抑制剂耐药相关的突变具有一定的疗效，但对目前检测到的 13 种人体细胞蛋白酶没有抑制作用。 **适应证** 达如那韦与 100mg 利托那韦合用，并与其他抗逆转录病毒药物合并使用，适用于已使用过抗逆转录病毒药物的 HIV 感染的成人患者（如对一种以上蛋白酶抑制剂耐药的 HIV-1 感染者）。

续表

药物简介	**药物代谢动力学** 达如那韦口服后可快速吸收，与低剂量利托那韦同服时，达如那韦通常在服药后2.5～4小时达到最大血浆浓度。单剂量服用本品600mg的绝对口服生物利用度约为37%，与利托那韦（100mg，一日2次）合用时，生物利用度可增加至82%。与利托那韦合用时，达如那韦的全身暴露量可增加约14倍。与进餐时服用相比，不与食物同服时，本品与低剂量利托那韦合用的相对生物利用度会降低30%。因此，本品片剂可与利托那韦和食物同服，食物的类型不影响达如那韦的暴露量。约95%的达如那韦与血浆蛋白结合，主要与血浆AAG结合。在人肝微粒体（HLM）中进行的体外实验显示，达如那韦主要进行氧化代谢，由肝脏CYP广泛代谢，绝大多数由CYP3A4同工酶代谢。一项在健康受试者中进行的^{14}C-达如那韦试验显示，单次服用本品/利托那韦（400mg/100mg）后，血浆中大部分放射活性物质来源于达如那韦本身，在人体内已发现至少3种氧化代谢产物，这些代谢产物对野生型HIV的活性比达如那韦的活性至少低10倍。单次服用^{14}C-达如那韦/利托那韦（400mg/100mg）后，在粪便和尿液中检测到的^{14}C-达如那韦分别约占79.5%和13.9%。达如那韦原药分别约占粪便和尿液中药物剂量的41.2%和7.7%。与利托那韦合用时，达如那韦的末端消除半衰期约为15小时。达如那韦（150mg）单独用药以及与低剂量利托那韦合用时，静脉清除率分别为32.8L/h和5.9L/h
说明书信息摘录	**FDA** 无。 **EMA** 说明书中包括HIV病毒基因型信息，药物经由CYP3A代谢，合并使用CYP3A的底物、抑制剂、诱导剂时应注意。 **PMDA** 无。 **HCSC** 无
遗传因素	无
药物因素	（1）达如那韦是CYP3A4异构体的抑制剂，在与主要由CYP3A4代谢的药物同时使用时，可导致这些药物血浆浓度升高，继而增加或延长其疗效和副作用。达如那韦不应与高度依赖CYP3A4清除的药物同服，这些药物血浆浓度的升高与严重的和（或）威胁生命的事件相关，包括阿司咪唑、特非那丁、咪达唑仑、三唑仑、西沙必利、哌咪清和麦角生物碱（如麦角胺、双氢麦角胺、麦角新碱和甲基麦角新碱）。 （2）利福平是CYP强效诱导剂。达如那韦与利福平联合使用可引起达如那韦血浆浓度的明显降低，导致达如那韦疗效丧失。 （3）达如那韦不应与含有贯叶连翘的药物联合使用，因为同服可引起达如那韦血浆浓度的明显降低，导致达如那韦疗效丧失。 （4）抗逆转录病毒药物。 1）利托那韦。当达如那韦单次剂量600mg与利托那韦（100mg，一日2次）同服时，利托那韦可使达如那韦的全身暴露量提高14倍。因此，应以100mg利托那韦作为药物代谢动力学增强剂，并与之联合使用。 2）洛匹那韦/利托那韦。本品与添加或者不添加利托那韦的洛匹那韦/利托那韦（达如那韦1200mg，一日2次）与添加或不添加利托那韦100mg、一日2次的洛匹那韦/利托那韦（400mg/100mg、一日2次或533mg/133.3mg、一日2次）相互作用的试验结果显示，达如那韦的*AUC*降低了40%。尚未确定合适的联用剂量，因此，不推荐本品与利托那韦和洛匹那韦/利托那韦联合使用。

续表

<table>
<tr><td rowspan="1">药物因素</td><td>3）沙奎那韦。在达如那韦（400mg，一日 2 次）、沙奎那韦（1000mg，一日 2 次）与利托那韦（100mg，一日 2 次）的相互作用研究中，沙奎那韦/利托那韦存在时，达如那韦的暴露量降低 26%；沙奎那韦的暴露量不受达如那韦/利托那韦影响。不推荐沙奎那韦与添加或不添加低剂量利托那韦的达如那韦联合使用。
4）茚地那韦。达如那韦/利托那韦（400mg/100mg，一日 2 次）与茚地那韦（800mg，一日 2 次）的相互作用研究显示，茚地那韦/利托那韦存在时，达如那韦的暴露量增加 24%；达如那韦/利托那韦存在时，茚地那韦的暴露量增加 23%。当与达如那韦/利托那韦联合使用时，在不耐受的患者中，茚地那韦的剂量从 800mg、一日 2 次调整到 600mg、一日 2 次可能是合理的。
5）达如那韦/利托那韦。与洛匹那韦/利托那韦、沙奎那韦、阿扎那韦及茚地那韦之外的蛋白酶抑制剂（PI）联合使用的研究尚未开展，因此，不推荐与这些药物联合使用。
6）CCR5 拮抗剂。当与达如那韦/利托那韦联用时，马拉维若的剂量应为 150mg、一日 2 次。达如那韦/利托那韦（600mg/100mg，一日 2 次）与马拉维若（150mg，一日 2 次）的相互作用研究表明，达如那韦/利托那韦存在时，马拉维若的暴露量增加 305%，马拉维若对达如那韦/利托那韦的暴露量无明显作用。
（5）其他药物。
1）抗心律失常药物（苄普地尔、利多卡因、奎尼丁及胺碘酮）。与达如那韦/利托那韦同服时，苄普地尔、利多卡因、奎尼丁及胺碘酮的暴露量可能增加，因此，需谨慎用药，条件允许时，建议对抗心律失常药物进行监测。
2）地高辛。达如那韦/利托那韦（600mg/100mg，一日 2 次）与单次给予地高辛（0.4mg）的相互作用研究表明，地高辛的 AUC_{last} 增加了 77%。当地高辛与达如那韦/利托那韦合用时，推荐起始时采用最低剂量，然后逐渐递增剂量至获得满意的临床效果。
3）抗凝药物。当与达如那韦/利托那韦同服时，华法林浓度可能会受到影响。华法林与达如那韦/利托那韦联合使用时，建议监测 INR。
4）抗惊厥药物（巴比妥类药物、卡马西平）。巴比妥类药物是 CYP 的诱导剂。达如那韦/利托那韦不应与这些药物联合使用，因为同服可引起达如那韦血浆浓度的明显降低，导致达如那韦的疗效丧失。一项针对达如那韦/利托那韦（600mg/100mg，一日 2 次）与卡马西平（200mg，一日 2 次）相互作用的研究表明，达如那韦与利托那韦联用时，其暴露不会受到卡马西平的影响，利托那韦的 AUC_{12h} 降低了 49%，卡马西平的 AUC_{12h} 增加了 45%。不推荐对达如那韦/利托那韦进行剂量调整。如果需要联用达如那韦/利托那韦和卡马西平，应监测患者是否出现了与卡马西平相关的不良事件。应监测卡马西平的浓度并逐渐递增其剂量至足量。基于该研究的结果，在与达如那韦/利托那韦联用时，卡马西平的剂量应降低 25%～50%。
5）钙通道阻滞剂。当与达如那韦/利托那韦合用时，钙通道阻滞剂（如非洛地平、硝苯地平、尼卡地平）的暴露量可能增加，因此，需谨慎用药，推荐进行密切的临床监测。
6）克拉霉素。达如那韦/利托那韦（400mg/100mg，一日 2 次）与克拉霉素（500mg，一日 2 次）的相互作用研究表明，克拉霉素的暴露量增加 57%，而达如那韦的暴露量不受影响。对于有肾损伤的患者，克拉霉素的剂量应减少。
7）地塞米松。地塞米松全身用药可诱导 CYP3A4，降低达如那韦的暴露量，导致其疗效的丧失，因此，联合使用应谨慎。
8）氟替卡松丙酸酯。吸入性氟替卡松丙酸酯与达如那韦/利托那韦合用时，可增加氟替卡松丙酸酯的血浆浓度，因此，应选用其他药物，尤其是长期使用时。
9）HMG-CoA 还原酶抑制剂。与达如那韦/利托那韦同服时，高度依赖 CYP3A4 代谢的 HMG-CoA 还原酶抑制剂（如洛伐他汀和辛伐他汀）的预期血浆浓度会显著升高。HMG-CoA 还原酶抑制剂浓度升高可引起肌病，包括横纹肌溶解。因此，不推荐达如那韦/利托那韦与洛伐他汀及辛伐他汀联用。当需要将阿托伐他汀与达如那韦/利托那韦联用时，推荐阿托伐他汀的</td></tr>
</table>

续表

药物因素	起始剂量为10mg，一日2次，并根据临床反应逐渐增加阿托伐他汀的剂量。达如那韦/利托那韦（600mg/100mg，一日2次）可使单次给药的普伐他汀（40mg）暴露量增加约80%，但仅在部分受试者中出现上述现象。当需要将普伐他汀与达如那韦/利托那韦联用时，推荐普伐他汀剂量从可能的最小剂量开始，并逐渐增加至达到满意的临床效果，同时，应对其安全性进行监测。 10）免疫抑制剂（环孢素、他克莫司、西罗莫司）。与达如那韦/利托那韦同服时，环孢素、他克莫司和西罗莫司的暴露量会增加。与达如那韦/利托那韦同服时，推荐对免疫抑制剂进行监测。 11）酮康唑、伊曲康唑和伏立康唑。酮康唑、伊曲康唑和伏立康唑都是CYP3A4强效抑制剂和底物。全身联用酮康唑、伊曲康唑或伏立康唑与达如那韦/利托那韦时，可增加达如那韦的血浆浓度；同时，达如那韦/利托那韦也可以使酮康唑、伊曲康唑或伏立康唑的血浆浓度增加。一项相互作用研究证实，酮康唑（200mg，一日2次）和达如那韦/利托那韦（400mg/100mg，一日2次）同时使用时，酮康唑和达如那韦的暴露量分别增加212%和42%。当需要同服时，酮康唑或伊曲康唑每日剂量不应超过200mg。尽管伏立康唑的代谢也涉及CYP3A4之外的酶，但当与达如那韦/利托那韦同服时，伏立康唑的预期暴露量也会增加。 12）美沙酮。一项达如那韦/利托那韦（600mg/100mg，一日2次）对稳定美沙酮维持治疗影响的相互作用研究结果显示，*R*-美沙酮*AUC*降低了16%。根据药物代谢动力学研究和临床试验结果，当美沙酮与达如那韦/利托那韦同服时，无须进行剂量调整，但由于可能需要对一些患者进行维持治疗调整，因此，应进行临床监测。 13）以雌激素为基础的避孕药物。达如那韦/利托那韦（600mg/100mg，一日2次）与炔雌醇和炔诺酮的相互作用研究结果表明，稳态时炔雌醇和炔诺酮的暴露分别降低了44%和14%，可使用其他非激素类避孕药替代。 14）PDE5抑制剂。在一项药物间相互作用的研究中，以西地那非单剂量100mg为对照，比较了西地那非单剂量25mg与达如那韦/利托那韦（400mg/100mg，一日2次）合用时西地那非的全身暴露量。同时使用PDE5抑制剂和达如那韦/利托那韦时应谨慎。如果有需要同时使用达如那韦/利托那韦与西地那非、伐地那非或他达拉非的指征时，推荐西地那非48小时内单次剂量不超过25mg，伐地那非72小时内单次剂量不超过2.5mg，他达拉非72小时内单次剂量不超过10mg。 15）利福布丁。利福布丁是CYP的底物。在一项有关药物相互作用的研究中，达如那韦/利托那韦（600mg/100mg，一日2次）与利福布丁（150mg，一日1次）联用时，达如那韦的全身暴露量增加了57%。基于达如那韦/利托那韦使用的安全性特点，并不需要对达如那韦/利托那韦的剂量进行调整。相互作用研究表明，利福布丁在以300mg、一日1次单用和以150mg、一日1次与达如那韦/利托那韦（600mg/100mg，一日2次）联用时的全身暴露是相当的，其活性代谢产物25-*O*-去乙酰利福布丁的暴露量增加。在接受二者联用治疗的患者中，应将利福布丁的常规剂量300mg/d降低75%（即150mg，一日1次），同时加强对利福布丁相关不良事件的监测。 16）选择性5-羟色胺再摄取抑制剂（SSRI）。帕罗西汀（20mg，一日1次）或舍曲林（50mg，一日1次）与达如那韦/利托那韦（400mg/100mg，一日2次）的相互作用研究结果显示，帕罗西汀或舍曲林不影响达如那韦的暴露量。达如那韦/利托那韦存在时，舍曲林和帕罗西汀的暴露量分别降低了49%和39%。如果SSRI与达如那韦/利托那韦同服时，应根据抗抑郁药物应答的临床评估结果对SSRI的剂量进行摸索。另外，在帕罗西汀或舍曲林剂量稳定的患者使用达如那韦/利托那韦初期，应监测其对抗抑郁药物的应答

续表

疾病因素	（1）严重肝损伤患者应慎用达如那韦/利托那韦。试验数据证实，轻度或中度肝损伤受试者使用达如那韦时，其稳态药物代谢动力学参数与健康受试者接近，轻度或中度肝损伤患者无须进行剂量调整。曾患有肝功能障碍（包括慢性活动性乙型或丙型肝炎）的患者，在联合抗逆转录病毒治疗中肝功能异常的发生频率可能增加，应根据标准程序进行监测。在这些患者中，如果发现有肝脏疾病恶化的证据，需要考虑中断或终止治疗。 （2）由于达如那韦的肾脏清除有限，在肾损伤的患者中，机体总清除率预期不会降低。达如那韦和利托那韦与血浆蛋白高度结合，因此不太可能通过血液透析或腹膜透析而大量清除。 （3）在使用 PI 治疗的 A 型和 B 型血友病患者中，已有出血增加的报道，包括自发的皮肤血肿和关节血肿。对部分患者给予了额外的Ⅷ因子。半数以上的报告病例中，如果已经停止Ⅷ因子治疗，可继续或再引入 PI 治疗。尽管这种导致出血的作用机制还没有被阐明，但研究结果已提示了二者的因果关系。因此，应使血友病患者意识到出血增加的可能性。 （4）在接受抗逆转录病毒治疗（包括 PI 治疗）的患者中，已经有新发糖尿病、高血糖或糖尿病恶化的报道。部分患者的高血糖很严重，还有部分患者会出现酮症酸中毒。许多患者的病情较为复杂，其中一些情况需要进行药物治疗，但这些药物又可能引起糖尿病或高血糖的进一步恶化。 （5）在感染 HIV 的患者中，联合抗逆转录病毒治疗可引起机体脂肪的重新分布（脂肪代谢障碍）。这些副作用的长期后果目前尚不明确，对其机制的了解还不完善。目前认为内脏脂肪过多与 PI 治疗、皮下脂肪萎缩和核苷类逆转录酶抑制剂有一定关系，脂肪代谢障碍的高危因素包括个体因素（如年龄较大）、药物相关因素（抗病毒治疗持续时间较长）以及与治疗有关的代谢障碍。临床上应对脂肪重新分布的体征进行评估，检测空腹血脂和血糖，对脂质紊乱给予适当的处理。 （6）严重免疫缺陷的 HIV 患者在开始接受联合抗病毒治疗（cART）后，可能出现对无症状或残余的机会性病原菌的炎性反应，并引起严重的临床疾病或症状恶化。一般在开始 cART 的前几周或数月内可以观察到这种反应，引起的疾病包括巨细胞病毒性视网膜炎、播散性和（或）局灶性分枝杆菌感染及肺孢子虫性肺炎。对任何炎性症状均应进行评估，必要时给予治疗
生理因素	（1）因在 65 岁及以上的患者中使用达如那韦/利托那韦的资料有限，因此，老年患者应慎用达如那韦，有出现肝功能降低并伴有其他疾病或使其他治疗增加的可能性。 （2）达如那韦在妊娠期女性中的研究较少，也没有较好的对照研究。动物实验中没有发现达如那韦造成发育毒性或影响生殖和生育功能的证据。仅当潜在获益大于潜在风险时，才可在妊娠期使用达如那韦/利托那韦。在大鼠中的研究表明达如那韦可在乳汁中分泌。目前尚不清楚达如那韦是否在人乳汁中分泌。由于存在 HIV 感染和发生严重副作用的潜在风险，如果母体正在接受达如那韦治疗，应停止母乳喂养
剂量调整模型	无

恩曲他滨

影响因素	遗传因素：吸收□分布□代谢□排泄□靶点（受体或通路）☑其他：无
	非遗传因素：药物因素□疾病因素☑生理因素☑ 其他因素：无

续表

药物简介	**作用机制** 恩曲他滨为化学合成类核苷胞嘧啶，其抗 HIV-1 的机制是通过体内多步磷酸化反应形成活性三磷酸酯，竞争性地抑制 HIV-1 逆转录酶，同时通过与天然的 5-磷酸胞嘧啶竞争性地渗入到病毒 DNA 的合成过程中，最终导致其 DNA 链合成中断，其抗 HBV 的机制是靶向作用于 HBV 的复制过程，即逆转录过程。本品对哺乳动物的 DNA 聚合酶 α、β、ε 和线粒体 DNA 聚合酶 γ 的抑制活性较弱。 **适应证** （1）可与其他抗病毒药物合用治疗 HIV-1 感染的成人，包括未经过逆转录酶抑制剂治疗和经逆转录酶抑制剂治疗后病毒已被抑制者。 （2）用于慢性乙型肝炎的治疗。 **药物代谢动力学** 在健康受试者和 HIV 感染的个体中进行了药物代谢动力学评估，两组人群的药物代谢动力学相似。本品口服给药后吸收迅速，分布广泛，给药 1～2 小时后血药浓度达峰值。20 例 HIV 感染患者经倍数剂量口服给药后，恩曲他滨的 C_{max} 为（1.8±0.7）μg/ml，24 小时的 *AUC* 为（10.0±3.1）μg · h/ml。给药后 24 小时平均稳态血药浓度为 0.09μg/ml，平均生物利用度为 93%。倍数剂量给药时，药物代谢动力学与剂量（25～200mg）成比例。体外恩曲他滨与人血浆蛋白的结合率小于 4%，当浓度超过 200μg/ml 时，药物以游离状态存在。在峰浓度时，血浆与血液中药物浓度的比值为 1.0，精液与血液中药物浓度的比值为 4.0。体外研究显示，恩曲他滨不是人 CYP 的抑制剂。服用 ^{14}C 标记的恩曲他滨，药物会以原形药物形式进入尿液（86%）和粪便（14%）中，13%的药物会转化成 3 种代谢产物，其生物转化包括巯基部分发生氧化形成 3′-亚砜非对映异构体（9%）和与葡萄糖醛酸结合形成 2′-*O*-葡萄糖苷酸（4%），其他代谢产物尚未确定。恩曲他滨的血浆半衰期约为 10 小时。恩曲他滨的肾脏清除率比血肌酐清除率大，推测药物通过肾小球滤过和肾小管分泌途径排出，可能有与其竞争的经肾脏排泄的物质
说明书信息摘录	**FDA** 无。 **EMA** 无。 **PMDA** 无。 **HCSC** 无
遗传因素	无
药物因素	无
疾病因素	（1）本品主要经肾脏排泄，肾功能不全者宜减量使用。 （2）禁用于晚期肾病及肝功能不全者
生理因素	（1）妊娠期女性慎用。 （2）哺乳期女性在用药期间应避免哺乳
其他因素	无
剂量调整模型	无

依非韦伦

<table>
<tr><td rowspan="2">影响因素</td><td>遗传因素：吸收□分布□代谢☑排泄□靶点（受体或通路）□其他：无</td></tr>
<tr><td>非遗传因素：药物因素☑疾病因素☑生理因素☑
其他因素：饮食</td></tr>
<tr><td>药物简介</td><td>作用机制
依非韦伦是 HIV-1 的选择性非核苷逆转录酶抑制剂，作用于模板、引物或三磷酸核苷，兼有小部分竞争性抑制作用。远远超过临床治疗剂量的依非韦伦对 HIV-2RT 和人细胞 DNA 多聚酶 α、β、γ 和 δ 无抑制作用。
适应证
本品适用于与其他抗病毒药物联合治疗 HIV-1 感染的成人、青少年及儿童。
药物代谢动力学
未感染 HIV 的受试者在单剂量（100～1600mg）口服给药 5 小时后血药浓度达峰值（1.6～9.1mmol/L）。剂量达到 1600mg 时，观察到 C_{max} 及 AUC 呈与剂量相关的增加，C_{max} 及 AUC 的增加不与剂量成比例，在高剂量下，药物吸收随剂量的增加而减少。多次给药并不改变 T_{max}（3～5小时），6～7 天可达到稳态血药浓度。HIV 感染者在达到稳态血药浓度时，平均 C_{max}、平均 C_{min} 和平均 AUC 与每日口服剂量（200mg、400mg、600mg）呈线性关系。35 位接受本品 600mg、一日 1 次治疗的患者的稳态 C_{max} 为 12.9mmol/L，稳态 C_{min} 为 5.6mmol/L，AUC 为 184mmol・h/L。未感染 HIV 的受试者在高脂饮食或正常进餐后单次服用本品 600mg 的生物利用度较空腹服用时分别增加了 22%和 17%。本品可以空腹服用或与食物同服。依非韦伦与人血浆蛋白（主要是白蛋白）高度结合（结合率为 99.5%～99.75%）。HIV-1 感染者（$n=9$）每日服用 200～600mg 本品至少 1 个月，脑脊液中的药物浓度是相应血药浓度的 0.26%～1.19%（平均 0.69%），这一比例比血浆中与非蛋白结合（游离）的依非韦伦的相应比例高 3 倍以上。在人体内进行的研究及用人肝微粒体进行的体外研究表明，依非韦伦主要经 CYP 代谢为含羟基的代谢产物并进一步生成葡萄糖苷酸化代谢产物，这些代谢产物无抗 HIV-1 的活性。体外研究证实，CYP3A4 及 CYP2B6 是依非韦伦代谢过程中主要的同工酶，且依非韦伦可抑制 CYP 同工酶 CYP2C9、CYP2C19 及 CYP3A4，在所观察的依非韦伦血药浓度范围内，K_i 为 8.5～17mmol/L。体外研究中，依非韦伦不抑制 CYP2E1，仅在大大超出临床治疗剂量时才抑制 CYP2D6 和 CYP1A2（K_i 为 82～160mmol/L）。在 CYP2B6 同工酶纯合子 G516T 遗传变异的患者中，依非韦伦的血浆暴露可能会增加，尚不清楚与这种变异相关的临床意义，但不能排除其可以使与依非韦伦相关的不良事件的发生频率和严重程度增加的可能性。已证实依非韦伦可诱导 CYP，导致自身代谢。以每日 200～400mg 的剂量治疗 10 天后，药物累积浓度比预期值低 22%～42%，末端半衰期为 40～55 小时，亦低于单剂量用药时的半衰期（52～76 小时）。药物代谢动力学相互作用研究发现，与依非韦伦 200mg 剂量组相比，400mg 或 600mg 的依非韦伦与茚地那韦联用不会造成茚地那韦 AUC 的进一步下降。该研究表明，400mg 和 600mg 依非韦伦对 CYP3A4 的诱导程度是相似的。依非韦伦单剂量给药的末端半衰期相对较长，为 52～76 小时，而多次给药后的半衰期为 40～55 小时。尿中发现的放射性标记的依非韦伦占 14%～34%，以原形药物形式排泄至尿中的依非韦伦少于 1%</td></tr>
<tr><td>说明书信息摘录</td><td>FDA
无。
EMA
CYP2B6 同工酶发生纯合子 G516T 变异会使患者依非韦伦的血药浓度增加，这种变化的临床意义尚不清楚，但仍不能排除该变异引起依非韦伦相关不良事件发生率增加的可能性。
PMDA
无。</td></tr>
</table>

续表

说明书信息摘录	**HCSC** 依非韦伦血药浓度增加的患者可能与CYP2B6同工酶发生纯合子G516T基因变异有关。这种关联的临床意义是未知的，但是，不能排除该变异与依非韦伦相关不良事件发生频率及严重程度的相关性
遗传因素	CYP2B6同工酶纯合子G516T遗传变异患者的依非韦伦血浆暴露可能会增加。尚不清楚这种变异相关的临床意义，但不能排除与依非韦伦相关的不良事件的发生率和严重程度增加的可能性
药物因素	（1）抗逆转录病毒药物。依非韦伦是CYP3A4的诱导剂。其他药物与本品联合用药时，可能会降低CYP3A4底物的血药浓度，这类药物包括阿普那韦、沙奎那韦、Atazanavir、茚地那韦、利托那韦、沙奎那韦。 （2）抗菌药物。利福平可以使依非韦伦的*AUC*降低26%，C_{max}降低20%，当与利福平同服时，本品的剂量应当提高到800mg/d。利福布丁与依非韦伦联合服用时，利福布丁每天的剂量应增加50%，若每周服用利福布丁2～3次，则利福布丁的剂量应加倍。与本品联合用药时，克拉霉素的*AUC*和C_{max}分别降低了约39%和26%，而克拉霉素羟基代谢产物的*AUC*和C_{max}分别增加了约34%和49%，服用本品和克拉霉素时，46%未感染的受试者出现皮疹，因此，与克拉霉素联合用药时，建议不必调整本品的剂量，而应考虑选择其他药物替代克拉霉素。将本品一日400mg与伏立康唑每12小时200mg合用，伏立康唑的稳态*AUC*和C_{max}分别降低了77%和61%，同时依非韦伦的稳态*AUC*和C_{max}分别增加了44%和38%，因此，应禁忌联合使用本品与标准剂量的伏立康唑。当依非韦伦与伏立康唑合用时，伏立康唑的维持剂量应该增加到400mg、一日2次，而依非韦伦的剂量应该降低50%，如300mg、一日1次，当伏立康唑治疗停止，依非韦伦应恢复到原始剂量。与单独服用伊曲康唑相比，在未感染的受试者中合用依非韦伦（600mg，口服，一日1次）和伊曲康唑（200mg，口服，12小时1次）时，伊曲康唑的稳态*AUC*、C_{max}和C_{min}分别降低了39%、37%和44%，而羟基伊曲康唑的稳态*AUC*、C_{max}和C_{min}分别降低了37%、35%和43%，依非韦伦的药物代谢动力学不受影响。由于尚不能给出这两种药物联合应用时伊曲康唑的推荐剂量，应考虑用其他抗真菌药物替代伊曲康唑。 （3）降脂类药物。在未感染的受试者中，依非韦伦与HMG-CoA还原酶抑制剂（如阿托伐他汀、普伐他汀或辛伐他汀）合用，他汀类药物的血药浓度会降低，因此，必须定期监测胆固醇水平并调整他汀类药物的剂量。与单独服用阿托伐他汀相比，未感染的受试者合用依非韦伦（600mg，口服，一日1次）与阿托伐他汀（10mg，口服，一日1次）时，阿托伐他汀的稳态*AUC*和C_{max}分别降低了43%和12%，2-羟基阿托伐他汀的稳态*AUC*和C_{max}分别降低了35%和13%，4-羟基阿托伐他汀的稳态*AUC*和C_{max}分别降低了4%和47%，总的有活性的HMG-CoA还原酶抑制剂的稳态*AUC*和C_{max}分别降低了34%和20%。与单独服用普伐他汀相比，未感染的受试者合用依非韦伦（600mg，口服，一日1次）与普伐他汀（40mg，口服，一日1次）时，普伐他汀的稳态*AUC*和C_{max}分别降低了40%和18%。与单独服用辛伐他汀相比，未感染的受试者合用依非韦伦（600mg，口服，一日1次）与辛伐他汀（40mg，口服，一日1次）时，辛伐他汀的稳态*AUC*和C_{max}分别降低了69%和76%，辛伐他汀酸的稳态*AUC*和C_{max}分别降低了58%和51%，总的有活性的HMG-CoA还原酶抑制剂的稳态*AUC*和C_{max}分别降低了60%和62%，总HMG-CoA还原酶抑制剂的稳态*AUC*和C_{max}分别降低了60%和70%。 （4）抗惊厥药物。未感染的受试者合用依非韦伦（600mg）和卡马西平（400mg，一日1次）产生的相互作用是双向的，卡马西平的稳态*AUC*、C_{max}和C_{min}分别降低了27%、20%和35%，同时依非韦伦的稳态*AUC*、C_{max}和C_{min}分别降低了36%、21%和47%，有活性的卡马西平环氧化代谢产物的稳态*AUC*、C_{max}和C_{min}没有改变，须定期监测卡马西平的血药浓度。目前没有这两种药物更高剂量的数据，因而没有推荐的使用剂量，可考虑选用其他抗惊厥药物进行治疗。没有数据证明合用依非韦伦和苯妥英、苯巴比妥或其他抗惊厥药物（CYP同工酶的底物）

续表

药物因素	存在潜在的药物相互作用，当依非韦伦与这些药物合用时，会出现单个药物血药浓度的降低或升高，因而必须对血药浓度进行定期监测。目前尚未进行依非韦伦与氨己烯酸和加巴喷丁合用的研究，预期无显著的临床药物相互作用，因为氨己烯酸和加巴喷丁仅以原形药物的形式经尿液消除，并且与依非韦伦的酶代谢和消除途径一致。 （5）与其他药物的相互作用。 1）口服避孕药。口服避孕药（炔雌醇 0.035mg/诺孕酯 0.25mg，一日 1 次）与依非韦伦（600mg，一日 1 次）合用 14 天后，依非韦伦对炔雌醇的浓度没有影响，但甲基孕酮和左炔诺孕酮的血药浓度以及诺孕酯的有效代谢产物在依非韦伦存在时显著减少（甲基孕酮的 *AUC*、C_{max}和 C_{min}分别减少了 64%、46%和 82%，左炔诺孕酮的 *AUC*、C_{max}和 C_{min}分别减少了 83%、80%和 86%），这些影响的临床意义尚不清楚。未见炔雌醇对依非韦伦的血药浓度有何影响。目前有关依非韦伦与注射用激素类避孕药合用的信息有限。在一项甲羟孕酮醋酸酯（DMPA）和依非韦伦合用 3 个月的药物相互作用的研究中，所有患者的血浆孕酮水平均维持在 5ng/ml 以下，与排卵抑制一致。尚未研究依托孕烯和依非韦伦之间的相互作用，可以预见到的是依托孕烯（由 CYP3A4 代谢）的暴露量会减少，偶有同时服用依非韦伦和依托孕烯的患者避孕失败的报道。 2）美沙酮。一项在感染了 HIV 的静脉药物使用者中进行的研究发现，同时应用依非韦伦和美沙酮可降低美沙酮的血药浓度并可产生阿片样戒断症状。美沙酮的剂量需平均增加 22%以减轻戒断症状，应监控患者的戒断症状，必要时可增加美沙酮的剂量以减轻戒断症状。 3）含有小连翘属植物（金丝桃属）的药物。服用依非韦伦的患者应避免同时服用含有小连翘属植物（金丝桃属）的药物，因为它可以导致依非韦伦血药浓度的下降。这一效应是由于这类药物可诱导 CYP3A4，并且可导致依非韦伦疗效丧失并产生耐药。 4）抗抑郁药。舍曲林对依非韦伦的药物代谢动力学没有显著影响，但依非韦伦可使舍曲林的 C_{max}、C_{24h}和 *AUC* 下降 8.6%～46.3%。当联合服用舍曲林和依非韦伦时，应增加舍曲林的剂量以补偿由依非韦伦诱导的舍曲林代谢异常。舍曲林的剂量应根据临床疗效进行调整
疾病因素	由于依非韦伦由 CYP 代谢，且慢性肝病患者应用本品的临床经验有限，因此应慎用于肝病患者
生理因素	（1）本品尚未在 3 岁以下或体重低于 13kg 的儿童中进行评价。有证据显示依非韦伦可能会改变年龄很小的儿童的药物代谢动力学。因此，3 岁以下的儿童不应服用依非韦伦。 （2）服用依非韦伦的妇女应联合采用避孕套和其他方法（如口服避孕药或其他激素类避孕药）避孕。由于依非韦伦的半衰期较长，建议在停止服用 12 周后仍采取适当的避孕措施。哺乳期女性应在服用依非韦伦前进行检查，在妊娠期应停止使用依非韦伦，除非其对母体可能的益处超过对胎儿可能的危险，并且没有其他合适的治疗方法。如果妊娠期女性在妊娠期前 3 个月内服用依非韦伦或者在服用依非韦伦时发现已经怀孕，则必须告知她本品对胎儿的潜在危害。目前尚未对妊娠期女性进行充分且有良好对照的研究，在对 400 余名在妊娠期前 3 个月合用依非韦伦和抗逆转录病毒药物的女性的研究报道中，未发现有显著的致畸报道，仅有极少数的有关神经管缺陷（包括脊髓脊膜膨出）的报道，这些报道大多是回顾性的，但其相关性评判未明确。目前依非韦伦是否在人乳汁中分泌尚不明确。由于动物研究数据显示依非韦伦可在动物乳汁中分泌，因此，建议服用依非韦伦的女性停止母乳喂养
其他因素	依非韦伦与食物同时服用会增加依非韦伦的暴露量，而且会增加不良反应的发生风险。服用本品片剂时，这种不良反应的发生率会比服用本品硬胶囊剂更高。因此，推荐在临睡前服用本品
剂量调整模型	由于 CYP2B6 516G>T 突变对依非韦伦血药浓度的影响最为显著，因此，516G>T 基因型常被用作调整依非韦伦剂量的参考依据，516G>T 突变纯合子的初治患者在抗病毒治疗开始时即应减量

Atripla

<table>
<tr><td rowspan="2">影响因素</td><td>遗传因素：吸收□分布□代谢□排泄☑靶点（受体或通路）□其他：无</td></tr>
<tr><td>非遗传因素：药物因素☑疾病因素☑生理因素☑
其他因素：饮食</td></tr>
<tr><td>药物简介</td><td>作用机制
Atripla是由依非韦伦、恩曲他滨和替诺福韦组成的固定剂量的联合制剂。依非韦伦是HIV-1逆转录酶的非竞争性抑制剂，与酶结合可破坏其催化位置的构型，并损害其RNA依赖和DNA依赖的多聚酶活性。恩曲他滨在细胞内转化为三磷酸衍生物，后者通过竞争性抑制逆转录酶阻断HIV的DNA合成。替诺福韦在细胞内可转化为二磷酸衍生物，通过竞争性抑制逆转录酶和插入病毒DNA而抑制HIV的DNA合成。
适应证
Atripla可用于治疗HIV-1感染的18岁以上的成人。
药物代谢动力学
在空腹健康受试者试验中，服用1片Atripla与单独服用依非韦伦600mg、恩曲他滨200mg和替诺福韦300mg具有生物等效性。
艾滋病患者服用依非韦伦后，3～5小时达到血浆峰浓度，6～10天达到血浆稳态浓度，高脂饮食可增加其生物利用度。依非韦伦与血浆蛋白的结合率高达99.5%～99.75%。依非韦伦主要由CYP同工酶CYP3A4和CYP2B6代谢为无活性的羟基化代谢产物。依非韦伦是该酶的诱导剂，可诱导自身代谢，导致多剂量给药的末端半衰期为40～55小时，而单剂量给药的末端半衰期为52～76小时，剂量的14%～37%经尿液排泄（主要为代谢产物），16%～61%经粪便排泄（主要为原形药物）。
恩曲他滨口服后可迅速而广泛地由胃肠道吸收，1～2小时后达血浆峰浓度。血浆蛋白结合率小于4%，血浆消除半衰期为10小时，恩曲他滨的代谢有限，主要以原形药物的形式排出，86%经尿液排泄，其中13%为代谢产物。
口服替诺福韦后（1.0±0.4）小时可达血浆峰浓度。当替诺福韦浓度在0.01～25μg/ml范围内，其在体外与人血浆或血清蛋白的体外结合率分别小于0.7%和7.2%。替诺福韦不是CYP的底物。替诺福韦通过肾小管主动分泌和肾小球滤过，主要经尿液排泄，静脉注射给药72小时内，在尿液中以替诺福韦原形药物的形式回收的剂量约占给药剂量的70%～80%。替诺福韦的末端消除半衰期为17小时</td></tr>
<tr><td>说明书信息摘录</td><td>FDA
无。
EMA
CYP2B6 G516T基因突变可能会使依非韦伦在患者体内的血浆暴露量增加，这种改变的临床意义还不能确定，但是不排除使依非韦伦相关不良事件的发生频率和严重程度增加的可能性。
PMDA
无。
HCSC
同FDA</td></tr>
<tr><td>遗传因素</td><td>依非韦伦主要由CYP同工酶CYP3A4和CYP2B6代谢为无活性的羟基化代谢产物。CYP2B6*6位于该基因的外显子区域，引起了氨基酸（Gln172His）的改变以及CYP2B6活性的下降，导致该药物在体内蓄积，因此发生该突变的患者使用该药物时应减量。CYP2B6*6在中国人群中的突变频率约为0.19（PharmGKB CHB）</td></tr>
</table>

续表

药物因素	（1）Atripla 与其他含有去羟肌苷的抗病毒药物联合应用时，可增加去羟肌苷的血药浓度，减少 CD4 细胞的数量。已有合用含有替诺福韦酯和去羟肌苷的药物而引起胰腺炎及乳酸酸中毒甚至导致死亡的病例的报道。 （2）Atripla 与其他蛋白酶抑制剂（如地瑞那韦、茚地那韦、利托那韦、阿扎那韦和沙奎那韦等）合用时，需要调整蛋白酶抑制剂的剂量。 （3）Atripla 与阿托伐他汀、辛伐他汀和普伐他汀合用时，Atripla 可抑制他汀类药物的代谢，降低他汀类药物的血药浓度，医师应根据患者的胆固醇水平调整他汀类药物的用量。 （4）Atripla 与抗癫痫药卡马西平、苯妥英钠和苯巴比妥合用时，Atripla 可降低抗癫痫药的血药浓度。卡马西平也可以降低依非韦伦的血药浓度，因此，HIV-1 感染伴有癫痫的患者使用抗癫痫药时需要调整剂量。 （5）Atripla 与抗菌药联用时，其中的依非韦伦与克拉霉素联用可降低克拉霉素的血药浓度并增加克拉霉素活性水解代谢产物浓度，二者合用可引起皮疹的发病率升高。利福平可降低依非韦伦的血药浓度，依非韦伦和利福喷丁合用时，利福喷丁的剂量应增加，因此，在使用 Atripla 时需要调整抗菌药的剂量。 （6）Atripla 与抗真菌药伊曲康唑、泊沙康唑联用时，可降低伊曲康唑、泊沙康唑的血药浓度，需要进行抗真菌治疗时，建议选择其他抗真菌药。 （7）Atripla 可降低抗疟药阿托伐醌/氯胍或蒿甲醚/本芴醇的血药浓度。 （8）Atripla 与激素类避孕药合用时，其中的依非韦伦可以减弱避孕效果，建议采取保险的避孕方法。 （9）Atripla 与美沙酮、舍曲林、安非拉酮、地尔硫䓬或其类似物、免疫抑制剂（如环孢素、西罗莫司、他克莫司）、华法林、银杏提取物合用时，需要监测这些药物的浓度，及时调整药物的剂量
疾病因素	（1）严重肝损伤者禁用 Atripla，轻、中度肝损伤者慎用 Atripla。 （2）中度或重度肾功能不全者不推荐使用 Atripla。 （3）对伴有癫痫发作或有精神病病史（包括抑郁）的患者使用本品时需提高警惕
生理因素	（1）65 岁以上老年人慎用 Atripla。 （2）儿童使用 Atripla 的安全性和有效性尚未确定，不推荐儿童使用本品。 （3）在动物和人类中都发现过妊娠期服用依非韦伦而导致严重出生缺陷的病例，女性在使用 Atripla 治疗期间及治疗后 12 周均应采取保险的避孕方式。 （4）使用 Atripla 治疗期间应停止哺乳
其他因素	食物可能会增加 Atripla 中依非韦伦的暴露，从而增加不良反应的发生频率。因此，建议 Atripla 空腹给药，睡前服药最适宜
剂量调整模型	Atripla 中的依非韦伦在 CYP2B6 G526T 基因突变的情况下，其血浆暴露量可能会增加，因此，医师对患者用药时，应观察是否有相关不良事件的发生，在查阅相关文献和说明书后，应对没有基于基因型调整的剂量进行调整

替拉那韦

影响因素	遗传因素：吸收□分布□代谢☑排泄□靶点（受体或通路）□其他：无
	非遗传因素：药物因素☑疾病因素☑生理因素☑ 其他因素：饮食

续表

药物简介	**作用机制** 替拉那韦是非肽类 HIV 蛋白酶抑制剂，能够抑制 HIV 感染细胞中病毒 Gag 及 Gag-Pol 多聚蛋白的病毒特异性过程，从而阻止成熟病毒颗粒的形成。替拉那韦的两个作用机制如下：①替拉那韦可以与蛋白酶的酶活性位点结合，氢键比肽类蛋白酶抑制剂少，从而增加了灵活性，使其适应并耐受其他蛋白酶抑制剂；②替拉那韦的强氢键作用的蛋白酶活性位点 ASP30 酰胺主链可能导致其对耐药病毒有活性。利托那韦通过抑制 CYP3A，可增加替拉那韦的 $AUC_{0\sim12h}$、C_{max} 和 C_{min}，减少替拉那韦的消除，从而增强替拉那韦的疗效。 **适应证** 替拉那韦是非肽类 HIV 蛋白酶抑制剂，具有抗 HIV 的抗病毒活性。替拉那韦用于治疗 HIV 感染和 AIDS，可用于治疗有治疗经历或多药耐药的 HIV 感染的患者，替拉那韦单独应用时病毒很快会产生耐药现象，因此需与其他抗逆转录病毒药物联合应用。 **药物代谢动力学** 替拉那韦口服后吸收有限，高脂餐可改进其耐受性并增加生物利用度，服药后 1～5 小时内达血浆峰浓度，通常在 7～10 天的治疗后达到稳态，血浆蛋白结合率大于 99.9%。替拉那韦由 CYP 代谢（主要为同工酶 CYP3A4），当同时应用利托那韦时，替拉那韦代谢减少，并与大多数利托那韦以原形药物的形式经粪便排泄，平均消除半衰期为 4.8～6 小时
说明书信息摘录	**FDA** 无。 **EMA** 替拉那韦是 CYP3A4 诱导剂和抑制剂的底物。 **PMDA** 无。 **HCSC** 无
遗传因素	（1）替拉那韦是 CYP3A4 诱导剂和抑制剂的底物。推荐剂量的替拉那韦和利托那韦联合用药对 CYP3A4 有净抑制作用。依非韦伦与低剂量利托那韦联用时由 CYP3A4 代谢，会导致替拉那韦或其他药物的血药浓度改变，可能引起治疗效果的改变和出现不良反应。 （2）人肝微粒体研究表明，替拉那韦是 CYP1A2、CYP2C9、CYP2C19 和 CYP2D6 的抑制剂。利托那韦与替拉那韦联用对 CYP2D6 的净效应是抑制作用，这是因为利托那韦也是 CYP2D6 的抑制剂。通过初步研究，利托那韦与替拉那韦联合治疗数天后，体内净效应对 CYP1A2 显示为诱导作用，对 CYP2C9 和 P-gp 显示为轻微诱导作用。没有数据表明替拉那韦抑制或诱导葡萄糖醛酸转移酶。 （3）体外研究表明，替拉那韦是 P-gp 的底物和抑制剂
药物因素	（1）替拉那韦与低剂量利托那韦联合用药时，禁止使用高度依赖 CYP3A4 或 CYP2D6 消除的药物和血药浓度上升会导致严重或威胁生命事件的药物，这些药物包括 α_1 受体阻滞剂阿呋唑嗪、抗心律失常药（胺碘酮、苄普地尔、恩卡尼、美托洛尔、普罗帕酮和奎尼丁）、抗组胺药（阿司咪唑和特非那定）、麦角衍生物（双氢麦角胺、麦角新碱、麦角胺、甲基麦角新碱）、促胃肠动力药（西沙必利）、抗精神病药（匹莫齐特）、镇静药和催眠药（咪达唑仑和三唑仑）以及他汀类药物（辛伐他汀和洛伐他汀）。 （2）由于替拉那韦有增加西地那非血药浓度的潜在可能，当西地那非以必需剂量治疗肺动脉高压时，需避免与替拉那韦和低剂量利托那韦联合应用。 （3）替拉那韦可增加吸入沙美特罗的血清浓度，不推荐两药联合应用。 （4）利福平和贯叶连翘可降低替拉那韦的浓度，因此不推荐与抗逆转录病毒药物联合应用，可能使抗逆转录病毒药物失去抗病毒活性并产生耐药。

续表

药物因素	（5）与抗癫痫药合用时，卡马西平联合依非韦伦和低剂量利托那韦应慎用，高剂量的卡马西平（>200mg）可能会导致替拉那韦血药浓度严重降低；苯巴比妥、苯妥英联合依非韦伦和低剂量利托那韦应慎用
疾病因素	（1）中度和重度肝损伤（Child-Pugh 分级为 B 或 C）患者不应用替拉那韦，轻度肝损伤（Child-Pugh 分级为 A）患者应慎用替拉那韦，治疗前肝药酶水平高于正常值上限 5 倍的患者不能开始替拉那韦治疗。需密切监测患者的肝炎临床症状和体征，建议在治疗前和治疗中监测肝药酶，建议对轻度肝损伤患者、慢性肝炎或其他肝病患者更频繁地监测肝药酶，如肝功能恶化，应中断或停止治疗。肝药酶水平高于正常值上限 10 倍或出现临床肝炎的症状或体征的患者需要永久停药。如患者原来就有肝病、慢性乙型肝炎或丙型肝炎共感染并采用联合抗逆转录病毒疗法，则发生严重和潜在致死的不良反应的风险增加。 （2）出血风险增加的患者使用本品时应谨慎，如患者伴有 A 型和 B 型血友病或正在接受抗血小板药或抗凝血药治疗，应用 HIV 蛋白酶抑制剂可能引起自发性出血。 （3）替拉那韦含有磺胺分子，已知对磺胺过敏的患者需要慎用
生理因素	（1）尚无足够数量的病例来确定 65 岁以上老年人使用替拉那韦后的反应是否与年轻人不同，因此，老年人需慎用替拉那韦，需要监测患者的肝肾功能、心脏功能、伴随的疾病或其他治疗。 （2）肾损伤或轻度肝病患者不需要调整剂量，中度至重度肝病患者不能应用替拉那韦。 （3）临床前研究表明替拉那韦对生育无不良影响，但相关临床数据尚未获得。 （4）哺乳期女性接受替拉那韦期间应停止母乳喂养，这与对艾滋病感染的母亲的建议是一致的。 （5）尚缺乏妊娠期女性使用替拉那韦的足够证据，动物研究提示本品有生殖毒性，对人类的潜在风险仍是未知的，妊娠期间只有当获益大于风险时才选择使用替拉那韦
其他因素	（1）食物可提高替拉那韦与利托那韦合用的耐受性，因此，建议替拉那韦和低剂量利托那韦合用时与食物同服。 （2）与抑酸剂合用会降低替拉那韦和低剂量利托那韦的吸收
剂量调整模型	无

福沙那韦

影响因素	遗传因素：吸收□分布□代谢☑排泄□靶点（受体或通路）☑其他：无
	非遗传因素：药物因素☑疾病因素☑生理因素□ 其他因素：无
药物简介	**作用机制** 福沙那韦口服后，在肠道被吸收的同时被肠道上皮细胞中的磷酸酯酶迅速水解为安普那韦，后者为 HIV-1 蛋白酶抑制剂，安普那韦与 HIV-1 蛋白酶的活性位点结合，从而阻止病毒 Gag 和 Gag-Pol 多聚蛋白前体的形成，形成不具传染性的病毒颗粒。由于存在微量的安普那韦，福沙那韦在体外具有抗病毒活性。 **适应证** 福沙那韦与低剂量的利托那韦联用可用于治疗成人、青少年、6 岁及以上儿童的 HIV-1 感染。

续表

药物简介	**药物代谢动力学** 福沙那韦单剂量口服给药后，约2小时后安普那韦达到血药浓度峰值。在多剂量口服等效剂量的福沙那韦和安普那韦后，对类似物的*AUC*进行观察，安普那韦血药浓度的峰值和谷值分别比福沙那韦高约30%和28%。与福沙那韦单独给药相比，利托那韦与福沙那韦同时口服给药可使安普那韦的*AUC*增加约2倍，C_{ss}增加4～6倍。700mg福沙那韦与100mg利托那韦一日2次多剂量口服给药后被迅速吸收，约1.5小时后安普那韦平均C_{max}达到6.08μg/ml，平均稳态血浆谷浓度C_{min}为2.12μg/ml，$AUC_{0\sim\tau}$为39.6g·h/ml。高脂或清淡饮食对其片剂的吸收无影响，葡萄柚汁对安普那韦的吸收无影响。安普那韦的表观分布容积约为420L（6L/kg，以体重为70kg计算），意味着安普那韦广泛分布于身体组织中，但与利托那韦联合使用时其表观分布容积减少了约40%，可能与利托那韦提高了福沙那韦的生物利用度有关。本品体外蛋白结合率约为90%，主要与AAG结合，安普那韦几乎无法渗透到脑脊液中，可渗透到精液中，但浓度低于血浆中的浓度。福沙那韦口服后可迅速、完全地由肠道上皮细胞水解为安普那韦和无机盐，并进入循环。安普那韦主要由肝脏中的CYP3A4代谢，利托那韦通过抑制CYP3A4而抑制安普那韦代谢，可导致安普那韦血药浓度增加。此外，安普那韦也是CYP3A4的抑制剂，但抑制作用比利托那韦弱。安普那韦的半衰期是7.7小时，若与利托那韦同时服用，安普那韦的半衰期增加到15～23小时，1%以原形药物的形式从尿液中排出，在粪便中无法检测到原形药物，分别有14%和75%给药剂量的代谢产物从尿液及粪便中排出
说明书信息摘录	**FDA** 无。 **EMA** 安普那韦、福沙那韦以及利托那韦均主要在肝脏由CYP3A4代谢，因此，任何通过此途径代谢或会改变CYP3A4活性的药物都可能会改变安普那韦和利托那韦的药物代谢动力学。同样，使用福沙那韦和利托那韦也可能改变通过此代谢途径代谢的其他活性底物的药物代谢动力学。当福沙那韦和利托那韦同时使用时，利托那韦的药物代谢反应可能会占主导地位，这是因为利托那韦对CYP3A4的抑制作用更强。 **PMDA** 无。 **HCSC** 无
遗传因素	欧盟的欧洲公众评估报告不包含福沙那韦的药物基因组学信息，但包含与HIV病毒基因型相关的药物基因组学信息。本品不能与治疗窗窄且依赖CYP3A4或CYP2D6代谢的药物同时服用
药物因素	（1）合用能增加本品血药浓度的药物包括巴马司他、卡巴咪嗪、异氟磷、伊曲康唑、酮康唑、泊沙康唑、伏立康唑和沙奎那韦。 （2）合用能降低本品血药浓度的药物包括贝沙罗汀、波普瑞韦、波生坦、西咪替丁、地拉罗司、地塞米松、地诺孕素、左炔诺孕酮、依非韦伦、依托孕烯、醋酸甲羟孕酮、依曲韦林、法莫替丁、美沙酮、米托坦、奈韦拉平、尼扎替丁、炔诺酮、雷尼替丁、利福平、Siltuximab、替米利芬、替拉那韦、妥珠单抗。 （3）环磷酰胺、羟考酮、哌替啶、西罗莫司与本品合用时会使不良反应发生率或严重程度增加。 （4）与含贯叶连翘的制剂合用会加快本品在体内的代谢

续表

疾病因素	（1）肝损伤患者应慎用本品并降低剂量。成人轻度肝损伤（Child-Pugh 评分：5～6 分）的推荐剂量为福沙那韦 700mg、一日 2 次，利托那韦 100mg、一日 1 次。成人中度肝损伤（Child-Pugh 评分：7～9 分）的推荐剂量是福沙那韦 450mg、一日 2 次，利托那韦 100mg、一日 1 次。成人重度肝损伤（Child-Pugh 评分：7～9 分）的推荐剂量是福沙那韦 300mg、一日 2 次，利托那韦 100mg、一日 1 次。目前尚缺乏对儿童及青少年肝损伤患者进行剂量调整的研究。 （2）慢性乙型、丙型肝炎患者使用抗逆转录病毒疗法会增加严重并可能致命的肝损伤的发生风险，因此，肝功能不全者在使用抗逆转录病毒疗法治疗时应密切监测肝功能，如果肝功能持续恶化应停用。 （3）肾功能受损的患者无须调整剂量
生理因素	（1）在大鼠乳汁中发现了安普那韦的相关物质，尚不知本品是否在人乳汁中分泌，哺乳期女性应停止授乳，以免将 HIV 传染给婴儿。 （2）妊娠期患者只有在潜在获益大于潜在风险时方可使用。 （3）尚无 6 岁以下、65 岁以上患者用药的安全性及药物代谢动力学研究数据
其他因素	（1）应避免与酒精，特别是与含有丙二醇的口服溶液剂同时服用，丙二醇可与酒精竞争乙醇脱氢酶。 （2）应避免食用富含油脂的食物。 （3）维生素 E 可提高福沙那韦的生物利用度
剂量调整模型	无

利托那韦

影响因素	遗传因素：吸收□分布□代谢☑排泄□靶点（受体或通路）□其他：无
	非遗传因素：药物因素☑疾病因素☑生理因素☑ 其他因素：饮食
药物简介	**作用机制** 利托那韦为合成的 HIV-1 和 HIV-2 蛋白酶抑制剂，能抑制 HIV 蛋白酶，使其不能合成 Gag-Pol 多聚蛋白前体，从而产生无感染性的未成熟的 HIV 颗粒。本品作用于 HIV 复制的晚期，由于作用的酶不同，故本品与逆转录酶抑制剂之间不存在交叉耐药性，但与其他蛋白酶抑制剂之间的交叉耐药性尚不明确。单独应用本品或与核苷类逆转录酶抑制剂联合应用，可使 AST 和 ALT 超出正常上限的 5 倍，引起肝炎或黄疸，这主要与该药物经肝脏代谢有关。接受本品治疗有引发或加重糖尿病的报道，可出现高血糖和酮症酸中毒，应调整胰岛素或口服降糖药的剂量，发生这种不良反应可能是由于本品可使体内脂肪细胞和肌肉细胞不能对胰岛素作出正常反应，其调节血液中葡萄糖水平的能力随之降低，致使血糖含量升高。 **适应证** 本品单独或与抗逆转录病毒的核苷类药物合用可用于治疗晚期或非进行性艾滋病患者。 **药物代谢动力学** 利托那韦口服吸收良好。据报道，动物实验中，利托那韦的口服生物利用度为 60%～80%，但人体对其生物利用度尚不清楚。食物可影响本品的吸收，在禁食和非禁食状态下，口服本品溶液剂 600mg，血药浓度达峰时间分别为 2 小时和 4 小时。进食时服用可使生物利用度提高约 15%。本品分布容积约为 0.41L/kg，总蛋白结合率为 98%～99%。利托那韦主要在肝脏经 CYP3A4 代谢，也可经 CYP2C9 代谢，其主要代谢产物异丙噻唑氧化产物具有抗病毒活性。利托那韦的半衰期为 3～4 小时。儿童口服利托那韦的稳态清除率比成人高约 1.5 倍。本品主要通过粪便和尿液排泄，粪便排泄率约为 86.4%，尿液排泄率约为 11.3%。药物是否经乳汁分泌尚不清楚，血液透析不能清除本品

续表

说明书信息摘录	**FDA** 利托那韦为CYP3A的抑制剂，可能会增加经CYP3A代谢的药物的血药浓度。利托那韦与高度依赖CYP3A代谢的药物联合使用会导致后者血药浓度升高，会发生严重和（或）危及生命的不良反应，因此，不建议两者联合使用。如必须与经CYP3A代谢的药物联合使用，应调整药物的使用剂量。 利托那韦对CYP2D6也有一定程度的抑制作用，可使经CYP2D6代谢的药物的*AUC*增加(甚至增加2倍)，因此，经CYP2D6代谢的药物与利托那韦联合使用时应减少剂量。利托那韦也可诱导CYP1A2、CYP2C9、CYP2C19、和CYP2B6以及其他酶，包括葡萄糖醛酸转移酶。 **EMA** 利托那韦与多种CYP的亚型具有高度亲和力，并对CYP3A4及CYP2D6介导的氧化反应具有抑制作用，对CYP3A4的抑制强度高于CYP2D6。利托那韦与主要由CYP3A代谢的药物合用时会使这些药物的血药浓度增加，增强这些药物的药效或延长药效持续时间并增加不良反应。对于一些药物（如阿普唑仑），利托那韦对CYP3A4的抑制作用会随时间延长而减弱。利托那韦对P-gp也具有高度亲和力并能抑制其转运功能。利托那韦合用或不合用其他蛋白酶抑制剂时，对P-gp的抑制作用均会随着时间延长而减弱。利托那韦可能对葡萄糖醛酸化反应和CYP1A2、CYP2C8、CYP2C9及CYP2C19介导的氧化反应有诱导作用，从而强化经由这些途径进行代谢的药物的生物转化，并可能使这些药物的系统暴露量降低，从而减弱这些药物的疗效或缩短药效持续的时间。 **PMDA** 无。 **HCSC** 无
遗传因素	（1）利托那韦主要经CYP3A4代谢，也可经CYP2C9代谢。 （2）利托那韦的药物代谢动力学增强，增强的程度与合用蛋白酶抑制剂的代谢途径和其对利托那韦代谢的影响有关。 （3）利托那韦的几个CYP亚型抑制氧化作用的可能排序为CYP3A4＞CYP2D6。利托那韦可能会导致其他经CYP3A4代谢的药物的血药浓度增加，使其治疗作用或副作用增强或增加。 （4）利托那韦对P-gp也具有高度亲和力并能抑制P-gp的转运能力。利托那韦合用或不合用其他蛋白酶抑制剂时，对P-gp的抑制作用均会随着时间的延长而减弱。 （5）基因型为（TA）6/(TA）6（UGT1A1*1/*1）的患者和HIV感染者使用利托那韦治疗时可能会降低高胆红素血症（黄疸）水平；与接受低剂量利托那韦治疗的患者相比，（TA）7/(TA）7（UGT1A1*28/*28）基因型患者终止治疗的风险会降低。 （6）基因型为（TA）6/(TA）7（UGT1A1*1/*28）的患者和HIV感染者使用利托那韦可能引起胆红素升高甚至出现高胆红素血症。 （7）基因型为（TA）7/(TA）7（UGT1A1*28/*28）的患者和HIV感染者使用利托那韦可能引起胆红素水平升高甚至导致高胆红素血症（黄疸）；与基因型为（TA）6/(TA）6（UGT1A1*1/*1）的患者相比，使用低剂量利托那韦治疗的患者终止治疗的风险会增加。亚洲人群中，(TA）7/(TA）7的突变频率为0.1
药物因素	（1）合用能增加本品血药浓度的药物包括阿扎那韦、巴马司他、氯吡格雷、吉非罗齐、异氟磷、洛匹那韦、泊沙康唑、沙奎那韦和司替戊醇。 （2）合用能降低本品血药浓度的药物包括贝沙罗汀、卡马西平、达拉非尼、磷苯妥英、米托坦、苯巴比妥、苯妥英、扑米酮、利福平、利福喷丁、司可巴比妥、Siltuximab、妥珠单抗。 （3）利托那韦与环磷酰胺、羟考酮、哌替啶、替西罗莫司、托瑞米芬、双硫仑、甲硝唑、去炎松合用时会使不良反应的发生率或严重程度增加。 （4）与含贯叶连翘的制剂合用可加快本品在体内的代谢

续表

疾病因素	（1）轻度至中度肝损伤患者无须调整剂量，重度肝损伤患者慎用。 （2）A 型和 B 型血友病患者慎用，可能使出血加重。 （3）在对接受蛋白酶抑制剂治疗的 HIV 感染患者进行的上市后监察中，曾报告了新发糖尿病、原有糖尿病加重和高血糖的病例，糖尿病和高血糖症患者应慎用
生理因素	（1）尚无 2 岁以下儿童用药的安全性及药效方面的研究数据。 （2）尚缺乏妊娠期女性用药的严格对照研究，妊娠期女性只有在具备明确指征时才可使用本品；FDA 对本品的妊娠药物分级为 B 级。 （3）本品是否经乳汁分泌尚不明确，哺乳期女性应慎用。 （4）老年人无须调整剂量
其他因素	（1）应避免与含贯叶连翘的制剂同服。 （2）可与食物同服。 （3）吸烟可致本品 *AUC* 减少 18%
剂量调整模型	无

奈非那韦

影响因素	遗传因素：吸收□分布□代谢☑排泄□靶点（受体或通路）☑其他：无
	非遗传因素：药物因素☑疾病因素☑生理因素☑ 其他因素：饮食
药物简介	**作用机制** 奈非那韦是 HIV-1 蛋白酶抑制剂，可以阻断 Gag-Pol 多聚蛋白的分裂，导致产生未成熟的和无感染力的病毒颗粒。 **适应证** 本品适用于与其他逆转录酶抑制剂联合使用治疗 HIV-1 感染。 **药物代谢动力学** 对健康受试者和 HIV 感染者分别给药并对他们的药物代谢动力学特性进行研究，发现两者在药物代谢动力学方面没有明显差别。随餐单次或多次给予 500～750mg 的药物，浓度基本可在 2～4 小时内达到峰值。与空腹相比，食物可增加奈非那韦的暴露量并减少药物代谢动力学的变化。进餐热量的增加或高脂饮食也可增加奈非那韦的暴露量。奈非那韦口服给药的表观分布容积为 2～7L/kg，蛋白结合率大于 98%。在体外，奈非那韦主要经 CYP（包括 CYP3A 和 CYP2C19）代谢，在血浆中发现了一种主要氧化代谢产物和几种较少的氧化代谢产物，体外研究发现主要代谢产物也有抗病毒活性。奈非那韦的半衰期为 3.5～5 小时，口服 750mg 后大部分（87%）经粪便排出，粪便排泄物中包括氧化代谢产物（78%）和原形药物（22%），只有 1%～2%经尿液排出，主要以原形药物的形式排出
说明书信息摘录	**FDA** 奈非那韦是 CYP3A 的抑制剂，同时服用奈非那韦和主要经 CYP3A 代谢的药物（如二氢吡啶类钙离子拮抗剂、HMG-CoA 还原酶抑制剂、免疫抑制剂、PDE5 抑制剂）可能导致上述药物浓度增加，从而引起疗效和不良反应的增强或药效作用时间的延长。 奈非那韦主要经 CYP3A 和 CYP2C19 代谢，同时服用奈非那韦和 CYP3A 及 CYP2C19 的诱导剂（如利福平）可能会降低前者的血药浓度而影响治疗效果。若同时服用 CYP3A 和 CYP2C19 抑制剂，奈非那韦的血药浓度则会上升。

续表

说明书信息摘录	**EMA** CYP3A 的强效诱导剂（如利福平、苯巴比妥、卡马西平）会降低奈非那韦的血药浓度。由于与利福平同时服用时奈非那韦的暴露浓度降低，因此应禁止两者合用。临床医师不应让服用奈非那韦的患者同时使用 CYP3A4 诱导剂。 **PMDA** 无。 **HCSC** 无
遗传因素	奈非那韦主要经 CYP3A 和 CYP2C19 代谢，CYP2C19*2 位于 10 号染色体的 94781859 位置，可引起碱基 G681A 的变化，基因突变者的 CYP2C19 活性下降，会导致本品在体内蓄积，因此应减量。CYP2C19*2（*rs4244285*）在中国人群中的突变频率约为 0.255。奈非那韦在 AA 基因型的 HIV 患者中的代谢比在 GG 基因型患者中的代谢慢，从而使其血药浓度升高
药物因素	奈非那韦经 CYP3A 及 CYP2C19 代谢，同时也是 CYP3A 的抑制剂，因此，同时服用经由以上两种酶代谢的药物时可能会发生相互作用。药物间的相互作用可能会增加不良反应的发生风险，有时甚至会危及生命。例如，与胺碘酮、奎尼丁合用可能会引起严重的心律失常，与洛伐他汀合用可能会引发横纹肌溶解等。 当奈非那韦与 CYP3A 或 CYP2C19 的诱导剂（如利福平）合用时，可能会降低前者的血药浓度和疗效，当奈非那韦与 CYP3A 或 CYP2C19 的抑制剂合用时，可能会增加前者的血药浓度，具体如下述。 （1）可能增加奈非那韦血药浓度的药物。抗 HIV 药物（如茚地那韦、沙奎那韦、利托那韦、地拉夫定）、免疫抑制剂（如他克莫司、环孢素、西罗莫司）等。 （2）可能降低奈非那韦药物浓度的药物。抗惊厥药（如卡马西平、苯巴比妥、苯妥英钠）、质子泵抑制剂（如奥美拉唑）、抗结核药（如利福平）、贯叶连翘提取物片等。 （3）可能受奈非那韦影响使血药浓度增加的药物。抗 HIV 药物沙奎那韦、α_1 受体阻滞剂（如阿呋唑嗪）、抗痛风药秋水仙碱、抗抑郁药曲唑酮、内皮素受体抑制剂（波生坦、氟替卡松、西地那非、伐地那非、他达拉非）等。 （4）可能受奈非那韦影响使血药浓度降低的药物。利福布丁、美沙酮、炔雌醇、炔诺酮等
疾病因素	（1）中度至重度肝损伤者禁用。 （2）肾功能受损者使用本品的安全性和有效性尚不明确。 （3）奈非那韦含有苯丙氨酸，苯丙酮尿症患者应谨慎使用
生理因素	（1）2～13 岁的儿童服用本品是安全的，但可靠、有效的剂量尚不明确。 （2）13 岁及以上的青少年服用本品的安全性与成人类似。 （3）妊娠期女性慎用。 （4）奈非那韦可分泌入乳汁，服用奈非那韦的女性应停止哺乳
其他因素	（1）食物可增加奈非那韦的暴露量并减少药物代谢动力学变化。与食物同服。 （2）高脂、高热量饮食可增加奈非那韦的暴露量
剂量调整模型	无

茚地那韦

影响因素	遗传因素：吸收☐分布☐代谢☑排泄☐靶点（受体或通路）☐其他：无
	非遗传因素：药物因素☑疾病因素☑生理因素☑ 其他因素：饮食

续表

<table>
<tr><td>药物简介</td><td>作用机制
茚地那韦是一种特异性蛋白酶抑制剂，能有效对抗 HIV-1，可抑制纯化的 HIV-1 和 HIV-2 蛋白酶，对 HIV-1 的选择性约为 HIV-2 的 10 倍。茚地那韦可与蛋白酶的活性部位直接结合，是蛋白酶的竞争性抑制剂，这种竞争性结合阻碍了病毒颗粒成熟过程中病毒前体多蛋白的裂解，由此产生的不成熟的病毒颗粒不具有感染性，无法造成新一轮感染。茚地那韦对其他真核生物蛋白酶（包括人肾素、组织蛋白酶 D、弹性蛋白酶和 Xa 因子）无明显抑制作用。茚地那韦在部分患者中对病毒 RNA 水平的抑制能力有所下降，这与体内易感病毒被耐药变异株取代有关，病毒基因组的突变可导致病毒蛋白酶的氨基酸被替换，从而会引起耐药性的发生。对茚地那韦耐药的 HIV-1 患者对利托那韦和沙奎那韦也存在不同程度的交叉耐药。
适应证
本品适用于成人及儿童的 HIV-1 感染。
药物代谢动力学
本品空腹口服后可迅速吸收，T_{max} 为 0.8 小时。单次给药 800mg，生物利用度约为 65%。食物（清淡饮食除外）可降低本品的生物利用度。每 8 小时服药 800mg，稳态 AUC 为 17.1 mg・h/L（$n=16$），C_{max} 为 6.84mg/L（$n=16$），谷浓度为 0.13mg/L（$n=16$）（儿童患者谷浓度较低，AUC 和 C_{max} 与成人相似）。本品血浆蛋白结合率约为 60%，分布容积为 195L。患者脑脊液和精液中的药物浓度分别为 27～207ng/ml 和 86～2431ng/ml，本品不易透过血脑屏障。本品在肝脏中经 CYP3A4 先进行氧化代谢，然后与葡萄糖醛酸结合，形成 7 种代谢产物，其代谢产物几乎无活性。由于 CYP 代谢能力有个体差异，本品的 AUC 变化较大。本品的肾脏清除率（116ml/min）呈浓度依赖性，原形药物在尿液中约为 19%，在粪便中约为 9.4%。$t_{1/2}$ 为（1.8±0.4）小时，轻、中度肝损伤患者会使本品在肝脏中的代谢减少，一次口服 400mg 后，AUC 可增加 60%，$t_{1/2}$ 可延长至（2.8±0.5）小时</td></tr>
<tr><td>说明书信息摘录</td><td>FDA
无。
EMA
茚地那韦为 CYP3A4 阻滞剂和钙通道阻滞剂，与曲唑酮及其他由 CYP3A4 代谢的药物合用可能导致这些药物的血药浓度升高；茚地那韦与 CYP3A4 诱导剂，如利福平、苯巴比妥、苯妥英、卡马西平和地塞米松等应谨慎合用，可能导致茚地那韦的血药浓度降低，使治疗风险增加并产生抵抗。
PMDA
无。
HCSC
无</td></tr>
<tr><td>遗传因素</td><td>茚地那韦主要经 CYP3A4 代谢后失活，位于 7 号染色体 99784473 区域的突变引起了碱基的改变（A392G），基因突变者 CYP3A4 的活性下降，导致本品在体内蓄积，应减量；CYP3A4（rs2740574）在人群中的突变频率约为 0.2308。与 CT 或 TT 基因型相比，CC 基因型的患者对茚地那韦的代谢降低。另外，其他遗传和临床因素也可能影响茚地那韦的代谢</td></tr>
<tr><td>药物因素</td><td>（1）茚地那韦与利托那韦合用与否都不能与治疗窗窄的 CYP3A4 底物合用。茚地那韦和利托那韦都是 CYP3A4 的抑制剂，会使这些药物的血药浓度升高，导致严重或威胁生命的反应。
（2）与本品合用能增加茚地那韦抗病毒作用的药物有酮康唑、伊曲康唑和 Delavirdine 等，这些药物为肝药酶抑制剂，可使茚地那韦代谢减慢，血药浓度增加。</td></tr>
</table>

续表

药物因素	（3）与本品合用能减弱茚地那韦抗病毒作用的药物有以下几类。①某些药物为CYP3A4强效诱导剂（如利福平、利福喷丁、卡马西平、苯巴比妥和苯妥英钠），与茚地那韦合用可导致其*AUC*下降，血药浓度降低。②某些药物（如依非韦伦）会导致茚地那韦的代谢增加，使血药浓度降低。③某些药物（如奈韦拉平）会导致茚地那韦的*AUC*明显下降。④其他可导致茚地那韦血药浓度降低的药物，如贯叶连翘或含有贯叶连翘的药物、文拉法辛。 （4）与本品合用可使其血药浓度增加的药物有以下几类。①HMG-CoA还原酶抑制剂（如辛伐他汀和洛伐他汀）与茚地那韦合用，可导致辛伐他汀和洛伐他汀的血药浓度增加，导致肌病（包括横纹肌溶解症）发生的风险显著增加。②其他药物包括咪唑安定、西地那非、他达拉非、伐地那非、红霉素、酮康唑、伊曲康唑、芬太尼、卡马西平、克敏能、他克莫司、丁螺环酮、口服咪达唑仑、安普那韦、非洛地平、硝苯地平、尼卡地平、匹莫齐特、胺碘酮、特非那定、西沙必利、阿普唑仑、三唑仑和喹硫平等
疾病因素	（1）对由肝硬化引起的轻度至中度肝损伤患者，给药剂量应减少。 （2）有肾结石或其病史者、溶血性贫血患者、肝功能不全（包括高胆红素血症、肝衰竭和肝炎）者、糖尿病或高血糖患者应慎用本品
生理因素	（1）由于对妊娠期人群的临床研究数据有限，不推荐本品用于妊娠期女性。 （2）本品可能对受乳婴儿存在不良反应，建议正在服用本品的哺乳期女性中断哺乳
其他因素	（1）与高热量、高脂、高蛋白食物同时服用会使茚地那韦的吸收减少。 （2）与果酱面包、苹果汁、混有脱脂奶和糖的咖啡和玉米片、脱脂奶和糖同时服用会导致茚地那韦的*AUC*和C_{max}降低。 （3）与大蒜同服时，CYP和P-gp可被大蒜素诱导，导致蛋白酶抑制剂浓度降低
剂量调整模型	无

第十三章　抗癫痫药物

奥卡西平

<table>
<tr><td rowspan="2">影响因素</td><td>遗传因素：吸收□分布□代谢□排泄□靶点（受体或通路）☑其他：无</td></tr>
<tr><td>非遗传因素：药物因素☑疾病因素☑生理因素☑
其他因素：饮食</td></tr>
<tr><td>药物简介</td><td>作用机制
奥卡西平的药理活性主要通过奥卡西平的10-羟基代谢产物（MHD）体现。奥卡西平及MHD抗癫痫作用的准确机制尚不清楚，但体外电生理研究表明，它们可阻断电压敏感性钠通道，稳定过度兴奋的神经膜，抑制神经元的反复激活，减弱神经突触冲动的传导。这些作用对防止癫痫在未受损的脑内传播十分重要。钾的传导增加和高电压激活钙通道调节可能与药物的抗惊厥作用有关。另外，研究未显示奥卡西平或MHD与脑神经传递或受体调节之间存在相互作用。
适应证
奥卡西平片剂适用于成人局部癫痫发作的单一治疗和辅助治疗、4岁以上儿童局部癫痫发作的单一治疗或2岁以上儿童局部癫痫发作的辅助治疗。
药物代谢动力学
口服奥卡西平片剂后，奥卡西平可被完全吸收，大部分被代谢为其活性代谢产物MHD。在对人体物料平衡的研究中，血浆中奥卡西平原形药物引起的放射活性仅占总放射活性的2%，MHD约占70%，余下的为微量代谢产物。原形药物的半衰期约为2小时，MHD的半衰期为9小时，因此，主要是由MHD发挥抗癫痫作用。奥卡西平片剂与悬液可表现出类似的生物活性。禁食状态下，单剂量给予健康男性奥卡西平片剂后，T_{max}的中位值为4.5小时，范围为3～13小时。禁食状态下，单剂量给予健康男性奥卡西平悬液后，T_{max}的中位值为6小时。一日2次给药后，MHD的血药浓度在2～3天可达到稳态，稳态下MHD的药物代谢动力学为线性，且在300～2400mg/d的剂量范围内与剂量成正比。MHD的表观分布容积为49L，约40%的MHD与血清蛋白结合，主要是清蛋白，这种结合与治疗范围内的血清浓度无关。奥卡西平和MHD不与AAG结合。奥卡西平在肝脏内被胞浆酶迅速还原为MHD，MHD与葡萄糖醛酸结合后会进一步代谢。少量奥卡西平（4%剂量）可氧化为无活性的10，11-二羟基代谢产物（DHD）。奥卡西平代谢后主要经肾脏清除，占给药剂量95%的药物出现在尿液中，其中原形药物不足1%，粪便中发现的剂量不足4%。约80%的尿液清除剂量中，49%为MHD的葡萄糖醛酸结合物，27%为未转变的MHD，无活性的DHD约占3%，MHD、奥卡西平共轭物及其原形药物占13%</td></tr>
<tr><td>说明书信息摘录</td><td>FDA
对卡马西平产生超敏反应的患者中有25%～30%也会对奥卡西平产生超敏反应，因此，需特别询问患者的卡马西平用药史。对于有卡马西平过敏史的患者，只有在权衡利弊后认为有利才可常规给予奥卡西平，但如果出现奥卡西平过敏现象，应立即停用。
EMA
无。
PMDA
无。
HCSC
无</td></tr>
</table>

续表

遗传因素

携带 *HLA-B* 1502* 等位基因的患者服用奥卡西平后中毒性表皮坏死松解症的发病风险增高。人类白细胞抗原（HLA）等位基因 *HLA-B* 1502* 会增加服用卡马西平的患者发生中毒性表皮坏死松解症的风险。奥卡西平的化学结构与卡马西平类似。临床证据与非临床数据表明，奥卡西平与 HLA-B* 1502 蛋白存在直接相互作用，说明 *HLA-B* 1502* 等位基因也可能增加服用奥卡西平后发生中毒性表皮坏死松解症的风险。

中国汉族人群中，*HLA-B* 1502* 等位基因突变频率为 0.02～0.12，并存在南北差异。泰国人群中该等位基因突变频率为 0.08 左右，菲律宾和某些马来西亚人群中该频率为 0.15 左右。据报告，*HLA-B* 1502* 等位基因在韩国与印度人群中突变频率分别为 0.02 与 0.06。欧洲后裔、几个非洲人群、美国土著、西班牙人群和日本人群中，HLA-B* 1502 等位基因突变频率极小（小于 0.01）。

高风险人群在使用奥卡西平前，应考虑检测 *HLA-B* 1502* 等位基因。*HLA-B* 1502* 等位基因阳性患者应避免使用奥卡西平，除非获益显著大于风险。鉴于 *HLA-B* 1502* 等位基因阳性患者使用奥卡西平会提高中毒性表皮坏死松解症的发生风险，如果有其他治疗选择，也应考虑避免使用奥卡西平。*HLA-B* 1502* 突变频率低的人群和已长期使用奥卡西平的患者一般不建议筛检，因为不论 *HLA-B* 1502* 是否为阳性，中毒性表皮坏死松解症仅在首次治疗的前几个月内发生。

HLA-B 1502* 基因分型的局限性很大，不得替代适当的临床警惕和患者管理，与产生中毒性表皮坏死松解症相关，其他影响因素包括剂量、患者依从性、合并用药、并发症以及皮肤病监控水平

药物因素

奥卡西平可抑制 CYP2C19 并诱导 CYP3A4/5，这些作用可能对其他药物的血药浓度影响很大。奥卡西平和 MHD 对 CYP2C19 的抑制可能会造成一些经 CYP2C19 代谢的药物血药浓度升高。奥卡西平和 MHD 可诱导 CYP3A 家族亚型（CYP3A4 和 CYP3A5），这些亚型负责二氢吡啶类钙拮抗剂、口服避孕药和环孢素的代谢，可造成这些药物的血药浓度下降。另外，有几种或诱导 CYP 的抗癫痫药（AED）可降低奥卡西平和 MHD 的血药浓度。未观察到奥卡西平的自身诱导反应。

（1）与 AED 的相互作用。临床研究评估了奥卡西平与其他 AED 之间的相互作用。这些相互作用对平均 *AUC* 和药物血药浓度的影响见下表。

AED 与奥卡西平的相互作用

AED 联合用药	AED 剂量/(mg/d)	奥卡西平剂量/(mg/d)	奥卡西平对 AED 浓度的影响（90% *CI*）	AED 对 MHD 浓度的影响（90% *CI*）
卡马西平	400～2000	900	nc[1]	降低 40% （90%*CI*：17%～57%）
苯巴比妥	100～150	600～1800	升高 14% （90%*CI*：2%～24%）	降低 25% （90%*CI*：12%～51%）
苯妥英	250～500	>1200～2400	nc[1] 升高 40%[2] （90%*CI*：12%～60%）	降低 30% （90%*CI*：3%～48%）
丙戊酸	400～2800	600～1800	nc[1]	降低 18% （90%*CI*：13%～40%）

1. nc 指平均变化小于 10%。
2. 儿科用药。

续表

药物因素	体内研究中，奥卡西平的剂量高于 1200mg/d 时，苯妥英的血药浓度可上升 40%。因此，以剂量高于 1200mg/d 的奥卡西平作为辅助治疗时，可能需要减少苯妥英的剂量，但是给予奥卡西平后，苯巴比妥的血药浓度上升较小（15%）。已证明 CYP 的强效诱导剂（即卡马西平、苯妥英和苯巴比妥）可降低 MHD 的血药浓度（29%～40%）。 （2）与激素类避孕药的相互作用。同时使用奥卡西平和口服避孕药会影响两种激素成分炔雌醇（EE）和黄体素（LNG）的血浆浓度。在一项研究中，EE 的平均 *AUC* 减少了 48%（90%*CI*：22%～65%），而另一项研究中减少了 52%（90%*CI*：38%～52%）。一项研究中，LNG 的平均 *AUC* 减少了 32%（90%*CI*：20%～45%），另一项研究中减少了 52%（90%*CI*：42%～52%）。因此，同时使用奥卡西平和激素类避孕药会降低这类避孕药的效果，尚未进行同时给予奥卡西平和其他口服药物或植入式避孕治疗的研究。 （3）与钙离子拮抗剂的相互作用。重复联用奥卡西平后，非洛地平的 *AUC* 下降了 28%（90%*CI*：20%～33%）。维拉帕米可引起 MHD 的血药浓度下降 20%（90%*CI*：18%～27%）。 （4）与其他药物的相互作用。西咪替丁、红霉素和右旋丙氧芬对 MHD 的药物代谢动力学无影响。无证据表明华法林与单剂量或多剂量使用奥卡西平存在相互作用。 （5）与药物/实验室检查的相互作用。奥卡西平与常用实验室检查之间的相互作用目前尚不明确
疾病因素	进行奥卡西平维持治疗的患者应考虑测定血清钠浓度，特别是同时接受其他可能降低血清钠浓度的药物（如与抗利尿激素分泌异常有关的药物）治疗的患者或者可能出现低钠血症症状（如恶心、乏力、头痛、嗜睡、困惑、迟钝、癫痫发作更频繁或更严重）的患者。 一般来说，轻、中度肝损伤的患者无须调整剂量。 肾功能受损的患者（肌酐清除率＜30ml/min），奥卡西平的常规首剂剂量（300mg/d）应减半，然后逐渐增加以达到期望的临床反应
生理因素	（1）妊娠。奥卡西平对妊娠期女性的影响目前尚没有证据充分的临床研究，但是奥卡西平的结构与卡马西平非常相似，卡马西平对人有致畸性，因此，结合动物实验的结果，奥卡西平很可能对人也有致畸性。只有在权衡利弊后确定使用奥卡西平的获益远大于对胎儿的风险时才可在妊娠期使用奥卡西平。在动物妊娠期间给予人类最大推荐剂量的奥卡西平或 MHD 后，观察到这些动物后代胎仔结构异常和其他发育毒性表现（死胎、发育迟缓）的发生率增加。在怀孕大鼠胚胎器官形成期通过口服给予大鼠奥卡西平（30mg/kg、300mg/kg 或 1000mg/kg）后，在中间剂量组和高剂量组（分别为基于 mg/m^2 的人类最大推荐剂量的 1.2 倍和 4 倍）中观察到胎仔畸形（颅面、心血管或骨骼畸形）及异变的发生率增加。在高剂量组中还观察到死胎率增加和胎仔体重减轻。剂量高于 300mg/kg 还会对母体产生毒性（体重减轻等），但无证据表明有继发于母体影响的致畸性。在怀孕兔胚胎器官形成期，通过口服给予 MHD（20mg/kg、100mg/kg 或 200mg/kg），高剂量组（基于 mg/m^2，为人类最大推荐剂量的 1.5 倍）死胎率增加，该剂量仅会造成微小的母体毒性。对妊娠后期到哺乳期的雌性大鼠通过口服给予奥卡西平（25mg/kg、50mg/kg 或 150mg/kg），在高剂量组（基于 mg/m^2，为人类最大推荐剂量的 0.6 倍）中可观察到后代体重减轻和行为异常（活动性下降）。对妊娠后期到哺乳期的雌性大鼠通过口服给予 MHD（25mg/kg、75mg/kg 或 250mg/kg）后，最高剂量组（基于 mg/m^2，相当于人类最大推荐剂量）中可观察到后代体重持续减轻。 （2）临产和分娩。尚未评估奥卡西平对人类临产和分娩的影响。 （3）哺乳期女性。奥卡西平及 MHD 可通过人类乳汁排出，两者的人乳-血浆比均为 0.5。在哺乳期服用奥卡西平可能会使婴儿发生严重的不良反应，但也应该同时考虑到药物对母亲的重要性，因此，哺乳期女性需要决定停止哺乳还是停用药物。

续表

生理因素	(4) 儿科用药。奥卡西平适用于辅助治疗2～16岁儿童的局部癫痫发作，也适用于单一治疗4～16岁儿童的局部癫痫发作。 (5) 老年用药。一项对照临床试验包含了52名65岁以上的患者，另一项试验包含了565名65岁以上的患者。给予老年受试者（60～82岁）单剂量（300mg）和多剂量（600mg/d）的奥卡西平后，MHD的最大血药浓度和*AUC*比年轻受试者（18～32岁）高30%～60%。年轻受试者与老年受试者的肌酐清除率比较显示，造成这种差别的原因是肌酐清除率的年龄相关性下降。 (6) 肾功能受损。肾功能受损（肌酐清除率<30 ml/min）患者中，MHD的$t_{1/2}$延长，相应*AUC*加倍。这类患者的奥卡西平首剂剂量应为常规首剂剂量的一半，然后逐渐增加，如有必要，剂量应低于一般水平，直到达到期望的临床反应
其他因素	食物对奥卡西平片剂的吸收速度无影响。虽然无直接研究，但奥卡西平悬液的生物活性不大可能受进食条件的影响。因此，奥卡西平片剂可餐后服用或餐前服用
剂量调整模型	所有剂量均应该采用一日2次的给药方案。 (1) 用于成人辅助治疗。奥卡西平一日2次的给药方案中，首剂剂量应为600mg/d。根据临床表现，可以每周增加剂量，最多增加600mg/d，常规剂量为1200mg/d。在对照组中，1200mg/d以上的剂量似乎更有效，但大部分患者无法耐受2400mg/d的剂量，主要是因为药物对中枢神经系统的影响。奥卡西平与其他AED同时使用时，在奥马西平的滴定期，建议密切观察患者的AED血药浓度，因为这些血药浓度可能会发生变化，特别是在奥卡西平剂量高于1200mg/d时。 (2) 成人单一治疗的转换。接受多种AED联合治疗的患者可以转为奥卡西平单一治疗，首剂剂量为600mg/d（一日2次），同时应减少其他AED的剂量。3～6周后，其他AED应该完全停用，同时奥卡西平应该在2～4周达到最大剂量。根据临床表现，每周最多增加奥卡西平600mg/d，直至达到推荐常规剂量2400mg/d。一项研究表明，日常剂量1200mg/d对首次接受奥卡西平单一治疗的患者有效。转换阶段应密切观察患者。 (3) 成人首次进行单一治疗。目前未接受AED治疗的患者可能首次采用奥卡西平进行单一治疗。这些患者中，奥卡西平的首剂剂量应为600mg/d（一日2次），每3天增加300mg/d，直至达到1200mg/d。在对这些患者进行的对照试验中评估了剂量为1200mg/d时的效果，对于从其他AED治疗转换为奥卡西平单一治疗的患者，2400mg/d的剂量更有效。 (4) 儿童患者的辅助治疗（2～16岁）。在4～16岁儿童患者一日2次的给药方案中，常规剂量应为8～10mg/kg，一般不超过600mg/d，应于两周后达到奥卡西平的目标维持剂量，目标维持剂量取决于体重。体重20～29kg儿童的维持剂量为900mg/d，体重29.1～39kg儿童的维持剂量为1200mg/d，体重大于39kg的儿童的维持剂量为1800mg/d。在试图达到这些目标剂量的临床试验中，中位日常剂量为31mg/kg，范围为6～51mg/kg。在4岁以下儿童患者一日2次的给药方案中，常规剂量也应为8～10mg/kg，一般不超过600mg/d。体重20kg以下的患者可考虑首剂剂量采用16～20mg/kg。奥卡西平应于2～4周达到维持剂量，且不超过60mg/(kg·d)。在一项试图在儿童患者（2～4岁）中达到剂量为60mg/(kg·d)的临床试验中，50%的患者最终剂量至少达到55mg/(kg·d)。 (5) 儿童患者（4～16岁）转换为单一治疗。接受多种AED联合治疗的儿童患者可能转换为奥卡西平单一治疗，给药方案为一日2次，剂量为8～10mg/(kg·d)，同时应减少其他AED的剂量。3～6周后其他AED应完全停用，同时根据临床表现每周增加奥卡西平剂量，最大增量为10mg/(kg·d)，直到达到推荐常规剂量。转换阶段应密切观察患者。推荐的奥卡西平常规剂量见下表。

续表

<table>
<tr><td>剂量调整模型</td><td>（6）儿童患者（4～16岁）。目前未接受AED治疗的儿童患者可能会首次采用奥卡西平进行单一治疗。这些患者中，奥卡西平的首剂剂量应为8～10mg/(kg·d)，一日2次，每3天增加剂量5mg/(kg·d)，直到达到下表的推荐剂量。
不同体重患者的起始剂量及目标剂量
<table>
<tr><th></th><th>起始剂量</th><th>目标剂量</th></tr>
<tr><th>体重/kg</th><th>剂量/(mg/d)</th><th>剂量/(mg/d)</th></tr>
<tr><td>20</td><td>600</td><td>900</td></tr>
<tr><td>25</td><td>900</td><td>1200</td></tr>
<tr><td>30</td><td>900</td><td>1200</td></tr>
<tr><td>35</td><td>900</td><td>1500</td></tr>
<tr><td>40</td><td>900</td><td>1500</td></tr>
<tr><td>45</td><td>1200</td><td>1500</td></tr>
<tr><td>50</td><td>1200</td><td>1800</td></tr>
<tr><td>55</td><td>1200</td><td>1800</td></tr>
<tr><td>60</td><td>1200</td><td>2100</td></tr>
<tr><td>65</td><td>1200</td><td>2100</td></tr>
<tr><td>70</td><td>1500</td><td>2100</td></tr>
</table>
</td></tr>
</table>

苯妥英

<table>
<tr><td rowspan="2">影响因素</td><td>遗传因素：吸收□分布☑代谢□排泄☑靶点（受体或通路）□其他：无</td></tr>
<tr><td>非遗传因素：药物因素☑疾病因素☑生理因素☑
其他因素：营养制剂</td></tr>
<tr><td>药物简介</td><td>作用机制
苯妥英是一种抗惊厥药，可有效治疗强直阵挛发作，其主要作用位点应该是运动皮层，可抑制该区域癫痫发作的扩散。当过量刺激或环境变化使细胞膜的钠梯度减小时，苯妥英可能通过促进神经元的钠离子外流而使超兴奋阈值稳定，包括降低突触惊厥后的强直相作用。苯妥英可降低脑干中心对全身强直阵挛发作的强直相反应的最大活性。
适应证
苯妥英适用于控制癫痫大发作，并预防和治疗神经外科治疗期间的癫痫发作。
药物代谢动力学
静脉注射后，苯妥英在男性体内的血浆半衰期为10～15小时，无临床毒性症状的最佳浓度通常为10～20mg/ml，本品由CYP2C9和CYP2C19代谢。患者由口服苯妥英转为肌内注射时，可能出现血药浓度的下降，这与苯妥英的水溶性相关，肌内注射后药物的吸收比口服要慢。为快速达到治疗浓度，最好采用静脉注射。如果需要采用肌内注射给药，剂量要充足，以便在治疗范围内维持血药浓度。如果在肌内注射后恢复口服给药，应该调整口服剂量，以代偿缓慢、持续的肌内吸收，避免毒性症状。苯妥英日常口服给药时血药浓度稳定的患者在转为同剂量肌内注射后，血药浓度将下降至稳态浓度的50%～60%，但是肌内注射累积的低溶解性物质最终还是会被吸收，尿液中检测到的主要代谢产物5-(4-羟基苯)-5-苯妥英（HPPH）与血液中检测出的药物总量一致。由于苯妥英的蛋白结合率高，因此，在蛋白结合特性异常的患者中，游离苯妥英的浓度可能各不相同。一项短期研究（1周）表明，患者由口服苯妥英转为肌内注射时，如果肌注剂量比原口服剂量增加50%，则不会出现预期的血药浓度下降。为避免肌内注射吸收缓慢引起的药物蓄积，建议在恢复口服给药的第一周将口服剂量减少至初始口服剂量的一半（肌注剂量的1/3）。目前仍缺少一周以上的用药经验，建议对血药浓度进行监测</td></tr>
</table>

续表

说明书信息摘录	**FDA** 快速给药会增加心血管不良反应的风险，因此，成人的静脉注射速度不应超过 50mg/min。儿童患者的静脉注射速度不应超过 1～3mg/(kg・min) 或 50mg/min，以更慢的速度为准。 用于非紧急治疗时，无论是一次性给药还是间断注射给药，苯妥英均应以更慢的速度给药。由于静脉注射苯妥英会产生心脏局部毒性，因此，应尽可能采用口服的给药方式。 苯妥英静脉注射过程中和注射后可能引起心血管不良反应，因此，需要在注射过程中和注射后进行心电监护，必要时应减慢注射速度或停止注射。 **EMA** 无。 **PMDA** 无。 **HCSC** 无
遗传因素	相同剂量下，不同患者中苯妥英的血清水平可能差别很大。血清水平特别低的患者可能是依从性差或苯妥英高代谢者，血清水平特别高可能是由肝脏疾病、CYP2C9 和 CYP2C19 等位基因变异或与其他药物发生相互作用导致代谢干扰所致。 对华裔患者的研究发现，使用卡马西平的患者的 Stevens-Johnson 综合征/中毒性表皮坏死松解症（SJS/TEN）的发病风险与 *HLA-B* 1502* 之间存在很强的相关性。*HLA-B* 1502* 是 *HLA-B* 基因的一种遗传性等位基因变异。有限的证据表明，在使用与 SJS/TEN 有关的其他 AED（包括苯妥英）的亚裔患者中，*HLA-B* 1502* 可能是引起 SJS/TEN 的一个风险因素。在 *HLA-B* 1502* 阳性的患者中，应考虑避免使用苯妥英作为卡马西平的替代药物
药物因素	苯妥英可广泛地与血清及血浆蛋白结合，且容易被竞争替代。苯妥英由 CYP2C9 和 CYP2C19 代谢，且为饱和代谢，特别容易受到抑制性药物的影响。代谢抑制可能造成苯妥英循环浓度的显著升高，并增加药物毒性的发生风险。苯妥英是肝药酶的高效诱导剂。如果怀疑存在药物相互作用，则非常有必要监测苯妥英的血药浓度。最常见的药物相互作用如下述（以下列出的内容并不全面，具体内容可参阅药物包装内的说明书）。 （1）影响苯妥英血药浓度的药物。 1）提高苯妥英血药浓度的药物，包括胺碘酮、AED（非氨酯、托吡酯、奥卡西平）、唑类药物（氟康唑、酮康唑、伊曲康唑、伏立康唑）、氯霉素、利眠宁、西咪替丁、地西泮、雌激素、乙酰胺、氟尿嘧啶、氟西汀、氟伏沙明、H_2 拮抗剂、氟烷、异烟肼、利他林、奥美拉唑、吩噻嗪、水杨酸盐、舍曲林、丁二酰亚胺、对氨基苯磺酰胺、噻氯匹定、甲苯磺丁脲、曲唑酮和华法林。 2）降低苯妥英血药浓度的药物，包括卡马西平、奈非那韦、利血平、利托那韦和硫糖铝。 3）可能提高或者降低苯妥英血药浓度的药物，包括苯巴比妥、丙戊酸钠和丙戊酸。同样，苯妥英对苯巴比妥、丙戊酸钠和丙戊酸的血药浓度的影响也无法预测。 接受苯妥英治疗的患者增加或停用这些药物时可能需要调整苯妥英的剂量以获得理想的临床治疗效果。 （2）受苯妥英影响的药物。 1）不可与苯妥英联合使用的药物，如地拉韦啶。 2）药效受苯妥英影响的药物，如唑类药物（氟康唑、酮康唑、伊曲康唑、伏立康唑）、皮质类固醇、盐酸多西环素、雌激素、呋塞米、伊立替康、口服避孕药、紫杉醇、帕罗西汀、奎尼丁、利福平、舍曲林、替尼泊苷、茶碱、维生素 D 和华法林。 3）苯妥英可降低某些抗 HIV 病毒药（安普那韦、依非韦伦、快利佳、洛匹那韦/利托那韦、茚地那韦、奈非那韦、利托那韦、沙奎那韦）和 AED（非氨酯、托吡酯、奥马西平、喹硫平）的血药浓度。

续表

药物因素	苯妥英与上述药物联合用药时，停用苯妥英后可能需要调整这些药物的剂量以获得理想的临床治疗效果
疾病因素	患有肝、肾疾病或低蛋白血症的患者中，游离苯妥英的比例会增加，因此，这类人群中的游离苯妥英浓度可能更有用
生理因素	（1）年龄。苯妥英的清除率随年龄增加而降低（70岁以上患者的清除率只有20～30岁患者的20%）。苯妥英的剂量变化很大，必须分别计算。 （2）性别。与种族性别与种族对于苯妥英的药物代谢动力学无显著影响。 （3）儿科用药。负荷剂量15～20mg/kg的苯妥英钠静脉注射后通常可产生一般可接受的治疗血药浓度（1020mg/ml）。注射速度要慢，不能超过13mg/(kg·min)或50mg/min，以更慢的为准
其他因素	（1）文献报告称，服用营养制剂和（或）相关营养补品的患者的苯妥英血药浓度低于预期值，因此，苯妥英不应与营养剂一起使用，应该对这些患者采取更严密的苯妥英血药浓度监测。 （2）苯妥英可能降低甲状腺素的血清浓度，还可能造成地塞米松或美替拉酮药物浓度低于正常水平。苯妥英还可能增加葡萄糖、碱性磷酸酶和谷氨酰转移酶（GGT）的血清水平。 （3）给予硫苯妥英后，采用免疫分析法测定苯妥英血药浓度时需要特别仔细
剂量调整模型	无

丙戊酸

影响因素	遗传因素：吸收□分布□代谢□排泄□靶点（受体或通路）☑其他：无
	非遗传因素：药物因素☑疾病因素☑生理因素☑ 其他因素：饮食
药物简介	**作用机制** 丙戊酸在胃肠道被分解为丙戊酸离子，然后与γ氨基丁酸（GABA）转氨酶结合并抑制转氨酶。药物的抗痉挛作用可能与通过抑制催化GABA的酶或阻断GABA再次吸收到神经胶质和神经末端而提升脑部GABA浓度有关，GABA是中枢神经系统神经递质的抑制剂。丙戊酸还可以通过抑制电压敏感钠通道来抑制神经元反复激活而发挥作用。丙戊酸是一种组蛋白去乙酰化酶抑制剂，也是一种组蛋白去乙酰化酶1（HDAC1）的抑制剂。HIV入侵时需要有HDAC1存在才能留在感染细胞中。2005年8月发表的一项研究显示，接受丙戊酸和高效抗逆转录病毒治疗（HAART）的患者的潜在HIV感染率下降了75%。双丙戊酸在胃肠道分解为丙戊酸离子，与丙戊酸影响因素相同。 **适应证** 丙戊酸适用于复杂的局部癫痫发作（单独发作或与其他类型的癫痫共同发作）患者的单一治疗和辅助治疗。丙戊酸适用于简单或复杂失神发作患者的单一治疗和辅助治疗以及包括失神发作的多类型癫痫的辅助治疗。简单失神发作是指非常短暂的、无临床特征的意识不清或意识丧失并伴有全身癫痫放电，而复杂失神发作则伴有其他症状。 **药物代谢动力学** （1）吸收/生物活性。等剂量口服双丙戊酸钠和丙戊酸钠，丙戊酸离子的释放量相等。虽然丙戊酸离子的吸收会受剂型（液体制剂或固体制剂）、使用条件（禁食或餐后）和给药方式（完整吞服胶囊还是将胶囊内容物撒在食物上）的影响，但在长期给药并达到稳定状态后，这些

续表

<table>
<tr><td>药物简介</td><td>差别的临床意义很小，但是不同丙戊酸产品的 T_{max} 和 C_{max} 的差异可能对首次给药非常重要。例如，在单剂量研究中，进食对丙戊酸片剂吸收的影响（T_{max} 从 4 小时增加到 8 小时）远大于对丙戊酸胶囊吸收的影响（T_{max} 从 3.3 小时增加到 4.8 小时）。丙戊酸的胃肠道吸收率和血药浓度随给药方案和配方的变化非常大，但作为 AED 长期使用的药效似乎并不受影响。根据临床经验，给药方案应从一日 1 次到一日 4 次。对灵长类癫痫模型恒速输注的研究结果表明，总生物活性（吸收程度）是控制癫痫的主要决定性因素，从临床实践观点出发，不同丙戊酸配方的 C_{max} 与 C_{min} 比值的差别微不足道。对癫痫患者的治疗中，进食或者共同服用几种丙戊酸产品以及不同丙戊酸配方之间的相互替代不会导致临床问题。剂量发生变化以及增加或停用伴随药物时，通常需要密切监控临床状态和丙戊酸的血药浓度。
（2）药物分布。
1）蛋白结合。丙戊酸与血浆蛋白的结合率呈浓度依赖性，游离部分所占比例从浓度为 40μg/ml 时的 10%增加到浓度为 130μg/ml 时的 18.5%。老年患者、慢性肝病患者、肾功能受损和存在其他药物（如阿司匹林）时，丙戊酸的血浆蛋白结合率降低。相反，丙戊酸可取代某些与蛋白结合的药物（如苯妥英、卡马西平、华法林和甲苯磺丁脲）。
2）中枢神经系统分布。脑脊液（CSF）中的丙戊酸浓度与血浆中未结合的丙戊酸浓度（约占总浓度的 10%）接近。
（3）代谢。丙戊酸完全由肝脏代谢。在接受单一治疗的成人患者的尿液中，发现 30%～50%剂量的代谢产物为葡萄糖苷酸结合体。线粒体 β 氧化是另一个主要的代谢途径，通常占总剂量的 40%以上。通常，不足 15%的剂量由其他氧化机制消除，不足 3%的原药由尿液消除。剂量与丙戊酸总浓度的关系是非线性的，浓度的增加与剂量不成比例，血浆蛋白结合的饱和使血药浓度仅有有限的升高。未结合药物的动力学是线性的。
（4）消除。总丙戊酸平均血浆清除率与分布容积分别为 0.56L/(h·1.73m^2) 和 11L/1.73m^2。游离丙戊酸平均血浆清除率与分布容积分别为 4.6L/(h·1.73m^2) 和 92L/1.73m^2。丙戊酸单一治疗的口服给药剂量为 250～1000mg 时，末端半衰期范围为 9～16 小时。上述评估主要针对未服用影响肝脏代谢酶系统药物的患者，而服用酶诱导 AED（卡马西平、苯妥英和苯巴比妥）的患者对丙戊酸的清除率更高。由于丙戊酸的清除率会发生变化，因此，加入或停用伴随的 AED 后均应加强对 AED 浓度的监测。
1）婴儿。与大龄儿童和成人相比，出生不足两个月的婴儿消除丙戊酸的能力显著降低，这可能是由于葡萄糖醛酸转移酶和涉及丙戊酸消除的其他酶系统的发育延迟造成的，同时分布容积会增加（部分原因是药物与血浆蛋白的结合减少）。例如，在一项研究中，出生不足 10 天的婴儿的半衰期为 10～67 小时，而出生超过 2 个月的婴儿的半衰期为 7～13 小时。
2）儿童。按体重计算，儿童患者（即 3 个月～10 岁）的清除率比成人高 50%，10 岁以上儿童的药物代谢动力学参数与成人接近。
3）老年人。与年轻成人（22～26 岁）相比，老年患者（68～89 岁）消除丙戊酸的能力下降了约 39%，游离药物比例增加了 44%。因此，老年患者的首剂剂量应减少。
4）性别影响。男性与女性的体表面积校正的清除率没有差别，分别为 (8±0.17) L/(h·1.73m^2) 和 (4.7±0.07) L/(h·1.73m^2)。
5）种族影响。尚未研究种族对丙戊酸药物代谢动力学的影响</td></tr>
<tr><td>说明书信息摘录</td><td>FDA
在患有由线粒体 DNA 聚合酶 γ（Polγ）基因突变引起的先天性神经代谢综合征（如 Alpers Huttenlocher 综合征）的患者中，丙戊酸诱导急性肝衰竭以及因此导致死亡的风险增加。丙戊酸不得用于 POLG 突变引起线粒体疾病的患者以及临床怀疑患有线粒体疾病的 2 岁以下的儿童患者。临床怀疑患有先天性线粒体疾病的 2 岁以上的患者，只有当其他抗痉挛药无效后方可使用丙戊酸。老年患者接受丙戊酸治疗时，应通过常规临床评估密切监测急性肝损伤。根据当前临床实践，应进行 POLG 突变筛查。</td></tr>
</table>

续表

说明书信息摘录	**EMA** 无。 **PMDA** 有尿素循环障碍的患者可能会出现严重的高血氨症。 **HCSC** 同 FDA
遗传因素	丙戊酸不可用于 POLG 突变引起线粒体疾病的患者以及临床怀疑患有线粒体疾病的 2 岁以下的儿童患者。有报告称，在由 POLγ 基因突变引起先天性神经代谢综合征（如 AlpersHuttenlocher 综合征）的患者中，丙戊酸诱导的急性肝衰竭发生率和与肝脏相关的死亡率要高于那些没有这类综合征的患者。这类综合征患者的肝衰竭报告多见于儿童和青少年。以下患者应怀疑患有与 POLG 突变相关的疾病：有家族史或疑似与 POLG 突变相关的疾病症状，包括但不限于无法解释的脑病变、顽固性癫痫、癫痫持续状态、发育迟缓、精神运动性障碍、轴突感觉运动神经病变、急性小脑共济失调、眼肌麻痹或涉及枕骨区的复杂型偏头痛。诊断这类疾病时，应根据目前临床惯例进行 POLG 突变测试。常染色体隐性 POLG 突变相关疾病患者中，2/3 有 A467T 和 W748S 突变
药物因素	（1）阿米替林/去甲阿米替林。对接受丙戊酸治疗（50mg，一日 2 次）的 15 名受试者（男性 10 名，女性 5 名）通过口服给予单剂量 50mg 的阿米替林，结果阿米替林的血浆清除率下降了 21%，去甲阿米替林的血浆清除率下降了 34%。本品上市后，同时使用丙戊酸和阿米替林导致阿米替林血药浓度升高的报告非常罕见，同时使用丙戊酸和阿米替林造成毒性反应的报告也很罕见，同时使用丙戊酸和阿米替林时应考虑监测阿米替林的血药浓度。与丙戊酸联合用药时，应考虑降低阿米替林/去甲阿米替林的剂量。 （2）卡马西平/卡马西平-10，11-环氧化物。癫痫患者联合使用丙戊酸和卡马西平后，卡马西平的血药浓度下降了 17%，卡马西平-10，11-环氧化物的血药浓度则升高了 45%。 （3）氯硝西泮。同时使用丙戊酸和氯硝西泮可能导致有失神发作史的患者失神发作。 （4）地西泮。丙戊酸可取代血浆蛋白结合位点上的地西泮，从而抑制地西泮代谢。健康受试者（n=6）联用丙戊酸（1500mg/d）会增加游离地西泮的比例。与丙戊酸联用时，地西泮的血浆清除率和分布容积分别减少了 25%和 20%，但地西泮的半衰期保持不变。 （5）琥珀胺。丙戊酸可抑制琥珀胺代谢。与单独使用琥珀胺相比，同时给予健康受试者（n=6）单剂量琥珀胺 500mg 和丙戊酸（800～1600mg/d）后，琥珀胺的消除半衰期增加了 25%，总清除率减少了 15%。同时接受丙戊酸和琥珀胺治疗的患者，特别是同时还接受了其他抗痉挛药治疗的患者，应该监测这两种药物的血清浓度变化。 （6）拉莫三嗪。一项共包含 10 名受试者的研究中，同时给予丙戊酸和拉莫三嗪后，拉莫三嗪的消除半衰期从 26 小时增加到 70 小时（增加了 165%）。如果与丙戊酸联合使用，应减少拉莫三嗪的剂量。有报告称，联合使用丙戊酸和拉莫三嗪后会出现严重的皮肤反应。 （7）苯巴比妥。丙戊酸可抑制苯巴比妥代谢。正常受试者（n=6）联合使用丙戊酸（250mg，一日 2 次，给药 14 天）和苯巴比妥后，苯巴比妥（单剂量 60mg）的半衰期增加了 50%，血药浓度减少了 30%。与丙戊酸联用时，苯巴比妥原药排出比例增加了 50%，且有证据表明存在严重的中枢神经抑制，伴或不伴有丙戊酸或苯巴比妥血清浓度升高。应密切监测所有接受巴比妥盐联合用药的患者的神经毒性反应。如果可能，应测定巴比妥盐的血清浓度，并适当减少巴比妥盐的剂量。扑米酮可代谢为巴比妥盐，可能与丙戊酸发生类似的相互作用。 （8）苯妥英。丙戊酸可取代血浆蛋白结合位点上的苯妥英，抑制其肝代谢。健康受试者（n=7）联用丙戊酸（400mg，一日 3 次）与苯妥英（250mg）后，苯妥英的游离部分增加了 60%，苯妥英的总血浆清除率和表观分布容积增加了 30%，游离苯妥英的清除率和表观分布容积减少了 25%。有报告称癫痫患者联用丙戊酸和苯妥英后会造成突破性发作。苯妥英的剂量应根据临床情况进行调整。

续表

药物因素	(9) 甲苯磺丁脲。在体外实验中，当加入接受丙戊酸治疗的患者的血浆样本后，游离甲苯磺丁脲的比例从20%增加到50%。这种替代的临床相关性尚不清楚。 (10) 华法林。在一项体外研究中，丙戊酸可导致未结合的华法林比例增加到32.6%。该现象的治疗相关性是未知的，但是，如果给予接受抗凝药治疗的患者丙戊酸，则应进行凝血试验。 (11) 齐多夫定。对6名血清HIV检查阳性的患者给予丙戊酸（250mg或500mg，8小时1次），齐多夫定（100mg，8小时1次）的清除率减少了38%，但半衰期未受影响。 以下是与丙戊酸无相互作用或相互作用无重要临床意义的药物。 (1) 醋氨酚。3名癫痫患者同时使用丙戊酸和醋氨酚时，丙戊酸不影响醋氨酚的任何药物代谢动力学参数。 (2) 氯氮平。精神疾病患者（$n=11$）联合使用丙戊酸和氯氮平后，未观察到药物相互作用。 (3) 锂盐。健康男性受试者（$n=16$）联合使用丙戊酸（500mg，一日2次）和碳酸锂（300mg，一日3次）后，锂盐的稳态动力学不受影响。 (4) 劳拉西泮。健康男性受试者（$n=9$）联合使用丙戊酸（500mg，一日2次）和劳拉西泮（1mg，一日2次）后，劳拉西泮的血浆清除率降低了17%。 (5) 口服激素类避孕药。对6名接受丙戊酸（200mg，一日2次）治疗2个月的女性使用单剂量炔雌醇（50μg）/左炔诺孕酮（250μg）后，未发现任何药物代谢动力学的相互影响。 (6) 托吡酯。联合使用丙戊酸和托吡酯可能引发伴有或不伴有脑性病变的高血氨症。在能够单独耐受丙戊酸或托吡酯的患者中，联合使用这两种药物与高血氨症相关。建议检查有高血氨症史的患者的血氨浓度
疾病因素	(1) 肝脏疾病。肝脏疾病可降低患者对丙戊酸的清除能力。一项研究中，与健康受试者相比，7名肝硬化患者的游离丙戊酸清除率减少了50%，4名急性肝炎患者的游离丙戊酸清除率减少了16%。该研究中，丙戊酸的半衰期从12小时增加到18小时。肝脏疾病还与清蛋白浓度降低以及未结合的丙戊酸比例升高相关（增加2～2.6倍）。由于可能出现肝脏疾病患者的游离药物浓度显著升高而总浓度正常的情况，因此，监测总浓度可能会产生误导。 (2) 肾脏疾病。有报告称，肾衰竭（肌酐清除率<10ml/min）患者中未结合丙戊酸的清除率会出现轻微下降（27%），而透析通常会使丙戊酸浓度降低约20%。因此，肾衰竭的患者似乎无须进行剂量调整。这些患者的丙戊酸蛋白结合率显著下降，监测总浓度可能会产生误导
生理因素	1. 妊娠　丙戊酸属于D类癫痫用药。妊娠期间，不论是因何种适应证而对母体使用丙戊酸都会增加先天畸形的风险，特别是神经管缺陷以及其他畸形（如颅面畸形、心血管畸形）。妊娠前3个月发生主要结构异常的风险最高，妊娠整个过程中使用丙戊酸都可能造成严重发育缺陷。妊娠期间使用丙戊酸的癫痫母亲生产的婴儿中，先天畸形率为使用其他AED进行单一治疗的癫痫母亲的4倍。几项已发表的流行病学研究指出，在子宫内阶段暴露于丙戊酸下的儿童，IQ评分低于那些在子宫内暴露于其他AED下或未暴露于AED下的儿童。在动物实验中，产前暴露于丙戊酸下的后代发生结构异常的情况与人体研究中的发现类似，并且易出现神经行为缺陷。 2. 临床因素　与母体使用丙戊酸相关性最强的先天畸形是神经管缺陷。子宫内暴露于丙戊酸后发生脊柱裂的风险一般为1%～2%，相比之下，一般人群发生脊柱裂的风险为0.06%～0.07%。妊娠期间母体使用丙戊酸可导致婴儿的IQ评分下降。由于存在可导致婴儿IQ评分下降、发生神经管缺陷和其他不良事件的风险，且这些事件可能发生于妊娠刚开始时，因此必须注意以下几点。 (1) 丙戊酸不可用于妊娠期或计划怀孕的女性癫痫患者，除非其他药物不可接受或不能控制症状，这一点在治疗病情不严重（如偏头痛）的患者时要特别注意，尽管在这类女性患者中，妊娠期间给予丙戊酸治疗的获益可能大于风险。对妊娠女性或可能怀孕的女性进行治疗时，应小心权衡治疗风险和获益，并提供适当的咨询。

续表

生理因素	（2）为预防癫痫大发作，女性癫痫患者不可突然停用丙戊酸，否则可能会引起突发癫痫重积，导致母亲和胎儿缺氧甚至危及生命。癫痫小发作也可能危及胚胎或胎儿发育，但在个别案例中，如果癫痫严重程度和发作频率不会对患者造成严重威胁，可考虑在妊娠期和怀孕前停用丙戊酸。 （3）如可能，应对使用丙戊酸的妊娠期女性进行产前诊断，检查胚胎是否有神经管缺陷和其他缺陷。有证据表明，怀孕前与妊娠前3个月补充叶酸可以减少先天性神经管缺陷的发生风险，但补充叶酸是否能够降低接受丙戊酸治疗的女性后代IQ评分下降的风险尚不清楚。对于使用丙戊酸的患者，应常规推荐在怀孕前和妊娠期补充叶酸。 （4）患者使用丙戊酸后可能会发生凝血异常。一名纤维蛋白原水平较低的患者在使用多种抗痉挛药（包括丙戊酸）后，产下的婴儿患有无纤维蛋白原血症，后因出血死亡。如果在妊娠期间使用丙戊酸，应密切监测凝血参数。 （5）患者在使用丙戊酸后可能会出现肝衰竭，还有报告称母亲妊娠期间使用丙戊酸后，胎儿于子宫内暴露于丙戊酸下，可能发生肝衰竭而致死。 3. 临床研究与动物研究 （1）临床研究。 1）大量证据表明，在子宫内暴露于丙戊酸下会增加神经管缺陷和其他结构异常的发生风险。根据中国出生缺陷预防网公布的数据，一般人群发生脊柱裂的风险为0.06%～0.07%，但子宫内暴露于丙戊酸后发生脊柱裂的风险预计为1%～2%。 对北美抗癫痫药物数据库（NAAED）怀孕登记数据的研究发现，妊娠期间使用丙戊酸的149名女性中，因产前丙戊酸暴露导致婴儿出现严重畸形的病例有16例，其中3例为神经管缺陷，其余为颅面畸形、心血管畸形和其他系统不同程度的畸形。根据NAAED怀孕登记处的报告，妊娠期间暴露于平均剂量1000mg/d丙戊酸单一治疗（剂量范围500～2000mg/d）的女性中，后代严重畸形的发生率为10.7%（95%置信区间为6.3%～16.9%）。妊娠期间接受其他AED进行单一治疗的1048名女性癫痫患者的内部比较中，严重畸形的发生率为2.9%（95%置信区间为2.0%～4.1%）。这些数据显示，与子宫内暴露于其他AED的单一治疗相比，子宫内丙戊酸暴露后发生严重畸形的风险增加了4倍（比值比4.0，95%置信区间为2.1%～7.4%）。 已发表的流行病学研究指出，与子宫内暴露于其他AED或没有暴露于AED的儿童相比，子宫内暴露于丙戊酸的儿童IQ评分更低。这些研究中，规模最大的是一项在美国和英国进行的前瞻性队列研究，该研究发现，与产前暴露于其他AED（拉莫三嗪、卡马西平、苯妥英）单一治疗的儿童相比，产前暴露于丙戊酸的儿童（n=62）6岁时的IQ评分较低。妊娠期间，婴儿具体何时暴露于丙戊酸会造成认知影响尚不清楚。由于该研究中的女性在整个妊娠期均暴露于AED下，故无法评估IQ降低具体发生于哪个时间段。 尽管研究可采用的方法有限，但有证据证实子宫内丙戊酸暴露与后期认知发育不良之间存在因果关系。 已发表的病例报告称，妊娠期使用丙戊酸的女性的后代可发生致死性肝衰竭。 2）哺乳期女性。丙戊酸可随人类乳汁排出，哺乳期女性应慎用丙戊酸。 3）儿科用药。根据经验，2岁以下儿童患者用药后发生致死性肝中毒的风险显著升高。对该类患者使用丙戊酸时，应非常谨慎，并权衡治疗获益与风险。对于2岁以上的儿童，本品导致致死性肝中毒的风险会显著降低，年龄越大，风险越小。 低龄儿童，特别是接受酶诱导药物治疗的儿童，需要加大维持剂量，以获得期望的丙戊酸总浓度和游离丙戊酸浓度。与成人相比，按体重计算，儿童患者（即3个月到10岁）的清除率高50%。10岁以上儿童的药物代谢动力学参数与成人相似。 游离药物比例的变化限制了监测总血清丙戊酸浓度的临床用途。对儿童丙戊酸浓度进行解读时应包括影响肝代谢和蛋白结合的游离部分。

续表

生理因素	4）儿科临床试验。有7项儿科临床试验对丙戊酸进行了评估，其中2项儿科试验为双盲安慰剂对照试验，评估了丙戊酸治疗躁狂症（150名年龄10～17岁的患者，76名接受丙戊酸治疗）和偏头痛（304名12～17岁的患者，231名接受丙戊酸治疗）的药效。本品用于控制儿童躁狂症时，最常见的不良反应包括恶心、上腹部疼痛、嗜睡、血氧水平升高、胃炎和皮疹。其余的5项试验为长期安全性试验。2项为期6个月的儿科研究评估了丙戊酸治疗躁狂症的安全性（292名10～17岁的患者），2项为期12个月的儿科研究评估了丙戊酸治疗偏头痛的安全性（353名12～17岁的患者），1项为期12个月的研究评估了丙戊酸胶囊剂治疗局部癫痫发作的安全性（169名3～10岁的患者）。这7项试验中，丙戊酸用于儿童的安全性和耐受性与成人相当。 5）老年用药。在躁狂症双盲前瞻性临床试验中，无65岁以上的患者参与。在一项583名患者的病例回顾研究中，有72名患者（12%）年龄大于65岁。在意外受伤、感染、疼痛、嗜睡和战栗的病例报告中，65岁以上患者所占比例更高，停用丙戊酸偶尔会出现嗜睡和战栗。对于这些患者，尚不清楚这些事件是否说明存在额外风险或是否为已有疾病或联合用药的结果。一项关于老年痴呆症的研究发现，本品与嗜睡有关，停药可能导致嗜睡。这些患者应减少首剂剂量，如果出现严重嗜睡，应考虑减少剂量或停用。 （2）动物研究。 1）在小鼠、大鼠、兔子和猴中进行了发育毒性研究，妊娠动物在胚胎器官发育期按根据体表面积计算的剂量使用丙戊酸后，其胎仔结构异常、子宫内发育缓慢和死胎的发生率增加。丙戊酸可诱导多器官系统出现畸形，包括骨骼、心脏和泌尿生殖系统缺陷。在对小鼠的研究中，在器官发育关键期给予丙戊酸后，除了发生其他畸形，还有报告称出现了胚胎神经管缺陷，且致畸反应与母体药物峰浓度相关。有报告称，产前暴露于临床相当剂量的丙戊酸后，小鼠和大鼠后代可发生行为异常（包括认知、运动和社交缺陷）和脑组织病理学改变。 2）幼年动物毒性试验。在幼年动物使用丙戊酸的研究中，对新生儿期（产后4天）大鼠给予丙戊酸后可出现视网膜发育异常，对新生儿期和未成年（产后14天后）大鼠给予丙戊酸可出现肾毒性，而在成年动物中则未观察到这些中毒反应。上述反应的无效剂量低于按体表面积（mg/m^2）计算的最高人类推荐剂量
其他因素	无
剂量调整模型	无

地西泮

影响因素	遗传因素：吸收□分布☑代谢□排泄□靶点（受体或通路）□其他：无
	非遗传因素：药物因素☑疾病因素☑生理因素☑ 其他因素：无
药物简介	**作用机制** 虽然地西泮抗癫痫作用的具体机制尚不明确，但动物研究和体外研究均认为地西泮可通过影响GABA与A型GABA受体（GABAA）的结合来抑制癫痫发作。GABA是中枢神经系统神经递质的主要抑制剂，作用于该受体可开放氯离子通道。氯离子内流会产生抑制电位，减弱神经元去极化并形成阈电位的能力，阈电位是产生动作电位的必要条件。神经元过度去极化可造成癫痫的形成和扩散。通常认为地西泮通过使GABA更紧密地结合到GABA受体上而增强GABA的作用。

续表

药物简介	**适应证** 用于抗癫痫和抗惊厥。静脉注射为治疗癫痫持续状态的首选药物，对破伤风轻度阵发性惊厥也有效，静注可用于全麻的诱导和麻醉前给药。 **药物代谢动力学** （1）吸收。口服给药后，90%以上的地西泮被吸收，平均 T_{max} 为 1～1.5 小时，范围为 0.25～2.5 小时。如果与中等脂肪含量的食物同服，药物的吸收则会延迟和减少，平均延迟时间约为 45 分钟，而禁食服药时药物吸收的平均延迟时间为 15 分钟。与食物同服时，平均 T_{max} 为 2.5 小时，而空腹服药的 T_{max} 则为 1.25 小时。与食物同服时，C_{max} 平均减少 20%，*AUC* 平均减少 27%（范围为 15%～50%）。 （2）分布。地西泮及其代谢产物可与血浆蛋白高度结合（血浆蛋白结合率为 98%），并可穿过血脑屏障和胎盘屏障，乳汁中也能检测到地西泮，浓度为母体血药浓度的 1/10（产后 3～9 天）。在年轻健康男性中，地西泮的稳态分布容积为 0.8～1.0L/kg。口服给药后，药时曲线的下降为双相性，初始分布相半衰期为 1 小时左右。 （3）代谢。地西泮由 CYP3A4 和 CYP2C19 代谢，形成活性代谢产物去甲地西泮，然后由 CYP3A4 催化发生羟基化反应形成活性代谢产物替马西泮。去甲地西泮和替马西泮均进一步代谢为奥沙西泮。替马西泮和奥沙西泮主要经葡萄糖醛酸反应消除。 （4）消除。初始分布阶段后是较长的消除阶段（半衰期长达 48 小时）。活性代谢产物去甲地西泮的消除半衰期长达 100 小时。地西泮及其代谢产物主要以葡萄糖醛酸结合体的形式经尿液消除。年轻成人的地西泮清除率为 20～30ml/min。多次给药可能会导致地西泮蓄积，而且有证据表明多次给药会轻微延长末端消除半衰期
说明书信息摘录	**FDA** （1）其他药物对地西泮代谢的影响。采用人体肝脏标本进行的体外实验表明，CYP2C19 和 CYP3A4 是地西泮初期氧化代谢的主要同工酶。因此，地西泮与影响 CYP2C19 和 CYP3A4 活性的药物联合使用时会发生药物相互作用。CYP2C19 的潜在抑制剂（如西咪替丁、奎尼丁和反苯环丙胺）以及 CYP3A4 的潜在抑制剂（如酮康唑、醋竹桃霉素和克霉唑）可降低地西泮的清除率，而 CYP2C19 诱导剂（如利福平）和 CYP3A4 诱导剂（如卡马西平、苯妥英、地塞米松和苯妥英钠）能够增加地西泮的清除率。值得注意的是，地西泮清除率的个体间差异可能归因于 CYP2C19 的基因多态性（3%～5%的白种人 CYP2C19 活性很小或为没有活性的慢代谢型），这些变异可能会对地西泮的药物代谢动力学参数产生影响。 （2）地西泮对其他药物代谢的影响。尚无报告显示地西泮能够抑制或诱导哪种同工酶，但是地西泮是 CYP2C19 和 CYP3A4 的底物，有可能会干扰可作为 CYP2C19 底物的药物（如奥美拉唑、普萘洛尔和丙米嗪）以及可作为 CYP3A4 底物的药物（如环孢素、紫杉醇、特非那定、茶碱和华法林）的代谢，产生潜在的药物相互作用。 **EMA** 无。 **PMDA** 无。 **HCSC** 无
遗传因素	目前尚无关于基因多态性影响地西泮药物代谢动力学参数的高质量研究

续表

药物因素	如果地西泮与其他中枢兴奋药联合使用，可能会增强地西泮药效或其他药物的药效，特别是吩噻嗪类药物、抗精神病药、抗焦虑药/镇静剂、催眠药、抗痉挛药、镇痛药、麻醉药、抗组胺药、巴比妥类药物、单胺氧化酶抑制剂和其他抗抑郁药。 （1）酒精。不建议同时摄入酒精，会增强地西泮的镇静效果。 （2）解酸剂。同时给予解酸剂后，地西泮的峰浓度可降低30%，但对地西泮的吸收程度无影响。解酸剂存在时，峰浓度的降低可能是由于吸收减慢造成的，达到峰浓度所需的时间平均增加了20～25分钟，但该差别不具有统计学显著性。 （3）肝药酶抑制剂。地西泮与抑制某种肝药酶（特别是CYP3A和CYP2C19）的药物之间可能存在药物相互作用。数据显示，这些药物可影响地西泮的药物代谢动力学，导致镇静效果增强或作用时间延长。目前，已知会引起这种反应的药物有西咪替丁、酮康唑、氟伏沙明、氟西汀和奥美拉唑。 （4）苯妥英。有报告称地西泮可使苯妥英的代谢和消除减慢
疾病因素	（1）地西泮的代谢产物由肾脏排出，为避免地西泮过度蓄积，肾功能损伤者应谨慎使用地西泮。 （2）肝脏疾病可降低地西泮的清除率，因此，肝脏疾病患者应慎用地西泮。 （3）因并发疾病（如哮喘、肺炎）或与神经损伤相关的呼吸功能受损的儿童患者应慎用地西泮
生理因素	（1）儿科用药。对照试验表明，地西泮对2岁以上的儿童有效。尚未进行2岁以下儿童使用地西泮的有效性和安全性的临床研究。 （2）老年用药。老年患者应慎用地西泮，因为游离地西泮的消除半衰期会延长。同时建议减少剂量，以减少发生共济失调或过度镇静的风险。 （3）处方医师应向护理人员交流信息。强烈建议处方医师采取合理方法确保护理人员完全理解他们给予患者地西泮时的角色和义务。处方医师应该与患者/护理人员定期讨论药品说明书中的给药步骤。处方医师应该建议护理人员，如果患者出现任何非个体特征性癫痫发作的新情况，应立即通知处方医师。 （4）对认知与运动能力的干扰。地西泮可能干扰判断、思考或运动能力，应警告患者避免操作危险机器（如汽车）直到他们确定地西泮不会对他们造成不良影响。 （5）怀孕。如果患者在使用地西泮治疗期间怀孕或计划怀孕，应告知医师。 （6）哺乳。使用地西泮后，地西泮及其代谢产物会长时间地存在于乳汁中，建议患者在使用地西泮后一定时间内避免哺乳
其他因素	无
剂量调整模型	无

卡马西平

影响因素	遗传因素：吸收□分布□代谢□排泄☑靶点（受体或通路）□其他：无
	非遗传因素：药物因素☑疾病因素☑生理因素☑ 其他因素：无
药物简介	**作用机制** 大鼠和小鼠试验已证明卡马西平对电击和化学制剂引起的癫痫发作有抗痉挛作用。本品的作用机制可能是减少多突触反应并阻断强直后增强。卡马西平可极大地缓解或消除猫或大鼠被刺激眶下神经时引起的疼痛，可抑制猫的丘脑电位、延髓及多突触反应，包括下颌舌神经反射。卡马西平的化学结构与其他抗痉挛药或控制三叉神经痛的药物无关。

续表

<table>
<tr><td>药物简介</td><td>卡马西平的主要代谢产物是卡马西平-10，11-环氧化物，已在几种活体动物癫痫模型中被证明具有抗痉挛活性。虽然卡马西平对癫痫发作具有临床活性，但其安全性和有效性尚未确定。
适应证
（1）癫痫。卡马西平可作为抗痉挛药，其有效性证据来自与几种活性药物的对照研究，这些研究招募的患者患有以下几类癫痫。
1）局部癫痫伴复杂症候群（精神运动、大脑颞叶）。卡马西平对这类癫痫患者的改善比对其他类型癫痫患者的改善更加明显。
2）全身强直阵挛发作（大发作）。
3）包括以上类型以及其他局部或全身发作的混合发作模式。卡马西平似乎不能控制失神发作（小发作）。
（2）三叉神经痛。卡马西平适用于治疗真性三叉神经痛，据报告，对舌咽神经痛也有一定效果。本品不是普通的镇痛药，不应被用于缓解轻微疼痛。
药物代谢动力学
（1）吸收。男性对卡马西平的吸收能力相对较弱。口服单次给予卡马西平片剂时，原药于4～24小时内达到峰浓度。就卡马西平的吸收量而言，不同剂型间无明显临床差异。不论何种剂型，进食对卡马西平的吸收速度和程度均无显著影响。反复给予卡马西平控释片后，平均峰浓度降低，但平均谷浓度没有降低，这可以降低间歇性的浓度依赖型不良反应的发生率，还能确保血药浓度在一天内的大部分时间维持稳定，因此，给药方案可以为一日2次。癫痫患者中，治疗剂量范围内的卡马西平稳态血药浓度一般在4～10g/ml之间。
（2）分布。卡马西平与蛋白结合率为70%～80%。唾液中的原药浓度反映了血清中游离药物比例（20%～30%）。
（3）代谢。卡马西平经代谢形成主要药理活性代谢产物卡马西平-10，11-环氧化物，然后进一步代谢为卡马西平-10，11-反式二醇。小部分卡马西平-10，11-环氧化物可转化为9-羟甲基-10-氨甲酰基氢化啶，其他代谢产物包括各种一羟基醇化合物和由UGT2B7代谢生成的N-葡萄糖苷酸结合物。
卡马西平单剂量口服后，原药在血浆中的平均消除半衰期约为36小时。重复给药会导致肝药酶的自身诱导，消除半衰期缩短到16～24小时，具体取决于治疗时间。在同时接受其他酶诱导AED治疗的患者中，有报告发现卡马西平的平均半衰期为9～10小时。单剂量口服卡马西平-10，11-环氧化物后，其平均消除半衰期约为6小时。一项包括39名儿童（3～10岁）和79名成人（15～65岁）的研究表明，儿童对卡马西平的清除率稍高。这一数据表明，儿童需要的卡马西平剂量要高于成人。
（4）消除。无论是单剂量还是多剂量给药，仅2%～3%的卡马西平以原形药物形式随尿液排出。约30%的卡马西平通过代谢生成卡马西平-10，11-环氧化物并经肾消除，尿液中主要代谢产物为卡马西平-10，11-反式二醇</td></tr>
<tr><td>说明书信息摘录</td><td>FDA
本品可引起严重、可能致命的皮肤反应，包括SJS/TEN。在以白种人为主的国家中，初次用药人群中这类事件的发生率为0.1%～0.6%，但在某些亚洲国家中，相应风险可能会高10倍。首次出现皮疹后，应该停用卡马西平，除非皮疹明显与药物无关。如果征象或症状指向SJS/TEN，须停用本品，考虑替代治疗。
在SJS/TEN和HLA-B* 1502等位基因回顾性病例的对照研究中发现，华裔患者的SJS/TEN发病风险与卡马西平治疗和先天HLA-B基因发生HLA-B* 1502突变之间存在强烈相关性。在该等位基因突变频率较高的国家中，这类反应的发生率较高，这表明等位基因检测结果阳性的患者发生该类反应的风险增加。</td></tr>
</table>

续表

<table>
<tr><td>说明书信息摘录</td><td>亚洲人群中 HLA-B* 1502 突变频率较高。据报告，中国香港、泰国、马来西亚和菲律宾的部分人群中有15%为 HLA-B* 1502 等位基因阳性，而中国台湾与中国大陆的该突变频率分别为0.1和0.04。南亚（包括印度）的 HLA-B* 1502 的突变频率居中，平均为0.02～0.04，但比某些人群要高。日本与韩国人群 HLA-B* 1502 的突变频率小于0.01。非亚裔人群（如白种人、非裔美国人、西班牙人和美国土著）中 HLA-B* 1502 的突变频率极小。
开始进行卡马西平治疗前，应对 HLA-B* 1502 流行人群的患者进行 HLA-B* 1502 检测。决定筛查哪些人群时，可以上述 HLA-B* 1502 流行率数据作为指导，但要注意这些数据的局限性，因为即便同一种族的流行率也有很大差别，种族起源亦难以确定，且种族起源可能较复杂。卡马西平不可用于 HLA-B* 1502 阳性患者，除非获益远大于风险，可认为该等位基因阴性的患者的SJS/TEN风险较低。
使用卡马西平治疗的患者可能会在治疗最初几个月出现SJS/TEN，对已经使用卡马西平一段时间后的患者进行基因风险筛查时应考虑其必要性。检测 HLA-B* 1502 等位基因不能预测卡马西平引起非重症皮肤反应，如斑丘疹（MPE）、嗜酸性粒细胞浸润及全身症状（DRESS）的风险。
有限的证据表明，服用与可能引起SJS/TEN的其他AED（如苯妥英）的华裔患者中，HLA-B* 1502 可能是引起SJS/TEN的一个风险因素。对于 HLA-B* 1502 阳性的患者，如果有效果相当的替代治疗，应考虑避免使用可能引起SJS/TEN的药物。
EMA
无。
PMDA
针对中国汉族患者的研究发现，因使用本品而引发皮肤黏膜眼综合征及中毒性表皮坏死松解症的患者几乎全是 HLA-B* 1502 携带者。另外，针对日本人的研究没有明确提出本品引发的重症药物疹与携带 HLA-B* 1502 的关联性。
此外，汉族人 HLA-B* 1502 等位基因突变频率是0.019～0.124，日本人是0.001。
HCSC
HLA-A* 3101 和 HLA-B* 1502 可能是引起严重不良皮肤反应的风险因素。对日本及北欧人群进行的回顾性全基因组研究指出，严重皮肤病反应（SJS/TEN、DRESS、急性全身性发疹性脓疱病以及MPE）与卡马西平的使用和 HLA-A* 3101 等位基因突变之间存在相关性。类似的，包括汉族华裔小样本的研究指出，SJS/TEN的发生风险与 HLA-B* 1502 等位基因的存在之间有强相关性。HLA-B* 1502 等位基因几乎只在源自亚洲的人群中出现。因此，建议医师对基因风险人群以 HLA-A* 3101 和 HLA-B* 1502 基因型作为筛查工具进行基因筛查，在获得进一步信息之前，HLA-A* 3101 或 HLA-B* 1502 等位基因阳性患者应避免使用卡马西平和其他相关药物</td></tr>
<tr><td>遗传因素</td><td>不断有证据表明，不同的 HLA 等位基因是患者免疫介导不良反应的易感因素。
（1）HLA-A 基因的世系与等位基因突变。HLA-A* 3101 等位基因是 HLA-A 基因的一种遗传性等位突变，其突变频率随种族人群的变化很大，欧洲人群的突变频率为0.02～0.05，日本人群的突变频率约为0.1。据估计，这种等位基因突变频率在澳大利亚、亚洲、非洲和北美洲的大部分人群中不足0.05，某些例外为0.05～0.12，在南美洲（阿根廷和巴西）、北美洲（美国纳瓦霍人和苏族人、墨西哥SonoraSeri）和南印度（泰米尔纳德邦）人群中的突变频率超过0.15，这些区域的其他本土种族人群中的突变频率为0.1～0.15。
有基因风险的人群（如日本人和白种人、美国土著、西班牙人群、南印度人群、阿拉伯裔人群）应在使用卡马西平治疗之前先进行 HLA-A* 3101 等位基因的筛查。HLA-A* 3101 检查结果为阳性的患者应避免使用卡马西平和其相关药物，除非获益远大于风险。目前不建议对正在使用卡马西平和其相关药物的患者进行筛查，因为SJS/TEN、急性泛发性发疹性脓疱症（AGEP）、DRESS和MPE的风险主要出现在治疗的前几个月，不论是否有 HLA-A* 3101 突变。</td></tr>
</table>

续表

遗传因素	（2）*HLA-B* 等位基因变异。包括汉族华裔和泰裔的接受卡马西平治疗的患者小样本研究指出，SJS/TEN 的发生风险与 *HLA-B* 1502* 等位基因的存在之间有强相关性，*HLA-B* 1502* 是 *HLA-B* 基因的一种遗传突变。*HLA-B* 1502* 等位基因突变几乎只在亚裔人群中出现。这些研究结果表明，亚裔患者中 *HLA-B* 1502* 等位基因的存在可能是与卡马西平相关的 SJS/TEN 发病的一个风险因素。因此，建议医师对这类患者以 *HLA-B* 1502* 基因型为筛查工具进行基因筛查，在获得进一步信息之前，*HLA-B* 1502* 等位基因阳性患者应避免使用卡马西平和其他可能引起 SJS/TEN 的 AED。 （3）*HLA-A* 和 *HLA-B* 基因型的重要局限。*HLA-A* 3101* 和 *HLA-B* 1502* 基因型作为筛查工具的局限性很大，不可代替适当的临床警惕和患者管理。许多 *HLA-A* 3101* 阳性的患者在接受卡马西平治疗后并没有出现 SJS/TEN、DRESS、AGEP 或 MPE，而 *HLA-A* 3101* 阴性的任何种族都有可能出现严重的不良皮肤反应。同样的，许多 HLA-B* 1502 阳性的亚裔患者接受卡马西平治疗后没有发展为 SJS/TEN，而这类反应仍然可能偶见于任何种族的 *HLA-B* 1502* 阴性患者。与发展为这类严重不良皮肤反应相关或因这类不良反应致死的其他可能因素包括 AED 剂量、患者依从性、联合用药、并发症以及皮肤病监测水平等。 另外，需要注意的是，接受卡马西平治疗的患者如果出现 SJS/TEN，90%的患者会在治疗的最初几个月出现，决定是否对正在使用卡马西平治疗的患者进行基因风险筛查时应考虑这一点。已证明，鉴别携带 *HLA-B* 1502* 等位基因的患者和避免对这类患者使用卡马西平可减少卡马西平引起 SJS/TEN 的发病率。如果征象和症状指向严重的皮肤反应（如 SJS/TEN），应立即停用卡马西平或其他 AED
药物因素	如果卡马西平与其他能降低或增加卡马西平血药浓度的药物联合用药，应密切监测卡马西平的血药浓度，必要时调整剂量。 （1）可使卡马西平血药浓度增加的药物。CYP3A4 抑制剂可抑制卡马西平的代谢，从而提高卡马西平的血药浓度。已证明或预计会提高卡马西平血药浓度的药物包括阿瑞匹坦、西咪替丁、环丙沙星、达那唑、硫氮䓬酮、红霉素、醋竹桃霉素、克拉霉素、氟西汀、氟伏沙明、奈法唑酮、曲唑酮*、奥氮平、喹硫平*、氯雷他定、特非那定、奥美拉唑、奥昔布宁、丹曲林、异烟肼、烟酰胺、烟碱酰胺、布洛芬、丙氧酚、唑类药物（如酮康唑、伊曲康唑、氟康唑、伏立康唑）、乙酰唑胺、维拉帕米、噻氯匹定、蛋白酶抑制剂、丙戊酸*。 * 可增加活性成分卡马西平-10，11-环氧化物的血药浓度。 （2）可使卡马西平血药浓度降低的药物。CYP3A4 诱导剂能加快卡马西平的代谢速度。已证明或预计会降低卡马西平血药浓度的药物包括顺氯氨铂、阿霉素、非氨酯*、磷苯妥英、利福平、苯巴比妥、苯妥英、扑米酮、甲琥胺、茶碱、氨茶碱。 * 可降低活性成分卡马西平-10，11-环氧化物的血药浓度。 （3）卡马西平对联合用药血药浓度的影响。 1）降低联合用药的血药浓度。卡马西平是一种 CYP3A4 强效诱导剂，可能通过促进联合用药的代谢，降低主要由 CYP3A4 代谢的药物的血药浓度。卡马西平可降低或预计可降低下列药物的血药浓度：醋氨酚、阿苯达唑、阿瑞匹坦、安非他酮、西酞普兰、氯硝西泮、氯氮平、皮质激素（如泼尼松龙、地塞米松）、环孢素、双香豆素、二氢吡啶类钙通道阻滞剂（如非洛地平）、盐酸多西环素、琥珀胺、依维莫司、氟哌啶醇、伊马替尼、伊曲康唑、拉莫三嗪、左甲状腺素、美沙酮、甲琥胺、咪达唑仑、奥氮平、口服及其他激素类避孕药、奥卡西平、帕潘立酮、苯琥胺、苯妥英、吡喹酮、蛋白酶抑制剂、利培酮、西罗莫司、他达拉非、茶碱、噻加宾、托吡酯、曲唑酮、三环类抗抑郁药（如丙米嗪、阿米替林、去甲阿米替林）、丙戊酸、华法林、齐拉西酮、唑尼沙胺。与卡马西平联合用药时，应监测上述药物浓度，必要时调整剂量。

续表

药物因素	2）环磷酰胺是一种无活性前体药物，可经 CYP3A 代谢部分转化为活性代谢产物。据报道，长期使用高剂量 CYP3A4 诱导剂可加快环磷酰胺的代谢速度和抑制白细胞的活性。与卡马西平联合使用时，可能增加环磷酰胺毒性。 3）阿立哌唑与卡马西平联合用药时，阿立哌唑的剂量应加倍，并应根据临床评估增加剂量。联合用药时，如果停用卡马西平，阿立哌唑的剂量应降低。 4）卡马西平与他克莫司联合用药时，应监测他克莫司的血药浓度，必要时应调整剂量。使用西罗莫司时，应避免同时使用 CYP3A4 强效诱导剂（如卡马西平）。 5）根据药物代谢动力学研究结果，如果患者必须联用卡马西平与特姆莫司，应考虑调整特姆莫司剂量。 6）一般应避免同时使用卡马西平与拉帕替尼。如果必须同时使用卡马西平与拉帕替尼，应考虑调整拉帕替尼剂量。如果对已经使用拉帕替尼的患者开始卡马西平治疗，应缓慢增加拉帕替尼的剂量。如果停用卡马西平，应减少拉帕替尼的剂量。 7）卡马西平与奈法唑酮同时使用会导致奈法唑酮及其活性代谢产物的血药浓度不足以达到治疗效果，禁止同时使用卡马西平与奈法唑酮。 （4）与其他药物的相互作用。 1）卡马西平与锂盐同时使用会增加神经毒性副反应的发生风险。 2）有报告称卡马西平与异烟肼同时使用会使异烟肼诱导的肝毒性增强。 3）卡马西平与某些利尿药（如双氢氯噻嗪、呋塞米）同时使用可能导致有症状的低钠血症。 4）有报告称，联合使用卡马西平和其他抗痉挛药时可出现甲状腺功能异常。卡马西平与激素类避孕药同时使用（如口服左炔诺孕酮和皮下植入避孕药）可能因激素浓度降低而导致避孕药效果减弱，也有报告称可能会出现突破性出血和意外怀孕。 5）长期使用卡马西平的患者曾出现过非去极化神经肌肉阻滞剂泮库溴铵、维库溴铵、罗库溴铵和顺式阿曲库铵的神经肌肉阻滞作用被拮抗。卡马西平是否对其他非去极化药物也有着类似的作用尚不清楚。应密切监测从神经肌肉阻滞影响中恢复速度超过预期的患者，可能需要加快注射速度
疾病因素	（1）骨髓功能。治疗前和治疗后应定期进行全血计数，包括对血小板、网织红细胞及血清离子进行计数。如果治疗过程中白细胞和血小板计数明显偏低或降低，应密切监测患者与全血计数。如果发现有非进展性、波动性的无症状白细胞减少，一般不需要停用卡马西平，但如果患者出现进展性白细胞减少或伴有临床症状（如发热或咽喉肿痛），则需要停用卡马西平，因为这可能意味着发生了严重的骨髓功能抑制。严重恶血质起病很快，应告知患者潜在血液问题的早期毒性征象和症状以及皮肤病和肝病症状。如果出现发热、咽喉肿痛、皮疹、口腔溃疡、容易瘀伤、出现出血斑疹或紫斑，建议患者立即咨询医师。 （2）肝功能。必须进行肝功能基线评估和定期评估，特别是对老年患者和有肝病史的患者。如果出现严重肝功能异常或活动性肝病，应立即停用卡马西平。 （3）肾功能。应在治疗前和治疗过程中定期进行尿检和血尿素氮测定。 （4）眼科检查。卡马西平与眼部病理性变化有关。应定期进行眼科检查，包括裂隙灯眼底检查和眼压测量
生理因素	（1）妊娠用药。本品妊娠药物分级为 D 级。 （2）阵痛与分娩。尚不清楚卡马西平对人类阵痛与分娩的影响。 （3）哺乳期女性。卡马西平及其环氧代谢产物会进入乳汁，乳汁中卡马西平浓度与母体中卡马西平血药浓度的比例为 0.4，其环氧代谢产物的相应比例为 0.5。哺乳时，预计婴儿接受的卡马西平剂量为每天 25mg，环氧代谢产物剂量为每天 12mg。由于卡马西平可能使婴儿发生严重不良反应，因此应考虑药物对母亲的重要性而决定停止哺乳还是停药。

续表

生理因素	（4）儿科用药。几项临床调查和体外实验为卡马西平可有效管理儿童癫痫提供了大量的证据，成人和儿童癫痫扩散的病理机制基本相同，卡马西平治疗成人和儿童癫痫的作用机制基本相同。这一信息也支持以下结论，即一般治疗剂量范围内的卡马西平在成人和儿童中的总血药浓度是相同的。以上证据主要来自卡马西平治疗的短期研究。已进行了长达6个月的卡马西平对儿童安全性的系统性研究，暂无长期临床试验数据。 （5）老年用药。老年用药暂无系统性研究
其他因素	无
剂量调整模型	无

唑尼沙胺

影响因素	遗传因素：吸收□分布□代谢☑排泄□靶点（受体或通路）□其他：无
	非遗传因素：药物因素☑疾病因素☑生理因素☑ 其他因素：饮食
药物简介	**作用机制** 唑尼沙胺的作用机制尚未被完全阐明，但本品可能作用于电压敏感的钠通道和钙通道，从而干扰神经元同步放电，降低癫痫放电，干扰后续的癫痫活动。唑尼沙胺还可调节GABA介导的神经抑制。 **适应证** 唑尼沙胺适用于新诊断为伴有或不伴有继发于全身发作的局部癫痫成人的单一治疗以及伴有或不伴有继发性全身发作的局部癫痫成人、青少年和6岁以上儿童的辅助治疗。 **药物代谢动力学** （1）吸收。唑尼沙胺口服后几乎被完全吸收，通常于给药后2～5小时达到血清或血浆浓度峰值。第一阶段的代谢可忽略不计，生物利用率约为100%。口服生物利用度不受进食影响，但血清或血浆浓度达峰时间可能会延迟。单剂量给药（100～800mg）或多剂量给药（每天100～400mg）后，唑尼沙胺的 AUC 与 C_{max} 几乎呈线性。 （2）分布。唑尼沙胺的蛋白结合率为40%～50%，体外研究结果显示，蛋白结合率不受其他AED（如苯妥英、苯巴比妥、卡马西平和丙戊酸钠）的影响。唑尼沙胺在成人中的表观分布容积为1.1～1.7L/kg，说明本品在组织中分布较多。血药浓度较低时，红细胞/血浆比率约为15，血药浓度较高时，该比率约为3。 （3）代谢。唑尼沙胺主要经CYP3A4代谢形成2-氨基酰苯酚（SMAP），另外还可以发生*N*-乙酰化代谢，原形药物和SMAP还可发生糖醛酸化反应，可以在血浆中检测到其代谢产物，但代谢产物并无抗癫痫活性。无证据证明唑尼沙胺能诱导自身代谢。 （4）消除。口服给药后，稳态下唑尼沙胺的表观清除率约为0.7L/h，在无CYP3A4诱导剂的条件下，末端消除半衰期约为60小时。消除半衰期为非剂量依赖性，不受重复给药的影响。给药间隔中，药物的血浆或血清浓度波动很小（<30%）。唑尼沙胺的代谢产物和原药主要经尿液排出。唑尼沙胺原药的肾清除率相对较低（约3.5ml/min），15%～30%的剂量以原形药物的形式消除

续表

说明书信息摘录	**FDA** （1）严重皮肤反应。患者出现无原因的皮疹后，应考虑停用唑尼沙胺。如果未停用，则应密切观察患者。本品于日本上市的首个11年间，报告了7例SJS/TEN。除唑尼沙胺，这些患者也都接受了其他药物治疗。在美国、欧洲或日本的开发项目中也存在未证实的SJS/TEN病例。在美国和欧洲进行的随机对照试验中，269名接受唑尼沙胺治疗的患者中有6名（2.2%）因出现皮疹而停用本品，而安慰剂组没有出现皮疹。在美国和欧洲开发项目的所有试验中，因出现皮疹而造成唑尼沙胺停用的病例占总病例数的1.4%（1000名患者在一年的暴露中共发生12起事件）。在日本的开发项目中，出现严重皮疹或因皮疹造成停药的报告占总病例数的2.0%。皮疹通常发生于治疗早期，美国和欧洲研究中有85%的报告发生于治疗后16周内，日本的研究中有90%的报告发生于治疗后2周内。剂量与皮疹发病率无明显相关性。 （2）严重的血液系统事件。本品在日本上市的首个11年间，出现了2例再生障碍性贫血和1例粒性白细胞缺乏症，该比例大于一般可接受的发生比例。美国、欧洲或日本的开发项目中未出现再生障碍性贫血的病例，出现了2例白细胞缺乏症。尚无充分的信息评估剂量与治疗时间和这些事件之间的相关性。 **EMA** 唑尼沙胺主要经CYP3A4代谢形成SMAP，另外还可以发生*N*-乙酰化代谢，原形药物和SMAP还可发生糖醛酸化反应，可以在血浆中检测到其代谢产物，但代谢产物并无抗癫痫活性。无证据证明唑尼沙胺能诱导自身代谢。 口服给药后，稳态下唑尼沙胺的表观清除率约为0.7L/h，在无CYP3A4诱导剂的条件下，末端消除半衰期约为60小时。消除半衰期为非剂量依赖性，不受重复给药的影响。给药间隔中，药物的血浆或血清浓度波动很小（<30%）。唑尼沙胺的代谢产物和原药主要经尿液排出。唑尼沙胺原药的肾清除率相对较低（约3.5ml/min），15%～30%的剂量以原形药物的形式消除。 **PMDA** 无。 **HCSC** 无
遗传因素	无
药物因素	（1）唑尼沙胺对CYP的影响。采用人肝微粒体进行的体外研究表明，唑尼沙胺浓度约为常用游离浓度的2倍以上时，对CYP1A2、CYP2A6、CYP2B6、CYP2C8、CYP2C9、CYP2C19、CYP2D6、CYP2E1或CYP3A4没有影响或影响很小（<25%）。因此，预计唑尼沙胺不会影响通过CYP代谢的其他药物（包括卡马西平、苯妥英、炔雌醇和地昔帕明）的药物代谢动力学。 （2）唑尼沙胺对其他药物的影响。 1）AED。在癫痫患者中，唑尼沙胺的稳态剂量对卡马西平、拉莫三嗪、苯妥英或丙戊酸钠的药物代谢动力学没有影响。 2）口服避孕药。在对健康受试者的临床研究中，唑尼沙胺的稳态剂量不影响联合口服炔雌醇或炔诺酮避孕后的血清浓度。 3）碳酸酐酶抑制剂。接受碳酸酐酶抑制剂（如托吡酯）的患者应慎用唑尼沙胺，因为没有充分的数据可排除可能的药物代谢动力学相互影响。 4）P-gp底物。一项离体研究表明，唑尼沙胺是P-gp的弱抑制剂，IC_{50}为267μmol/L，理论上，唑尼沙胺可能影响P-gp底物的药物代谢动力学。对于接受P-gp底物（如地高辛、奎尼丁）治疗的患者，建议在开始治疗时停止唑尼沙胺治疗或谨慎改变唑尼沙胺的剂量。

续表

药物因素	（3）可能影响唑尼沙胺的药物。临床研究中，唑尼沙胺与拉莫三嗪联合用药对唑尼沙胺的药物代谢动力学无明显影响。唑尼沙胺与其他可能导致尿石症的药物同时使用可能增加肾结石的风险，因此，应避免与这类药物同时使用。唑尼沙胺部分由 CYP3A4 代谢（还原裂解），还可由 *N*-乙酰化转移酶代谢或发生葡萄糖醛酸结合代谢，因此，诱导或抑制这些酶的物质可能会影响唑尼沙胺的药物代谢动力学。 1）CYP3A4 的诱导剂。接受 CYP3A4 诱导剂（如苯妥英、卡马西平和苯巴比妥）治疗的癫痫患者的唑尼沙胺暴露水平较低。在治疗中额外加入唑尼沙胺时，这些影响的临床意义不大，但是如果停用、加入新的诱导 CYP3A4 的 AED 或对其进行剂量调整，则可能改变唑尼沙胺的药物浓度，因此，需要调整唑尼沙胺的剂量。利福平是 CYP3A4 强效诱导剂，如果必须联合用药，应密切监测患者，并在需要时调整唑尼沙胺与其他 CYP3A4 底物的剂量。 2）CYP3A4 的抑制剂。根据临床数据，已知特异性和非特异性 CYP3A4 抑制剂对唑尼沙胺的药物代谢动力学参数没有临床相关影响。健康受试者中，酮康唑（400mg/d）或西咪替丁（1200mg/d）的稳态剂量对单剂量唑尼沙胺的药物代谢动力学没有临床相关影响。因此，与已知 CYP3A4 的抑制剂联用时，不必调整唑尼沙胺的剂量
疾病因素	（1）肾结石。使用唑尼沙胺的儿童患者曾出现过肾结石。有些患者，特别是肾结石高危患者，形成肾结石并伴有肾绞痛、侧腹部痛等症状的风险增加。肾结石可能导致慢性肾功能受损。肾结石的风险因素包括早期肾结石、肾结石家族史和高钙尿症。在唑尼沙胺治疗过程中，这些风险因素都不能准确预测肾结石的形成，摄入更多的液体和排尿有助于减少肾结石形成，特别是那些具有易感因素的人群。医师也可酌情进行肾超声检查，如果检测到肾结石，应停用唑尼沙胺。 （2）肝功能异常。儿童和青少年患者可能出现肝胆的相应参数（如丙氨酸氨基转移酶、天冬氨酸氨基转移酶、γ-谷氨酰转肽酶和胆红素）升高，而且超过上限值时没有一致的模式。如果怀疑有肝脏问题，应检查肝功能并考虑停用唑尼沙胺
生理因素	（1）计划生育的女性。在接受唑尼沙胺治疗时和停药后一个月内必须采取适当的避孕措施。 （2）妊娠。没有妊娠妇女使用唑尼沙胺的足够数据。动物研究显示本品有生殖毒性，对人类的潜在风险尚为未知。除非医师认为有明确必要，妊娠期间不可使用唑尼沙胺，且只有当潜在获益远大于风险时方可使用。计划怀孕的患者应重新评估抗癫痫治疗的必要性。如果使用唑尼沙胺，建议密切监测。接受 AED 治疗的母体，后代出现缺陷的风险会增加 2～3 倍，最常见的报告是唇裂、心血管畸形和神经管缺陷。多种 AED 治疗与先天畸形的相关性可能高于单一治疗。AED 不可突然停药，否则可能导致突破性发作，严重影响母体和胎儿。 （3）哺乳。唑尼沙胺可经乳汁排出，乳汁中药物浓度与母体血药浓度相似，需决定停止哺乳还是停止唑尼沙胺治疗。由于唑尼沙胺在体内驻留时间较长，因此，唑尼沙胺停用一个月后方可哺乳。 （4）生育能力。尚无证实唑尼沙胺对人类生育能力影响的临床数据，动物研究结果显示，本品会改变相关参数。 （5）老年患者。对 95 名老年受试者安全性研究数据的汇总分析显示，与成人相比，老年受试者中报告外周水肿和瘙痒的频率更高。上市后数据的回顾研究表明，与一般人群相比，65 岁以上患者人群 SJS 事件和药物诱导性超敏综合征（DIHS）报告更频繁。 （6）儿科用药。一项安慰剂对照临床研究发现，唑尼沙胺在 6～17 岁儿童患者中的不良事件分布与成人一致。儿科安全数据库的 465 名受试者（包括在对照临床试验扩展阶段另外加入的 67 名受试者）中，有 7 例死亡（1.5%，14.6/1000）；2 例重症癫痫，其中 1 例低体重受试者伴有严重体重减轻（3 个月内减轻 10%），随后无法继续用药；1 例头部损伤/血肿；4 例死亡

续表

生理因素	患者，用药前已有各种原因造成的功能性神经缺陷（2 例因肺炎引起败血症/器官衰竭，1 例癫痫患者意外猝死，1 例头部受损）。对照试验或非盲扩展试验中，接受唑尼沙胺治疗的患者中有 70.4%至少出现一次由治疗引发的碳酸氢盐测定值低于 22mmol/L，持续时间也很长（中位值为 188 天）。 一项对 420 名儿童受试者（6～11 岁的儿童 183 名，12～16 岁的儿童 237 名，平均药物暴露时间为 12 个月）安全性数据的汇总分析显示，与成人相比，肺炎、脱水、少汗、肝功能测试异常、中耳炎、咽炎、鼻窦炎、上呼吸道感染、咳嗽、鼻出血、鼻炎、腹痛、呕吐、皮疹、湿疹、发热的报告更频繁（特别是 12 岁以下的受试者），而且出现了少量失忆、肌酐水平升高、淋巴结病和血小板减少症的报告。体重降低 10%以上的发生率超过 10.7%。有些体重减轻的病例出现了青春期发育和骨成熟的延迟
其他因素	无
剂量调整模型	无

第十四章　多动症和戈谢病治疗药物

Eliglustat

<table>
<tr><td rowspan="2">影响因素</td><td>遗传因素：吸收□分布□代谢☑排泄□靶点（受体或通路）□其他：无</td></tr>
<tr><td>非遗传因素：药物因素☑疾病因素☑生理因素☑
其他因素：无</td></tr>
<tr><td>药物简介</td><td>作用机制
戈谢病是因缺乏一种溶酶体酶β葡糖苷酶所致。酸性β葡糖苷酶可催化葡糖脑苷脂转化为葡萄糖和神经酰胺。该酶的缺乏会导致大量葡糖脑苷脂沉积在巨噬细胞的溶酶体上，巨噬细胞变成泡沫细胞或Gaucher细胞。Eliglustat是特异性葡糖苷酶抑制剂，可治疗由底物减少引起的1型戈谢病。在临床试验中，Eliglustat可减轻肝脾肿大，改善贫血与血小板减少症。
适应证
适用于1型戈谢病成人患者的长期治疗，FDA推荐患者在用药前检测CYP2D6的基因型，适用于CYP2D6快代谢、中间代谢或慢代谢者，CYP2D6超快代谢者因难以获得有效的治疗浓度而不推荐使用。
药物代谢动力学
一定剂量下，Eliglustat的 C_{max} 和 AUC 与CYP2D6的基因型相关。在CYP2D6快代谢者和中间代谢者中，Eliglustat的药物代谢动力学呈时间依赖性，多次给药后系统暴露量随剂量的增加而成比例增加。多次口服（84mg，一日2次）后，稳态时快代谢者的系统暴露量（$AUC_{0\sim 12h}$）比首剂暴露量（$AUC_{0\sim\infty}$）增加了约2倍。CYP2D6慢代谢者的药物代谢动力学是线性和时间依赖性的，慢代谢者给药（84mg，一日2次）后达稳态时的系统暴露量比快代谢者高7～9倍。
（1）吸收。CYP2D6快代谢者多剂量服用Eliglustat（84mg，一日2次）后，Eliglustat的 T_{max} 为1.5～2小时，C_{max} 为12.1～25.0ng/ml，$AUC_{0\sim\tau}$ 为76.3～143ng・h/ml。CYP2D6中间代谢者多剂量服用Eliglustat（84mg，一日2次）后，Eliglustat的 C_{max} 为44.6ng/ml，$AUC_{0\sim\tau}$ 为306ng・h/ml。因存在显著的首过效应，CYP2D6快代谢者单剂量口服Eliglustat（84mg，一日2次）的生物利用度很低，仅为5%。CYP2D6慢代谢者多剂量服用Eliglustat（84mg，一日2次）后，Eliglustat的 T_{max} 为3小时，相应的平均 C_{max} 为113～137ng/ml，平均 $AUC_{0\sim\tau}$ 为922～1057ng・h/ml。CYP2D6慢代谢者口服Eliglustat（84mg，一日1次）的药物代谢动力学尚未研究，使用基于生理学的药物代谢动力学模型预测其 C_{max} 为75ng/ml，$AUC_{0\sim 24h}$ 为956ng・h/ml。高脂饮食可使Eliglustat的 C_{max} 降低15%，但 AUC 没有变化。食物对Eliglustat的药物代谢动力学没有显著影响。
（2）分布。Eliglustat的血浆蛋白结合率为76%～83%，主要分布于血浆中而非红细胞中。静脉注射后，CYP2D6快代谢者的分布容积为835L，提示Eliglustat在组织中广泛分布。
（3）代谢与排泄。Eliglustat主要经CYP2D6代谢，少部分经CYP3A4代谢，尚无确定的活性代谢产物。口服84mg的 ^{14}C-Eliglustat后，大多数药物分布于尿液（41.8%）和粪便（51.4%）中，主要为代谢产物。健康受试者静脉注射42mg Eliglustat后，CYP2D6快代谢者的平均全身清除率为88L/h。多剂量口服Eliglustat（84mg，一日2次）后，CYP2D6快代谢者的Eliglustat的 $t_{1/2}$ 约为6.5小时，CYP2D6慢代谢者约为8.9小时</td></tr>
</table>

续表

<table>
<tr>
<td>说明书信息摘录</td>
<td>

FDA

Eliglustat 主要经 CYP2D6 代谢，少部分经 CYP3A4 代谢，是 P-gp 的底物。抑制 CYP2D6 和 CYP3A 代谢的药物可能显著提高 Eliglustat 的暴露量，延长 PR 间期、QT 间期和（或）QRS 时限，导致心律失常。患者用药前应进行 CYP2D6 检测。

Eliglustat 与 CYP2D6 和 CYP3A 的抑制剂联用时，应根据患者 CYP2D6 的基因型调整剂量，以减少严重不良反应的发生风险。

CYP2D6 快代谢者和中间代谢者联合用药时的剂量调整

<table>
<tr><th>CYP 抑制剂</th><th>快代谢者</th><th>中间代谢者</th></tr>
<tr><td>CYP2D6 强效或中效抑制剂与 CYP3A 强效或中效抑制剂联用</td><td>禁忌</td><td>禁忌</td></tr>
<tr><td>CYP2D6 强效抑制剂（如帕罗西汀）</td><td>每次 84mg，一日 1 次</td><td>每次 84mg，一日 1 次</td></tr>
<tr><td>CYP2D6 中效抑制剂（如特比萘芬）</td><td>每次 84mg，一日 1 次</td><td>每次 84mg，一日 1 次</td></tr>
<tr><td>CYP3A 强效抑制剂（如酮康唑）</td><td>每次 84mg，一日 1 次</td><td>禁忌</td></tr>
<tr><td>CYP3A 中效抑制剂（如氟康唑）</td><td>每次 84mg，一日 1 次</td><td>不推荐</td></tr>
</table>

CYP2D6 慢代谢者联合用药时的剂量调整

<table>
<tr><th>CYP 抑制剂</th><th>慢代谢者 Eliglustat 的剂量调整</th></tr>
<tr><td>CYP3A 强效抑制剂（如酮康唑）</td><td>禁忌</td></tr>
<tr><td>CYP3A 中效抑制剂（如氟康唑）</td><td>不推荐</td></tr>
<tr><td>CYP3A 弱效抑制剂（如雷尼替丁）</td><td>不推荐</td></tr>
</table>

尚无对已患有心脏病的患者使用 Eliglustat 的临床研究。因 Eliglustat 可能延长 PR 间期、QT 间期和（或）QRS 时限，因此，不推荐已患有心脏病（充血性心力衰竭、近期急性心肌梗死、心动过缓、心脏传导阻滞、室性心律失常）和长 QT 间期综合征等疾病的患者使用本品。快代谢者和中间代谢者口服一日 2 次，每次 84mg。慢代谢者口服一日 1 次，每次 84mg。

EMA

同 FDA

</td>
</tr>
<tr>
<td>遗传因素</td>
<td>Eliglustat 主要经 CYP2D6 代谢，少部分经 CYP3A4 代谢，是 P-gp 的底物。推荐 CYP2D6 快代谢者和中间代谢者口服 Eliglustat，一日 2 次，每次 84mg；慢代谢者口服 Eliglustat，一日 1 次，每次 84mg；CYP2D6 的超快代谢者则会使 Eliglustat 快速代谢而难以达到有效血药浓度，因此，不推荐服用本品。当与 CYP2D6 的抑制剂联用时，快代谢者和中间代谢者的给药方案需要调整至一日 1 次，每次 84mg</td>
</tr>
<tr>
<td>药物因素</td>
<td>

（1）合用 CYP2D6 强效抑制剂（如帕罗西汀，30mg，一日 1 次）会使 Eliglustat（84mg，一日 2 次）的系统暴露量增加，C_{max} 增加 7 倍，$AUC_{0\sim\tau}$ 增加 8.4 倍；CYP2D6 中效抑制剂（如特比萘芬）对快代谢者和中间代谢者的暴露量的影响较小。

（2）合用 CYP3A 强效抑制剂（如酮康唑，400mg，一日 1 次）会使 Eliglustat（84mg，一日 2 次）的系统暴露量增加，CYP2D6 快代谢者的 C_{max} 增加 4 倍，$AUC_{0\sim\tau}$ 增加 4.4 倍；CYP3A 中效抑制剂（如氟康唑）对快代谢者和中间代谢者的暴露量的影响较小。

（3）合用 CYP3A 强效诱导剂（如利福平，600mg，一日 1 次）会使 Eliglustat（127mg，一日 2 次）的系统暴露量减少，CYP2D6 快代谢者和中间代谢者的系统暴露量减少约 90%；Eliglustat（84mg，一日 2 次）在 CYP2D6 慢代谢者中的系统暴露量减少约 95%。

（4）利福平也是一种有机阴离子转运多肽（OATP）抑制剂，无论是否联合用药，也无论 CYP2D6 是哪种基因型，Eliglustat 的暴露量是相似的

</td>
</tr>
</table>

续表

疾病因素	（1）中度肾功能不全者无须调整剂量，严重肾功能不全或终末期肾病患者不推荐使用。 （2）肝功能不全患者和肝硬化患者不推荐使用
生理因素	（1）妊娠药物分级为C级，仅在潜在获益大于对胎儿的影响时，妊娠期女性方可使用。 （2）乳汁中是否有 Eliglustat 尚不清楚，哺乳妇女应考虑暂停哺乳或暂停用药。 （3）临床经验尚不能证实老年人和年轻患者之间是否有药效差异
其他因素	在两项临床试验中，Eliglustat 的常见不良反应（n=126，发生率高于10%）包括疲劳、头痛、恶心、腹泻、背部疼痛、四肢疼痛和上腹部疼痛。试验1是为期9个月的随机双盲安慰剂对照试验，其中有20名服用 Eliglustat 的患者；试验2是为期12个月的开放随机伊米苷酶对照试验，其中服用 Eliglustat 的患者是20位。 在另一项持续给药4年的非对照研究（n=26）中，不良反应的类型和发生率与上述两项试验的结果类似
剂量调整模型	无

Velaglucerase alfa

影响因素	遗传因素：吸收□分布□代谢□排泄□靶点（受体或通路）□其他：无
	非遗传因素：药物因素□疾病因素□生理因素☑ 其他因素：无
药物简介	**作用机制** 戈谢病是因 GBA 基因突变导致的由一种溶酶体酶β葡糖苷酶缺乏引起的一种常染色体隐性疾病。酸性β葡糖苷酶可催化葡糖脑苷脂转化为葡萄糖和神经酰胺。该酶的缺乏会导致大量葡糖脑苷脂沉积在巨噬细胞的溶酶体上，使巨噬细胞变成泡沫细胞或 Gaucher 细胞。Velaglucerase alfa 可替代β葡糖苷酶催化葡糖脑苷脂的水解，减少葡糖脑苷脂的蓄积量。 **适应证** 适用于1型戈谢病患者的长期替代治疗。 **药物代谢动力学** 在所有关于药物代谢动力学的研究中，抗 Velaglucerase alfa 抗体均非阳性，因此，无法评估 Velaglucerase alfa 的抗体反应。 静脉输注 Velaglucerase alfa 60分钟，前20分钟血清浓度快速升高，C_{max}在输注40～60分钟时出现。输注结束后，Velaglucerase alfa 的血清浓度呈单相或双相快速下降，剂量为15IU/kg、30IU/kg、45IU/kg 和60IU/kg时，$t_{1/2}$为5～12分钟。 Velaglucerase alfa 的药物代谢动力学特征接近线性动力学，给药剂量为15～60IU/kg时，C_{max}与AUC大致随剂量成比例增加，稳态表观分布容积约为体重的10%，血清清除率为6.7～7.6ml/(min·kg)，本品可经甘露糖受体快速吸收进入巨噬细胞。 儿童患者与成人患者的消除无显著性差异。在一项针对1型戈谢病儿童患者（n=7，4～17岁）和成人患者（n=15，19～62岁）进行的多中心研究中，隔周静脉输注15IU/kg、30IU/kg、45IU/kg或60IU/kg的 Velaglucerase alfa，每次输注60分钟，在第1周和第37周评价药物代谢动力学。静脉输注后，血清浓度快速下降，C_{max}自输注开始后40～60分钟出现，$t_{1/2}$为5～12分钟，清除率为6.72～7.56ml/(min·kg)，稳态分布容积为82～108ml/kg，与第1周相比，第37周的药物代谢动力学未发生变化。Velaglucerase alfa 的药物代谢动力学特征近似线性动力学，稳态分布容积约为体重的10%

续表

说明书信息摘录	**FDA** Velaglucerase alfa 是一种人类细胞系基因活化技术产物，是一种糖蛋白，其单体分子量约为 63kD，由 497 个氨基酸组成，其序列与人的葡糖脑苷脂酶一致，有 5 个潜在的 *N* 连接糖基化位点，其中 4 个被占领。Velaglucerase alfa 主要包括高甘露糖型聚糖，甘露糖受体可促进噬菌细胞对酶的内吞作用。 戈谢病患者在妊娠期和产褥期病情可能加重。每位患者怀孕时都应进行风险评估，且妊娠期应加强产检和对戈谢病临床症状的监测，实施个体化治疗。 在 5 项临床研究中，94 名 1 型戈谢病患者接受了 Velaglucerase alfa 两周一次的静脉输注治疗，每次输注剂量为 15～60IU/kg。其中，54 名患者经雌激素替代治疗、40 名患者经伊米苷酶治疗效果不佳而改用 Velaglucerase alfa 治疗。患者均为年龄在 4～71 岁之间、首次接受 Velaglucerase alfa 治疗的 1 型戈谢病患者，包括 46 名男性患者和 48 名女性患者。 Velaglucerase alfa 最严重的不良反应是超敏反应，最常见的不良反应是输液反应，主要包括头痛、头晕、低血压、高血压、恶心、疲劳/无力、发热/体温上升。 **EMA** 同 FDA。 **HCSC** 同 FDA
遗传因素	无
药物因素	尚未发现确切的、显著的药物相互作用
疾病因素	无
生理因素	（1）妊娠药物分级为 B 级，动物生殖研究并不总能预测人类的反应，妊娠期间若有必要也可服用本品。 （2）本品是否在乳汁中分泌尚不清楚，哺乳期女性在用药期间应多关注潜在的风险。 （3）4～17 岁的 1 型戈谢病儿童患者可服用本品
其他因素	应关注与 Velaglucerase alfa 相关的超敏反应，做好应急抢救准备。在对其他酶替代治疗方案中出现超敏反应的患者给予 Velaglucerase alfa 时应更注意超敏反应的发生。 Velaglucerase alfa 最常见的不良反应是输液反应，大多数输液反应症状轻微，主要包括头痛、头晕、低血压、高血压、恶心、疲劳/无力、发热/体温上升。首次接受治疗的患者，输液反应大多发生在用药前 6 月。输液反应的处理方式与严重程度相关，包括降低输注速度，给予抗组胺药、非甾体解热镇痛药和（或）糖皮质激素，停药以及延长治疗时间。虽然使用抗组胺药和糖皮质激素可预防不良反应，但不推荐在静脉输注 Velaglucerase alfa 前常规使用上述两种药物
剂量调整模型	无

丁苯那嗪

影响因素	遗传因素：吸收□分布□代谢☑排泄□靶点（受体或通路）☑其他：无
	非遗传因素：药物因素☑疾病因素☑生理因素☑ 其他因素：无

续表

<table>
<tr><td>药物简介</td><td>作用机制
丁苯那嗪（tetrabenazine，TBZ）抗亨廷顿舞蹈病效应的确切机制仍在研究中，可能与神经末梢单胺（如多巴胺、5-HT 等）的可逆性耗竭有关。丁苯那嗪能可逆性抑制人囊泡单胺转运蛋白 2（VMAT2）（K_i 为 100nmol/L），导致突触泡对单胺的摄取减少和单胺储备的耗竭。二氢丁苯那嗪（HTBZ）为主要循环代谢产物，是由 α-H-丁苯那嗪（α-HTBZ）和 β-H-丁苯那嗪（β-HTBZ）组成的混合物，也可抑制人 VMAT2，导致摄入突触囊泡的单胺量下降及单胺储备的耗竭。
适应证
丁苯那嗪在美国以商品名 Xenazine 获准用于治疗亨廷顿舞蹈病，在加拿大以商品名 Nitoman 获准用于治疗多种运动障碍性疾病，在欧洲和澳大利亚以商品名 Xenazin 用于治疗亨廷顿舞蹈病和精神分裂症。
药物代谢动力学
丁苯那嗪的口服吸收率至少为 75%，在肝脏中可迅速经 CYP2D6 代谢为 α-HTBZ 和 β-HTBZ。在给药后 1～1.5 小时，α-HTBZ 和 β-HTBZ 可达到 C_{max}，之后，α-HTBZ 和 β-HTBZ 可代谢生成其他主要循环代谢产物 O-脱烷基-HTBZ，后者大约在给药后 2 小时达到 C_{max}。在 50～200μg/L 的浓度范围内，丁苯那嗪的蛋白结合率为 82%～85%，α-HTBZ 的蛋白结合率为 60%～68%，β-HTBZ 的蛋白结合率为 59%～63%。食物对 α-HTBZ 或 β-HTBZ 的药物代谢动力学没有任何影响，可在餐后或空腹状态下服用丁苯那嗪。
α-HTBZ 和 β-HTBZ 是主要循环代谢产物，其半衰期分别为 4～8 小时和 2～4 小时。α-HTBZ 和 β-HTBZ 可通过碳酰还原酶催化形成，这一作用主要发生于肝脏中。α-HYBZ 在 CYP 介导下发生 O-脱烷基作用，主要为 CYP2D6，而 CYP1A2 也发挥了一定作用。β-HTBZ 主要在 CYP2D6 介导下发生 O-脱烷基作用。与表达 CYP2D6 的受试者（快代谢者）相比，不表达 CYP2D6（慢代谢者）的受试者 α-HTBZ 和 β-HTBZ 的暴露水平可能增加，增加程度与服用 CYP2D6 强效抑制剂的患者相似（分别为 3 倍和 9 倍）。
口服丁苯那嗪的代谢产物主要经肾脏排泄。约有 75%的代谢产物经尿液排泄，而粪便回收率为 7%～16%。人类尿液中未发现丁苯那嗪原形药物。在肝损伤受试者中，丁苯那嗪的平均 C_{max} 为健康受试者 C_{max} 的 7～190 倍，丁苯那嗪的消除半衰期约为 17.5 小时，α-HTBZ 和 β-HTBZ 的 T_{max} 略有延迟（分别为 1.75 小时和 1 小时），而 α-HTBZ 和 β-HTBZ 的消除半衰期分别约为 10 小时和 8 小时</td></tr>
<tr><td>说明书信息摘录</td><td>FDA
口服后，至少有 19 种丁苯那嗪的代谢产物已被确定。其中，α-HTBZ、β-HTBZ 和 9-去甲基-β-DHTBZ 是主要循环代谢产物，之后被代谢为硫酸盐或与葡萄糖醛酸苷共轭，主要发生在肝脏中，由羰基还原酶催化还原，在 CYP 作用下脱烷形成 α-HTBZ 和 β-HTBZ。α-HTBZ 主要经 CYP2D6 代谢，部分由 CYP1A2 代谢，形成 9-去甲基-α-DHTBZ。β-HTBZ 主要由 CYP2D6 代谢，脱烷形成 9-去甲基-β-DHTBZ。
体外研究显示，丁苯那嗪、α-HTBZ 或 β-HTBZ 可能不会在临床上显著抑制 CYP2D6、CYP1A2、CYP2B6、CYP2C8、CYP2C9、CYP2C19、CYP2E1 或 CYP3A。体外研究表明，丁苯那嗪及其 α-HTBZ 或 β-HTBZ 代谢产物可能会在临床上显著抑制 CYP1A2、CYP3A4、CYP2B6、CYP2C8、CYP2C9 或 CYP2C19。
慢代谢者每日剂量不应大于 50mg，建议最大单次剂量为 25mg。快代谢者和中间代谢者的每日推荐最大剂量为 100mg，推荐单次最大剂量为 37.5mg。若每日剂量大于 50mg，应该在给药前先检测 CYP2D6 基因，先确定患者是慢代谢型、中间代谢型或快代谢型。与快代谢者相比，丁苯那嗪在慢代谢者中的暴露量会明显提高（α-HTBZ 约提高 3 倍，β-HTBZ 约提高 9 倍）。给药剂量应根据患者 CYP2D6 的代谢类型确定，慢代谢者的给药剂量应限制为每日最大 50mg。</td></tr>
</table>

续表

说明书信息摘录	**EMA** 无。 **PMDA** 无。 **HCSC** 虽然未在不表达CYP2D6（慢代谢者）的受试者中系统地评估丁苯那嗪及其代谢产物的药物代谢动力学，但是与表达该酶（快代谢者）的受试者相比，α-HTBZ和β-HTBZ的暴露量很有可能会增加，其$AUC_{0\sim\infty}$增加的程度与服用CYP2D6强效抑制剂相似（分别增加约3.4倍和9.6倍），设计给药剂量时应该保持谨慎
遗传因素	（1）丁苯那嗪在肝脏中可迅速经CYP2D6代谢为α-HTBZ和β-HTBZ。α-HTBZ可继续由CYP2D6进行主要代谢，小部分由CYP1A2进行代谢。β-HTBZ主要在CYP2D6介导下发生O-脱烷基作用。根据CYP2D6活性的不同可将其分为正常功能组（有效等位基因）和无功能组（无效等位基因）。 （2）亚洲慢代谢人群主要是CYP2D6基因缺失，CYP2D6*3和CYP2D6*4在中国人群中没有或很少见。在中国人群中最常见的CYP2D6等位基因是CYP2D6*10，在东方人群中其突变频率超过0.5，属于降低CYP2D6活性的等位基因，具有该突变基因的人群使用本品应减量
药物因素	（1）CYP2D6抑制剂。α-HTBZ和β-HTBZ主要经CYP2D6代谢。CYP2D6强效抑制剂（帕罗西汀）可显著增加这些代谢产物的暴露水平。在已接受稳定剂量丁苯那嗪治疗的患者中，须慎用CYP2D6强效抑制剂（如氟西汀、帕罗西汀、奎尼丁）。在联合使用CYP2D6强效抑制剂的患者中，丁苯那嗪的每日剂量必须减半。尚未评估CYP2D6中效抑制剂和弱抑制剂对丁苯那嗪的影响。接受稳定剂量的CYP2D6强效抑制剂治疗的患者如需丁苯那嗪治疗，则必须遵循对CYP2D6慢代谢者的剂量建议。 （2）利血平可与VMAT2发生不可逆的结合作用，其作用持续时间可达数天。当患者由利血平换为丁苯那嗪时，必须慎重，须在亨廷顿舞蹈病再次出现后再给予丁苯那嗪，避免过量用药和中枢神经系统中5-HT和去甲肾上腺素大量耗竭。患者必须在停用利血平后至少20天开始服用丁苯那嗪。不得联合使用丁苯那嗪和利血平。 （3）联合使用多巴胺拮抗剂（如氟哌啶醇、氯丙嗪、利培酮、奥氮平）可能加重丁苯那嗪的不良反应，如QT间期延长、神经阻滞剂恶性综合征（NMS）以及锥体外系疾病
疾病因素	（1）肝损伤患者禁用。 （2）先天性长QT间期综合征患者以及有心律失常病史的患者不得使用丁苯那嗪。 （3）对容易发生低血压的患者，必须监测立位生命体征。如果出现迟发性运动障碍、高泌乳素血症等，必须考虑停止药物治疗。 （4）丁苯那嗪或其代谢产物能够与含黑色素的组织结合，长期用药可能在这些组织中蓄积而产生毒性。长期使用本品会造成眼科不良反应
生理因素	（1）丁苯那嗪可诱导镇静和嗜睡，患者从事需要保持精神紧张的活动时须慎重。酒精或其他镇静药物可加重丁苯那嗪诱导的镇静和嗜睡。 （2）妊娠药物分级为C级，丁苯那嗪可能使婴儿产生严重的不良反应，必须根据药物对母亲的重要性决定停止哺乳或停止丁苯那嗪治疗
其他因素	（1）丁苯那嗪可单独服用或与食物同服。 （2）可延长QT间期的药物包括抗精神病药（如氯丙嗪、硫利达嗪、齐拉西酮）、抗生素（如莫西沙星）、IA类抗心律失常药（如奎尼丁、普鲁卡因胺）和Ⅲ类抗心律失常药（如胺碘酮、索他洛尔）等，这些药物不得与丁苯那嗪联合使用
剂量调整模型	无

氟哌啶醇

影响因素	遗传因素：吸收□分布□代谢☑排泄□靶点（受体或通路）☑其他：无 非遗传因素：药物因素☑疾病因素☑生理因素☑ 其他因素：无
药物简介	**作用机制** 本品为丁酰苯类抗精神病药，其作用机制为阻断脑内多巴胺受体，抑制多巴胺神经元效应，并能加快和增强脑内多巴胺的转化。此外，本品还可阻断自主神经系统的 α 受体，产生相应的生理作用。本品作用与氯丙嗪相似，其特点包括抗精神病、抗焦虑症的作用强而持久，镇吐作用较强，镇静作用弱，降温作用不明显。 **适应证** （1）主要用于治疗各型急、慢性精神分裂症及躁狂症等。 （2）适用于焦虑性神经症。 （3）适用于儿童多发性抽动秽语综合征（Tourette 综合征）。 **药物代谢动力学** 本品口服吸收迅速，生物利用度为 40%～70%，口服给药的 T_{max} 为 3～6 小时，注射给药的 T_{max} 为 10～20 分钟，血浆蛋白结合率约为 92%。本品经肝脏代谢，活性代谢产物为还原型氟哌啶醇。约有 15%的药物随胆汁排泄，其余经肾脏排泄，口服给药的 $t_{1/2}$ 为 21 小时
说明书信息摘录	**FDA** 与中枢神经系统抑制剂（如麻醉药、阿片类药物）合用可增强对中枢神经系统的抑制作用。与 CYP3A4 或 CYP2D6 的底物或抑制剂（如伊曲康唑、奈法唑酮、丁螺环酮、文拉法辛、阿普唑仑、氟伏沙明、奎尼丁、氟西汀、舍曲林、氯丙嗪、异丙嗪）合用可使本品血药浓度有轻度至中度的升高。与 CYP 诱导剂（如利福平、卡马西平）长期（1～2 周）合用可导致本品血药浓度显著下降。合用或停止合用时应密切监测患者的临床状态，合用期间可能需要增加本品剂量，停止合用时需降低本品剂量。本品与酮康唑（每日 400mg）及帕罗西汀（每日 20mg）同时合用可增强对 QT 间期的延长作用，合用时可能需减少本品剂量。 **EMA** 无。 **PMDA** 无。 **HCSC** 无
遗传因素	（1）体外研究发现，氟哌啶醇先由 CYP3A4 代谢为氟哌啶醇-1,2,3,6-四氢吡啶，进一步由 CYP3A4 和 CYP2D6 代谢为氟哌啶醇吡啶。CYP3A4*22 与 CYP3A4 的表达和活性降低相关，慢代谢者的 CYP2D6 基因型对氟哌啶醇血药浓度的影响具有明显的浓度相关性。 （2）CYP3A4*1、CYP3A4*5、CYP3A4*6、CYP3A4*8、CYP3A4*21 在中国汉族人群中的基因突变频率分别为 0.97、0.005、0.01、0.01 和 0.005。中国人群中 CYP2D6*10 的高突变频率导致该人群对氟哌啶醇的代谢明显慢于白种人，中国人使用氟哌啶醇的 *AUC* 比白种人和黑种人高 40%～50%。对氟哌啶醇的研究表明，高亲和力、低容量的 CYP2D6 主要对低浓度、低剂量的氟哌啶醇起作用，而低亲和力、高容量的 CYP3A4 对高剂量氟哌啶醇的作用更明显，因而所使用的氟哌啶醇剂量决定了哪种基因型对其代谢更重要

续表

药物因素	(1) 与麻醉药、镇痛药、催眠药合用时，可相互增效，合用时应减量。 (2) 与氟西汀合用时，可加重锥体外系反应。 (3) 与甲基多巴合用时，能加重精神症状，应注意避免合用。 (4) 与抗高血压药合用时，可使血压过度降低。与肾上腺素合用时，可导致血压下降。 (5) 与苯巴比妥合用可使本品的血药浓度下降
疾病因素	(1) 有肌内注射后引起呼吸肌运动障碍的报道，应用时应注意。肺功能不全者应慎用。 (2) 本品可影响肝功能，但停药后可逐渐恢复。肝功能不全者慎用。 (3) 癫痫、心脏病、青光眼、肾功能不全、尿潴留、甲状腺功能亢进或中毒性甲状腺肿大者慎用。 (4) 对本品过敏、心功能不全、骨髓抑制、重症肌无力者禁用。 (5) 震颤麻痹或严重中毒性中枢神经抑制者不宜使用
生理因素	(1) 尚无妊娠期女性用药的严格对照研究数据，妊娠期女性应慎用本品。 (2) 本品可随人类乳汁排泄，哺乳期女性用药期间应停止哺乳。 (3) 儿童用药后可引起严重的肌张力障碍，应特别谨慎。 (4) 与痴呆相关的老年精神病患者使用抗精神病药可增加死亡的风险，主要致死原因包括心血管疾病（如心力衰竭）和感染（如肺炎），FDA 未批准本品用于与痴呆相关的精神病患者
其他因素	(1) 本品不受食物影响，因此空腹服用或与食物一起服用均可，但是为了减轻对胃的刺激，最好与食物同服或饭后服用。 (2) 如有必要，可将本品的药片压碎与食物或水一起服用。当服用的是浓缩液体药物时，应该使用有刻度的量杯或药管以量取正确的药量，并用水或果汁稀释服用，不可与咖啡、酒或茶一起服用
剂量调整模型	无

托莫西汀

影响因素	遗传因素：吸收□分布□代谢☑排泄□靶点（受体或通路）☑其他：无
	非遗传因素：药物因素☑疾病因素☑生理因素☑ 其他因素：无
药物简介	**作用机制** 托莫西汀是一种选择性去甲肾上腺素再摄取抑制剂，可提高患儿体内去甲肾上腺素和多巴胺的量，以达到治疗儿童多动症的目的。托莫西汀对去甲肾上腺素转运体具有高度亲和力，可以阻断下丘脑中去甲肾上腺素转运体依赖的神经毒素（DSP-4）造成的去甲肾上腺素耗竭，并有效提高体内去甲肾上腺素的量。托莫西汀还可升高前额叶皮质区细胞外去甲肾上腺素和多巴胺的水平，并且呈剂量依赖性，可高于基础水平的 3 倍。前额叶皮质区与注意、记忆等相关，去甲肾上腺素是此区域内主要的神经递质，分布密度较高。托莫西汀对去甲肾上腺素转运体有高度选择性，它只提高皮质下区域的去甲肾上腺素水平，而不改变该区域的多巴胺水平，也不影响多巴胺神经递质分布丰富的纹状体及边缘核区细胞外多巴胺水平，可降低发生抽动和拟精神病样的副作用。 **适应证** 托莫西汀可用于治疗儿童及青少年的注意缺陷和多动障碍（ADHD）。

续表

<table>
<tr><td>药物简介</td><td>药物代谢动力学
托莫西汀口服后可迅速被吸收，给药后约 1～2 小时达 C_{max}，在快代谢者（EM）和慢代谢者（PM）中的绝对生物利用度分别约为 63%和 94%。食物不影响托莫西汀的绝对生物利用度，但可降低其吸收速率，使 C_{max}下降约 37%，T_{max}延迟约 3 小时。治疗剂量的托莫西汀的血浆蛋白结合率约为 98%，主要与血清白蛋白结合；表观分布容积为 0.85L/kg，表明其主要分布于体液中。托莫西汀首先经 CYP2D6 代谢，生成 4-羟基盐酸托莫西汀，形成的代谢产物进一步与葡萄糖醛酸结合，代谢产物 4-羟基盐酸托莫西汀的药理作用与原药相似，血药浓度约为原药的 1%。对于成年快代谢者和慢代谢者，托莫西汀平均 $t_{1/2}$ 分别为 5.2 小时和 21.6 小时，慢代谢者的 AUC 约为 EM 的 10 倍。托莫西汀主要以 4-羟基托莫西汀-O-葡萄糖苷酸形式随尿液排泄（>80%），少量随粪便排泄（<17%），极少量以原形药物的形式排泄（<3%）。托莫西汀在 6 岁以上的儿童和青少年中的药物代谢动力学与成人相似</td></tr>
<tr><td>说明书信息摘录</td><td>FDA
托莫西汀主要经 CYP2D6 代谢，慢代谢者的血药浓度比快代谢者更高，慢代谢者的 AUC 是快代谢者的 10 倍，稳态 C_{max}是快代谢者的 5 倍。实验室检查能鉴定患者是否为 CYP2D6 慢代谢型。患者合用托莫西汀和 CYP2D6 抑制剂（如氟西汀、帕罗西汀、奎尼丁）时，会增加托莫西汀的血浆暴露量，这时必须调整剂量。
一小部分人群（约 7%的高加索人和 2%的非裔美国人）为 CYP2D6 慢代谢型。这些人使用本品后的 AUC 为正常代谢者的 10 倍，C_{max}为正常代谢者的 5 倍。CYP2D6 抑制剂（如氟西汀、帕罗西汀、奎尼丁）可导致类似的暴露量增加。
快代谢型人群在联合使用 CYP2D6 抑制剂（如氟西汀、帕罗西汀、奎尼丁）时同样会使托莫西汀稳态血药浓度增加。与单独使用托莫西汀相比，快代谢者联合使用氟西汀或帕罗西汀会使托莫西汀的 AUC 增加 6～8 倍，C_{max}增加 3～4 倍。体外实验表明，慢代谢者同时应用 CYP 抑制剂不会导致托莫西汀的血药浓度上升。
EMA
无。
PMDA
CYP2D6 慢代谢者在应用 CYP2D6 抑制剂时，会使本品的血药浓度上升，增加不良反应发生的风险。对这些患者应该进行针对性监测和给药，如果首剂量可以耐受，增加到目标剂量即可。
HCSC
与快代谢者相比，CYP2D6 慢代谢者应用同等剂量的托莫西汀的 AUC 和 C_{max}会分别增加 10 倍和 5 倍。服药前应对 CYP2D6 代谢型进行鉴定。慢代谢者托莫西汀血药浓度过高会有更大的不良反应发生风险。
2%的慢代谢型儿童和青少年的不良反应发生风险是快代谢型人群的 2 倍，如食欲下降（PM 24%，EM 17%）、失眠和中间失眠（PM 14%，EM 7%）、体重下降（PM 7%，EM 4%）、便秘（PM 7%，EM 3%）、镇静（PM 4%，EM 2%）、抑郁（PM 5%，EM 3%）、擦伤（PM 4%，EM 2%）、颤动（PM 5%，EM 1%）、早醒型失眠（PM 2%，EM 1%）、遗尿（PM 5%，EM 1%）、瘙痒症（PM 3%，EM 1%）、散瞳症（PM 2%，EM 1%）、结膜炎（PM 3%，EM 1%）、晕厥（PM 2%，EM 1%）、动物咬伤（PM 2%，EM 1%）。
统计学研究显示，与快代谢者相比，2%的 CYP2D6 慢代谢型成人以下不良反应的发生风险明显增加，包括视力模糊（PM 3.9%，EM 1.3%）、口干（PM 34.5%，EM 17.4%）、便秘（PM 11.3%，EM 6.7%）、紧张焦虑（PM 4.9%，EM 1.9%）、食欲下降（PM 23.2%，EM 14.7%）、颤动（PM 5.4%，EM 1.2%）、失眠（PM 19.2%，EM 11.3%）、睡眠障碍（PM 6.9%，EM 3.4%）、中度失眠（PM 19.2%，EM 2.7%）、重度失眠（PM 3.0%，EM 0.9%）、尿潴留（PM 5.9%，EM 1.2%）、勃起障碍（PM 20.9%，EM 0.9%）、射精障碍（PM6.1%，EM 2.2%）、多汗（PM 14.8%，EM 8.9%）、四肢厥冷（PM 3.0%，EM 0.5%）。
CYP2D6 代谢型主要分为两类，90%以上都是快代谢型，约 7%的高加索人和 2%的黑种人是慢代谢型</td></tr>
</table>

续表

遗传因素	（1）托莫西汀由CYP2D6代谢，该酶有9个外显子，遗传变异多，导致肝脏对药物的代谢清除率变异非常大。CYP2D6遗传变异存在种族差异，10%的高加索人群、2%的黑种人以及1%的亚洲人具有CYP2D6基因多态性。CYP2D6的基因多态性会导致4种初级表型，即超快代谢型（UM）、快代谢型（EM）、中间代谢型（IM）以及慢代谢型（PM）。一般而言，CYP2D6*1/*1为快代谢型，CYP2D6*4代谢效率比EM者低。 （2）在中国进行的调查研究显示，与杂合子的CYP2DD6*10以及纯合子的CYP2D6*1相比，纯合子的CYP2D6*10系统暴露量平均增加2倍，清除率会减少50%。有研究显示，*rs1080985*、*rs106582* 和 *rs16947* 3个多态性位点构成的GAC单体型在中国人群中可能与托莫西汀治疗的有效性相关联
药物因素	（1）沙丁胺醇或其他 β_2 激动剂可能导致心率加快和血压升高。托莫西汀可加强这些作用，在联合使用的初期最为明显。 （2）CYP2D6抑制剂（帕罗西汀、氟西汀、奎尼丁）可使本品的血药浓度升高。 （3）与哌醋甲酯合用对心血管无协同作用。 （4）托莫西汀不得与单胺氧化酶抑制剂联用，在停用单胺氧化酶抑制剂2周后方可使用
疾病因素	（1）闭角型青光眼患者禁用本品，因为患者出现散瞳症的危险性会因此增加。 （2）本品有增强肝毒性的风险，肝病患者应慎用。中度及重度肝功能不全者及CYP2D6代谢酶缺乏者应酌情减量。急性肝衰竭患者禁用。 （3）托莫西汀可引起血压升高和心率加快，高血压、心动过速、心血管或脑血管疾病患者慎用。托莫西汀也可引起直立性低血压，低血压或有低血压倾向的患者慎用。 （4）托莫西汀可引起尿潴留，尿潴留或肾功能异常者慎用
生理因素	（1）哺乳期女性应慎用托莫西汀，妊娠期女性禁用。 （2）代谢能力弱、有药物依赖史者慎用。 （3）尚未明确6岁以下儿童及老年患者使用托莫西汀的安全性和有效性
其他因素	（1）托莫西汀可单独服用或与食物同服。 （2）中度肝损伤者的使用剂量应降低至正常剂量的50%，严重肝功能障碍者的使用剂量应降低至正常剂量的25%
剂量调整模型	无

第十五章 耳鼻喉疾病治疗药物

地氯雷他定

<table>
<tr><td rowspan="2">影响因素</td><td>遗传因素：吸收□分布□代谢□排泄□靶点（受体或通路）☑其他：无</td></tr>
<tr><td>非遗传因素：药物因素☑疾病因素□生理因素☑
其他因素：无</td></tr>
<tr><td>药物简介</td><td>作用机制
地氯雷他定为非镇静性的长效三环类抗组胺药，是氯雷他定的活性代谢产物，可通过选择性地拮抗外周 H_1 受体，缓解过敏性鼻炎或慢性特发性荨麻疹的相关症状。另外，体外研究结果证实，本品可抑制组胺从人肥大细胞释放。动物研究提示，本品不易通过血脑屏障。
适应证
适用于缓解慢性特发性荨麻疹及常年性过敏性鼻炎患者的全身及局部症状。
药物代谢动力学
地氯雷他定口服后 30 分钟可测得其血药浓度，约 3 小时后可被良好吸收并达到 C_{max}，其消除半衰期约为 27 小时。地氯雷他定的蓄积程度与其半衰期（约 27 小时）及一日 1 次的服药间隔相关。地氯雷他定的血药浓度及 AUC 在 5～20mg 的剂量范围内与剂量成正比。地氯雷他定可与血浆蛋白发生中等程度的结合（结合率为 83%～87%）。无证据表明连续 14 天一日 1 次口服 5～20mg 本品会产生有临床相关意义的药物蓄积。在一项服用 7.5mg 地氯雷他定的单剂量研究中，食物（高脂、高热量早餐）对地氯雷他定的代谢没有影响</td></tr>
<tr><td>说明书信息摘录</td><td>FDA
目前仍未确定地氯雷他定代谢过程中的相关酶，因此，与其他药物相互作用的可能性不能被完全排除。地氯雷他定不能抑制体内的 CYP3A4，体外研究显示，本品不抑制 CYP2D6，也不是 P-gp 的底物和抑制剂。
在一系列药物代谢动力学和临床研究中，6%的受试者有较高的地氯雷他定血药浓度。黑种人中的慢代谢者比例明显高于高加索人（18% vs 2%），但这种类型受试者的用药安全性与一般人群相比没有显著性差异。一项在健康成人中进行的多剂量药物代谢动力学研究结果显示，4 名受试者为地氯雷他定的慢代谢型，这些患者在给药 7 小时后达到 C_{max}，为其他受试者的 3 倍，$t_{1/2}$ 达 89 小时。
EMA
无。
PMDA
无。
HCSC
无</td></tr>
<tr><td>遗传因素</td><td>携带 FCER1A（rs2298805）基因 A 位点的患者具有较高的地氯雷他定反应性，该突变（G>A）在中国人群中的突变频率较低，为 0.089（HapMap CHB），但由于不同基因型的患者用药安全性相当，因此，基因突变的患者可能不需要调整用药剂量</td></tr>
<tr><td>药物因素</td><td>（1）地氯雷他定和 CYP 抑制剂酮康唑及红霉素合用时未见心血管方面的毒副作用。
（2）地氯雷他定与其他抗交感神经药或有中枢神经系统镇静作用的药物合用会增强睡眠</td></tr>
</table>

续表

疾病因素	无
生理因素	（1）妊娠期女性及哺乳期女性用药。给予剂量为人体临床推荐剂量34倍的地氯雷他定，未发现对大鼠的总体生育能力有影响。在动物实验中未发现地氯雷他定有致畸和致突变作用。由于尚无妊娠期女性使用地氯雷他定的临床资料，妊娠期使用地氯雷他定的安全性尚未确定，除非潜在的获益大于可能的风险，妊娠期不应使用地氯雷他定。地氯雷他定可经乳汁分泌，因此不建议哺乳期女性服用地氯雷他定。 （2）儿童用药。地氯雷他定对12岁以下儿童患者的疗效和安全性尚未确定。 （3）老年用药。暂不明确
其他因素	（1）葡萄柚汁对地氯雷他定的代谢没有影响。 （2）地氯雷他定与酒精同时使用时，并不会增强酒精对人行为能力的损害作用
剂量调整模型	无

琥乙红霉素和磺胺异噁唑复方制剂

影响因素	遗传因素：吸收□分布□代谢☑排泄□靶点（受体或通路）☑其他：无
	非遗传因素：药物因素☑疾病因素☑生理因素☑ 其他因素：饮食
药物简介	**作用机制** 红霉素为大环内酯类抗菌药，对葡萄球菌属（耐甲氧西林菌除外）、各组链球菌和革兰氏阳性菌均具有抗菌活性。奈瑟菌属、流感嗜血杆菌、百日咳鲍特士菌等也对本品敏感。本品对除脆弱拟杆菌和梭杆菌属以外的各种厌氧菌亦具有抗菌作用。对军团菌属、胎儿弯曲菌、某些螺旋体、立克次体、肺炎支原体和衣原体也有抑制作用。 红霉素是一种抑菌剂，但在高浓度时对某些细菌也具有杀菌作用。本品可以透过细菌细胞膜，在接近供位（P位）处与细菌核糖体的50S亚基发生可逆性结合，阻断转移核糖核酸（t-RNA）结合至P位，同时也阻断了多肽链自受位（A位）至P位的位移，从而抑制细菌蛋白质的合成。 磺胺异噁唑是一种短效磺胺类药物。磺胺类药物属于抑菌剂，此类药物的结构与对氨基苯甲酸（PABA）相似，可与PABA竞争二氢叶酸合成酶，通过抑制敏感细菌对PABA的利用，最终妨碍叶酸的生物合成，使细菌的生长和繁殖受到抑制。 琥乙红霉素与磺胺异噁唑合用具有协同作用，与各自单独用药相比，将琥乙红霉素及磺胺异噁唑制成复方制剂可使两药的最小抑菌浓度（MIC）均显著降低，抗流感嗜血杆菌的作用增强。 **适应证** （1）可作为青霉素过敏患者治疗下列感染的替代用药，包括溶血性链球菌、肺炎链球菌所致的急性扁桃体炎、急性咽炎、鼻窦炎，溶血性链球菌所致的猩红热、蜂窝织炎，白喉及白喉带菌者，气性坏疽、炭疽、破伤风，放线菌病，梅毒和李斯特菌病等。 （2）适用于军团菌病、支原体肺炎、衣原体肺炎、衣原体属及支原体属所致的泌尿生殖系统感染、沙眼衣原体结膜炎、厌氧菌所致的口腔感染、空肠弯曲菌肠炎、百日咳。 （3）适用于风湿热复发、感染性心内膜炎、风湿性心脏病、先天性心脏病、心脏瓣膜置换术后及口腔、上呼吸道医疗操作时的预防用药（青霉素的替代用药）。

续表

<table>
<tr><td>药物简介</td><td>

药物代谢动力学

（1）除脑脊液和脑组织外，红霉素吸收后可广泛分布于各组织和体液中，尤以肝脏、胆汁和脾脏中的浓度为最高，在肾脏、肺等组织中的浓度可高出血药浓度数倍，在胆汁中的浓度可达血药浓度的10～40倍以上，在皮下组织、痰液及支气管分泌物中的浓度也较高，痰液中药物浓度与血药浓度相仿，在胸水、腹水及脓液等中的浓度可达有效水平。一定量（约为血药浓度的33%）的药物可进入前列腺及精囊中，但不易透过血脑屏障，脑膜有炎症时，脑脊液中药物浓度仅为血药浓度的10%左右。本品可进入胎血和乳汁中，胎儿的血药浓度为母体血药浓度的5%～20%，乳汁中药物浓度可达血药浓度的50%以上。表观分布容积为0.9L/kg，蛋白结合率为70%～90%。红霉素在肝脏内代谢，主要在肝脏中被浓缩，经胆汁排出并进行肝肠循环，2%～5%的口服量自肾小球滤过排出，无尿患者的血浆消除半衰期可延长，粪便中也有一定量的药物。血液透析或腹膜透析后，本品极少被清除，故透析后无须加大剂量。

（2）磺胺异噁唑口服后可被完全吸收，给药后2小时达到 C_{max}，为82.5mg/L，$t_{1/2}$ 约为6小时，血清蛋白结合率为35%，乙酰化率较低（28%）。由于磺胺异噁唑及其乙酰化物在水中溶解度较大，尿液中乙酰化物比例约为18%，不易在尿中析出结晶或形成血尿，故对肾脏毒性较小。本品经尿液排出较快，12小时内可排出口服量的70%，因而磺胺异噁唑在尿液中浓度可达1000～3000mg/L，有利于尿路感染的治疗。本品排泄快，约95%的药物在24小时内自尿液排出，其中40%～60%为原形药物。

（3）食物对两种药物药物代谢动力学的影响见下表。

<table>
<tr><td></td><td colspan="2">琥乙红霉素</td><td colspan="2">磺胺异噁唑</td></tr>
<tr><td></td><td>空腹</td><td>非空腹</td><td>空腹</td><td>非空腹</td></tr>
<tr><td>剂量/mg</td><td>400</td><td>400</td><td>1200</td><td>1200</td></tr>
<tr><td>C_{max}/(mg/L)</td><td>1.07±0.51</td><td>1.31±1.04</td><td>84.6±14.7</td><td>107.3±11.3</td></tr>
<tr><td>$AUC_{0\sim6h}$/(mg·h/L)</td><td>2.38±1.13</td><td>2.76±1.69</td><td>383.8±65.6</td><td>531.6±55.3</td></tr>
</table>

</td></tr>
<tr><td>说明书信息摘录</td><td>

FDA

（1）对于葡萄糖-6-磷酸脱氢酶（G6PD）缺乏的患者，使用本品可能会引发与剂量相关的溶血反应。

（2）相关报道指出，红霉素可能会加重重症肌无力患者的症状。

EMA

无。

PMDA

无。

HCSC

（1）尿毒症患者以及红细胞G6PD缺乏的患者禁用PEDIAZOLE（琥乙红霉素和磺胺异噁唑的复方制剂）。

（2）G6PD缺乏的患者服用磺胺异噁唑可能会发生溶血反应

</td></tr>
<tr><td>遗传因素</td><td>对于红细胞G6PD缺乏的患者，使用磺胺类药物容易引起溶血反应</td></tr>
<tr><td>药物因素</td><td>

（1）红霉素可抑制卡马西平的代谢，导致后者血药浓度升高而发生毒性反应。

（2）红霉素对氯霉素和林可霉素类有拮抗作用，不推荐合用。

（3）长期服用华法林的患者使用红霉素时可导致凝血酶原时间延长，从而增加出血的风险，老年患者应尤其注意。两者必须合用时，应对华法林的剂量进行适量调整，并应严密观察凝血酶原时间。

</td></tr>
</table>

续表

<table>
<tr><td>药物因素</td><td>（4）抑菌剂可干扰青霉素的杀菌作用，故在需要快速杀菌时（如治疗脑膜炎等），两者不宜合用。
（5）除二羟丙茶碱外，红霉素与黄嘌呤类药物合用可使氨茶碱的肝脏清除减少，导致血清中氨茶碱浓度升高和（或）毒性反应增加，这一现象在合用 6 日后较易发生，氨茶碱清除的减少幅度与红霉素血清峰浓度成正比。因此，在合用过程中或合用后，应对黄嘌呤类药物的剂量进行调整。
（6）与溴隐亭合用会使后者的血药浓度增加，从而导致抗震颤麻痹活性增强和出现多巴胺类药物过量的症状。
（7）与地高辛合用会使后者的血药浓度升高，甚至发生中毒。建议必要时调整地高辛的用量。
（8）与环孢素合用可使环孢素血药浓度及肌酐水平升高，合用时要监测肾功能并监测环孢素血药浓度，从而调整治疗期间及治疗后的环孢素用量。
（9）有因使用红霉素和含有麦角胺的药物或其他麦角胺衍生物的血管收缩剂而引起的可能伴有肢端坏死的麦角中毒征兆的报道</td></tr>
<tr><td>疾病因素</td><td>（1）肝、肾功能不全者禁用。
（2）长期使用红霉素会导致耐药或真菌感染。若出现双重感染，请停止使用并进行合理治疗。
（3）卟啉病、失水、艾滋病、休克患者慎用</td></tr>
<tr><td>生理因素</td><td>（1）磺胺异噁唑可透过胎盘屏障进入胎儿体内，动物实验显示，本品有致畸作用。人类研究尚缺乏充足的资料，且妊娠期女性使用红霉素发生肝毒性反应的可能性增加，故妊娠期女性宜避免使用本品。
（2）本品可在乳汁中分泌，乳汁中药物浓度可达母体血药浓度的 50%～100%，药物可能对婴儿产生影响。本品在 G6PD 缺乏的新生儿中应用可能会导致溶血性贫血。鉴于以上原因，哺乳期女性不宜应用本品。
（3）由于磺胺类药物可与胆红素竞争血浆结合蛋白上的结合部位，而新生儿的乙酰转移酶系统尚未发育完善，游离药物的血药浓度升高，以致核黄疸发生的风险增加，因此，该类药物禁用于新生儿及 2 个月以下的婴儿。
（4）老年患者应用磺胺类药物发生严重不良反应的风险增加，常见不良反应包括严重皮疹、骨髓抑制和血小板减少等，因此，老年人应避免使用本品，确有指征时需在权衡利弊后决定</td></tr>
<tr><td>其他因素</td><td>对呋塞米、砜类药物、噻嗪类利尿药、磺胺类药物、碳酸酐酶抑制剂过敏的患者，对本品亦可能过敏</td></tr>
<tr><td>剂量调整模型</td><td>（1）本品剂量可以根据红霉素剂量［50mg/(kg・d)］或磺胺异噁唑的剂量［150mg/(kg・d) 至最大 6g/d］来调整，然后将每日剂量分 3～4 次服用，服药与进食无关，推荐饭后立刻服药。
（2）2 个月或以上儿童用量见下表。
<table><tr><th>体重/kg</th><th>剂量（6 小时 1 次）</th></tr><tr><td><8</td><td>根据体重调整剂量</td></tr><tr><td>8</td><td>100mg 琥乙红霉素＋300mg 磺胺异噁唑</td></tr><tr><td>16</td><td>200mg 琥乙红霉素＋600mg 磺胺异噁唑</td></tr><tr><td>24</td><td>300mg 琥乙红霉素＋900mg 磺胺异噁唑</td></tr><tr><td>>45</td><td>400mg 琥乙红霉素＋1200mg 磺胺异噁唑</td></tr></table></td></tr>
</table>

磺胺异噁唑

<table>
<tr><td rowspan="2">影响因素</td><td>遗传因素：吸收□分布□代谢☑排泄□靶点（受体或通路）☑其他：不良反应</td></tr>
<tr><td>非遗传因素：药物因素☑疾病因素☑生理因素☑
其他因素：饮食</td></tr>
<tr><td>药物简介</td><td>作用机制
磺胺异噁唑是一种短效磺胺类药物。磺胺类药物属于抑菌剂，结构与 PABA 相似，可与 PABA 竞争二氢叶酸合成酶，通过抑制敏感细菌对 PABA 的利用，最终妨碍叶酸的生物合成，抑制细菌的生长繁殖。
适应证
适用于肺炎链球菌或流感嗜血杆菌所致的 2 岁以上小儿急性中耳炎。
药物代谢动力学
磺胺异噁唑口服吸收迅速且完全，主要吸收部位为小肠，也有一部分药物在胃内被吸收。药物在血液中有游离、与乙酰基结合、与血浆蛋白结合 3 种形式，其中约 80%～90%的药物与血浆蛋白结合，65%～72%的未结合部分以非乙酰化形式存在。在健康成年受试者中，口服 2g 磺胺异噁唑后 1～4 小时（平均 2.5 小时）达到 C_{max}，范围为 127～211μg/ml（平均值 169μg/ml）。磺胺异噁唑主要经肾小球滤过排泄，药物在尿液中浓度较高。口服 48 小时内尿液中药物的平均回收率为 97%，其中 52%为原形药物，其余为乙酰化代谢产物，口服消除半衰期为4.6～4.8 小时。在肾功能下降的老年人群（肌酐清除率 37～38ml/min，年龄 63～75 岁）中，药物的排泄可能会减慢。游离药物及其代谢产物均可在 24 小时内经肾脏排泄约 80%</td></tr>
<tr><td>说明书信息摘录</td><td>FDA
患 G6PD 缺乏症的患者使用磺胺异噁唑可能会出现溶血，这种反应通常呈剂量相关性。
EMA
无。
PMDA
无。
HCSC
由于有发生溶血的风险，磺胺异噁唑禁用于患 G6PD 缺乏症的患者，但并未提及在用药前应筛查 G6PD 缺乏症</td></tr>
<tr><td>遗传因素</td><td>G6PD 参与磷酸己糖的旁路代谢，可将烟酰胺腺嘌呤二核苷酸磷酸（NADP）转化为还原型烟酰胺腺嘌呤二核苷酸磷酸（NADPH），此过程为红细胞中 NADPH 的唯一来源。血红蛋白中含巯基的部分易被氧化，还原型谷胱甘肽（GSH）被氧化为氧化型谷胱甘肽（GSSG）而先将含巯基的部分“储存”起来，而后在 NADPH 的作用下，GSSG 转化为 GSH，此过程可保护红细胞免受氧化损伤。编码 G6PD 的基因位于 X 染色体上，G6PD 缺乏症为 X 伴性不完全显性遗传。正常野生型 G6PD 是 G6PD B，少部分非洲黑种人为 G6PD A。大量研究发现，G6PD Canton（1376 G>T）、G6PD Kaiping（1388 G>A）和 G6PD Gaohe（95 A>G）是中国人群中最常见的 3 种 G6PD 基因突变类型，这 3 种突变频率之和占中国人群 G6PD 基因突变的 60%～72%，且仅在中国人群中存在，在世界其他民族中未见报道。我国不同地区和民族的基因突变类型和突变频率存在一定差异。广东汉族、瑶族中 G1376T 的突变频率为 0.279，高于 G1388A 的 0.256，而壮族中 G1376T 的突变频率为 0.267，明显低于 G1388A 的 0.542。广西瑶族以 G1376T 为主，突变频率为 0.412，其次是 G1388A，突变频率为 0.265，而汉族则以 C1388A 为主，突变频率为 0.406，其次是 G1376T，突变频率为 0.162。云南傣族、白族和彝族 G1388A 的突变频率分别为 0.62、0.42、0.428，均大于 G1376T 的 0.23、0.21、0.321，与广东壮族和广西汉族的情况相似；而 A95G 的突变频率为 0.167，明显低于广东和广西的 0.17～</td></tr>
</table>

续表

遗传因素	0.19。云南白族和傣族G1376T突变频率基本一致，但白族、彝族G1388A突变频率明显低于傣族。贵州从江侗族最常见的突变型是C592T，突变频率达0.529。患有G6PD缺乏症的患者在服用磺胺类药物等具有氧化活性的药物时，由于G6PD缺乏，红细胞失去产生NADPH的途径，GSSG无法转化为GSH，GSH被耗竭，从而引起含巯基蛋白的氧化，形成变性血红蛋白或硫化血红蛋白，后者可形成不溶性团块，附着于细胞膜，形成海因小体（Heinz body）。除血红蛋白氧化外，GSH耗竭还可造成细胞膜巯基的直接氧化损伤，导致膜多肽的聚集。上述改变会使红细胞变得僵硬，变形性降低，易被脾脏和肝脏中巨噬细胞破坏，使患者发生溶血的风险增加
药物因素	（1）对于口服华法林的患者，磺胺异噁唑会占据华法林的血浆蛋白结合部位，导致凝血酶原作用时间延长。 （2）磺胺异噁唑可能与硫喷妥钠竞争结合血浆蛋白而使体内硫喷妥钠的含量下降。 （3）磺胺异噁唑可能取代甲氨蝶呤的血浆蛋白结合部位，使甲氨蝶呤的血药浓度升高。 （4）磺胺异噁唑可占据磺脲类药物的血浆蛋白结合部位，会增强磺脲类药物的降糖效应
疾病因素	（1）用药后可能出现粒细胞减少或缺乏症、血小板减少及再生障碍性贫血，因此，有血液病病史的患者禁用本品。 （2）肝肾功能损伤的患者禁用本品。 （3）G6PD缺乏症的患者应用本品后易发生溶血性贫血及血红蛋白尿，因此，此类患者禁用本品。 （4）由于服用本品可能会导致疾病急性发作，卟啉病患者禁用本品
生理因素	（1）老年人用量应适当减少。 （2）本品可通过胎盘屏障，动物实验发现其有致畸作用，尚缺乏人类研究的资料。 （3）本品可自乳汁中分泌，可能导致新生儿出现核黄疸，因此禁用于哺乳期女性。 （4）本品禁用于2个月以下的婴儿
其他因素	G6PD缺乏症的患者进食蚕豆及蚕豆制品可致溶血
剂量调整模型	无

凡德他尼

影响因素	遗传因素：吸收□分布□代谢□排泄□靶点（受体或通路）☑其他：与甲状腺髓样癌的获益与风险相关
	非遗传因素：药物因素☑疾病因素☑生理因素☑ 其他因素：无
药物简介	**作用机制** 凡德他尼是血管内皮生长因子受体2（VEGFR-2）、表皮生长因子受体（EGFR）和*RET*编码的酪氨酸激酶的强效抑制剂。同时，凡德他尼也是血管内皮受体-3的弱抑制剂。 在新生血管的体外模型中，凡德他尼可抑制血管内皮生长因子激发的内皮细胞的迁移、增殖、生存和新血管形成。此外，凡德他尼可抑制肿瘤细胞和表皮生长因子（EGF）激活的*EGFR*。在体外，凡德他尼可抑制EGFR介导的细胞增殖和细胞生长。凡德他尼也能抑制*RET*野生型和大多数突变型的活性形式，并显著抑制甲状腺髓样癌（MTC）细胞株在体外的增殖。 人类异种移植的无胸腺小鼠肿瘤模型中，凡德他尼经口服吸收进入体内后可以减少肿瘤细胞介导的血管生成、肿瘤血管的渗透率和肿瘤微血管密度，抑制肿瘤生长。凡德他尼也抑制异种移植MTC肿瘤细胞在体内的增殖，对局部晚期或转移性MTC的确切作用机制仍不明确。 **适应证** 适用于无法手术、肿瘤持续增长或已出现症状的晚期（出现转移）MTC患者。进行个体化治疗前，应考虑转染过程中*RET*突变阴性或未知的患者接受凡德他尼治疗的获益较低。

续表

药物简介	**药物代谢动力学** 凡德他尼口服吸收缓慢，T_{max}为4～10小时。凡德他尼连续约8次给药后（约2个月）才能达到稳态血药浓度。凡德他尼的蛋白结合率约为90%，分布容积为7450L。凡德他尼的原形药物及代谢产物经尿液和粪便排泄，血浆消除半衰期为19天，21天可从体内清除69%的药物。凡德他尼与CYP3A4抑制剂伊曲康唑合用可使凡德他尼的药物分布增加9%，但无显著的临床效果。凡德他尼与CYP3A4诱导剂利福平合用则使凡德他尼的药物分布减少40%，但未改变其C_{max}，且在与利福平合用或不合用的情况下，其24～48小时的*AUC*无明显差异，将凡德他尼与利福平合用会使*N*-去甲基凡德他尼的*AUC*增加266%，但CYP3A4诱导剂对QT间期的影响不详
说明书信息摘录	**FDA** 无。 **EMA** 没有发生*RET*基因突变的患者使用凡德他尼的治疗效果可能会降低，患者的获益/风险平衡可能会因此不同于*RET*基因突变组。对于*RET*突变可能为阴性的患者，个体化治疗之前应考虑其疗效较弱的因素，使用凡德他尼时应仔细考虑可能的有关风险。因此，建议进行*RET*基因突变检测。当确定发生了*RET*突变，在治疗开始时应尽可能取组织样本。凡德他尼也可以抑制活化形式的野生型和突变型*RET*以及绝大多数MTC细胞的体外增殖。 **PMDA** 无。 **HCSC** 无
遗传因素	没有发生*RET*突变的患者接受凡德他尼治疗的效果可能会降低，患者的获益/风险平衡可能会因此低于*RET*基因突变组，*RET*在中国人群中的突变频率为0.11（HapMap CHB）
药物因素	（1）使用凡德他尼的患者应避免使用CYP3A4诱导剂。 （2）使用凡德他尼的患者应禁用可延长QT间期或引起尖端扭转型室性心动过速的药物，如三氧化二砷、西沙必利、红霉素、托瑞米芬、咪唑斯汀、莫西沙星、ⅠA和Ⅲ类抗心律失常药
疾病因素	（1）对本品的活性药物或任何辅料过敏者禁用。 （2）先天性长QT间期综合征患者禁用。 （3）QT间期长于480毫秒的患者禁用。 （4）哺乳期女性禁用
生理因素	（1）育龄妇女在服药期间及停药4个月内应做好避孕措施。 （2）哺乳期及妊娠期女性禁用
其他因素	（1）贯叶连翘可能降低凡德他尼的暴露量，应避免同时使用。 （2）最常见的药物不良反应（>20%）包括腹泻、皮疹、痤疮、恶心、高血压、头痛、疲乏、食欲减退和腹痛。最常见的实验室检查异常（>20%）包括钙降低、丙氨酸转氨酶升高和葡萄糖减少
剂量调整模型	无

第十六章　非小细胞肺癌治疗药物

阿法替尼

<table>
<tr><td rowspan="2">影响因素</td><td>遗传因素：吸收□分布□代谢☑排泄□靶点（受体或通路）☑其他：无</td></tr>
<tr><td>非遗传因素：药物因素☑疾病因素☑生理因素☑
其他因素：无</td></tr>
<tr><td>药物简介</td><td>作用机制
表皮生长因子受体（也称 EGFR、ErbB1、HER1）是酪氨酸激酶家族中的一员，由多种配体激活，包括 ErbB2、ErbB3 和 ErbB4，这些受体在许多人类肿瘤中过表达。阿法替尼可与 EGFR（ErbB1）、HER2（ErbB2）和 HER4（ErbB4）的激酶结构域共价结合，不可逆地抑制酪氨酸激酶（TK）的自身磷酸化，进而下调 ErbB 信号，抑制肿瘤细胞的增殖、转移，促进肿瘤细胞凋亡。阿法替尼可抑制自身磷酸化，在体外实验中能抑制 EGFR 野生型或选择性表达 EGFR 外显子 19 缺失或外显子 21（L858R）取代突变的细胞株增殖，当本品在患者体内达到或至少暂时达到一定血药浓度时，对继发 T790M 突变的细胞增殖仍然有效。此外，在体外实验中，阿法替尼可抑制 HER2 过表达的细胞增殖。在过表达的野生型 EGFR、HER2 或在 EGFR L858R/T790M 双突变的异种移植瘤裸鼠模型中，阿法替尼均可抑制肿瘤的生长。
适应证
适用于经 FDA 批准的测试检出 EGFR 外显子 19 缺失或外显子 21（L858R）取代突变的转移性非小细胞肺癌（NSCLC）患者的一线治疗。
药物代谢动力学
口服给药后，阿法替尼的 T_{max} 为 2～5 小时。在 20～50mg 的剂量范围内，C_{max} 和 $AUC_{0\sim\infty}$ 的增加略高于正比例。与口服药物溶液相比，20mg 口服片的相对生物利用度的几何平均值为 92%。阿法替尼在体外与人血浆蛋白的结合率约为 95%。与禁食相比，高脂饮食可致 C_{max} 降低 50%、$AUC_{0\sim\infty}$ 降低 39%。阿法替尼主要通过与蛋白共价结合而进行循环代谢，较少经酶代谢。口服单剂量的 ^{14}C 标记的阿法替尼药物溶液，85%经粪便排泄，4%经尿液排泄，原形药物占回收量的 88%。本品消除半衰期为 37 小时，连续用药 8 天后可达稳态血药浓度，稳态 AUC 和 C_{ss} 分别为单次给药 AUC 的 2.8 倍，C_{max} 的 2.1 倍</td></tr>
<tr><td>说明书信息摘录</td><td>FDA
本品适用于经 FDA 批准的测试检出 EGFR 外显子 19 缺失或外显子 21（L858R）取代突变的转移性 NSCLC 患者的一线治疗。
体外实验表明，阿法替尼是 P-gp 的底物和抑制剂，是乳腺癌耐药蛋白（BCRP）的底物和抑制剂，CYP 的抑制或诱导不会导致阿法替尼与合用药物间的相互作用。约 2%的阿法替尼被含黄素单氧化酶 3（FMO3）代谢，未检测到本品发生依赖 CYP3A4 的 N-去甲基化。在体外培养的人源肝细胞中，阿法替尼不是 CYP1A2、CYP2B6、CYP2C8、CYP2C9、CYP2C19 和 CYP3A4 的抑制剂或诱导剂。
在一项随机、多中心、开放性的阿法替尼用于一线化疗的方案中，共纳入 345 例 EGFR 突变阳性的转移性 NSCLC 患者（Ⅳ期和Ⅲb 期，以胸膜伴有或不伴有心包积液为分期标准），研究了阿法替尼的疗效和安全性。研究对 264 例患者的肿瘤样本（随机分组后，阿法替尼组 178 例，化疗组 86 例）进行了回顾性分析，并对经阿法替尼治疗的患者使用 FDA 批准的 therascreen® EGFR RGQ PCR 诊断试剂盒进行检测，发现这些患者中大部分的肿瘤标本都可检测到</td></tr>
</table>

续表

<table>
<tr><td>说明书信息摘录</td><td>EGFR 突变，有 49%发生了外显子 19 突变，40%发生了外显子 21 L858R 替代突变，其他 11%为其他突变。有 26 例接受阿法替尼治疗的患者为其他 9 种不常见的 EGFR 突变，这 26 例患者都未完全应答，有 4 例部分应答，无应答者存在的突变包括仅 T790M 突变（n=2）、19del 和 T790M 突变（n=3）、G719X 和 T790M 突变（n=1）、外显子 21 插入突变（n=6）以及仅 L861Q 突变（n=3）。
EMA
阿法替尼作为单一疗法用于治疗 EGFR 突变的晚期肿瘤或转移性 NSCLC，使用前应行 EGFR 突变检测，应使用确证的方法进行检测，避免假阳性或假阴性结果。
如需服用 P-gp 抑制剂，应交错服用，P-gp 抑制剂与阿法替尼的服用时间间隔应尽量长，可为 6 小时（P-gp 抑制剂，一日 2 次）或者 12 小时（P-gp 抑制剂，一日 1 次）。P-gp 强效诱导剂可能导致阿法替尼的暴露量减少。
体外实验表明，阿法替尼是 P-gp 和 BCRP 的作用底物。当 P-gp 和 BCRP 的强效诱导剂利托那韦（200mg，一日 2 次，共服药 3 天）在 20mg 阿法替尼给药前 1 小时给药，阿法替尼的 $AUC_{0\sim\infty}$ 可增加 48%，C_{max} 可增加 39%。相反，当与利托那韦同时服用或者在 40mg 阿法替尼给药 6 小时后服用利托那韦，阿法替尼的相对生物利用度分别为 119%（$AUC_{0-\infty}$）和 104%（C_{max}）以及 111%（$AUC_{0-\infty}$）和 105%（C_{max}）。因此，如需合用 P-gp 强效抑制剂（包括但不限于利托那韦、环孢素 A、酮康唑、依曲康唑、红霉素、维拉帕米、奎尼丁、他克莫司、奈非那韦、沙奎那韦和胺碘酮）时，建议与本品交错服用，间隔为 6 小时或 12 小时。
使用利福平（一种潜在的 P-gp 诱导剂）进行预处理（600mg/d，连续 7 天），单次服用 40mg 的阿法替尼后可使阿法替尼的 $AUC_{0\sim\infty}$ 减少 34%，C_{max} 减少 22%。P-gp 强效诱导剂（包括但不限于利福平、卡马西平、苯巴比妥、贯叶连翘）可能会减少阿法替尼的暴露量。
基于体内研究数据，阿法替尼是 P-gp 的中效抑制剂，但是临床证据表明，阿法替尼可能不会影响其他 P-gp 底物的血药浓度。
体外研究表明，阿法替尼是 BCRP 转运体的底物和抑制剂。阿法替尼可能增加 BCRP 底物的口服生物利用度（包括但不限于瑞舒伐他汀和柳氮磺胺吡啶）。所有的 EGFR 靶向药物都有潜在致畸作用，本品主要不良反应与其对 EGFR 抑制作用的机制有关。
PMDA
无。
HCSC
阿法替尼是 EGFR 的酪氨酸激酶抑制剂（TKI），作为单一疗法用于转移性肺腺癌患者。使用前应行 EGFR 突变检测。阿法替尼的临床有效性应基于 PFS 和客观应答进行判断，无 OS 获益的数据，对于除 19del 和外显子 21 L858 点突变外的其他突变的安全性和疗效并不确切。
临床数据表明，在 EGFR TKI 中，阿法替尼对不常见的 EGFR 突变患者（包括 T790M 突变）的疗效有限。尽管在这些少见突变的患者中可观察到个体应答，Lung3 研究中，本品对 T790M 突变的肿瘤患者有效的证据似乎更少</td></tr>
<tr><td>遗传因素</td><td>（1）EGFR 是一种蛋白酪氨酸激酶受体，位于第 7 号染色体 p13～q22 区，全长 200kb，由 28 个外显子组成，编码 1186 个氨基酸，其糖蛋白分子量约 170kD。EGFR 家族有 4 个结构相似的受体分子，即 ErbB1（EGFR）、ErbB2（HER2）、ErbB3（HER3）和 ErbB4（HER4），同属于受体酪氨酸激酶（RTK），都含有 1 个胞外配体结合结构域、1 个跨膜结构域和 1 个具有酪氨酸激酶活性的胞浆结构域。异常的 EGFR 活化机制包括受体本身的扩增、受体配体的过表达、活化突变以及负性调节途径的缺乏，因此，EGFR 诱导肿瘤至少通过以下 3 种机制：EGFR 配体的过表达、EGFR 的扩增或 EGFR 的突变活化。在这 3 种机制中，EGFR 的突变活化是导致肿瘤细胞异常生物学行为的最主要因素。EGFR 的主要突变位点包括 18～21 外显子，其中以 19 外显子缺失突变和 21 外显子点突变（L858R）最为常见，约占癌症相关体细胞突变数据库（COSMIC）的 84.5%，占所有 EGFR 突变的 86.7%和 90.9%。</td></tr>
</table>

续表

遗传因素	（2）不同人群的 NSCLC 患者的 EGFR 突变频率不同。女性的 EGFR 突变频率高于男性（0.38 *vs* 0.1），非吸烟者的突变频率高于吸烟者（0.47 *vs* 0.07），腺癌患者的突变频率高于非腺癌患者（0.3 *vs* 0.02），亚洲人群突变频率高于白种人（0.26～0.36 *vs* 0.07～0.12）。 （3）阿法替尼是一种新型、针对 ErbB 家族的不可逆抑制剂，可以选择性且有效抑制 ErbB 家族受体（EGFR、ErbB2 和 ErbB4）的信号传导以及 ErbB 的磷酸转移。与 EGFR 酪氨酸激酶可逆抑制剂（如埃罗替尼和吉非替尼）不同，阿法替尼能与 ErbB 受体共价结合，不可逆地完全中断信号传导，会带来持续且广谱的抗有丝分裂活性。 （4）基础研究结果显示，阿法替尼药效很强，浓度为 0.5nmol/L 时即能对 EGFR 产生 50%的抑制作用，浓度为 14nmol/L 时可对 HER2 产生 50%的抑制作用，浓度为 1nmol/L 时可对 ErbB4 产生 50%的抑制作用。而吉非替尼浓度为 0.1μmol/L 时才能对 EGFR 产生 50%的抑制作用，埃罗替尼在浓度为 2nmol/L 时才能对 EGFR 产生 50%的抑制作用。 （5）多个随机对照研究的结果显示，在 EGFR 突变的患者中，应采用 EGFR 酪氨酸激酶抑制剂作为标准的一线治疗方案，与普通化疗相比，采用上述方案时，肿瘤对治疗的反应率高，并且无进展生存期也会延长。这些研究中的绝大部分都在亚洲患者人群中进行，这是因为 EGFR突变在亚洲肺腺癌患者中更为常见，其所占比例为 47%，而在非亚洲患者中该比例仅为 13%～15%
药物因素	（1）P-gp 强效诱导剂可能导致阿法替尼的暴露量减少。体外实验表明，阿法替尼是 P-gp 和 BCRP 的作用底物。当 P-gp 和 BCRP 的强效诱导剂利托那韦（200mg，一日 2 次，共服药 3 天）在 20mg 阿法替尼给药前 1 小时给药，阿法替尼的 $AUC_{0\sim\infty}$ 可增加 48%，C_{max} 可增加 39%。相反，当与利托那韦同时服用或者在 40mg 阿法替尼给药 6 小时后服用利托那韦，阿法替尼的相对生物利用度分别为 119%（$AUC_{0\sim\infty}$）和 104%（C_{max}）以及 111%（$AUC_{0\sim\infty}$）和 105%（C_{max}）。因此，如需合用 P-gp 强效抑制剂（包括但不限于利托那韦、环孢素 A、酮康唑、依曲康唑、红霉素、维拉帕米、奎尼丁、他克莫司、奈非那韦、沙奎那韦和胺碘酮）时，建议与本品交错服用，间隔为 6 小时或 12 小时。 （2）P-gp 诱导剂对阿法替尼的作用。使用利福平（一种潜在的 P-gp 诱导剂）进行预处理（600mg/d，连续 7 天），单次服用 40mg 的阿法替尼后可使阿法替尼的 $AUC_{0\sim\infty}$ 减少 34%，C_{max} 减少 22%。P-gp 强效诱导剂（包括但不限于利福平、卡马西平、苯巴比妥、贯叶连翘）可能会减少阿法替尼的暴露量。 （3）阿法替尼对 P-gp 底物的影响。基于体内研究数据，阿法替尼是 P-gp 的中效抑制剂，但是临床证据表明，阿法替尼可能不会影响其他 P-gp 底物的血药浓度。 （4）与 BCRP 间相互作用。体外研究表明，阿法替尼是 BCRP 转运体的底物和抑制剂。阿法替尼可能增加 BCRP 底物的口服生物利用度（包括但不限于瑞舒伐他汀和柳氮磺胺吡啶）。所有的 EGFR 靶向药物都有潜在致畸作用，本品主要不良反应与其对 EGFR 抑制作用的机制有关
疾病因素	（1）尚无阿法替尼用于严重肾损伤患者（CL_{cr}＜30ml/min）的数据。轻度肾损伤患者（CL_{cr} 为 60～89ml/min）不需要调整起始给药剂量。中度肾损伤患者（CL_{cr} 为 30～59ml/min）和重度肾损伤患者（CL_{cr}＜30ml/min）使用本品时需严密监测患者情况。 （2）尚无阿法替尼用于严重肝损伤患者（Child-Pugh 分级为 C）的研究。轻度肝损伤患者（Child-Pugh 分级为 A）或中度肝损伤患者（Child-Pugh 分级为 B）无须调整起始剂量。严重肝损伤患者使用本品时需严密监测，根据患者情况调整给药剂量
生理因素	目前尚不明确阿法替尼是否会从乳汁中分泌，本品有致畸性
其他因素	无
剂量调整模型	无

克唑替尼

<table>
<tr><td rowspan="2">影响因素</td><td>遗传因素：吸收□分布□代谢□排泄□靶点（受体或通路）☑其他：无</td></tr>
<tr><td>非遗传因素：药物因素☑疾病因素☑生理因素☑
其他因素：饮食</td></tr>
<tr><td>药物简介</td><td>作用机制
克唑替尼是一种酪氨酸激酶受体抑制剂，可作用于间变性淋巴瘤激酶（ALK）、肝细胞生长因子受体（HGFR、c-Met）和巨噬细胞刺激蛋白质受体（RON）。易位可促使 ALK 基因表达致癌融合蛋白，ALK 融合蛋白的形成可引起基因表达和信号的激活和失调，进而促使表达这些蛋白的肿瘤细胞的增殖和存活。克唑替尼在肿瘤细胞株中对 ALK、ROS1 和 c-Met 的磷酸化具有浓度依赖性抑制作用，对表达 EML4-ALK、NPM-ALK 融合蛋白或 c-Met 的异种移植荷瘤小鼠具有抗肿瘤活性。
适应证
适用于经 CFDA 批准的检测方法确定的 ALK 阳性的局部晚期或转移性 NSCLC 患者的治疗。该适应证的批准主要依据 ORR 和 PFS 证据，目前尚未获得使用本品的 OS 证据。
药物代谢动力学
口服单剂量克唑替尼平均 4～6 小时后达到 C_{max}。每日服用 250mg 克唑替尼 2 次，15 天内可达到并保持稳态血药浓度，平均累积率为 4.8。当剂量超过一日 2 次、每次 200～300mg 时，稳态系统暴露量（C_{min} 和 AUC）的增加略高于剂量的增加比例。单剂量口服给药 250mg 后，克唑替尼的平均绝对生物利用度为 43%（范围为 32%～66%）。高脂饮食可使 AUC_{inf} 和 C_{max} 减少约 14%。克唑替尼可与食物同服或不与食物同服。静脉注射 50mg 克唑替尼，药物的几何平均分布容积为 1772L，说明药物自血浆广泛分布至组织内。在体外，克唑替尼与人血浆蛋白结合率为 91%，与药物浓度无关。体外研究表明，克唑替尼为 P-gp 的底物，血液-血浆浓度比值约为 1，主要经 CYP3A4/5 代谢消除，在人体内主要代谢途径是哌啶环氧化生成克唑替尼酰胺和 O-脱羟基产物，在随后的第二步中，O-脱羟基产物形成共轭。在人肝微粒体中进行的体外研究表明，克唑替尼是一种时间依赖性 CYP3A 抑制剂。克唑替尼单剂量给药后，表观末端半衰期为 42 小时。健康受试者在服用单剂量 250mg 放射标记的克唑替尼后，在其粪便和尿液中分别发现占给药剂量 63%和 22%的放射标记的克唑替尼。粪便与尿液中克唑替尼原形药物分别占给药剂量的 53%和 2.3%。250mg 克唑替尼一日 2 次给药后，稳态时的平均表观清除率（CL/F）为 60L/h，低于单剂量 250mg 口服给药后的 100L/h，这可能归因于多次给药后 CYP3A 的自动抑制。克唑替尼以 250mg 的剂量一日 2 次给药后，研究发现亚洲患者（包括 15 例中国患者）在克唑替尼达稳态时的 C_{max} 和 AUC 分别为非亚洲患者的 1.57 倍和 1.5 倍。目前尚不确定此暴露量的差异是否为导致亚洲患者与非亚洲患者使用本品的有效性和不良反应之间差异的原因</td></tr>
<tr><td>说明书信息摘录</td><td>FDA
用于治疗经 FDA 批准的检测方法确认为 ALK 阳性的 NSCLC 患者。
EMA
用于治疗 ALK 阳性的晚期 NSCLC 患者，应使用精确、验证过的 ALK 检测方法进行检测。ALK 阳性的 NSCLC 的评估应由专业实验室来进行。由于非腺癌的 ALK 阳性的 NSCLC 或其他类型 NSCLC 可获得的信息有限，其临床获益可能较低，在制定个体化给药建议时应综合判断。
PMDA
用于治疗 ALK 融合基因阳性且不能切除的晚期或复发的 NSCLC，经经验丰富的病理医师确诊或检查确认 ALK 融合基因为阳性的患者可用本品。
HCSC
克唑替尼单一疗法适用于 ALK 阳性的局部晚期（不适于治疗性治疗）或转移性 NSCLC 患者。克唑替尼治疗 ALK 阴性的 NSCLC 患者尚未有临床获益，因此，不建议这些患者使用本品</td></tr>
</table>

续表

遗传因素	ALK最早是在间变性大细胞淋巴瘤（ALCL）的一个亚型中被发现的，因此定名为间变性淋巴瘤激酶。肺癌中的*ALK*基因变异主要为*ALK*基因重排，并与其他基因融合，其中，棘皮动物微管相关蛋白4融合基因是其主要类型，约占5%。临床试验显示，对于ALK阳性的晚期NSCLC患者，克唑替尼的疗效显著优于传统化疗，二线单药治疗患者的PFS为7.7个月，有效率达65.3%。虽然ALK阳性的NSCLC患者仅占全部NSCLC患者的5%，但每年新发病例数在中国仍接近35000例
药物因素	（1）克唑替尼为CYP3A体外和体内的抑制剂。肿瘤患者每次口服250mg，一日2次，连续服用28天后，测得合用的*AUC*为单独口服咪达唑仑的*AUC*的3.7倍，表明克唑替尼是CYP3A的一种中效抑制剂。 （2）本品与CYP3A强效抑制剂合用可增加克唑替尼的血药浓度，这些抑制剂包括但不限于阿扎那韦、克拉霉素、茚地那韦、伊曲康唑、酮康唑、奈法唑酮、奈非那韦、利托那韦、沙奎那韦、泰利霉素、醋竹桃霉素和伏立康唑。西柚或西柚汁也可能会增加克唑替尼的血药浓度，应避免同时食用。与中效CYP3A抑制剂合用时应谨慎。 （3）可能会降低克唑替尼血药浓度的药物包括但不限于卡马西平、苯巴比妥、苯妥英钠、利福平、利福布丁和贯叶连翘。 （4）克唑替尼可能改变其血药浓度的药物包括但不限于阿芬太尼、环孢素、双氢麦角胺、麦角胺、芬太尼、匹莫齐特、奎尼丁、西罗莫司和他克莫司。当本品与主要由CYP3A代谢的药物合用时，后者剂量可能需要降低，尤其应避免与治疗窗较窄的CYP3A底物合用。 （5）体外研究表明，尽管克唑替尼是CYP1A2、CYP2B6、CYP2C8、CYP2C9、CYP2C19、CYP2D6等底物代谢的抑制剂，但在临床上不会发生药物相互作用。一项在人肝细胞中进行的体外研究表明，尽管克唑替尼是CYP1A2和CYP3A底物代谢的诱导剂，但在临床上不会发生药物相互作用。 （6）克唑替尼是P-gp的体外抑制剂，因此，当克唑替尼与P-gp底物合用时可能会增加其血药浓度。体外研究发现，治疗浓度的克唑替尼不会抑制人类肝脏摄取转运蛋白OATP1B1或OATP1B3，因此，尽管克唑替尼是肝脏摄取某些转运底物的抑制剂，但在临床上不会发生药物相互作用
疾病因素	（1）禁用于对克唑替尼或本品中任一成分过敏的患者。 （2）目前尚未对肝损伤患者使用克唑替尼的情况进行研究。由于克唑替尼主要在肝脏代谢，肝损伤很可能会使克唑替尼的血药浓度升高。临床研究排除了AST或ALT高于正常值上限2.5倍、由于肿瘤发生肝转移而使AST或ACT高于正常值上限5倍或总胆红素高于正常值上限1.5倍的患者。因此，肝损伤的患者使用克唑替尼胶囊进行治疗时应谨慎。本品禁用于严重肝损伤患者。 （3）研究A8081001中，轻度和中度肾损伤患者的稳态谷浓度与肾功能正常（CL_{cr}＞90ml/min）的患者相似，对轻度肾损伤（CL_{cr}为60～90ml/min）和中度肾损伤（CL_{cr}为30～60ml/min）的患者不需要进行首剂量调整。由于目前仅有一名患者的临床数据和药物代谢动力学数据，尚无法确定本品对严重肾损伤患者的影响
生理因素	（1）尚无研究证实老年患者与年轻患者之间是否有差异。 （2）服用本品的育龄妇女或服用本品的育龄妇女的伴侣，在治疗过程中以及完成治疗后至少90天内应采取适当的方法进行避孕。若在妊娠期间服用本品或患者或其伴侣在服药期间怀孕，则应告知其本品对胎儿的潜在危害。 （3）目前尚不明确克唑替尼及其代谢产物是否会在乳汁中分泌。由于多数药物通常都会在乳汁中分泌，且婴儿若暴露于克唑替尼可能会发生严重不良反应，因此，决定哺乳期女性终止哺乳或停止用药非常重要。 （4）目前尚无儿童患者使用克唑替尼胶囊的有效性和安全性数据。研究发现，给予幼鼠克唑替尼150mg/(kg·d)，一日1次，连续给药28天后（约为推荐人体临床剂量的10倍），其长骨生长过程中骨形成减少。本品对儿童患者的其他潜在毒性尚未在幼年动物中进行评价

续表

其他因素	（1）肝毒性。目前已发生由本品引起的致命肝毒性，见于临床研究中少于1%的应用本品的患者。由于克唑替尼主要在肝脏代谢，肝损伤很可能会升高克唑替尼的血药浓度。截至2012年9月，在研究A8081001、A8081005以及A8081007安全性数据库中（共计1354例患者，包括中国大陆患者200例），有0.5%（7/1354）的患者出现了与药物相关的肝毒性，符合海氏规律的实验标准，即ALT或AST并发增加至3倍正常值上限（ULN）以上，总胆红素并发增加至2倍ULN以上，碱性磷酸酶无任何并发增加，7例患者中的3例出现致命肝毒性，其中2例来自亚洲（1例来自中国台湾，1例来自韩国），中国大陆患者中未见。 肝功能检查包括ALT、AST和总胆红素，在治疗开始的最初两个月应每周检测一次，之后每月检测一次，并且根据临床情况对转氨酶水平升高的患者更频繁地对转氨酶、碱性磷酸酶或总胆红素升高水平进行重复检测。对于出现3级或4级ALT或AST升高且总胆红素≤1级的患者，应暂停给药直至恢复至总胆红素≤1级或基线水平再继续给药，剂量为200mg，一日2次。若患者重复出现不良反应，应暂停给药直至恢复至总胆红素≤1级再继续给药，剂量为250mg，一日1次。若患者再次出现3级或4级毒性反应，则应永久停药。对于出现2级、3级或4级的ALT或AST升高同时伴有2级、3级或4级总胆红素升高（未出现胆汁淤积或溶血），则应永久停药。 （2）间质性肺病（感染性肺炎）。截至2012年9月，在研究A8081001、A8081005以及A8081007安全性数据库中有2%（22/1354）的患者报告了与治疗相关的间质性肺病/肺炎。在中国大陆患者中，已出现2例（1%，2/200）间质性肺病/肺炎，其中1例严重程度为3级。如出现任何级别的非感染性肺炎（并非由NSCLC进展、其他肺部疾病、感染或放射影响所导致），应永久停用本品。 （3）QT间期延长。截至2012年9月，在研究A8081001、A8081005以及A8081007安全性数据库中有2%（31/1354）的患者报告有与治疗相关的QT间期延长。在这些病例中，有14例（1%）严重程度为3级及以上，1例为4级。目前未出现任何因心电图QT间期延长而造成的死亡事件或患者永久停药的案例。在中国大陆患者中，已出现10例（5%，10/200），其中5例严重程度为3级，未出现任何4级事件。 长QT间期综合征患者应避免服用克唑替尼胶囊。充血性心力衰竭、缓慢性心律失常和电解质异常患者以及正在服用抗心律失常药或其他已知可致QT间期延长药物的患者，使用本品治疗时应定期监测心电图和电解质。对于出现3级QT间期延长的患者，则应暂停给药直至恢复至1级及以下后再继续给药，剂量为200mg，一日2次。若患者重复出现不良事件，应暂停给药直至恢复至1级及以下再继续给药，剂量为250mg，一日1次。若患者再次出现3级或4级毒性反应，则应永久停药。对于出现4级QT间期延长的患者，则应永久停用本品。 （4）视觉异常。在临床研究中，159例患者（62%）发生了视觉异常，包括视觉损害、闪光感、视物模糊、玻璃体浮游物、畏光和复视，上述不良事件通常在给药后2周内发生。若患者出现闪光感、首次出现玻璃体浮游物或加重时，应考虑进行眼科检查。严重或恶化的玻璃体浮游物和（或）闪光感可能是视网膜裂孔或视网膜即将脱落的临床体征。建议患者驾驶和操作机器时应谨慎，可能会有出现视觉异常的风险。 （5）神经病变。研究报告有34例患者（13%）发生了因药物引起的神经病变，严重程度主要为1级，各有1例患者发生了2级运动神经病变和3级外周神经病变。头晕和味觉障碍也比较常见，但严重程度均为1级或2级。 （6）肾损伤。使用本品进行治疗后发生复杂性肾囊肿的患者有2例（1%），在上述事件中，无尿液分析异常或肾损伤报告
剂量调整模型	无

埃罗替尼

<table>
<tr><td rowspan="2">影响因素</td><td>遗传因素：吸收□分布□代谢☑排泄□靶点（受体或通路）☑其他：无</td></tr>
<tr><td>非遗传因素：药物因素☑疾病因素☑生理因素☑
其他因素：饮食</td></tr>
<tr><td>药物简介</td><td>作用机制
埃罗替尼的作用机制尚未完全明确。EGFR是EGF细胞增殖和信号传导的受体。EGFR属于ErbB受体家族的一种，EGFR也被称作HER1、ErbB1，突变或过表达可能会引发肿瘤。埃罗替尼能抑制与EGFR相关的细胞内酪氨酸激酶的磷酸化。在临床上，埃罗替尼可能对其他酪氨酸激酶也存在显著的作用。
适应证
埃罗替尼单药治疗适用于既往接受过至少一种化疗方案并失败后的局部晚期或转移性NSCLC。
药物代谢动力学
尚缺乏在中国人群中进行药物代谢动力学研究的数据，以下资料来自国外的临床研究。埃罗替尼口服后大约60%被吸收，主要通过CYP3A4代谢消除，另有小部分通过CYP1A2代谢。
埃罗替尼口服150mg时的生物利用度约为60%，给药4小时后达到C_{max}。食物可显著提高其生物利用度，几乎可达到100%。吸收后约93%的埃罗替尼与白蛋白和AAG结合。埃罗替尼的表观分布容积为232L。体外实验表明，埃罗替尼主要由CYP3A4代谢，少量由CYP1A2和肝脏外同工酶CYP1A1代谢。口服100mg后，可回收91%的药物，其中粪便中药物占83%（1%为原形药物），尿液中药物占8%（0.3%为原形药物）。
591例服用单剂量埃罗替尼人群的药物代谢动力学分析表明，中位半衰期为36.2小时，因此，达到稳态血药浓度需要7～8天。清除率与年龄之间无明显相关性。吸烟者的埃罗替尼清除率可升高24%。此外，有文献报道，埃罗替尼是CYP3A5、CYP2D6和CYP1B1的底物，是UGT1A1的抑制剂，也是CYP2C8的底物和抑制剂。
不吸烟和正在吸烟的健康受试者的药物代谢动力学研究显示，吸烟会导致埃罗替尼的消除增加、暴露减少。正在吸烟者暴露量减少可能是由埃罗替尼对肺脏中CYP1A1和肝脏中CYP1A2的诱导作用所致。关键Ⅲ期NSCLC临床试验（BR.21）中，正在吸烟者的埃罗替尼稳态血浆谷浓度为0.65μg/ml（n=16），约为既往吸烟者或从不吸烟者的一半（1.28μg/ml，n=108）。正在吸烟的NSCLC患者的Ⅰ期剂量爬坡研究中，稳态药物代谢动力学分析显示，埃罗替尼剂量从150mg增加到最大耐受剂量300mg的过程中，埃罗替尼的暴露量随剂量成比例增加。300mg的剂量水平下，吸烟患者的稳态血浆谷浓度为1.22μg/ml（n=17）</td></tr>
<tr><td>说明书信息摘录</td><td>FDA
用于经FDA批准的检测方法确定的EGFR 19del 或21（L858R）替代突变的转移性NSCLC的一线治疗。CYP3A4抑制剂能使埃罗替尼的血药浓度升高，CYP3A4诱导剂能使埃罗替尼的血药浓度降低。
EMA
用于EGFR突变的局部进展或转移性NSCLC的一线治疗。尚无肿瘤组织经IHC检测确认EGFR为阴性的患者使用本品的生存获益或相关临床证据。
PMDA
无。
HCSC
本品可用于EGFR阳性或未知的既往接受过至少一种化疗方案并失败后的局部进展或转移性NSCLC。如果将单药用于一线治疗，则需要确定EGFR是否发生突变</td></tr>
</table>

续表

遗传因素	（1）EGFR是一种蛋白酪氨酸激酶受体，位于第7号染色体p13～q22区，全长200kb，由28个外显子组成，编码1186个氨基酸，其糖蛋白分子量约170kD。EGFR家族有4个结构相似的受体分子，即ErbB1（EGFR）、ErbB2（HER2）、ErbB3（HER3）和ErbB4（HER4），同属于受体酪氨酸激酶（RTK），都含有1个胞外配体结合结构域、1个跨膜结构域和1个具有酪氨酸激酶活性的胞浆结构域。异常的EGFR活化机制包括受体本身的扩增、受体配体的过表达、活化突变以及负性调节途径的缺乏，因此，EGFR诱导肿瘤至少通过以下3种机制：EGFR配体的过表达、EGFR的扩增或EGFR的突变活化。在这3种机制中，EGFR的突变活化是导致肿瘤细胞异常生物学行为的最主要因素。EGFR的主要突变位点包括18～21外显子，其中以19外显子缺失突变和21外显子点突变（*L858R*）最为常见，约占COSMIC的84.5%，占所有EGFR突变的86.7%和90.9%。 （2）不同人群的NSCLC患者的EGFR突变频率不同。女性的EGFR突变频率高于男性（0.38 *vs* 0.1），非吸烟者的突变频率高于吸烟者（0.47 *vs* 0.07），腺癌患者的突变频率高于非腺癌患者（0.3 *vs* 0.02），亚洲人群突变频率高于白种人（0.26～0.36 *vs* 0.07～0.12）
药物因素	（1）埃罗替尼经CYP3A4代谢，合用潜在的CYP3A4抑制剂酮康唑能够使埃罗替尼的*AUC*增加67%。当与环丙沙星（CYP3A4和CYP1A2抑制剂）合用时，埃罗替尼的*AUC*和C_{max}分别增加39%和17%。如果合用CYP3A4强效抑制剂（如阿扎那韦、克拉霉素、茚地那韦、伊曲康唑、酮康唑、奈法唑酮、奈非那韦、利托那韦、沙奎那韦、泰利霉素、醋竹桃霉素、伏立康唑）以及西柚或西柚汁，可能出现严重的不良反应，应尽量避免同时使用。如果同时使用，应考虑降低剂量。 （2）经CYP3A4诱导剂利福平预处理7～11天后再使用本品可使本品的*AUC*减少58%～80%。应考虑使用无CYP3A4诱导活性的其他可替代治疗。如果没有可替代的治疗，应考虑使用等同于150mg埃罗替尼的剂量。如果埃罗替尼的剂量上调，则应停用利福平或减少其他诱导剂的剂量。其他CYP3A4诱导剂包括但不限于利福布丁、利福喷丁、苯妥英、卡马西平、苯巴比妥和贯叶连翘，如果可能也应避免使用这些药物。 （3）埃罗替尼的预处理对CYP3A4底物咪达唑仑和红霉素的清除率没有影响。因此，也不可能与其他CYP3A4底物发生显著相互作用。咪达唑仑的口服生物利用度似乎降低了24%，但并非受CYP3A4活性变化的影响所致。 （4）埃罗替尼的溶解度与pH相关。pH升高时，埃罗替尼的溶解度降低，改变上消化道pH的药物可能会改变埃罗替尼的溶解度，进而影响其生物利用度。埃罗替尼与质子泵抑制剂奥美拉唑合用时，埃罗替尼的*AUC*和C_{max}分别降低了46%和61%，T_{max}和$t_{1/2}$无变化。埃罗替尼与300mg H_2受体阻滞剂雷尼替丁合用时，埃罗替尼的*AUC*和C_{max}分别降低了33%和54%。因此，如果可能，应避免埃罗替尼与减少胃酸产生的药物合用。在与这些药物合用时，增加埃罗替尼的剂量不太可能补偿暴露量的减少，但埃罗替尼与雷尼替丁交替给药时（雷尼替丁150mg，一日2次，给药前2小时或给药后10小时给予埃罗替尼），埃罗替尼的*AUC*和C_{max}分别只减少了15%和17%。如果患者需要接受此类药物治疗，应当考虑采取交替给药的方法，须在H_2受体阻滞剂给药前2小时或给药后10小时给予埃罗替尼
疾病因素	（1）埃罗替尼主要在肝脏中消除，中度肝损伤患者（Child-Pugh评分为7～9）与肝功能正常患者的埃罗替尼暴露量类似，包括原发性肝癌和肿瘤肝转移患者。 （2）单剂量给药后，尿液中分泌的药物少于9%。在肾功能异常的患者中未进行临床试验
生理因素	（1）对老年患者不需要进行剂量调整。 （2）本品妊娠药物分级为D级。尚未在妊娠期女性中对埃罗替尼进行充分的对照性研究，动物研究显示其有一定的生殖毒性，对人类的潜在危险性未知。育龄妇女服用埃罗替尼期间应避孕，在治疗期间和治疗完成后至少2周内应充分避孕。只有认为母亲的获益大于药物对胎儿的危害时，才能对妊娠期女性进行继续治疗。如果在妊娠期间使用埃罗替尼，患者应了解其对胎儿的潜在危害和导致流产的风险。

续表

生理因素	（3）尚不清楚人乳汁中是否有埃罗替尼分泌，许多药物可分泌至人乳汁中，且尚未研究埃罗替尼对婴儿的影响，建议女性使用埃罗替尼时避免哺乳
其他因素	（1）食物可显著提高本品的生物利用度，几乎可达到100%。 （2）吸烟会诱导CYP1A1和CYP1A2，导致埃罗替尼暴露量减少50%～60%，建议吸烟者戒烟。 （3）EGFR在表皮角化细胞、毛囊滤泡、上皮脂肪层、外分泌腺体、树突状抗原呈递细胞中均有表达，特别在增殖的未分化角质中的表达尤为丰富。由于EGFR在体内的分布特点，该类药物对表皮组织及其附属物（包括皮肤、毛发和指甲）可产生特殊的不良反应。药物抑制EGFR后可影响角质形成细胞的增殖、分化、转移及黏附，而毛囊皮脂腺单位分布较少的部位EGFR亦缺乏，因此，毛囊皮脂腺单位在体内分布较少的部位（如手掌、脚掌）通常不受皮疹的影响。多数情况下，皮肤毒性存在一定的阈值，即达到一定的剂量水平才会出现，且多呈剂量相关性。皮疹的严重程度常随着治疗呈现周期性的变化，停止使用EGFR抑制剂后皮肤不良反应会消失。由于埃罗替尼的等效剂量高于吉非替尼，多数研究提示其皮肤毒性的发生率高于吉非替尼。 （4）在接受150mg埃罗替尼治疗的NSCLC患者中，最常见的不良反应是皮疹（75%）和腹泻（54%），多为1度或2度，无须中断用药即可处理。接受埃罗替尼治疗的患者3度或4度皮疹和腹泻的发生率分别为9%和6%，接受埃罗替尼治疗的患者因皮疹和腹泻而终止试验的比例均为1%，分别有6%和1%的患者因皮疹和腹泻需要减量。在接受100mg埃罗替尼/吉西他滨治疗的胰腺癌患者中，最常见的不良反应是乏力、皮疹、恶心、食欲不振和腹泻。 （5）肺毒性。因NSCLC、胰腺癌或其他实体瘤而接受埃罗替尼治疗的患者偶有严重间质性肺病样事件的报道，包括致命的情况。在随机单药治疗NSCLC的试验中，埃罗替尼组和安慰剂组间质性肺病样事件的发生率（0.8%）相同。在治疗胰腺癌的试验中，间质性肺病样事件的发生率在埃罗替尼/吉西他滨组中为2.5%，在安慰剂/吉西他滨组中为0.4%。试验中共有4900例接受埃罗替尼治疗的患者，间质性肺病样事件的总发生率约为0.6%，怀疑为间质性肺病样事件的患者的诊断报告包括肺炎、放射性肺炎、过敏性肺炎、间质性肺病、闭塞性细支气管炎、肺纤维化、急性呼吸窘迫综合征、肺浸润和齿槽炎，症状可在服用埃罗替尼后数天至数月出现。若患者出现新的急性发作或进行性的肺部症状，如呼吸困难、咳嗽和发热，应暂停埃罗替尼治疗并进行诊断评估。如果确诊是间质性肺病，则应停用本品，并予以适当治疗。 （6）腹泻、脱水、电解质失衡和肾衰竭。接受埃罗替尼治疗的患者可能发生腹泻，中度或重度腹泻患者应给予洛哌丁胺治疗。部分患者可能需要减量。对严重或持续的脱水、腹泻、恶心、厌食或者呕吐的患者，需停药并对脱水采取适当的治疗。罕有伴随低钾血症和肾衰竭（包括致命肾衰竭）的严重脱水发生。 （7）在胰腺癌临床试验中，在埃罗替尼/吉西他滨组中有6名患者发生心肌梗死/心肌缺血（发生率2.3%），其中1名患者由于心肌梗死死亡。安慰剂/吉西他滨组中有3名患者发生心肌梗死（发生率1.2%），其中1名患者由于心肌梗死而死亡。 （8）脑血管意外。在胰腺癌临床试验中，在埃罗替尼/吉西他滨组中有6名患者发生脑血管意外（发生率2.3%），其中发生脑出血1次，是唯一的致命事件。 （9）血小板减少引起的微血管溶血性贫血。在胰腺癌临床试验中，在埃罗替尼/吉西他滨组中有2名患者发生血小板减少引起的微血管溶血性贫血（发生率0.8%）。 （10）肝炎、肝衰竭。埃罗替尼使用期间报告了肝衰竭（包括死亡）的罕见病例，对于出现严重肝功能异常者应停用本品。 （11）肝功能异常。离体和在体实验均证明埃罗替尼主要在肝脏消除，因此，肝功能异常患者的埃罗替尼暴露量增加。虽然中度肝损伤患者（Child-Pugh评分7～9）的埃罗替尼暴露量与肝功能正常的患者类似，但埃罗替尼仍应慎用于肝损伤患者。如果出现严重的不良反应，应考虑减量或暂停给药
剂量调整模型	无

吉非替尼

<table>
<tr><td rowspan="2">影响因素</td><td>遗传因素：吸收☐分布☐代谢☑排泄☐靶点（受体或通路）☑其他：无</td></tr>
<tr><td>非遗传因素：药物因素☑疾病因素☑生理因素☑
其他因素：无</td></tr>
<tr><td>药物简介</td><td>作用机制
吉非替尼是一种选择性 EGFR 酪氨酸激酶抑制剂，该酶通常表达于上皮来源的实体瘤。吉非替尼可广泛抑制异种移植于裸鼠的人肿瘤细胞的生长，抑制其血管生成，在体外可促进人肿瘤细胞衍生系的凋亡并抑制血管生成因子的侵入和分泌。动物实验或体外研究已证实，吉非替尼可提高化疗、放疗及激素治疗的抗肿瘤活性。
适应证
适用于治疗既往接受过化疗的局部晚期或转移性 NSCLC。既往化疗主要是指铂类药物和多西他赛治疗。
药物代谢动力学
静脉给药后，吉非替尼迅速吸收并广泛分布，平均消除半衰期为 48 小时。肿瘤患者口服给药后，吸收较慢，平均末端半衰期为 41 小时。吉非替尼一日 1 次给药可出现 2～8 倍的蓄积，给药 7～10 次后达到稳态。达到稳态后，以 24 小时的给药间隔继续给药，最高血药浓度和最低血药浓度的比值一般为 2～3。
（1）吸收。本品口服给药后，吉非替尼的峰浓度出现在给药后的 3～7 小时。肿瘤患者的平均绝对生物利用度为 59%，进食对吉非替尼吸收的影响不明显。
（2）分布。吉非替尼的稳态平均分布容积为 1400L，表明其在组织内分布广泛，血浆蛋白结合率约为 90%，与血清白蛋白及 AAG 结合。
（3）代谢。体外研究数据表明，参与吉非替尼氧化代谢的 CYP450 同工酶主要是 CYP3A4。体外研究显示，吉非替尼可有限地抑制 CYP2D6。在动物研究中，吉非替尼尚未显示对酶的诱导作用，在体外对其他 CYP 也没有明显的抑制作用。
吉非替尼代谢中的 3 个生物转化位点已被确定，即 N-丙基吗啉基团的代谢、喹唑啉甲氧取代基的脱甲基作用及卤化苯基类基团的氧化脱氟作用。在粪便中已有 5 种代谢产物被完全鉴别，其主要代谢产物是 O-去甲基吉非替尼，尽管它只占总剂量的 14%。
在人血浆中已有 8 种代谢产物被完全鉴别，主要代谢产物是 O-去甲基吉非替尼，它对 EGFR刺激细胞生长的抑制作用比吉非替尼弱 14 倍，对小鼠肿瘤细胞生长没有抑制作用，因此被认为不太可能具备吉非替尼的临床活性。
体外研究表明，CYP2D6 参与了 O-去甲基吉非替尼的生成。CYP2D6 在吉非替尼代谢及消除过程中的作用已在健康受试者的临床研究中被评价。在慢代谢者中未生成可检测到的 O-去甲基吉非替尼。吉非替尼暴露量的范围在快、慢代谢人群中均非常大且有重叠，但吉非替尼在慢代谢人群中的平均暴露量比快代谢人群高 2 倍。由于不良反应与剂量和暴露量相关，因此，本品在 CYP2D6 活性缺乏的个体中所达到的高平均暴露量可能与临床疗效相关。
（4）消除。吉非替尼总的血浆清除率约为 500ml/min，主要通过粪便排泄，少于 4%的吉非替尼通过肾脏以原形药物和代谢产物的形式消除</td></tr>
<tr><td>说明书信息摘录</td><td>FDA
吉非替尼是一种酪氨酸激酶抑制剂，可用于转移性 NSCLC 患者的一线治疗，其肿瘤 EGFR基因外显子 19 缺失或外显子 21 突变（L858R），该突变需由经 FDA 批准的检测方法检测。在除外显子 19 缺失或外显子 21 突变（L858R）外的其他突变患者中，本品的疗效和安全性尚未明确。</td></tr>
</table>

续表

<table>
<tr><td>说明书信息摘录</td><td>在体外，CYP2D6 可将吉非替尼代谢为去甲基吉非替尼。在健康的 CYP2D6 慢代谢者体内，O-去甲基吉非替尼的血药浓度无法测得，而吉非替尼的平均 AUC 是快代谢者的 2 倍。对于 CYP2D6 慢代谢者，吉非替尼的暴露量增加可能与临床不良反应相关。对已知 CYP2D6 慢代谢者无剂量调整建议，但应密切监测这些患者是否发生不良反应。由于可能增加患者体内药物暴露量，所以当吉非替尼与 CYP2D6 抑制剂同服时应予以警惕，采取防范措施。一项暴露量应答分析研究表明，吉非替尼的暴露量增加 2 倍时，间质性肺病的发病率也会增加。
EMA
吉非替尼可用于 EGFR-TK 激活突变的局部晚期或转移性 NSCLC 成人患者的治疗。确定 EGFR 突变时，应选择经确证的方法以避免假阴性或假阳性结果。
尚无具体的剂量调整建议，对于 CYP2D6 慢代谢者，应密切监测是否发生不良反应。
CYP3A4 诱导剂可能加快吉非替尼的代谢并降低其血药浓度，因此，合用 CYP3A4 诱导剂（如苯妥英、卡马西平、利福平、巴比妥类或含贯叶连翘的中药制剂）可降低疗效，应尽量避免合用。在个别 CYP2D6 慢代谢者中，合用 CYP3A4 强效抑制剂可能导致吉非替尼的血药浓度增加。CYP3A4 抑制剂一经使用，即应密切监测吉非替尼不良反应的发生。
在评价吉非替尼对比卡铂/紫杉醇（CP）疗效的 IPASS 研究中，突变人群中，接受吉非替尼治疗的患者 PFS 长于接受 CP 方案治疗的患者（HR=0.48，P<0.0001），在无突变人群中则相反。另外，吉非替尼组的 ORR 显著高于 CP 方案组（43.0% vs 32.2%，P=0.0001），该组肺癌患者耐受性较好，生活质量显著提高（FACT-L 48% vs 41%，P=0.0148；TOI 46% vs 33%，P<0.0001）。晚期二线的 ISEL 研究结果为阴性，亚组分析显示仅东方人和非吸烟者获益。
PMDA
用于治疗 EGFR 突变阳性、不能手术或复发的 NSCLC。要进行 EFGR 突变检查，包括 EFGR 突变不明的案例。用药时，参考日本肺癌学会的《肺癌诊疗指导方针》等最新信息进行用药。
HCSC
吉非替尼用于 EGFR-TK 突变的局部晚期或转移性 NSCLC 患者的一线治疗，不能用于 EGFR 突变阴性的肿瘤患者。
对于亚洲及非亚洲患者，非吸烟者、腺癌和女性患者的临床特点是 EGFR 突变的独立预测因子。亚洲患者肿瘤组织的 EGFR 突变阳性率更高（约 40%），而非亚洲患者的 EGFR 突变阳性率约为 10%。临床特点并不用于指导治疗方案的选择，但可能对指导突变的测定有一定益处。EGFR 突变检测呈阳性的患者方可使用吉非替尼。
酪氨酸激酶结构域的 EGFR 基因突变只存在于肿瘤细胞中，可增强肿瘤细胞间信号级联反应，从而导致肿瘤细胞的增殖，阻断凋亡，并促进血管生成因子的生成和肿瘤的转移。在 EGFR-TK 活化突变的肿瘤组织中，吉非替尼与 EGFR 激酶域的结合具有高亲和力和高度特异性，从而抑制过度活跃的信号通路，发挥抑制肿瘤增殖的作用</td></tr>
<tr><td>遗传因素</td><td>(1) EGFR 是一种蛋白酪氨酸激酶受体，位于第 7 号染色体 p13～q22 区，全长 200kb，由 28 个外显子组成，编码 1186 个氨基酸，其糖蛋白分子量约 170kD。EGFR 家族有 4 个结构相似的受体分子，即 ErbB1（EGFR）、ErbB2（HER2）、ErbB3（HER3）和 ErbB4（HER4），同属于受体酪氨酸激酶（RTK），都含有 1 个胞外配体结合结构域、1 个跨膜结构域和 1 个具有酪氨酸激酶活性的胞浆结构域。异常的 EGFR 活化机制包括受体本身的扩增、受体配体的过表达、活化突变以及负性调节途径的缺乏，因此，EGFR 诱导肿瘤至少通过以下 3 种机制：EGFR配体的过表达、EGFR 的扩增或 EGFR 的突变活化。在这 3 种机制中，EGFR 的突变活化是导致肿瘤细胞异常生物学行为的最主要因素。EGFR 的主要突变位点包括 18～21 外显子，其中以 19 外显子缺失突变和 21 外显子点突变（L858R）最为常见，约占 COSMIC 的 84.5%，占所有 EGFR 突变的 86.7%和 90.9%。</td></tr>
</table>

续表

遗传因素	（2）不同人群的 NSCLC 患者的 EGFR 突变频率不同。女性的 EGFR 突变频率高于男性（0.38 *vs* 0.1），非吸烟者的突变频率高于吸烟者（0.47 *vs* 0.07），腺癌患者的突变频率高于非腺癌患者（0.3 *vs* 0.02），亚洲人群突变频率高于白种人（0.26～0.36 *vs* 0.07～0.12）。EGFR 突变对所有的 NSCLC 患者（无论是否吸烟）都很重要，因为抑制这一受体会有明显的临床获益。这一现象在吉非替尼用于治疗 EGFR 突变的亚洲人群的 IPASS 临床研究中更为显著
药物因素	（1）吉非替尼经 CYP3A4 代谢，所以吉非替尼可能会与诱导、抑制或经同一肝药酶代谢的药物发生相互作用。动物研究表明，吉非替尼很少有酶诱导作用，体外研究显示，吉非替尼可有限地抑制 CYP2D6。 （2）抑制 CYP3A4 的药物。在健康受试者中将吉非替尼与伊曲康唑（一种 CYP3A4 抑制剂）合用，吉非替尼的平均 *AUC* 升高了 80%。由于药物不良反应与剂量及暴露量相关，平均 *AUC* 的升高可能具有临床意义。虽然未进行与其他 CYP3A4 抑制剂相互作用的研究，但这一类药物（如酮康唑、克霉唑、Ritonovir）同样可能抑制吉非替尼的代谢。 （3）升高胃 pH 的药物。在健康受试者中进行临床研究，结果表明与能明显持续升高胃 pH 至 5 以上的药物合用可使吉非替尼的平均 *AUC* 降低 47%，这可能会降低吉非替尼的疗效。 （4）利福平。在健康受试者中同时给予吉非替尼与利福平（已知的 CYP3A4 强效诱导剂），吉非替尼的平均 *AUC* 比单独服用时降低了 83%。 （5）其他 CYP3A4 诱导剂。诱导 CYP3A4 活性的物质可加快吉非替尼的代谢并降低其血药浓度。因此，与 CYP3A4 诱导剂（如苯妥英、卡马西平、巴比妥类药物或贯叶连翘）合用可降低本品疗效。 （6）通过 CYP2D6 代谢的药物。在一项临床试验中，吉非替尼与美托洛尔（一种 CYP2D6 的底物）合用，使美托洛尔的暴露量升高了 35%。吉非替尼与其他由 CYP2D6 代谢的药物同服可能会升高后者的血药浓度。 （7）虽然迄今尚未进行正规的药物相互作用研究，但在一些服用华法林的患者中报告了 INR 增高和（或）出血事件。应定期监测服用华法林的患者的凝血酶原时间或 INR 的改变。 （8）在Ⅱ期临床研究中，同时服用本品和长春瑞滨，可能会加剧长春瑞滨引起的中性粒细胞减少
疾病因素	（1）无须因以下情况而调整给药剂量，包括肾功能不全和因肝转移而引起的中度至重度肝损伤。 （2）肝转氨酶轻、中度升高的患者应慎用本品。如果肝转氨酶升高加剧，应考虑停药
生理因素	（1）老年患者使用本品时不需要调整剂量。 （2）本品妊娠分级为 D 级。目前尚无本品用于妊娠期女性的资料。在器官形成期给予可引起母体毒性剂量的吉非替尼，在大鼠中可观察到成骨不全的发生率升高，在兔中可观察到胎仔体重下降。在大鼠中未观察到畸形，仅在可产生严重母体毒性的剂量下可在家兔中观察到畸形。建议育龄女性应避孕。 （3）建议哺乳期女性停止母乳喂养。目前尚无本品用于哺乳期女性的资料。吉非替尼或其代谢产物是否会分泌至人乳汁中尚不明确，但当经口服给予哺乳大鼠 5mg/kg（按体表面积计算为临床剂量的 0.2 倍）的吉非替尼时，吉非替尼及某些代谢产物可广泛分泌至乳汁中。在大鼠妊娠及分娩期间给予吉非替尼 20mg/(kg·d)（按体表面积计算为临床剂量的 0.7 倍），可使幼鼠的存活率降低
其他因素	（1）EGFR 在表皮角化细胞、毛囊滤泡、上皮脂肪层、外分泌腺体、树突状抗原呈递细胞中均有表达，特别在增殖的未分化角质中表达尤为丰富。由于 EGFR 在体内的分布特点，该类药物对表皮组织及其附属物（包括皮肤、毛发和指甲）可产生特殊的不良反应。药物抑制 EGFR后可影响角质形成细胞的增殖、分化、转移及黏附，而毛囊皮脂腺单位分布较少的部位 EGFR 亦缺乏，因此，毛囊皮脂腺单位在体内分布较少的部位（如手掌、脚掌），通常不受皮疹

续表

其他因素	的影响。多数情况下，皮肤毒性存在一定的阈值，即药物达到一定的剂量才会出现，且多呈剂量相关性。皮疹的严重程度常随着治疗呈现周期性的变化，停止使用 EGFR 抑制剂后皮肤不良反应会消失。本品最常见（发生率>20%）的药物不良反应为腹泻和皮肤反应（包括皮疹、痤疮、皮肤干燥和瘙痒），一般见于服药后的第一个月内，通常是可逆的。大约 8%的患者可出现严重的药物不良反应（常用药物毒性标准 3 或 4 级）。因药物不良反应而停止治疗的患者约有 3%。观察到接受本品治疗的患者可发生间质性肺病，可急性发作。患者通常会出现急性呼吸困难，伴有咳嗽、低热、呼吸道不适和动脉血氧不饱和，短期内上述症状可发展为很严重的症状，并有死亡病例的报告。放射学检查常显示出现肺浸润或间质有毛玻璃样阴影。应密切监测间质性肺病发生的迹象，如果患者呼吸道症状加重，应中断本品治疗，立即进行检查。当证实有间质性肺病时，应停止使用本品，并对症治疗。 （2）肝转氨酶升高，罕有肝炎。应定期检查肝功能。肝转氨酶轻、中度升高的患者应慎用本品。如肝转氨酶升高加剧，应考虑停药。 （3）有报道称服用华法林的部分患者出现 INR 升高和（或）出血事件。服用华法林的患者应定期监测凝血酶原时间或 INR 的改变
剂量调整模型	无

Osimertinib

影响因素	遗传因素：吸收□分布□代谢□排泄□靶点（受体或通路）☑其他：无
	非遗传因素：药物因素☑疾病因素☑生理因素☑ 其他因素：饮食
药物简介	**作用机制** Osimertinib 是 EGFR 的激酶抑制剂，能够与 EGFR 的突变形式（*T790M*、*L858R* 和外显子 19 缺失）在突变型浓度较野生型低约 9 倍时发生不可逆结合。在体外细胞系和异种移植瘤模型中，Osimertinib 在野生型 EGFR 低倍扩增时，对上述 EGFR 突变形式的 NSCLC 细胞系可表现出抗肿瘤活性。在口服 Osimertinib 后，血浆中有两种有药理活性的代谢产物（AZ7550 和 AZ5104），具有与 Osimertinib 相似的抑制作用。AZ7550 表现出与 Osimertinib 相似的药效，而 AZ5104 对 *T790M* 突变型的药效约为原药的 8 倍，对野生型 EGFR 的药效约为原药的 15 倍。 **适应证** Osimertinib 适用于治疗经 EGFR TKI 治疗后进展的 *T790M* 突变阳性的转移性 NSCLC 患者，需使用经 FDA 批准的检测方法检测后再行本品治疗。在体外的临床相关浓度下，Osimertinib 也显示出对 HER2、HER3、HER4、ACK1 和 BLK 的活性。 **药物代谢动力学** Osimertinib 在 20～240mg 剂量范围内（即 0.25～3 倍的推荐剂量）口服，AUC 和 C_{max} 按比例增加，并表现为线性药物代谢动力学。一日 1 次，15 天后可达稳态暴露量。达稳态时，C_{max} 是 C_{min} 的 1.6 倍。平均 T_{max} 为 6 小时（3～24 小时）。给予本品片剂 20mg，与禁食相比，摄入高脂、高热量的食物（包括约 58g 的脂肪和 1000cal）时，C_{max} 和 AUC 分别增加 14% 和 19%。Osimertinib 的 V_{ss}/F 为 986L，血浆蛋白结合率高。Osimertinib 的血药浓度随时间逐渐降低，群体平均 $t_{1/2}$ 是 48 小时，口服清除率为 14.2L/h。在体外主要经氧化代谢（尤其是 CYP3A 代谢）和脱烷基化作用代谢。口服后血浆中主要有两种有药理活性的代谢产物（AZ7550 和 AZ5104），其 AUC 约为 Osimertinib 达稳态时 AUC 的 10%。Osimertinib 主要经粪便排泄（68%），少部分经尿液排泄（14%），原形药物占消除药物总量的 2%

续表

说明书信息摘录	**FDA** Osimertinib是一种激酶抑制剂，用于经EGFR TKI治疗后进展的*T790M*突变阳性的转移性NSCLC患者，需使用经FDA批准的检测方法检测后再行本品治疗。 **EMA** 无。 **PMDA** 无。 **HCSCA** 无
遗传因素	*T790M*突变*rs121434569*（EGFR）为TKI获得性耐药突变，是EGFR的二次突变，占EGFR体细胞突变的3.8%。*T790M*突变是EGFR基因20外显子第790位的苏氨酸（T）被一个体积庞大的蛋氨酸（M）替代，出现了位阻效应。大部分EGFR突变的患者在使用埃罗替尼/吉非替尼后有较好的疗效，但是NSCLC患者临床应答差异较大。突变类型（*L858R*和*19 del*）似乎对临床终点影响不大，但是，大部分NSCLC患者在经埃罗替尼/吉非替尼治疗后会出现继发耐药。TKI获得性耐药大部分是由*T790M*突变造成，这一突变通过变构效应会减弱TKI与EGFR结构域的结合，增加对ATP的亲和力从而需要更多的TKI来抑制EGFR。*T790M*突变不仅存在于TKI治疗后，也存在于TKI治疗前。在NSCLC患者中，一个欧洲家族的4个兄弟姐妹均发生EGFR突变并且出现*T790M*继发突变。在一个约有400名受试者的队列研究中并未观察到*T790M*突变，在一般人群中不存在该位点突变
药物因素	（1）避免同时使用本品和CYP3A强效抑制剂，包括大环内酯类抗生素（如泰利霉素）、抗真菌药（伊曲康唑）、抗病毒药（利托那韦）、奈法唑酮，这些药物可能会导致Osimertinib的血药浓度增加。如果没有其他替代药物，需严密监测本品的不良反应。 （2）避免同时使用CYP3A4强效诱导剂，如苯妥英、利福平、卡马西平、贯叶连翘，因为CYP3A诱导剂可能会使Osimertinib的血药浓度降低。 （3）抗酸药。80mg本品与40mg的奥美拉唑同服5天对Osimertinib的暴露量没有影响。 （4）在体外，Osimertinib是CYP3A的竞争性抑制剂，而不是CYP2C8、CYP1A2、CYP2A6、CYP2B6、CYP2C9、CYP2C19、CYP2D6或CYP2E1的抑制剂。Osimertinib可诱导CYP3A4（孕烷X依赖）和CYP1A2。 （5）体外研究表明，Osimertinib是P-gp和BCRP的底物，而不是OATP1B1或OATP1B3的底物。Osimertinib是BCRP的抑制剂，但并不抑制P-gp、阴离子转运蛋白OAT1、OAT3、OATP1B1、OATP1B3、MATE1、MATE2K和OCT2。 （6）应避免同时使用治疗窗较窄的CYP3A、BCRP或CYP1A2的敏感底物，包括但不限于芬太尼、环孢素、奎尼丁、麦角碱、苯妥英、卡马西平，因为Osimertinib可能增加或减少这些药物的血药浓度
疾病因素	（1）肾损伤。尚未进行肾损伤对Osimertinib药物代谢动力学的影响的临床研究评价。根据药物代谢动力学分析，轻度肾损伤（CL_{cr}为60～89ml/min）或中度肾损伤（CL_{cr}为30～59ml/min）的患者使用时无须调整剂量。对于有严重肾损伤（CL_{cr}＜30ml/min）或肾病终末期的患者，尚无本品的推荐剂量。 （2）肝损伤。尚未进行肝损伤对Osimertinib药物代谢动力学的影响的临床研究评价。根据药物代谢动力学分析，轻度肝损伤（总胆红素＜ULN和AST为1～1.5倍ULN或总胆红素为1～1.5倍ULN）患者无须进行剂量调整。对于中度或重度肝损伤患者，本品尚无推荐剂量

续表

生理因素	（1）服用本品的育龄妇女，在治疗过程中以及完成治疗至少6周内应采取适当的方法避孕。服用本品的男性在治疗过程中以及完成治疗后至少4个月内应采取适当的方法避孕。基于动物实验结果，Osimertinib可能会损伤男性及女性患者的生育能力，尚不清楚该作用是否可逆。 （2）本品对儿童的疗效和安全性尚未确定。 （3）在411例患者的Osimertinib临床试验中，187例（45%）为65岁及以上，54例（13%）为75岁及以上。未观察到本品的有效性存在年龄差异。分析表明，65岁或65岁以上患者与65岁以下患者相比，3级、4级不良反应发生率更高（32% *vs* 25%），并且根据不良反应进行的剂量调整更频繁（23% *vs* 17%）
其他因素	（1）临床研究中，间质性肺炎的发生率为3.3%（27/813），有0.5%（4/813）为致死性。一旦出现间质性肺炎，则应永久停用本品。 （2）本品有可能导致QT间期延长。QT间隔大于500毫秒（至少2次心电图证实），则应暂停本品治疗，当QT间隔小于481毫秒或恢复至基线水平时，可继续用药40mg。如果QT间隔持续延长导致出现危及生命的心律失常，则应永久停用本品。 （3）无症状的左心室射血分数（LVEF）低于50%或较基线下降10%，如果LVEF可恢复至基线水平，则恢复用药。如果不能恢复至基线，则永久停用本品。如发生3级或4级不良反应，则暂停本品3周。 （4）以上不良反应如果在3周内能恢复至0～2级水平，则恢复给药，剂量为80mg/d或40mg/d。如果3周内未恢复，则永久停用本品
剂量调整模型	无

第十七章　肺部疾病治疗药物

利福平

<table>
<tr><td rowspan="2">影响因素</td><td>遗传因素：吸收□分布□代谢☑排泄□靶点（受体或通路）☑其他：无</td></tr>
<tr><td>非遗传因素：药物因素☑疾病因素☑生理因素☑
其他因素：定期检查周围血象</td></tr>
<tr><td>药物简介</td><td>作用机制
利福平与依赖DNA的RNA多聚酶的D亚单位牢固结合，抑制敏感结核分枝杆菌RNA的合成，防止该酶与DNA连接，从而阻断RNA转录过程，使DNA和蛋白的合成停止。本品对细菌RNA多聚酶有特异性阻断作用，但不会抑制哺乳类动物的相关酶。
适应证
（1）本品与其他抗结核药联合用药可用于各种结核病的初治与复治，包括结核性脑膜炎。
（2）本品与其他药物联合用药可用于麻风、非结核分枝杆菌感染。
（3）本品与万古霉素（静脉给药）可联合用于甲氧西林耐药葡萄球菌所致的严重感染。利福平与红霉素联合用药可用于军团菌属严重感染。
（4）适用于无症状脑膜炎奈瑟菌带菌者，以消除鼻咽部脑膜炎奈瑟菌，但不适用于脑膜炎奈瑟菌感染的治疗。
药物代谢动力学
利福平口服吸收良好，服药后1.5～4小时血药浓度达峰值。成人一次口服600mg后峰浓度为7～9mg/L。6个月至5岁的小儿一次口服110mg/kg，血药峰浓度为11mg/L。本品在大部分组织和体液（包括脑脊液）中可广泛分布，当脑膜有炎症时，脑脊液内药物浓度增加。本品在唾液中亦可达到有效治疗浓度，可透过胎盘屏障。表观分布容积为1.6L/kg，血浆蛋白结合率为80%～91%。进食后服药可使药物的吸收减少30%。本品的血浆消除半衰期为3～5小时，多次给药后可缩短为2～3小时。本品在肝脏中可在自身诱导微粒体氧化酶的作用下迅速发生去乙酰化，生成具有抗菌活性的代谢产物去乙酰利福平，水解后形成无活性的代谢产物由尿液排出。
本品主要经胆和肠道排泄，可进入肝肠循环，但其去乙酰活性代谢产物则无肝肠循环。60%～65%的药物经粪便排出，6%～15%的药物以原形形式、15%以活性代谢产物形式经尿液排出，7%则以无活性的3-甲酰衍生物形式排出，本品亦可经乳汁排出。本品不会在肾功能减退的患者中发生蓄积。由于对肝微粒体氧化酶的自身诱导作用，服用利福平6～10天后排泄率增加，服用高剂量药物后，由于胆道排泄达到饱和，本品的排泄可能会减慢。利福平不能经血液透析或腹膜透析清除</td></tr>
<tr><td>说明书信息摘录</td><td>FDA
利福平在治疗浓度下就能显示出对血清中叶酸和维生素 B_{12} 的抑制作用。利福平是CYP的诱导剂，并且能够介导维生素D的代谢。在某些情况下，利福平能够减少循环中的25-羟基维生素D和1，25-羟基维生素D，并伴有血清中钙、磷含量的减少和甲状旁腺激素的升高。
EMA
无。
PMDA
无。
HCSC
无</td></tr>
</table>

续表

遗传因素	OATPlB1 *rs4149056*（521T>C）位点的突变在利福平所致的肝损伤患者中发生风险较高，该位点的突变与利福平所致的肝损伤有明显的相关性。肝脏摄取药物的功能在很大程度上依赖于肝细胞膜上一组结构和功能相似的转运蛋白家族，即 OATP。OATPlB1 为 OATP 家族中的一个重要亚型，在肝脏组织中特异性表达，*rs4149056*（OATPlB1 521T>C）位于外显子上，该位点碱基的突变导致 OATPlB1 蛋白质第 174 位氨基酸发生改变，Val 突变为 Ala，可能影响该蛋白质分子的膜定位表达，从而削弱其底物摄取功能。研究显示，OATPlBl 基因 SNP 在中国人群中分布的特异性与药物导致的肝损伤密切相关。一方面，突变可以直接影响肝细胞 OATPlBl 的表达，具体表现为突变能够阻断蛋白质特异性分选信号，使 OATPlBl 不能正常折叠而大量堆积在细胞内；另一方面，突变还可以影响 OATPlBl 的功能，使 OATPlBl 对底物的转运能力减弱甚至丧失。OATPlB1 *rs4149056* 在中国人群中的突变频率为 0.279（HapMap CHB）
药物因素	（1）利福平作为 CYP 诱导剂，与其他经 CYP 代谢的药物合用时，会加速其消除速度。为了保持其他药物的有效治疗血药浓度，在与利福平合用时需调整它们的剂量或停止合用利福平。 1）利福平会显著降低阿扎那韦、地瑞那韦、福沙那韦、沙奎那韦和替拉那韦等抗病毒药的血药浓度，所以上述药物不能与利福平合用。 2）据报道，利福平可加速下列药物的代谢，包括抗痉挛药（如苯妥英钠）、洋地黄毒苷、抗心律失常药（如丙吡胺、美西律、奎尼丁）、口服抗凝药、抗真菌药（如氟康唑、伊曲康唑、酮康唑）、巴比妥类药物、β受体阻滞剂、钙离子通道阻滞剂、氯霉素、克拉霉素、氟喹诺酮类药物（如环丙沙星）、糖皮质激素、环孢素、避孕药、氨苯砜、地西泮、氟哌啶醇、口服降糖药、左甲状腺素、美沙酮、麻醉药、孕酮、奎宁、他克莫司、茶碱、三环类抗抑郁药（阿米替林）和齐多夫定。当上述药物与利福平合用时，需要调整剂量。 （2）本品可促进雌激素的代谢或减少其肝肠循环，降低口服避孕药的作用，导致月经不规则、月经间期出血和计划外妊娠。所以，患者服用利福平时，应改用其他避孕方法。 （3）本品与香豆素类抗凝药合用时应每日或定期测定凝血酶原时间以调整剂量。 （4）本品与异烟肼合用时会使肝毒性的发生风险增加，尤其是原有肝损伤者和异烟肼快乙酰化者。 （5）对氨基水杨酸盐可影响本品的吸收，导致其血药浓度降低。如必须联合用药时，两者服药间隔至少为 6 小时。抗酸药可能会减少利福平的吸收，如必须联合用药时，两者服用间隔至少为 1 小时。 （6）丙磺舒可与本品竞争被肝细胞摄入，使本品血药浓度升高并产生毒性反应
疾病因素	（1）酒精中毒、肝损伤者慎用。肝功能减退的患者常需减少剂量，每日剂量低于 8mg/kg。 （2）肾功能减退者不需减量。在肾小球滤过率降低或无尿患者中，利福平的血药浓度无显著改变。服药后尿液、唾液、汗液排泄物均显橘红色，有发生间质性肾炎的可能
生理因素	（1）利福平可透过胎盘，在动物实验中曾引起畸胎。在人类中虽尚无致畸报道，但目前无足够资料表明本品可在妊娠期安全应用。怀孕 3 个月以内的妊娠期女性禁用，怀孕 3 个月以上的妊娠期女性慎用。利福平可经乳汁排泄，哺乳期女性应充分权衡利弊后决定是否用药。 （2）本品在 5 岁以下儿童中应用的安全性尚未确立。婴儿慎用。 （3）老年患者肝功能有所减退，剂量应酌减
其他因素	利福平可能引起白细胞和血小板减少，并导致齿龈出血和感染、伤口愈合延迟等，用药期间应避免拔牙等手术，并注意口腔卫生，刷牙及剔牙均应慎重，直至血象恢复正常。用药期间应定期检查周围血象
剂量调整模型	无

泰利霉素

<table>
<tr><td rowspan="2">影响因素</td><td>遗传因素：吸收□分布□代谢☑排泄□靶点（受体或通路）□其他：无</td></tr>
<tr><td>非遗传因素：药物因素☑疾病因素☑生理因素☑
其他因素：无</td></tr>
<tr><td>药物简介</td><td>作用机制
泰利霉素是红霉素的半合成衍生物，属酮内酯类抗生素，作用机制与大环内酯类抗生素相似，通过与50S核糖体亚基的23S核糖体RNA的Ⅱ和Ⅴ结构区的核苷酸结合来抑制蛋白质合成。此外，泰利霉素还可以抑制50S和30S核糖体亚基的生成。泰利霉素对50S核糖体亚基的结合力较红霉素强10倍。
适应证
（1）适用于敏感菌所致的18岁以上成人的轻度或中度社区获得性肺炎、慢性支气管炎急性加剧和急性鼻窦炎。
（2）适用于12岁以上患者的大环内酯类耐药的化脓性链球菌导致的扁桃体炎和咽炎。
药物代谢动力学
健康受试者单剂量口服800mg本品1小时后，C_{max}为1.9～2.3mg/L，$t_{1/2}$为7.2～10.6小时，AUC为7.3～9.3mg·h/L，2～3天后达稳态浓度，而AUC改变不大。进食状态不影响泰利霉素的吸收，首过代谢率为33%，绝对生物利用度为57%，蛋白结合率为66%～89%。对肝功能不全者进行的单剂量和多剂量研究发现，泰利霉素的药物代谢动力学参数没有明显的改变。口服泰利霉素，70%的剂量在肝脏中经CYP3A4代谢为泰利醇、泰利酸、*N*-去甲脱氧酰胺衍生物和*N*-氧吡啶衍生物。本品经多种途径代谢，13%以原形形式经尿液排泄，3%以原形形式经粪便排泄，37%的代谢产物经肝脏排泄</td></tr>
<tr><td>说明书信息摘录</td><td>FDA
在CYP系统中主要介导泰利霉素代谢的是CYP3A4，并且泰利霉素是CYP3A4和CYP2D6的抑制剂，而对CYP1A、CYP2A6、CYP2B6、CYP2C8、CYP2C9、CYP2C19、CYP2E1等不具有显著的作用。
EMA
无。
PMDA
无。
HCSC
无</td></tr>
<tr><td>遗传因素</td><td>无</td></tr>
<tr><td>药物因素</td><td>（1）泰利霉素是CYP3A4抑制剂，与以下CYP3A4底物合用时需谨慎。
1）与环孢素、他克莫司等CYP3A4底物合用时，需密切监测它们的血药浓度，如有需要，应降低这些药物的剂量。
2）本品应避免与辛伐他汀、阿托伐他汀和洛伐他汀合用，泰利霉素与普伐他汀、瑞舒伐他汀、氟伐他汀合用时，应注意横纹肌溶解的不良反应。
3）应避免与苯二氮䓬类药物（甲羟安定、硝基安定、劳拉西泮等不经CYP3A4代谢的药物除外）合用，应避免与咪达唑仑合用。
4）钙离子拮抗剂（如维拉帕米、硝苯地平、非洛地平）与泰利霉素合用时，需减少钙离子拮抗剂的剂量，并密切监测其疗效和不良反应（低血压、心动过缓、意识丧失等）
（2）泰利霉素同时也是CYP2D6的弱抑制剂，与美托洛尔（CYP2D6底物）合用时，会使美托洛尔的C_{max}和AUC增加约38%，而对消除半衰期没有影响。</td></tr>
</table>

续表

药物因素	(3) 泰利霉素也是P-gp抑制剂，与P-gp的底物（如地高辛和达比加群）合用时，会增加它们的浓度，与达比加群合用时应密切观察出血或贫血现象。 (4) 泰利霉素会增加西沙必利、匹莫齐特、阿司咪唑、特非那定、沙奎那韦的药物浓度，导致QT间期延长和心律失常，禁止将本品与上述药物合用。 (5) 与茶碱合用时需间隔1小时以避免可能的胃肠道副作用（如恶心、呕吐）。 (6) 有报道称，与抗凝药合用会增强抗凝活性，需加强监测凝血酶原时间和INR。 (7) 秋水仙碱作为CYP3A4和P-gp的底物，与泰利霉素合用时，秋水仙碱的浓度会升高，在肝肾功能不全的患者中禁止合用泰利霉素和秋水仙碱。 (8) 泰利霉素会减少索他洛尔的吸收，使索他洛尔的C_{max}降低34%，AUC降低20%。 (9) 泰利霉素与CYP3A4诱导剂（如利福平、苯妥英钠、卡马西平、苯巴比妥等）合用时，会导致泰利霉素达不到临床治疗浓度，降低疗效。停用CYP3A4诱导剂后2周内，这种诱导效应会逐渐减少，所以应避免在CYP3A4诱导剂使用期间以及停用后2周内合用泰利霉素。 (10) 严重肝肾损伤患者应禁止合用泰利霉素和CYP3A4强效抑制剂。 (11) 泰利霉素和伊曲康唑合用时，泰利霉素的C_{max}和AUC会升高，但是仍在耐受范围，故无须调整泰利霉素的剂量
疾病因素	(1) 轻度及中度肾损伤患者无须调整剂量。对于严重肾损伤（CL_{cr}＜30ml/min）或合并肝损伤的患者，首剂给予800mg后可将剂量减少至400mg、一日1次或800mg、两日1次。 (2) 先天性或遗传性长QT间期综合征和已知QT间期延长的患者禁用
生理因素	(1) 老年患者无须调整剂量。 (2) 动物实验显示本品有生殖毒性，妊娠期女性使用泰利霉素的资料有限，非必要情况下不建议妊娠期女性使用。 (3) 哺乳期女性禁用
其他因素	无
剂量调整模型	无

噻托溴铵

影响因素	遗传因素：吸收□分布□代谢□排泄□靶点（受体或通路）☑其他：无
	非遗传因素：药物因素☑疾病因素☑生理因素☑ 其他因素：无
药物简介	**作用机制** 噻托溴铵是一种长效、特异性的抗毒蕈碱药物，临床上通常被称为抗胆碱药。通过与支气管平滑肌上的毒蕈碱受体结合，噻托溴铵可抑制由副交感神经末梢释放的乙酰胆碱所导致的胆碱能效应（支气管收缩）。噻托溴铵对毒蕈碱受体亚型M_1～M_5有相似的亲和力。在呼吸道中，噻托溴铵可竞争性地、可逆地拮抗M_3受体而导致平滑肌松弛。支气管扩张作用呈剂量依赖性，并可持续24小时以上，作用时间长可能是由于其与M_3受体解离非常慢，其解离半衰期显著长于异丙托溴铵。作为四价铵抗胆碱药，噻托溴铵在吸入给药时具有局部（支气管）选择性，由此可达到治疗效果而不至于产生全身性抗胆碱作用。支气管扩张主要为局部（气道）而非全身性效应。噻托溴铵与M_2受体的解离比与M_3受体解离快，在体外功能性研究中，其对M_3受体亚型的选择性高于M_2受体。噻托溴铵用于慢性阻塞性肺疾病（COPD）患者时，可体现本品与受体高效结合并缓慢解离的临床相关性，可产生显著、长效的支气管扩张效应。

续表

<table>
<tr><td>药物简介</td><td>适应证
适用于COPD患者的维持治疗，包括慢性支气管炎和肺气肿，也可用于伴随性呼吸困难的维持治疗及急性发作的预防。
药物代谢动力学
噻托溴铵是非手性四价铵化合物，在水中溶解度小。噻托溴铵以干粉吸入的方式给药。一般采用吸入给药时，大部分药物沉积在胃肠道，只有少量药物到达靶器官肺部。下述的药物代谢动力学资料多是在高于推荐的治疗剂量下获得的。
（1）吸收。年轻的健康受试者吸入干粉后，测得的绝对生物利用度为19.5%，提示到达肺部的药物的生物利用度很高。根据本品的化学结构（四价铵化合物）和体外实验结果，可以推测噻托溴铵在胃肠道吸收较差（10%～15%）。噻托溴铵口服溶液的绝对生物利用度只有2%～3%。噻托溴铵在吸入5分钟后可达到最高血药浓度。食物被认为不会影响该四价铵化合物的吸收。
（2）分布。本品与血浆蛋白的结合率达72%，分布容积为32L/kg。在达到稳态时，COPD患者吸入18μg的干粉后5分钟测得的峰浓度为17～19pg/ml，其后代谢符合多室模型。稳态的血药谷浓度为3～4pg/ml。研究结果表明，肺部的实际药物浓度较高。大鼠实验结果显示，噻托溴铵不会通过血脑屏障。
（3）生物转化。本品的生物转化率非常低，年轻健康受试者静注药物后有74%的剂量以原形形式从肾脏排泄。噻托溴铵是酯类，经非酶方式分解为醇（N-甲基东莨菪醇）和酸（二噻吩羟基乙酸），二者均不能与毒蕈碱受体结合。在人肝微粒体和人肝细胞中进行的体外实验提示，一些药物（剂量小于静脉给药剂量的20%）经CYP氧化并随后与谷胱甘肽结合成各种Ⅱ相代谢产物。
（4）消除。噻托溴铵的末端消除半衰期为5～6天。年轻健康受试者静注后总清除率为880ml/min，个体间变异性为22%。静脉注射后，噻托溴铵主要以原形药物的形式经尿液排泄（74%）。吸入干粉后有14%的药物经尿液排出，其余药物在肠道内未被吸收，经粪便排出。噻托溴铵的肾脏清除率超过了肌酐清除率，表明药物可被分泌至尿液中。COPD患者连续每日吸入1次噻托溴铵，2～3周后可达到稳态，其后无进一步的药物蓄积</td></tr>
<tr><td>说明书信息摘录</td><td>FDA
在人肝微粒体和人类肝细胞中进行的体外实验表明，所用剂量（静脉注射剂量的74%经尿液排泄，其余25%被代谢）的一部分经CYP氧化并随后与谷胱甘肽结合成各种Ⅱ相代谢产物。上述酶解通路可被CYP2D6和CYP3A4抑制剂、奎尼丁、酮康唑和孕二烯酮抑制。因此，CYP2D6和CYP3A4参与了较小部分药物的消除。噻托溴铵即使在高于治疗浓度时也不会抑制人肝微粒体中的CYP1A1、CYP1A2、CYP2B6、CYP2C9、CYP2C19、CYP2D6、CYP2E1或CYP3A。
EMA
无。
PMDA
无。
HCSC
无</td></tr>
<tr><td>遗传因素</td><td>（1）目前没有噻托溴铵与CYP2D6和CYP3A4基因多态性的相关性报道。
（2）β_2受体（beta-2 adrenergic receptor，ADRB2）编码β_2受体，Arg16Gly（A46G，rs1042713）位于ADRB2编码区46位，Gly16可增强ADRB2激动剂介导的受体下调，可能可以预测噻托溴铵的疗效，纯合子（Arg/Arg）能增强COPD患者使用噻托溴铵的支气管扩张反应，提高疗效。Arg16Gly在中国人群中的突变频率约为0.652（HapMap CHB）</td></tr>
</table>

续表

药物因素	（1）尽管未进行过正式的药物相互作用研究，但噻托溴铵吸入性粉末与其他药物同时使用时，未发现药物相互作用的临床证据。这些药物包括拟交感支气管扩张剂、甲基黄嘌呤类药物、口服或吸入型糖皮质激素等常用 COPD 治疗药物。尚未针对噻托溴铵与其他抗胆碱药的联合用药进行研究，因此，不推荐这种治疗方式。 （2）噻托溴铵和西咪替丁或雷尼替丁之间无显著临床相互作用
疾病因素	（1）尿潴留患者使用本品时需密切观察是否有前列腺增生的临床表现。 （2）中度及重度肾功能受损（$CL_{cr} \leqslant 50ml/min$）的患者使用时需密切监测抗胆碱副作用
生理因素	（1）动物实验显示，本品有与母体毒性有关的生殖毒性，尚未明确人类是否存在上述潜在风险，因此，只有在具有明确适应证的情况下方可用于妊娠期女性。尚未明确噻托溴铵是否会分泌至人乳汁中，虽然针对啮齿类动物的实验显示，仅有少量噻托溴铵分泌至乳汁中，但是不推荐在哺乳期使用本品。噻托溴铵是一种长效化合物，在决定继续哺乳还是中断哺乳或继续治疗还是中断治疗时，应权衡母乳喂养对婴儿的益处和噻托溴铵治疗对该女性的益处。 （2）尚没有儿童患者应用噻托溴铵的经验，因此，年龄小于 18 岁的患者不推荐使用本品。 （3）老年患者可以按推荐剂量使用噻托溴铵
其他因素	无
剂量调整模型	无

吡嗪酰胺

影响因素	遗传因素：吸收□分布□代谢□排泄□靶点（受体或通路）☑其他：无
	非遗传因素：药物因素☑疾病因素☑生理因素☑ 其他因素：无
药物简介	**作用机制** 本品对人型结核杆菌有较好的抗菌作用，在 pH5～5.5 时杀菌作用最强，尤其对在酸性环境中缓慢生长的吞噬细胞内的结核菌是目前最佳的杀菌药物。本品在体内的抑菌浓度为 12.5μg/ml，达 50μg/ml 可杀灭结核杆菌。本品在细胞内抑制结核杆菌的浓度比在细胞外低 10 倍，在中性、碱性环境中几乎无抑菌作用。本品作用机制可能与吡嗪酸有关，吡嗪酰胺渗透进入吞噬细胞后会进入结核杆菌菌体内，菌体内的酰胺酶使其脱去酰胺基，转化为吡嗪酸而发挥抗菌作用。另外，由于吡嗪酰胺在化学结构上与烟酰胺相似，可通过取代烟酰胺而干扰脱氢酶，抑制脱氢反应，妨碍结核杆菌对氧的利用而影响细菌的正常代谢，造成细菌死亡。 **适应证** 与其他抗结核药（如链霉素、异烟肼、利福平及乙胺丁醇）联合用药用于治疗结核病。本品仅对分枝杆菌有效。 **药物代谢动力学** 本品口服后在胃肠道内吸收迅速而完全，广泛分布于全身组织和体液中，包括肝脏、肺脏、脑脊液、肾脏及胆汁。脑脊液内药物浓度可达血药浓度的 87%～105%。本品蛋白结合率为 10%～20%。口服 2 小时后血药浓度可达 C_{max}，$t_{1/2}$ 为 9～10 小时，肝肾功能减退时 $t_{1/2}$ 可能延长。本品主要在肝脏中代谢，水解成吡嗪酸，生成具有抗菌活性的代谢产物，继而羟化生成无活性的代谢产物，经肾小球滤过排泄。24 小时内以代谢产物的形式排出 70%（其中吡嗪酸约占 33%），3%以原形形式排出。血液透析 4 小时可使吡嗪酰胺的血药浓度降低 55%，吡嗪酸的血药浓度降低 50%～60%

续表

说明书信息摘录	**FDA** 无。 **EMA** 无。 **PMDA** 无。 **HCSC** 无
遗传因素	无
药物因素	（1）本品与别嘌醇、秋水仙碱、丙磺舒、磺吡酮合用可升高血尿酸浓度而降低上述药物对痛风的疗效。因此，合用时应调整剂量以便控制高尿酸血症和痛风。 （2）本品与乙硫异烟胺合用时可使不良反应增强。 （3）环孢素与吡嗪酰胺合用时，前者的血药浓度可能降低，因此，需监测血药浓度，据以调整剂量。 （4）对乙硫异烟胺、异烟肼、烟酸或其他化学结构相似的药物过敏的患者可能对本品也过敏
疾病因素	（1）糖尿病、痛风或严重肝功能减退的患者应慎用。 （2）应用本品过程中若出现血尿酸升高，可能会引起急性痛风发作，须进行血尿酸测定
生理因素	（1）本品具有较大毒性，儿童不宜使用，必须使用时须权衡利弊后决定。 （2）妊娠期结核病患者可先用异烟肼、利福平和乙胺丁醇治疗9个月，如对上述药物中任一种耐药而对本品可能敏感者可考虑采用本品。本品妊娠药物分级为C级
其他因素	无
剂量调整模型	无

福莫特罗

影响因素	遗传因素：吸收□分布□代谢□排泄□靶点（受体或通路）☑其他：无
	非遗传因素：药物因素☑疾病因素☑生理因素☑ 其他因素：无
药物简介	**作用机制** 福莫特罗是一种长效的选择性 β_2 受体激动剂，具有舒张支气管平滑肌、缓解支气管平滑肌痉挛及抗变态反应作用。福莫特罗的 β_2 受体激动作用引起的不良反应有心绞痛、高血压或低血压、心动过速、心律失常、神经过敏、头痛、震颤、口干、心悸、肌肉痉挛、恶心、头晕、全身乏力、低钾血症、高血糖、代谢性酸中毒和失眠等。 **适应证** 可缓解由支气管哮喘，急、慢性支气管炎，喘息性支气管炎，肺气肿和COPD等支气管阻塞所引起的呼吸困难等多种症状。 **药物代谢动力学** 福莫特罗吸入后吸收迅速，15分钟后达血药峰浓度。在肺沉积实验中，福莫特罗吸入后的沉积率可达设定剂量的21%～37%。福莫特罗在肺沉积率较高的情况下，总的全身利用率可达46%。福莫特罗与血浆蛋白结合率约为50%。福莫特罗通过直接的葡萄糖醛酸化和氧位去甲基进行代谢。大部分福莫特罗经代谢后排出。福莫特罗吸入后，设定剂量的6%～10%以原形形式经尿液排泄，末端半衰期约为8小时

续表

说明书信息摘录	**FDA** 体外研究发现，福莫特罗的主要代谢途径是葡萄糖醛酸化，次要代谢途径是*O*-去甲基化代谢。葡萄糖醛酸化由5种人尿苷二磷酸葡萄糖醛酸转移酶介导，而*O*-去甲基化则由CYP2D6和CYP2C19介导。在健康受试者中的研究发现，CYP2D6和（或）UGT1A1活性的下降不影响福莫特罗的体内暴露。 **EMA** 无。 **PMDA** 无。 **HCSC** 无
遗传因素	CYP2D6和（或）UGT1A1对福莫特罗的治疗没有影响
药物因素	与其他拟交感神经药合用会加重本品的不良反应，β_2受体阻滞剂（包括滴眼剂），尤其是非选择性β受体阻滞剂，可能部分或完全拮抗β受体激动剂。β_2受体激动剂可能造成低钾血症，合用黄嘌呤衍生物、类固醇药物和利尿药可能会加重低血钾。低血钾会增加使用洋地黄毒甙的患者发生心律失常的倾向。与奎尼丁、双异丙吡胺、普鲁卡因酰胺、吩噻嗪、抗组胺药（特非那定）、单胺氧化酶抑制剂和三环类抗抑郁药合用会延长QT间期，并增加室性心律失常的发生风险。加用左旋多巴、左甲状腺素、催产素和酒精会降低心脏对β_2拟交感神经药的耐受性。与单胺氧化酶抑制剂及有相似特性的药物（如呋喃唑酮和甲基苯肼）合用会加重高血压反应
疾病因素	（1）甲状腺功能异常和严重心血管病（如心肌缺血、心动过速或严重心力衰竭）患者应慎用。 （2）由于β_2受体激动剂可影响血糖代谢，用药初期，糖尿病患者应注意控制血糖。 （3）β_2受体激动剂也可能造成低钾血症。哮喘急性发作时，应更加注意缺氧会增加低钾血症的发生风险。联合用药也能加重血钾降低。因此，在上述情况下，建议监测血钾浓度。 （4）肝肾功能不全对福莫特罗的药物代谢动力学的影响尚不清楚。由于福莫特罗经肝脏代谢，严重肝硬化患者应禁用
生理因素	（1）老年人的用量无须调整。 （2）妊娠期女性除特殊情况外应慎用，特别是怀孕的前3个月和分娩前。 （3）福莫特罗是否经母乳分泌尚不清楚，大鼠实验中曾测得乳汁中含有少量福莫特罗，哺乳期应禁用
其他因素	无
剂量调整模型	无

异烟肼

影响因素	遗传因素：吸收□分布□代谢☑排泄□靶点（受体或通路）□其他：无
	非遗传因素：药物因素☑疾病因素☑生理因素☑ 其他因素：饮食

续表

<table>
<tr><td>药物简介</td><td>作用机制
异烟肼是一种具有杀菌作用的合成抗菌药，其杀菌作用可能通过多种方式进行。
（1）可阻碍结核杆菌细胞壁中磷脂和分枝菌酸的合成，使细胞壁通透性增加，使细菌失去抗酸性而死亡。
（2）可在菌体内被氧化为异烟酸，其结构与烟酰酶相似，从而取代 NAD 中的烟酰胺，形成 NAD 的同系物，干扰 NAD 和 NADPH 脱氢酶的活性，使之失去递氢作用，从而抑制结核菌的生长。
（3）可与 NAD 葡萄糖水解酶的抑制因子相结合，使 NAD 降解而影响脱氧核糖核酸的合成。
（4）可与结核杆菌的某些酶所需的铜离子结合，使酶失去活性而发挥抗菌作用。
适应证
（1）本品可与其他抗结核药联合用药治疗各型结核病，包括结核性脑膜炎以及其他非结核分枝杆菌感染。
（2）单用或与其他抗结核药联合用药用于预防以下各型结核病。
1）新近确诊为结核病患者的家庭成员或密切接触者。
2）正在接受免疫抑制剂或长期激素治疗的结核菌素试验呈阳性者。
3）某些血液病或单核吞噬细胞系统疾病（如白血病、霍奇金病）、糖尿病、硅肺病或接受胃切除术等患者且结核菌素试验呈阳性。
4）35 岁以下结核菌素试验呈阳性者。
5）已知或怀疑为 HIV 感染，其结核菌素试验呈阳性者。
（3）本品对痢疾、百日咳、睑腺炎等也有一定疗效。
药物代谢动力学
本品口服后迅速自胃肠道吸收，并分布于全身组织和体液中，包括脑脊液、胸水、腹水、皮肤、肌肉、乳汁和干酪样组织，并可通过胎盘屏障。蛋白结合率仅为 0～10%。口服 1～2 小时后血药浓度可达峰值，但 4～6 小时后的血药浓度根据患者乙酰化速度的不同而各不相同，快乙酰化者的半衰期为 0.5～1.6 小时，慢乙酰化者为 2～5 小时，肝肾损伤者的半衰期可能延长。本品主要在肝脏中发生乙酰化而生成无活性的代谢产物，其中有的具有肝毒性。乙酰化的速率由遗传决定，慢乙酰化者常有肝脏 N-乙酰转移酶缺乏，未乙酰化的异烟肼可被部分结合。本品主要经肾脏排泄（约 70%），在 24 小时内排出，大部分为无活性代谢产物。快乙酰化者中 93%的异烟肼以乙酰化型自尿液排出，慢乙酰化者该比例为 63%。快乙酰化者尿液中 7%的异烟肼为游离型或结合型，而慢乙酰化者该比例则为 37%。本品易通过血脑屏障，亦可从乳汁排出，少量可自唾液、痰液和粪便中排出。相当量的异烟肼可经血液透析与腹膜透析消除</td></tr>
<tr><td>说明书信息摘录</td><td>FDA
乙酰化率不会明显影响异烟肼的疗效，但缓慢的乙酰化可能会导致较高的血药浓度而增加毒性反应。联合使用抗酸药或是与食物同服都能明显影响异烟肼的吸收。
EMA
无。
PMDA
无。
HCSC
无</td></tr>
<tr><td>遗传因素</td><td>（1）异烟肼在肝脏中主要通过乙酰化反应和去乙酰化反应代谢，主要由 NAT2 代谢，乙酰化的速度由基因决定。</td></tr>
</table>

续表

遗传因素	（2）约50%的美国黑种人和白种人为慢代谢型，其余都是超快代谢型。多数爱斯基摩人和亚洲人都为快代谢型。乙酰化率不会显著改变异烟肼的有效性，但慢乙酰化可能导致更高的血药浓度和中毒风险增加。 （3）慢乙酰化型患者发生肝损伤的风险是快乙酰化型患者的5.5倍。NAT2*5、NAT2*6和NAT2*7这3种等位基因造成的慢代谢占所有慢代谢的98%以上，其中，NAT2*5突变频率的差异是导致慢乙酰化差异的主要原因之一。我国人群NAT2*5、NAT2*6和NAT2*7的基因突变频率分别为0.018～0.063、0.193～0.25、0.143～0.253
药物因素	（1）已知异烟肼可抑制某些CYP。合用异烟肼与通过这些代谢途径进行生物转化的药物可能会减少后者的消除。因此，与含异烟肼成分的药物合用时，需调整剂量以保持最佳的治疗血药浓度。 （2）皮质类固醇（如泼尼松龙）可以通过加快乙酰化速率和（或）肾清除率使异烟肼的血药浓度下降。对氨基水杨酸可通过竞争乙酰化酶而使异烟肼的血药浓度升高并延长其消除半衰期。 （3）异烟肼可能减慢苯妥英钠的排泄或增强其药效。为了避免发生苯妥英钠中毒，应适当调整抗惊厥药剂量
疾病因素	慢性肝脏疾病患者、严重肾功能不全者、精神病患者和癫痫患者禁用
生理因素	（1）本品具有较大毒性，儿童不宜使用，必须使用时须权衡利弊后决定。 （2）妊娠期结核病患者可先用异烟肼、利福平和乙胺丁醇治疗9个月，如对上述药物中任一种耐药而对本品可能敏感者可考虑使用本品。本品妊娠用药分级为C级
其他因素	（1）异烟肼可以抑制单胺氧化酶活性，与含有酪胺的食物（如奶酪、红酒）可能会发生相互作用。 （2）异烟肼也可以抑制二胺氧化酶，食用富含组胺的食物（如鲣鱼、金枪鱼和其他热带鱼）可引起过度反应（如头痛、出汗、心悸、潮红、低血压等）。 （3）每日摄入酒精可能与肝炎发病率较高有关
剂量调整模型	对于慢乙酰化型患者，可采取隔日午后顿服给药的方式减轻药物的蓄积毒性，对于快乙酰化型且肝脏基础状况较好的患者和结核病症状较重的患者，可采取每日早晨或睡前顿服给药的方式以增强药物疗效

茚达特罗

影响因素	遗传因素：吸收□分布□代谢□排泄□靶点（受体或通路）☑其他：无
	非遗传因素：药物因素☑疾病因素☑生理因素☑ 其他因素：无
药物简介	**作用机制** 茚达特罗是一种长效β_2受体激动剂，被吸入后在肺内局部发挥支气管扩张作用。虽然β_2受体是支气管平滑肌中的主要肾上腺素受体，β_1受体是心脏中的主要受体，但在人心脏中也存在β_2受体，占全部肾上腺素受体的10%～50%。虽然尚不清楚这些受体的确切功能，但它们的存在提示了一种可能性，即高选择性的β_2受体激动剂也可能会影响心脏。包括茚达特罗在内的β_2受体激动剂的药理学作用至少部分来自于细胞内腺苷环化酶的激活，该酶能够催化三磷酸腺苷（ATP）转化为环磷酸腺苷（cAMP），其水平升高会引起支气管平滑肌松弛。体外研究显示，长效β_2受体激动剂茚达特罗对β_2受体的激动作用高于β_1受体24倍，高于β_3受体20倍。尚不明确这些发现的临床意义。

续表

<table>
<tr><td>药物简介</td><td>适应证
本品为支气管扩张剂，适用于成人COPD患者的维持治疗。
药物代谢动力学
（1）吸收。茚达特罗单剂量或多剂量吸入给药后，T_{max}的中位值约为15分钟。茚达特罗的全身暴露量随剂量（150～600μg）增加而成比例增加。单剂量吸入后，茚达特罗的绝对生物利用度平均为43%～45%，约75%的全身暴露量来自肺脏吸收，其余25%来自肠道吸收。
茚达特罗的血药浓度随一日1次重复给药而升高，在12～14天内达到稳态。一日1次吸入给药150～600μg，第14天给药后24小时的AUC与给药第1天的AUC相比，茚达特罗的平均蓄积率在2.9～3.5的范围内。
（2）分布。在静脉输注给药后，茚达特罗的分布容积为2557L，显示药物分布广泛。在体外，本品与人血清和血浆蛋白的结合率分别为94.1%～95.3%和95.1%～96.2%。
（3）生物转化。在人体吸收、分布、代谢、排泄（ADME）实验中，口服放射性标记的茚达特罗后，原形茚达特罗是血清中的主要成分，大约占24小时内总药物AUC的1/3。羟基衍生物是血清中最主要的代谢产物。茚达特罗酚-O-葡糖醛酸苷和羟基化茚达特罗是主要次级代谢产物。羟基衍生物的非对映异构体、N-葡糖醛酸苷茚达特罗以及C-脱烷烃产物和N-脱烷烃产物已被鉴定为进一步的代谢产物。
体外研究显示，UGT中只有UGT1A1亚型可将茚达特罗代谢为茚达特罗酚-O-葡糖醛酸苷。在重组CYP1A1、CYP2D6、CYP3A4共同孵育实验中可见氧化代谢产物的形成。CYP3A4被认为是茚达特罗羟基化的主要同工酶。体外研究进一步表明，茚达特罗是P-gp的低亲和性底物。
（4）排泄。在收集尿液的临床试验中，经尿液排泄的茚达特罗原形药物通常低于给药剂量的2%。茚达特罗的平均肾清除率在0.46～1.20L/h之间。与茚达特罗血清清除率23.3L/h相比，肾脏消除在茚达特罗的全身消除中所起的作用较小（为全身清除率的2%～5%）。在一项茚达特罗口服给药的人体ADME研究中，粪便排泄是主要的排泄途径，排泄药量多于尿液途径。茚达特罗主要以原形药物的形式（占给药剂量的54%）排泄至粪便中，其次是羟基化茚达特罗代谢产物（占给药剂量的23%）。给药剂量的90%或更多可从排泄物中回收，达到了物料平衡。茚达特罗的血清浓度呈现多相下降，平均末端半衰期为45.5～126小时。根据多剂量给药后茚达特罗蓄积率计算得到的有效作用半衰期为40～52小时，与观察到的达稳态时间（12～14天）一致</td></tr>
<tr><td>说明书信息摘录</td><td>FDA
体外研究表明，UGT1A1是茚达特罗代谢成茚达特罗酚-O-葡糖醛酸苷的唯一UGT同工酶。在重组CYP1A1、CYP2D6、CYP3A4共同孵育实验中可见氧化代谢产物的形成。CYP3A4是负责茚达特罗羟基化的主要同工酶。
体外研究表明，茚达特罗是P-gp的低亲和力底物。体外研究进一步表明，茚达特罗在体内不会显著抑制转运蛋白，如P-gp、MRP2、BCRP、阴离子底物转运蛋白hOCT1和hOCT2以及人类多药耐药蛋白和毒素外排转运蛋白hMATE1和hMATE2K，并且茚达特罗对P-gp或MRP2无诱导作用。
EMA
无。
PMDA
根据茚达特罗在UGT1A1突变型受试者中的药物代谢动力学可知，UGT1A1低活性的UGT1A1突变型受试者在反复被给予茚达特罗时，稳态时的C_{max}及AUC比UGT1A1野生型受试者高1.2倍。
HCSC
无</td></tr>
</table>

续表

遗传因素	在茚达特罗的药物代谢动力学前瞻性研究中，发现有 UGT1A1（TA）7/(TA) 7 基因型（UGT1A1*28）和（TA）6/(TA) 6 基因型的受试者。茚达特罗在前者中的稳态 AUC 和 C_{max} 比后者高 1.2 倍，提示 UGT1A1 基因型对茚达特罗的暴露无明显影响
药物因素	合用 CYP3A4 和 P-gp 特异性的强效抑制剂（即酮康唑、红霉素、维拉帕米和利托那韦）时，应进行药物相互作用研究。 （1）维拉帕米。茚达特罗 300μg（单剂量）与维拉帕米（80μg，一日 3 次，共给药 4 天）共同给药，茚达特罗的 $AUC_{0\sim24h}$ 增加了 2 倍，C_{max} 增加了 1.5 倍。 （2）红霉素。茚达特罗吸入剂 300μg（单剂量）与红霉素（400μg，一日 4 次，共给药 7 天）共同给药，茚达特罗的 $AUC_{0\sim24h}$ 增加了 1.4 倍，C_{max} 增加了 1.2 倍。 （3）酮康唑。茚达特罗吸入剂 300μg（单剂量）与酮康唑（200μg，一日 2 次，共给药 7 天）共同给药，茚达特罗的 $AUC_{0\sim24h}$ 增加了 1.9 倍，C_{max} 增加了 1.3 倍。 （4）利托那韦。茚达特罗吸入剂 300μg（单剂量）与利托那韦（300μg，一日 2 次，共给药 7.5 天）共同给药，茚达特罗的 $AUC_{0\sim24h}$ 增加了 1.7 倍，C_{max} 未受到影响
疾病因素	（1）不适于治疗急性恶化的慢性支气管阻塞病。 （2）不适于治疗哮喘
生理因素	（1）随着年龄的增长，C_{max} 和全身暴露量会增加，但老年患者无须调整剂量。 （2）本品不宜用于儿童。 （3）致畸效应，本品的妊娠药物分级为 C 级
其他因素	无
剂量调整模型	无

第十八章　肝炎治疗药物

博赛泼维

<table>
<tr><td rowspan="2">影响因素</td><td>遗传因素：吸收□分布□代谢□排泄□靶点（受体或通路）☑其他：无</td></tr>
<tr><td>非遗传因素：药物因素☑疾病因素☑生理因素☑
其他因素：饮食</td></tr>
<tr><td>药物简介</td><td>作用机制
博赛泼维是一种口服有效的丙型肝炎病毒（HCV）NS3/4A 蛋白酶抑制剂，NS3/4A 蛋白酶能使 HCV 编码的多聚蛋白水解断裂成 NS4A、NS4B、NS5A 和 NS5B 蛋白的成熟形态；博赛泼维通过 α-酮酰胺功能基团与 NS3/4A 蛋白酶的活性位点丝氨酸（S139）进行共价及可逆性的结合，从而抑制 HCV 在感染宿主细胞内的复制。博赛泼维对重组 HCV 基因亚型 1a 和 1b 的 NS3/4A 蛋白酶抑制常数（K_i）为 14nmol/L。此外，最近的研究表明，宿主细胞通过对聚乙二醇干扰素的应答，可降低其敏感性；NS3 丝氨酸蛋白酶能抑制宿主细胞的应答，从而修复聚乙二醇干扰素的敏感度。因此，博赛泼维具有直接抑制病毒复制和修复聚乙二醇干扰素敏感度的双重作用。
适应证
（1）不能作为单独治疗用药，只能与聚乙二醇干扰素 α-2b 和利巴韦林联合用药，用于基因 1 型慢性丙型肝炎的治疗。
（2）代偿性肝病，包括肝硬化。
（3）以往未治疗或干扰素和利巴韦林治疗已失败的成年患者（≥18 岁）。
药物代谢动力学
健康受试者与 HCV 感染者的药物代谢动力学参数相似。一日 3 次口服博赛泼维 800mg 后，药物吸收迅速，平均 T_{max} 为 2 小时，其 AUC 为 5408ng·h/ml、C_{max} 为 1723ng/ml、C_{min} 为 88ng/ml，稳态 AUC、C_{max} 和 C_{min} 的升高较剂量增加比例低。多次口服 800mg 和 1200mg 后，个体对高剂量药物的吸收减少，药物的蓄积量小，分别为 0.8、1.5 倍，1 天后可达到药物代谢动力学的稳态。尚未对博赛泼维的绝对生物利用度进行研究。食物对口服吸收有较大的影响，与空腹时服药相比，于进餐时服药吸收增加了 65%；无论是高脂还是低脂饮食，或是进餐前后的任何时间服药，博赛泼维的生物利用度均相似。本品的消除半衰期约为 3.4 小时，平均体内总清除率约为 161L/h，血浆蛋白结合率约为 75%。博赛泼维主要在肝脏经醛酮还原酶（AKP）代谢，脱去酮基，转化成无活性的代谢产物，部分经 CYP3A4/5 代谢后转化成去氧化的代谢产物，约有 79%和 9%的代谢产物分别经粪便和尿液排出体外</td></tr>
<tr><td>说明书信息摘录</td><td>FDA
INF-3 基因突变（IL28B rs12979860，C>T）是对聚乙二醇干扰素 α-2b 利巴韦林反应的强预测指标。在 SPRINT-2 试验（既往未治疗）中，IL28B rs12979860 基因突变频率为 652/1048（0.62），在 RESPOND-2 试验（既往治疗失败）中 IL28B rs12979860 基因突变频率为 259/394（0.66）。将受试者分成两组，分别给予安慰剂或博赛泼维，CC 基因型受试者的持续病毒学应答率（SVR）往往高于 CT 基因型受试者，TT 基因型受试者，尤其是以前未经治疗的受试者的 SVR 比接受 48 周聚乙二醇干扰素 α-2b 和利巴韦林治疗的受试者的 SVR 率趋向较低。既往治疗失败组中，采用含博赛泼维治疗的所有基因型受试者似乎可有较高的 SVR。由于样本小以及研究人群的统计指标和临床特征相对于总体人群存在潜在差别，因此，应谨慎看待该回顾性分析的结果。</td></tr>
</table>

续表

<table>
<tr><td>说明书信息摘录</td><td>
<table>
<tr><td colspan="5">SVR，% (n/N)</td></tr>
<tr><td>临床研究</td><td>IL28B rs12979860 基因型</td><td>聚乙二醇干扰素 α-2b+利巴韦林 48</td><td>博赛泼维-RGT</td><td>博赛泼维+聚乙二醇干扰素 α-2b+利巴韦林 48</td></tr>
<tr><td colspan="5">SPRINT-2（既往未治疗受试者）</td></tr>
<tr><td></td><td>CC</td><td>78 (50/64)</td><td>82 (63/77)</td><td>80 (44/55)</td></tr>
<tr><td></td><td>CT</td><td>28 (33/116)</td><td>65 (67/103)</td><td>71 (82/115)</td></tr>
<tr><td></td><td>TT</td><td>27 (10/37)</td><td>55 (23/42)</td><td>59 (26/44)</td></tr>
<tr><td colspan="5">RESPOND-2（既往治疗已失败受试者）</td></tr>
<tr><td></td><td>CC</td><td>46 (6/13)</td><td>79 (22/28)</td><td>77 (17/22)</td></tr>
<tr><td></td><td>CT</td><td>17 (5/29)</td><td>61 (38/62)</td><td>73 (48/66)</td></tr>
<tr><td></td><td>TT</td><td>50 (5/10)</td><td>55 (6/11)</td><td>72 (13/18)</td></tr>
</table>
HCV 基因亚型 1b NS3 蛋白酶区域内的氨基酸被氨基酸（如 V36A/I/M、Q41R、F43C/S、T54A/S、V55A/I、R155K/M/Q、V158I、V170A/T 和 M175L 等）替换，可使得博赛泼维的抗 HCV 活性下降 2～10 倍；若氨基酸被替换为 T54C、R155G/I/T 和 A156S/T/V，本品的抗 HCV 活性可下降 10 倍以上；若与耐药性有关的氨基酸被双替换，其抗 HCV 活性下降的倍数与单替换耐药株相当；NS3 氨基酸替换株 Q80K 不会降低博赛泼维对 HCV 的敏感性。
EMA
同 FDA。
PMDA
无。
HCSC
同 FDA
</td></tr>
<tr><td>遗传因素</td><td>
(1) INF-3 基因突变（IL28B rs12979860，C>T）是对聚乙二醇干扰素 α-2b 利巴韦林反应的强预测指标。研究表明，与 CT 和 TT 基因型受试者相比，CC 基因型受试者抗病毒作用更强。CC 基因型受试者的 SVR 为 89%，而没有 CC 基因型受试者的 SVR 为 52%。在中国人群中，C 位点突变频率为 0.937，T 位点突变频率为 0.063，该位点单核苷酸基因多态性表现为 CC 基因型和 CT 基因型，其中 CC 基因型突变频率为 0.874，CT 基因型突变频率为 0.126，没有出现 TT 基因型（1000 genomes）。
(2) 博赛泼维主要经 AKP 代谢，少部分经 CYP3A4/5 代谢，同时博赛泼维抑制 CYP3A4/5 的代谢，AKP 和 CYP3A4/5 基因突变亦会影响博赛泼维的使用剂量。
(3) 博赛泼维作为一种 HCV NS3/4A 蛋白酶抑制剂，当 HCV NS3/4A 蛋白酶的氨基酸序列改变时，将会极大地影响博赛泼维的抗病毒作用以及病毒对博赛泼维的耐药性
</td></tr>
<tr><td>药物因素</td><td>
(1) 与本品合用能增强抗病毒作用的药物。博赛泼维主要由 AKP 代谢，与 AKP 抑制剂（如二氟尼柳、布洛芬）同服后，会提高博赛泼维的血药浓度。
(2) 与本品合用能减弱抗病毒作用的药物。①抗惊厥药（卡马西平、苯巴比妥、苯妥英）、利福平、贯叶连翘、地塞米松作为强效 CYP3A4/5 诱导剂，会显著降低博赛泼维的血药浓度，降低其疗效，甚至使其丧失抗病毒作用；②HIV 非核苷酸逆转录酶抑制剂依非韦伦可使得博赛泼维的血药浓度降低，使其丧失抗病毒作用。
</td></tr>
</table>

续表

药物因素	（3）禁止本品与高度依赖 CYP3A4/5 清除的药物合用。博赛泼维是一种 CYP3A4/5 抑制剂，可使依赖 CYP3A4/5 清除的药物代谢受阻，血药浓度升高，增加其毒副反应，并增加严重或危及生命事件的发生风险。这类药物有以下几种：① α_1 受体阻滞剂阿夫唑嗪，与本品合用可增加阿夫唑嗪的浓度，进而导致低血压；②麦角衍生物（双氢麦角碱、麦角新碱、麦角胺、甲基麦角新碱）与本品合用会导致急性麦角毒性，如外周血管痉挛、组织缺血；③胃肠道动力药西沙必利与本品合用可导致心律失常；④HMG-CoA 还原酶抑制剂（洛伐他汀和辛伐他汀）与本品合用可增加其毒性作用，如横纹肌溶解；⑤口服避孕药屈螺酮与本品合用可增加高钾血症的风险；⑥PDE5 抑制剂（西地那非和他达那非）与本品合用可增加 PDE5 抑制剂不良反应的发生，如视觉障碍、低血压、勃起延长和晕厥；⑦抗精神病药匹莫奇特与本品合用可出现心律失常；⑧镇静安眠药（三唑仑和咪达唑仑）与本品合用可延长或增强镇静或呼吸抑制作用；⑨抗心律失常药（胺碘酮、苄普地尔、氟卡尼、普罗帕酮、奎尼丁）与本品合用可增加严重或危及生命的不良事件的风险。 （4）本品还是 P-gp 的抑制剂，与地高辛合用会使地高辛浓度增加，开始使用时应采用最低剂量，逐渐增加剂量并监测地高辛的血药浓度。此外，本品与抗痛风药秋水仙碱合用可使秋水仙碱的血药浓度极大地增加，甚至出现致死性作用；如患者肝肾功能损伤，禁止本品与秋水仙碱合用
疾病因素	（1）本品或对其成分过敏的患者禁用。 （2）肝损伤患者无须调整剂量，但肝功能失代偿和自身免疫性肝炎者禁用本品。 （3）任何程度肾损伤的患者无须调整本品剂量。 （4）贫血和中性粒细胞减少。在联合本品治疗前，所有患者必须查全血细胞计数。在治疗第 4、8 和 12 周时应查全血细胞计数。此外，在其他时间点也应严密监测全血细胞计数。 （5）HCV 合并 HIV 感染、HCV 合并 HBV 感染以及器官移植患者中，本品的药物代谢动力学和安全性未见报道
生理因素	（1）未见小儿和老年人使用本品的药物代谢动力学、安全性、有效性的报道，但一般而言，老年人使用本品需要引起足够的重视并监测血药浓度。 （2）由于本品必须与聚乙二醇干扰素 α-2b、利巴韦林联合用药，而利巴韦林和聚乙二醇干扰素 α-2b 是禁用于妊娠期女性的，因此，本品目前暂时不建议用于妊娠期女性。 （3）目前不确定本品是否会经人乳汁排泄，因此，谨慎起见，哺乳期女性只能在继续哺乳和服药之间二选一。 （4）有生育能力的女性在接受本品治疗时和治疗后 6 个月应避免妊娠。由于女性服用本品时，激素避孕效果可能会受到影响，所以，同时用博赛泼维和利巴韦林治疗时，女性应使用两种不同的避孕方法，包括子宫内避孕器和屏障法
其他因素	食物对本品的口服吸收有较大的影响，与空腹时服药相比，进餐时服药可使药物吸收增加 65%；但无论是高脂还是低脂饮食，或是进餐前后的任何时间服药，博赛泼维的生物利用度均相似
剂量调整模型	无

利巴韦林

影响因素	遗传因素：吸收☐分布☐代谢☑排泄☐靶点（受体或通路）☑其他：无
	非遗传因素：药物因素☑疾病因素☑生理因素☑ 其他因素：饮食

续表

药物简介	**作用机制** 利巴韦林的抗病毒作用机制尚未完全明确，可能的机制是药物进入被病毒感染的细胞后，被腺苷激酶磷酸化形成单磷酸、二磷酸、三磷酸代谢产物，其产物是病毒合成酶的竞争性抑制剂，能抑制肌苷酸脱氢酶、流感病毒的RNA聚合酶和mRNA鸟苷转移酶，可明显减少细胞内的鸟苷三磷酸，从而抑制病毒RNA和蛋白质的合成。 **适应证** （1）联合聚乙二醇干扰素α-2b，用于治疗慢性丙型肝炎。 （2）主要用于治疗呼吸道合胞病毒感染（气雾剂）。 **药物代谢动力学** 口服后迅速吸收，T_{max}约为1.5小时；由于存在首过消除，绝对生物利用度平均值为64%。利巴韦林单次给药200～1200mg，剂量与$AUC_{0\sim tf}$（从零时刻到最后一个浓度的测定时间的AUC）呈线性关系，单次给药400～600mg，剂量与C_{max}呈趋于渐近线的曲线关系。一日2次口服，约4周后达稳态血药浓度，其浓度可达单次给药C_{max}的6倍。口服剂量为600mg/d时，约4周后到达稳态，平均稳态血药浓度为2200ng/ml，停药后，平均$t_{1/2}$为298小时。利巴韦林代谢有两个途径，即有核细胞内的可逆磷酸化途径和涉及去核糖化和酰胺水解的三唑羧酸代谢途径。利巴韦林和代谢产物三唑甲酰、三唑羧酸经肾脏排出体外。600mg ^{14}C标记的利巴韦林口服给药336小时后，约61%和12%分别经尿液和粪便排泄，利巴韦林原形药物排泄量占给药剂量的17%
说明书信息摘录	**FDA** 无。 **EMA** 无。 **PMDA** 无。 **HCSC** 无
遗传因素	（1）编码IFNL3的*IL28B*基因附近的*rs12979860*位点，C、T基因型的变化是对聚乙二醇干扰素α-2b利巴韦林反应的预测指标。研究表明，CT、TT基因型受试者与CC基因型受试者相比，SVR较低；位点*rs12979860*在中国人群中，C等位基因突变频率为0.937，T等位基因突变频率为0.063（1000 genomes）。 （2）荷兰皇家药剂师协会遗传药理学工作组基于HLA-B*44评估了对利巴韦林治疗剂量的建议，发现一些证据证明HLA-B*44阴性的患者对利巴韦林治疗反应较低。他们认为目前暂无推荐剂量，因为90%的人群都是HLA-B*44阴性，并且尚无替代疗法
药物因素	（1）利巴韦林与地达诺新合用，可能增加药物介导的线粒体毒性的风险，导致致命或非致命性乳酸酸中毒、致死性肝衰竭、周围神经病变或胰腺炎。 （2）利巴韦林与阿巴卡韦合用可能导致致命或非致命性乳酸酸中毒。 （3）利巴韦林与司坦夫定合用可能会导致后者疗效降低及非致命性乳酸酸中毒。 （4）利巴韦林与扎西他滨合用可能会导致致命或非致命性乳酸酸中毒。 （5）利巴韦林与齐多夫定合用可能会导致后者疗效降低、肝功能异常，同时增加血液毒性风险。 （6）利巴韦林与巯唑嘌呤合用可能导致后者诱导骨髓毒性的风险增加。 （7）利巴韦林与干扰素α-2b合用可能加重精神抑郁、愤怒、敌意

续表

疾病因素	（1）利巴韦林不能经血液透析有效去除，肌酐清除率小于 50ml/min 的患者不应被给予利巴韦林。 （2）有轻度、中度或严重肝功能障碍（Child-Pugh A、B、C 级）患者与对照组相比，平均 $AUC_{0\sim tf}$ 无显著差异，然而重度肝功能障碍患者的平均 C_{max} 为对照组的 2 倍。 （3）HCV 合并 HIV 感染患者的安全性和有效性尚未确定
生理因素	（1）服用利巴韦林时，女性患者及男性患者的女性伴侣避免妊娠。 （2）性别对利巴韦林作用无影响。 （3）利巴韦林胶囊在儿童和成人受试者中的药物代谢动力学相似，尚未确定利巴韦林口服液在儿童受试者中的药物代谢动力学特性。 （4）老年人应根据肾功能做出相应的剂量调整
其他因素	当利巴韦林与高脂食物（热量 841kcal，53.8g 脂肪，31.6g 蛋白质，57.4g 碳水化合物）同服时，$AUC_{0\sim tf}$ 和 C_{max} 都增加了 70%，因此，与高脂食物同服可增加利巴韦林的吸收
剂量调整模型	无

西咪匹韦

影响因素	遗传因素：吸收□分布□代谢☑排泄□靶点（受体或通路）☑其他：无
	非遗传因素：药物因素☑疾病因素☑生理因素☑ 其他因素：饮食
药物简介	**作用机制** 西咪匹韦是一种 HCVNS3/4A 蛋白酶抑制剂，NS3/4A 蛋白酶对病毒复制很重要。西咪匹韦能抑制重组基因亚型 1a 和 1b HCV NS3/4A 蛋白酶的蛋白分解活性，K_i 值分别为 0.5nmol/L 和 1.4nmol/L。 **适应证** 与聚乙二醇干扰素 α-2b 和利巴韦林联合用于基因 1 型慢性丙型肝炎（CHC）的治疗。 **药物代谢动力学** 西咪匹韦口服可吸收，T_{max} 为 4～6 小时，血浆蛋白结合率超过 99.9%，西咪匹韦与聚乙二醇干扰素 α-2b 和利巴韦林联合用药与单独西咪匹韦用药比较，本品的 C_{max} 和 AUC 无显著差异。在 HCV 感染的受试者，C_{max} 为 1936ng/ml，AUC 为 57469ng·h/ml。西咪匹韦在肝脏中经 CYP3A 系统氧化代谢，亦不能排除经 CYP2C8 和 CYP2C19 代谢。西咪匹韦主要通过胆汁排泄，给予健康受试者单次口服 200mg ^{14}C 标记的西咪匹韦后，在粪便中本品平均回收率为 91%，在尿液中本品回收率小于 1%；在粪便中原形药占给药剂量的 31%。健康受试者西咪匹韦的 $t_{1/2}$ 是 10～13 小时，HCV 感染的受试者 $t_{1/2}$ 为 41 小时
说明书信息摘录	**FDA** IFN-λ-3 基因编码附近的基因突变（*IL28B*，*rs12979860*，T>C）是对本品联合使用聚乙二醇干扰素 α-2b 和利巴韦林反应的强预测指标。在Ⅲ期临床试验中，*IL28B* 基因型是一个分层因素。 总体而言，与 CC 基因型受试者相比，CT 和 TT 基因型受试者 SVR 较低。在未接受过治疗和经历治疗失败的受试者中，经过含有本品治疗的所有 IL28B 基因型均有最高的 SVR，见下表。

续表

说明书信息摘录

基因型 *IL28B rs12979860* 成人受 1 型 HCV 感染受试者接受西咪匹韦（150mg/d）联合聚乙二醇干扰素 α-2b 和利巴韦林治疗与受试者接受安慰剂联合聚乙二醇干扰素 α-2b 和利巴韦林治疗 SVR12（QUEST 1、QUEST 2 和 PROMISE），%（*n/N*）

测试组	*IL28B rs12979860* 基因型	西咪匹韦＋聚乙二醇干扰素 α-2b＋利巴韦林	安慰剂＋聚乙二醇干扰素 α-2b＋利巴韦林
QUEST 1 和 QUEST 2（未接受过治疗的受试者）	CC	95（144/152）	80（63/79）
	CT	78（228/292）	41（61/147）
	TT	61（47/77）	21（8/38）
PROMISE（经历治疗复发的受试者）	CC	89（55/62）	53（18/34）
	CT	78（131/167）	34（28/83）
	TT	65（20/31）	19（3/16）

注：SVR12，12 周治疗结束后持续病毒应答。

基因型 *IL28B rs12979860* 成人受 1 型 HCV 感染受试者接受西咪匹韦（150mg/d）联合聚乙二醇干扰素 α-2b 和 RBV 治疗（C212 和 RESTORE），%（*n/N*）

测试组	*IL28B rs12979860* 基因型	未接受过治疗的受试者	经历治疗复发的受试者	接受过治疗部分反应者	接受过治疗无反应者
C212（HIV-1 共感染）	CC	100（15/15）	100（7/7）	100（1/1）	80（4/5）
	CT	70（19/27）	100（6/6）	71（5/7）	53（10/19）
	TT	80（8/10）	0（0/2）	50（1/2）	50（2/4）
RESTORE（4 型 HCV 感染）	CC	100（7/7）	100（1/1）	—	—
	CT	82（14/17）	82（14/17）	60（3/5）	41（9/22）
	TT	80（8/10）	100（4/4）	60（3/5）	39（7/18）

注：SVR12，12 周治疗结束后持续病毒应答。

EMA

无。

PMDA

无。

HCSC

同 FDA。

本品联合索非布韦治疗的受试者的 SVR12 在 CC、CT 和 TT 基因型受试者中分别为 75%（3/4）、100%（17/17）和 86%（6/7）。本品联合索非布韦和利巴韦林治疗受试者的 SVR12 在 CC、CT 和 TT 基因型受试者中分别为 100%（7/7）、97%（32/33）和 86%（12/14）

遗传因素

IFNL3 为西咪匹韦的作用靶点，位点 *rs12979860* 位于该基因内含子区域，该位点 C、T 基因型的变化，是对聚乙二醇干扰素 α-2b、利巴韦林和西咪匹韦反应的预测指标。研究表明，CT、TT 基因型受试者与 CC 基因型受试者比较，SVR 倾向于较低。中国人群中该位点 C 等位基因突变频率为 0.937，T 等位基因突变频率为 0.063（1000 genomes）。该基因另一位点 *rs8099917* 是 T、G 基因型的变化，研究表明，与 TT 基因型受试者比较，GG、GT 基因型受试者对药物治疗的反应降低。在中国人群中 T 等位基因突变频率为 0.937，G 等位基因突变频率为 0.063（1000 genomes）

续表

药物因素	（1）西咪匹韦轻度抑制肠道 CYP3A4 活性，但不影响肝 CYP3A4，主要由 CYP3A4 代谢的药物与本品联用可能会增加这些药物的血药浓度；西咪匹韦可抑制 OATP1B1、P-gp 和 BCRP 等药物转运蛋白，与其底物药物合用时可能会增加这些药物的血药浓度；参与西咪匹韦生物转化的主要酶是 CYP3A，中效或强效 CYP3A 抑制剂可显著增加本品血药浓度，反之，中效或强效 CYP3A 诱导剂可显著降低本品血药浓度而降低疗效，因此，不推荐合用。 （2）与本品合用能增加本品血药浓度的药物。①大环内酯类抗生药：红霉素、克拉霉素、泰利霉素；②抗真菌药：伊曲康唑、酮康唑、泊沙康唑、氟康唑、伏立康唑；③草药：水飞蓟；⑤蛋白酶抑制剂：达芦那韦、利托那韦。 （3）与本品合用能降低本品血药浓度的药物。①抗惊厥药：卡马西平、奥卡西平、苯巴比妥、苯妥英钠；②抗微生物药：利福平、利福布丁、利福喷丁；③肾上腺皮质激素类药：地塞米松；④草药：贯叶连翘；⑤非核苷逆转录抑制剂：依非韦伦。 （4）与本品合用能增加合用药物血药浓度的药物。①抗心律失常药：地高辛、胺碘酮、丙吡胺、氟卡尼、美西律、普罗帕酮、奎尼丁；②抗生素：红霉素；③钙通道阻滞剂：氨氯地平、地尔硫䓬、非洛地平、尼卡地平、硝苯地平、尼索地平、维拉帕米；④胃肠动力药：西沙必利；⑤蛋白酶抑制剂：达芦那韦、利托那韦；⑥PDE5 抑制剂：西地那非、他达拉非、伐地那非；⑦镇静药：咪达唑仑、三唑仑；⑧HMG-CoA 还原酶抑制剂：瑞舒伐他汀、阿托伐他汀、辛伐他汀、匹伐他汀、普伐他汀、洛伐他汀。 （5）与本品合用后合用药物血药浓度不受影响的药物。华法林、利福平、利福布丁、利福喷丁、依非韦伦。 （6）与本品合用后任意药物无须调整剂量的药物。咖啡因、右美沙芬、艾司西酞普兰、炔雌醇、美沙酮、咪达唑仑（静脉）、奥美拉唑、雷特格韦、利匹韦林、索非布韦、他克莫司、富马酸替诺福韦酯、华法林。 （7）与本品合用后，无临床意义的药物。抗酸药、阿奇霉素、贝达喹啉、糖皮质激素（泼尼松、氟替卡松、甲泼尼龙、布地奈德）、度鲁特韦、氟伐他汀、H_2 受体阻滞剂、丁丙诺啡、纳洛酮、核苷类（如阿巴卡韦、去羟肌苷、恩曲他滨、拉米夫定、司坦夫定、齐多夫定）、马拉维诺、哌甲酯和质子泵抑制剂。 （8）本品禁止与秋水仙碱联用
疾病因素	（1）对轻度或中度肾损伤患者无须调整本品剂量，在严重肾损伤或肾病终末期需要血液透析患者中尚未确定本品的安全性和疗效。 （2）有轻度肝损伤患者无须调整本品剂量，在中度或严重肝损伤患者中尚未确定本品的安全性和疗效
生理因素	（1）老年人无须调整本品剂量。 （2）需要根据体重调整本品用量。 （3）性别对本品剂量无影响。 （4）本品与利巴韦林联合用药时，女性患者及男性患者的女性伴侣应避免妊娠
其他因素	与空腹时用药相比，西咪匹韦与高脂肪、高热量（928kcal）和正常热量（533kcal）食物同服，在健康受试者中 *AUC* 分别增加 61%和 69%，分别延迟吸收 1 小时和 1.5 小时。应与食物同服
剂量调整模型	无

索非布韦

影响因素	遗传因素：吸收□分布□代谢☑排泄□靶点（受体或通路）☑其他：无
	非遗传因素：药物因素☑疾病因素☑生理因素☑ 其他因素：无

续表

药物简介

作用机制

索非布韦是一种 HCV 核苷酸类似物 NS5B 聚合酶抑制剂，它作为一种核苷酸前药，在肝细胞内进行代谢后形成药理学活性三磷酸鸟苷类似物（GS-461203），通过 NS5B 聚合酶可掺入 HCV-RNA 终止其复制。在生化检测中，GS-461203 抑制 HCV（基因 1b、2a、3a 和 4a 亚型）NS5B 聚合酶活性的半数有效剂量（IC_{50}）为 0.7～2.6μmol/L，但 GS-461203 并不抑制人 DNA、RNA 以及线粒体 RNA 聚合酶的活性。

适应证

索非布韦联合利巴韦林和（或）聚乙二醇干扰素用于基因 1 型、2 型、3 型、4 型慢性丙型肝炎的治疗，也可用于肝细胞癌符合米兰标准等待肝移植、HCV 合并 HIV-1 感染患者的治疗。

药物代谢动力学

在健康成年受试者和慢性丙型肝炎受试者中评价索非布韦和其主要代谢产物 GS-331007 的药物代谢动力学性质。索非布韦口服可吸收，T_{max}为 0.5～2 小时，与剂量无关。给药后 GS-331007 的 T_{max}为 2～4 小时。根据基因 1～6 型 HCV 感染受试者联合利巴韦林（有或无聚乙二醇干扰素）给药群体的药物代谢动力学分析，稳态索非布韦（n=838）和 GS-331007（n=1695）的 $AUC_{0\sim24h}$几何均数分别为 828ng·h/ml 和 6790ng·h/ml。相对于健康受试者，HCV 感染受试者被单独给予索非布韦（n=272），索非布韦的 $AUC_{0\sim24h}$分别较高 39%，而 GS-331007 的 $AUC_{0\sim24h}$分别较低 39%。200～1200mg 的剂量范围内，索非布韦和 GS-331007 的 AUC 接近与剂量成正比。食物对索非布韦吸收无影响，索非布韦的血浆蛋白结合率为 61%～65%，而 GS-331007 的血浆蛋白结合率很低。索非布韦在肝脏中被广泛地代谢为药理学活性三磷酸鸟苷类似物 GS-461203。代谢激活通路包括羧基酯被人组织蛋白酶（CatA）或羧酸酯酶 1（CES1）的催化连续水解和磷酸酯被组氨酸三联体核苷酸结合蛋白 1（HINT1）裂解，接着被嘧啶核苷酸的生物合成通路磷酸化。去磷酸化导致核苷代谢产物 GS-331007 的形成，不能有效地重新磷酸化，因此，缺乏体外抗 HCV 的活性。单次口服给予 400mg ^{14}C 标记的索非布韦后，平均总回收量大于 92%，在尿液、粪便和呼气中回收分别约为 80%、14%和 2.5%。在尿液回收大多数是 GS-331007（78%），而 3.5%为原形药物。这些数据表明，GS-331007 主要经肾脏清除。索非布韦和 GS-331007 的 $t_{1/2}$分别是 0.4 和 27 小时

说明书信息摘录

FDA

在有基线 *IL28B* CC 等位基因受试者中 SVR 为 98%（93/95），在有基线 IL28B 非 CC 等位基因受试者中 SVR 为 87%（202/232）。

在 NEUTRINO 中有多个基线因子传统上伴随对基于干扰素治疗反应较低受试者在既往聚乙二醇化干扰素和利巴韦林治疗失败患者中估计的反应率接近观察反应率，见下表。在 NEUTRINO 试验中，HCV-RNA＞800000U/ml 和 Metavir F3/F4 纤维化的基因 1 型受试者有 *IL28B* 非 CC 等位基因，SVR 为 71%（37/52）。

NEUTRINO 受试者选定亚组的 SVR,%（n/N）

	索非布韦＋聚乙二醇干扰素 α-2b＋利巴韦林 12 周
肝硬化	
否	92（252/273）
是	80（43/54）
种族	
黑种人	87（47/54）
非黑种人	91（248/273）
多基线因子	
基因 1 型，Metavir F3/F4 纤维化，IL28B 非 CC，HCV-RNA＞800000U/ml	71（37/52）

续表

说明书信息摘录

PHOTON-1 研究中 SVR[a]，%（*n*/*N*）

	基因 1 型 HCV	基因 2 型 HCV	基因 3 型 HCV
	索非布韦＋利巴韦林 24 周 TN（*N*＝114）	索非布韦＋利巴韦林 12 周 TN（*n*＝26）	索非布韦＋利巴韦林 24 周 TE（*n*＝13）
总体	76（87/114）	88（23/26）	92（12/13）
对无 SVR12 受试者结局			
病毒学治疗失败	1（1/114）	4（1/26）	0/13
复发[b]	22（25/113）	0/25	8（1/13）
其他[c]	1（1/114）	8（2/26）	0/13

注：TN—未治疗过；TE—经历治疗；[a]表中未包括慢性基因 2 型丙型肝炎用索非布韦＋利巴韦林治疗共 24 周受试者（*N*＝5）和基因 3 型慢性丙型肝炎用索非布韦＋利巴韦林治疗共 12 周受试者（*N*＝42）；[b]对复发的分母是在其末次用治疗评估时 HCV-RNA＜LLOQ 受试者数；[c]其他包括没有实现 SVR12 和不符合病毒学失败标准（如，失访）受试者。

在基因 1 型 HCV 感染受试者中，1a 型感染受试者 SVR 为 82%（74/90），基因 1b 型感染受试者 SVR 为 54%（13/24），复发占治疗失败大多数。基因 1 型 HCV 感染受试者在有基线 *IL28B* CC 等位基因受试者中 SVR 为 80%（24/30），在有基线 *IL28B* 非 CC 等位基因受试者 SVR 为 75%（62/83）。

EMA

无。

PMDA

无。

HCSC

无

遗传因素

INFL3 是索非布韦的作用靶点，位点 *rs12979860* 位于该基因内含子区域，该位点 C、T 基因型的变化，是对聚乙二醇干扰素 α-2b、利巴韦林和索非布韦反应的预测指标。研究表明，CT、TT 基因型受试者与 CC 基因型受试者比较，SVR 较低。在中国人群中该位点 C 等位基因突变频率为 0.937，T 等位基因突变频率为 0.063（1000 genomes）

药物因素

（1）索非布韦是药物转运蛋白 P-gp 和 BCRP 的底物，但并非 P-gp 和 BCRP 的抑制剂，因此肠道强效 P-gp 诱导剂可能会降低其血药浓度，进而影响其治疗效果，不建议与本品合用。P-gp 和 BCRP 抑制剂可升高本品的血药浓度，可以合用。此类药物包括：①抗惊厥药（卡马西平、苯妥英钠、苯巴比妥、奥卡西平）；②抗分枝杆菌药（利福喷丁、利福平、利福布丁）；③草药（贯叶连翘）；④HIV 蛋白酶抑制剂（替拉那韦、利托那韦）。

（2）与本品合用能增加本品血药浓度的药物有：雷诺拉嗪、沙奎那韦、维拉帕米。

（3）与本品合用能增加多柔比星和长春新碱的血药浓度。

（4）与本平合用能增强胺碘酮减慢心率的活性。

（5）与本品合用没有相互作用并且无须调整剂量的药物有：环孢素、达芦那韦、利托那韦、利匹韦林、他克莫司、美沙酮、雷特格韦、富马酸替诺福韦酯

疾病因素

（1）对轻度或中度肾损伤患者无须调整本品剂量，在严重肾损伤或肾病终末期需要血液透析患者中，尚未确定本品的安全性和疗效。

（2）对轻度、中度或严重肝损伤患者无须调整本品剂量，在有失代偿肝硬化患者中，尚未确定本品的安全性和疗效。

（3）对 HCV 合并 HIV-1 感染患者无须调整本品剂量。

续表

疾病因素	（4）肝移植术后患者尚未确定本品的安全性和疗效。 （5）基因5型和基因6型HCV感染患者，没有足够数据支撑本品的推荐剂量
生理因素	（1）联合本品与利巴韦林用药时，女性患者及男性患者的女性伴侣应避免妊娠。 （2）性别对本品作用无影响。 （3）尚未在儿童中确定本品的安全性和有效性。 （4）老年人无须调整本品剂量
其他因素	食物对本品无影响，可与或不与食物同服。
剂量调整模型	无

聚乙二醇干扰素α-2b

影响因素	遗传因素：吸收□分布□代谢☑排泄□靶点（受体或通路）☑其他：无
	非遗传因素：药物因素☑疾病因素☑生理因素☑ 其他因素：过敏史、环境
药物简介	**作用机制** （1）聚乙二醇干扰素α-2b以每摩尔蛋白含1mol聚合物的置换度与单甲氧聚乙二醇以共价形式结合。体内和体外实验均证实本品的生物活性取决于干扰素。一旦干扰素与细胞膜表面的特异性膜受体（IFNAR1和IFNAR2c）结合后，细胞内就将启动复杂程序性反应，包括特定酶类的激活，如JAK1酶和酪氨酸激酶Tyk2。在酶的作用下干扰素自身磷酸化，同时受体也被磷酸化，这些磷酸化的干扰素受体再与Stat1和Stat2结合，进而触发胞内信号传递并激发基因转录。这一生物效应使机体免疫调节增强100倍左右，且抗病毒蛋白表达增加。 （2）一定程度上可以认为，这种程序启动是细胞对干扰素做出的多种反应，包括抑制感染细胞内的病毒复制、抑制细胞增殖、增强机体自身免疫调节功能、增强巨噬细胞的吞噬活性和增强淋巴细胞对靶细胞的特异性细胞毒作用等，这些生物效应都有利于干扰素发挥其治疗作用。干扰素药效存在物种特异性，然而一些种属的猴子如猕猴对干扰素的药敏刺激接近于人Ⅰ型干扰素。 （3）聚乙二醇干扰素α-2b也可以抑制体内体外病毒复制，其具体作用机制尚不明确，有可能是改变宿主细胞的代谢，这一效应使得子代病毒必须寄存于宿主细胞内。 **适应证** （1）成人（三联疗法）。聚乙二醇干扰素α-2b联合利巴韦林、博赛泼维用于治疗成人基因1型慢性丙型肝炎患者，患者必须处于肝脏代偿期，且先前未治疗或治疗失败。 （2）成人（单一疗法）。聚乙二醇干扰素α-2b适用于HCV-RNA呈阳性的慢性丙型肝炎患者，包括处于肝硬化代偿期和（或）混合感染HIV临床稳定期的患者。 （3）成人（二联疗法）。聚乙二醇干扰素α-2b联合利巴韦林用于治疗慢性丙型肝炎，这类患者处于混合感染HIV临床稳定期且之前未接受过治疗、用干扰素α单一治疗失败或与利巴韦林二联疗法治疗失败。干扰素单一疗法主要用于不能耐受或者禁用利巴韦林的患者。 （4）儿童用药（二联疗法）。聚乙二醇干扰素α-2b联合利巴韦林用于之前未接受过治疗的患有慢性丙型肝炎的3岁以上儿童或青少年患者，患者必须无肝脏失代偿表现，且HCV-RNA呈阳性。 **药物代谢动力学** 单剂量皮下注射聚乙二醇干扰素α-2b后，药物的$t_{1/2}$约为4.6小时，T_{max}为15～44小时，并持续48～72小时。多次给药，生物利用度增加。仅30%的药物经肾脏排泄，单一疗法治疗对象有轻微或严重的肾损伤时，应减量。慢性丙型肝炎患者体内本品$t_{1/2}$约为40小时（22～60小时）。本品的C_{max}和AUC测量值与剂量呈正相关，表观容积分布为0.99L/kg

续表

说明书信息摘录

FDA

通过对 1671 例受试者的回顾性全基因组关联分析，鉴别既往未治疗的基因 1 型患者接受本品治疗后的基因改变。分析发现：聚乙二醇干扰素 α-2b 的单核酸多态性接近 IFNL3（*IL28B*，*rs12979860*）的基因编码序列，这与 SVR 变量密切相关。*rs12979860* 基因型分为 CC 型、CT 型和 TT 型三类。另外的一项高加索试验的汇总分析中，受试人群包括白种人、非裔美国人和西班牙人，共 1587 例受试者。分析结果显示：基因型 *rs12979860* 的 SVR 分别为 CC 型 66%、CT 型 30%、TT 型 22%。基因遗传率差异取决于种族和民族，*IL28B* 基因型的 SVR 与种族和民族组的基因遗传率一致。其他基因位点（如 *rs8099917* 和 *rs8103142*）的突变频率接近于 *IL28B* 基因的 SVR 已被证实，然而这些基因位点在聚乙二醇干扰素 α-2b 和利巴韦林联合用药治疗时不会显著影响 SVR。

***IL28B* 的 SVR，%（*n*/*N*）**

种群	CC	CT	TT
白种人	69（301/436）	33（196/596）	27（38/139）
非裔美国人	48（20/42）	15（22/146）	13（15/112）
西班牙人	56（19/34）	38（21/56）	27（7/26）

EMA

无。

PMDA

无。

HCSC

无

遗传因素

编码 IFN-λ-3 的 *IL28B* 基因附近，*rs12979860* 位点 C、T 基因型的变化，是对聚乙二醇干扰素 α-2b/利巴韦林反应的强预测指标。中国人群该位点等位基因突变频率为：C 为 0.937（193 例），T 为 0.063（13 例）；遗传基因突变频率为：CC 型 0.874（90 例），CT 0.126（13 例）（数据源自 http：//browser. 1000 genomes. org/Homo _ sapiens/Info/Index）。不同种族，如亚洲人、白种人、非裔美国人和西班牙人等的 *rs12979860* 等位基因突变频率很大程度上解释了抗慢性丙型肝炎干扰素治疗的反应率的差异。研究认为，大多数 IFNL3 的变异体与聚乙二醇干扰素 α-2b 和利巴韦林的治疗效果密切相关，这些有影响力的基因位点不位于编码区内，而是紧靠 IFNL3 基因附近。多项研究表明，优良型 *rs12979860* 基因可能会通过提高机体的先天性免疫应答影响干扰素的治疗效果，这与干扰素诱导基因的表达无关

药物因素

（1）慢性丙型肝炎患者每周接受 1 次聚乙二醇干扰素 α-2b（1.5μg/kg），连续治疗 4 周后，对患者体内的 CYP 底物进行评估。结果表明：由 CYP2D6（如右美沙芬）和 CYP2C8/9（如甲苯磺丁脲）等代谢酶参与代谢的药物，当聚乙二醇干扰素 α-2b 和这类药物多次联合用药后会诱导该类代谢酶活性显著增强，尤其是治疗窗窄的药物，如华法林、苯妥英和氟卡尼等。

（2）接受美沙酮维持治疗的慢性丙型肝炎患者，每周接受 1 次聚乙二醇干扰素 α-2b 皮下注射（1.5μg/kg）连续治疗，美沙酮的 *AUC* 增加约 15%，尽管其临床意义尚不明确，但应当注意患者的镇静强度以及呼吸抑制等潜在风险。尤其当患者使用高剂量美沙酮时，应考虑 QT 间期延长的风险。

（3）本品联合利巴韦林或抗 HIV 药物（如阿波卡韦）治疗 HCV 合并 HIV 混合感染患者时，会增加高乳酸血症、肝衰竭、血液系统损害（如红细胞、白细胞或血小板减少）等不良反应的风险；本品联合利巴韦林和齐多夫定会增加患者贫血风险，因此，不建议这些药物联合应用。

（4）临床试验表明，替比夫定（600mg/d）联合聚乙二醇干扰素 α-2b 皮下注射（一周 1 次，每次 180μg），会增加周围神经病变的风险，所以，这种联合疗法存在配伍禁忌。

续表

药物因素	（5）与本品合用能使本品血药浓度增加的药物有：醋硝香豆素、阿洛司琼、氨茶碱、阿米替林、阿立哌唑、阿塞那平、阿托西汀、倍他洛尔、溴西泮、咖啡因、氟他米特等。 （6）与本品合用使本品血药浓度降低的药物有：卡维地洛、氯喹、马来酸氯苯那敏、氯丙嗪、氯米帕明、多塞平、氟哌啶醇、吉非替尼、氟伏沙明等
疾病因素	（1）有严重先天性心脏病史，包括 6 个月内不稳定型心脏病或未能控制的心脏病禁用聚乙二醇干扰素 α-2b。 （2）自身免疫性肝炎或有自身免疫性病史禁用聚乙二醇干扰素 α-2b。 （3）严重肝功能缺陷或失代偿性肝硬化禁用聚乙二醇干扰素 α-2b。 （4）先天性甲状腺疾病（常规治疗可控制的除外）禁用聚乙二醇干扰素 α-2b。 （5）癫痫或中枢神经系统功能受损禁用聚乙二醇干扰素 α-2b。 （6）HCV 合并 HIV 感染的肝硬化患者和 Child-Pugh A 级、B 级的患者禁用聚乙二醇 α-2b。 （7）对于儿童患者，有精神病史，尤其是抑郁严重、有自杀倾向者禁用聚乙二醇干扰素 α-2b
生理因素	（1）聚乙二醇干扰素 α-2b 用药期间应避免妊娠。 （2）妊娠期女性应慎用聚乙二醇干扰素 α-2b。 （3）药物是否可以随乳汁分泌尚不明确，考虑到潜在风险，哺乳期女性需停止哺乳后才考虑开始药物治疗
其他因素	（1）对本品活性成分、赋形剂或任何一种干扰素过敏者禁用。 （2）聚乙二醇干扰素 α-2b 的治疗作用也受环境影响
剂量调整模型	无

特拉瑞韦

影响因素	遗传因素：吸收□分布□代谢□排泄□靶点（受体或通路）☑其他：无
	非遗传因素：药物因素☑疾病因素☑生理因素☑ 其他因素：饮食
药物简介	**作用机制** 特拉瑞韦是一种 HCV NS3/4A 丝氨酸蛋白酶抑制剂。HCV 编码的多蛋白水解酶断裂时需要 NS3/4A 丝氨酸蛋白酶的参与，多蛋白水解酶断裂成为成熟型 NS4A、NS4B、NS5A 和 NS5B 蛋白，NS3/4A 丝氨酸蛋白酶是 HCV 病毒复制必不可少的。特拉瑞韦抑制重组 HCV NS3/4A 蛋白酶结构区的蛋白水解活性，其 IC_{50} 为 10nmol/L。 **适应证** 特拉瑞韦与聚乙二醇干扰素 α-2b 和利巴韦林联用，用于基因 1 型慢性丙型肝炎的治疗，包括肝硬化患者、未治疗过的患者或既往进行干扰素治疗的患者（既往零反应者、部分反应者和复发者）。 （1）特拉瑞韦必须与聚乙二醇干扰素 α-2b 和利巴韦林联用。 （2）大部分既往零反应者（尤其是有肝硬化患者）不能达到持续病毒学反应和大部分对特拉瑞韦出现抵抗的患者应替换药物。 （3）对既往用含有特拉瑞韦或其他 HCV NS3/4A 蛋白酶抑制剂的治疗方案已治疗失败患者，特拉瑞韦疗效尚未确定。

续表

药物简介

药物代谢动力学

特拉瑞韦口服经小肠吸收，T_{max}为4～5小时，其血浆蛋白结合率为59%～76%，表观分布容积为252L，个体差异为72%。特拉瑞韦在肝脏中被广泛代谢，涉及水解、氧化和还原。在粪便、血浆和尿液中检测到多种代谢产物。在稳定状态，其$t_{1/2}$为9～11小时。重组CYP同工酶体外研究表明，CYP3A4是负责特拉瑞韦代谢的主要CYP同工酶。但是，特拉瑞韦多次给药后非CYP介导的代谢也很可能起作用

说明书信息摘录

FDA

编码IFN-λ-3的*IL28B*基因附近，*rs12979860*位点C、T基因型的变化，是对聚乙二醇干扰素α-2b/利巴韦林反应的强预测标识。研究108中（未治疗过）的454/1088例受试者和在研究C216中（既往治疗过）527/662例受试者按*rs12979860*基因分型。CT、TT基因型受试者与CC基因型受试者比较，SVR倾向于较低，尤其是未治疗过的给予48周聚乙二醇α-2b和利巴韦林治疗的受试者。未治疗过和既往治疗失败的受试者中，所有*IL28B*基因型受试者用含有特拉瑞韦的治疗方案均有较高的SVR，见下表。

***rs12979860*基因型的SVR**

试验	*rs12979860*	SVR，*n/N*（%）	
		T12/PR	Pbo/PR48
108（未治疗过）	CC	45/50（90）	35/55（64）
	CT	48/68（71）	20/80（25）
	TT	16/22（73）	6/26（23）
C216（既往治疗过）	CC	60/76（79）	5/17（29）
	CT	160/266（60）	9/58（16）
	TT	49/80（61）	4/30（13）

EMA

无。

PMDA

无。

HCSC

无

遗传因素

（1）用重组CYP亚型做体外研究，表明CYP3A4是负责特拉瑞韦代谢的主要亚型。用重组醛-酮还原酶做体外研究，表明醛-酮还原酶对特拉瑞韦的代谢也起作用，其他的蛋白酶也参与了特拉瑞韦的水解。

（2）编码IFN-λ-3的*IL28B*基因附近，*rs12979860*位点C、T基因型的变化，是对聚乙二醇干扰素α-2b/利巴韦林和特拉瑞韦反应的预测指标。研究表明，CT、TT基因型受试者与CC基因型受试者比较，SVR倾向于较低。中国人群中该位点C等位基因突变频率为0.937，T等位基因突变频率为0.063；该位点单核苷酸基因多态性表现为CC型、CT型和TT型，其中CC基因型突变频率为0.874，CT基因型突变频率为0.126，没有出现TT基因型（HapMap CHB）

药物因素

（1）体外研究表明，特拉瑞韦是CYP3A4、P-gp的底物和抑制剂。特拉瑞韦也是OATP1B1和OATP2B1的抑制剂。体外未观察到CYP1A2、CYP2A6、CYP2B6、CYP2C8、CYP2C9、CYP2C19、CYP2D6或CYP2E1同工酶被特拉瑞韦抑制。体外研究也提示特拉瑞韦不能诱导CYP1A、CYP3A、CYP2B6或CYP2。

（2）因为特拉瑞韦是CYP3A4的强效抑制剂，与高度依赖CYP3A4代谢且安全指数低的药物合用是禁忌的。此类药物包括：阿夫唑嗪、利福平、双氢麦角碱、麦角新碱、麦角碱、甲麦角新碱，西沙必利、贯叶连翘、洛伐他汀、辛伐他汀、匹莫齐特、西地那非或他达拉非（治疗肺动脉高压）、咪达唑仑、三唑仑。

续表

药物因素	(3) 与特拉瑞韦共同给药时：①利多卡因、普罗帕酮、奎尼丁有增加严重和或危及生命不良事件的风险；②使地高辛血药浓度增加，应监测地高辛浓度；③使抗菌药物血药浓度增加，用克拉霉素和红霉素曾报道QT间期延长和尖端扭转型室性心动过速；④使华法林血药浓度改变，应监测INR；⑤抗癫痫药可能使本品浓度降低，开具卡马西平、苯巴比妥和苯妥英时应谨慎；⑥使抗抑郁药艾司西酞普兰血药浓度降低，需调整艾司西酞普兰的用量，使曲唑酮血药浓度升高，容易引起不良反应，考虑减少曲唑酮用量；⑦使抗真菌药物血药浓度增加，酮康唑、伏立康唑、泊沙康唑QT间期延长已有报道；⑧使抗痛风药物秋水仙碱血药浓度增加；⑨使钙通道阻滞剂血药浓度增加，需实施临床监测；⑩使HIV蛋白酶抑制剂血药浓度降低（除阿扎那韦），不建议共用；⑪使HIV逆转录酶依非韦伦血药浓度降低、替诺福韦血药浓度增加，需加强临床监测；⑫使HMG-CoA还原酶抑制剂血药浓度增加，氟伐他汀、匹伐他汀、普伐他汀、瑞舒伐他汀使用应谨慎并实施临床监测；⑬使免疫抑制剂血药浓度增加；⑭使胰岛素促泌剂瑞格列奈血药浓度增加，使用应谨慎并实施临床监测；⑮使止痛剂美沙酮血药浓度降低，但临床建议无须调整美沙酮剂量。 (4) 在临床试验中无须调整剂量的药物：埃索美拉唑、雷特格韦、丁丙诺啡
疾病因素	(1) 在HCV-RNA阴性受试者中，有中度肝损伤（Child-Pugh B级）者与健康受试者比较，稳态特拉瑞韦的*AUC*减低46%。在HCV感染受试者有中度或严重肝损伤（Child-Pugh B级或C级）者中，尚未确定特拉瑞韦的适当剂量，所以在这些人群中不建议用特拉瑞韦。在HCV-RNA阴性受试者中，有轻度肝损伤（Child-Pugh A级）者与健康受试者比较，稳态特拉瑞韦的*AUC*减低15%。当给予有轻度肝损伤受试者本品时无须调整剂量。在有代偿性肝病受试者（既往治疗过）用特拉瑞韦、聚乙二醇干扰素α-2b和利巴韦林联合治疗，有肝硬化的受试者与无肝硬化的受试者比较，有相似的PK参数。 (2) 单剂量750mg给予有严重肾损伤（肌肝清除率低于30ml/min）、HCV-RNA阴性的受试者后，特拉瑞韦的C_{max}和$AUC_{0\sim inf}$最小平方均数与健康受试者比较，分别增加3%和21%
生理因素	(1) 没有必要根据性别调整剂量。 (2) 种族对特拉瑞韦暴露无明显影响。 (3) 年龄对特拉瑞韦暴露没有临床上关联的影响。 (4) 在儿童患者中尚未评价特拉瑞韦的药物代谢动力学
其他因素	标准脂肪餐（热量533kcal，脂肪21g）条件下给予本品，与空腹条件下给予本品比较，特拉瑞韦的*AUC*增加237%。此外，膳食的类型显著影响特拉瑞韦的*AUC*。相对于空腹条件，低脂肪餐（热量249kcal，脂肪3.6g）和高脂肪餐（热量928kcal，脂肪56g）条件下给药，特拉瑞韦的*AUC*分别增加将近117%和330%。在Ⅲ期临床试验中，标准脂肪餐或便餐完成30分钟内给予本品。所以，建议特拉瑞韦应与食物（非低脂肪）同服
剂量调整模型	无

第十九章 降脂药物

阿托伐他汀

<table>
<tr><td rowspan="2">影响因素</td><td>遗传因素：吸收☐分布☐代谢☐排泄☐靶点（受体或通路）☑其他：无</td></tr>
<tr><td>非遗传因素：药物因素☑疾病因素☑生理因素☑
其他因素：饮食</td></tr>
<tr><td>药物简介</td><td>作用机制
阿托伐他汀是3-羟-3-甲戊二酸单酰辅酶A（HMG-CoA）还原酶的选择性、竞争性抑制剂。HMG-CoA的作用是将羟甲基戊二酸单酰辅酶A转化成甲羟戊酸，即包括胆固醇在内的固醇前体。总胆固醇（TC）、低密度脂蛋白胆固醇（LDL-C）和载脂蛋白B（Apo B）水平升高可促使人动脉粥样硬化形成，是心血管疾病发生的危险因素，而高密度脂蛋白胆固醇（HDL-C）水平升高则与心血管疾病风险的降低相关。阿托伐他汀可通过抑制肝脏内HMG-CoA还原酶及胆固醇的合成而降低血胆固醇和脂蛋白水平，并通过增加肝细胞膜表面的LDL受体以增强LDL的摄取和分解代谢。阿托伐他汀也可以减少LDL的生成及LDL颗粒数。阿托伐他汀可以降低某些纯合子型家族性高胆固醇血症患者的LDL-C水平，这类人群对其他降脂药物的疗效较差。阿托伐他汀可降低纯合子型和杂合子型家族性高胆固醇血症、非家族性高胆固醇血症和混合性高脂血症患者的TC、LDL-C和Apo B水平，也可降低极低密度脂蛋白胆固醇（VLDL-C）和甘油三酯（TG）水平，并升高HDL-C和Apo A1水平。阿托伐他汀可降低单纯高甘油三酯血症患者的TC、LDL-C、VLDL-C、Apo B和TG，并升高HDL-C水平，也可降低家族性异常β脂蛋白血症患者的中密度脂蛋白水平。
适应证
1. CFDA
（1）高胆固醇血症。原发性高胆固醇血症患者，包括家族性高胆固醇血症（杂合子型）或混合性高脂血症（相当于Fredrickson分类法的Ⅱa和Ⅱb型）患者，如果饮食治疗和其他非药物治疗疗效不满意，应用本品可降低其TC、LDL-C、Apo B和TG水平；纯合子型家族性高胆固醇血症患者，阿托伐他汀可与其他降脂疗法（如LDL血浆透析法）合用或单独使用，以降低其TG和LDL-C水平。
（2）冠心病。冠心病或冠心病等危症（如糖尿病、动脉粥样硬化）合并高胆固醇血症或混合性高脂血症的患者，本品可降低非致死性心肌梗死、致死性和非致死性脑卒中、血管重建、因充血性心力衰竭而住院、心绞痛的风险。
2. FDA
（1）降低无冠心病但存在多种危险因素的患者发生心肌梗死、脑卒中、血管重建、心绞痛的风险。
（2）降低无冠心病但存在多种危险因素的2型糖尿病患者发生心肌梗死和脑卒中的风险。
（3）降低非致死性心肌梗死、致死性和非致死性脑卒中、血管重建的风险，并可减少因充血性心力衰竭住院及冠心病患者发生心绞痛的风险。
（4）降低原发性高脂血症和混合性高脂血症的成年患者的TC、LDL-C、Apo B和TG水平，并升高HDL-C水平。
（5）降低高甘油三酯血症患者以及家族性异常β脂蛋白血症患者的TG水平。
（6）降低纯合型家族性高胆固醇血症患者的TC和LDL-C水平。</td></tr>
</table>

续表

药物简介	（7）杂合子型家族性高胆固醇血症的男童和月经初潮后的女童（10～17岁），在充分的饮食治疗无效后，可用阿托伐他汀降低TC、LDL-C和Apo B水平。 **药物代谢动力学** 阿托伐他汀口服后吸收迅速，T_{max}为1～2小时，其吸收程度与剂量成正比；阿托伐他汀（母体药物）的绝对生物利用度约为14%，而HMG-CoA还原酶抑制活性的系统生物利用度约为30%。系统生物利用度较低的原因是本品进入体循环前，存在胃肠黏膜清除和（或）肝脏首过效应。与早晨给药相比，晚上给药血药浓度稍低（C_{max}和*AUC*约降低30%）。然而，无论一天中任何时间给药，降低LDL-C的效果是相同的。阿托伐他汀的平均分布容积约为381L。血浆蛋白结合率达98%以上，血液/血浆比约为0.25，提示仅有少量药物渗透入红细胞；根据大鼠实验观察，阿托伐他汀可能会进入乳汁。阿托伐他汀被广泛地代谢成邻位和对位羟基衍生物及多种β氧化产物。通过体外实验观察，邻位和对位羟基化代谢产物对HMG-CoA还原酶的抑制作用与阿托伐他汀相当。本品对HMG-CoA还原酶的循环抑制活性约70%是由其活性代谢产物产生。体外研究显示了CYP3A4在阿托伐他汀代谢中的重要性，同时服用CYP3A4抑制剂红霉素后，两者在人体内的血药浓度增加相一致。阿托伐他汀及其代谢产物主要经肝脏和（或）肝外代谢后经胆汁清除，但是无肝肠再循环。阿托伐他汀的$t_{1/2}$约为14小时，但因其活性代谢产物的作用，其对HMG-CoA还原酶抑制活性的$t_{1/2}$为20～30小时。阿托伐他汀口服给药后，尿液中回收量不足给药量的2%
说明书信息摘录	**FDA** 在动物模型中，阿托伐他汀通过抑制肝脏HMG-CoA还原酶活性并通过抑制胆固醇合成来降低血中胆固醇和脂蛋白水平，并通过增加肝细胞膜表面的LDL受体以增强LDL的摄取和分解代谢。阿托伐他汀也可以减少LDL的产生及LDL颗粒的数量。阿托伐他汀可以降低某些纯合子型家族性高胆固醇血症患者的LDL-C水平，这类人群对其他降脂药物的疗效较差。LDL由VLDL形成，主要通过高亲和力LDL受体进行代谢。 **EMA** 无。 **PMDA** 对纯合子型家族性高胆固醇血症患者，本品可以作为LDL血液分离置换的辅助手段，不能联合其他疗法时可考虑单独使用。 **HCSC** 阿托伐他汀的降脂效果可通过胆固醇水平正常的动物模型、饮食诱导的高胆固醇血症的动物模型及LDL受体缺陷的动物模型进行评价。在LDL受体缺陷的小鼠中，阿托伐他汀10～300mg/kg给药2周后，血总胆固醇和LDL-C的水平降低14%～49%。阿托伐他汀可降低饲料喂养大鼠的血胆固醇水平，无论是通过混在饲料中给予本品还是通过口服管饲法给予本品。饲料喂养的豚鼠模型中，LDL是主要脂蛋白，通过口服管饲法给予本品，剂量为3、10或30mg/(kg·d)，连续用药2周后，血浆总胆固醇的降低呈剂量依赖性，降低量为34%～57%。在雄性和雌性LDL受体缺陷的小鼠中，阿托伐他汀的剂量为10、30和300mg/(kg·d)时，TG水平下降可高达39%，TG水平改变量与阿托伐他汀剂量及TG产生率的改变无关
遗传因素	（1）尽管阿托伐他汀说明书中未特别提到进行基因检测，但其适应证之一为家族性高胆固醇血症，这是一种与LDL受体基因突变有关的疾病，而阿托伐他汀的作用机制与其增加LDL受体基因在细胞膜表面的表达有关。 （2）LDL受体检测位点为11230881T>C（*rs5925*）。在139例美洲印第安人或阿拉斯加人的高胆固醇血症患者中，该位点基因突变纯合子型（CC基因型）受体对阿托伐他汀的反应与CT、TT基因型受试者相比，并无显著性差异（$P>0.05$）。该位点在中国人群中的突变频率为0.193（HapMap CHB）。 （3）阿托伐他汀在体内的代谢过程主要由CYP3A4酶介导，故该酶活性增强可能会直接降低阿托伐他汀的血药浓度

续表

药物因素	（1）与本品合用能使本品血药浓度升高的药物：①CYP3A4抑制剂能抑制酶活性，使阿托伐他汀代谢减少，血药浓度升高，如红霉素、克拉霉素、HIV蛋白酶抑制剂（利托那韦＋沙奎那韦，或洛匹那韦＋利托那韦等）及伊曲康唑、酮康唑等；②纤维酸衍生物（贝特类药物）、调脂剂量的烟酸与本品合用可增加发生肌病的风险；③环孢素为OATP1B1抑制剂，而阿托伐他汀及其代谢产物是OATP1B1载体的底物，环孢素可使本品的*AUC*、生物利用度增加。 （2）与本品合用能降低本品血药浓度的药物：①CYP3A4诱导剂能诱导阿托伐他汀的代谢降低其血药浓度，如依非韦伦、利福平等；②考来替泊与本品合用时，本品及其活性代谢产物的血药浓度下降，但二药合用的降脂效果大于使用单一药物的降脂效果；③含有氢氧化镁和氢氧化铝的口服抗酸药混悬剂与本品合用时，本品及其活性代谢产物的血药浓度下降，但其降低LDL-C的作用未受影响
疾病因素	（1）肾功能不全、肾脏疾病既不会对阿托伐他汀的血药浓度产生影响，也不会对其降脂效果产生影响，故无须调整剂量。 （2）活动性肝脏疾病（包括原因不明的肝脏转氨酶持续升高）禁用阿托伐他汀。 （3）阿托伐他汀慎用于过量饮酒和（或）曾有肝脏疾病史患者。 （4）阿托伐他汀慎用于易感横纹肌溶解症的患者。 （5）具有肌病史或肌损伤史的患者使用阿托伐他汀前应测定肌酸激酶。 （6）甲状腺功能减退患者使用阿托伐他汀前应测定肌酸激酶
生理因素	（1）70岁以上的老年患者使用推荐剂量的阿托伐他汀，其疗效和安全性与普通人群并无差别。 （2）阿托伐他汀及其活性代谢产物的血药浓度在女性与男性体内有差别（在女性C_{max}增加约20%，而*AUC*降低10%），但这些差别并无临床显著性，因而本品对男性和女性的降脂效果也无临床显著性差异。 （3）育龄女性用药期间应采取避孕措施。 （4）妊娠期女性或可能受孕的育龄女性禁止使用阿托伐他汀；妊娠期女性服用阿托伐他汀可能对胎儿造成损害；偶有报告观察到宫内暴露于他汀类药物时可出现胎儿先天异常。 （5）尚不清楚阿托伐他汀是否从乳汁排泄，但该类其他药物可少量进入乳汁。他汀类药物可能对接受哺乳的新生儿具有潜在的危害性，因此，服用本品的女性禁止哺乳。 （6）儿童使用阿托伐他汀应由专科医师判断。阿托伐他汀在儿童的治疗经验仅限于少数（4～17岁）患有严重脂质紊乱如纯合子型家族性高胆固醇血症的患者；这类患者人群的推荐起始剂量为10mg/d
其他因素	（1）葡萄柚汁包含抑制CYP3A4的成分，能增加阿托伐他汀的血药浓度，尤其是摄入大量柚子汁时（每天饮用超过1.2L）。 （2）用药期间避免饮酒。 （3）患者在开始阿托伐他汀治疗前，应进行标准的低胆固醇饮食；患者在整个治疗期间也应维持合理膳食，避免饮食习惯剧变；建议低脂饮食。 （4）食物可能会降低阿托伐他汀的C_{max}和*AUC*
剂量调整模型	无

洛美他派

影响因素	遗传因素：吸收□分布□代谢□排泄□靶点（受体或通路）☑其他：无
	非遗传因素：药物因素☑疾病因素☑生理因素☑ 其他因素：饮食

续表

<table>
<tr><td>药物简介</td><td>作用机制
微粒体甘油三酯转运蛋白（microsomal triglyceride transfer protein，MTP）位于肝细胞和小肠细胞微粒体腔内，是继 Apo B之后发现的参与 TG 转运及 VLDL 组装的内质网腔内蛋白，是重要的脂质转运蛋白之一。本品可直接结合并抑制 MTP，从而防止含 Apo B 的脂蛋白在肠上皮细胞和肝细胞内的组装，抑制乳糜微粒和 VLDL 的合成，从而降低 LDL 水平。
适应证（FDA）
洛美他派适用于纯合子型家族性高胆固醇血症患者，可作为低脂肪膳食和其他降脂治疗的辅助手段，也可作为 LDL 血液分离置换的辅助手段，用于降低纯合子型家族性高胆固醇血症患者的 LDL-C、TC、Apo B。
药物代谢动力学
单次口服 60mg 时，本品在健康受试者中的 T_{max} 约为 6 小时，绝对生物利用度约为 7%。单次口服 10～100mg 时，本品药物代谢动力学呈线性动力学特征。洛美他派的平均稳态分布容积为 985～1292L，血浆蛋白结合率为 99.8%。洛美他派主要在肝脏中代谢，参与代谢的酶有 CYP3A4、CYP1A2、CYP2C8、CYP2C19，其中 CYP3A4 为主要代谢酶，主要代谢产物为无活性的 M1 和 M3。52.9%～59.5%的剂量从尿液排泄，含 M1 较多；33.4%～35.1%的剂量从粪便排泄，其中以原形药物居多；平均末端半衰期为 39.7 小时。</td></tr>
<tr><td>说明书信息摘录</td><td>FDA
一项长达 78 周的多国、单盲、开放的临床研究中，入组 29 例受试者均为纯合子型家族性高胆固醇血症患者，平均年龄 30.7 岁（18～55 岁），16 例（55%）为男性，25 例（86%）为白种人，平均体重指数为 25.8kg/m^2，4 例患者达到肥胖标准，1 例患者有 2 型糖尿病，基线时使用一种或多种降脂药物。纯合子型家族性高胆固醇血症的诊断标准为存在以下至少一项临床特征：①通过基因检测确定 LDL 受体基因存在 2 个等位基因的致病突变或影响 LDL 受体功能的等位基因存在突变；②皮肤成纤维细胞 LDL 受体活性低于正常值的 20%；③未经治疗时 TC >13mmol/L、TG<3.39mmol/L 且父母双亲未经治疗时 TC>6.5mmol/L。
EMA
尽可能通过基因信息（遗传学）确诊纯合子型家族性高胆固醇血症。必须排除其他形式的原发性高胆固醇血症及其他原因（如肾病综合征、甲状腺功能减退症）引起的高胆固醇血症。
PMDA
无。
HCSC
纯合子型家族性高胆固醇血症的诊断标准为存在以下至少一项临床特征：①通过基因检测确定 LDL 受体基因存在 2 个等位基因的致病突变或影响 LDL 受体功能的等位基因存在突变；②皮肤成纤维细胞 LDL 受体活性低于正常值的 20%；③未经治疗时 TC>13mmol/L、TG<3.39mmol/L 且父母双亲未经治疗时 TC>6.5mmol/L</td></tr>
<tr><td>遗传因素</td><td>（1）洛美他派的适应证主要为纯合子型家族性高胆固醇血症。LDL 受体基因的突变是导致纯合子型家族性高胆固醇血症最常见的原因，但其他基因的突变（如 Apo B）也可能导致纯合子型家族性高胆固醇血症。
（2）尽可能通过基因信息（遗传学）确诊纯合子型家族性高胆固醇血症，基因检测包括筛查 LDLR、Apo B 及 PCSK9 基因。
（3）洛美他派主要经 CYP3A4 代谢，其主要代谢产物为 M1 和 M3。此外，少量洛美他派经 CYP1A2、CYP2B6、CYP2C8 和 CYP2C19 代谢为 M1</td></tr>
<tr><td>药物因素</td><td>（1）CYP3A4 抑制剂与本品合用的情况：①强效 CYP3A4 抑制剂禁止与本品合用，包括波普瑞韦、克拉霉素、考尼伐坦、印地那韦、伊曲康唑、酮康唑、洛匹那韦/利托那韦、米贝地尔、奈法唑酮、奈非那韦、泊沙康唑、利托那韦、沙奎那韦、特拉匹韦、泰利霉素、伏立康唑等；②中效 CYP3A4 抑制剂禁止与本品合用，包括安普那韦、阿瑞吡坦、阿扎那韦、环丙沙星、</td></tr>
</table>

续表

药物因素	克唑替尼、瑞那韦/利托那韦、地尔硫䓬、红霉素、氟康唑、呋山那韦、伊马替尼、维拉帕米等；③CYP3A4弱效抑制剂与本品合用时，本品每日剂量不应超过30mg，如阿普唑仑、胺碘酮、氨氯地平、阿托伐他汀、比卡鲁胺、西洛他唑、西咪替丁、环孢素、氟西汀、氟伏沙明、银杏、毛莨、异烟肼、拉帕替尼、尼洛替尼、口服避孕药、帕唑帕尼、雷尼替丁、雷诺嗪、替拉那韦/利托那韦、替卡格雷、齐留通等。 （2）胆酸螯合剂与本品合用时，至少应间隔4小时
疾病因素	（1）接受透析的终末期肾病患者每日剂量不应超过40mg。 （2）轻度肝损伤（Child-Pugh A级）患者每日剂量不应超过40mg。 （3）禁用于中度或严重肝损伤（Child-Pugh B或C级）或活动性肝病，包括不明原因的持续肝功能异常。 （4）洛美他派可引起转氨酶［ALT和（或）AST］升高和肝脏脂肪变性；建议用药第1年，应每月或每次增加剂量前后检查1次肝功能；1年后，至少每3个月进行一次肝功能检查，增加剂量时也应做肝功能检查。 （5）如果转氨酶升高且伴有肝损伤的临床症状（如恶心、呕吐、腹痛、发热、黄疸、嗜睡、流感样症状）、胆红素增加至高于2倍正常值上限或活动性肝病，则应停药
生理因素	（1）妊娠期女性禁用。 （2）对育龄女性而言，开始洛美他派治疗前需妊娠试验阴性，治疗期间需使用有效的避孕手段，与口服避孕药同用时，洛美他派的最大推荐剂量是30mg/d。 （3）建议哺乳期女性停药或停止哺乳。 （4）儿童的用药安全性和有效性未知。 （5）老年人用药应慎重，缺乏65岁及以上患者的临床研究数据
其他因素	（1）用药期间禁止饮用葡萄柚汁。 （2）当洛美他派与食物一起服用时，引发胃肠道副作用的风险增高。 （3）不与食物同服，晚餐至少2小时后用水送服。 （4）服药期间应适当补充脂溶性维生素：由于本品可减少脂溶性维生素的吸收，应每天服用400U维生素E、至少200mg亚油酸、210mg α-亚麻酸（ALA）、110mg二十碳五烯酸（EPA）和80mg二十二碳六烯酸（DHA）
剂量调整模型	无

米泊美生

影响因素	遗传因素：吸收□分布□代谢□排泄□靶点（受体或通路）☑其他：无
	非遗传因素：药物因素☑疾病因素☑生理因素☑ 其他因素：饮食
药物简介	**作用机制** 米泊美生是以人载脂蛋白B-100（Apo B-100）的mRNA为靶点的反义寡核苷酸，而Apo B-100为LDL及其代谢前体VLDL的主要载脂蛋白。米泊美生能与Apo B-100的mRNA编码区互补配对，抑制Apo B-100的翻译合成，从而降低LDL-C水平。 米泊美生在人肝癌细胞系（HepG2、Hep3B）、人原代肝细胞、食蟹猴原代肝细胞的体外药理作用研究表明，其可选择性地降低Apo B mRNA蛋白和分泌蛋白水平，呈时间和浓度依赖性；米泊美生具有高度的序列特异性，结合位点位于Apo B的mRNA编码区，相对于GenBank已收录的序列号为NM_000384.1的第3249-3268核苷酸。

续表

药物简介	**适应证** 米泊美生适用于纯合子型家族性高胆固醇血症患者，作为辅助降脂药物，与其他降脂药物或饮食疗法联合应用，降低患者的 LDL-C、TC 水平。 **药物代谢动力学** 米泊美生皮下注射后，T_{max} 为 3～4 小时；剂量为 50～400mg 时，其生物利用度为 54%～78%；米泊美生 $t_{1/2}$ 为 2～5 小时，血浆蛋白结合率达 90%以上（1～8μg/ml）；每周给药 1 次，通常给药 6 个月后达到稳态血药浓度；其代谢并不是经 CYP 介导，而是在组织中通过核酸内切酶代谢形成较短的寡核苷酸，再由核酸外切酶进一步代谢；米泊美生主要经尿液排泄，米泊美生及其代谢产物都可以在人尿液中检测到。皮下注射 24 小时后，在尿液中的回收率＜4%，平均末端消除半衰期为 1～2 个月
说明书信息摘录	**FDA** 一项随机、双盲、多中心的试验对米泊美生治疗纯合子型家族性高胆固醇血症的疗效进行了临床研究，共纳入 51 例纯合子型家族性高胆固醇血症患者，平均年龄 32 岁（12～53 岁），平均体重指数为 26kg/m²，22 例（43.1%）为男性，39 例（76.5%）为白种人，被纳入的患者使用一种或多种降脂药物。按照 2∶1 的比例随机分组，34 例患者给予米泊美生，17 例患者给予安慰剂，试验周期 26 周。纯合子型家族性高胆固醇血症的诊断标准为存在以下至少一项临床或实验室特征。①既往通过基因检测证实 LDL 受体基因位点上存在 2 个突变的等位基因，②既往未经治疗时的 LDL-C＞500mg/dl 且至少存在以下一项标准：10 岁前患过肌腱和（或）皮肤黄色瘤；降脂治疗前 LDL-C＞190mg/dl 且父母双亲患杂合子型家族性高胆固醇血症。 **EMA** 无。 **PMDA** 无。 **HCSC** 无
遗传因素	（1）米泊美生主要作为辅助降脂药物与其他降脂药物或饮食疗法联合应用，用于治疗纯合子型家族性高胆固醇血症。LDL 受体基因突变是导致纯合子型家族性高胆固醇血症最常见的原因，但其他基因突变（如 *Apo B*）也可能导致纯合子型家族性高胆固醇血症。 （2）米泊美生具有高度的序列特异性，与 Apo B mRNA 编码区结合，相对于 GenBank 已收录的序列号为 NM _ 000384.1 的第 3249～3268 核苷酸，该位点在中国人群中的突变频率较低
药物因素	（1）与已知具有潜在肝毒性的其他药物合用时应谨慎，如异维 A 酸、胺碘酮、对乙酰氨基酚（剂量＞4g/d，用药频次≥3 天/周）、甲氨蝶呤、四环素、他莫昔芬、地美环素、多西环素、米诺环素、土霉素、洛美他派等。 （2）米泊美生与其他降低 LDL 的药物联合应用的情况尚未进行研究，但因这类药物可能导致肝脏脂肪增加，故不推荐米泊美生与其联用。 （3）华法林、辛伐他汀或依折麦布与米泊美生联合应用时，未见报道有明显的药物相互作用
疾病因素	（1）对于未确诊为纯合子型家族性高胆固醇血症的患者，使用米泊美生的安全性和有效性未知。 （2）对米泊美生制剂成分过敏者禁用本品。 （3）LDL 血液分离置换的辅助手段中不推荐使用米泊美生。 （4）米泊美生的长期使用可导致肝脏疾病的加重，FDA 对其可能导致严重肝毒性给予了黑框警告。在使用米泊美生前应行肝功能检查。建议用药第 1 年，应每月或每次增加剂量前后检查 1 次肝功能；1 年后，至少每 3 个月进行一次肝功能检查，增加剂量时也应做肝功能检查。

续表

疾病因素	（5）米泊美生禁用于中度或严重肝损伤（Child-Pugh B级或C级）、胆红素增加至高于2倍正常值上限或活动性肝病，包括不明原因的持续肝功能异常。 （6）米泊美生对肾功能不全患者的安全性与有效性，目前尚无报道。因此，对于临床表现有严重肾损伤、蛋白尿和接受透析的患者，不推荐使用米泊美生
生理因素	（1）动物实验尚未发现米泊美生对动物生育能力和胚胎发育具有潜在危害性；因该药在育龄女性中的安全性未知，因此，服药期间应采取有效避孕措施。 （2）尚不清楚米泊美生是否经乳汁排泄，建议哺乳期女性应停止哺乳或停药。 （3）儿童的用药安全性和有效性尚未见报道。 （4）目前缺乏65岁及以上患者的临床研究数据，尚不能确定米泊美生对老年人与普通人群的安全性是否有差异
其他因素	酒精可能会增加肝脏脂肪含量，诱发或加重肝损伤，故米泊美生用药期间每天饮酒量不应超过1杯
剂量调整模型	无

普伐他汀

影响因素	遗传因素：吸收□分布□代谢□排泄□靶点（受体或通路）☑其他：无
	非遗传因素：药物因素☑疾病因素☑生理因素☑ 其他因素：饮食
药物简介	**作用机制** 普伐他汀为3-羟-3-甲戊二酸单酰辅酶A（HMG-CoA）还原酶抑制剂，选择性地作用于合成胆固醇的主要脏器（肝脏和小肠），迅速且强力降低血胆固醇。本品通过两方面发挥降脂作用：第一，可逆性抑制HMG-CoA还原酶活性降低细胞内胆固醇，增加细胞膜表面的LDL受体数量，从而加强了由受体介导的LDL-C的分解代谢和清除；第二，通过抑制LDL-C的前体VLDL-C在肝脏中的合成，从而抑制LDL-C的生成。 研究表明，TC、LDL-C及Apo B的升高可促使动脉粥样硬化的形成；同时，HDL-C与其转运复合物Apo A的降低，也与动脉粥样硬化形成相关。心血管患病率与死亡率随TC水平的升高而升高，随HDL水平的升高而降低。虽然TG水平的升高常与HDL水平降低伴随出现，但不能作为冠心病的独立风险因素。目前尚不清楚单纯升高HDL或降低TG对冠状动脉疾病与心血管疾病的发病率或死亡率有何影响，在健康受试者与高胆固醇血症患者中，用本品治疗后可降低TC、LDL与Apo B，并降低VLDL和TG，升高HDL及Apo A，对其他诸如Lp(a)、纤维蛋白原等冠心病独立患病因素的影响效果尚不明确。临床研究表明，对伴有不同程度胆固醇升高的患者，本品能减少心血管疾病的发病率和死亡率。 **适应证** 1. CFDA　适用于饮食限制仍不能控制的原发性高胆固醇血症或合并有高甘油三酯血症患者（Ⅱa型和Ⅱb型）。 2. FDA （1）对不合并明显冠心病的高胆固醇血症的患者，本品可降低心肌梗死、血管重建的风险，降低心血管疾病的死亡率；减慢冠心病患者冠状动脉粥样硬化的进展。 （2）对原发性高胆固醇血症和混合性高脂血症患者，本品可降低TC、LDL-C、Apo B及TG水平。

续表

<table>
<tr><td>药物简介</td><td>（3）对高甘油三酯血症患者，本品可降低 TG 水平。
（4）用于对饮食治疗效果不佳的家族性异常 β 脂蛋白血症患者。
（5）对 8 岁及以上的儿童及青少年杂合子型家族性高胆固醇血症患者，在充分的饮食治疗无效后，可用本品治疗。
药物代谢动力学
普伐他汀口服吸收快，T_{max} 为 1～1.5 小时。普伐他汀口服吸收率为 34%，绝对生物利用度为 17%。食物虽影响本品的吸收率和生物利用度，但进餐时服药或餐前 1 小时服药，其降脂活动无明显变化。本品有明显的肝脏首过效应（相关系数为 0.66），肝脏是胆固醇合成、LDL 清除的主要器官，也是本品发挥药理作用的主要器官。体外实验表明，普伐他汀主要是通过肝脏代谢。尽管有明显的肝脏首过效应，本品血药浓度不一定与其降脂活性完全相关。
普伐他汀血药浓度 AUC、C_{max}、C_{min} 呈剂量依赖性。临睡前服用本品的生物利用度比上午服用本品的生物利用度要低 60%。尽管临睡前服用本品的生物利用度低，其疗效反而高（统计学分析显著性在临界水平），这表明肝脏在晚间摄取药物多。因此，AUC 降低表示药物在肝脏浓度高，疗效也强。稳态 AUC、C_{max} 和 C_{min} 分析均提示本品无论是一日 1 次或一日 2 次服用，均无体内蓄积。本品血浆蛋白结合率约为 50%。人服用单剂量 ^{14}C 标记的普伐他汀，其放射活性 $t_{1/2}$（普伐他汀及其代谢产物）为 77 小时。如同其他 HMG-CoA 还原酶抑制剂，普伐他汀的生物利用度个体间差异较大，AUC 的变异系数为 50%～60%。成人空腹服用 20mg 普伐他汀，C_{max} 和 AUC 的几何平均数分别为 23.3～26.3ng/ml 和 54.7～62.2ng · h/ml。此外，肝硬化患者的平均 AUC 和 C_{max} 变异较正常人更明显，肝硬化患者的平均 AUC 差异为 18 倍，而正常人的平均 AUC 差异为 5 倍；同样，肝硬化患者的 C_{max} 差异为 47 倍，而正常人的 C_{max} 差异为 6 倍。
同位素标记的本品约 20%经尿液排泄，约 70%经粪便排泄；健康受试者静脉注射同位素标记的本品后，约 47%经肾脏排泄，53%通过非肾途径转化（如胆汁排泄和生物转化）。因为有两条排泄途径，所以，伴有肝肾功能下降的患者，本品可通过其他途径排泄。
普伐他汀转化的途径为：①6-表普伐他汀的异构体和普伐他汀 3α-羟基异构体（SQ31，906）；②酶环羟化成 SQ31，945。其主要降解产物为 3α-羟基异构代谢产物。此代谢产物抑制 HMG-CoA 还原酶的活性是普伐他汀的 1/10～1/40。本品的 $t_{1/2}$ 为 1.5～2 小时。老年男性（65～75 岁）与年轻男性（19～31 岁）比较，服用单剂量普伐他汀 20mg，前者 AUC 较后者约增加 27%，尿液累积药物排泄（CUE）减少 19%；老年女性（65～78 岁）与年轻女性（18～38 岁）比较，前者 AUC 约增加 46%，CUE 减少 18%。C_{max}、t_{max} 和 $t_{1/2}$ 在以上两项研究中不随年龄改变。每日口服 20mg 普伐他汀，儿童（8～11 岁，$n=14$）和青年人（12～16 岁，$n=10$）2 周后 AUC 的几何均数分别为 80.7（CV44%）和 44.8（CV89%）ng · h/ml，相应的 C_{max} 分别为 42.4（CV54%）和 18.6ng/ml（CV100%）。因为试验样本量较小且变异性大，其结论尚不能确定</td></tr>
<tr><td>说明书信息摘录</td><td>FDA
普伐他汀对罕见纯合子型家族性高胆固醇血症患者的疗效目前尚未进行评估。据报道，他汀类药物对这类患者的疗效欠佳，因为这类患者体内缺乏功能性 LDL 受体。
EMA
无。
PMDA
无。
HCSC
无</td></tr>
</table>

续表

遗传因素	（1）FDA 2012年版的普伐他汀药品说明书中包括了药物遗传学信息，这些药物遗传学信息与Apo E E2/E2基因型患者及Fredrickson Ⅲ型异常脂蛋白血症患者的治疗效果有关，但与药物作用有关的生物标志物在FDA后续版本的药品说明书中被删除，取而代之的是*LDLR*基因与普伐他汀作用的关系。 （2）Apo E是普伐他汀药物效应相关的作用靶点，Apo E E2检测位点为45412079C>T（*rs7412*）。对509例来自多个种族的高脂血症患者的研究显示，携带等位基因C的患者采用普伐他汀治疗时，降脂的效果（以LDL-C下降程度衡量）比携带等位基因T者效果差（$P=0.009$）。Apo E E2在中国人群中突变频率约为0.09（HapMap CHB）。 （3）ApoE E2/E2基因型患者对普伐他汀的降脂效果（以LDL-C下降程度衡量）比基因型为E3/E3、E2/E4、E3/E4或E4/E4好（证据级别Level 3）。 （4）普伐他汀被FDA批准用于治疗家族性高胆固醇血症（Fredrickson Ⅱa型），该病通常是由*LDLR*基因突变导致的；普伐他汀的疗效只在杂合子型家族性高胆固醇血症（即仅携带*LDLR*基因的一个异常拷贝）患者中被评价过；与普伐他汀药效相关的*LDLR*基因的检测位点为666T>C（*rs1433099*）和773A>G（*rs2738466*）。 （5）对于666T>C（*rs1433099*）位点，普伐他汀对突变纯合子型（CC）患者的治疗效果比野生纯合子型（TT）差；对于773A>G（*rs2738466*）位点，普伐他汀对野生纯合子型（AA）患者的治疗效果比突变纯合子型（GG）差（证据级别Level 3）。这两个位点在中国人群中的突变频率分别约为0.737和0.41（HapMap CHB）
药物因素	（1）当本品与氯贝丁酯合用时，临床上可能导致肾功能异常，因此，仅在临床确有必要时方可应用。 （2）当本品与胆汁酸结合树脂（如考来烯胺、考来替泊）联合用药时，普伐他汀应提前至少1小时用药，或者在胆汁酸结合树脂用药后至少4小时用药。 （3）当本品与以下药物联合应用时发生肌病、横纹肌溶解的风险增高。①疫抑制剂（如环孢素）：两者联用时，普伐他汀的最大剂量为20mg/d；②克林霉素：两者联用时，普伐他汀的最大剂量为40mg/d；③吉非贝齐：应避免两者联用；④其他贝特类药物：普伐他汀与其他贝特类药物联用时应谨慎；⑤烟酸：两者联用时，普伐他汀应减量；⑥秋水仙碱。 （4）经体内和体外实验证实，普伐他汀不经CYP3A4代谢，因此，不会与其他由CYP系统代谢的药物（如苯妥英钠、奎尼丁等）产生明显的相互作用，也不会与CYP3A4抑制剂（如地尔硫䓬、伊曲康唑、酮康唑、红霉素等）产生明显的相互作用
疾病因素	（1）普伐他汀可能升高AST、ALT及ALP水平，伴有活动性肝脏疾病或不明原因的持续性转氨酶升高的患者，禁用普伐他汀。 （2）对近期患过肝脏疾病、提示有肝脏疾病（如不明原因的持续性转氨酶升高、黄疸）、酗酒者，谨慎使用普伐他汀；宜从最小推荐剂量开始，逐步调整到有效治疗量，并需密切观察。 （3）AST或ALT持续超过正常值上限3倍或3倍以上者，停用普伐他汀。 （4）CPK明显升高、怀疑有肌病或者确诊有肌病者，停用普伐他汀。 （5）继发于横纹肌溶解的急性肾衰竭者，暂停使用普伐他汀。 （6）严重内分泌异常、电解质紊乱时，暂停使用普伐他汀。 （7）存在未控制的癫痫时暂停使用普伐他汀。 （8）严重肝肾损伤或既往史者慎用普伐他汀；普伐他汀的推荐起始剂量为40mg/d，严重肾损伤患者推荐起始剂量为10mg/d。 （9）肾功能不全是发生横纹肌溶解的危险因素，此类患者在使用普伐他汀过程中应密切监测骨骼肌相关的指标

续表

生理因素	（1）对普伐他汀任何成分过敏者禁用。 （2）由于高龄（≥65岁）是肌病的诱发因素，普伐他汀应慎用于老年患者；此外，应考虑高龄引起肾功能降低的可能，因此，应定期检查肾功能、观察患者症状、慎用普伐他汀。 （3）尚未明确普伐他汀妊娠期用药的安全性，因此，妊娠期女性或可能妊娠的女性，仅在治疗的获益大于风险时方可用药。 （4）哺乳期女性应避免使用普伐他汀，必须用药时则应停止哺乳。 （5）对于8～13岁的儿童患者，普伐他汀的推荐剂量为20mg/d；对于14～18岁的青少年患者，起始推荐剂量为40mg/d
其他因素	（1）使用普伐他汀期间应避免饮酒。 （2）使用普伐他汀期间应避免饮食习惯剧变。 （3）在开始使用普伐他汀治疗前及治疗过程中，应接受标准的低胆固醇饮食。 （4）普伐他汀可以在一天中的任何时间以单剂量用药，与是否进食无关
剂量调整模型	无

瑞舒伐他汀

影响因素	遗传因素：吸收□分布□代谢□排泄□靶点（受体或通路）☑其他：无
	非遗传因素：药物因素☑疾病因素☑生理因素☑ 其他因素：饮食
药物简介	**作用机制** 瑞舒伐他汀是一种选择性、竞争性的HMG-CoA还原酶抑制剂。HMG-CoA还原酶是3-羟基-3-甲戊二酸单酰辅酶A转变成甲羟戊酸过程中的限速酶，甲羟戊酸是胆固醇的前体。动物实验与细胞培养实验结果显示，瑞舒伐他汀肝脏摄取率高，并具有选择性，肝脏是降胆固醇药物作用的靶器官。体内、体外研究结果显示，瑞舒伐他汀能增加肝细胞膜表面的LDL受体数量，由此增强对LDL的摄取和分解代谢，并抑制肝脏合成VLDL，从而减少VLDL和LDL颗粒的数量。 对于纯合子型与杂合子型家族性高胆固醇血症患者、非家族性高胆固醇血症患者、混合性高脂血症患者，瑞舒伐他汀能降低其TC、LDL-C、Apo B水平，也能降低TG、升高HDL-C水平。对于单纯高甘油三酯血症患者，瑞舒伐他汀能降低TC、LDL-C、VLDL-C、Apo B、TG水平，并升高HDL-C水平。尚未明确瑞舒伐他汀对心血管发病率与死亡率的影响。 **适应证** 1. CFDA （1）本品适用于经饮食控制和其他非药物治疗（如运动治疗、减轻体重）仍不能使血脂恢复正常水平的原发性高胆固醇血症（Ⅱa型，包括杂合子型家族性高胆固醇血症）或混合性高脂血症（Ⅱb型）的患者。 （2）本品也适用于纯合子型家族性高胆固醇血症的患者，作为饮食控制和其他降脂措施（如LDL去除疗法）的辅助治疗，或在这些方法不适用时使用本品治疗。 2. FDA （1）作为辅助降脂药物，与饮食治疗联合用于降低原发性高脂血症和混合性高脂血症患者的TC、LDL-C、Apo B及TG水平，并升高HDL-C水平。 （2）作为辅助降脂药物，与饮食治疗联合用于高甘油三酯血症的患者。 （3）作为辅助降脂药物，与饮食治疗联合用于家族性异常β脂蛋白血症。 （4）降低纯合子型家族性高胆固醇血症患者的LDL-C、TC及Apo B水平。

续表

<table>
<tr><td>药物简介</td><td>（5）作为辅助降脂药物，与饮食治疗联合用于降低 TC 和 LDL-C，以延缓动脉粥样硬化的进程，作为治疗策略的一部分。
（6）10～17 岁的杂合子型家族性高胆固醇血症患者在充分的饮食治疗无效后，可用瑞舒伐他汀降低 TC、LDL-C 和 Apo B 水平。
（7）对于无明显临床症状但有多种危险因素的冠心病患者，可用瑞舒伐他汀降低心肌梗死、脑卒中及血管重建的风险。
药物代谢动力学
在国外完成的药物代谢动力学研究结果显示，瑞舒伐他汀口服 5 小时后达到 C_{max}，绝对生物利用度为 20%；其被肝脏大量摄取，肝脏对其摄取与膜转运 OATP-C 相关，该转运体在肝脏中对瑞舒伐他汀的清除中具有重要作用。瑞舒伐他汀的全身暴露量与剂量成正比。肝脏是胆固醇合成及 LDL-C 清除的主要部位。本品分布容积约为 134L，血浆蛋白结合率（主要是白蛋白）约为 90%；口服本品后，仅约 10%的瑞舒伐他汀发生代谢，主要是 N-去甲基代谢产物。瑞舒伐他汀是 CYP 的底物，参与代谢的主要同工酶是 CYP2C9、CYP2C19、CYP3A4 和 CYP2D6，参与代谢的程度较低，已知的代谢产物为 N-去甲基代谢产物和内酯代谢产物。N-去甲基代谢产物的活性比瑞舒伐他汀低 50%，而内酯代谢产物在临床上被认为无活性。对循环中的 HMG-CoA 还原酶的抑制活性，90%以上来自瑞舒伐他汀。约 90%的瑞舒伐他汀以原形形式随粪便排出（包括吸收的和未吸收的活性物质），其余通过尿液排出。尿液中约 5%为原形药物。本品的 $t_{1/2}$ 约为 19 小时，不随剂量增加而延长。血浆清除率的几何平均值约为 50L/h（变异系数为 21.7%）。
在中国对 5mg、10mg、20mg 瑞舒伐他汀钙片单次给药和多次给药后的健康受试者的药物代谢动力学参数进行了测定。单次给药后，T_{max} 中位值的范围为 2.5～5 小时，随后呈指数降低，$t_{1/2}$ 为 11～12 小时；多次给药的第 3 天，血药浓度达到稳态，多次给药后的药物蓄积很少，且与剂量无关</td></tr>
<tr><td>说明书信息摘录</td><td>FDA
体内和体外研究显示，瑞舒伐他汀通过两条途径发挥其调节血脂作用：瑞舒伐他汀可增加肝细胞膜上 LDL 受体的数量，从而增强对 LDL 的摄取和分解代谢；瑞舒伐他汀可抑制肝脏合成 VLDL，从而减少 VLDL 和 LDL 的总颗粒数。
EMA
无。
PMDA
无。
HCSC
同 FDA</td></tr>
<tr><td>遗传因素</td><td>（1）尽管 FDA 的瑞舒伐他汀药品说明书中并没有特别提到基因检测，但其适应证之一是纯合子型或杂合子型家族性高胆固醇血症，该病通常是由于 LDLR 基因突变导致的，这些突变可以导致 LDLR 活性降低。
（2）瑞舒伐他汀在体内的代谢涉及 OATP1B1 及其他转运蛋白。据 FDA 的药品说明书，编码 OATP1B1 的 2 个等位基因（SLCO1B1 521T>C）功能降低时，瑞舒伐他汀的血药浓度则升高。该基因型（即 SLCO1B1 521 C/C）在大多数种族的人群中突变频率普遍低于 0.05。这种基因多态性对瑞舒伐他汀的有效性和安全性的影响目前尚不明确。
（3）瑞舒伐他汀主要经 CYP2C9 代谢，主要代谢产物为 N-去甲基瑞舒伐他汀</td></tr>
<tr><td>药物因素</td><td>（1）瑞舒伐他汀与下列药物合用可使肌病发生的风险增加。①环孢素：CFDA 说明书指出，环孢素禁止与瑞舒伐他汀合用（瑞舒伐他汀与环孢素合用与单用同样剂量的瑞舒伐他汀相比，瑞舒伐他汀的 AUC 平均升高 7 倍），而 FDA 说明书指出，与环孢素合用时，瑞舒伐他汀的用量不应超过 5mg，一日 1 次；②蛋白酶抑制剂：CFDA 说明书指出，同时服用本品和蛋白</td></tr>
</table>

续表

药物因素	酶抑制剂可能大大增加瑞舒伐他汀的*AUC*（作用的机制尚不明确），故不推荐接受蛋白酶抑制剂治疗的HIV患者同时使用瑞舒伐他汀，而FDA说明书指出，合用洛匹那韦/利托那韦或阿扎那韦/利托那韦的患者，瑞舒伐他汀的起始剂量为5mg，一日1次，每日用量不应超过10mg；③依折麦布：与HMG-CoA还原酶抑制剂合用时有极罕见的横纹肌溶解症的报告，合用时应慎重；④吉非贝齐、非诺贝特、其他贝特类和降脂剂量（≥1g/d）的烟酸：与HMG-CoA还原酶抑制剂合用使肌病发生的风险增高，因此，不建议瑞舒伐他汀与吉非贝齐合用，应慎重权衡瑞舒伐他汀与贝特类或烟酸合用的益处与合用的潜在危险；⑤吡咯类抗真菌药、大环内酯类抗生素；⑥秋水仙碱。 （2）瑞舒伐他汀与CYP抑制剂合用。①与红霉素合用导致瑞舒伐他汀的*AUC*、C_{max}均下降，可能是由红霉素引起胃肠运动增加所致；②氟康唑（CYP2C9和CYP3A4抑制剂）或酮康唑（CYP2A6和CYP3A4抑制剂）与瑞舒伐他汀之间不存在具有临床相关性的相互作用；③与伊曲康唑（CYP3A4抑制剂）合用时瑞舒伐他汀的*AUC*增加，但这种增加不被认为具有临床意义。 （3）与含氢氧化铝、氢氧化镁的抗酸药混悬液联用时，瑞舒伐他汀的血药浓度降低约50%，因此，建议两药至少间隔2小时服用。 （4）尽管临床研究证实瑞舒伐他汀单独应用不会降低皮质醇的基础血药浓度或损害肾上腺的储备能力，但若与可能降低内源性类固醇激素活性的药物联合应用时应谨慎，如酮康唑、螺内酯和西咪替丁
疾病因素	（1）对瑞舒伐他汀或瑞舒伐他汀中任何成分过敏者禁用。 （2）轻、中度肾损伤的患者使用瑞舒伐他汀时无须调整剂量；严重肾损伤（肌酐清除率＜30ml/min）的患者禁用瑞舒伐他汀。 （3）活动性肝病患者，包括原因不明的血清转氨酶持续升高和任何血清转氨酶升高超过正常值上限3倍的患者禁用瑞舒伐他汀。 （4）肌病患者禁用瑞舒伐他汀；肌酸激酶（CK）基础值高于正常值上限5倍的患者不能使用瑞舒伐他汀治疗；有肌病诱发因素的患者（如年龄65岁及以上、甲状腺功能减退、肾损伤）应谨慎使用瑞舒伐他汀；对任何伴有提示为肌病的急性重症或易于发生继发于横纹肌溶解的肾衰竭患者（如败血症、低血压、大手术、外伤、严重的内分泌和电解质异常或未经控制的癫痫患者），禁用瑞舒伐他汀。 （5）过量饮酒和（或）有肝病史者应慎用瑞舒伐他汀。 （6）对继发于甲状腺功能减退或肾病综合征的高胆固醇血症患者，应在开始瑞舒伐他汀治疗前治疗原发疾病。 （7）患有罕见的遗传性半乳糖不耐受、乳糖酶缺乏或葡萄糖-半乳糖吸收不良的患者不应服用瑞舒伐他汀；在使用瑞舒伐他汀的患者中也观察到HbA1c和血糖升高，存在糖尿病高风险因素的患者在使用瑞舒伐他汀之后，有报道其糖尿病的发病率有所升高。 （8）瑞舒伐他汀治疗期间，若出现不明原因的持续性蛋白尿和（或）血尿，应减少瑞舒伐他汀用量
生理因素	（1）已观察到亚洲受试者使用瑞舒伐他汀时*AUC*高于高加索人，故有亚裔血统的患者在用药时应考虑该因素。 （2）妊娠期、哺乳期女性禁用瑞舒伐他汀。 （3）育龄女性应采取适当的避孕措施或停用瑞舒伐他汀；若患者在使用瑞舒伐他汀过程中妊娠，应立即中止治疗。 （4）尚不明确瑞舒伐他汀在儿童中的安全性和有效性，儿科使用的经验局限于少数（年龄为8岁及以上）纯合子型家族性高胆固醇血症的患儿。因此，目前不建议儿科使用瑞舒伐他汀。 （5）老年患者用药无须调整剂量

续表

其他因素	（1）在开始使用瑞舒伐他汀前，应给予患者标准的降胆固醇的饮食控制，并在治疗期间控制饮食。 （2）瑞舒伐他汀可在进食或空腹时服用。 （3）过量饮酒者应慎用瑞舒伐他汀
剂量调整模型	无

辛伐他汀

影响因素	遗传因素：吸收□分布□代谢□排泄□靶点（受体或通路）☑其他：无
	非遗传因素：药物因素☑疾病因素☑生理因素☑ 其他因素：饮食
药物简介	**作用机制** 辛伐他汀能降低正常及升高的 LDL-C。LDL 由 VLDL 形成，主要通过高亲和力的 LDL 受体分解代谢。辛伐他汀降低 LDL-C 的机制主要包括降低 VLDL-C，诱导 LDL 受体，增加 LDL-C 的分解代谢。辛伐他汀治疗期间 Apo B 的水平也显著下降。由于每个 LDL 微粒含有一分子的 Apo B，而且 Apo B 也很少会出现在其他脂蛋白中，这也提示了辛伐他汀不仅能使胆固醇从 LDL 中丢失，同时还能降低循环中 LDL 的浓度。此外，辛伐他汀能升高 HDL-C 和降低 TG，这些均可以导致 TC/HDL-C 及 LDL-C/HDL-C 的降低。 动物实验、病理学研究和临床研究都已经证明了 LDL-C 在动脉粥样硬化中的作用。流行病学的研究表明，高水平的 TC、LDL-C、Apo B 是冠心病的风险因素，而较高的 HDL-C 和 Apo A1 水平会降低心血管疾病风险。 辛伐他汀的口服 LD_{50} 在小鼠中约为 3.8g/kg，在大鼠中约为 5g/kg。给多种动物服用大剂量辛伐他汀以及相关的类似物后可显示出一些组织改变。鉴于使用的剂量很大，而且这些药物可抑制甲羟戊酸合成，同时靶酶在维持细胞内环境稳态中起着基本作用，因此，这些改变的出现并非意外。大量资料表明，它们是这些药物的生化作用在量效曲线高端上的超常表现。因此，大鼠肝脏的形态学改变、大鼠和小鼠贲门窦鳞状上皮增生及家兔的肝脏毒性，都被证实与 HMG-CoA 还原酶受到抑制直接相关。用犬进行的研究发现，高剂量辛伐他汀会引起白内障，尽管发生率非常低。虽然血脂水平下降的程度与白内障的形成无明显的联系，但是发现辛伐他汀和有关的 HMG-CoA 还原酶抑制剂引发白内障与药物的高血清水平之间存在着一致的关系。对犬给予辛伐他汀致白内障的最小剂量 50mg/(kg·d)，血药浓度（以总抑制剂表示）比人接受最高治疗剂量 1.6mg/(kg·d)（按体重 50kg 男子每日服用 80mg 计算）时的血药浓度高 5 倍。在接受了辛伐他汀的犬中观察到血清转氨酶水平升高，10%～40%接受本品的犬出现血清转氨酶以缓慢的低水平形式升高或呈一过性的急速升高。在这些出现血清转氨酶水平升高的犬中未发现任何疾病的症状，尽管继续给药，转氨酶水平的升高也没有导致明显的肝脏坏死。在所有接受了辛伐他汀处理的犬中，未观察到它们的肝脏有任何组织病理学方面的改变。 **适应证** 1. CFDA （1）高脂血症。对于原发性高胆固醇血症（包括杂合子型家族性高胆固醇血症、高脂血症或混合性高脂血症）患者，当饮食控制及其他非药物治疗效果不理想时，饮食控制联合本品可用于降低升高的 TC、LDL-C、Apo B 和 TG，且可升高 HDL-C，从而降低 LDL-C/HDL-C 及 TC/HDL-C。对于纯合子型家族性高胆固醇血症患者，结合饮食控制及非饮食疗法，本品可用于降低升高的 TC、LDL-C 和 Apo B。

续表

<table>
<tr><td>药物简介</td><td>（2）冠心病。对于冠心病合并高胆固醇血症的患者，本品可降低死亡、非致死性心肌梗死、脑卒中、短暂性脑缺血和心脏血管重建（冠状动脉旁路移植术及经皮腔内冠状动脉成形术）的风险，延缓冠状动脉粥样硬化的进程（包括减少新病灶及全堵塞的形成）。
（3）杂合子型家族性高胆固醇血症。对于患有杂合子型家族性高胆固醇血症的10～17岁的青春期男孩和女孩（至少初潮1年后），本品结合饮食控制可用于降低TC、LDL-C、Apo B和TG。
2. FDA
（1）降低冠心病死亡率，并降低非致死性心肌梗死、脑卒中及血管重建的风险（这类患者具有发生冠状动脉事件的高风险），从而降低总死亡率。
（2）降低原发性高脂血症及混合性高脂血症患者的TC、LDL-C、Apo B、TG水平，并升高HDL-C水平。
（3）降低高甘油三酯血症患者TG水平，降低家族性异常β脂蛋白血症患者TG和VLDL-C水平。
（4）降低纯合子型家族性高胆固醇血症成年患者的TC和LDL-C水平。
（5）杂合子型家族性高胆固醇血症的男孩和月经初潮后的女孩（10～17岁），在充分的饮食治疗无效后，可用辛伐他汀降低患者的TC、LDL-C和Apo B的水平。
药物代谢动力学
辛伐他汀口服吸收良好，吸收后肝脏内的浓度高于其他组织，在肝脏内经广泛首过代谢水解为代谢产物，以β-羟酸为主的3种代谢产物有活性。本品及β-羟酸代谢产物的蛋白结合率高达95%，T_{max}为1.3～2.4小时，$t_{1/2}$为3小时。给予本品后，60%由粪便排出，13%由尿液排出。治疗2周可见疗效，4～6周药效达高峰，长期治疗后停药，作用可持续4～6周</td></tr>
<tr><td>说明书信息摘录</td><td>FDA
无。
EMA
无。
PMDA
无。
HCSC
无</td></tr>
<tr><td>遗传因素</td><td>（1）肌病为辛伐他汀的主要不良反应之一，其发生风险与SLCO1B1基因密切相关，SLCO1B1基因是位于12号染色体（Chr 12p12.2）上的等位基因，长度为109kb。
（2）SLCO1B1基因编码的蛋白质为SLCO1B1（又名OATP1B1、OATP-C），它可以促进肝脏摄取他汀类药物及许多内源性化合物（如胆红素和17-β-葡萄糖醛酸雌二醇）。
（3）SLCO1B1基因上存在许多SNP，但只有少数具有功能。临床药理学实施联盟（CPIC）有关SLCO1B1基因与辛伐他汀肌病的指南已经明确指出，该基因中的一个SNP—rs4149056T>C与辛伐他汀肌病发生风险密切相关。
（4）上述指南指出，SLCO1B1中的rs4149056位点与辛伐他汀肌病发生风险的相关性的证据级别为Level 1A，该相关性已经在随机试验和临床实践中被证实。但是，rs4149056位点与其他他汀类药物引起肌病的相关性则不太明显。
（5）SLCO1B1基因位点rs4149056（T>C）在中国人群中突变频率约为0.135（HapMap CHB）。
（6）辛伐他汀是CYP3A4的底物，在体内经CYP3A4代谢，但其并不抑制CYP3A4的活性</td></tr>
</table>

续表

药物因素	（1）与本品合用可增加肌病风险的药物有：①CYP3A4抑制剂，可减少辛伐他汀的消除而增加肌病的风险，如伊曲康唑、酮康唑、红霉素、克拉霉素、泰利霉素、HIV蛋白酶抑制剂、奈法唑酮等，尤其与高剂量的辛伐他汀合用时；使用辛伐他汀时，要避免同时应用CYP3A4抑制剂，若不可避免地应用这类药物，则应暂停使用辛伐他汀；②环孢素、达那唑，合用时本品剂量不应超过10mg/d；③吉非贝齐、其他贝特类（非诺贝特除外）、降脂剂量（≥1g/d）的烟酸，这些药物虽不是有效的CYP3A4抑制剂，但单独应用时即可引起肌病，与辛伐他汀联用时，辛伐他汀剂量不应超过10mg/d；④非诺贝特，与本品合用时，没有证据显示发生肌病的风险超过它们单独使用时发生肌病的风险总和，因非诺贝特和辛伐他汀单独使用时均可能引起肌病，故二者联用应谨慎；⑤胺碘酮、维拉帕米，与本品合用时应避免辛伐他汀的剂量超过20mg/d；⑥地尔硫䓬，同时服用地尔硫䓬和辛伐他汀（80mg）的患者，其肌病发生的风险会轻微增加；⑦夫西地酸。 （2）胆酸螯合剂与本品合用时有效
疾病因素	（1）对辛伐他汀及其制剂中任何成分过敏者禁用。 （2）活动性肝病或不明原因的血清转氨酶持续升高者禁用辛伐他汀。 （3）对血清转氨酶升高的患者，应重复测定肝功能并密切监测其变化，若转氨酶水平表现为上升趋势，尤其是上升到正常值上限的3倍并持续不下降时，应停用辛伐他汀。 （4）对酗酒和（或）有既往肝病史的患者，应谨慎使用辛伐他汀。 （5）若诊断或怀疑肌病，应立即中止辛伐他汀治疗；存在相关症状和（或）CK水平大于正常值上限的10倍则提示为肌病，要立即中止辛伐他汀治疗。 （6）辛伐他汀经肾脏排泄较少，故轻、中度肾功能不全患者无须调整剂量。 （7）严重肾功能不全（肌酐清除率＜30ml/min）的患者应慎用辛伐他汀，此类患者的起始剂量应为5mg/d并密切监测肾功能。 （8）对于因存在冠心病、糖尿病、周围血管疾病、脑卒中或其他脑血管病史而属于冠心病事件高危人群的患者，辛伐他汀推荐的起始剂量为20～40mg/d
生理因素	（1）妊娠期女性、备孕女性禁用辛伐他汀，妊娠期间应暂停使用本品。 （2）建议青春期女孩使用辛伐他汀治疗时采用适当的避孕措施。 （3）目前尚不清楚辛伐他汀及其代谢产物是否由人乳汁排出，服用本品的女性不宜哺乳。 （4）尚未发现辛伐他汀对青春期男性或女性的生长或性成熟有明显的影响，也未发现本品对青春期女性的月经周期有影响。 （5）未在年龄小于10岁的患者及月经初潮前的女孩中进行辛伐他汀的研究。 （6）65岁及以上的患者应用辛伐他汀治疗时，疗效与其他人群相似，不良反应发生率也未见明显增加
其他因素	（1）接受辛伐他汀治疗前，应给予标准的降胆固醇饮食控制，并在治疗过程中继续控制饮食。 （2）对大量饮酒的患者，应谨慎使用辛伐他汀。 （3）用药期间应避免饮酒。 （4）用药期间应避免饮食习惯剧变。 （5）葡萄柚汁含有抑制CYP3A4活性的成分，能增加经CYP3A4代谢的药物的血药浓度。常规饮用量（每日250ml）所产生的影响很小，但在辛伐他汀治疗期间，大量饮用（每天超过1L）葡萄柚汁则会显著增加血浆中HMG-CoA还原酶抑制剂的活性，应避免

续表

剂量调整模型	SLCO1B1 基因型与辛伐他汀引起肌病发生的风险及推荐用量的关系					
	SLCO1B1 基因型（521T>C）	表型	双倍型举例	肌病发生风险	辛伐他汀推荐剂量	推荐级别
	TT	野生纯合子型，功能正常	SLCO1B1* 1a/* 1a，SLCO1B1* 1a/* 1b，SLCO1B1* 1b/* 1b	一般	常规用量	强
	TC	突变杂合子型，功能中等	SLCO1B1* 1a/* 5，SLCO1B1* 1a/* 15，SLCO1B1* 1a/* 17，SLCO1B1* 1b/* 5，SLCO1B1* 1b/* 15，SLCO1B1* 1b/* 17	中等	剂量宜低，或考虑换为其他他汀类药物（如普伐他汀、瑞舒伐他汀），并常规监测 CK	强
	CC	突变纯合子型，功能低	SLCO1B1* 5/* 5，SLCO1B1* 5/* 15，SLCO1B1* 5/* 17，SLCO1B1* 15/* 15，SLCO1B1* 15/* 17，SLCO1B1* 17/* 17	高	剂量宜低，或考虑换为其他他汀类药物（如普伐他汀、瑞舒伐他汀），并常规监测 CK	强

第二十章　骨关节炎治疗药物

塞来昔布

<table>
<tr><td rowspan="2">影响因素</td><td>遗传因素：吸收□分布□代谢☑排泄□靶点（受体或通路）□其他：无</td></tr>
<tr><td>非遗传因素：药物因素☑疾病因素☑生理因素☑
其他因素：饮食</td></tr>
<tr><td>药物简介</td><td>作用机制
塞来昔布是非甾体抗炎药，具有抗炎、镇痛和解热的作用。本品的作用机制是通过抑制环氧化酶-2（COX-2）来抑制前列腺素生成，且在人体治疗浓度下，本品对同工酶——环氧化酶-1（COX-1）没有抑制作用。
适应证
1. FDA
（1）骨关节炎。
（2）类风湿关节炎。
（3）2岁以上的幼年型类风湿关节炎。
（4）强直性脊柱炎。
（5）急性疼痛。
（6）原发性痛经。
2. CFDA
（1）用于缓解骨关节炎的症状和体征。
（2）用于缓解成人类风湿关节炎的症状和体征。
（3）用于治疗成人急性疼痛。
（4）用于缓解强直性脊柱炎的症状和体征。
药物代谢动力学
（1）吸收。单剂量口服本品后，T_{max}约为3小时。空腹状态下，剂量200mg，一日2次时，其C_{max}和AUC与剂量大致成正比；剂量再增加时，这种正比关系减弱。多剂量给药后，5天内可达到稳态。
（2）分布。塞来昔布的血浆蛋白结合率可达97%，体外研究显示，其主要与白蛋白结合，其次与AAG结合。达稳态血药浓度时，本品表观分布容积为400L，在组织中广泛分布。塞来昔布不优先与红细胞结合。
（3）代谢。体内主要经肝脏CYP2C9代谢，在人体血浆中存在3种代谢产物，包括醇、相应的羧基酸和葡糖苷酸结合物，均无环氧化酶抑制活性。
（4）排泄。塞来昔布主要经肝脏代谢消除，仅有少于3%的药物以原形形式经尿液和粪便排出。服用单剂量同位素标记的本品后，57%经粪便排出，27%经尿液排出。尿液和粪便中排出的绝大多数代谢产物是羧基酸（73%），此外尿液中还存在少量葡糖苷酸结合物。由于药物溶解度低使吸收过程延长，导致药物的$t_{1/2}$差异较大。空腹时$t_{1/2}$约为11小时，表观血浆清除率约为500ml/min</td></tr>
<tr><td>说明书信息摘录</td><td>FDA
（1）塞来昔布主要经肝脏CYP2C9代谢，当塞来昔布与有抑制CYP2C9作用的药物同时服用时，有发生严重药物相互作用的可能。体外研究表明，尽管塞来昔布不是CYP2D6的底物，但为其抑制剂，所以，塞来昔布在体内有可能会与经CYP2D6代谢的药物发生相互作用。</td></tr>
</table>

续表

<table>
<tr><td>说明书信息摘录</td><td>（2）CYP2C9 慢代谢者。根据基因型检测结果或以往使用其他 CYP2C9 底物药物（如华法林、苯妥英）的经验确定或怀疑为 CYP2C9 慢代谢型的患者应谨慎使用塞来昔布，考虑将初始剂量调整为推荐剂量的一半（如 CYP2C9*3/*3 型）。CYP2C9 慢代谢型幼年型类风湿关节炎患者应考虑使用替代药物治疗。
（3）塞来昔布在人体血浆中存在 3 种代谢产物，包括醇、相应的羧基酸和葡糖苷酸结合物，均无环氧化酶抑制活性。
（4）药物基因组学。CYP2C9 的活性受基因多态性的影响，CYP2C9*2 和 CYP2C9*3 纯合子的基因多态性使其活性降低。有限的已发表的 4 篇报道提示，共有 8 例 CYP2C9*3/*3 基因型受试者，其塞来昔布系统水平相比于 CYP2C9*1/*1 或 CYP2C9*1/*3 基因型的受试者提高了 3～7 倍。关于塞来昔布的其他 CYP2C9 基因多态性的药物代谢动力学情况尚未被评估，包括 CYP2C9*2、CYP2C9*5、CYP2C9*6、CYP2C9*9 和 CYP2C9*11。据估计，各人种的纯合子基因型发生 CYP2C9*1/*3 的突变频率为 0.003～0.01。
EMA
无。
PMDA
CYP2C9*3 纯合子型的基因多态性使其活性降低。塞来昔布单次或多次给药时，15 例杂合子型（CYP2C9*1/*3）健康成人受试者的 AUC 与 137 例野生型（CYP2C9*1/*1）健康成人受试者的 AUC 相比，提高了约 1.6 倍。
HCSC
（1）代谢。塞来昔布主要经肝脏 CYP2C9 代谢，在人体血浆中存在 3 种代谢产物，包括醇、相应的羧基酸和葡糖苷酸结合物，均无环氧化酶抑制活性。CYP2C9 活性受基因多态性的影响，CYP2C9*3 纯合子型的基因多态性使其活性降低。
（2）CYP2C9 慢代谢者。根据以往使用其他 CYP2C9 底物药物的经验确定或怀疑为 CYP2C9 慢代谢型的患者应谨慎使用塞来昔布，因为代谢清除率较低可能导致血药浓度异常升高。这类人群用药时应将剂量调整为最低推荐剂量的一半，不超过 100mg/d。
（3）在一项每日给予健康受试者 200mg 塞来昔布的药物代谢动力学研究中，CYP2C9*3/*3 基因型受试者第 7 日的中位 C_{max} 和 $AUC_{0\sim24h}$ 分别是其他基因型（CYP2C9*1/*1 和 CYP2C9*1/*3）人群的 4 倍和 7 倍。在 3 个独立的单剂量研究中，共有 5 名 CYP2C9*3/*3 基因型受试者，其单剂量 $AUC_{0\sim24h}$ 与正常代谢组相比增加了 3 倍。据估计，各人种的纯合子基因型发生 CYP2C9*1/*3 的突变频率为 0.003～0.01</td></tr>
<tr><td>遗传因素</td><td>塞来昔布主要经肝脏 CYP2C9 代谢后失活，位点 rs1057910（CYP2C9*3）位于该基因的外显子区域，引起了氨基酸的改变（Ile359Leu），基因突变者 CYP2C9 的活性下降，导致本品在体内蓄积，应考虑将初始剂量调整为推荐剂量的一半；CYP2C9*3 在中国人群中的突变频率约为 0.044（HapMap CHB）</td></tr>
<tr><td>药物因素</td><td>（1）塞来昔布不可用于已知对本品或磺胺过敏者。
（2）塞来昔布不可用于服用阿司匹林或其他包括 COX-2 特异性抑制剂在内的 NSAID 后诱发哮喘、荨麻疹或过敏样反应的患者，且应避免与任何剂量的其他 NSAID 合用。
（3）可能增加塞来昔布血药浓度的药物。①氟康唑：同时服用氟康唑 200mg，一日 1 次，塞来昔布的血药浓度升高 2 倍，接受氟康唑治疗的患者应给予塞来昔布最低的推荐剂量；②抗孕激素药：米非司酮；③促尿酸排泄药：丙磺舒；④抗心律失常药：普罗帕酮。
（4）可能减少塞来昔布血药浓度的药物。①与抗酸药（铝剂和镁剂）同服，其血药浓度会降低，C_{max} 下降 37%，AUC 下降 10%；②抗肿瘤药：达拉非尼。
（5）与塞来昔布合用，可能增加不良反应发生风险或加重不良反应的药物。①塞来昔布可与低剂量的阿司匹林合用，但联合使用时胃肠道溃疡和其他并发症的发生率会增加；②其他：糖皮质激素类药物、氨苯砜、去氨加压素、氟哌啶醇、英夫利昔单抗、丙胺卡因、培哚普利、</td></tr>
</table>

续表

药物因素	缬沙坦等。 （6）塞来昔布在体内与格列本脲、酮康唑、甲氨蝶呤、苯妥英和甲苯磺丁脲联用未发现有重要临床意义的药物相互作用
疾病因素	（1）塞来昔布禁用于冠状动脉旁路移植术围手术期疼痛的治疗。 （2）塞来昔布禁用于有活动性消化道溃疡或出血的患者。 （3）塞来昔布禁用于重度心力衰竭患者。 （4）对于中度肝损伤患者（Child-Pugh B级），塞来昔布的每日推荐剂量应减少约50%；不建议严重肝损伤患者使用塞来昔布
生理因素	（1）老年人群中，一般不需要对塞来昔布的剂量进行调整。 （2）对体重低于50kg的患者，开始治疗时建议使用最低推荐剂量。 （3）对于受孕困难或正在检查不孕原因的女性，应考虑停用NSAID，包括塞来昔布。 （4）FDA妊娠药物分级为C级。在妊娠晚期（从妊娠期的第30周开始）应避免使用塞来昔布，只有当潜在的获益大于对胎儿的危害时才可考虑在妊娠期使用本品。 （5）动物实验显示，塞来昔布可进入乳汁，浓度与血药浓度相似。由于塞来昔布可能会在哺乳期婴幼儿中引发潜在的严重不良反应，故应考虑药物对母亲治疗的益处，决定停止哺乳或停止用药
其他因素	塞来昔布与高脂食物同服，T_{max}会延迟1～2小时，同时AUC会增加10%～20%。在空腹状态下，剂量超过200mg时，C_{max}和AUC与剂量成正比的关系均减弱。塞来昔布剂量高至200mg，一日2次时，服药时间不受进食时间的影响；剂量高至400mg，一日2次时应与食物同服以增加吸收
剂量调整模型	无

氟比洛芬酯

影响因素	遗传因素：吸收□分布□代谢☑排泄□靶点（受体或通路）☑其他：无
	非遗传因素：药物因素☑疾病因素☑生理因素☑ 其他因素：无
药物简介	**作用机制** 本品是芳基丙酸类非甾体抗炎药，主要通过抑制前列腺素合成酶起作用，具有镇痛、抗炎及解热作用。 **适应证** 缓解类风湿关节炎、骨性关节炎的症状和体征。 **药物代谢动力学** （1）吸收。氟比洛芬酯片剂的平均口服生物利用度为96%。氟比洛芬酯吸收迅速，没有立体选择性，T_{max}约2小时，同时服用食物或抗酸药会改变氟比洛芬酯的吸收率，但不会改变吸收程度，雷尼替丁对氟比洛芬酯的吸收率和吸收程度都无影响。 （2）分布。*R*-氟比洛芬酯和*S*-氟比洛芬酯的表观分布容积均为0.12L/kg左右，两种氟比洛芬酯对映异构体的血浆蛋白结合率均超过99%，主要与白蛋白结合。氟比洛芬酯不易进入乳汁，母体使用氟比洛芬酯200mg/d时，婴儿接触的浓度约为0.1mg/d。

续表

药物简介	（3）代谢。血液和尿液中均有多种氟比洛芬酯的代谢产物，包括4′-羟基氟比洛芬、3′,4′-二羟基氟比洛芬、3′-羟基-4′-甲氧基氟比洛芬以及它们的结合物及结合的氟比洛芬。与2-芳基丙酸类药物（如布洛芬）不同，从*R*-氟比洛芬酯极少会代谢为*S*-氟比洛芬酯。体外研究显示，CYP2C9在氟比洛芬酯代谢为主要代谢产物4′-羟基氟比洛芬的过程中起重要作用，动物实验显示，该代谢产物几乎没有抗炎活性。体外研究同时显示，氟比洛芬酯的两种异构体和4′-羟基氟比洛芬都是通过UDP-葡萄糖醛酸转移酶同工酶UGT2B7进行葡萄糖醛酸化反应的，氟比洛芬酯不会增强该酶的活性，也不会改变其代谢。非结合型氟比洛芬的血浆清除没有立体选择性，在治疗剂量下，氟比洛芬的清除与剂量无关。 （4）排泄。70%的氟比洛芬酯通过肾脏排泄，经尿排出的有原形药物氟比洛芬酯、4′-羟基氟比洛芬以及两者的葡萄糖醛酸结合物，其中原形氟比洛芬酯的含量小于3%。因为本品主要经肾脏排泄，中重度肾功能不全患者需要调整剂量，以避免氟比洛芬酯代谢产物蓄积。*R*-氟比洛芬酯和*S*-氟比洛芬酯的$t_{1/2}$相似，分别是4.7和5.7小时，多次给药几乎没有氟比洛芬酯蓄积
说明书信息摘录	**FDA** （1）在体外研究中显示，CYP2C9在氟比洛芬酯代谢为4′-羟基氟比洛芬的过程中起到重要作用。 （2）UGT2B7是在氟比洛芬酯糖脂化过程中起主要作用的UDP-葡萄糖醛酸转移酶的同工酶。 （3）CYP2C9慢代谢型。基于其他CYP2C9底物（如华法林或苯妥英）的研究表明，CYP2C9慢代谢型患者需谨慎使用氟比洛芬酯，可能会因为活性降低而导致血药浓度异常升高。 **EMA** 无。 **PMDA** 无。 **HCSC** 无
遗传因素	氟比洛芬酯的药物代谢动力学参数在CYP2C9基因型不同的人群中存在差异，CYP2C9*1/*3人群的氟比洛芬酯清除率低于CYP2C9*1/*1人群，而CYP2C9*1/*2人群的氟比洛芬酯清除率与CYP2C9*1/*1人群的差异无统计学意义。在中国人群中，CYP2C9存在CYP2C9*1/*1、CYP2C9*1/*3和CYP2C9*1/*13等基因分型，其中大多数为CYP2C9*1/*1基因分型，CYP2C9*1/*3和CYP2C9*1/*13基因分型突变频率分别为0.043～0.077和0.012以下，均未超过0.1，而CYP2C9*1/*2基因分型则非常罕见
药物因素	（1）禁止与洛美沙星、诺氟沙星、依诺沙星合用，合用有导致抽搐发生的可能。慎与新喹诺酮类抗生素（如氧氟沙星）合用。 （2）慎与双香豆素类抗凝药（如华法林）、甲氨蝶呤、噻嗪类利尿药（如氢氯噻嗪）、肾上腺皮质激素类（如甲泼尼龙）药物合用。 （3）研究显示，与其他非甾体抗炎药一样，氟比洛芬酯会影响髓袢利尿药呋塞米的效果，与呋塞米合用需谨慎。 （4）与阿司匹林同服使氟比洛芬酯血药浓度降低50%（与其他非甾体抗炎药同服也会有同样效果）。 （5）氟比洛芬酯会影响碳酸锂的血药浓度，两者合用需谨慎。 （6）与抗酸药同服不会减少氟比洛芬酯的吸收率，也不会减少氟比洛芬酯的吸收程度

续表

疾病因素	（1）禁用于对本品过敏者。 （2）禁用于服用阿司匹林或其他非甾体抗炎药后诱发哮喘、荨麻疹或过敏反应的患者。 （3）禁用于有应用非甾体抗炎药后发生胃肠道出血或穿孔病史的患者。 （4）禁用于冠状动脉旁路移植围手术期疼痛的治疗。 （5）禁用于有活动性消化道溃疡或出血，或者既往曾复发溃疡或出血的患者。 （6）禁用于重度心力衰竭及高血压患者。 （7）禁用于严重的肝、肾及血液系统功能障碍患者。 （8）有消化道溃疡既往史的患者慎用。 （9）有出血倾向、血液系统异常或者既往史的患者慎用。 （10）患有肝病的患者需要减少氟比洛芬酯的剂量。患有肝病的患者和血浆白蛋白浓度低于3.1g/dl的患者，氟比洛芬酯的血浆蛋白结合率可能会降低。肾损伤的患者和血浆白蛋白浓度低于3.9g/dl的患者，氟比洛芬酯的血浆蛋白结合率可能会降低。肾损伤的患者氟比洛芬酯代谢产物的清除率可能会降低。肝肾功能不全或有既往史的患者慎用。 （11）有过敏史的患者慎用。 （12）有支气管哮喘的患者慎用。 （13）本品可引起视力变化，有眼病的患者应慎用
生理因素	（1）儿童常规剂量用药的安全性和有效性尚不明确。 （2）和其他非甾体抗炎药一样，妊娠期女性慎用。FDA妊娠药物分级为C级。 （3）哺乳期女性慎用。 （4）65岁及以上老年患者建议从最低推荐剂量使用
其他因素	无
剂量调整模型	基于23例颌面外科和耳鼻喉科全身麻醉手术患者静脉注射氟比洛芬酯后12小时内采集的246个血样，王长连等建立了氟比洛芬酯的群体药物代谢动力学模型：体重（WT）对氟比洛芬酯中央室相对清除率（CL）及中央室分布容积（V_1）均有显著影响，性别（Gender）、年龄（Age）、给药剂量（TAMT）均不影响氟比洛芬酯的药物代谢动力学参数。氟比洛芬酯的基础模型为：CL（L/h）＝1.28×EXP［ETA（1）］，V_1（L）＝5.03×EXP［ETA（2）］，Q（L/h）＝8.5×EXP［ETA（3）］，V_2（L）＝4.39×EXP［ETA（4）］；最终模型为：CL（L/h）＝1.32×（WT/60）×EXP［ETA（1）］，V_1（L）＝5.23×（WT/60）×EXP［ETA（2）］，Q（L/h）＝8.45×EXP［ETA（3）］，V_2（L）＝4.37×EXP［ETA（4）］。CL、V_1、Q、V_2的群体典型值分别为1.32L/h、5.23L、8.45L/h和4.37L

丙磺舒

影响因素	遗传因素：吸收□分布□代谢□排泄□靶点（受体或通路）□其他：无
	非遗传因素：药物因素☑疾病因素☑生理因素☑ 其他因素：无
药物简介	**作用机制** 丙磺舒是一种促尿酸排泄药和肾小管抑制剂，其主要作用机制如下。 （1）抑制尿酸盐在肾小管的主动重吸收，增加尿酸盐的排泄，降低血中尿酸盐的浓度，从而减少尿酸沉积，可防止尿酸盐结晶的生成，减少关节的损伤，亦可促进已形成的尿酸盐的溶解。 （2）可以竞争性抑制弱有机酸（如青霉素、头孢菌素）在肾小管的分泌，从而增加血药浓度和延长它们的作用时间。

续表

<table>
<tr><td>药物简介</td><td>适应证
1. FDA
用于慢性痛风性关节炎伴急性痛风频繁复发的治疗。
2. CFDA
（1）高尿酸血症伴慢性痛风性关节炎及痛风石，但必须满足以下条件：①肾小球滤过率大于 50～60ml/min；②无肾结石或肾结石史；③非酸性尿；④不服用水杨酸类药物。
（2）作为抗生素治疗的辅助用药，与青霉素、氨苄西林、苯唑西林、氯唑西林、萘夫西林等抗生素合用时，可抑制这些抗生素的排泄，提高血药浓度并能维持较长时间。
药物代谢动力学
（1）吸收。丙磺舒口服后吸收迅速、完全。成人一次口服 1g，T_{max} 为 2～4 小时，C_{max} 在 30μg/ml 以上；一次口服 2g，T_{max} 为 4 小时，C_{max} 为 150～200μg/ml。小儿按体重一次口服 25mg/kg，T_{max} 为 3～9 小时。$t_{1/2}$ 随剂量而改变，口服 0.5g，$t_{1/2}$ 为 3～8 小时，口服 2g，$t_{1/2}$ 为 6～12 小时。
（2）分布。丙磺舒的血浆蛋白结合率为 65%～90%，主要与白蛋白结合。
（3）代谢。丙磺舒在肝内代谢成羧基化代谢产物及羟基化合物，这些代谢产物均具有促尿酸排泄的活性。
（4）排泄。丙磺舒代谢产物主要经肾脏排出，5%～10%的药物在 24～48 小时内以原形形式排出</td></tr>
<tr><td>说明书信息摘录</td><td>FDA
血液学不良反应包括再生障碍性贫血、白细胞减少症、贫血，在某些患者中溶血性贫血的发生可能与其红细胞中 G6PD 的遗传缺陷相关。
EMA
无。
PMDA
无。
HCSC
无</td></tr>
<tr><td>遗传因素</td><td>丙磺舒所致溶血性贫血的发生风险与 G6PD 的基因多态性相关。其中与中国人相关的主要位点 rs 72554665（G6PD Canton）位于该基因的外显子区域，引起了氨基酸的改变（Arg460Pro 或 Arg460Leu），基因突变者 G6PD 的活性低于正常值的 10%，且酶的热稳定性下降，可能导致溶血性贫血的发生。G6PD Canton 在中国汉族人中突变频率约为 0.0063（1000 Genomes CHB），在傣族人中约为 0.0282（1000 Genomes CDX）；另有文献报道，在广西壮族自治区，男性该突变频率约为 0.215，女性为 0.009</td></tr>
<tr><td>药物因素</td><td>（1）对本品及磺胺类药物过敏者禁用。
（2）髓袢利尿药如布美他尼、依他尼酸、呋塞米、托拉塞米以及噻嗪类利尿药可增加血尿酸浓度，丙磺舒与这些药物合用时需注意调整剂量，以控制高尿酸血症；此外，合用可能增加不良反应发生的风险或增加不良反应的严重性。
（3）与阿司匹林或其他水杨酸盐合用时，可抑制丙磺舒的促尿酸排泄作用，因此，不宜与水杨酸盐合用。
（4）丙磺舒可影响以下药物的血药浓度或药效：①与各类青霉素、头孢菌素合用时，会使后者的血药浓度升高，并维持较长时间，同时对肾脏的毒性亦增加；②本品可增加吲哚美辛、氨苯砜、萘普生、甲氨蝶呤、利福平、磺胺类药物等的血药浓度，增强其毒性；③可增强口服降糖药的降糖效应；④与呋喃妥因合用时，由于肾小管分泌作用受到抑制，使其在尿液中的抗感染疗效降低</td></tr>
</table>

续表

疾病因素	（1）肾功能不全者禁用丙磺舒。 （2）肝功能不全、活动性消化性溃疡或有既往病史及肾结石患者等不宜服用丙磺舒。 （3）伴有肿瘤的高尿酸血症者、使用细胞毒抗肿瘤药或接受放射治疗的患者，均不宜使用丙磺舒，因其可引起急性肾病。 （4）痛风性关节炎急性发作症状尚未得以控制时不宜应用丙磺舒，如在本品治疗期间有急性发作，可继续应用原来的剂量，同时给予秋水仙碱或其他非甾体抗炎药治疗。 （5）治疗痛风性关节炎，如患者有轻度肾功能不全，而 24 小时尿酸排泄量又未超过 700mg，一般每天剂量不超过 2g
生理因素	（1）老年患者因肾功能减退，剂量酌减。 （2）丙磺舒能透过胎盘屏障，妊娠期女性禁用。 （3）2 岁以下儿童禁用丙磺舒
其他因素	无
剂量调整模型	无

第二十一章　骨科其他疾病治疗药物

Fampridine

<table>
<tr><td rowspan="2">影响因素</td><td>遗传因素：吸收□分布□代谢☑排泄□靶点（受体或通路）□其他：无</td></tr>
<tr><td>非遗传因素：药物因素☑疾病因素☑生理因素☑
其他因素：饮食</td></tr>
<tr><td>药物简介</td><td>作用机制
Fampridine 是钾通道阻滞剂，通过阻滞钾通道减少钾离子外漏，从而延长复极化，提高脱髓鞘轴突的动作电位形成和神经功能。
适应证
用于改善多发性硬化患者的步行状况（可用于 18 岁以上成人）。
药物代谢动力学
Fampridine 口服后吸收迅速，Fampridine 的治疗指数比较低。Fampridine 缓释片的绝对生物利用度还未进行评估，相对生物利用度为 95%（与口服溶液相比）。Fampridine 缓释片的吸收有延迟，表现为一个延迟的低吸收峰，但是对吸收程度无影响。当 Fampridine 与食物一起服用时，血药浓度会降低 2%～7%，但是对治疗无影响，C_{max}会增加 15%～23%，由于 C_{max}和不良反应有明确的相关性，因此，建议不要和食物一起服用。Fampridine 是脂溶性的药物，并且很容易穿过血脑屏障，在血浆中主要是以游离形式存在（结合比例为 3%～7%）。
Fampridine 的分布容积约为 2. 6L/kg，Fampridine 不是 P-gp 的底物。Fampridine 在人体中首先被氧化代谢为 3-羟基-4-氨基吡啶，然后与硫酸结合。体外实验显示，这些代谢产物对选择性钾通道无活性。Fampridine 3-羟基化主要在肝脏微粒体中发生，被 CYP2E1 催化。在体外培养的人肝细胞中，Fampridine 处理对 CYP1A2、CYP2B6、CYP2C9、CYP2C19、CYP2E1 和 CYP3A4/5 活性无影响。
Fampridine 主要的代谢产物经肾脏排泄，约 90%的原形药物在 24 小时内出现在尿液中。肾清除率（370ml/min）比肾小球滤过率联合肾脏 OCT2 转运体要大。粪便排泄占不到 1%的排泄量。Fampridine 的药物代谢动力学呈线性，末端消除半衰期约为 6 小时。在一个小的范围内，C_{max}、AUC 与剂量的增加成比例</td></tr>
<tr><td>说明书信息摘录</td><td>FDA
无。
EMA
推荐服用剂量为 10mg，一日 2 次，每 12 小时 1 次（早晚各 1 次），Fampridine 应尽量避免和食物一起服用。60% Fampridine 经肾脏排泄，OCT2 主要负责激活 Fampridine 的分泌和排泄，与 OCT2 抑制剂或者 OCT2 底物（卡维地洛、普萘洛尔和二甲双胍）合用应谨慎。
PMDA
无。
HCSC
无</td></tr>
</table>

续表

遗传因素	目前尚缺乏 Fampridine 的药物基因组学信息，OCT2 参与许多重要内源性物质和药物的体内转运过程，主要分布于肾脏和脑部，参与有机阳离子的肾清除和脑转运。OCT2 与 Fampridine 的肾脏排泄相关
药物因素	（1）干扰素。Fampridine 和干扰素 β 合用对药物代谢动力学无影响。 （2）巴氯芬。Fampridine 和巴氯芬合用对药物代谢动力学无影响。 （3）建议禁止本品与 OCT2 抑制剂合用，与 OCT2 底物合用时应注意监测
疾病因素	（1）肾功能不全患者禁用。 （2）癫痫发作或有癫痫发作史的患者禁用。 （3）禁止与西咪替丁合用。 （4）心悸患者慎用。 （5）有感染倾向的患者慎用
生理因素	（1）对 Fampridine 过敏的患者禁用。 （2）备孕和妊娠期女性不建议使用。 （3）Fampridine 可引起头晕
其他因素	（1）不要与食物同服。 （2）目前尚无妊娠期女性用药的数据。 （3）目前尚不清楚 Fampridine 是否经乳汁排泄，建议哺乳期女性停药。 （4）老年人服用时应监测肾功能。 （5）目前尚不清楚儿童用药的安全性和有效性
剂量调整模型	无

磷酸鲁索替尼

影响因素	遗传因素：吸收□分布□代谢☑排泄□靶点（受体或通路）□其他：无
	非遗传因素：药物因素☑疾病因素☑生理因素☑ 其他因素：无
药物简介	**作用机制** 磷酸鲁索替尼是一种选择性激酶抑制剂，抑制 Janus 相关激酶 JAK1 和 JAK2，介导对造血和免疫功能具有重要作用的细胞因子和生长因子信号。JAK 信号涉及细胞因子受体对 STATs 信号传导物和转录激活的补充，激活 STATs 定位至细胞核而调控基因表达。 骨髓纤维化（MF）是一种骨髓增生性肿瘤（MPN），与 JAK1 和 JAK2 信号失调有关。在一个 JAK2V617F-阳性的 MPN 小鼠模型中，口服给予磷酸鲁索替尼可预防脾大，脾中 JAK2V617F 突变细胞和循环炎症细胞因子（如 TNF-α、IL-6）减少。 **适应证** 适用于治疗中、高危型骨髓纤维化，包括原发性骨髓纤维化、真性红细胞增多症后骨髓纤维化和原发性血小板增多症后骨髓纤维化。 **药物代谢动力学** 磷酸鲁索替尼是生物药剂学分类系统（BCS）的 Ⅰ 型化合物，具有高渗透性、高溶解性和快速溶解的特点。在临床研究中，本品口服后可被快速吸收，T_{max}约为 1 小时。 本品表观分布容积为 53～65L。在临床相关浓度下，本品体外血浆蛋白结合率约为 97%，主要是白蛋白。一项全身放射自显影研究显示，磷酸鲁索替尼没有穿过大鼠血脑屏障。

续表

药物简介	基于物料平衡研究，口服磷酸鲁索替尼，在首过消除后形成的代谢产物有95%甚至更多。平均 C_{max} 和 AUC 在5～200mg的范围内成比例增长。临床研究显示，磷酸鲁索替尼和高脂饮食合用时对本品药物代谢动力学无影响。与高脂饮食合用时，平均 C_{max} 降低24%，同时平均 AUC 几乎无变化（升高4%）。 磷酸鲁索替尼主要是通过CYP3A4代谢（>50%），其余经CYP2C9代谢。母体化合物约占循环系统中药物相关物质的60%，两种主要活性代谢产物在血浆中占母体药物 AUC 的25%和11%，这些活性代谢产物的药理学活性为母体JAK的20%～50%。所有活性代谢产物占磷酸鲁索替尼活性的18%。在临床相关浓度下，磷酸鲁索替尼不抑制CYP1A2、CYP2B6、CYP2C8、CYP2C9、CYP2C19、CYP2D6和CYP3A4的活性。体外研究显示，磷酸鲁索替尼对CYP1A2、CYP2B6和CYP3A4无诱导作用，磷酸鲁索替尼可抑制肠道CYP3A4、P-gp和BCRP。 磷酸鲁索替尼主要经代谢消除，平均 $t_{1/2}$ 约3小时。健康成人受试者在口服 ^{14}C 标记的磷酸鲁索替尼后，74%的代谢产物经尿液排出，22%经粪便排出。原形药物占总排泄量的比例不到1%
说明书信息摘录	**FDA** 无。 **EMA** 与强效CYP3A4抑制剂或氟康唑合用时需要调整剂量。当本品和强效CYP3A4抑制剂或CYP2C9和CYP3A4双重抑制剂合用时，本品剂量应减少50%。当本品和强效CYP3A4抑制剂或CYP2C9和CYP3A4双重抑制剂合用时，建议密切监测（一周2次）血液学参数、临床症状和体征。 **PMDA** 无。 **HCSC** 无
遗传因素	EMA未报道与鲁索替尼相关的药物基因组学信息。鲁索替尼经CYP3A4和CYP2C9代谢，与强效CYP3A4抑制剂或氟康唑合用时剂量应调整。当强效CYP2C9抑制剂和强效CYP3A4抑制剂或CYP2C9和CYP3A4双重抑制剂合用时，本品剂量应减少50%
药物因素	（1）强效CYP3A4抑制剂。与强效CYP3A4抑制剂（如波普瑞韦、克拉霉素、茚地那韦、伊曲康唑、酮康唑、洛匹那韦/利托那韦、利托那韦、米贝地尔、奈法唑酮、奈非那韦、泊沙康唑、沙奎那韦、特匹拉韦、泰利霉素、伏立康唑）合用时，会导致本品血药浓度升高。健康受试者将本品（10mg，单次服用）和强效CYP3A4抑制剂酮康唑同服时，本品的 C_{max} 和 AUC 分别比单用时高33%和91%，$t_{1/2}$ 从3.7小时延长到6小时。与强效CYP3A4抑制剂合用时，本品的剂量需要减少50%，一日2次。考虑到用药的安全性和有效性，应密切监测（一周2次）血细胞计数剂量滴定。 （2）CYP2C9和CYP3A4双重抑制剂。在硅片模型的基础上，减少50%的剂量时应考虑药物的相互作用，尤其是与CYP2C9和CYP3A4双重抑制剂（如氟康唑）合用时。 （3）其他与本品合用有相互作用的药物。在健康受试者，本品10mg和红霉素500mg，一日2次，服用4天后，和单用本品相比，C_{max} 和 AUC 分别升高8%和27%。本品和中效CYP3A4抑制剂合用时，并无剂量调整建议，但是应当密切监测血细胞计数。 （4）CYP3A4底物。不能排除本品在肠道抑制CYP3A4的可能。经CYP3A4代谢药物的暴露量可能会增加。经CYP3A4代谢的底物（大环内酯类抗生素、抗真菌药物、H_1 受体阻滞剂、质子泵抑制剂等）和本品同服时需要监测其安全性，两药尽量间隔开服用

续表

疾病因素	（1）肾损伤。对中度（肌酐清除率为 30～59ml/min）或严重（肌酐清除率 15～29ml/min）肾损伤和血小板计数为（100～150）$\times 10^6$/L 的患者，本品起始剂量降低至 10mg，一日 2 次。终末期肾病（肌酐清除率小于 15ml/min）不需要透析的患者、有中度或严重肾损伤和血小板计数小于 100×10^6/L 患者避免使用本品。 （2）肝损伤。对任何程度肝损伤和血小板计数为（100～150）$\times 10^6$/L 的患者，本品起始剂量减低至 10mg，一日 2 次；肝损伤和血小板计数小于 100×10^6/L 的患者避免使用本品
生理因素	（1）妊娠期女性禁用。 （2）老年人无须调整本品使用剂量。 （3）尚不清楚 18 岁以下人群使用本品的安全性和有效性
其他因素	无
剂量调整模型	无

聚乙二醇重组尿激酶

影响因素	遗传因素：吸收☐分布☐代谢☐排泄☐靶点（受体或通路）☑其他：无
	非遗传因素：药物因素☑疾病因素☑生理因素☑ 其他因素：无
药物简介	**作用机制** 聚乙二醇重组尿激酶是一种聚乙二醇化尿酸特异性酶，是尿酸氧化酶的重组体，通过催化尿酸氧化成为尿囊素达到降低血尿酸的目的。尿囊素是一种无活性的水溶性嘌呤代谢产物，很容易被消除，主要是通过肾脏排泄。 **适应证** 用于成年患者的慢性难治性痛风的常规治疗，不推荐用于无症状高尿酸血症的治疗。 **药物代谢动力学** 服用首剂量的聚乙二醇重组尿激酶 24 小时后，受试组患者的平均血尿酸水平为 7mg/L，安慰剂组患者的平均血尿酸水平为 8.2mg/L。在 24 例有症状的痛风患者（$n=4$）静脉注射 0.5mg、1mg、2mg、4mg、8mg、12mg 的本品 1 小时后，血尿酸水平降低，血尿酸抑制持续时间似乎与本品的剂量呈正相关；8mg 和 12mg 的剂量可以持续将血尿酸浓度维持在 6mg/dl 以下超过 300 小时；本品的 C_{max} 和服用剂量相关
说明书信息摘录	**FDA** 聚乙二醇重组尿激酶可用于治疗慢性痛风。G6PD 缺乏症患者用聚乙二醇重组尿激酶治疗时容易出现溶血和高铁血红蛋白症，因此，这类患者禁用聚乙二醇重组尿激酶。 **EMA** G6PD 缺乏症患者和其他细胞代谢障碍引起的溶血和高铁血红蛋白血症的患者禁用聚乙二醇重组尿激酶。对于 G6PD 缺乏的高风险人群（如非洲或地中海血统），应在服用聚乙二醇重组尿激酶之前检测 G6PD。 **PMDA** 无。 **HCSC** 无
遗传因素	G6PD 缺乏症或蚕豆病患者禁用聚乙二醇重组尿激酶，在服用之前，应当检测 G6PD

续表

药物因素	目前尚缺乏本品与其他药物相互作用的研究。抗聚乙二醇重组尿激酶抗体和药物的聚乙二醇部分结合，也可能和其他聚乙二醇化药品有潜在结合位点。患者对抗聚乙二醇抗体的反应尚无研究
疾病因素	有心脏病史和高血压病史者禁用本品
生理因素	（1）G6DP 缺乏症患者禁用本品。 （2）备孕和妊娠期女性禁用本品。 （3）哺乳期女性禁用本品。 （4）65 岁及以上人群服用本品无须调整剂量。 （5）尚不清楚 18 岁以下儿童服用本品的安全性和有效性
其他因素	无
剂量调整模型	无

来那度胺

影响因素	遗传因素：吸收□分布□代谢□排泄□靶点（受体或通路）☑其他：无
	非遗传因素：药物因素☑疾病因素☑生理因素☑ 其他因素：饮食
药物简介	**作用机制** 来那度胺是沙利度胺的类似物，作用机制尚未完全阐明，具有抗肿瘤、抗血管生成、促红细胞生成和免疫调节等特性。来那度胺可抑制某些造血系统肿瘤细胞（包括多发性骨髓瘤浆细胞和存在 5 号染色体缺失的肿瘤细胞）的增殖；提高 T 细胞和自然杀伤细胞介导的免疫功能，提高自然杀伤 T 细胞的数量；通过阻止内皮细胞的迁移和黏附以及阻止微血管形成来抑制血管生成；通过 $CD34^+$ 造血干细胞增加胎儿血红蛋白的生成，抑制由单核细胞产生的促炎性细胞因子（如 TNF-α 和 IL-6）的生成。 心脏电生理：在一项随机研究中，60 例健康男性受试者中参与了来那度胺对 QT 间期影响的评估。在 2 倍最大推荐剂量（50mg）条件下，来那度胺对 QT 间期的影响不具有临床意义。来那度胺组和安慰剂组之间的平均差异的双侧 90%*CI* 的最大上限低于 10 毫秒。 **适应证** 与地塞米松合用，治疗曾接受过至少一种疗法的多发性骨髓瘤的成年患者。 **药物代谢动力学** （1）吸收。健康受试者在空腹条件下口服来那度胺后，本品可被快速吸收，T_{max} 为 0.5～1.5 小时。在患者和健康受试者中，C_{max} 和 *AUC* 均与剂量成比例。大剂量给药时并没有导致显著的药物蓄积。来那度胺 *S*-对映异构体和 *R*-对映异构体在血浆中的相对暴露大约分别为 56% 和 44%。 健康受试者如同时接受高脂和高热量食物时会降低本品的吸收程度，导致 *AUC* 下降约 20%，C_{max} 下降约 50%。但是，在确立来那度胺治疗多发性骨髓瘤的有效性和安全性的关键试验中，给药时并未考虑进食状态。因此，来那度胺可与食物同服，也可空腹服用。 （2）分布。在体外，^{14}C 标记的来那度胺与血浆蛋白的结合率较低，在多发性骨髓瘤和健康受试者中与血浆蛋白平均结合率分别为 23% 和 29%。健康男性受试者服用来那度胺 25mg/d 后，可在精液中检测出来那度胺（含量低于服用剂量的 0.01%），停药 3 天后，在精液中未能检出本品。 （3）代谢和排泄。体外研究表明，来那度胺不是肝脏代谢酶的底物。来那度胺原形药物是人体循环中的主要成分。已检测出来的两种代谢产物为 5-羟基-来那度胺和 *N*-乙酰基来那度胺，

续表

药物简介	每种代谢产物的浓度都低于循环中原形药物水平的5%。给健康受试者单剂量口服^{14}C标记的来那度胺（25mg）后，约90%和4%的放射性剂量分别从尿液和粪便中排出。约82%的放射性剂量是未经代谢的来那度胺原形形式，并几乎全部经尿排出。5-羟基-来那度胺和*N*-乙酰基来那度胺分别占排泄剂量的4.59%和1.83%。来那度胺的肾清除率超过了肾小球滤过率，因此，该药至少存在某种程度的主动分泌。 在推荐的剂量范围内（5～25mg/d），健康受试者和多发性骨髓瘤患者的$t_{1/2}$分别为3小时和3～5小时
说明书信息摘录	**FDA** 来那度胺主要用于治疗低中危骨髓增生异常综合征所引起的输血依赖性贫血，这类骨髓增生异常综合征与5号染色体长臂缺失相关。 **EMA** 无。 **PMDA** 来那度胺可以抑制特定的造血肿瘤细胞的增殖，其中包括5号染色体缺失的肿瘤细胞。 **HCSC** 来那度胺用来治疗低中危骨髓增生异常综合征，这类骨髓增生异常综合征具有5号染色体缺失异常或没有其他细胞遗传学异常
遗传因素	来那度胺主要用于治疗低中危骨髓增生异常综合征所引起的输血依赖性贫血，这类骨髓增生异常综合征与5号染色体长臂缺失相关
药物因素	（1）体外研究表明，本品既不经CYP途径代谢，也不会抑制或诱导CYP同工酶。表明来那度胺在人体中与经CYP途径代谢的药物无相互作用。 （2）体外研究表明，来那度胺不是BCRP、MRP1、MRP2、MRP3、OAT1、OAT3、OATP1B1、OATP2、OCT、OCT1、OCT2、MATE1、OCTN1和OCTN2的底物。来那度胺是P-gp的底物，但并不是其抑制剂。 （3）口服避孕药。尚未研究来那度胺与口服避孕药之间的相互作用。体外研究表明，激素类避孕药与来那度胺单药之间不会发生有临床影响的药物相互作用。但是，已知地塞米松对CYP3A4有弱至中度的诱导作用，可能对其他酶以及转运体也会有影响，因此，无法排除联合地塞米松治疗会造成口服避孕药药效降低的可能性。 （4）华法林。合用多次剂量来那度胺（一次10mg）对单剂量的*R*-华法林或*S*-华法林药物代谢动力学没有影响。合用华法林单次剂量25mg对来那度胺的药物代谢动力学没有影响。但是，尚不清楚在具体临床使用（与地塞米松合用）中是否会存在相互作用。地塞米松有较弱至中度的酶诱导作用，此诱导作用对华法林的作用暂不清楚。建议密切监控两者合用时多发性骨髓瘤患者的PT和INR。 （5）地高辛。和安慰剂组相比，与来那度胺10mg/d合用时，地高辛的C_{max}和$AUC_{0\sim\infty}$可升高14%。合用单剂量地高辛0.5mg时，对本品的药物代谢动力学没有影响。尚不知这一作用是否会因治疗方案变化（如更高的来那度胺剂量或合用地塞米松）而有所差异。因此，建议在本品治疗期间对地高辛浓度进行监测。 （6）在中国多发性骨髓瘤患者中，同时应用40mg地塞米松对来那度胺（25mg）的药物代谢动力学没有影响
疾病因素	肾损伤的患者建议根据肌酐清除率调整药物剂量
生理因素	（1）妊娠期女性禁用本品。 （2）备孕的女性禁用本品。 （3）对本品活性成分或者其中任何辅料过敏者禁用。 （4）18岁以下儿童不宜使用
其他因素	无
剂量调整模型	无

第二十二章　急性白血病治疗药物

地尼白介素

<table>
<tr><td rowspan="2">影响因素</td><td>遗传因素：吸收□分布□代谢□排泄□靶点（受体或通路）☑其他：无</td></tr>
<tr><td>非遗传因素：药物因素□疾病因素□生理因素☑
其他因素：无</td></tr>
<tr><td>药物简介</td><td>作用机制
地尼白介素是由白喉毒素和白介素-2（IL-2）偶联而成的融合蛋白毒素。体外研究报道，地尼白介素在细胞膜上结合 IL-2 受体后，通过受体介导的内吞作用而被内化。随后融合蛋白裂解，从 IL-2 的片段释放白喉毒素酶和易位结构域，从而抑制蛋白质合成，最终导致细胞死亡。它适用于治疗持续性或复发性的皮肤 T 细胞淋巴瘤，这些致命的淋巴瘤细胞会表达 IL-2 受体的 CD25 片断。
适应证
用于表达 IL-2 受体的复发性皮肤 T 细胞淋巴瘤。
药物代谢动力学
通过给予淋巴瘤患者本品［剂量范围 3～31μg/(kg・d)］来测定地尼白介素相关的药物代谢动力学参数。按照临床试验中使用的时间表静脉滴注地尼白介素。
给予首剂地尼白介素后，本品的药物代谢动力学符合两室模型，分布相（半衰期为 2～5 分钟）和终端相（半衰期为 70～80 分钟）。全身暴露量是可变的，与剂量成正比。平均清除率为 0.6～2.0ml/(min・kg)，平均分布容积与循环血液相近（0.06～0.09L/kg）。从疗程 1 到疗程 3 平均清除率增加 2～8 倍，相应地，暴露量约减少 75%。在首剂和第 5 剂之间没有明显的剂量累积。性别和年龄不影响地尼白介素的药物代谢动力学</td></tr>
<tr><td>说明书信息摘录</td><td>FDA
（1）在使用地尼白介素之前确认患者的恶性细胞表达 CD25。
（2）地尼白介素是白喉毒素的片段 A 和 B（Met_1-Thr387）-His 的氨基酸序列和人 IL-2 的序列（Ala1-Thr133）构成的重组 DNA 衍生的细胞毒性蛋白。它产生于大肠杆菌的表达系统，其相对分子质量为 58000。
（3）使用地尼白介素会出现流感样症状、急性超敏反应、血管渗漏综合征和转氨酶升高等不良反应。
EMA
无。
PMDA
无。
HCSC
无</td></tr>
<tr><td>遗传因素</td><td>在使用地尼白介素之前，应确认患者的恶性细胞表达 CD25。地尼白介素主要用于恶性细胞表达 IL-2 受体的 CD25 复合物的复发性皮肤 T 细胞淋巴瘤</td></tr>
<tr><td>药物因素</td><td>无</td></tr>
<tr><td>疾病因素</td><td>无</td></tr>
</table>

续表

生理因素	（1）目前临床缺乏老年人使用本品剂量的数据。 （2）尚不清楚妊娠期女性服用本品是否会引起胎儿畸形，且不清楚本品是否会影响人的生育能力，因此，建议只有在必须使用本品时才考虑给妊娠期女性使用。 （3）尚不清楚本品对婴儿是否存在潜在的不良反应，且不清楚本品是否经乳汁排泄，因此，建议在使用本品时停止哺乳或哺乳时停用本品
其他因素	无
剂量调整模型	无

利妥昔单抗

影响因素	遗传因素：吸收□分布□代谢□排泄□靶点（受体或通路）☑其他：无
	非遗传因素：药物因素☑疾病因素□生理因素☑ 其他因素：无
药物简介	**作用机制** 利妥昔单抗是一种抗人 CD20 的单克隆抗体，利妥昔单抗和 B 细胞非霍奇金淋巴瘤细胞表面的 CD20 抗原有专一且很强的结合力，通过补体依赖性细胞毒性和抗体依赖性细胞介导的细胞毒性破坏肿瘤细胞。此外，利妥昔单抗还能在体外诱导细胞凋亡和对抗细胞增殖。 **适应证** （1）用于复发或耐药的滤泡性中央型淋巴瘤（国际工作分类 B、C 和 D 亚型的 B 细胞非霍奇金淋巴瘤）的治疗。 （2）先前未经治疗的 $CD20^+$ Ⅲ～Ⅳ期滤泡性非霍奇金淋巴瘤，应与标准 CVP 化疗（环磷酰胺、长春新碱和泼尼松）8 个周期联合治疗。 （3）$CD20^+$ 弥漫大 B 细胞非霍奇金淋巴瘤（DLBCL），应与标准 CHOP 化疗（环磷酰胺、阿霉素、长春新碱、泼尼松）8 个周期联合治疗。 **药物代谢动力学** 在 298 例 B 细胞非霍奇金淋巴瘤患者体内进行的群体药物代谢动力学研究表明，本品的消除半衰期的中位值是 22 天（6.1～52 天）。年龄和性别对利妥昔单抗的药物代谢动力学没有影响。利妥昔单抗符合线性药物代谢动力学
说明书信息摘录	**FDA** 利妥昔单抗是一种抗人 CD20 的单克隆抗体，相对分子质量约为 145000。利妥昔单抗与 CD20 抗原的结合力约为 8.0nmol/L。利妥昔单抗与 CD20 抗原特异性结合（人 B 细胞限制分化抗原，Bp35），90%以上的 B 细胞非霍奇金淋巴瘤细胞表达 CD20，但是造血干细胞、前 B 细胞、正常血浆细胞或其他正常组织均无表达。CD20 调节细胞周期起始和细胞分化过程的早期步骤，而功能可能如同钙离子通道。CD20 不从细胞表面脱落，与抗体结合后不内化。在循环系统中没有发现游离的 CD20 抗原。 利妥昔单抗的 Fab 结构域结合至 B 细胞上的 CD20 抗原，而在体外 Fc 结构域募集免疫效应器功能介导 B 细胞裂解。细胞裂解的机制可能包括补体依赖性细胞毒性和抗体依赖性细胞介导的细胞毒性破坏肿瘤细胞。在 DHL-4 人 B 细胞淋巴瘤细胞株中抗体曾显示诱导凋亡。 **EMA** 利妥昔单抗与前 B 细胞和成熟 B 细胞表达的一种非糖基化的跨膜抗原 CD20 特异性结合，95%以上的 B 细胞非霍奇金淋巴瘤细胞表达有 CD20。正常 B 细胞和癌变 B 细胞都表达有 CD20，但是造血干细胞、前 B 细胞、正常血浆细胞和其他正常组织不表达 CD20。CD20 与抗体结合后不内化，也不从细胞表面脱落。在循环血液中没有发现游离的 CD20 抗原。

续表

说明书信息摘录	利妥昔单抗的Fab结构域结合至B细胞上的CD20抗原，而在体外Fc结构域募集免疫效应器功能介导B细胞裂解。效应器介导细胞裂解的机制可能包括补体依赖性细胞毒性和抗体依赖性细胞介导的细胞毒性破坏肿瘤细胞。相关研究已表明利妥昔单抗诱导DHL-4人B细胞淋巴瘤细胞凋亡。 **PMDA** 无。 **HCSC** 无
遗传因素	无
药物因素	关于利妥昔单抗药物间相互作用的数据很有限。氟达拉滨、环磷酰胺和甲氨蝶呤对利妥昔单抗药物代谢动力学没有影响
疾病因素	无
生理因素	(1) 除非使用本品的获益明确大于风险，否则妊娠期女性不应使用本品。 (2) 哺乳期女性用药期间和用药后12个月内禁止哺乳
其他因素	无
剂量调整模型	无

硫鸟嘌呤

影响因素	遗传因素：吸收☐分布☐代谢☐排泄☐靶点（受体或通路）☑其他：无
	非遗传因素：药物因素☑疾病因素☑生理因素☑ 其他因素：饮食
药物简介	**作用机制** 硫鸟嘌呤属于抑制嘌呤合成途径的常用嘌呤代谢拮抗药物，是细胞周期特异性药物，对处于S期细胞最敏感，除能抑制细胞DNA的合成外，对RNA的合成亦有轻度抑制作用。硫鸟嘌呤是鸟嘌呤的类似物，在人体内必须由磷酸核糖转移酶转化为6-硫代鸟嘌呤核糖核苷酸才具活性，硫鸟嘌呤的作用环节与巯嘌呤相似，此外，6-硫代鸟嘌呤核糖核苷酸通过对鸟苷酸激酶的抑制作用，可阻止鸟苷一磷酸（GMP）磷酸化为鸟苷二磷酸（GPD）。硫鸟嘌呤代谢为脱氧核苷三磷酸后，能掺入DNA，因而进一步抑制核酸的生物合成。 **适应证** 急性淋巴细胞白血病及急性非淋巴细胞白血病的诱导缓解期及继续治疗期。慢性粒细胞白血病的慢性期及急性期。 **药物代谢动力学** 本品口服后吸收不完全，生物利用度约为30%，在肝脏经甲基化作用转为氨甲基巯嘌呤或经脱氨作用转为巯嘌呤而失去活性。一次口服后，40%的药物在24小时内以代谢产物形式经尿液排出，尿液中仅能测出微量的硫鸟嘌呤
说明书信息摘录	**FDA** 巯基嘌呤甲基转移酶（TPMT）遗传性缺陷的患者对于硫鸟嘌呤的骨髓抑制反应异常敏感，开始治疗后易于发生急性骨髓抑制。该类患者需要减少本品的使用剂量，以免发生威胁生命的骨髓抑制。医师应注意实验室提供的TPMT遗传性缺陷的检测结果。由于骨髓抑制还可能与其他因素有关，通过TPMT遗传性缺陷检测不一定能确定所有患者发生严重毒性的风险，因此，密切监测的临床及血液学参数也很重要。TPMT抑制剂如奥沙拉嗪、美沙拉嗪或柳氮磺

续表

说明书信息摘录	胺吡啶与硫鸟嘌呤合用可加剧骨髓抑制。 **EMA** 无。 **PMDA** 无。 **HCSC** 同 FDA
遗传因素	TPMT 遗传性缺陷的患者对于硫鸟嘌呤的骨髓抑制反应异常敏感，开始治疗后易于发生急性骨髓抑制。该类患者需要减少剂量以免发生威胁生命的骨髓抑制。由于骨髓抑制可能与其他因素有关，通过 TPMT 遗传性缺陷检测不一定能确定所有患者发生严重毒性的风险，因此，密切监测的临床及血液学参数也很重要
药物因素	（1）硫鸟嘌呤有增加血尿酸含量的作用，因而和抗痛风药物合用时，须调节抗痛风药的剂量，以控制高尿酸血症及痛风疾病。 （2）硫鸟嘌呤与其他对骨髓有抑制作用的抗肿瘤药或放射治疗合用时，会增强硫鸟嘌呤的效应，因而应考虑调整硫鸟嘌呤的剂量与疗程。 （3）TPMT 抑制剂如奥沙拉嗪、美沙拉嗪或柳氮磺胺吡啶与硫鸟嘌呤合用可加剧骨髓抑制
疾病因素	明显骨髓抑制、肝肾损伤、胆道疾病患者，以及有痛风病史、尿酸盐结石病史、4～6 周前接受过细胞毒性药物或放疗者慎用
生理因素	（1）本品可增加胎儿死亡或先天性畸形的危险，应避免在妊娠早期服用；哺乳期女性慎用。 （2）老年患者对化疗药物的耐受性差，故用药时需加强支持治疗，并严密观察病情及可能出现的不良反应，及时调整剂量
其他因素	无
剂量调整模型	无

巯嘌呤

影响因素	遗传因素：吸收□分布□代谢☑排泄□靶点（受体或通路）□其他：无
	非遗传因素：药物因素☑疾病因素☑生理因素☑ 其他因素：食物
药物简介	**作用机制** 巯嘌呤是嘌呤核苷酸合成抑制剂，属于抗代谢类抗肿瘤药，特异性地作用于 S 期细胞。巯嘌呤的化学结构与次黄嘌呤相似，在体内转化为巯嘌呤核苷酸，抑制次黄嘌呤核苷酸转化为腺嘌呤核苷酸和鸟嘌呤核苷酸。巯嘌呤也可抑制次黄嘌呤-鸟嘌呤磷酸核糖基转移酶，阻止嘌呤核苷酸的补救合成途径；巯嘌呤核苷酸也可反馈抑制磷酸核糖焦磷酸酰胺转移酶，从而干扰磷酸核糖胺的合成，抑制嘌呤的从头合成。通过以上机制，巯嘌呤特异性地拮抗嘌呤碱，干扰嘌呤核苷酸的合成，进而干扰核酸（特别是 DNA）的生物合成，抑制肿瘤细胞的分裂增殖，从而达到抗肿瘤的目的。 **适应证** 用于绒毛膜上皮癌、恶性葡萄胎、急性淋巴细胞白血病、急性非淋巴细胞白血病及慢性髓细胞性白血病的急变期。

续表

药物简介	**药物代谢动力学** 巯嘌呤口服吸收不规则，平均生物利用度约为50%，食物可减少本品的吸收。在体内本品分布于全身各组织，少量药物可进入脑脊液，血浆蛋白结合率约为20%。部分药物在肝脏代谢为无活性的硫尿酸等代谢产物。静脉注射给药，半衰期约为90分钟，约50%药物代谢后经肾脏排泄
说明书信息摘录	**FDA** 巯嘌呤主要经两条途径代谢失活。其中一条途径是经巯嘌呤甲基转移酶代谢为无活性的6-甲基巯基嘌呤。由于巯嘌呤甲基转移酶的基因多态性导致该酶的活性个体间差异很大。高加索人和非裔美国人中约0.3%的患者巯嘌呤甲基转移酶基因为两个无活性的等位基因，酶活性低或检测不出活性；大约10%的患者有一个无活性的巯嘌呤甲基转移酶等位基因，酶活性低或活性中等；90%的患者有两个有活性的巯嘌呤甲基转移酶等位基因，酶活性正常。如果给予纯合缺失患者正常剂量的巯嘌呤，过量的有活性的巯鸟嘌呤蓄积很可能造成巯嘌呤毒性。杂合子患者的巯嘌呤甲基转移酶活性低或中等，与酶活性正常的患者相比会有活性巯鸟嘌呤蓄积，从而有可能造成巯嘌呤毒性。巯嘌呤甲基转移酶的基因型或表型（血红细胞的巯嘌呤甲基转移酶活性）可以鉴别患者是否纯合缺失或酶的活性低或中等。 巯嘌呤甲基转移酶纯合缺失患者的最佳起始剂量并不确定，杂合子患者可以耐受推荐剂量的巯嘌呤，但一些患者需要减小剂量。 **EMA** 巯嘌呤经巯嘌呤甲基转移酶代谢，酶活性低或无遗传活性的患者给予正常剂量的巯嘌呤发生严重毒性的风险增加。巯嘌呤甲基转移酶的基因型或表型可用于鉴别患者的酶活性是否缺失或降低。巯嘌呤甲基转移酶纯合缺失患者的最佳起始剂量并不确定。 **PMDA** 无。 **HCSC** 巯嘌呤主要经巯嘌呤甲基转移酶代谢失活，该酶的活性由于基因多态性变异很大。高加索人和非裔美国人中约0.3%的患者巯嘌呤甲基转移酶基因为两个无活性的等位基因，酶活性低或检测不出活性；大约10%的患者有一个有活性的巯嘌呤甲基转移酶等位基因，酶活性中等；90%的患者有两个有活性的巯嘌呤甲基转移酶等位基因，酶活性正常。酶活性低或中等的患者与酶活性正常的患者相比，会蓄积高浓度的有细胞毒性的巯嘌呤代谢产物。但是目前在加拿大可利用的巯嘌呤甲基转移酶缺失的基因型或表型检测不一致
遗传因素	（1）巯嘌呤经巯嘌呤甲基转移酶代谢为无活性的6-甲基巯基嘌呤，由于巯嘌呤甲基转移酶的基因多态性该酶的活性个体间差异很大。高加索人和非裔美国人中约0.3%的患者巯嘌呤甲基转移酶基因为两个无活性的等位基因，酶活性低或检测不出活性；大约10%的患者有一个无活性的巯嘌呤甲基转移酶等位基因，酶活性低或活性中等；90%的患者有两个有活性的巯嘌呤甲基转移酶等位基因，酶活性正常。巯嘌呤甲基转移酶的基因型或表型（血红细胞的巯嘌呤甲基转移酶活性）可用于鉴别患者是否纯合缺失或酶的活性低或中等。 （2）巯嘌呤甲基转移酶纯合缺失患者的最佳起始剂量并不确定，杂合子患者可以耐受推荐剂量的巯嘌呤，但一些患者需要减小剂量
药物因素	（1）别嘌醇和其他黄嘌呤氧化酶抑制剂可降低巯嘌呤的代谢速率。当别嘌醇和巯嘌呤合用时，有必要将巯嘌呤的剂量降为正常剂量的1/4。避免巯嘌呤与其他黄嘌呤氧化酶抑制剂服用。 （2）体外研究表明，对氨基水杨酸衍生物（如奥沙拉秦、美沙拉秦、柳氮磺胺吡啶）是巯嘌呤甲基转移酶的抑制剂，服用巯嘌呤的患者慎用该类药物。 （3）巯嘌呤与有骨髓抑制作用的药物同时使用时应减少剂量。 （4）有巯嘌呤抑制华法林抗凝作用的报道

续表

疾病因素	（1）目前暂无肾损伤患者体内的药物代谢动力学研究，无推荐剂量，建议减小起始剂量，密切监测药物相关的毒性反应。 （2）目前暂无肝损伤患者体内的药物代谢动力学研究，无推荐剂量，建议减小起始剂量，密切监测药物相关的毒性反应
生理因素	（1）无老年人群服用本品的研究报道，但是建议监测肝肾功能，如果发生损伤建议减小剂量。 （2）FDA 妊娠药物分级为 D 级，在没有评估妊娠期女性使用本品受益和风险的情况下，禁用本品。 （3）服用巯嘌呤的哺乳期女性停止哺乳
其他因素	（1）食物可轻微降低巯嘌呤的生物利用度，但这种影响似乎没有临床意义。 （2）牛奶或奶制品因含有黄嘌呤氧化酶，该酶可代谢巯嘌呤，从而导致巯嘌呤血药浓度降低，所以，巯嘌呤不可与牛奶或奶制品同时服用
剂量调整模型	无

三氧化二砷

影响因素	遗传因素：吸收□分布□代谢□排泄□靶点（受体或通路）☑其他：无
	非遗传因素：药物因素☑疾病因素☑生理因素☑ 其他因素：心脏毒性
药物简介	**作用机制** 三氧化二砷的作用机制尚不完全清楚，体外实验中，三氧化二砷能诱导 NB4 人早幼粒细胞白血病细胞和对全反式维 A 酸耐药的急性早幼粒细胞白血病（APL）细胞株发生凋亡。三氧化二砷也会造成融合蛋白 PML/RAR-α 退化或损伤。目前研究表明，三氧化二砷可能是通过干扰巯基酶的活性、调控癌相关基因的表达以及阻碍细胞周期的进程等途径，发挥其抗癌的生物学效应。 **适应证** 用于治疗难治性复发性 APL 及 *t*（15；17）易位或 PML/DAR-α 基因表达的 APL。 **药物代谢动力学** 当无机的冻干三氧化二砷放入溶液中，立即形成水解产物亚砷酸（$As^{Ⅲ}$）。$As^{Ⅲ}$ 是三氧化二砷的药理学活性物质。单甲基胂酸（$MMA^{Ⅴ}$）和二甲基胂酸（$DMA^{Ⅴ}$）是代谢过程中形成的主要的五价代谢产物，此外，亚砷酸（$AS^{Ⅴ}$）是 $As^{Ⅲ}$ 的氧化产物。为了确定该砷类药物（$As^{Ⅲ}$、$AS^{Ⅴ}$、$MMA^{Ⅴ}$、$DMA^{Ⅴ}$）的药物代谢动力学特征，给予 6 例 APL 患者 0.15mg/kg 三氧化二砷，一日 1 次，每周 5 天。以上的总单剂量范围是 7～32mg（0.15mg/kg），*AUC* 接近线性。在输注本品后 2 小时达到 $As^{Ⅲ}$ 的 C_{max}。$As^{Ⅲ}$ 的血药浓度以两相方式下降，平均消除半衰期为 10～14 小时，其特征为初始的快速分布相和后期较慢的消除相。第 1 周期 $As^{Ⅲ}$ 的平均 $AUC_{0\sim24h}$ 为第 1 天 194ng·h/ml（*n*＝5）和第 25 天 332ng·h/ml（*n*＝6），它表示一个近似 2 倍的累积量。主要的五价代谢产物 $MMA^{Ⅴ}$ 和 $DMA^{Ⅴ}$ 缓慢地出现在血浆中（在首次给予三氧化二砷后 10～24 小时），但由于它们的半衰期较长，多次给药后其积累量超过 $As^{Ⅲ}$。$MMA^{Ⅴ}$ 和 $DMA^{Ⅴ}$ 的平均消除半衰期分别为 32 小时和 72 小时。与单剂量给药相比，多次给药后的积累量为前者的 1.4～8 倍。$AS^{Ⅴ}$ 在血浆中的浓度相对较低。$As^{Ⅲ}$ 的分布体积（V_{SS}）大（平均为 562L，*n*＝10），这表明 $As^{Ⅲ}$ 在人体组织分布广泛。V_{SS} 也取决于体重，并随着体重的增加而增加。大部分 $As^{Ⅲ}$ 分布于组织中，在肝脏中被甲基转移酶转化成毒性较小的代谢产物 $MMA^{Ⅴ}$ 和 $DMA^{Ⅴ}$。

续表

药物简介	三氧化二砷的代谢也涉及As^{III}氧化成AS^{V}，其可在多种组织中通过酶促或非酶的过程发生。给予三氧化二砷后，约15%以As^{III}形式经尿液排出。As^{III}的甲基化代谢产物（MMA^{V}、DMA^{V}）主要经尿液排出，As^{III}的总清除率为49L/h，肾清除率为9L/h。清除率不依赖于体重或剂量
说明书信息摘录	**FDA** 三氧化二砷用于缓解和巩固治疗难治性APL，或经类纤维素与蒽环类药物化学治疗后复发的患者，并且APL存在*t*（15；17）易位或PML/RAR-α基因表达。对于其他急性髓性白血病亚型的作用并没有检测。一些接受三氧化二砷治疗的APL患者，经历的症状类似于综合征，称为维A酸急性早幼粒细胞白血病（RA-APL）或APL分化综合征。表现为发热、呼吸困难、体重增加、肺浸润、胸腔积液、心包积液等伴或不伴有白细胞增多，这种综合征可能是致命的。 **EMA** 同FDA。 **PMDA** 适应证为表现为*t*（15；17）易位或PML/RAR-α基因表达的APL患者。 **HCSC** 同FDA
遗传因素	（1）体外孵育三氧化二砷与人类肝微粒体显示，本品对主要的CYP酶底物没有抑制作用，如CYP1A2、CYP2A6、CYP2B6、CYP2C8、CYP2C9、CYP2C19、CYP2D6、CYP2E1、CYP3A4/5和CYP4A9/1。 （2）细胞遗传学转换未在86%（24/28）的患者（符合上述定义的反应标准）中检测到APL染色体重排，在100%（5/5）的患者中观察到，但其不符合全部的反应标准，而对43%（3/7）的患者没有作用。逆转录-聚合酶链反应转换未在79%（22/28）的患者中（符合上述定义的反应标准）检测到APL基因重排，在60%（3/5）的患者中观察到，但其不符合全部的反应标准，而对29%（2/7）的患者没有作用
药物因素	（1）在本品的使用过程中，避免使用含硒药品及食用含硒食品；使用本品期间，不宜同时使用能延长QT间期的药物（抗心律失常药、硫利达嗪）或导致电解质异常的药物（利尿药、两性霉素B）。 （2）如使用本品过量引起急性中毒者，可用二巯丙醇抢救
疾病因素	（1）严重的肝肾损伤者禁用本品。 （2）长期接触砷或有砷中毒者禁用本品。 （3）使用过程中如出现肝肾功能异常，应及时做针对治疗，密切观察病情，必要时停药
生理因素	（1）未发现老年患者用药引发异常情况的报道。 （2）未发现儿童用药引起异常情况的报道，但建议儿童不宜将本品做首选药物。 （3）妊娠期女性禁用本品；哺乳期女性用药时则不宜哺乳
其他因素	（1）本品为医疗用毒性药品，必须在专科医师指导下使用。 （2）在使用本品治疗前，需对患者进行12导联的心电图、血电解质（钾、钙、镁）和肌酐检查，纠正已存在的电解质异常。电解质和血液学指标至少每周检查2次，心电图记录至少每周1次。心电图表现严重异常者（QT间期延长、具有潜在致命性的尖端扭转型室性心动过速和APL分化综合征）慎用本品。 （3）用药期间出现外周血白细胞过高时，可酌情选用白细胞单采分离，或应用羟基脲、高三尖杉酯碱、阿糖胞苷等化疗药物。 （4）如出现其他不良反应时，可对症治疗，严重时需停药观察
剂量调整模型	无

维 A 酸

<table>
<tr><td rowspan="2">影响因素</td><td>遗传因素：吸收□分布□代谢□排泄□靶点（受体或通路）☑其他：无</td></tr>
<tr><td>非遗传因素：药物因素□疾病因素□生理因素□
其他因素：无</td></tr>
<tr><td>药物简介</td><td>作用机制
维 A 酸可诱导 APL 细胞分化成熟，抑制 APL 细胞的增殖，使来源于白血病纯系细胞的原始早幼粒细胞初步成熟，随后正常的多细胞系的造血细胞使骨髓和外周血再生，从而使患者得到缓解。但本品治疗 APL 的确切机制尚不明确。
适应证
用于治疗 APL，并可作为维持治疗药物。
药物代谢动力学
维 A 酸吸收良好，T_{max} 为 1～2 小时，消除半衰期为 0.5～2 小时，血浆蛋白结合率大于 95%。经肝脏代谢，主要经肾脏排泄，部分经胆汁排泄</td></tr>
<tr><td>说明书信息摘录</td><td>FDA
确诊 APL 应该通过细胞学研究检测 t（15；17）遗传标记。如果是阴性，应利用分子生物学诊断技术检测 PML/RAR-α 融合蛋白。维 A 酸对其他急性髓细胞白血病亚型的作用尚未得到证实。因此，若患者缺乏遗传标记应考虑替代治疗。
EMA
无。
PMDA
PML/RAR-α 融合蛋白可防止急性早幼粒细胞分化为成熟细胞。维 A 酸作用于 PML/RAR-α 后可抑制此作用，使不成熟的早幼粒细胞向正常成熟血细胞分化。
HCSC
编码维 A 酸受体 α（RAR-α）的基因位于 17 号染色体上。以前未知的 PML 基因，可能作为一种转录因子，位于 15 号染色体上。PML 和 RAR-α 的（15；17）易位融合基因，导致两个相互融合转录的合成，即 PML/RAR-α（存在于所有患者）和 RAR-α/PML（约 2/3 的患者）</td></tr>
<tr><td>遗传因素</td><td>APL 特有的 t（15；17）易位形成特异的 PML/RAR-α 融合基因，是 APL 发病和维 A 酸诱导分化治疗的分子细胞遗传学基础。维 A 酸的作用没有在 PML/RAR-α 融合不存在的条件下被证明</td></tr>
<tr><td>药物因素</td><td>未发现肝药酶的抑制剂或诱导剂增加或减小维 A 酸的药效或毒性</td></tr>
<tr><td>疾病因素</td><td>肝损伤或肾损伤患者是否需要调整剂量未知，但是推荐剂量应降低至 $25mg/m^2$</td></tr>
<tr><td>生理因素</td><td>（1）维 A 酸有致畸作用，妊娠期女性禁用。
（2）哺乳期应停药</td></tr>
<tr><td>其他因素</td><td>无</td></tr>
<tr><td>剂量调整模型</td><td>无</td></tr>
</table>

第二十三章　慢性白血病治疗药物

阿妥珠单抗

<table>
<tr><td rowspan="2">影响因素</td><td>遗传因素：吸收□分布□代谢□排泄□靶点（受体或通路）☑其他：无</td></tr>
<tr><td>非遗传因素：药物因素☑疾病因素☑生理因素☑
其他因素：无</td></tr>
<tr><td>药物简介</td><td>作用机制
阿妥珠单抗是一种单克隆抗体，其靶向作用于未成熟和成熟的 B 细胞表面所表达的 CD20 抗原。阿妥珠单抗调控 B 细胞溶解的机制包括：①衔接免疫效应细胞；②直接激活细胞内的信号通路和（或）激活补体级联。免疫效应细胞机制包括抗体依赖性细胞毒性和抗体依赖性细胞吞噬作用。
适应证
阿妥珠单抗是一种 CD20 抗原靶向溶细胞抗体，与苯丁酸氮芥合用适用于未经过治疗的慢性淋巴细胞白血病（CLL）患者。
药物代谢动力学
根据一项群体药物代谢动力学分析，在稳态时阿妥珠单抗的分布容积几何平均值约为 3.8L。
阿妥珠单抗的消除包括线性消除和时间依赖性的非线性消除。随着阿妥珠单抗治疗进展，时间依赖性通路的影响在某种程度上慢慢减小，提示有靶点介导药物处置。根据一项药物代谢动力学分析，阿妥珠单抗清除率和末端半衰期分别约为 0.09L/d 和 28.4 天。
特殊人群：年龄并不影响阿妥珠单抗的药物代谢动力学，分布容积和稳态清除率会随着体重增加而增加，但是并不需要改变剂量。根据群体药物代谢动力学，肌酐清除率高于 30ml/min 并不影响其药物代谢动力学</td></tr>
<tr><td>说明书信息摘录</td><td>FDA
阿妥珠单抗是一种 CD20 抗原靶向溶细胞抗体，与苯丁酸氮芥联合适用于未经过治疗的 CLL。阿妥珠单抗是一种单克隆抗体，其靶向作用于未成熟和成熟的 B 细胞表面所表达的 CD20 抗原。阿妥珠单抗调控 B 细胞溶解的机制包括：①衔接的免疫效应细胞；②直接激活细胞内的信号通路和（或）激活补体级联反应。免疫效应细胞机制包括抗体依赖性细胞毒性和抗体依赖性细胞吞噬作用。
警告：阿妥珠单抗可能导致乙肝病毒再激活，在一些病例中导致了急性重型肝炎、肝衰竭和死亡；也可能导致进行性多灶性白质脑病而死亡。
EMA
无。
PMDA
无。
HCSC
无</td></tr>
<tr><td>遗传因素</td><td>阿妥珠单抗遗传生物标志物为 MS4A1，MS4A1 基因多态性位点与临床疗效无相关性，没有需要检测的基因位点</td></tr>
</table>

续表

药物因素	（1）下列药物可能会加强阿妥珠单抗的降压活性：醋丁洛尔、阿利吉仑、阿米洛利、氨氯地平、阿替洛尔、贝那普利、倍他洛尔、比索洛尔。 （2）阿妥珠单抗与下列药物合用时会提高不良反应发生的风险或加重不良反应：阿昔单抗、苊香豆醇、阿司匹林、阿那格雷、阿哌沙班、阿加曲班、阿齐沙坦酯
疾病因素	（1）肌酐清除率高于 30ml/min 并不影响阿妥珠单抗的药物代谢动力学。还未研究肌酐清除率低于 30ml/min 患者体内阿妥珠单抗的药物代谢动力学。 （2）阿妥珠单抗在肝损伤患者体内的情况还未得到研究
生理因素	（1）对于妊娠期女性用药暂无充足、严谨的研究。育龄女性在治疗过程中及治疗后的 12 个月内应采取有效的避孕措施。对于妊娠期女性，只有明确潜在获益大于潜在风险时才可使用本品。 （2）暂未证实阿妥珠单抗是否经人乳汁排泄。然而阿妥珠单抗可经猕猴乳汁排泄，并且人类的 IgG 也可分泌到乳汁中。阿妥珠单抗对哺乳期女性具有潜在的严重风险，应权衡阿妥珠单抗对母体治疗的重要程度后再决定停止哺乳或停止用药。 （3）阿妥珠单抗在治疗 75 岁以上患者和 75 岁以下患者的疗效上无显著差异。阿妥珠单抗与苯丁酸氮芥联合治疗 240 例之前未经治疗的 CLL 老年患者，在 109 例 75 岁以上的患者中，49 例（45%）产生了严重的不良反应，并且 5 例（5%）由于不良反应严重致死。在 131 例 65～75 岁的患者中，39 例（30%）出现严重的不良反应，并且 3 例（2%）由于不良反应严重致死
其他因素	无
剂量调整模型	无

奥法木单抗

影响因素	遗传因素：吸收□分布□代谢□排泄□靶点（受体或通路）☑其他：无
	非遗传因素：药物因素☑疾病因素☑生理因素☑ 其他因素：无
药物简介	**作用机制** 奥法木单抗靶向结合细胞表面的 CD20 抗原。CD20 抗原表达于正常的 B 细胞（前 B 细胞至成熟 B 细胞）和 B-CLL 上的 B 细胞。CD20 抗原不会从细胞表面脱落并且不会随着与抗体结合而内化。 奥法木单抗的 Fab 区域结合 CD20 抗原。在体外，Fc 区域介导免疫效应功能而导致 B 细胞溶解。细胞溶解的机制可能包括补体依赖性细胞毒作用和抗体依赖性细胞介导的细胞毒作用。 **适应证** 适用于氟达拉滨和阿伦单抗难以治疗的 CLL 患者。 **药物代谢动力学** 146 例难治性 CLL 患者最初接受 300mg 的起始治疗剂量，然后接受 2000mg 分 7 周 1 次和 4 个月 1 次输注，由此统计药物代谢动力学数据。 （1）吸收。第 1 次输注（300mg）后的平均 C_{max} 为 63μg/ml；第 7 次输注 2000mg 后，C_{max} 平均值为 1482μg/ml，$AUC_{0\sim\infty}$ 平均值为 674463μg・h/ml；第 12 次输注 2000mg 后，C_{max} 和 $AUC_{0\sim\infty}$ 的平均值分别是 881μg/ml 和 265707μg・h/ml。

续表

<table>
<tr><td>药物简介</td><td>（2）分布。第 8 次输注后的 C_{max} 和 $AUC_{0\sim\infty}$ 值比第 8 次输注时高了大约 40％和 60％。稳态的分布容积为 1.7～5.1L。
（3）代谢。根据 CLL 患者的研究，在第 1 次输注后，清除率和半衰期的平均值分别是 64ml/h（4.3～1122ml/h）和 1.3 天（0.2～6.0 天）；第 4 次输注后，清除率和半衰期的平均值分别是 8.5ml/h（1.3～41.5ml/h）和 11.5 天（2.3～30.6 天）；第 8 次输注后，清除率和半衰期的平均值分别是 9.5ml/h（2.2～23.7ml/h）和 15.8 天（8.8～61.5 天）；第 12 次输注后，清除率和半衰期的平均值分别是 10.1ml/h（3.3～23.6ml/h）和 13.9 天（9.0～29.2 天）。
奥法木单抗通过一个靶向独立路线和一个细胞介导路线消除。剂量为 100～2000mg 时，奥法木单抗表现为剂量依赖型的清除率。由于 B 细胞的耗尽，相比第 1 次输注，后续输注中奥法木单抗的清除率大幅下降。在第 4 次和第 12 次输注间的平均清除率约为 0.01L/h，并且分布容积几何平均值存在较大个体间差异。第 4 次和第 12 次输注间的平均半衰期约为 14 天（2.3～61.5 天）</td></tr>
<tr><td>说明书信息摘录</td><td>FDA
奥法木单抗是一种 CD20 抗原靶向的溶细胞单克隆抗体，适用于氟达拉滨和阿伦单抗治疗无效的 CLL。CD20 表达于正常的 B 细胞（前 B 细胞至成熟的 B 细胞）和 B-CLL 上的 B 细胞。奥法木单抗的 Fab 区域结合 CD20 抗原，在体外，Fc 区域介导免疫效应功能而导致 B 细胞溶解。
警告：奥法木单抗可能导致乙型肝炎病毒再激活，在一些病例中导致急性重型肝炎、肝衰竭和死亡；也可能导致进行性多灶性白质脑病而死亡。
EMA
奥法木单抗适用于氟达拉滨和阿伦单抗难以治疗的 CLL。
奥法木单抗与 CD20 抗原近膜区抗原决定基结合可诱导细胞表面补体途径的聚集和激活，导致补体依赖性细胞毒作用和肿瘤细胞溶解。奥法木单抗可诱导有补体防御分子高表达水平细胞的显著溶菌作用。奥法木单抗也可以诱导高 CD20 抗原表达和低 CD20 抗原表达细胞的细胞溶菌作用。此外，奥法木单抗的结合可使自然杀伤细胞聚集，自然杀伤细胞通过抗体依赖性细胞介导的细胞毒作用诱导细胞凋亡。
PMDA
无。
HCSC
无</td></tr>
<tr><td>遗传因素</td><td>MS4A1 为奥法木单抗的生物标志物，其基因位点为 CD20 抗原阳性。奥法木单抗是一种 CD20 抗原靶向的溶细胞单克隆抗体，CD20 抗原由 MS4A1 基因编码，但是它与编码基因 MS4A1 的基因多态性没有关联，因此，在药品说明书中没有提及基因检测。
MS4A1 仅在 B 细胞中表达，具有调节钙离子内流和激活 B 细胞抗原受体的功能。MS4A1 处于 MS4A 基因上的 11q12.2 段</td></tr>
<tr><td>药物因素</td><td>（1）本品可能降低减毒活疫苗和灭活疫苗的效果，因此，应该避免与本品合用，如果无法避免，应当考虑奥法木单抗治疗期间的患者接种疫苗的风险和获益。
（2）暂未有奥法木单抗药物间相互作用的研究</td></tr>
<tr><td>疾病因素</td><td>（1）还未有正式的关于肾病患者使用奥法木单抗的研究。对轻、中度肾损伤患者，不推荐做剂量的调整。
（2）还未有正式的关于肝损伤患者使用奥法木单抗的研究。然而肝损伤患者一般不需要调整剂量</td></tr>
</table>

续表

生理因素	（1）尚未明确奥法木单抗对儿童患者的有效性和安全性，不推荐18岁以下的患者使用本品。 （2）奥法木单抗的有效性和安全性在不同年龄的患者中无显著差异。根据临床老年患者安全性和有效性的数据，老年患者不需要做剂量的调整。 （3）对本品过敏者禁用。 （4）无妊娠期女性使用奥法木单抗的数据。动物实验也没有明确奥法木单抗对生殖力有无直接或间接的影响。奥法木单抗一般不应用于妊娠期女性，除非明确潜在获益大于潜在风险。育龄女性必须在治疗过程中及治疗后的12个月内采取有效的避孕措施。 （5）尚不清楚奥法木单抗是否经人乳汁排泄，但不排除其对新生儿和婴儿存在潜在风险，因此，在奥法木单抗治疗期间及治疗结束后的12个月内应当停止哺乳
其他因素	无
剂量调整模型	无

白消安

影响因素	遗传因素：吸收□分布□代谢□排泄□靶点（受体或通路）☑其他：无
	非遗传因素：药物因素☑疾病因素☑生理因素☑ 其他因素：无
药物简介	**作用机制** 白消安是一种烷化剂，含有2个不稳定的甲磺酸盐基团连接在4-C烷基链反向末端。一旦白消安水解，甲磺酸盐基团释放并且产生碳阳离子。碳阳离子使DNA烷基化，中断DNA复制和RNA转录，最终破坏核酸功能。烷基化作用机制是通过SN2反应产生了鸟嘌呤-腺嘌呤的链内交联，在反应中相对亲核的鸟嘌呤N7攻击甲磺酸盐集团相邻的C原子。这种损伤不能通过细胞机制得到修复，因此导致细胞凋亡。 **适应证** 适用于慢性髓细胞性白血病（CML）患者的姑息治疗。 **药物代谢动力学** （1）吸收。白消安完全经过胃肠道吸收，是一种高度亲脂性小分子化合物，易透过血脑屏障。如果成年患者单次快速静脉滴注2mg白消安，其绝对生物利用度为（80±20）%。在儿童（1.5～6岁）患者中，白消安绝对生物利用度为（68±31）%。当患者单次口服剂量给药时，*AUC*为130ng·h/ml。口服给药时C_{max}为30ng/ml。口服给药（标准剂量4mg）后，T_{max}为0.9小时。32%药物与血浆蛋白结合，47%药物与红细胞结合。 （2）分布。白消安的分布暂无可参考数据。 （3）代谢。白消安消除并不依赖于肾功能，其在肝脏中广泛代谢。白消安的血浆末端消除半衰期为2.6小时，并且剂量为2～6mg时，C_{max}和*AUC*都显示为线性动力学。本品至少有12种代谢产物，在这些代谢产物中已确定的有四氢噻吩、环丁砜、3-羟基环丁砜、12-氧四氢噻吩，它们并无细胞毒活性。 （4）排泄。在24小时内，不足给药剂量2%的药物以原形经尿液排出
说明书信息摘录	**FDA** 白消安适用于慢性髓细胞性白血病患者的姑息治疗。白消安对缺乏费城染色体的慢性髓细胞性白血病患者疗效不佳。另外，白消安对青少年型慢性髓细胞性白血病患者疗效较差。本品对进入胚芽期的慢性髓细胞性白血病患者没有益处。

续表

说明书信息摘录	警告：①白消安是一种强效药，只有在明确诊断为慢性髓细胞性白血病，并且由知识和经验丰富的主治医师评估化疗反应的情况下才可使用；②白消安可引起严重的骨髓发育不全，首次出现骨髓抑制迹象时应立即减量或终止给药；可通过血常规判断骨髓状态，必要时应进行骨髓细胞学检查；③妊娠期女性使用本品会引起胎儿损害。 **EMA** 无。 **PMDA** 无。 **HCSC** 无。 **国内说明书** 本品主要适用于慢性髓细胞性白血病的慢性期，对缺乏费城染色体的患者疗效不佳。也可用于治疗原发性血小板增多症、真性红细胞增多症等慢性骨髓增生性疾病
遗传因素	白消安的生物标志物为 Bcr-Abl1，未提及进行 *Bcr-Abl1* 基因融合检测。白消安对缺乏费城染色体的慢性髓细胞性白血病患者疗效不佳
药物因素	（1）与没有使用伊曲康唑的患者比较，使用了伊曲康唑的患者中，白消安的清除率下降了75%。与伊曲康唑合用增加了本品的暴露而致某些患者产生毒性离子。 （2）氟康唑对白消安的清除率无影响。 （3）环磷酰胺和白消安合用，并用苯妥英预处理，提高了环磷酰胺和白消安的清除率，这可能也会降低环磷酰胺和白消安的血药浓度。然而，可能由于谷胱甘肽的竞争作用，环磷酰胺与本品合用时可能会降低本品的清除率。 （4）地西泮对白消安的清除率没有影响。 （5）尚不明确本品是否可透过血脑屏障。 （6）本品与其他骨髓抑制药物合用时会增强骨髓抑制作用。 （7）本品诱发的肺毒性可能会加重其他细胞毒性药物产生的影响。 （8）与磷苯妥英、苯妥英合用会降低本品的血药浓度；与对乙酰氨基酚、酮康唑、甲硝唑、白沙康唑、丙帕他莫或伏立康唑合用会提高本品的血药浓度；与氯氮平、狄诺塞麦、异环磷酰胺、来氟米特、安乃近、那他珠单抗、吡美莫司、他克莫司合用会加大发生不良反应的风险或严重程度；罗氟司特可能会提高本品的免疫抑制活性；疫苗和本品合用时，其治疗效果会降低；本品会增强托法替尼的免疫抑制活性；曲妥珠单抗会增强本品的活性
疾病因素	（1）下列情况应慎用：骨髓抑制、有痛风病史、感染、有尿酸性肾结石病史、以往曾接受过细胞毒药物治疗或放射治疗。 （2）肾上腺皮质功能减退者慎用本品。 （3）肾上腺皮质功能减退及慢性髓细胞性白血病有急变时应停药，急性白血病及再生障碍性贫血患者禁用
生理因素	（1）妊娠早期禁用本品，妊娠中期使用本品应慎重考虑，因为所有的抗肿瘤药物均能影响细胞动力学，理论上均有可能引起胎儿基因突变及胎儿畸变。 （2）尚未确定本品是否经乳汁排泄，应充分考虑本品对母体治疗的重要程度后再决定停止用药或停止哺乳。 （3）对本品成分过敏者禁用。 （4）未有充分的证据确定诊断为患有慢性髓细胞性白血病的患者禁用。 （5）尚未确定老年患者与年轻患者对白消安是否存在区别。一般情况下，老年患者剂量的选择需谨慎
其他因素	无
剂量调整模型	无

博舒替尼

<table>
<tr><td rowspan="2">影响因素</td><td>遗传因素：吸收□分布☑代谢□排泄□靶点（受体或通路）☑其他：无</td></tr>
<tr><td>非遗传因素：药物因素☑疾病因素☑生理因素☑
其他因素：饮食</td></tr>
<tr><td>药物简介</td><td>作用机制
博舒替尼是一种酪氨酸激酶抑制剂，抑制 Bcr-Abl 激酶。博舒替尼也是一种 Src 家族激酶抑制剂，其家族包括 Src、Lyn 和 Hck；不抑制 T315I 和 V299L 基因突变细胞。
适应证
用于治疗耐药或不能耐受其他治疗的成人急性、慢性、突发性费城染色体阳性的慢性髓细胞性白血病（Ph+CML）。
药物代谢动力学
单剂量给予博舒替尼 500mg，进食时服用，T_{max} 为 4～6 小时。剂量为 200～800mg 时，AUC 和 C_{max} 与剂量成正比，进食高脂食物后 C_{max} 和 AUC 分别升高 1.8 倍和 1.7 倍。本品表观分布容积为（6080±1230）L；血浆蛋白结合率为 94%，与血药浓度无关。体外研究显示，博舒替尼是 P-gp 底物，尚无其他转运通道的研究。本品主要经 CYP3A4 代谢，代谢产物无活性。本品平均消除半衰期为（22.5±1.7）小时，平均清除率为（189±48）L/h。放射性标志物跟踪显示，91.3%从粪便排出，3%从尿液排出</td></tr>
<tr><td>说明书信息摘录</td><td>FDA
博舒替尼是一种酪氨酸激酶抑制剂，用于治疗成年患者对前期治疗不能耐受或耐药的慢性、急性或突发性费城染色体阳性的慢性髓细胞性白血病。博舒替尼属于酪氨酸激酶抑制剂，可抑制 Bcr-Abl 酶，Bcr-Abl 酶可促进慢性髓细胞性白血病的发展。博舒替尼也是一种 Src 家族激酶抑制剂，其家族成员还包括 Scr、Lyn 和 Hck。博舒替尼抑制 Bcr-Abl 16/18 的伊马替尼耐药的 Bcr-Abl 表达小鼠骨髓细胞株培养基，Bcr-Abl 在小鼠骨髓细胞株中表达，但并不抑制 T315I 和 V299L 基因突变细胞株。在小鼠实验中，相对于对照组小鼠，博舒替尼减小了慢性髓细胞性白血病肿瘤的大小并且抑制了表达 Bcr-Abl 伊马替尼耐药的小鼠骨髓肿瘤的增长。博舒替尼主要经 CYP3A4 酶代谢，且应避免博舒替尼与强效或中效 CYP3A 抑制剂和诱导剂合用。
以下药物可能会改变博舒替尼的血药浓度。
（1）CYP3A 或 P-gp 抑制剂。避免强效或中效 CYP3A 抑制剂和（或）P-gp 抑制剂与博舒替尼合用。在一项健康受试者（n=24）针对药物相互作用的交叉试验中，相比单独给药，与酮康唑合用会使博舒替尼的最大血药浓度提高 5.2 倍，AUC 提高 8.6 倍。
（2）CYP3A 诱导剂。避免强效或中效 CYP3A 诱导剂与博舒替尼合用。在一项健康受试者（n=24）针对交叉药物相互作用的试验中，相比单独给药，与利福平（强效 CYP3A 诱导剂）合用使博舒替尼的最大血药浓度减少了 86%，AUC 减少了 94%。
（3）P-gp 底物。一项体外实验表明，博舒替尼可能会提高属于 P-gp 底物的药物的血药浓度，如地高辛。
EMA
博舒替尼属于酪氨酸激酶抑制剂，抑制能促进慢性髓细胞性白血病发展的 Bcr-Abl 酶。建模实验表明，博舒替尼结合 Bcr-Abl 区域激酶。博舒替尼也是一种 Src 家族还抑制剂，Scr 家族激酶包括 Scr、Lyn 和 Hck；博舒替尼最低限度地抑制 PDGF 受体和 c-Kit。在一项体外研究中，博舒替尼抑制慢性髓细胞性白血病细胞株、费城染色体阳性的急性淋巴细胞白血病细胞株和患者衍生的初级原始慢性髓细胞性白血病细胞系的增殖和生存。博舒替尼抑制 Bcr-Abl 16/18 的伊马替尼耐药性培养基，Bcr-Abl 在小鼠骨髓细胞株中表达，但并不抑制 T315I 和 V299L 基因突变细胞株。在小鼠实验中，相对于对照组小鼠，博舒替尼减小了慢性髓细胞性白血病肿瘤的</td></tr>
</table>

续表

说明书信息摘录	大小并且抑制了表达一些 Bcr-Abl 伊马替尼耐药的小鼠骨髓肿瘤的增长。博舒替尼也能抑制受体酪氨酸激酶 c-Fms、EphA 和 B 受体、Trk 家族激酶、Axl 家族激酶、Tec 家族激酶、ErbB 家族某些成员、非受体酪氨酸激酶 Csk、Ste20 家族的丝氨酸/苏氨酸激酶和钙调蛋白依赖型蛋白激酶。 避免博舒替尼与强效或中效 CYP3A 抑制剂和诱导剂合用。 一项体外实验证实，博舒替尼在治疗剂量下不会发生临床药物间相互作用，由于博舒替尼对药物代谢产物的诱导，这些药物代谢产物是 CYP1A2、CYP2B6、CYP2C9、CYP2C19 和 CYP3A4 的底物。体外实验表明，博舒替尼在治疗剂量下不会发生临床药物间相互作用，由于博舒替尼对药物代谢产物的抑制，这些药物代谢产物是 CYP1A2、CYP2A6、CYP2C8、CYP2C9、CYP2C19、CYP2D6 或 CYP3A4/5 的底物。 基于博舒替尼和利福平合用时会降低博舒替尼的暴露量，当和强效或中效 CYP3A 诱导剂合用时，加大博舒替尼的剂量并不可能充分地补充损失的暴露量。 如果中效 CYP3A 诱导剂和博舒替尼一起用药，也需要谨慎。24 名健康受试者在正常饮食下，给予单剂量的博舒替尼后再给予 6 日剂量 600mg 的利福平，博舒替尼的 C_{max} 和 AUC 分别下降到单独给药博舒替尼 500mg 时的 14%和 6%。 安全性总结：870 例费城染色体阳性的白血病患者接受了至少 1 次剂量的单药博舒替尼。这些患者是最新诊断为费城染色体阳性的慢性髓细胞性白血病，或者是对前期治疗产生抵抗或不能耐药的费城染色体阳性的慢性期、急性期或突发期慢性髓细胞性白血病，或是费城染色体阳性的急性淋巴细胞白血病。在这些患者中，248 例来自之前未治愈慢性髓细胞性白血病患者的Ⅲ期研究，570 和 52 来自之前治疗的费城染色体阳性的白血病两个阶段的研究。治疗时间中位数分别是 16.6 个月（0.03～30.4 个月）、11 个月（0.03～55.1）和 5.5 个月（0.3～30.4 个月）。按照不良反应发生率分类为：非常普遍（≤1/10）、普遍（1/100～1/10）、不普遍（1/1000～1/100）、稀少（1/10000～1/1000）、非常稀少（＜10000）。常见不良反应有血液和淋巴系统障碍、肝胆障碍、肠胃疾病和肝胆异常。 在一项研究博舒替尼疗效的实验中，570 例患者包括前期治疗只用一种 TKI（伊马替尼）治疗的 CP-CML 患者、前期治疗用伊马替尼且至少 1 次额外加用 TKI［达沙替尼和（或）尼罗替尼］的 CP-CML 患者、前期治疗至少用 1 次 TKI（伊马替尼）的急性或突发性慢性髓细胞性白血病患者和前期治疗至少用 1 次 TKI（伊马替尼）的费城染色体阳性的急性淋巴细胞白血病的患者。 这项研究主要的疗效终点是患者治疗 24 周时主要的细胞遗传学响应率（MCyR）。患者是伊马替尼抗药的 CP-CML 且在前期治疗中只用了一种优先的 TKI（伊马替尼）。在前期治疗只用过一种 TKI（伊马替尼）的 CP-CML 患者中，其疗效终点包括累计 MCyR 率、MCyR 到点时间和持续时间以及 CHR 到点时间和持续时间。对患者前期治疗使用过伊马替尼和至少 1 次额外的 TKI，疗效终点包括累计 MCyR 率、MCyR 到点时间和持续时间以及 CHR 到点时间和持续时间。对前期治疗只用过至少 1 次 TKI（伊马替尼）的急性和突发性慢性髓细胞性白血病患者，疗效终点是累计全部血液响应（OHR）和 OHR 到点时间和持续时间。其他的疗效终点包括转换至 AP/BP、无进展存活率和整体存活率。 慢性期患者： 对于前期治疗用伊马替尼和至少 1 次额外的 TKI（最短的随访时间 25 个月和 8.6 个月的平均治疗期）的 Ph＋CP-CML 患者和前期治疗只用伊马替尼（最短的随访时间 24 个月和 22.1 个月的平均治疗期）的 Ph＋CP-CML 患者。 确定为阶段 1/2 研究人群的患者，单独用药伊马替尼或伊马替尼联合一种或两种二代 TKIs（达沙替尼和尼罗替尼）治疗失败并且对于这类患者，基于存在副发病变、TKI 不耐受史或者一个 Bcr-Abl 抵抗突变的情况，剩余认可的 TKI 并不作为合适的治疗方案，其患者疗效有待评估。在确定的 52 名患者当中，36 名患者都是分在 CP-CML 组（其中 21 名患者曾在前期治疗接受 2 个 TKI 治疗，15 名患者接受 1 个 TKI 治疗）。21 名患者在接受伊马替尼和 1 个额外的

续表

说明书信息摘录	的二代 TKIs 治疗失败后使用博舒替尼，其中 9 名患者有 MCyR 或者更好，包括 2 名患者有完全分子响应（CMR），1 名患者有主要分子响应（MMR），4 名患者有 CCyR，并且 2 名患者有部分细胞遗传性响应（PCyR）和治疗期超过 24 周。另外，7 名其他的患者在博舒替尼上有 CHR 响应。在 9 名患者当中有 1 名 MCyR 响应或者更好，治疗期从 $35\sim215^{+}$ 周，MCyR 持续时间从 8～204 周。 急性期和突发期患者： 有一个 16 名急性期患者的小组（5 名 AP-CML 和 11 名 BP-CML 患者），在单独用药伊马替尼或伊马替尼联合一种或两种二代 TKIs（达沙替尼和尼罗替尼）治疗失败并且对于这类患者，基于存在副发病变、TKI 不耐受史或者一个 Bcr-Abl 抵抗突变，剩余认可的 TKI 并不能不作为合适的治疗方案。在这些患者当中，5 名 AP-CML 患者中有 4 名进行了长达 46～114 周显著的治疗期，其患者反应包括 CMR（1 名）、CCyR（2 名）以及主要血液反应（MaHR）（1 名），1 名患者仍在治疗当中。在 11 名 BP-CML 患者当中，3 名患者保持治疗 24 周以上且有明显的反应（2 名患者有 CCyR，1 名患者有 MaHR），且一个从 46～118 周的治疗期有 1 名患者仍在治疗当中。 体外研究实验表明，博舒替尼主要经 CYP3A4 代谢。药物间相互作用的研究表明，酮康唑和利福平对博舒替尼的药物代谢动力学而有着显著的影响。未发现博舒替尼被 CYP 1A2、CYP2A6、CYP2B6、CYP2C8、CYP2C9、CYP2C19、CYP2D6、CYP2E1 或 CYP3A5 代谢。费城染色体阳性的白血病或恶性实体瘤群体药物代谢动力学分析显示，年龄、性别、体重和种族不影响药物代谢动力学。 **PMDA** 无。 **HCSC** 博舒替尼适用于治疗成人 Ph＋CML，患者在前期药物治疗中没有疗效且在后续治疗中不宜选择伊马替尼、尼罗替尼和达沙替尼作为治疗药物。 警告：本品和 CYP3A4 诱导剂或抑制剂会产生药物间的相互作用，避免与强效或中效 CYP3A4 诱导剂或抑制剂同时使用。常见不良反应：包含腹泻的胃肠道毒性、肝毒性、致命的心力衰竭（胸腔积液、肺水肿和心包积液）、出血和 QT 间期延长
遗传因素	博舒替尼主要经 CYP3A4 代谢，其生物标志物为 Bcr-Abl1，位点处于费城染色体。费城染色体上 Abl1 位点有 *rs121913461*、*rs121913448* 和 *rs121913449*，三者功能性结果均为错义，其中 *rs121913461* 属于致病基因。而该三个位点的人群分布频率在 1000 genomes 中暂无相关信息
药物因素	（1）强效或中效 CYP3A 抑制剂和（或）P-gp 抑制剂与本品合用能够提高博舒替尼的血药浓度。强效 CYP3A 抑制剂包括利托那韦、茚地那韦、奈非那韦、沙奎那韦、酮康唑、波西普韦、特拉瑞韦、伊曲康唑、伏立康唑、泊沙康唑、克拉霉素、泰利霉素、奈法唑酮、考尼伐坦等；中效 CYP3A 抑制剂包括氟康唑、地瑞纳韦、红霉素、地尔硫䓬、阿扎那韦、阿瑞吡坦、安普那韦、克里唑蒂尼、伊马替尼、维拉帕米、葡萄柚产品和环丙沙星等。在一项健康受试者（$n=24$）针对交叉药物相互作用的试验中，相比单独给药舒博替尼，博舒替尼与酮康唑合用会使本品的 C_{max} 提高 5.2 倍，AUC 提高 8.6 倍。 （2）强效或中效 CYP3A 与本品合用能降低博舒替尼的血药浓度。强效 CYP3A 诱导剂包括利福平、苯妥英钠、卡马西平、贯叶连翘、利福布丁、苯巴比妥；中效 CYP3A 诱导剂包括萘夫西林、博沙坦、依非韦伦、莫达非尼、依曲韦林。在一项健康受试者（$n=24$）针对交叉药物相互作用的试验中，相比单独给药舒博替尼，博舒替尼与利福平（强效 CYP3A 诱导剂）合用使本品的 C_{max} 减少了 86%，AUC 减少了 94%。 （3）P-gp 底物。一项体外实验表明，博舒替尼可提高属于 P-gp 底物的药物的血药浓度，例如地高辛。

续表

药物因素	(4) 质子泵抑制剂。在一项健康受试者(n=24)针对交叉药物相互作用的试验中，相比单独给药博舒替尼，与兰索拉唑合用使博舒替尼的 C_{max} 下降了 46%，*AUC* 下降了 26%。为避免降低博舒替尼的血药浓度，考虑使用短效抗酸药或者 H_2 受体阻滞剂来代替质子泵抑制剂。将抗酸药或 H_2 受体阻滞剂与博舒替尼间隔至少 2 小时以上给药。博舒替尼在体外显示 pH 依赖型水溶性。 (5) 需注意博舒替尼与其他属于 P-gp 底物的药物合用时的情况。一项体外实验表明，博舒替尼会提高属于 P-gp 底物药物的血药浓度，如地高辛、秋水仙碱、他克莫司和奎尼丁。 (6) 不建议博舒替尼与延长 QT 间期的药物同时使用
疾病因素	(1) 任何肝损伤患者可用日剂量 200mg 治疗。 (2) 肌酐清除率小于 30ml/min 的肾损伤患者应减小博舒替尼的剂量
生理因素	(1) 妊娠期女性服用本品会对胎儿造成损伤。尚不清楚本品及其代谢产物能否分泌到乳汁中。 (2) 博舒替尼对年龄小于 18 岁患者的安全性和有效性还未确定。 (3) 在Ⅱ期临床试验中，有 20%的 65 岁及以上的患者和 4% 75 岁及以上患者使用博舒替尼在安全性和有效性上与年轻患者没有差异，但不能忽视老年患者对本品的敏感性更强。 (4) 在一项针对肝脏受损患者的研究中发现，QT 间期延长时间超过 450 毫秒的发生率随着肝功能的下降而增加
其他因素	本品不能与葡萄柚类产品同时服用，如杨桃、石榴、酸橙以及其他能够抑制 CYP3A4 的食物
剂量调整模型	无

普纳替尼

影响因素	遗传因素：吸收□分布□代谢□排泄□靶点（受体或通路）☑其他：无
	非遗传因素：药物因素☑疾病因素☑生理因素☑ 其他因素：无
药物简介	**作用机制** 本品为酪氨酸激酶抑制剂。在体外实验中，本品作用于野生型 Abl 及 *T315I* 突变型 Abl，IC_{50} 浓度分别为 0.4nmol/L 及 2.0nmol/L。本品还能抑制其他激酶的体外活性，其 IC_{50} 浓度在 0.1～20nmol/L 之间，包括 VEGFR、PDGFR、FGFR、EPH 受体和 SRC 激酶家族，另外还有 KIT、RET、TIE2 和 FLT3。在体外实验中，本品抑制野生型或突变型的 Bcr-Abl 和 *T315I* 基因突变的细胞生存力。 **适应证** (1) 用于成年患者对酪氨酸激酶有抵抗或不耐受酪氨酸激酶抑制剂治疗的慢性期、加速期或急变期的 CML。 (2) 对酪氨酸激酶有抵抗或不能耐受酪氨酸激酶抑制剂治疗的 Ph 染色体阳性成人急性淋巴细胞白血病（Ph+ALL）。 **药物代谢动力学** 血液恶性肿瘤患者体内研究表明，在假设达到稳态后（普纳替尼给药剂量为 45mg/d），C_{max} 与 $AUC_{0\sim\tau}$ 的平均数分别为 73ng/ml 和 1253ng·h/ml。肿瘤患者临床试验中，在 15～60mg/d 的剂量范围内，C_{max} 与 $AUC_{0\sim\tau}$ 均表现出与给药剂量相似的变化趋势。剂量强度安全性分析研究结果表明，随着给药剂量的增加，3 级及 3 级以上不良反应（如血小板减少、中性粒

续表

药物简介	细胞减少、皮疹、ALT 升高、AST 升高、胰腺炎以及脂肪酶升高等）的发生率明显增加。 （1）吸收。目前尚不清楚普纳替尼的绝对生物利用度。本品口服给药后 T_{max} 为 6 小时。22 名健康受试者给药后，与禁食条件下相比，高脂或低脂饮食条件下本品的暴露量（AUC 与 C_{max}）均无差异。本品的水溶性具有 pH 依赖性，pH 越高其水溶性越差。因此，升高胃内 pH 的药物可能会降低本品的生物利用度。 （2）分布。体外实验表明，普纳替尼的血浆蛋白结合率达到 99%以上。癌症患者连续口服本品（45mg/d）28 天后，稳态状态下表观分布容量的几何平均值为 1223L（102%）。体外研究提示，本品是 P-gp 与 BCRP 的弱底物，但不是有机阴离子转运体（OATP1B1、OATP1B3）与有机阳离子转运体（OCT1）的底物。 （3）代谢。至少 64%的普纳替尼需要进行Ⅰ相及Ⅱ相代谢。体外研究表明，CYP3A4 与少量的 CYP2C8、CYP2D6、CYP3A5 均参与了本品的Ⅰ相代谢。酯酶和（或）酰胺酶也参与了本品的代谢。 （4）排泄。癌症患者连续口服普纳替尼（45mg/d）28 天后，本品的末端消除半衰期的几何平均值约为 24 小时。首次服药后与稳态状态下相比，本品的暴露量增加了大约 90%。普纳替尼主要经粪便排出。单次口服 ^{14}C 标记的本品后，大约 87%的放射性通过粪便排出，而通过尿液排出的约为 5%
说明书信息摘录	**FDA** 无。 **EMA** 无。 **PMDA** 无。 **HCSC** 无
遗传因素	（1）本品可用于酪氨酸激酶抑制剂抵抗或不耐受的 Ph＋ALL。 （2）本品对野生型或 *T315I* 突变型 Bcr-Abl 患者治疗均有效
药物因素	（1）体外研究显示，本品为 CYP3A4/5 的底物，CYP2C8 和 CYP2D6 也参与其代谢。本品对 P-gp、BCRP 及胆盐输出泵（BSEP）转运体系统同样存在抑制作用。 （2）考虑到不良反应的风险增加，本品与强效 CYP3A 抑制剂（如博赛泼维、克拉霉素、考尼伐坦、葡萄柚汁、茚地那韦、伊曲康唑、酮康唑、洛匹那韦/利托那韦、奈法唑酮、奈非那韦、泊沙康唑、利托那韦、沙奎那韦、特拉匹韦、泰利霉素、伏立康唑等）合用时，应将本品剂量减至 30mg/d，一日 1 次。 （3）强效 CYP3A 诱导剂与本品合用尚无体外或临床研究，但可能会减少本品体内的暴露。除非明确获益大于本品暴露不足的可能风险，应避免本品与强效 CYP3A 诱导剂（如卡马西平、苯妥英、利福平和贯叶连翘）合用。合用时，应监测本品疗效降低的相关指标。 （4）本品与可升高胃液 pH 的药物合用尚无临床研究。根据本品的化学特性，胃液 pH 升高也许会降低本品的生物利用度和体内暴露。除非明确获益大于本品暴露不足的可能风险，应避免本品与可升高胃液 pH 的药物（如质子泵抑制剂、H_2 受体阻滞剂或抗酸药等）合用。合用时，应监测本品疗效降低的相关指标。 （5）尽管体外研究显示本品对 P-gp、BCRP 转运体系统存在抑制作用，但目前尚无临床研究评估本品对 P-gp 或 BCRP 敏感底物体内暴露的影响。P-gp 敏感底物包括：阿利吉仑、安倍生坦、秋水仙碱、达比加群酯、地高辛、依维莫司、非索非那定、伊马替尼、拉帕替尼、马拉韦罗、尼罗替尼、泊沙康唑、雷诺嗪、沙格列汀、西罗莫司、西格列汀、托伐普坦、拓扑替康；BCRP 敏感底物包括：甲氨蝶呤、米托蒽醌、伊马替尼、伊立替康、拉帕替尼、瑞舒伐他汀、柳氮磺吡啶、拓扑替康

续表

疾病因素	（1）有报道使用本品的患者出现心血管血栓栓塞、脑血管血栓栓塞和周围血管血栓形成，包括致命性心肌梗死、脑卒中及静脉血栓栓塞症。 （2）本品的肝毒性可导致肝衰竭和死亡。应每月至少检查一次肝功能。根据临床指征中断、减少或者停止使用本品。 （3）监测患者体征和症状，如果出现充血性心力衰竭的症状，考虑中断给药；如果患者出现严重充血性心力衰竭时应考虑停药。 （4）使用本品时应监测血药浓度。 （5）使用本品前 2 个月时应每 2 周检查 1 次血脂，此后每月检查或者根据临床指征决定。对于有胰腺炎或酗酒者应考虑监测血脂，根据临床指征中断、减少使用本品。患者出现酯酶升高并伴有腹部症状时，应中断本品治疗并评估患者的胰腺炎状态。在患者所有症状消失和脂肪酶含量小于 1.5 倍正常值上限前不考虑重新开始使用本品。 （6）使用本品治疗的患者可能发生严重出血事件，死亡率为 5%。出血事件的发生率为 24%。AP-CML、BP-CML 或 Ph＋ALL 的患者发生严重出血事件的概率更高。脑出血和消化道出血是最常见的严重出血事件。多数出血事件发生在 4 级血小板减少症的患者。发生严重出血时应中断本品治疗。 （7）密切观察患者是否出现体液潴留，并对有临床指征的患者进行管理。根据临床指征中断、减少或停止使用本品。 （8）患者出现心悸、头晕的症状时应及时告知医师，以避免发生心律失常。 （9）48%使用本品治疗的患者发生严重的（3 级或 4 级）骨髓抑制反应。CP-CML 患者的骨髓抑制发生率较 AP-CML、BP-CML 或 Ph＋ALL 患者高。在治疗前 3 个月应每 2 周监测 1 次全血细胞计数，然后每月或根据临床指征进行监测，并根据监测结果调整的剂量。 （10）对晚期患者（AP-CML、BP-CML 或 PH＋ALL），本品可能引起肿瘤溶解综合征的可能，在进行本品治疗前应保证水化充足及采取了对高尿酸的治疗。 （11）重大手术前至少 1 周应中断本品的治疗，手术后伤口完全愈合时再恢复用药。 （12）建议育龄女性使用本品期间避孕
生理因素	（1）建议育龄女性使用本品期间避孕，如果要在妊娠期使用本品，或者在使用本品期间妊娠，应告知患者潜在的胎儿危害。FDA 妊娠药物等级为 D 级。 （2）目前尚不清楚本品是否经乳汁排泄。应根据本品对母体的重要程度决定终止哺乳还是终止用药。 （3）本品对于小于 18 岁患者的安全性和有效性尚未确立。 （4）65 岁及以上患者发生不良反应的可能更大，包括血小板减少、血管神经性水肿、脂肪酶增加、呼吸困难、肌无力、肌肉痉挛和食欲降低。在一般情况下，对于老年患者的剂量选择应谨慎，应更多地考虑患者肝肾功能或心脏功能的降低，以及伴随的疾病或其他的药物治疗。 （5）中、重度肝损伤的患者应避免使用本品，除非其获益大于本品过度暴露可能引起的风险。中、重度肝损伤的患者使用本品可能会增加不良反应的风险。 （6）本品用于肾损伤患者的研究尚未确立。 （7）本品可能损害男性和女性的生殖力
其他因素	无
剂量调整模型	无

高三尖杉酯碱

<table>
<tr><td rowspan="2">影响因素</td><td>遗传因素：吸收□分布□代谢□排泄□靶点（受体或通路）☑其他：无</td></tr>
<tr><td>非遗传因素：药物因素☑疾病因素☑生理因素☑
其他因素：无</td></tr>
<tr><td>药物简介</td><td>作用机制
高三尖杉酯碱的作用机制尚未完全阐明。本品抑制蛋白合成并且不依赖于直接与 Bcr-Abl 结合。高三尖杉酯碱结合 A 位分裂点，此分裂点位于一株古生菌大型核糖体亚基的肽基-转移酶中心。在体外，高三尖杉酯碱降低 Bcr-Abl 肿瘤蛋白的蛋白水平和 Mcl-1（一个抗凋亡 Bcl-2 家族成员）。高三尖杉酯碱在野生型小鼠模型和 T315I 基因突变的 Bcr-Bbl 慢性髓细胞性白血病上有活性。
适应证
适用于治疗对两种或两种以上的酪氨酸激酶抑制剂产生耐药和（或）不耐受的慢性髓细胞性白血病成年患者。
药物代谢动力学
在第一次给药与达到浓度稳态之间，对高三尖杉酯碱的系统暴露提高了 90%。高三尖杉酯碱的绝对生物利用度还未确定，经皮下给药后吸收，T_{max} 约为 30 分钟；经皮下注射（1.25mg/m^2），一日 2 次，11 天后的稳态分布容积约为（141±93.4）L。高三尖杉酯碱的血浆蛋白结合率小于或等于 50%，在体外主要经血浆酯酶和（或）酯酶介导的代谢水解成 4′-DMHHT。高三尖杉酯碱主要的消除途径还未知，不到 15%，经皮下注射后的平均半衰期约为 6 小时。
在体外实验中，高三尖杉酯碱不是 CYP 的底物。在临床所需浓度下，高三尖杉酯碱或 4′-DMHHT 在体外并不抑制主要的 CYP。还不确定高三尖杉酯碱或 4′-DMHHT 是否有潜力诱导 CYP</td></tr>
<tr><td>说明书信息摘录</td><td>FDA
高三尖杉酯碱适用于治疗对两种或两种以上的酪氨酸激酶抑制剂产生耐药和（或）不耐受的慢性髓细胞性白血病成年患者。
EMA
无。
PMDA
无。
HCSC
无。
国内说明书
适用于各型急性非淋巴细胞白血病的诱导缓解期及继续治疗阶段，尤其对急性早幼粒细胞白血病、急性单核细胞白血病、急性粒细胞白血病疗效更佳，对慢性髓细胞性白血病及真性红细胞增多症等亦有一定疗效</td></tr>
<tr><td>遗传因素</td><td>高三尖杉酯碱并非直接结合由费城染色体编码的 Bcr-Abl 激酶，而是通过一种未知的机制降低 Bcr-Abl 肿瘤蛋白水平。其致病基因位点为 rs121913459，在 1000 genomes 暂无人群频率分布相关信息</td></tr>
<tr><td>药物因素</td><td>（1）本品与其他可能抑制骨髓功能的抗癌药物或放射治疗合用时，应调节本品的剂量与疗程。
（2）蒽醌类抗生素有慢性心肌毒性作用，因此，在本品使用剂量偏高或用于老年患者时会产生急性心肌毒性，应避免给已反复采用阿霉素或柔红霉素等蒽醌类抗生素治疗的患者应用高三尖杉酯碱，以免增加心脏毒性的风险。</td></tr>
</table>

续表

药物因素	（3）高三尖杉酯碱与下列药物合用时会提高不良反应发生的风险或不良反应的严重程度：莨香豆醇、阿司匹林、阿哌沙班、阿加曲班、比伐卢定、咖啡因、塞来昔布、达比加群酯、达肝素钠、达那肝素钠、地西卢定、双氯芬酸、二氟尼柳、二氢可待因、依度沙班、依诺肝素、依托度酸、非诺洛芬、氟喹氨苯酯、氟比洛芬、磺达肝癸钠、肝素、布洛芬、酪洛芬、酮咯酸、甲芬那酸、美洛昔康、纳布美通、那曲肝素、萘普生、奥沙普秦、吡罗昔康、利伐沙班、噻洛芬酸、亭扎肝素、甲苯酰吡啶乙酸、华法林。 （4）高三尖杉酯碱是一种 P-gp 底物。高三尖杉酯碱和 4′-DMHHT 在临床所需的浓度下不会抑制由 P-gp 介导外排的洛哌丁胺
疾病因素	（1）骨髓抑制或血常规呈严重粒细胞减少或血小板减少者慎用本品。 （2）有痛风或尿酸盐肾结石病史者慎用本品
生理因素	（1）妊娠期女性使用本品可导致胎儿损害。 （2）尚不清楚高三尖杉酯碱是否经乳汁排泄，由于本品潜在的严重不良反应，哺乳期女性应慎用。 （3）儿童患者使用本品的有效性和安全性还未确定。 （4）年龄影响：65 岁以上的患者较年轻患者发生主要细胞遗传学反应（MCyRs）的概率更高（23% *vs* 9%），发生主要血液反应（MaHRs）的概率更高（31% *vs* 0）。65 岁以上的患者更有可能出现血液毒性。 （5）性别影响：对处于慢性髓细胞性白血病慢性期的患者而言，男性患者的 MCyRs 发生率要高于女性（21% *vs* 14%）。慢性髓细胞性白血病慢性期男性患者和女性患者间的高三尖杉酯碱的安全性参数有差异
其他因素	无
剂量调整模型	无

硫鸟嘌呤

影响因素	遗传因素：吸收□分布☑代谢□排泄□靶点（受体或通路）☑其他：无
	非遗传因素：药物因素☑疾病因素☑生理因素☑ 其他因素：无
药物简介	**作用机制** 硫鸟嘌呤类似于巯嘌呤，是一种阻碍嘌呤代谢的抗代谢产物。研究表明，与其他嘌呤拮抗剂不同，硫鸟嘌呤并不会在啮齿动物和犬的肠上皮、大鼠胸腔器官和实验动物的肝脏中产生实质性病变，也不会对淋巴组织造成直接损伤。病理改变实质上限于骨髓以及包括中性粒细胞减少症、网状细胞减少、贫血症、血小板减少症和凝血时间延长。延长的但可逆的骨髓发育不全极其类似于电离辐射的影响。在男性中，硫鸟嘌呤广泛地转换成 2-氨基-6 甲基-巯嘌呤，其比硫鸟嘌呤毒性更小，疗效也更小。不像巯嘌呤和咪唑硫嘌呤，硫鸟嘌呤的代谢不受黄嘌呤氧化酶抑制剂和别嘌呤醇的抑制。 硫鸟嘌呤有多种代谢途径，尚不能明确主要的作用机制。硫鸟嘌呤可持续阻碍嘌呤核苷酸的合成与利用。 **适应证** 急性白血病、慢性髓细胞性白血病。

续表

药物简介	**药物代谢动力学** 临床研究表明，男性口服硫鸟嘌呤的吸收不完全且变化大，约为口服剂量的30%（14%～46%）。口服^{35}S-6-硫鸟嘌呤8小时后达到C_{max}且随后缓慢降低。在任何时间母体药物只占总的血浆放射物非常小的部分，基本检测不出来。口服放射性标记的硫鸟嘌呤显示，在尿液中只有微量的母体药物。然而，甲基化代谢产物2-氨基-6-甲基巯基嘌呤（MTG）很早就出现，在给药后6～8小时达到C_{max}，在12～22小时后被排泄出。放射性标记硫的出现稍微晚于MTG，8小时后MTG是主要的代谢产物。在尿液中发现少量的硫尿酸和一些未知的产物。当单剂量给药65～300mg/m^2，平均消除半衰期是80分钟（25～240分钟）
说明书信息摘录	**FDA** （1）硫鸟嘌呤适用于急性非淋巴细胞白血病的诱导缓解和缓解巩固治疗。然而，由于本品存在高风险的肝毒性，不推荐用于维持治疗或类似的长期持续治疗。 （2）硫鸟嘌呤对慢性淋巴细胞白血病、非霍奇金淋巴瘤、多发性骨髓瘤或实体瘤无效。 （3）尽管硫鸟嘌呤是有效治疗慢性髓细胞性白血病的药物之一，但是发现白消安有更多的客观反应，因此，白消安一般被认为是更合适的药物。 （4）一些患有TMT遗传缺陷的个体可能对硫鸟嘌呤的骨髓抑制效应异常敏感，并且在初始治疗之后容易发展成快速骨髓抑制。为避免发展成危及生命的骨髓抑制，需要对此类患者的服用剂量进行大幅缩减。处方医师应注意，由于骨髓抑制很可能与TPMT遗传缺陷以外的因素有关，所以TPMT检测不能识别所有具有严重毒性反应风险的患者。因此，密切监测血液参数是非常重要的。合用抑制TPMT的药物（如奥沙拉嗪、美沙拉嗪或柳氮磺胺吡啶）会加剧骨髓抑制。 **EMA** 无。 **PMDA** 无。 **HCSC** 适应证包括急性白血病、慢性髓细胞性白血病。 一些患有TPMT遗传缺陷的个体很有可能对硫鸟嘌呤的骨髓抑制效应异常敏感，并且在初始治疗之后容易发展成快速骨髓抑制。与抑制TPMT的药物（如奥沙拉嗪、美沙拉嗪和柳氮磺胺吡啶）会加剧骨髓抑制。一些实验室提供TPMT的遗传缺陷的检测，但由于此检测还不能识别出具有严重毒性反应风险的所有患者，因此，密切监测血细胞计数仍然是必要的。 **国内说明书** 适应证：①硫鸟嘌呤适用于急性淋巴细胞白血病及急性非淋巴白血病的诱导缓解和缓解巩固治疗；②适用于慢性髓细胞性白血病的慢性期及急变期治疗
遗传因素	硫鸟嘌呤的不良反应与TPMT的遗传缺陷相关，医师须知悉使用本品的患者的TPMT遗传缺陷检测情况。TPMT是6-巯基嘌呤、硫唑嘌呤等嘌呤类药物代谢中的重要代谢酶，其具有基因多态性，其活性由单个位点上的两个等位基因决定，在人群中呈多态分布，如白种人TPMT活性呈三态分布，89%为高酶活性者，11%为低酶活性者，3%为酶活性缺陷者。TPMT的活性与嘌呤类药物的治疗效果和毒副反应密切相关。 有一个非功能性TPMT等位基因的患者使用硫鸟嘌呤开始治疗时应减量，有两个非功能性等位基因的患者应大幅减量。该等位基因在中国汉族人的突变频率较低，TPMT*3C有可能是该人群中最主要甚至是唯一的突变等位基因。在1382名中国汉族人群中，测得野生型TPMT*2（G238C）和TPMT*3B（G460A）等位基因突变频率为1，变异型TPMT*2（G238C）和TPMT*3B（G460A）等位基因突变频率为0。

续表

<table>
<tr><td>遗传因素</td><td>TPMT 基因的编码区有多种点突变，这些数量有限的点突变构成了 TPMT 基因多态性的分子基础。目前，至少有 10 种点突变类型可以引起 TPMT 活性改变，它们是 TPMT*2、TPMT*3A、TPMT*3B、TPMT*3C、TPMT*3D 和 TPMT*4～8。由于 TPMT 基因型和表型的相关性良好，可以通过检测基因型预测表型：杂合子个体 TPMT 活性中等，纯合子个体活性缺乏。此外，带有两种突变基因的纯合子 TPMT*2/TPMT*3A 和 TPMT*3A/TPMT*3C 个体酶活性缺乏。TPMT*2、TPMT*3A 和 TPMT*3C 代表了不同人种 80%～95%的基因突变类型，所以，目前的基因型检测主要针对这几种突变</td></tr>
<tr><td>药物因素</td><td>（1）巯嘌呤和硫鸟嘌呤之间常发生交叉耐药。有体外实验证实，对氨基水杨酸钠衍生物抑制 TPMT 活性，在患者接受硫鸟嘌呤治疗期间应慎用此药。硫鸟嘌呤已确定的或潜在的药物间的相互作用见下表。
（2）当本品与巴柳氮、美沙拉嗪、奥沙拉秦合用时，会降低硫鸟嘌呤的代谢。
（3）硫鸟嘌呤与下列药物合用时，会增加不良反应发生的危险或不良反应的严重程度：氯氮平、狄诺塞麦、来氟米特、咪达唑仑、那他珠单抗、吡美莫司、他克莫司。
（4）罗氟司特可能会增强硫鸟嘌呤的免疫抑制作用。
（5）疫苗和硫鸟嘌呤合用时，其疗效会被降低。
（6）硫鸟嘌呤可能会增强托法替尼的免疫抑制作用。
（7）曲妥珠单抗可能会增强硫鸟嘌呤致中性粒细胞减少的作用。
硫鸟嘌呤已确定的或潜在的药物相互作用
<table>
<tr><th>药物</th><th>影响</th><th>临床评价</th></tr>
<tr><td>巯嘌呤</td><td>完全交叉耐药</td><td>巯嘌呤与硫鸟嘌呤之间存在相互作用</td></tr>
<tr><td>白消安</td><td>食管静脉曲张、肝毒性</td><td>在一项研究中，330 例患者中有 12 例患者接受白消安和硫鸟嘌呤持续治疗慢性髓细胞性白血病，研究发现 12 例患者患有与异常肝功能相关的食管静脉曲张，随后其中 4 例患者接受了肝组织活检，所有检查证实肝结节再生性增生。在食管静脉曲张出现前的联合治疗时间为 6～45 个月。单独使用白消安的实验组没有出现肝毒性的病例</td></tr>
<tr><td>对氨基水杨酸钠衍生物（如奥沙拉秦、美沙拉嗪、柳氮磺胺吡啶）</td><td>抑制 TPMT</td><td>体外实验结果表明，接受硫鸟嘌呤治疗的患者应谨慎用对氨基水杨酸钠衍生物</td></tr>
<tr><td>活病毒疫苗</td><td>在免疫功能不全的患者中可能引起感染免疫力低下的患者不推荐接种活病毒疫苗</td><td>无</td></tr>
</table></td></tr>
<tr><td>疾病因素</td><td>（1）硫鸟嘌呤禁用于对本品有抗药性的患者。
（2）巯嘌呤与硫鸟嘌呤之间常发生交叉抗药</td></tr>
<tr><td>生理因素</td><td>（1）妊娠期女性禁用本品。
（2）尚不清楚硫鸟嘌呤是否经乳汁排泄，但哺乳期女性慎用本品。
（3）在 163 例未经治疗的急性非淋巴细胞白血病患儿中，96%的患儿通过一种多重药物治疗方案而完全缓解，其中包括硫鸟嘌呤、泼尼松、阿糖胞苷、环磷酰胺和长春新碱。
（4）尚不清楚 65 岁及以上患者对硫鸟嘌呤的反应是否与年轻患者有差异。但是老年患者的剂量选择仍需谨慎，一般以低剂量开始，治疗剂量结束。
（5）对硫鸟嘌呤过敏者和对本品中的任何成分过敏者禁用</td></tr>
</table>

续表

<table>
<tr><td>其他因素</td><td colspan="5">无</td></tr>
<tr><td rowspan="5">剂量调整模型</td><td colspan="5">根据 TMPT 基因型推荐的硫鸟嘌呤的使用剂量（来源：PharmGKB）</td></tr>
<tr><td>基因型</td><td>双体型例子</td><td>药理学意义</td><td>硫鸟嘌呤推荐的剂量</td><td>推荐分类</td></tr>
<tr><td>纯合子野生型或一般活性、高活性（2 个功能性 TMPT* 1 等位基因）</td><td>TMPT* 1/* 1</td><td>TGN 代谢产物浓度更低；但是应当注意给予硫鸟嘌呤后 TGN 的浓度比给予咪唑硫嘌呤和巯嘌呤后的浓度高 5～10 倍</td><td>开始治疗时使用正常剂量。调整硫鸟嘌呤的剂量和其他骨髓抑制治疗措施的剂量，不需要特殊强调硫鸟嘌呤。每次剂量调整后允许 2 周内达到药物浓度稳态</td><td>强烈</td></tr>
<tr><td>杂合子或中等活性（1 个功能性等位基因 TMPT* 1，加上 1 个非功能性等位基因 TMPT* 2、TMPT* 3A、TMPT* 3B、TMPT* 3C 或 TMPT* 4）</td><td>TMPT* 1/* 2，TMPT* 1/* 3A，TMPT* 1/* 3B，TMPT* 1/* 3C，TMPT* 1/* 4</td><td>中、高浓度的 TGN 代谢产物；但是需注意给予硫鸟嘌呤后 TGN 的浓度比给予咪唑硫嘌呤和巯嘌呤后的浓度高 5～10 倍</td><td>开始治疗时降低剂量（减少 30%～50%）并且根据骨髓抑制的程度和特殊疾病指南来调整硫鸟嘌呤的剂量。每次剂量调整后允许 2～4 周达到药物浓度的稳态</td><td>中等</td></tr>
<tr><td>纯合子变异型、突变体，低活性或缺乏活性（2 种非功能性等位基因 TMPT* 2，TMPT* 3A、TMPT* 3B、TMPT* 3C 或 TMPT* 4）</td><td>TMPT* 3A/* 3A，TMPT* 2/* 3A，TMPT* 3C/* 3A，TMPT* 3C/* 4，TMPT* 3C/* 2，TMPT* 3A/* 4</td><td>TGN 代谢产物浓度相当高；如不减量可能会出现致命的毒性反应</td><td>开始治疗时大幅度减量（每日剂量减少 10 倍并且将每日给药换成一周 3 次）并且根据骨髓抑制程度和特殊疾病指南调整硫鸟嘌呤的剂量。剂量调整后允许 4～6 周使药物浓度达到稳态。确定骨髓抑制，需强调硫鸟嘌呤比其他药物更需减量。在非恶性条件下，考虑选择 nonthiopurine 进行免疫抑制治疗</td><td>强烈</td></tr>
</table>

第二十四章　精神分裂治疗药物

阿立哌唑

影响因素	遗传因素：吸收□分布□代谢☑排泄□靶点（受体或通路）□其他：无
	非遗传因素：药物因素☑疾病因素☑生理因素☑ 其他因素：饮酒
药物简介	**作用机制** 阿立哌唑与 D_2、D_3、5-HT_{1A}、5-HT_{2A}受体具有高亲和力，与 D_4、5-HT_{2C}、5-HT_7、α_1、H_1 受体以及 5-HT 重吸收位点具有中度亲和力。阿立哌唑是 D_2、5-HT_{1A}受体的部分激动剂，也是 5-HT_{2A}受体的拮抗剂。与其他抗精神病药物一样，阿立哌唑的作用机制尚不清楚。但目前认为是通过 D_2 和 5-HT_{1A}受体的部分激动作用及 5-HT_{2A}受体的拮抗作用而产生作用。阿立哌唑可能对其他受体也会产生作用，如对 α_1 受体的拮抗作用可引起直立性低血压。 **适应证** （1）精神分裂症。 （2）双向情感障碍的急性发作或混合性发作（国外资料）。 （3）辅助治疗严重抑郁症（国外资料）。 **药物代谢动力学** 阿立哌唑口服后吸收良好，T_{max}为 3～5 小时，绝对口服生物利用度是 87%。阿立哌唑可以单独服用或与食物一起服用，与高脂食物一起服用，没有显著影响阿立哌唑及其活性代谢产物——脱氢阿立哌唑的 C_{max}和 AUC，但使阿立哌唑和脱氢阿立哌唑的 T_{max}分别推迟了 3 小时和 12 小时。99%以上的阿立哌唑及其主要代谢产物主要与血浆白蛋白结合。阿立哌唑主要在肝脏经 CYP2D6 和 CYP3A4 代谢。阿立哌唑主要通过三种生物转化途径代谢：脱氢化、羟基化和 *N*-脱烷基化。根据体外实验的结果表明，CYP3A4 和 CYP2D6 参与脱氢化和羟基化，CYP3A4 参与 *N*-脱烷基化。阿立哌唑不抑制或诱导 CYP2D6 代谢途径。1%以原形形式经尿液排出，18%以原形形式经粪便排出
说明书信息摘录	**FDA** 建议 CYP2D6 慢代谢者合用 CYP3A4/CYP2D6 抑制剂或强效 CYP3A4 诱导剂时，应调整本品剂量；CYP2D6 慢代谢者应用本品，剂量应减半；CYP2D6 慢代谢者合用强效 CYP3A4 抑制剂（如伊曲康唑、克拉霉素），给予 1/4 常规剂量；同服强效 CYP2D6 抑制剂（如奎尼丁、氟西汀、帕罗西汀）或强效 CYP3A4 抑制剂（如伊曲康唑、克拉霉素），给予 1/2 常规剂量；同服强效 CYP2D6 和 CYP3A4 抑制剂，给予 1/4 常规剂量；同服强效 CYP3A4 诱导剂（如卡马西平、利福平），于 1～2 周内剂量加倍。 若撤用同服药物，阿立哌唑应恢复常规剂量；若撤用 CYP3A4 诱导剂，应于 1～2 周内将阿立哌唑剂量降至常规水平；同时服用强、中、弱效 CYP2D6 和 CYP3A4 抑制剂，初始应给予 1/4 常规剂量，再视临床效果调整为最佳。 **EMA** （1）药物相互作用剂量调整。①强效 CYP3A4、CYP2D6 抑制剂与阿立哌唑合用时，阿立哌唑药物剂量应减少。当 CYP3A4 或 CYP2D6 抑制剂退出联合治疗时，阿立哌唑剂量应该增加到原来的剂量。②强效 CYP3A4 诱导剂与阿立哌唑合用时，阿立哌唑剂量应该增加。当 CYP3A4 诱导剂退出联合治疗时，阿立哌唑剂量应该减少到原来的剂量。

续表

说明书信息摘录	（2）一项健康受试者临床试验表明，CYP3A4 抑制剂（如酮康唑）导致阿立哌唑的 AUC 和 C_{max} 分别增加 63%和 37%，阿立哌唑代谢产物的 AUC 和 C_{max} 分别增加 77%和 43%。对于 CYP2D6 慢代谢者，联合强效 CYP3A4 抑制剂可能导致更高的阿立哌唑血药浓度。阿立哌唑联合酮康唑或其他 CYP3A4 抑制剂潜在获益应大于潜在风险。阿立哌唑与酮康唑合用时，阿立哌唑剂量应减少大约一半。与其他 CYP3A4 抑制剂合用，可能会有类似的效果，剂量也应相应减少。 **PMDA** 无。 **HCSC** 大约 8%的白种人缺乏代谢 CYP2D6 底物的能力，属于 CYP2D6 慢代谢型，其他为 CYP2D6 快代谢型。与 CYP2D6 快代谢者相比，CYP2D6 慢代谢者阿立哌唑的 AUC 约增加 80%，活性代谢产物的 AUC 约降低 30%。这导致在给固定剂量的阿立哌唑时，约多出 60%的总体代谢产物。在 CYP2D6 快代谢者中，阿立哌唑与 CYP2D6 抑制剂（如奎尼丁）联用，可导致阿立哌唑血药浓度增加 112%，所以需要调整剂量
遗传因素	（1）阿立哌唑经 CYP2D6 代谢，根据突变位点不同，可分为 CYP2D6 超快代谢型、CYP2D6 快代谢型、CYP2D6 中间代谢型及 CYP2D6 慢代谢型。CYP2D6 慢代谢型的血药浓度明显偏高。 （2）CYP2D6 慢代谢型主要突变等位基因为 CYP2D6*3、CYP2D6*4、CYP2D6*5，中国人群中 CYP2D6 慢代谢型不足 2%，CYP2D6 超快代谢型较少见，CYP2D6 中间代谢型常见。中国人群中携带最多的 CYP2D6 等位基因突变为 CYP2D6*10，突变频率可达 0.5。研究表明，CYP2D6*10/*10 的纯合子突变导致 CYP2D6 的酶活性低于快代谢型且不稳定，表现为中间代谢型，此类突变对多种精神科药物的代谢影响显著。 （3）CYP2D6*2、CYP2D6*3、CYP2D6*4、CYP2D6*6，CYP2D6*14、CYP2D6*17、CYP2D6*21、CYP2D6*36、CYP2D6*41 等基因位点在亚洲人群中会发生基因突变，但上述位点在中国人群中突变情况尚不明确
药物因素	（1）CYP2D6 抑制剂（如氟西汀、帕罗西汀）可抑制本品代谢，导致阿立哌唑血药浓度升高。 （2）酮康唑、奎尼丁可分别抑制本品的代谢，使本品血药浓度升高。建议合用时本品剂量减半，停用酮康唑和奎尼丁后，本品需加量。 （3）本品可阻滞 α_1 受体，增强某些降压药的降压作用；与中枢神经系统抑制药合用，中枢抑制作用增强。 （4）与 CYP3A4 诱导剂卡马西平合用时，可降低本品的血药浓度，阿立哌唑的剂量应加倍。当停用联合治疗中的卡马西平时，阿立哌唑的剂量应降低。 （5）尚未系统评估精神分裂症患者从其他抗精神病药改用阿立哌唑或阿立哌唑与其他抗精神病药合用的情况。虽然某些患者可能可以接受立即停用以前的药物，但逐渐停药可能更恰当。在任何情况下，都应尽可能缩短抗精神病药的重叠用药时间
疾病因素	（1）心血管病（心肌梗死、缺血性心肌病、心力衰竭或心律失常）患者、脑血管病患者或诱发低血压的情况（脱水、低血容量和降压药治疗）慎用本品。 （2）有癫痫病史或癫痫阈值较低（如阿尔茨海默病）的患者慎用。 （3）阿立哌唑不能用于痴呆相关精神病患者的治疗。 （4）有吸入性肺炎风险的患者慎用
生理因素	（1）老年人（≥65 岁）用量应适当减少，与青、中年（18～64 岁）受试者比较，老年受试者的阿立哌唑清除率降低 20%。 （2）尚不清楚儿童和青少年患者用药的安全性和有效性。 （3）阿立哌唑可分泌到哺乳期大鼠的乳汁中。尚不清楚阿立哌唑及其代谢产物是否会分泌到人乳汁中。建议服用阿立哌唑的女性停止哺乳。

续表

生理因素	（4）尚不清楚阿立哌唑是否会引起胎儿损害或影响人的生殖力，因此，对于妊娠期女性，只有当潜在获益高于潜在风险时，才可以使用本品。FDA妊娠药物分级为C级
其他因素	与酒精合用可增加发生中枢神经系统不良反应的风险，建议患者在服用阿立哌唑时避免饮酒
剂量调整模型	CYP2D6慢代谢者，阿立哌唑最大剂量减少到10mg/d（67%的最大每日推荐剂量）

奋乃静

影响因素	遗传因素：吸收□分布□代谢☑排泄□靶点（受体或通路）□其他：无
	非遗传因素：药物因素☑疾病因素☑生理因素☑ 其他因素：饮食
药物简介	**作用机制** 奋乃静属于吩噻嗪类抗精神病药，药理作用与氯丙嗪相似。其作用机制主要与其阻滞中脑边缘系统及中脑皮层通路的多巴胺受体（D_2）有关，而阻滞网状结构上行激活系统的α受体，则与镇静作用有关。本品镇吐作用较强，镇静作用较弱。 **适应证** （1）对幻觉、妄想、思维障碍、淡漠木僵、焦虑、激动等症状有较好的疗效。 （2）适用于精神分裂症或其他精神病性障碍。 （3）适用于器质性精神病、老年性精神障碍及儿童攻击性行为障碍。 （4）各种原因所致的呕吐或顽固性呃逆。 **药物代谢动力学** 口服后分布至全身，经胆汁排泄，部分在肠道中重吸收，$t_{1/2}$为9小时。本品可透过胎盘屏障，可经乳汁排出。本品具有高度的亲脂性及血浆蛋白结合率。儿童及老年人对本品的代谢与排泄均明显降低
说明书信息摘录	**FDA** 奋乃静在体内广泛代谢，可发生羟基化、脱烷基化、磺化氧化等作用，主要经CYP2D6代谢。7%～10%的加拿大人和少数亚洲人缺乏这种代谢能力，称之为CYP2D6慢代谢型。在CYP2D6慢代谢者中，药物消除减慢，应用正常剂量时，其血药浓度高于CYP2D6快代谢者，应用本品时应减少剂量。CYP2D6抑制剂（如帕罗西汀、氟西汀、舍曲林）可增加奋乃静的血药浓度，应用时需减量。 **EMA** 受基因多态性影响，7%～10%的加拿大人和少数亚洲人缺乏CYP2D6代谢能力，称之为CYP2D6慢代谢型。在CYP2D6慢代谢者中，奋乃静的消除减慢，应减少剂量。 **PMDA** 无。 **HCSC** 无
遗传因素	（1）奋乃静经肝脏CYP2D6代谢，根据突变位点不同，可分为CYP2D6超快代谢型、CYP2D6快代谢型、CYP2D6中间代谢型及CYP2D6慢代谢型。CYP2D6慢代谢型的血药浓度明显偏高。

续表

遗传因素	（2）CYP2D6 慢代谢型主要突变等位基因为 CYP2D6*3、CYP2D6*4、CYP2D6*5，中国人群中 CYP2D6 慢代谢型不足 2%，CYP2D6 超快代谢型较少见，CYP2D6 中间代谢型常见。中国人群最常见的 CYP2D6 等位基因突变为 CYP2D6*10，突变频率可达 0.5。研究表明，CYP2D6*10/*10 的纯合子基因突变导致 CYP2D6 的酶活性低于 CYP2D6 快代谢型且不稳定，表现为 CYP2D6 中间代谢型，此类基因突变对多种抗精神病药的代谢影响显著。 （3）CYP2D6*2、CYP2D6*3、CYP2D6*4、CYP2D6*6，CYP2D6*14、CYP2D6*17、CYP2D6*21、CYP2D6*36、CYP2D6*41 等基因位点在亚洲人群中会发生基因突变，但上述位点在中国人群中突变情况尚不明确
药物因素	（1）与中枢神经系统抑制剂，尤其与吸入全麻药或静脉全麻药合用时，可彼此增效。 （2）抗酸药或止泻药可减少奋乃静在胃肠道的吸收，两药服用间隔至少 1 小时。 （3）与苯丙胺类药物合用时，由于吩噻嗪类药物具有 α 能受体阻滞作用，后者的效应可减弱。 （4）本品与抗胆碱药合用，两者药效均增强。 （5）本品与肾上腺素合用，肾上腺素的 α 受体效应被抑制，仅显示出 β 受体效应，可导致明显的低血压和心动过速。 （6）本品与胍乙啶类药物合用时，后者的降压效应可被抵消。 （7）本品与左旋多巴合用时，前者可抑制后者的抗震颤麻痹效应。 （8）本品与单胺氧化酶抑制剂或三环类抗抑郁药合用时，两者的抗胆碱作用可相互增强并延长
疾病因素	（1）基底神经节病变、帕金森病、帕金森综合征、骨髓抑制、肝功能不全、青光眼、昏迷、对吩噻嗪类药物过敏者禁用。 （2）昏睡或反应迟钝者、使用大剂量中枢镇静药者、有或怀疑有脑损伤者禁用（国外资料）。 （3）心血管疾病（如心力衰竭、心肌梗死、心律失常）者应慎用。 （4）出现迟发性运动障碍者应停用所有的抗精神病药。 （5）肝肾功能不全者应减量。 （6）癫痫患者应慎用
生理因素	（1）老年人服用本品时，应适当减少剂量，开始使用时剂量要小，缓慢加量。 （2）药物可经乳汁排泄，哺乳期女性使用本品期间应停止哺乳。 （3）少量奋乃静可透过胎盘屏障，妊娠期女性慎用。有国外报道，妊娠期女性服用奋乃静后可导致新生儿肝脏疾病和震颤。妊娠期女性不推荐使用本品。FDA 妊娠药物分级为 C 级
其他因素	（1）酒精与吩噻嗪类药物合用可加重中枢抑制，因此，用药期间不宜饮酒。 （2）用药期间同时嚼槟榔，槟榔的抗胆碱活性可增强奋乃静的锥体外系反应
剂量调整模型	无

氟哌噻吨

<table>
<tr><td rowspan="2">影响因素</td><td>遗传因素：吸收□分布□代谢☑排泄□靶点（受体或通路）□其他：无</td></tr>
<tr><td>非遗传因素：药物因素☑疾病因素☑生理因素☑
其他因素：饮酒</td></tr>
<tr><td>药物简介</td><td>作用机制
本品属硫杂蒽类衍生物，具有显著的抗精神病作用，能够控制幻觉、妄想、思维和意志行为障碍等阳性症状，对思维贫乏、情感淡漠、意向活动减退等阴性症状亦有较好的疗效，其作用机制是通过阻滞多巴胺 D_2 受体而起到抗精神病的作用。
适应证
（1）精神分裂症及同类精神病，尤其适用于伴情感淡漠的幻觉、偏执性妄想和思维紊乱等症状。
（2）各种原因引起的焦虑或抑郁症状。
（3）癫痫、阿尔茨海默病、精神发育迟滞，以及因酒精、药物依赖等引发的精神症状。
药物代谢动力学
口服吸收后，生物利用度约为 40%，T_{max} 约为 4 小时。只有少量药物可透过胎盘屏障及经乳汁排出。主要经肝脏 CYP2D6 代谢，其代谢产物无抗精神病药物活性。主要经粪便排出，部分经尿液排出</td></tr>
<tr><td>说明书信息摘录</td><td>FDA
主要经肝脏 CYP2D6 代谢，受遗传因素影响，CYP2D6 慢代谢者血药浓度会比 CYP2D6 快代谢者高，应用时需减量。CYP2D6 抑制剂可影响其代谢，合用时需减量。
EMA
无。
PMDA
无。
HCSC
无</td></tr>
<tr><td>遗传因素</td><td>（1）氟哌噻吨主要经肝脏 CYP2D6 代谢，根据突变位点不同，可分为 CYP2D6 超快代谢型、CYP2D6 快代谢型、CYP2D6 中间代谢型及 CYP2D6 慢代谢型。CYP2D6 慢代谢者的血药浓度明显偏高。
（2）CYP2D6 慢代谢型主要突变等位基因为 CYP2D6*3、CYP2D6*4、CYP2D6*5，中国人群中慢代谢型不足 2%，CYP2D6 超快代谢型较少见，CYP2D6 中间代谢型常见。中国人群中最常见的 CYP2D6 等位基因突变为 CYP2D6*10，突变频率可达 0.5。研究表明，CYP2D6*10/*10 的纯合子基因突变导致 CYP2D6 的酶活性低于 CYP2D6 快代谢型且不稳定，表现为 CYP2D6 中间代谢型，此类基因突变对多种抗精神病药的代谢有显著影响。
（3）CYP2D6*2、CYP2D6*3、CYP2D6*4、CYP2D6*6，CYP2D6*14、CYP2D6*17、CYP2D6*21、CYP2D6*36、CYP2D6*41 等基因位点在亚洲人群中会发生基因突变，但上述位点在中国人群中的突变情况尚不明确</td></tr>
<tr><td>药物因素</td><td>（1）与锂剂合用，可导致运动障碍、锥体外系症状增加和脑损伤。
（2）与曲马多、佐替平合用，癫痫发作风险增加。
（3）与三环类抗抑郁药（阿米替林、氯米帕明、多塞平等）合用可相互影响代谢，导致两者血药浓度升高和毒性增加。另外，由于两者均有抗胆碱能活性，合用可导致抗胆碱效应增强。
（4）与甲氧氯普胺、枸橼酸哌嗪合用，出现锥体外系不良反应的风险增加。
（5）与卡麦角林相互拮抗，两者合用药效均降低</td></tr>
</table>

续表

疾病因素	（1）严重心脏、肝脏、肾脏疾病患者禁用。 （2）急性中毒、昏迷、谵妄、循环衰竭者禁用。 （3）兴奋、躁动者禁用。 （4）各种原因引起的中枢抑制患者禁用。 （5）血液恶病质患者禁用。 （6）嗜铬细胞瘤患者禁用。 （7）易出现运动功能失调的患者、器质性脑综合征患者、心血管疾病患者慎用
生理因素	（1）老年人用药通常按剂量范围内的较低剂量给药。 （2）尚无儿童用药经验，不推荐用于儿童。 （3）少量本品可经乳汁排出，但乳汁及婴儿血浆中的药物浓度极低，对婴儿影响很小，如需要可在治疗期间继续哺乳。 （4）妊娠早期禁用本品。妊娠晚期使用本品，新生儿可出现中毒的体征，如嗜睡、震颤、过度兴奋，且 Apgar 评分低。FDA 妊娠药物分级为 C 级
其他因素	酒精可增强氟哌噻吨的中枢抑制作用，用药期间避免饮酒
剂量调整模型	无

利培酮

影响因素	遗传因素：吸收□分布□代谢☑排泄□靶点（受体或通路）□其他：无
	非遗传因素：药物因素☑疾病因素☑生理因素☑ 其他因素：饮食
药物简介	**作用机制** 利培酮是一种选择性的单胺能拮抗剂，对 5-HT_2、D_2、α_1、α_2 和 H_1 受体亲和力高，对其他受体亦有较弱的拮抗作用。本品对 5-HT_{1C}、5-HT_{1D}和 5-HT_{1A}受体有低至中度的亲和力，对 D_1 受体亲和力弱，对 M、β_1 及 β_2 受体没有亲和力。与其他治疗精神分裂症的药物一样，利培酮的作用机制尚不清楚。目前认为其治疗作用是对 D_2、5-HT_2 受体拮抗协同作用的效果。对 D_2、5-HT_2 受体以外的其他受体的拮抗作用可能与利培酮的其他作用有关。 **适应证** （1）治疗急性和慢性精神分裂症，也可用于减轻与精神分裂症有关的情感症状。 （2）治疗双相情感障碍的躁狂发作。 （3）治疗儿童和青少年孤独症的易激惹、故意自我伤害及其他症状。 **药物代谢动力学** 利培酮口服后可被完全吸收，T_{max}为 1～2 小时，其吸收不受食物影响。在体内，利培酮经肝脏 CYP2D6 代谢成 9-羟基利培酮，后者与利培酮有相似的药理作用。利培酮与 9-羟基利培酮都具有抗精神病活性。利培酮在体内的另外一个代谢途径为 *N*-脱烃作用。利培酮的消除半衰期为 3 小时左右，9-羟基利培酮及其他活性代谢产物的消除半衰期均为 24 小时。大多数患者在服用本品 1 天内达到利培酮的稳态血药浓度，经过 4～5 天达到 9-羟基利培酮的稳态血药浓度。本品在体内可迅速分布，分布容积为 1～2L/kg。在血浆中，利培酮与白蛋白及 AAG 相结合，利培酮的血浆蛋白结合率为 88%，9-羟基利培酮的血浆蛋白结合率为 77%。肾功能正常时，70%的药物经尿液排出，14%的药物经粪便排出。老年患者和肾功能不全患者的利培酮血药浓度较高，活性成分的清除率在老年患者体内降低 30%，在肾功能不全患者体内降低 60%

续表

说明书信息摘录	**FDA** 利培酮经肝脏 CYP2D6 代谢，CYP2D6 抑制剂可影响其代谢，增加利培酮的血药浓度。临床研究并没有说明 CYP2D6 慢代谢者与 CYP2D6 快代谢者在不良反应和疗效上有明显的差别。CYP2D6 受基因多态性影响，6%～8%白种人和少数亚洲人的 CYP2D6 活性低或没有活性，属于 CYP2D6 慢代谢型。利培酮在体内经肝脏 CYP2D6 代谢转化为 9-羟基利培酮，而 CYP2D6 慢代谢者的代谢速度较慢。虽然相对于 CYP2D6 慢代谢者，正常代谢者体内有较低的利培酮浓度和较高的 9-羟基利培酮浓度，但经单次和多次给药后，与 CYP2D6 慢代谢者相似。 **EMA** 无。 **PMDA** 无。 **HCSC** 利培酮主要经肝脏 CYP2D6 代谢，CYP2D6 受基因多态性影响，在 CYP2D6 慢代谢型和 CYP2D6 快代谢型患者中存在差异，但是最终代谢后的利培酮及其代谢产物 9-羟基利培酮的浓度并没有显著差异
遗传因素	（1）利培酮经肝脏 CYP2D6 代谢，根据突变位点不同，可分为 CYP2D6 超快代谢型、CYP2D6 快代谢型、CYP2D6 中间代谢型及 CYP2D6 慢代谢型。CYP2D6 慢代谢者的血药浓度明显偏高。 （2）CYP2D6 慢代谢型主要突变等位基因为 CYP2D6*3、CYP2D6*4、CYP2D6*5，中国人群中 CYP2D6 慢代谢型不足 2%，CYP2D6 超快代谢型较少见，CYP2D6 中间代谢型常见。中国人群中最常见的 CYP2D6 等位基因突变为 CYP2D6*10，突变频率可达 0.5。研究表明，CYP2D6*10/*10 的纯合子基因突变导致 CYP2D6 的酶活性低于 CYP2D6 快代谢型且不稳定，表现为 CYP2D6 中间代谢型，此类基因突变对多种抗精神病药的代谢影响显著。 （3）CYP2D6*2、CYP2D6*3、CYP2D6*4、CYP2D6*6、CYP2D6*14、CYP2D6*17、CYP2D6*21、CYP2D6*36、CYP2D6*41 等基因位点在亚洲人群中会发生基因突变，但上述位点在中国人群中的突变情况尚不明确
药物因素	（1）鉴于本品对中枢神经系统的抑制作用，在与其他作用于中枢神经系统的药物合用时可加重中枢神经抑制。 （2）本品具有拮抗左旋多巴及其他多巴胺激动剂的作用。 （3）与降压药合用，可增强本品的降压作用。 （4）与肝药酶诱导剂（如卡马西平）合用可降低本品的血药浓度，与肝药酶抑制剂（如氟西汀、帕罗西汀）合用可增强本品血药浓度。 （5）与已知会延长 QT 间期的药物合用需谨慎
疾病因素	（1）帕金森综合征患者慎用。 （2）心血管病（心肌梗死、QT 间期延长、心力衰竭、心律失常等）患者和脑血管病患者慎用。 （3）有癫痫病史的患者慎用。 （4）有肝、肾疾病的患者慎用。 （5）吞咽困难的患者慎用（国外资料）。 （6）乳腺癌患者或催乳素依赖性肿瘤患者慎用（国外资料）

续表

生理因素	（1）老年人使用本品的剂量应适当减少。 （2）尚不清楚儿童和青少年患者用药的安全性和有效性。 （3）本品会经乳汁排出，服用本品的女性应停止哺乳。 （4）妊娠晚期，暴露于抗精神病药物（包括利培酮）的胎儿在出生后有出现锥体外系症状或戒断症状的风险，严重程度可能不同。这些症状包括激越、肌张力亢进、肌张力减退、震颤、嗜睡、呼吸困难和进食障碍。 （5）对于妊娠期女性，应权衡利弊后再决定是否服用本品。FDA妊娠药物分级为C级
其他因素	（1）用药初期若剂量增加过快，发生直立性低血压的风险就会增加，应缓慢小剂量加量。 （2）与酒精合用可增加中枢神经系统不良反应的风险，应建议患者在服用利培酮时避免饮酒
剂量调整模型	无

硫利达嗪

影响因素	遗传因素：吸收□分布□代谢☑排泄□靶点（受体或通路）□其他：无
	非遗传因素：药物因素☑疾病因素☑生理因素☑ 其他因素：饮食
药物简介	**作用机制** 硫利达嗪通过抑制精神运动功能可有效治疗兴奋、多动、始动性异常及情绪紧张、激越等症状。硫利达嗪的基础药理学活性类似于其他吩噻嗪类抗精神病药物，通过阻断脑内突触后多巴胺受体（D_2）而起到抗精神病作用。本品还具有中度或更强的降压作用、中度抗胆碱作用及镇静作用。硫利达嗪镇吐作用较弱，锥体外系反应很小，很少引起帕金森症状。 **适应证** （1）用于治疗急、慢性精神分裂症，尤其适用于伴有激动、焦虑、紧张的精神分裂症。 （2）用于治疗躁狂症、更年期精神病。 （3）用于治疗精神躯体障碍所致的焦虑和紧张状态。 （4）用于治疗儿童行为问题。 **药物代谢动力学** 本品口服易吸收，生物利用度为40%，T_{max}为1～4小时。可透过血脑屏障，血浆蛋白结合率为99%。主要在肝脏内经CPY2D6代谢，代谢产物由肾脏或粪便排泄，其主要的代谢产物为美索达嗪，药理活性是硫利达嗪的2倍。硫利达嗪的半衰期估计为6～40小时，甚至更长
说明书信息摘录	**FDA** 在CYP2D6慢代谢型患者中，合用CYP2D6抑制剂（如氟西汀、帕罗西汀等）可抑制硫利达嗪的代谢，升高本品血药浓度。当患者存在心动过缓、低钾血症、先天性长QT间期及正在服用延长QT间期的药物时，应尽量避免服用本品，以免引起严重的心律失常（如尖端扭转型室上性心动过速）。 一项19例健康男性受试者研究包括了6例CYP2D6慢代谢型和13例CYP2D6快代谢型，缓慢给予25mg口服剂量后，CYP2D6慢代谢者中硫利达嗪的C_{max}和AUC比CYP2D6快代谢者分别高了2.4倍和4.5倍。 **EMA** 无。

续表

说明书信息摘录	**PMDA** 无。 **HCSC** 无
遗传因素	（1）硫利达嗪经肝脏CYP2D6代谢，根据突变位点不同，可分为CYP2D6超快代谢型、CYP2D6快代谢型、CYP2D6中间代谢型及CYP2D6慢代谢型。CYP2D6慢代谢型的血药浓度明显偏高。 （2）CYP2D6慢代谢型主要突变等位基因为CYP2D6*3、CYP2D6*4、CYP2D6*5，中国人群中CYP2D6慢代谢型不足2%，CYP2D6超快代谢型较少见，CYP2D6中间代谢型常见。中国人群中最常见的CYP2D6等位基因突变为CYP2D6*10，突变频率可达0.5。研究表明，CYP2D6*10/*10的纯合子基因突变导致CYP2D6的酶活性低于CYP2D6慢代谢型且不稳定，表现为CYP2D6中间代谢型，此类基因突变对多种抗精神病药的代谢影响显著。 （3）CYP2D6*2、CYP2D6*3、CYP2D6*4、CYP2D6*6、CYP2D6*14、CYP2D6*17、CYP2D6*21、CYP2D6*36、CYP2D6*41等基因位点在亚洲人群中会发生基因突变，但上述位点在中国人群中的突变情况尚不明确
药物因素	（1）CYP2D6抑制剂（如氟西汀、帕罗西汀、氟伏沙明、安非他酮、普萘洛尔等）可减慢硫利达嗪代谢，升高其血药浓度，增强其毒性。 （2）利托那韦可使本品代谢减慢，两者合用可升高本品的血药浓度，增加发生不良反应的风险（如低血压、锥体外系反应、心律失常）。 （3）与抗胆碱能药（如颠茄）合用，可导致严重口干、便秘、排尿减少、过度镇静、视物模糊，合用时应谨慎，症状严重时应立即停用抗胆碱能药。 （4）与曲唑酮合用，可使降血压作用叠加而导致低血压。 （5）卡麦角林与本品相互抵抗，两者合用时疗效均降低。 （6）与锂剂合用，可导致运动障碍、锥体外系反应增加、脑病和脑损伤等不良反应。 （7）与月见草油、曲马多、佐替平合用，可增加癫痫的发作风险。 （8）与延长QT间期的药物（如加替沙星、左氧氟沙星、莫西沙星、齐拉西酮、匹莫齐特、索他洛尔、特非那定、乙酰胆碱、西沙必利等）合用可增强心脏毒性，导致QT间期延长、尖端扭转型室上性心动过速、心脏停搏等。 （9）与三环类抗抑郁药（如阿米替林、多塞平、丙米嗪等）合用可相互干扰代谢，导致两者浓度过高，增加不良反应的发生风险。 （10）与苯巴比妥等肝药酶诱导剂合用，可使本品疗效降低
疾病因素	（1）严重心血管疾病患者、严重中枢神经系统功能障碍患者、昏迷患者、白细胞减少患者禁用。 （2）昏迷状态或使用了大量中枢神经系统抑制剂（酒精、巴比妥类、麻醉药等）者禁用。 （3）肝损伤患者、癫痫患者、脑外伤后遗症患者慎用。 （4）重症肌无力患者、乳腺癌患者、迟发型运动障碍患者慎用（国外资料）
生理因素	（1）老年人使用本品时剂量应适当减少。 （2）低体重患者使用本品时剂量应适当减少。 （3）硫利达嗪可能引起黄疸和持久的锥体外系反应，妊娠期女性慎用。FDA妊娠药物分级为C级。 （4）硫利达嗪可经乳汁排出，哺乳期女性使用本品时应停止哺乳
其他因素	（1）酒精可增强硫利达嗪的中枢抑制作用，用药期间应避免饮酒。 （2）槟榔的抗胆碱作用可加重硫利达嗪的锥体外系反应
剂量调整模型	无

氯氮平

<table>
<tr><td rowspan="2">影响因素</td><td>遗传因素：吸收□分布□代谢☑排泄□靶点（受体或通路）□其他：无</td></tr>
<tr><td>非遗传因素：药物因素☑疾病因素☑生理因素☑
其他因素：饮食</td></tr>
<tr><td>药物简介</td><td>作用机制
氯氮平是二苯氧氮杂草类抗精神病药，对脑内 5-HT_{2A}受体和 D_1 受体的阻滞作用较强，对 D_4 受体也有阻滞作用，对 D_2 受体的阻滞作用较弱，此外还有抗胆碱、抗组胺及抗 α 受体的作用，极少见锥体外系反应，一般不引起血中催乳素浓度升高。本品能直接抑制脑干网状结构上行激活系统，具有强大的镇静催眠作用。
适应证
（1）适用于治疗精神分裂症，对精神分裂症阳性症状有效，对阴性症状也有一定效果。对一些用传统抗精神病药治疗无效或疗效不好的患者，改用本品可能有效。因其可引起粒细胞减少症，一般不宜作为首选药。
（2）用于治疗躁狂症或其他精神病性障碍引起的兴奋躁动、幻觉和妄想。
药物代谢动力学
口服吸收快而完全，食物对其吸收速率和吸收程度无影响，吸收后迅速广泛地分布至各组织，生物利用度个体差异较大，平均为 50%～60%，有肝脏首过效应。服药后平均 3.2 小时（1～4 小时）达到 C_{max}，消除半衰期平均 9 小时（3.6～14.3 小时），表观分布容积为 4.04～13.78L/kg，组织结合率高。经肝脏代谢，80%以代谢产物形式出现在尿液和粪便中，主要代谢产物有 N-去甲基氯氮平、氯氮平的 N-氧化物等。本品可经乳汁中排出且可透过血脑屏障</td></tr>
<tr><td>说明书信息摘录</td><td>FDA
氯氮平在体内经肝脏 CYP1A2、CYP3A4、CYP2D6 代谢。以下药物与氯氮平合用，可导致氯氮平血药浓度升高，应降低氯氮平剂量：强效 CYP1A2 抑制剂（如氟伏沙明、环丙沙星、依诺沙星）、中效或强效 CYP1A2 抑制剂（如口服避孕药或咖啡因）、CYP2D6 或 CYP3A4 抑制剂（如西咪替丁、依他普仑、红霉素、帕罗西汀、安非他酮、氟西汀、奎尼丁、度洛西汀、特比萘芬、舍曲林）。
CYP3A4 诱导剂（如苯妥英钠、卡马西平、圣约翰麦芽汁、利福平）和 CYP1A2 诱导剂与氯氮平合用可加快氯氮平代谢，应适当增加剂量。
CYP2D6 慢代谢者、严重肝肾损伤者，CYP2D6 活性降低，氯氮平剂量应减少，给予常规剂量时可能出现高于预期的血药浓度。合用同样经 CYP2D6 代谢的药物，如抗抑郁药、吩噻嗪、卡马西平和抗心律失常药（如普罗帕酮、氟卡尼、恩卡尼等），应降低氯氮平剂量。
EMA
无。
PMDA
无。
HCSC
无</td></tr>
<tr><td>遗传因素</td><td>（1）CYP2D6 基因分型。CYP2D6 超快代谢型：CYP2D6*1/*1xN，CYP2D6*1/*2xN；CYP2D6 快代谢型：CYP2D6*1/*1，CYP2D6*1/*2，CYP2D6*2/*2，CYP2D6*1/*41，CYP2D6*1/*4，CYP2D6*2/*5，CYP2D6*10/*10；CYP2D6 中间代谢型：CYP2D6*4/*10，CYP2D6*5/*41；CYP2D6 慢代谢型：CYP2D6*4/*4，CYP2D6*4/*5，CYP2D6*5/*5，CYP2D6*4/*6。</td></tr>
</table>

续表

遗传因素	（2）氯氮平经肝脏CYP2D6代谢，CYP2D6慢代谢型主要突变等位基因为CYP2D6*3、CYP2D6*4、CYP2D6*5，中国人群中CYP2D6慢代谢型不足2%，CYP2D6超快代谢型较少见，CYP2D6中间代谢型常见。 （3）中国人群中最常见的CYP2D6等位基因突变为CYP2D6*10，突变频率可达0.5。研究表明，CYP2D6*10/*10的纯合子基因突变导致CYP2D6的酶活性低于CYP2D6快代谢型且不稳定，表现为CYP2D6中间代谢型，此类基因突变对多种抗精神病药的代谢影响显著
药物因素	（1）与肝药酶抑制剂（如西咪替丁、氟伏沙明、帕罗西汀）合用可抑制氯氮平代谢，使其血药浓度升高。 （2）与抗高血压药合用可增加直立性低血压的发生风险。 （3）与文拉法辛、舍曲林合用，氯氮平代谢受到影响，血药浓度升高。 （4）与抗肿瘤药、抗甲状腺药、氯霉素等合用可加重药物对细胞的毒副作用。 （5）与抗胆碱药物（如颠茄、苯扎托品）合用，抗胆碱作用增强。 （6）与曲马多、月见草油合用，发生惊厥的风险增加。 （7）与地高辛、华法林、肝素合用，骨髓抑制作用增强。 （8）与卡马西平、苯妥英钠合用可加重骨髓抑制作用，另外也会使氯氮平血药浓度降低
疾病因素	（1）中枢神经系统明显抑制者禁用。 （2）有骨髓抑制或血细胞异常者禁用。 （3）有严重心脏、肝脏、肾脏疾病者禁用。 （4）闭角型青光眼、前列腺增生、尿潴留、心血管疾病、癫痫、有痉挛性疾病者慎用。 （5）本品不得用于治疗与痴呆相关的精神病
生理因素	（1）本品在老年人中代谢明显减慢，此外，老年人对本品的抗胆碱作用特别敏感，易发生尿潴留、便秘，因此，老年人服用本品时剂量应适当减少。 （2）12岁以下儿童不宜使用本品。 （3）本品可经乳汁排出，用药期间建议停止哺乳。 （4）国内资料认为妊娠期女性应禁用本品，但FDA妊娠药物分级为B级。 （5）在剂量相同和体重一定的情况下，女性患者的血药浓度明显高于男性患者
其他因素	（1）与酒精合用可引起过度镇静，应建议患者在服用氯氮平时避免饮酒。 （2）咖啡因可抑制本品代谢，升高氯氮平的血药浓度，增加其毒性，故使用氯氮平期间应避免摄入含咖啡因的食物，如巴西可可、冬青茶等。 （3）由于氯氮平具有镇静作用，早晨和中午使用小剂量，晚上使用一日的大部分剂量，可达到很好的临床疗效，有的患者可在晚上使用一日剂量。 （4）吸烟可加速本品的代谢
剂量调整模型	无

匹莫齐特

影响因素	遗传因素：吸收□分布□代谢☑排泄□靶点（受体或通路）□其他：无
	非遗传因素：药物因素☑疾病因素☑生理因素☑ 其他因素：饮食
药物简介	**作用机制** 匹莫齐特为中枢多巴胺受体的特异性阻滞剂，具有较强的长效抗精神病作用，对躁狂、幻觉、妄想、淡漠和退缩等有较好的治疗效果，对慢性退缩性患者尤为适合。引起锥体外系反应的可能性较大，但引起镇静、低血压或抗毒蕈碱反应的可能性较小。

续表

药物简介	**适应证** （1）用于标准疗法疗效不佳的抽动秽语综合征患者（FDA 批准适应证）。 （2）用于偏执状态、亨廷顿舞蹈病、躁狂症、神经性畏食、青少年行为障碍等。 （3）用于急、慢性精神分裂症，对精神分裂症的阴性症状疗效较好。 （4）用于治疗妄想症的躯体症状。 **药物代谢动力学** 口服后 4～12 小时达 C_{max}，C_{max} 初期下降较快，后期下降极慢，有明显的首过效应，生物利用度大于 50%。主要在肝脏经 CYP3A4、CYP2D6、CYP1A2 代谢，随尿液和粪便排泄，肾排泄率为 38%～45%，其中 1%为原形药物，大部分以代谢产物的形式排泄。本品半衰期平均为 55 小时
说明书信息摘录	**FDA** 匹莫齐特主要经肝脏 CYP1A2、CYP2D6、CYP3A4 代谢。CYP1A2、CYP2D6、CYP3A4 抑制剂可影响匹莫齐特代谢，合用时应减量。CYP2D6 慢代谢者血药浓度高于 CYP2D6 快代谢者。与强效 CYP2D6 抑制剂（如帕罗西汀）合用时，本品达到稳态血药浓度的时间延长 2 周，半衰期也会延长，应减量应用。 **EMA** 无。 **PMDA** 无。 **HCSC** 无
遗传因素	（1）匹莫齐特经肝脏 CYP2D6 代谢，根据突变位点不同，可分为 CYP2D6 超快代谢型、CYP2D6 快代谢型、CYP2D6 中间代谢型及 CYP2D6 慢代谢型。CYP2D6 慢代谢者的血药浓度明显偏高。 （2）CYP2D6 慢代谢型主要突变等位基因为 CYP2D6*3、CYP2D6*4、CYP2D6*5，中国人群中慢代谢型不足 2%，CYP2D6 超快代谢型较少见，CYP2D6 中间代谢型常见。中国人群中最常见的 CYP2D6 等位基因突变为 CYP2D6*10，突变频率可达 0.5。研究表明，CYP2D6*10/*10 的纯合子基因突变导致 CYP2D6 的酶活性低于 CYP2D6 快代谢型且不稳定，表现为 CYP2D6 中间代谢型，此类基因突变对多种抗精神病药的代谢影响显著。 （3）CYP2D6*2、CYP2D6*3、CYP2D6*4、CYP2D6*6、CYP2D6*14、CYP2D6*17、CYP2D6*21、CYP2D6*36、CYP2D6*41 等基因位点在亚洲人群中会发生基因突变，但上述位点在中国人群中突变情况尚不明确
药物因素	（1）ⅠA、ⅠB、和Ⅲ类抗心律失常药（如多非利特、索他洛尔、奎尼丁）、CYP3A4 抑制剂（如齐留通、氟伏沙明）、美索达嗪、硫利达嗪、氯丙嗪、氟哌利多、司帕沙星、加替沙星、莫西沙星、卤泛群、甲氟喹、喷他脒、三氧化二砷、左醋美沙朵、甲磺酸多拉司琼、普罗布考、他克莫司、齐拉西酮、舍曲林、大环内酯类抗生素及其他能延长 QT 间期的药物，可增加发生心脏毒性（QT 间期延长、尖端扭转型室上性心动过速、心脏停搏）的风险，禁止以上药物与匹莫齐特合用。 （2）与抗胆碱能药（如颠茄）合用，可导致严重口干、便秘、排尿减少、过度镇静、视物模糊，合用时应谨慎，症状严重时应立即停用抗胆碱能药。 （3）与锂剂合用可导致运动障碍、锥体外系反应增加、脑病和脑损伤。 （4）与苯丙氨酸合用可增加迟发性运动障碍的发病率。 （5）与曲马多合用可增加癫痫发作的风险，应避免两者合用。 （6）紫草、牡荆子可减弱匹莫齐特的疗效

续表

疾病因素	(1) 本品禁用于以下患者：发生攻击行为的精神分裂症患者、先天性的或药物诱导的长QT间期综合征患者、有心律失常病史的患者、帕金森病患者、低钾血症或低镁血症患者、重度抑郁患者、单纯的或与抽动秽语综合征无关的抽搐患者、各种因素引起的昏迷患者。 (2) 本品慎用于以下患者：有癫痫发作风险（包括有癫痫病史、颅脑损伤、酒精中毒或同时使用可降低癫痫发作阈值的药物）的患者、恶性综合征患者、有迟发性运动障碍病史的患者、肝功能不全患者、肾功能不全患者、严重心血管病患者、闭角型青光眼患者、重症肌无力患者
生理因素	(1) 老年人服用本品时应适当减少剂量。 (2) 尚不明确匹莫齐特是否经乳汁排出，故不推荐哺乳期女性使用本品。 (3) 妊娠晚期使用抗精神病药物，新生儿在出生后可能有出现异常肌肉运动和戒断综合征的风险。妊娠期女性用药应权衡利弊。FDA妊娠药物分级为C级
其他因素	(1) 酒精可增强匹莫齐特的中枢抑制作用，用药期间应避免饮酒。 (2) 葡萄柚汁可抑制匹莫齐特代谢，使其血药浓度升高，增加发生心脏毒性（QT间期延长、尖端扭转型室上性心动过速、心脏停搏）的风险，用药期间应避免饮用葡萄柚汁
剂量调整模型	无

伊潘立酮

影响因素	遗传因素：吸收□分布□代谢☑排泄□靶点（受体或通路）□其他：无
	非遗传因素：药物因素☑疾病因素☑生理因素☑ 其他因素：饮酒
药物简介	**作用机制** 伊潘立酮为非典型抗精神病药，对D_2和5-HT_2受体有高度亲和力，可阻滞D_2、5-HT_2受体，因此可通过降低大脑边缘系统的多巴胺活性而减轻阳性症状，而且可通过增加颞叶皮质的多巴胺活性而改善阴性症状和认知缺陷。 **适应证** 精神分裂症。 **药物代谢动力学** 口服本品后，T_{max}为2～4小时，口服生物利用度为96%，食物可降低本品吸收速度。本品血浆蛋白结合率为95%。主要在肝脏经CYP2D6、CYP3A4代谢，给药剂量的45.1%～58.2%经尿液排出，19.9%～22.1%经粪便排出，消除半衰期为18～33小时
说明书信息摘录	**FDA** 伊潘立酮主要经肝脏CYP2D6和CYP3A4代谢。CYP2D6抑制剂（如氟西汀、帕罗西汀）可使伊潘立酮的血药浓度升高，合用时本品剂量应减半，当停止合用时，本品剂量应增加到原来的剂量。由于遗传因素影响，7%～10%的加拿大人和3%～8%非裔美国人缺乏代谢CYP2D6底物的能力，为CYP2D6慢代谢型，其他为CYP2D6快代谢型。伊潘立酮的代谢产物在CYP2D6慢代谢人群中占排泄总量的47.9%，而在CYP2D6快代谢人群中只占25%。对于CYP2D6慢代谢者，使用本品时剂量应减半。 CYP3A4抑制剂（如酮康唑、克拉霉素）可使伊潘立酮的血药浓度升高，合用时本品剂量减半，当停止合用时，本品剂量应恢复到原来的剂量。 **EMA** 无。

续表

说明书信息摘录	**PMDA** 无。 **HCSC** 无
遗传因素	（1）伊潘立酮经肝脏CYP2D6代谢，根据突变位点不同，可分为CYP2D6超快代谢型、CYP2D6快代谢型、CYP2D6中间代谢型及CYP2D6慢代谢型。CYP2D6慢代谢者的血药浓度明显偏高。 （2）CYP2D6慢代谢型主要突变等位基因为CYP2D6*3、CYP2D6*4、CYP2D6*5，中国人群中CYP2D6慢代谢型不足2%，CYP2D6超快代谢型较少见，CYP2D6中间代谢型常见。中国人群中最常见的CYP2D6等位基因突变为CYP2D6*10，突变频率可达0.5。研究表明，CYP2D6*10/*10的纯合子基因突变导致CYP2D6的酶活性低于CYP2D6快代谢型且不稳定，表现为CYP2D6中间代谢型，此类基因突变对多种抗精神病药的代谢影响显著。 （3）CYP2D6*2、CYP2D6*3、CYP2D6*4、CYP2D6*6、CYP2D6*14、CYP2D6*17、CYP2D6*21、CYP2D6*36、CYP2D6*41等基因位点在亚洲人群中会发生基因突变，但上述位点在中国人群中突变情况尚不明确
药物因素	（1）与可延长QT间期的药物（如乙酰卡尼、胺碘酮、三氧化二砷、阿司咪唑、阿齐利特、苄铵、西沙必利、多非利特、氟哌利多、加替沙星、卤泛群、伊布利特、左氧氟沙星、甲氟喹、美沙酮、莫西沙星、帕潘立酮、奎宁、司美利特、磷酸钠、索他洛尔、替地沙米、特非那定、硫利达嗪、伐地那非、齐拉西酮、帕唑帕尼、泰拉万星、决奈达隆、托瑞米芬、凡德他尼）合用，可增加尖端扭转型室性心动过速的风险，如必须合用，应考虑定期监测心功能及电解质（如镁、钾等）水平。如患者出现持续性QT间期测量值大于500毫秒，则停用本品。应避免将决奈达隆与本品合用。 （2）与强效CYP3A4抑制剂（如阿扎那韦、克拉霉素、茚地那韦、伊曲康唑、酮康唑、奈法唑酮、奈非那韦、利托那韦、沙喹那韦、泰利霉素、泊沙康唑）合用，可致本品血药浓度升高，从而可能增加QT间期延长的风险。两者合用时，伊潘立酮的剂量应减少约一半。当停用强效CYP3A4抑制剂时，本品剂量应调整至之前的剂量。应避免泊沙康唑与本品合用。 （3）与ⅠA类抗心律失常药（丙吡胺、阿义马林、氢化奎尼丁、吡美喏、普拉马林、普鲁卡因胺）合用，可使心脏毒性（QT间期延长、尖端扭转型室性心动过速、心脏停搏）的风险增加，不推荐ⅠA类抗心律失常药与抗精神病药合用。 （4）与CYP2D6抑制剂（如氟西汀、帕罗西汀、奎尼丁）合用，可使伊潘立酮的血药浓度升高，伊潘立酮的剂量应减少约一半。当停止合用时，本品剂量应调整至之前的剂量
疾病因素	（1）心脏疾病（如QT间期延长、近期急性心肌梗死、失代偿性心力衰竭或心律失常）患者应避免使用本品。 （2）重度肝损伤者不推荐使用本品。 （3）中度肝损伤者、心脑血管疾病患者或有低血压风险因素（如脱水、血容量不足、使用抗高血压药）的患者、有促使体温升高风险因素的患者、糖尿病或有糖尿病风险因素的患者、吸入性肺炎患者、有癫痫发作病史或有降低癫痫发作阈值风险因素的患者、CYP2D6慢代谢者慎用本品
生理因素	（1）老年人服用本品时应适当减少剂量。 （2）尚不清楚伊潘立酮是否经乳汁排出，用药时应停止哺乳。 （3）使用伊潘立酮的妊娠期女性可增加胎儿发育毒性和胎儿死亡的风险。妊娠晚期使用本品可增加锥体外系反应和分娩后新生儿戒断症状的风险。妊娠期女性仅在权衡利弊后才能使用本品。FDA妊娠药物分级为C级
其他因素	酒精可增强伊潘立酮的中枢抑制作用，用药期间应避免饮酒
剂量调整模型	无

第二十五章　淋巴瘤治疗药物

贝利司他

影响因素	遗传因素：吸收□分布□代谢☑排泄□靶点（受体或通路）□其他：无
	非遗传因素：药物因素☑疾病因素☑生理因素☑ 其他因素：无
药物简介	**作用机制** 贝利司他是组蛋白去乙酰化酶（HDAC）抑制剂。HDAC可催化乙酰基从组蛋白和非组蛋白的赖氨酸残基端去除。在体外实验中，贝利司他会引起乙酰化组蛋白和其他蛋白的累积，引发一些转化细胞的细胞周期停滞和（或）细胞凋亡。与正常细胞相比，贝利司他对肿瘤细胞有更强的毒性。在其浓度低于250nmol/L时，贝利司他可抑制HDAC的活性。 **适应证** 用于复发性或难治性外周T细胞淋巴瘤（PTCL）的治疗。 **药物代谢动力学** （1）吸收。贝利司他的药物代谢动力学特征是由剂量为150～1200mg/m^2的Ⅰ期和Ⅱ期临床研究数据汇总分析所得，其平均血浆清除率、消除半衰期分别为1240ml/min和1.1小时。贝利司他的总清除率接近肝脏平均血流量（1500ml/min），提示贝利司他的清除率具有血流依赖性。 （2）分布。贝利司他的平均分布容积与体液总体积相近，提示贝利司他组织分布受限。体外血浆平衡透析试验表明，贝利司他的血浆蛋白结合率为92.9%～95.8%，并且与其血药浓度无关（血药浓度为500～25000ng/ml）。 （3）代谢。贝利司他主要经肝脏UGT1A1代谢，所以强效UGT1A1抑制剂可能会增加贝利司他的暴露量。贝利司他还可以经肝脏CYP2A6、CYP2C9以及CYP3A4代谢，形成贝利司他酰胺以及贝利司他酸。使贝利司他转化为甲基贝利司他以及3-苯氨基磺酰-苯羧酸（3-AS-BA）的酶目前尚不清楚。 （4）排泄。贝利司他主要以代谢产物形式清除，只有不到2%的原形药物经尿液排出。贝利司他体内所有的代谢产物（甲基贝利司他、贝利司他酰胺、贝利司他酸、贝利司他葡萄糖醛酸结合物以及3-AS-BA）均在给药后24小时内经尿液排出。代谢产物3-AS-BA和贝利司他葡萄糖醛酸结合物在经尿液排出量中所占的比例最高（分别为4.61%和30.5%）
说明书信息摘录	**FDA** UGT1A1活性减弱是由于基因多态性导致酶活性降低，如UGT1A1*28。大约20%的黑种人、10%的白种人以及2%的亚洲人是UGT1A1*28等位基因纯合子。除此之外，导致酶活性降低的等位基因可能在特定人群中更普遍。 **EMA** 无。 **PMDA** 无。 **HCSC** 无

续表

遗传因素	（1）贝利司他在人体内主要通过肝脏代谢，80%～90%经 UGT1A1 代谢。此外，CYP2A6、CYP2C9 和 CYP3A4 也参与贝利司他的氨基化和酸基化代谢。使贝利司他转化为甲基贝利司他以及 3-AS-BA 的主要代谢酶有待明确。 （2）贝利司他主要代谢酶为 UGT1A1，*UGT1A1* 基因多态性可能引起 UGT1A1 活性改变，进而影响贝利司他的体内清除。现有研究显示，UGT1A1*28、UGT1A1*60 携带者的 *UGT1A1* 基因转录活性下降会显著影响贝利司他的体内清除。 （3）UGT1A1*28 纯合子基因突变（UGT1A1*28/*28）患者、UGT1A1*60 基因突变（UGT1A1*1/*60 或 UGT1A1*60/*60）患者，贝利司他起始剂量应减至 750mg/m^2，以减少其剂量相关毒性反应。 （4）UGT1A1*28 在中国人群中的突变频率约为 0.127，其中在汉族人群中突变频率为 0.118～0.134；UGT1A1*60 在中国汉族人群中的突变频率约为 0.271。 （5）另外，UGT1A1*6 会造成 UGT1A1 活性下降。尽管目前尚未有临床研究结果支持 UGT1A1*6 基因多态性与贝利司他剂量及体内暴露的相关性，但由于中国人群中 UGT1A1*6 突变频率（0.205）远高于欧美人群（$P<0.0001$），因此，在中国人群中，应关注 UGT1A1*6 基因多态性与贝利司他剂量及体内暴露的相关性
药物因素	（1）贝利司他主要经 UGT1A1 代谢，强效 UGT1A1 抑制剂将可能显著提高本品的体内暴露量，因此应避免本品与强效 UGT1A1 抑制剂合用 （2）贝利司他及其代谢产物显著抑制 CYP2C8 和 CYP2C9 活性，当合用经 CYP2C8 或 CYP2C9 代谢的药物时，应引起医师和药师的关注。但本品与华法林合用时，并未增加 *R*-华法林或 *S*-华法林的体内暴露量。 贝利司他可能是 P-gp 的底物，但本品可能并不会抑制 P-gp 活性
疾病因素	（1）贝利司他主要通过肝脏代谢，肝损伤者会增加贝利司他在体内的血药浓度。对于中、重度肝功能障碍患者的剂量调整，尚没有充足的数据支持。 （2）40%的贝利司他通过肾脏排泄，主要以代谢产物的形式排泄。患者的肌酐清除率高于 39ml/min 时，贝利司他的体内血药浓度不受影响。当患者肌酐清除率低于 39ml/min 时，贝利司他的剂量调整尚没有充足的数据支持
生理因素	（1）目前尚不清楚贝利司他是否经人乳汁排泄。 （2）使用贝利司他的育龄女性应尽量避免妊娠。如果在妊娠期间使用，或者患者使用本品时妊娠，应告知患者本品对胎儿的潜在危害。 （3）尚不清楚儿童患者用药的安全性和有效性。 （4）临床上严重不良反应的发生与患者年龄无明显相关性
其他因素	无
剂量调整模型	无

维布妥昔单抗

影响因素	遗传因素：吸收☐分布☐代谢☐排泄☐靶点（受体或通路）☑其他：无
	非遗传因素：药物因素☑疾病因素☑生理因素☑ 其他因素：无
药物简介	**作用机制** 维布妥昔单抗是一种抗体偶联药物（ADC），靶向作用于 CD30。ADC 由三部分组成：①嵌合 IgG1 抗体 cAC10，对人 CD30 有特异性；②微管生成抑制剂 MMAE；③一个使 MMAE 共价附着在 cAC10 上的蛋白酶可裂解的连接桥，能够选择性地使表达 CD30 的肿瘤细胞凋亡。

续表

<table>
<tr><td>药物简介</td><td>
适应证
（1）成年患者复发性或难治性 CD30 表达阳性的霍奇金淋巴瘤（HL）。①进行自体干细胞移植（ASCT）失败后。②经过至少 2 个治疗方案后，不能进行 ASCT 或多药化疗治疗时。
（2）成人患者复发或难治性系统性变性大细胞淋巴瘤（sALCL）。
药物代谢动力学
1. EMA　维布妥昔单抗的药物代谢动力学数据来自临床Ⅰ期试验结果以及 314 例患者的药物代谢动力学分析。在所有的临床试验中，维布妥昔单抗均为静脉输注给药。
（1）吸收。可在本品输注给药结束时或距离输注给药结束最近的时间点观察到 C_{max}，末端半衰期为 4～6 小时，同时可以观察到维布妥昔单抗的血清浓度呈多指数下降趋势，暴露量与剂量具有一定的相关性。在 3 周的给药计划中，多次给药后维布妥昔单抗并未发生蓄积现象，与末端半衰期的评估一致。单次给药（1.8mg/kg）的临床Ⅰ期研究中，维布妥昔单抗的 C_{max} 与 AUC 分别为 31.98μg/ml 和 79.41μg/ml。MMAE 是维布妥昔单抗的主要代谢产物。单次给药（1.8mg/kg）的临床Ⅰ期研究中，MMAE 的 C_{max}、AUC 以及 T_{max} 分别为 4.97ng/ml、37.3ng/(ml·d) 以及 2.09 天。维布妥昔单抗多次给药后，MMAE 的暴露量与第一次给药后的暴露量相比，下降了 50%～80%。在第一个给药周期中，中性粒细胞计数绝对降低后，MMAE 具有更高的暴露量。
（2）分布。体外研究表明，MMAE 的血浆蛋白结合率为 68%～82%。MMAE 不易取代高蛋白结合药物与血浆蛋白结合，同时也不易于被取代。体外实验表明，MMAE 为 P-gp 的底物并且在临床浓度下不会抑制 P-gp 活性。维布妥昔单抗稳态时分布容积为 6～10L。根据群体药物代谢动力学预测结果，MMAE 的表观分布容积为 7.37L。
（3）代谢。维布妥昔单抗作为蛋白在体内分解代谢为相应的氨基酸，从而被重吸收或者消除。人体与动物实验表明，只有维布妥昔单抗释放出的小部分 MMAE 能够被代谢，并未测定人血浆中的 MMAE 代谢量。体外研究表明，至少有 1 种 MMAE 代谢产物具有活性。MMAE 为 CYP3A4 的底物，也可能是 CYP2D6 的底物。体外研究表明，MMAE 主要经 CYP3A4/5 氧化代谢。人肝微粒体研究表明，MMAE 在远高于临床剂量的情况下才会对 CYP3A4/5 产生抑制，并且 MMAE 对其他 CYP 同工酶没有抑制作用。人肝细胞原代培养实验表明，MMAE 对主要 CYP 酶没有诱导作用。
（4）消除。维布妥昔单抗通过分解代谢消除，预计的清除率以及消除半衰期分别为 1.457L/d 和 4～6 天。MMAE 的消除受限于维布妥昔单抗的释放速度，MMAE 的表观分布容积与消除半衰期分别为 19.99L/d 和 3～4 天。
（5）排泄。给药剂量为 1.8mg/kg 的患者的排泄研究已经完成，在 1 周时间内，维布妥昔单抗输注给药后，约有 24%的 MMAE 从尿液及粪便中排出。在排出的 MMAE 中，约 72%通过粪便排出，仅有 28%从尿液中排出。
2. FDA　维布妥昔单抗的药物代谢动力学数据来自临床Ⅰ期实验结果以及 314 例患者的药物代谢动力学分析，其药物代谢动力学特征是由维布妥昔单抗、MMAE 以及总抗体三者共同决定的。总抗体具有最大的暴露量，并且具有与维布妥昔单抗相似的药物代谢动力学特征。因此，对维布妥昔单抗与 MMAE 的药物代谢动力学数据进行了总结。
（1）吸收。可在本品输注给药结束时观察到 C_{max}，末端半衰期为 4～6 小时，同时可以观察到维布妥昔单抗的血清浓度呈多指数下降趋势，暴露剂量为 1.2～2.7mg/kg。在 3 周的给药计划中，维布妥昔单抗在第 21 天达到稳态，与末端半衰期预测结果一致。在 3 周的给药计划中，多次给药后维布妥昔单抗并未发生蓄积现象。MMAE 的 T_{max} 为 1～3 天。与维布妥昔单抗的情况相似，MMAE 也在给药后第 21 天达到稳态。维布妥昔单抗多次给药后，MMAE 的暴露量与第一次给药后的暴露量相比，下降了 50%～80%。
</td></tr>
</table>

续表

药物简介	（2）分布。体外研究表明，MMAE的血浆蛋白结合率为68%～82%。MMAE不易取代高蛋白结合药物与血浆蛋白结合，同时也不易被取代。体外实验表明，MMAE为P-gp的底物并且在临床浓度下对P-gp没有抑制作用。维布妥昔单抗达稳态时在人体内的分布容积为6～10L。 （3）代谢。人体与动物实验表明，只有维布妥昔单抗释放出的小部分MMAE能够被代谢。体外研究表明，MMAE主要经CYP3A4/5氧化代谢。人肝微粒体研究表明，MMAE在远高于临床剂量的情况下才会对CYP3A4/5产生抑制作用，而对其他CYP同工酶没有抑制作用。人肝细胞原代培养实验表明，MMAE对主要的CYP酶没有诱导作用。 （4）清除。MMAE在体内表现出遵循药物代谢动力学的特征，并且MMAE的消除受维布妥昔单抗释放速度的限制。 （5）排泄。给药剂量为1.8mg/kg的患者的排泄研究已经完成。在1周时间内，维布妥昔单抗输注给药后，约有24%的MMAE从尿液及粪便中排出。在排出的MMAE中，大约72%经粪便排出，并且主要以原形形式排出
说明书信息摘录	**FDA** 一项46例CD30表达阳性的血液恶性肿瘤患者参与的单臂、非盲研究，评估了维布妥昔单抗（1.8mg/kg）对QT间期的作用。研究表明，与基线相比，给予维布妥昔单抗并不会使平均QT间期延长超过10毫秒。由于该研究没有设置安慰剂组及阳性对照组，所以会不可避免地出现微弱的平均QT间期延长（<10毫秒）。 **EMA** 在临床Ⅰ期试验中，一项52例患者参与的单臂、非盲的多中心心脏安全研究对其中46例CD30表达阳性的血液恶性肿瘤患者进行了评估，该研究的给药剂量为1.8mg/kg。研究的主要目的是评估维布妥昔单抗对心脏心室复极化的作用，第1周期和第3周期基线时间点之后的每个QT间期平均影响时间的90%*CI*上限低于10毫秒。这些数据提示，维布妥昔单抗使得这些患者的QT间期延长缺少临床意义。 **PMDA** 无。 **HCSC** 无
遗传因素	维布妥昔单抗是一种抗体偶联药物（ADC），其嵌合的IgG1抗体cAC10可以特异性地结合人类CD30，并形成ADC-CD30复合物进而发挥MMAE药效。因此，本品仅适用于CD30表达阳性的霍奇金淋巴瘤或系统性变性大细胞淋巴瘤，与编码CD30的基因变异并无相关性
药物因素	（1）并未发现维布妥昔单抗本身与其他药物的相互作用，但其偶联组分MMAE主要经CYP3A代谢，当与经CYP3A代谢的药物合用时，应引起关注。 （2）现有证据显示，维布妥昔单抗与酮康唑合用时，后者对CYP3A4和P-gp的抑制作用将使MMAE体内暴露量升高34%～73%，应警惕其药物不良反应（尤其是中性粒细胞减少症）的发生。维布妥昔单抗与利福平合用时，由于后者为CYP3A4诱导剂，将使MMAE体内暴露量降低31%～46%。 （3）现有证据显示，维布妥昔单抗并不会影响其他经CYP3A4代谢的药物的体内暴露量
疾病因素	（1）对本品中任何成分过敏者禁用。 （2）本品与博来霉素合用会导致肺毒性。 （3）约翰·坎宁安病毒（JCV）活化的患者接受本品治疗会导致进行性多灶性白质脑病（PML），进而引起死亡。 （4）在治疗期间应密切监测患者可能出现的严重感染和机会感染。 （5）应密切监测和预防肿瘤溶解综合征（TLS）。 （6）本品治疗时可能引起周围神经病变，但大多数情况下是可逆的。 （7）应进行全血细胞计数监测。

续表

疾病因素	(8) 如果患者发生中性粒细胞减少性发热，应密切观察和治疗发热。 (9) 如果患者发生 Stevens-Johnson 综合征，应停药并给予适当的药物治疗。 (10) 有高血糖的患者应密切监测血糖，应适当地使用降血糖药物。 (11) 少数患者出现肝肾损伤。 (12) 本品中每剂量最高可含有 2.1mmol（或 47mg）的钠，要考虑患者的钠摄入
生理因素	(1) 在维布妥昔单抗治疗期间及治疗后 30 天内，育龄女性应使用两种有效的避孕方法。 (2) FDA 妊娠药物等级为 D 级。无妊娠期女性使用维布妥昔单抗的数据，动物研究显示本品有生殖毒性。 (3) 尚无数据证明维布妥昔单抗或其代谢产物是否经乳汁排出。 (4) 维布妥昔单抗治疗可导致睾丸毒性，使男性丧失生育能力。所以，有生育需求的男性在使用本品前应冷冻储存精子。男性在应用本品治疗过程中和最后一次治疗后的 6 个月必须采取有效避孕措施。 (5) 儿童和老年人应用本品的安全性和有效性尚未确定
其他因素	无
剂量调整模型	无

替伊莫单抗

影响因素	遗传因素：吸收□分布□代谢□排泄□靶点（受体或通路）☑其他：无
	非遗传因素：药物因素☑疾病因素☑生理因素☑ 其他因素：无
药物简介	**作用机制** 替伊莫单抗特异性地结合 CD20 抗原（CD20 抗原又称为人 B 细胞限制性分化抗原 Bp35）。替伊莫单抗对 CD20 抗原的表观亲和力（K_D）为 14～18nmol/L。前 B 细胞、成熟 B 细胞和 90%以上的 B 细胞非霍奇金淋巴瘤表达 CD20 抗原。CD20 抗原不会从细胞表面脱落，而且在与抗体结合后不会内部消化。Y-90 通过共价键与替伊莫单抗紧密结合，形成螯合单抗。从 Y-90 发射出的 β 射线能使靶细胞和相邻细胞形成自由基，从而诱导细胞损伤。体外实验显示，替伊莫单抗可以在各种组织细胞中与 Y-90 结合，如骨髓淋巴细胞、淋巴结、胸腺、脾脏、扁桃体的淋巴滤泡、其他器官（如大肠、小肠）的淋巴小结。 **适应证** **1. FDA** (1) 复发或难治性非霍奇金淋巴瘤（NHL)，低度恶性或滤泡性非霍奇金淋巴瘤。 (2) 患有滤泡性非霍奇金淋巴瘤且是初次治疗，在使用一线化疗方案后达到部分或完全缓解者。 **2. EMA** (1) 用于首次接受治疗的滤泡性淋巴瘤患者的诱导缓解后的巩固治疗。本品与利妥昔单抗合用的益处还不确定。 (2) 成年患者使用利妥昔单抗治疗后复发或耐药的 CD20 表达阳性的滤泡性 B 细胞非霍奇金淋巴瘤。 **药物代谢动力学** **1. EMA** (1) 患者静脉输注利妥昔单抗（250mg/m^2）后，静脉注射 Y-90 放射性替伊莫单抗(15MBq/kg)，替伊莫单抗 Y-90 的血清有效半衰期中位数为 28 小时。由于 Y-90 与替伊莫单抗

续表

药物简介	形成了稳定的复合物，所以放射性标记物的生物分布与抗体的生物分布一致。Y-90 发射的β射线照射发生在同位素半径 5mm 的范围内。 （2）临床研究表明，应用利妥昔单抗前期治疗后再应用 Y-90 放射性替伊莫单抗治疗，对睾丸具有显著的辐射作用，而对卵巢的辐射作用尚不明确。利妥昔单抗与 Y-90 放射性替伊莫单抗联合应用可能会对男性及女性生殖器官产生毒性作用。 **2. FDA** （1）药物代谢动力学与生物分布研究。应用^{111}In 标记的替伊莫单抗［5mCi（185MBq）的^{111}In标记的 1.6mg 替伊莫单抗］进行相关研究。一项评估未标记抗体给药前需求的早期研究表明，不含有未标记替伊莫单抗的^{111}In 替伊莫单抗给药后，仅有 18%的已知疾病位点能够成像。当加入未标记的替伊莫单抗（1.0mg/kg 或 2.5mg/kg）后，^{111}In 替伊莫单抗能够分别检测到 56%与 92%的已知疾病位点。这些研究是依照含有未标记替伊莫单抗的替伊莫单抗治疗方案进行的。 （2）接受替伊莫单抗治疗方案患者的药物代谢动力学研究表明，Y-90 在血中的平均有效半衰期为 30 小时，平均活性（FIA）与时间曲线下面积为 39 小时。给药 7 天后，7.2%（中位数）的活性代谢产物通过尿液排出
说明书信息摘录	**FDA** 无。 **EMA** 无。 **PMDA** 无。 **HCSC** 无
遗传因素	替伊莫单抗是 CD20 抗原的靶向放疗抗体，特异性地结合 CD20 抗原，适用于 CD20 表达阳性的滤泡性 B 细胞非霍奇金淋巴瘤，与 CD20 编码基因 *MS4A1* 的基因变异并无相关性
药物因素	（1）本品与其他药品的相互作用未知，尚未开展药物相互作用方面的研究。 （2）为准确评估充足的骨髓储备以及骨髓细胞快速分裂对放射治疗的潜在敏感性，本品治疗前 3 周及治疗结束后 2 周，禁止患者使用生长因子（如 G-CSF）治疗。 （3）接受以氟达拉滨为基础的化疗方案 4 个月内，使用本品可能增加患者血液毒性风险。 （4）若患者使用本品期间，同时使用影响血小板功能或凝血功能的药物，应密切监测患者血小板变化。 （5）尚不清楚本品对疫苗（尤其是病毒活疫苗）安全性和有效性的影响。但考虑潜在病毒感染的风险，近期接受过本品治疗的患者不得使用病毒活疫苗
疾病因素	**1. FDA** （1）利妥昔单抗单独使用或作为替伊莫单抗治疗方案的组成部分，可引起严重的输液反应。 （2）全血细胞持续减少、出血与严重感染是本品治疗方案最常见的严重不良反应。 （3）对于淋巴瘤累及骨髓超过 25%和（或）骨髓储备受损的患者不应给予本品治疗。应用本品治疗后 3 个月内应监测患者是否出现全血细胞减少及其并发症。使用本品治疗后避免使用干扰血小板功能或者抗凝的药物。 （4）一旦发生严重的皮肤黏膜反应应停药。 **2. EMA** （1）超过 25%的骨髓被淋巴瘤浸润时禁用本品。 （2）血小板计数<100×10^9/L（单药治疗）或<150×10^9/L（巩固治疗）时，禁用本品。 （3）中性粒细胞计数<1.5×10^9/L 时禁用本品。 （4）之前有过骨髓移植或干细胞支持治疗者，禁用本品

续表

生理因素	(1) FDA妊娠药物等级为D级。本品治疗可能对胎儿造成损害，如果在妊娠期间使用本品，应告知患者潜在的危害。建议育龄女性在治疗期间和治疗结束后12个月内采取适当的避孕措施。 (2) 本品可能经乳汁排出，因此需权衡利弊后决定终止哺乳或者干预治疗方案。 (3) 儿童使用本品的安全性和有效性尚不明确。 (4) 目前的临床研究显示，老年人和年轻人使用本品的安全性和有效性没有明显差异，但不排除一些更敏感的老年人个体
其他因素	无
剂量调整模型	无

依鲁替尼

影响因素	吸收□分布□代谢□排泄□靶点（受体或通路）☑其他：无
	非遗传因素：药物因素☑疾病因素☑生理因素☑ 其他因素：饮食
药物简介	**作用机制** 依鲁替尼是布鲁顿酪氨酸激酶（Bruton's tyrosine kinase，Btk）的小分子抑制剂。依鲁替尼与Btk的半胱氨酸残基活性位点形成共价键，从而抑制Btk的酶活性。Btk是B细胞抗原受体（BCR）和细胞因子受体通路的信号传导分子。在B细胞的运输、趋化和黏附过程中，需要Btk通过B细胞表面受体的信号传导激活该路径。非临床研究显示，依鲁替尼在体外抑制体内恶性B细胞的增殖和存活以及细胞迁移和基质的粘合性。 **适应证** (1) 用于至少接受过1次预先治疗的MCL患者。 (2) 用于至少接受过1次预先治疗的慢性淋巴细胞白血病（CLL）患者。 (3) 用于治疗患有CLL且*17p*缺失的患者。 (4) 用于治疗患有Waldenström巨球蛋白血症（WM）的患者。 **药物代谢动力学** 1. EMA (1) 吸收。依鲁替尼口服给药后迅速吸收，T_{max}的中位数为1～2小时。在禁食条件下（$n=8$），依鲁替尼的绝对生物利用度为2.9%（90%*CI*：2.1%～3.9%）；随餐服用后其绝对生物利用度提高2倍。不同B细胞肿瘤患者服药后，依鲁替尼的药物代谢动力学特性并没有显著差异。随着给药剂量增加至840mg时，依鲁替尼的暴露量也随之增加。当给药剂量为560mg时，依鲁替尼在患者体内达到稳态后的*AUC*为（953±705）ng·h/ml。与饮食前、饮食后30分钟或者高脂早餐后2小时相比，空腹状态下依鲁替尼的吸收能够达到其暴露量的60%左右。 (2) 分布。依鲁替尼与人血浆蛋白为可逆性结合，血浆蛋白结合率为97.3%，并且在50～1000ng/ml的浓度范围内，血浆蛋白结合率没有浓度依赖性。达到稳态后，依鲁替尼的表观分布容积约为10000L。 (3) 代谢。依鲁替尼主要由CYP3A4代谢，生成的二羟基代谢产物具有抑制Btk的活性，但是这种抑制活性与依鲁替尼相比，减弱了大约15倍。只有少量的依鲁替尼由CYP2D6代谢。因此，CYP2D6不同基因型的患者在服用依鲁替尼时不需要特殊的预警措施。 (4) 排泄。依鲁替尼的表观清除率约为1000L/h，半衰期为4～13小时。健康受试者单次口服^{14}C放射性同位素标记的依鲁替尼后，大约90%的放射性代谢产物在168小时内被清除，大部分（约80%）经粪便排出，约10%由尿液排出。大约1%放射性同位素标记的依鲁替尼以原形形成从粪便中排出，尿液中没有原形药物排出。

续表

药物简介	2. FDA （1）吸收。依鲁替尼口服给药后迅速吸收。T_{max}的中位数为1～2小时。随着给药剂量增加至840mg时，依鲁替尼的暴露量也随之增加。当给药剂量为560mg时，患者体内稳态后的AUC为（953±705）ng·h/ml；给药剂量为420mg时，患者体内稳态的AUC为（680±517）ng·h/ml。与空腹状态下口服相比，与餐同服时依鲁替尼的C_{max}和AUC分别提高了2～4倍和2倍。 （2）分布。依鲁替尼与人血浆蛋白为可逆性结合，体外的血浆蛋白结合率为97.3%，并且在50～1000ng/ml的浓度范围内，血浆蛋白结合率没有浓度依赖性。达到稳态后，依鲁替尼的分布容量为683L，表观分布容积约为10000L。 （3）代谢。代谢是依鲁替尼的主要消除途径。依鲁替尼主要由CYP3A4代谢，生成多种代谢产物；少量由CYP2D6代谢。依鲁替尼的活性代谢产物为PCI-45227，是一种二羟基代谢产物并且具有抑制Btk的活性，但是这种抑制活性与依鲁替尼相比减弱了大约15倍。稳态时，PCI-45227与依鲁替尼原形药的平均代谢比例为1∶2.8。 （4）清除。依鲁替尼在空腹和饮食状态下的清除率分别为62L/h和76L/h。由于存在首过消除作用，依鲁替尼的口服表观清除率在空腹与饮食状态下分别为2000L/h和1000L/h。依鲁替尼的半衰期为4～6小时。 3. HCSC （1）吸收。依鲁替尼口服后吸收迅速，T_{max}的中位数为1～2小时。依鲁替尼的生物利用度虽然并未考察，但是由于首过消除作用，估计其生物利用度较低。随着给药剂量增加至840mg时，依鲁替尼的暴露量会随着剂量的增加而增加。当给药剂量为420mg时，患者体内依鲁替尼达到稳态后，$AUC_{0\sim24h}$为（732±521）ng·h/ml，C_{max}为（137±118）ng/ml。已观察到依鲁替尼具有较高的受试者间变异。与空腹状态下相比，与餐同服后的依鲁替尼及其二羟基代谢产物的暴露量增加2倍左右。依鲁替尼与餐同服后T_{max}会延迟（从2小时以内延长至4小时）。 （2）分布。依鲁替尼的体外人血浆蛋白结合率为97.3%，并且在50～1000ng/ml的浓度范围内，血浆蛋白结合率没有浓度依赖性。依鲁替尼稳态下的表观分布容积约为10000L。在475ng/ml的浓度下，依鲁替尼的二羟基代谢产物的体外人血浆蛋白结合率约为91%。血浆中未与血浆蛋白结合的依鲁替尼的比例与血浆中的AAG和白蛋白呈反相关。体外实验表明，依鲁替尼可与人血浆白蛋白可逆性的共价结合，并且与AAG的结合程度较弱。 （3）代谢。依鲁替尼主要由CYP3A4代谢，生成的二羟基代谢产物具有抑制Btk的活性，但是这种抑制活性与依鲁替尼相比，减弱了大约15倍。患者口服剂量为420mg时，稳态下二羟基代谢产物的暴露量是依鲁替尼原形药的2.5倍。其他主要的循环代谢产物包括哌啶氧化物进一步氧化形成的羧酸（M25）、哌啶氧化物进一步还原形成的伯醇（M34）和部分苯基羟基化后的共轭硫酸盐（M21）。代谢产物M25和M34对Btk具有微弱的抑制作用，并未观察M21的活性。目前并不清楚以上代谢产物在稳态下的暴露情况。体外研究表明，CYP2D6在依鲁替尼氧化代谢过程中作用较弱。体外酶代动力学研究表明，在依鲁替尼转化为二羟基代谢产物过程中，人重组CYP2D6慢代谢型的代谢率低于野生型。人体物料平衡研究表明，2例CYP2D6慢代谢型与4例快CYP2D6代谢型相比，两种类型都表现出相似的药物代谢动力学特征。 （4）排泄。依鲁替尼的表观清除率约为1000L/h，半衰期为4～6小时。依鲁替尼的二羟基代谢产物的半衰期为6～11小时。连续每天给药后，依鲁替尼原形药与其二羟基代谢产物均可观察到2倍以下的蓄积现象。健康受试者单次口服^{14}C放射性同位素标记的依鲁替尼（口服剂量为140mg）后，大约90%的放射性在168小时内清除，大部分（约80%）通过粪便排出，不到10%由尿液排出。大约1%同位素标记的依鲁替尼以原形药从粪便中排出，尿液中没有依鲁替尼原形药排出，其他途径排出的均为代谢产物

续表

说明书信息摘录

FDA

无。

EMA

（1）中效 CYP3A4 抑制剂与强效 CYP3A4 抑制剂会增加依鲁替尼有效剂量的暴露量。依鲁替尼与中效 CYP3A4 抑制剂合用时，应将给药剂量降低为每天 140mg（1 粒）。与强效 CYP3A4 抑制剂合用时，应将给药剂量降低为每天 140mg（1 粒），或最长停药 7 天。

（2）对任何新发或者恶化到 3 级或 3 级以上非血液学毒性，3 级或 3 级以上中性粒细胞减少并伴有感染或发热，或 4 级血液学毒性，应中断依鲁替尼治疗。一旦毒性症状缓解至 1 级或基线（恢复），可按照起始剂量重新应用依鲁替尼治疗。如果再次发生毒性反应，则将剂量减低 140mg，需要时可再次将剂量减低 140mg，如果两次减少剂量后这些毒性反应仍然持续或再次发生，则终止依鲁替尼治疗。

下面是对上述剂量调整的推荐。

毒性发生	MCL 患者恢复后剂量调整	CLL 和 WM 患者恢复后剂量调整
首次发生	560mg/d，重新开始	420mg/d，重新开始
第二次发生	420mg/d，重新开始	280mg/d，重新开始
第三次发生	280mg/d，重新开始	140mg/d，重新开始
第四次发生	停止使用	停止使用

PMDA

无。

HCSC

无

遗传因素

依鲁替尼可用于多种癌症的治疗，可作为 *17p* 缺失或 *TP53* 突变的 CLL 患者的一线治疗方案

药物因素

（1）依鲁替尼主要在肝脏经 CYP3A 代谢，应避免本品与强效 CYP3A 抑制剂及中效 CYP3A 抑制剂合用。如治疗需要，需考虑选择对 CYP3A 抑制作用较小的替代药物。如必须将本品与强效 CYP3A 抑制剂及中效 CYP3A 抑制剂合用时，应密切监测本品毒性反应。另外，本品可能抑制肠道 CYP3A4 活性，有增加经肠道 CYP3A4 代谢药物的体内暴露的风险。

（2）需长期使用强效 CYP3A 抑制剂（如利托那韦、茚地那韦、奈非那韦、沙奎那韦、博赛泼维、特拉匹韦、奈法唑酮等）者，不推荐同时使用本品。对于 7 天以内短期使用强效 CYP3A 抑制剂（如抗真菌药和抗生素）者，在强效 CYP3A 抑制剂使用期间，应考虑暂停使用本品。

（3）使用本品期间，若必须使用中效 CYP3A 抑制剂（如氟康唑、地瑞那韦、红霉素、地尔硫䓬、阿扎那韦、阿瑞匹坦、安普那韦、克唑替尼、伊马替尼、维拉帕米、环丙沙星等）者，则应将本品剂量减至每天 140mg。

（4）本品与弱效 CYP3A 抑制剂合用时，尚无剂量调整方案，但应密切监测药物毒性反应。

（5）使用本品期间，应避免合用强效 CYP3A 诱导剂（如卡马西平、利福平、苯妥英、贯叶连翘及其提取物等），如治疗需要，需考虑选择对 CYP3A 诱导作用较小的替代药物，并密切监测本品治疗有效性的相关指标。

（6）未经临床研究证实的体外研究显示，本品为 P-gp 和 BCRP 的抑制剂。本品与 P-gp 底物（如阿利吉仑、地高辛、非索非那定等）或 BCRP 底物（如甲氨蝶呤、拓扑替康、伊马替尼等）合用时，由于本品对肠道 P-gp 或 BCRP 的抑制作用，可能会影响 P-gp 底物或 BCRP 底物的吸收。为避免潜在的胃肠道相互作用，窄治疗窗的 P-gp 底物或 BCRP 底物应与本品间隔至少 6 小时使用。另外，本品可能影响肝脏 BCRP，进而增加经肝脏 BCRP 外排药物（如瑞舒伐他汀等）的体内暴露。为避免体内暴露增加以及降低严重不良反应的风险，与本品合用时，经肝脏 BCRP 外排药物应考虑减量。

续表

药物因素	（7）华法林或其他维生素 K 拮抗剂不应与本品合用。使用其他抗凝药物或抗血小板药物的患者同时使用本品时，可能增加其出血风险，应谨慎合用
疾病因素	（1）有报道使用本品的患者发生致命的出血事件。本品可能会增加正在接受抗血小板药物或抗凝药物患者的出血风险。根据手术的类型和出血风险，应于手术前和手术后停用本品 3～7 天。 （2）有报道使用本品的患者出现致命和非致命性感染以及出现进行性多灶性白质脑病（PML）。应监测患者是否发生发热和感染，并及时进行评估。 （3）使用本品治疗的患者在治疗中可能出现 3 级或 4 级血细胞减少，包括中性粒细胞减少（范围为 19～29%）、血小板减少（范围为 5%～17%）和贫血（范围为 0～9%）。每月应监测全血细胞计数。 （4）本品治疗中可能出现心房颤动和心房扑动（6%～9%），尤其是存在心脏危险因素（如急性感染和有心房颤动病史）的患者。出现心律失常或新发呼吸困难的患者应进行心电图检查。如果发生了心房颤动，应考虑本品治疗的潜在风险和益处，调整药物剂量或停药。 （5）使用本品治疗可能引发其他原发恶性肿瘤（5%～14%），其中最常见的是非黑色素瘤皮肤癌（4%～11%），另外，非皮肤癌也较常见（1%～3%）。 （6）有报道使用本品治疗中发生肿瘤溶解综合征。 （7）有报道使用本品的患者出现白细胞停滞，循环淋巴细胞数量高（>400000/μL）可使此风险增加。使用本品的患者应进行密切监测，已证实的支持治疗包括水化和（或）细胞减灭术。 （8）WM 患者由于高黏血症，在本品治疗前或治疗中需要进行血浆置换，本品剂量无须调整
生理因素	（1）从动物的研究结果看，使用本品可能会造成胎儿损害。若在备孕期或妊娠期使用本品，应告知患者潜在的胎儿危害。 （2）目前还不清楚本品是否经乳汁排泄。应根据使用本品对母体的重要程度决定终止哺乳或是停药。 （3）儿童使用本品的安全性和有效性尚不明确。 （4）老年患者心脏不良事件（心房颤动和高血压）、感染（肺炎和蜂窝织炎）及胃肠道事件（腹泻和脱水）发生率增加。 （5）患者肌酐清除率>25ml/min 时本品的代谢不发生改变。严重肾功能不全（肌肝清除率<25ml/min）时没有可参考数据。 （6）中、重度肝功能不全患者不建议使用本品。 （7）育龄女性使用本品时建议避孕
其他因素	本品治疗过程中禁止同食葡萄柚和柑橘，因为它们含有中效 CYP3A 抑制剂成分。应避免同时使用补充剂（如鱼油、亚麻籽）和维生素 E 制剂，因为它们可能会增加本品相关的出血风险。与空腹给药相比，和食物同用会增加本品和二氢二醇代谢产物的暴露。本品在进食和未进食时都可使用
剂量调整模型	无

托西莫单抗

<table>
<tr><td rowspan="2">影响因素</td><td>遗传因素：吸收□分布□代谢□排泄□靶点（受体或通路）☑其他：无</td></tr>
<tr><td>非遗传因素：药物因素☑疾病因素☑生理因素☑
其他因素：无</td></tr>
<tr><td>药物简介</td><td>作用机制
本品可与细胞表面的CD20抗原特异性结合。CD20抗原表达于正常的B细胞（前B细胞至成熟B细胞）以及B细胞非霍奇金淋巴瘤。CD20抗原不从细胞表面脱落，与抗体结合后也不会内化消除。本品通过电离辐射诱导表达CD20的淋巴细胞及邻近细胞死亡。本品除了通过电离辐射介导细胞死亡，还有其他可能的机制，包括抗体依赖性细胞毒性、补体依赖性细胞毒性和CD20介导的细胞凋亡。
适应证
用于治疗正在接受或已经接受过利妥昔单抗治疗，而且CD20表达阳性、复发或难治、低度恶性、滤泡或转化的非霍奇金淋巴瘤患者，包括利妥昔单抗难治性的非霍奇金淋巴瘤患者。
药物代谢动力学
FDA
一项关于^{131}I标记的托西莫单抗的药物代谢动力学研究表明，初始剂量为475mg时，放射性标记抗体在脾脏中的含量降低，而其末端半衰期则有所延长。在一项110例非霍奇金淋巴瘤患者的研究中，本品给药后（485mg）的血浆清除率为68.2mg/h（范围：30.2～260.8mg/h）。肿瘤负担较高、脾脏肿大以及骨髓浸润的患者，其药物的分布容积更大、消除更快、末端半衰期更短。本品的全身清除率（采用全身γ射线照相机测定）与血浆清除率具有相同的影响因素。尽管本品的药物代谢动力学特征具有个体差异性，但是依据全身清除率调整不同患者的给药剂量，能够为患者提供稳定的放射治疗疗效。另外一项纳入980例非霍奇金淋巴瘤患者的研究得出，全身有效半衰期（采用全身γ射线照相机测定）中位数为67小时（范围：28～115小时）。^{131}I标记的托西莫单抗在尿液中衰减并排出。给药后第5天，全身消除约为注射剂量的67%。98%的药物通过尿液排出</td></tr>
<tr><td>说明书信息摘录</td><td>FDA
无。
EMA
无。
PMDA
无。
HCSC
无</td></tr>
<tr><td>遗传因素</td><td>（1）托西莫单抗为CD20抗原靶向放射治疗抗体。本品为单克隆抗体，特异性结合CD20分子胞外结构域的抗原表位，本品通过电离辐射诱导表达CD20的淋巴细胞及其周围细胞死亡。
（2）本品除了电离辐射介导的细胞死亡外，其他可能的作用机制包括抗体依赖性细胞毒性、补体依赖性细胞毒性和CD20介导的细胞凋亡</td></tr>
<tr><td>药物因素</td><td>目前尚无本品与其他药物相互作用的相关研究</td></tr>
</table>

续表

疾病因素	（1）本品可引起严重的过敏反应。出现过敏反应时立即使用相应的治疗药物。严重过敏反应的迹象和症状包括：输液 48 小时内出现发热、寒战或畏寒、出汗、血压下降、呼吸困难、支气管痉挛、恶心。应立即中断本品输注，并提供适当的医疗和支持护理措施。对出现严重过敏反应的患者应永久性地停止应用本品。 （2）接受本品治疗方案的患者出现了严重的长期的中性粒细胞减少（63%）、血小板减少（53%）和贫血（29%）。最低点为第 4～7 周，血细胞减少的持续时间约为 30 天。由于血细胞减少发作的可变性，应每周监测患者全血细胞计数至第 12 周。该治疗方案不应用于淋巴瘤骨髓受累超过 25%，或血小板计数小于 100×10^9/L，或中性粒细胞计数小于 1.5×10^9/L 的患者。 （3）本品含有 ^{131}I，应按照相关指导方针处理以尽量减少本品治疗过程中的辐射。告知患者本品对家庭接触者、妊娠期女性和儿童辐射暴露的风险及减少这些风险的方法。 （4）使用本品治疗时可能出现骨髓增生异常综合征（MDS）或急性白血病。 （5）本品治疗可能会导致甲状腺功能减退。从给药之前至少 24 小时持续到治疗后 14 天应服用促甲状腺激素类药物。没有完成推荐的甲状腺保护方案的患者发生甲状腺功能减退症的风险可能会增加。治疗前和开始治疗后每年应对甲状腺功能和 TSH 水平进行评估。 （6）本品用于肾损伤患者的安全性尚无可参考临床数据。 （7）近期接受本品治疗的患者不应接种活病毒疫苗
生理因素	（1）尚无妊娠期女性和动物使用本品的试验研究。FDA 妊娠药物等级为 D 级。 （2）由于人的乳汁会分泌免疫球蛋白，因此推断托西莫单抗存在于乳汁中。^{131}I 可通过乳汁排泄，乳汁的药物浓度可能与母体血药浓度相等或者比它更高。因此考虑到哺乳造成的潜在危害，建议根据本品治疗对母体的重要程度决定停止哺乳或者用其他药物替代治疗。 （3）儿童使用本品的安全性和有效性尚未确立。 （4）老年人患者用药的研究数据不足。 （5）处于备孕期的男性和女性在应用本品治疗期间和治疗后 12 个月内应采取有效的避孕措施。现有的研究结果表明，本品治疗方案可能会造成暂时性卵巢或睾丸功能障碍。辐射效应可以持续到治疗后 12 个月。 （6）本品用于妊娠期女性可能引起胎儿危害，包括严重的新生儿甲状腺功能减退症。对于妊娠期使用本品后分娩的婴儿，在分娩时和新生儿期应对其甲状腺功能减退的状态进行评估。处于备孕期的男性和女性在应用本品治疗期间和治疗后 12 个月内应采取有效的避孕措施
其他因素	无
剂量调整模型	无

第二十六章　抗尿路感染药物

萘啶酸

<table>
<tr><td rowspan="2">影响因素</td><td>遗传因素：吸收□分布□代谢□排泄□靶点（受体或通路）☑其他：G6PD</td></tr>
<tr><td>非遗传因素：药物因素☑疾病因素☑生理因素☑
其他因素：日光及人工紫外线</td></tr>
<tr><td>药物简介</td><td>作用机制
萘啶酸通过抑制敏感细菌DNA回旋酶从而阻断细菌DNA复制。
适应证
适用于对其敏感的革兰阴性致病菌所致的尿路感染，如大部分的大肠埃希菌、肠杆菌属、肺炎克雷伯菌、摩根菌属、奇异变形杆菌、普通变形杆菌、雷氏普罗威登斯菌。由于目前大肠埃希菌对其耐药者多见，宜根据药敏结果选用该药。
药物代谢动力学
本品口服后自胃肠道迅速吸收，部分在肝脏中代谢为具抗菌活性的羟化萘啶酸并经肾脏快速排泄。本品以原形及代谢产物形式经尿液排泄。其他代谢产物包括与萘啶酸、羟化萘啶酸结合的葡萄糖醛酸及二羧酸衍生物。羟化萘啶酸占血液中药物生物学活性的30%，占尿液中药物生物学活性的85%。口服本品1g后2小时达到C_{max}（20～50mg/L），半衰期为1～2.5小时。萘啶酸的血浆蛋白结合率为93%，羟化萘啶酸的血浆蛋白结合率为63%。给药后3～4小时最大尿药浓度为150～200mg/L，半衰期约为6小时。本品约4%经粪便排泄，也可从乳汁中排泄。本品可透过胎盘屏障</td></tr>
<tr><td>说明书信息摘录</td><td>FDA
溶血性贫血，分析认为与G6PD的缺乏有关。
EMA
无。
PMDA
无。
HCSC
无</td></tr>
<tr><td>遗传因素</td><td>（1）G6PD缺乏症是最常见的一种遗传性酶缺乏病，俗称“蚕豆病”。20世纪80年代起，通过跨地域大协作模式的研究，总结出了我国此病的流行病学特点：①基因突变频率为0～0.4483，最高的基因突变频率发现于海南一个苗族半隔离群体；②分布呈“南高北低”的趋势，从1993年综合调查的情况看，G6PD缺乏症的患病率和基因突变频率在我国各地民族间差异很大，G6PD缺乏症的高发区依次为广西、云南、广东、海南、四川、香港，同时西南及中南的少数民族发生率也较高，高发区集中在北纬30°以南地区，其发生率和基因突变频率分别为2.59%～24.63%与0.0142～0.1469；③同一民族不同地区的基因突变频率有明显差异，而同一地区不同民族间反而差异不大。
（2）流行病学的调查结果提示，本病按X连锁不完全显性方式遗传。目前已发现的中国人的G6PD基因共有17种突变型，分别是：G1388A、G1376T、C1387T、G1381A、G1360T、C1024T、C1004T、G871A、A835T、A835G、C592T、C519T、T517C、A493G、G487A、G392T和A95G。其中G1388A和G1376T是中华民族特有的和主要的两种基因型</td></tr>
</table>

续表

药物因素	（1）本品与某些抗菌药物（如四环素、氯霉素及呋喃妥因）合用会降低萘啶酸的抗菌活性。 （2）多种维生素，或其他含有铁、锌的制剂及含铝或镁的抗酸药可减少本品的口服吸收，导致尿药浓度减低，不可同时服用，不能避免时，应间隔至少 2 小时。 （3）与美法仑合用时会引起严重的胃肠道反应。 （4）萘啶酸禁用于同时使用ⅠA类（如奎尼丁、普鲁卡因胺）或Ⅲ类（如胺碘酮、索他洛尔）抗心律失常药的患者，慎用于同时使用可改变 QT 间期的药物（如西沙必利、红霉素、抗精神病药、三环类抗抑郁药）的患者。 （5）正在使用美法仑或类似烷化剂的肿瘤患者禁用
疾病因素	（1）肝肾功能不全、癫痫及严重脑动脉硬化患者慎用本品。 （2）有抽搐病史的患者禁用本品。 （3）G6PD 缺乏症患者慎用本品。 （4）卟啉病及有惊厥病史者禁用本品
生理因素	（1）对本品过敏者禁用。 （2）由于本品可导致未成熟动物的关节软骨损害，不宜用于妊娠期女性。 （3）本品可经乳汁分泌，且由于该类药物对新生儿、婴幼儿具有潜在的严重危害，哺乳期女性应避免应用本品或于应用时停止哺乳。 （4）本品禁用于 3 个月以下婴儿，不宜用于 18 岁以下青少年。 （5）老年患者常有肾功能减退，因本品主要经肾排出，需减量应用
其他因素	（1）服用本品时可发生中、重度光敏反应，应避免身体过度暴露于阳光，如发生光敏反应需停药。 （2）本品应与食物同服，适量饮水，不宜同服抗酸药
剂量调整模型	无

呋喃妥因

影响因素	遗传因素：吸收□分布□代谢□排泄□靶点（受体或通路）☑其他：G6PD 缺乏
	非遗传因素：药物因素☑疾病因素☑生理因素☑ 其他因素：饮食
药物简介	**作用机制** 呋喃妥因可抑制细菌中的黄素蛋白转化为活性中间体，从而使细菌核糖体蛋白质和其他生物大分子被灭活或者改变构型。结果使得蛋白质合成的重要过程、有氧能量的代谢、DNA 合成、RNA 合成以及细胞壁的合成均受到抑制。由于其作用位点的多重性，至今未发现呋喃妥因耐药细菌的出现。同时对多个菌体必需的高分子物质造成突变对细菌是致命的。 **适应证** （1）用于对其敏感的大肠埃希菌、肠球菌属、葡萄球菌属以及克雷伯氏菌属、肠杆菌属等细菌所致的急性单纯性下尿路感染。 （2）用于尿路感染的预防。 **药物代谢动力学** 本品微结晶型在小肠内迅速而且完全吸收，大结晶型的吸收较缓慢。与食物同服可增加两种结晶型的生物利用度（可能是因为增加了其在胃液中的溶解）。本品血药浓度较低，尿液中的

续表

药物简介	浓度较高。本品可透过胎盘屏障和血脑屏障。血浆蛋白结合率为60%，消除半衰期为0.3～1小时。肾小球滤过为主要排泄途径，少量从肾小管分泌和重吸收。30%～40%迅速以原形形式经尿液排出，大结晶型的排泄较慢。本品亦可经胆汁排泄，并经透析清除
说明书信息摘录	**FDA** 溶血性贫血：现已发现存在呋喃妥因引起的伯氨喹敏感型药物性溶血性贫血病例。推测发生溶血的原因与该类患者红细胞中缺乏G6PD有关。在10%的黑种人和少数地中海人种的族群中均发现存在G6PD缺乏。溶血是停药的指征，停药后溶血停止。 **EMA** 无。 **PMDA** 无 **HCSC** 与FDA相同
遗传因素	（1）G6PD缺乏症是最常见的一种遗传性酶缺乏病，俗称“蚕豆病”。20世纪80年代起，通过跨地域大协作模式的研究，总结出了我国此病的流行病学特点：①基因突变频率为0～0.4483，最高的基因突变频率发现于海南一个苗族半隔离群体；②分布呈“南高北低”的趋势，从1993年综合调查的情况看，G6PD缺乏症的患病率和基因突变频率在我国各地民族间差异很大，G6PD缺乏症的高发区依次为广西、云南、广东、海南、四川、香港，同时西南及中南的少数民族发生率也较高，高发区集中在北纬30°以南地区，其发生率和基因突变频率分别为2.59%～24.63%与0.0142～0.1469；③同一民族不同地区的基因突变频率有明显差异，而同一地区不同民族间反而差异不大。 （2）流行病学的调查结果提示，本病按X连锁不完全显性方式遗传。目前已发现的中国人的G6PD基因共有17种突变型，分别是：*G1388A*、*G1376T*、*C1387T*、*G1381A*、*G1360T*、*C1024T*、*C1004T*、*G871A*、*A835T*、*A835G*、*C592T*、*C519T*、*T517C*、*A493G*、*G487A*、*G392T*和*A95G*。其中*G1388A*和*G1376T*是中华民族特有的和主要的两种基因型
药物因素	（1）可导致溶血的药物与呋喃妥因合用时，有增加溶血反应的可能。 （2）与肝毒性药物合用有增加肝毒性的可能；与神经毒性药物合用，有增加神经毒性的可能。 （3）丙磺舒和磺唑酮均可抑制呋喃妥因的肾小管分泌，导致本品的血药浓度增高和（或）消除半衰期延长，而尿药浓度则降低，疗效亦减弱，合用时应调整丙磺舒等的剂量。 （4）呋喃妥因与含有三硅酸镁的抗酸药同时服用，两者的吸收速度和程度均有所降低，其作用机制可能是因为呋喃妥因被吸附到三硅酸镁的表面。 （5）呋喃妥因不宜与可导致肾损伤的药物联合应用
疾病因素	（1）呋喃妥因禁用于无尿、少尿或者重度肾损伤（肌酐清除率小于60ml/min或者血清肌酐显著升高）的患者。 （2）G6PD缺乏症、周围神经病变、肺部疾病患者慎用本品。 （3）有呋喃妥因导致的胆汁淤积性黄疸、肝功能紊乱病史的患者禁用
生理因素	（1）新生儿、肾功能减退及对呋喃类药物过敏者禁用。 （2）妊娠晚期孕妇不宜应用，足月孕妇禁用，以免胎儿发生溶血性贫血。 （3）少量呋喃妥因可经乳汁排出，诱发乳儿溶血性贫血，尤其是G6PD缺乏者，服用本品应停止哺乳。 （4）老年患者应慎用，并宜根据肾功能调整给药剂量
其他因素	食物及延缓胃排空的药物可增加呋喃妥因的吸收
剂量调整模型	无

诺氟沙星

<table>
<tr><td rowspan="2">影响因素</td><td>遗传因素：吸收□分布□代谢□排泄□靶点（受体或通路）☑其他：G6PD缺乏</td></tr>
<tr><td>非遗传因素：药物因素☑疾病因素☑生理因素☑
其他因素：饮食、日光及人工紫外线</td></tr>
<tr><td>药物简介</td><td>作用机制
诺氟沙星为杀菌剂，通过作用于细菌DNA螺旋酶的A亚单位，抑制DNA的合成和复制而导致细菌死亡。在分子水平，诺氟沙星在大肠埃希菌细胞内的作用机制可归为三个途径：①抑制了由DNA回旋酶催化的、ATP依赖性的DNA超螺旋反应；②抑制了超螺旋化DNA的解旋；③促进DNA双链的断裂。
C_6位引入氟原子增强了本品抗革兰阴性菌的活性，C_7位引入哌嗪基使本品获得了抗铜绿假单胞菌的活性。
适应证
适用于敏感菌所致的尿路感染、淋病、前列腺炎、肠道感染和伤寒及其他沙门菌感染。
（1）尿路感染。①以下致病菌所致的单纯性尿路感染（包括膀胱炎）：粪肠球菌、大肠埃希菌、肺炎克雷伯菌、奇异变形杆菌、铜绿假单胞菌、表皮葡萄球菌、腐生葡萄球菌、产气肠杆菌、阴沟肠杆菌、普通变形杆菌、金黄色葡萄球菌及无乳链球菌。②以下致病菌所致的复杂性尿路感染：粪肠球菌、大肠埃希菌、肺炎克雷伯菌、奇异变形杆菌、铜绿假单胞菌及粘质沙雷菌。
（2）性传播疾病。淋病奈瑟菌所致的尿道、宫颈淋病。
（3）前列腺炎。大肠埃希菌所致的前列腺炎。
药物代谢动力学
（1）空腹时口服吸收迅速但不完全，占给药量的30%～40%；广泛分布于各组织、体液中，如肝、肾、肺、前列腺、睾丸、子宫及胆汁、痰液、水疱液、血液、尿液等，但未见于中枢神经系统。本品血浆蛋白结合率为10%～15%，消除半衰期为3～4小时，肾功能减退时可延长至6～9小时。单次口服本品0.4g和0.8g，经1～2小时达到C_{max}，C_{max}分别为1.4～1.6mg/L和2.5mg/L。服用2天内达到稳态血药浓度。肾脏（肾小球滤过和肾小管分泌）和肝胆系统为主要的排泄途径，26%～32%以原形形式从尿液中排出，约10%以代谢产物形式自尿液中排出，自胆汁和（或）粪便排出占28%～30%。食物、乳制品可减少诺氟沙星的吸收。
（2）正常的老年患者（65～75岁，常伴有肾功能轻微减退）服用诺氟沙星后，药物消除速率较为缓慢。单剂量口服400mg诺氟沙星，平均AUC和C_{max}分别为9.8μg·h/ml、2.02μg/ml，略高于年轻患者的6.4μg·h/ml和1.5μg/ml。药物吸收未见不同，不过老年患者的有效血消除半衰期为4个小时。
（3）肌酐清除率大于30ml/(min·1.73m^2)的患者体内诺氟沙星的清除率与健康人近似。肌酐清除率小于30ml/(min·1.73m^2)时，诺氟沙星的肾脏排泄量下降，使得血有效消除半衰期延长至6.5小时，使用时需要调整剂量。不过肾功能减退并未影响药物吸收。
（4）诺氟沙星在体内的消除过程可分为代谢消除、胆汁排泄和肾脏排泄。单剂量口服400mg诺氟沙星后的第12、24、48小时，排泄物中药物抗菌活性成分分别为278μg/g、773μg/g和82μg/g。肾脏排泄速度较快（大约275ml/min），排泄方式包括肾小球滤过和肾小管分泌。服药后24小时内，26%～32%的诺氟沙星以原形形式出现在尿液中，另有5%～8%的活性代谢产物（抗菌效价较原形药降低）也存在于尿液中，另有30%的药物存在于粪便中。在平均肌酐清除率为91ml/(min·1.73m^2)的老年受试者体内，大约22%的药物存在于尿液中，平均肾脏清除率为154ml/min。</td></tr>
</table>

续表

药物简介	（5）单剂量口服400mg诺氟沙星2～3小时后，尿药浓度通常在200μg/ml以上。健康受试者服用400mg诺氟沙星后，平均尿药浓度大于30μg/ml的时间至少为12个小时。尿液的pH会影响诺氟沙星的溶解度，pH=7.5时，溶解度最低，当pH高于或低于7.5溶解度均升高。诺氟沙星的血浆蛋白结合率为10%～15%
说明书信息摘录	**FDA** 溶血反应：G6PD缺乏症患者（或潜在患者）服用喹诺酮类药物（包括诺氟沙星），极个别会发生溶血反应。 **EMA** 无。 **PMDA** 无。 **HCSC** 无
遗传因素	（1）G6PD缺乏症是最常见的一种遗传性酶缺乏病，俗称“蚕豆病”。20世纪80年代起，通过跨地域大协作模式的研究，总结了我国此病的流行病学特点：①基因突变频率为0～0.4483，最高的基因突变频率发现于海南一个苗族半隔离群体；②分布呈“南高北低”的趋势，从1993年综合调查的情况看，G6PD缺乏症的患病率和基因突变频率在我国各地民族间差异很大，G6PD缺乏症的高发区依次为广西、云南、广东、海南、四川、香港，同时西南及中南的少数民族发生率也较高，高发区集中在北纬30°以南地区，其发生率和基因突变频率分别为2.59%～24.63%与0.0142～0.1469；③同一民族不同地区的基因突变频率有明显差异，而同一地区不同民族间反而差异不大。 （2）流行病学的调查结果提示，本病按X连锁不完全显性方式遗传。目前已发现的中国人的G6PD基因共有17种突变型，分别是：*G1388A*、*G1376T*、*C1387T*、*G1381A*、*G1360T*、*C1024T*、*C1004T*、*G871A*、*A835T*、*A835G*、*C592T*、*C519T*、*T517C*、*A493G*、*G487A*、*G392T*和*A95G*。其中*G1388A*和*G1376T*是中华民族特有的和主要的两种基因型
药物因素	（1）尿碱化剂可减少本品在尿中的溶解度，导致结晶尿和肾毒性。 （2）丙磺舒可减少本品自肾小管的分泌（约减少50%），合用时可因本品血浓度增高而增加毒性。 （3）本品与呋喃妥因有拮抗作用，不推荐联合应用。 （4）多种维生素，或其他含有铁、锌的制剂及含铝或镁的抗酸药可减少本品的吸收，避免合用，不能避免时可在本品服药前2小时，或服药后6小时服用。 （5）去羟肌苷可减少本品的口服吸收，因其制剂中含铝及镁，可与氟喹诺酮类药物螯合，故不宜合用。 （6）非甾体抗炎药与喹诺酮类药物合用，可能会增加患者中枢神经系统疾病及抽搐发作的风险，需慎用。 （7）同时使用氟喹诺酮类药物和皮质激素类药物的老年患者，发生肌腱炎或肌腱断裂的风险会更高。 （8）已经应用可延长QT间期的药物（如ⅠA或Ⅲ类抗心律失常药）或存在尖端扭转型心律失常危险因素（QT间期延长、低血钾等）的老年患者，慎用诺氟沙星
疾病因素	（1）肾功能减退者，需根据肾功能调整给药剂量。 （2）喹诺酮类药物可致重症肌无力症状加重而危及生命。重症肌无力患者应用喹诺酮类药物应特别谨慎。 （3）重度肝功能减退时（如肝硬化腹水），可减少药物清除、血药浓度增加，肝肾功能均减退者尤为明显，均需权衡利弊后应用，并调整剂量。

续表

疾病因素	（4）原有中枢神经系统疾病患者（如有癫痫及癫痫病史者）均应禁用，有指征时需仔细权衡利弊后应用。 （5）有肌腱炎、肌腱断裂病史者禁用本品
生理因素	（1）对本品及氟喹诺酮类药过敏的患者禁用。 （2）本品不宜用于妊娠期女性。 （3）哺乳期女性应避免应用本品或于应用时停止哺乳。 （4）本品不宜用于18岁以下小儿及青少年。 （5）老年患者常有肾功能减退，因本品部分经肾脏排出，因此需减量应用
其他因素	（1）应用氟喹诺酮类药物可发生中、重度光敏反应。应用本品时应避免身体过度暴露于阳光，如发生光敏反应需停药。 （2）食物、乳制品可减少诺氟沙星的吸收
剂量调整模型	无

复方磺胺甲噁唑

影响因素	遗传因素：吸收□分布□代谢□排泄□靶点（受体或通路）☑其他：G6PD缺乏
	非遗传因素：药物因素☑疾病因素☑生理因素☑ 其他因素：饮食
药物简介	**作用机制** 磺胺甲噁唑（SMZ）通过与对氨基苯甲酸（PABA）竞争二氢蝶酸合成酶，从而阻止细菌二氢叶酸的合成，干扰叶酸合成的第一步；甲氧苄啶（TMP）作用于叶酸合成的第二步，选择性抑制二氢叶酸还原酶的作用，阻断二氢叶酸转化为四氢叶酸。两者通过双重阻断机制，协同阻断了细菌核酸和蛋白质合成的重要过程，从而发挥抗菌作用。 **适应证** 由于许多临床常见病原菌对复方磺胺甲噁唑常呈现耐药，故治疗细菌感染需参考药敏试验结果，本品的主要适应证为敏感菌株所致的下列感染。 （1）大肠埃希菌、克雷伯菌属、肠杆菌属、奇异变形杆菌、普通变形杆菌和摩根菌属敏感菌株所致的尿路感染。 （2）肺炎链球菌或流感嗜血杆菌所致2岁以上小儿急性中耳炎。 （3）肺炎链球菌或流感嗜血杆菌所致成人慢性支气管炎急性发作。 （4）福氏志贺菌或宋氏志贺菌敏感菌株所致的肠道感染。 （5）卡氏肺孢子虫肺炎。 （6）HIV成人感染者，其CD4淋巴细胞计数≤2×10^{8}/L或少于总淋巴细胞数的20%。 （7）肠产毒性大肠埃希菌（ETEC）所致旅游者腹泻。 **药物代谢动力学** （1）口服给药后本品中的SMZ和TMP自胃肠道吸收完全，均可吸收给药量的90%以上，服药后1～4小时达到C_{max}。给予TMP 160mg，SMZ 800mg，一日服用2次，3日后达稳态血药浓度，TMP为1.72mg/L，SMZ的血浆游离浓度及总浓度分别为57.4mg/L和68.0mg/L。SMZ及TMP均主要自肾小球滤过和肾小管分泌，尿药浓度明显高于血药浓度。单剂量口服给药后0～72小时内自尿中排出SMZ总量的84.5%，其中30%为包括代谢产物在内的游离磺胺；TMP以游离形式排出66.8%。其余以N_4-乙酰基化代谢产物形式排泄，40%～50%的TMP在24小时内以原形形式通过尿液排泄，约10%的药物以代谢产物（无活性或活性很弱）形式排泄，

续表

药物简介	部分 TMP 会分泌至胆汁中，但几乎完全被重吸收，几乎不通过粪便排泄。SMZ 和 TMP 的排泄过程互不影响。SMZ 和 TMP 的血消除半衰期分别为 10 小时和 8～10 小时，肾功能减退者，半衰期延长，需调整剂量。吸收后二者均可广泛分布至全身组织和体液（痰液、中耳液、阴道分泌物）中，并可透过血脑屏障达治疗浓度。本品也可穿过胎盘屏障进入胎儿血循环并可分泌至乳汁中。 （2）SMZ 和 TMP 在血液中均以游离、蛋白结合及代谢产物三种形式存在。SMZ 还以结合物形式存在。SMZ 在人体内至少有 5 种代谢产物：N_4-乙酰基化代谢产物、N_4-羟基化代谢产物、5-羟甲基化代谢产物、N_4-乙酰基-5-羟甲基化代谢产物和 *N*-葡萄糖醛酸结合代谢产物。其中，N_4-羟基化代谢产物通过 CYP2C9 代谢。 （3）TMP 在体外至少有 11 种代谢产物，其中 5 种是谷胱甘肽结合物，6 种是氧化产物，代谢产物的主要形式是 1，3 位的氧化和 2，4 位的羟基化衍生物。 （4）游离状态的 SMZ 和 TMP 被认为是有效活性成分。 （5）体外研究结果表明，TMP 是 P-gp、OCT1 及 OCT2 的底物，而 SMZ 不是 P-gp 的底物。 （6）约 70%的 SMZ 和 44%的 TMP 与血浆蛋白结合。SMZ 可略微降低 TMP 的血浆蛋白结合率，而 TMP 对 SMZ 的血浆蛋白结合率无影响
说明书信息摘录	**FDA** 溶血反应：G6PD 缺乏者服用后可能会发生溶血反应，反应呈剂量依赖性。 **EMA** 无。 **PMDA** 无。 **HCSC** （1）溶血反应与 FDA 相同。 （2）高胆红素血症。SMZ 使新生儿发生高胆红素血症风险增高，特别是早产儿以及 G6PD 缺乏的新生儿
遗传因素	（1）G6PD 缺乏症是最常见的一种遗传性酶缺乏病，俗称“蚕豆病”。20 世纪 80 年代起，通过跨地域大协作模式的研究，总结了我国此病的流行病学特点：①基因突变频率为 0～0.4483，最高的基因突变频率发现于海南一个苗族半隔离群体；②分布呈“南高北低”的趋势，从 1993 年综合调查的情况看，G6PD 缺乏症的患病率和基因突变频率在我国各地民族间差异很大，G6PD 缺乏症的高发区依次为广西、云南、广东、海南、四川、香港，同时西南及中南的少数民族发生率也较高，高发区集中在北纬 30°以南地区，其发生率和基因突变频率分别为 2.59%～24.63%与 0.0142～0.1469；③同一民族不同地区的基因突变频率有明显差别，而同一地区不同民族间反而差异不大。 （2）流行病学的调查结果提示，本病按 X 连锁不完全显性方式遗传。目前已发现的中国人的 G6PD 基因共有 17 种突变型，分别是：*G1388A*、*G1376T*、*C1387T*、*G1381A*、*G1360T*、*C1024T*、*C1004T*、*G871A*、*A835T*、*A835G*、*C592T*、*C519T*、*T517C*、*A493G*、*G487A*、*G392T* 和 *A95G*。其中 *G1388A* 和 *G1376T* 是中华民族特有的和主要的两种基因型
药物因素	（1）合用尿碱化药可增加本品在碱性尿中的溶解度，使排泄增加。 （2）不能与 PABA 合用，PABA 可代替本品被细菌摄取，两者相互拮抗。 （3）与致光敏反应药物合用时，可能使光敏反应加重。 （4）磺吡酮与本品合用时可减少本品自肾小管的分泌，导致血药浓度持久升高而容易产生毒性反应，因此二者合用时可能需要调整本品的剂量。当磺吡酮疗程较长时，应对本品的血药浓度进行监测，及时调整剂量，保证安全用药。

续表

药物因素	(5) 利福平与本品合用时，可明显使本品中的 TMP 清除增加和血消除半衰期缩短。 (6) 不宜与抗肿瘤药、2，4-二氨基嘧啶类药物合用。也不宜与其他叶酸拮抗药合用，因为有产生骨髓再生不良或巨幼细胞贫血的可能。 (7) 与利尿药合用（尤其是噻嗪类利尿药），可增加血小板减少与紫癜的发生率。 (8) 吲哚美辛可能会升高 SMZ 的血药浓度。 (9) 偶见本品与乙胺嘧啶合用导致巨幼细胞贫血。 (10) 某些情况下，齐夫多定可能增加本品的血液性不良反应的风险。 (11) 可导致高钾血症的药物不宜与本品合用
疾病因素	(1) 由于本品阻止叶酸的代谢，加重巨幼细胞贫血，所以该病患者禁用本品。 (2) 肝损伤患者应避免应用，重度肝肾损伤者禁用本品。 (3) 下列情况应慎用：G6PD 缺乏症、卟啉病、叶酸缺乏性血液系统疾病、脱水、艾滋病、休克。 (4) 高钾血症或低钠血症患者慎用本品。 (5) 有磺胺类药物及 TMP 引起的药物免疫性血小板减少病史者禁用本品
生理因素	(1) 对 SMZ 和 TMP 过敏者禁用。 (2) 妊娠期女性及哺乳期女性禁用本品。 (3) 小于 2 个月的婴儿禁用本品。 (4) 肾功能减退患者不宜应用本品。 (5) 对呋塞米、砜类、噻嗪类利尿药、磺脲类、碳酸酐酶抑制药呈现过敏的患者，对磺胺药亦可过敏。 (6) 老年患者慎用
其他因素	服用本品的同时，注意不要食用富含钾的食物
剂量调整模型	无

第二十七章　尿素紊乱治疗药物

别嘌醇

影响因素	遗传因素：吸收□分布□代谢□排泄□靶点（受体或通路）□其他：无 非遗传因素：药物因素☑疾病因素☑生理因素☑ 其他因素：无
药物简介	**作用机制** 别嘌醇为次黄嘌呤氧化酶抑制剂，能够减少尿酸合成并降低血中尿酸浓度，可被体内黄嘌呤氧化酶催化为别黄嘌呤，由于黄嘌呤氧化酶对别黄嘌呤的亲和力比对黄嘌呤和次黄嘌呤大，黄嘌呤与别嘌醇对黄嘌呤氧化酶有抑制作用，因而使黄嘌呤和次黄嘌呤不能通过该酶催化而转化为尿酸，使血中尿酸的浓度降低，而黄嘌呤及次黄嘌呤在体内的浓度及尿中的排泄量增加。因它们的溶解度比尿酸大，故在泌尿道中不易析出，易于被肾清除。尿酸在血浆中浓度降低至其溶解度以下，这不仅可避免尿酸结石的沉积，还有助于结石的重新溶解。 **适应证** （1）痛风。 （2）原发性和继发性高尿酸血症，尤其是尿酸生成过多而引起的高尿酸血症。 （3）痛风石。 （4）尿酸性肾结石和（或）尿酸性肾病。 （5）肾功能不全的高尿酸血症。 **药物代谢动力学** 本品口服后80%～90%在胃肠道内吸收完全，2～6小时可达到C_{max}。本品在肝脏内代谢为有活性的氧嘌呤醇，两者都不能和血浆蛋白结合。本品的半衰期为14～28小时，本品与氧嘌呤醇均由肾脏排出。本品与促尿酸排泄药合用可促进氧嘌呤醇的排泄，但肾功能不全时其排出量减少。本品口服后24小时血尿酸浓度就开始下降，在2～4周时下降最为明显
说明书信息摘录	**FDA** 无。 **EMA** 无。 **PMDA** 无。 **HCSC** 无
遗传因素	*HLA-B*5801*携带者使用本品后发生Stevens-Johnson综合征和中毒性表皮坏死松解症的风险增加，建议患者在首次服用本品前进行基因检测，*HLA-B*5801*携带者不宜使用本品
药物因素	（1）酒精、氯噻酮、依他尼酸、呋塞米、美托拉宗、吡嗪酰胺或噻嗪类利尿药均可增加血液中尿酸含量。用于控制痛风和高尿酸血症时，应调整本品剂量。高血压或肾功能下降的患者合用本品与噻嗪类利尿药时，有发生肾衰竭及过敏的报道。 （2）本品与氨苄西林合用时，皮疹的发生率增高，尤其是高尿酸血症患者。 （3）本品与抗凝药如双香豆素、茚二酮衍生物等合用时，抗凝药的药效可增强，应注意调整剂量。

续表

药物因素	（4）本品与硫唑嘌呤或巯嘌呤合用时，后者的用量一般要减少1/4～1/3。 （5）本品与环磷酰胺合用时，对骨髓的抑制可更明显。 （6）本品与尿酸化药合用时，肾结石形成的风险增加。 （7）别嘌醇与卡托普利等血管紧张素转换酶抑制剂药物合用于肾衰竭患者时要谨慎
疾病因素	无
生理因素	（1）妊娠期女性及哺乳期女性禁用本品。 （2）儿童用药剂量应酌情调整。 （3）老年人慎用本品
其他因素	无
剂量调整模型	无

卡谷氨酸

影响因素	遗传因素：吸收□分布□代谢☑排泄□靶点（受体或通路）□其他：无
	非遗传因素：药物因素□疾病因素□生理因素□ 其他因素：饮食
药物简介	**作用机制** 卡谷氨酸是*N*-乙酰谷氨酸的结构类似物，是肝脏线粒体氨甲酰磷酸合成酶1的一种天然存在的活化剂。氨甲酰磷酸合成酶1是尿素循环的第一种酶，是将氨转换为尿素的第一种酶。卡谷氨酸已被证明可在体外激活肝脏的氨甲酰磷酸合成酶。*N*-乙酰谷氨酸作为*N*-乙酰谷氨酸合成酶的产物，是一种线粒体酶，当某些患者存在*N*-乙酰谷氨酸合成酶缺乏时，卡谷氨酸可作为*N*-乙酰谷氨酸的替代物来激活氨甲酰磷酸合成酶1。尽管与*N*-乙酰谷氨酸相比，卡谷氨酸激活的氨甲酰磷酸合成酶亲和力较低，但卡谷氨酸已被证明可在体内激活氨甲酰磷酸合成酶，且在防治大鼠氨中毒方面比*N*-乙酰谷氨酸更有效。这是因为：①与*N*-乙酰谷氨酸相比，卡谷氨酸更容易渗透入线粒体膜；②与*N*-乙酰谷氨酸相比，卡谷氨酸对于细胞质中酰化氨基酸水解酶的水解作用更具有抵抗性。 **适应证** （1）由于*N*-乙酰谷氨酸合成酶不足引起的高氨血症。 （2）由于异戊酸血症引发的高氨血症。 （3）由于甲基丙二酸血症引发的高氨血症。 （4）由于丙酸血症引起的高氨血症。 **药物代谢动力学** 卡谷氨酸的中位T_{max}为3小时（2～4小时）。每日初始剂量为100～250mg/kg，其后调整本品剂量以保持氨的正常血浆水平。 一定比例的卡谷氨酸可由肠道菌群代谢，卡谷氨酸代谢的最终产物可能为二氧化碳，可以通过肺部消除；卡谷氨酸的生物利用度为30%，平均末端半衰期为5.6小时（4.3～9.5小时）。 本品平均表观总清除率为5.7L/min（3.0～9.7L/min），平均肾清除率为290ml/min（204～445ml/min），平均24小时尿排泄量占剂量的4.5%（3.5%～7.5%）；按照每千克体重100mg的剂量进行单一放射性口服给药，9%的给药剂量经尿液排泄，高达60%的给药剂量经粪便排泄。 本品的平均表观分布容积为2657L（1616～5797L）

续表

说明书信息摘录	**FDA** 基于体外研究结果，卡谷氨酸不是 CYP1A1/2、CYP2B6、CYP2C 和 CYP3A4/5 的诱导剂，也不是 CYP1A2、CYP2A6、CYP2B6、CYP2C8、CYP2C9、CYP2C19、CYP2D6、CYP2E1 和 CYP3A4/5 的抑制剂。 **EMA** 无。 **PMDA** 无。 **HCSC** 无
遗传因素	无
药物因素	无
疾病因素	无
生理因素	无
其他因素	无
剂量调整模型	无

苯乙酸

影响因素	遗传因素：吸收□分布□代谢□排泄□靶点（受体或通路）□其他：无
	非遗传因素：药物因素☑疾病因素□生理因素□ 其他因素：无
药物简介	**作用机制** 以下任意一种酶活性的降低均可引起尿素循环障碍：*N*-乙酰合成酶（NAGS）、氨甲酰磷酸合成酶（CPS）、精氨基琥珀酸合酶（ASS）、鸟氨酸转移酶（OTC）、精氨基琥珀酸裂解酶（ASL）或精氨酸酶（ARG）。 苯乙酸在肝脏和肾脏中进行偶联，通过乙酰化的形式合成苯乙酰谷氨酰胺。苯乙酰谷氨酰胺由肾脏通过肾小球滤过和肾小管分泌排出体外。1mol 苯乙酰谷氨酰胺中氮含量与尿素中的氮含量相等（均包含 2mol）。1mol 苯乙酸与谷氨酰胺缀合时，丢失 2mol 氮。同样，酰基化反应之前，苯甲酸与甘氨酸偶合形成尿酸，迅速经肾脏的肾小球滤过及肾小管分泌排出体外。1mol 尿酸中包含 1mol 的废弃氮元素。因此，1mol 苯甲酸与甘氨酸结合时，丢失 1mol 氮。 **适应证** （1）用于辅助治疗急性高氨血症。 （2）用于辅助治疗尿素循环酶缺陷患者的相关脑病。 **药物代谢动力学** （1）吸收。健康的成年受试者在本品静脉给药后，苯甲酸与苯乙酸均表现为非线性动力学。静脉输注 90 分钟后，苯甲酸浓度为 1、2、3.75、4 和 5.5g/m^2 时，$AUC_{0\sim last}$（非房室模型计算的所有时间点的曲线下面积）分别为 20.3、114.9、564.6、562.8 和 1599.1μg・h/ml。苯甲酸浓度分别为 3.75g/m^2 和 5.5g/m^2 时，总清除率由 5.19L/(h・m^2) 下降到 3.62L/(h・m^2)。 同样，使用初始剂量方案的前提下，苯乙酸表现出非线性动力学特点。苯乙酸浓度为 1、2、3.75、4 和 5.5g/m^2 时，$AUC_{0\sim last}$ 分别为 175.6、713.8、2040.6、2181.6 和 3829.21μg・h/ml。苯乙酸浓度分别为 3.75g/m^2 和 4g/m^2，总清除率由 1.82μg・h/ml 降低至 0.89μg・h/ml。

续表

药物简介	（2）分布。在 90 分钟的启动输注程序后，伴随着一个 24 小时的维持输注过程。输注结束后，可在血浆中检测到苯乙酸（T_{max}为 2 小时，C_{max}为 3.75g/m^2），而苯甲酸的浓度迅速下降（T_{max}为 1.5 小时，C_{max}为 3.75g/m^2），且当浓度为 3.75g/m^2 和 4g/m^2 时，14 小时和 26 小时后无法检测到苯甲酸。 （3）代谢。苯乙酸与苯甲酸的代谢率存在差异。由苯甲酸生成马尿酸盐的速度比由苯乙酸生成苯乙酰谷氨酰胺快，且马尿酸的消除速率似乎也比苯乙酰谷氨酰胺的消除速率更加迅速。 药物代谢动力学的观察结果也曾经被报道过，该报道基于 7 例儿童患者（年龄 3～26 个月）的 12 次高氨血症脑病的发病情况，7 例儿童患者经确诊患有尿素循环障碍疾病，且接受过静脉注射本品的治疗。这些数据显示，苯乙酸和苯甲酸的 T_{max} 与健康成年受试者的 T_{max} 基本一致。 健康成年受试者苯乙酸的血药浓度高于苯甲酸，且消除缓慢。 （4）排泄。已有关于晚期实体瘤成年患者静脉注射苯乙酸的药物代谢动力学特点的报道。按照 150mg/kg 的剂量进行输注，血清中苯乙酸浓度的下降程度与饱和酶动力学相一致。99%的苯乙酸转换为苯乙酰谷氨酰胺后排出体外
说明书信息摘录	**FDA** 无。 **EMA** 无。 **PMDA** 无。 **HCSC** 无
遗传因素	无
药物因素	尚未对本品进行正规的药物相互作用研究。 （1）一些抗生素，如青霉素，可能会与苯乙酰谷氨酰胺和尿酸竞争由肾小管分泌的活性物质，这可能会影响输注药物的整体配伍。 （2）丙磺舒可抑制多种有机化合物的转运，包括对氨基马尿酸的肾脏转运，也可能影响肾脏对苯乙酰谷氨酰胺和苯甲酰氨基已酸钠的转运。 （3）有研究表明，丙戊酸通过抑制 *N*-乙酰谷氨酸和氨基甲酰磷酸合成酶 1 的合成，可诱导高氨血症的发生。因此，对尿素循环障碍的患者给予丙戊酸治疗可能会加重患者本身病情，并与本品产生拮抗作用。 （4）使用糖皮质激素可能会引起蛋白质分解代谢，可能会潜在提高那些形成尿素能力不足的患者的血氨浓度
疾病因素	无
生理因素	无
其他因素	无
剂量调整模型	无

拉布立酶

<table>
<tr><td rowspan="2">影响因素</td><td>遗传因素：吸收□分布□代谢□排泄□靶点（受体或通路）□其他：无</td></tr>
<tr><td>非遗传因素：药物因素☑疾病因素☑生理因素☑
其他因素：无</td></tr>
<tr><td>药物简介</td><td>**作用机制**
人体中，尿酸是嘌呤分解代谢途径的最后一步。拉布立酶为重组尿酸氧化酶，此酶可催化尿素氧化，形成尿囊素，后者的溶解度为尿酸的5～10倍，易于排泄。
适应证
（1）治疗及预防急性高尿酸血症。
（2）儿童和成人白血病。
（3）淋巴瘤。
（4）恶性肿瘤。
药物代谢动力学
1. FDA 本品的药物代谢动力学在儿童及成人白血病患者、淋巴瘤患者或其他恶性血液病患者中均进行了评价。通过对 $AUC_{0\sim24h}$ 和 C_{max} 进行检测，倾向使用的剂量范围为0.15～0.2mg/kg。儿童与成人患者的平均末端半衰期类似，为15.7～22.5小时。本品在儿童患者中的平均分布容积为110～127ml/kg，在成人患者中的平均分布容积为75.8～138ml/kg。按给药方案用药1～5天，可观察本品的最低累积量（小于1.3倍）。拉布立酶的药物代谢动力学特点不受年龄、成年与否、性别、基线肝药酶和肌酐清除率的影响。交叉研究表明，日本人（n=20）与白种人（n=22）相比，按照0.15mg/kg或0.20mg/kg给药后，体重归一化间隔几何平均值大约低40%。
2. EMA
（1）吸收。拉布立酶的应用剂量为每天0.20mg/kg，给药后2～3天达稳态。给药1～5天内可观察到最小累积量（小于1.3倍）。
（2）分布。儿童患者的平均分布容积为110～127ml/kg，成人患者的平均分布容积为75.8～138ml/kg，与生理血管容积类似。
（3）代谢。拉布立酶是一种蛋白质，因此：①不会与蛋白质结合；②预测其代谢降解将遵循其他蛋白质的代谢途径，即水解肽；③不太可能存在药物间相互作用。
（4）消除。拉布立酶的清除率为3.5ml/(h·kg)，儿童与成人患者的平均末端半衰期类似，为15.7～22.5小时。儿童患者全身暴露量较少，成人患者与儿童患者之间存在大约35%的差异。拉布立酶经肾脏消除</td></tr>
<tr><td>说明书信息摘录</td><td>**FDA**
在临床前的体内研究中发现，拉布立酶没有影响CYP1A、CYP2A、CYP2B、CYP2C、CYP2E和CYP3A的活性，这表明其对以上同工酶不具有诱导或抑制作用。临床推荐使用拉布立酶进行治疗时，不必考虑CYP介导的药物与药物的相互作用。
EMA
无。
PMDA
在临床试验中，G6PD缺乏患者在给药后可能发生严重的溶血性贫血。使用本品治疗前，需要进行详细问诊并调查家族史。
HCSC
动物研究中，拉布立酶没有影响CYP1A、CYP2A、CYP2B、CYP2C、CYP2E和CYP3A的活性，提示对以上同工酶不具有诱导或抑制作用</td></tr>
</table>

续表

遗传因素	（1）G6PD 缺乏的患者，禁用拉布立酶，因为过氧化氢是尿酸转化为尿囊素的主要副产物之一。 （2）目前还不清楚细胞色素 b5 还原酶缺乏或具有抗氧化活性的其他酶是否会增加高铁血红蛋白血症和溶血性贫血的风险
药物因素	目前没有针对人类进行相关药物相互作用的研究。 （1）拉布立酶无法在体外代谢别嘌醇、阿糖胞苷、甲泼尼龙、甲氨蝶呤、6-巯基嘌呤、硫鸟嘌呤、依托泊苷、柔红霉素、环磷酰胺或长春新碱。因此，患者体内不具有与这些药物相关的基于代谢的药物相互作用。 （2）在临床前的体内研究中发现，拉布立酶不能影响 CYP1A、CYP2A、CYP2B、CYP2C、CYP2E 和 CYP3A 的活性，这表明其对以上同工酶不具有诱导或抑制作用
疾病因素	（1）过敏反应。拉布立酶可引起严重的过敏反应，包括过敏性休克。如发生严重的过敏反应，应立即并永久终止使用本品。 （2）溶血。G6PD 缺乏的患者禁用拉布立酶，因为过氧化氢是尿酸转化为尿囊素的主要副产物之一。临床研究提示，开始使用拉布立酶的第 2～4 天比较容易发生严重的溶血反应。如发生溶血，患者应立即并永久停用本品。在使用拉布立酶前，应先对患者进行筛查，尤其是针对 G6PD 缺乏症发病率较高的人群（如非洲或地中海血统的患者）。 （3）高铁血红蛋白血症。临床研究提示，接受拉布立酶治疗的患者发生高铁血红蛋白血症的概率小于 1%。如若发现，应立即并永久停用拉布立酶。 （4）干扰尿酸测定。在室温下，拉布立酶可通过酶促反应降解血液样本中的尿酸。血液样本应收集于含有肝素的预冷试管中，并于采血后立即置于冰水浴中保存，且应在 4 小时内测定血液样本
生理因素	（1）没有关于妊娠期女性使用拉布立酶的相关研究。在器官形成期对兔子进行生殖毒性研究，使用剂量为人类推荐使用剂量的 10～100 倍，在所有剂量水平下拉布立酶均可致畸，包括降低胎儿体重、造成大血管畸形等。拉布立酶对妊娠期女性及胎儿具有潜在危险，不推荐使用。 （2）目前尚不清楚拉布立酶是否经乳汁排出体外。因为许多药物均可经乳汁排泄，故哺乳期女性不应使用拉布立酶。 （3）儿童使用拉布立酶的安全性和有效性尚不明确。在 246 例儿童患者（年龄为 1 个月～17 岁）中进行了研究。年龄为 1～6 个月之间的儿童患者数量少，无法确定是否与年长儿童患者之间存在差异。小于 2 岁的儿童患者平均尿酸 $AUC_{0\sim96h}$ 较 2～17 岁的儿童患者高，且达到稳态血尿酸浓度的速度比 2～17 岁的儿童患者慢。 （4）老年患者与年轻患者使用拉布立酶的安全性和有效性无显著差异
其他因素	无
剂量调整模型	无

苯丁酸钠

影响因素	遗传因素：吸收□分布□代谢☑排泄☑靶点（受体或通路）□其他：无
	非遗传因素：药物因素□疾病因素☑生理因素☑ 其他因素：饮食

续表

<table>
<tr><td>药物简介</td><td>
作用机制
苯丁酸钠是一种前体药物，并迅速代谢为苯乙酸。苯丁酸钠通过乙酰化与谷氨酰胺结合，形成苯乙酰谷氨酰胺，具有代谢活性，经肾脏排泄。
适应证
（1）尿素循环障碍。
（2）曾患有肝性脑病的迟发性疾病。
药物代谢动力学
药物代谢动力学研究不在新生儿、婴儿和儿童中进行，一般在健康成人受试者中进行。
（1）吸收。空腹单次口服本品片剂 5g，1 小时内达到 C_{max}，C_{max} 为 218μg/ml；空腹单次服用本品粉末 5g，1 小时内达到 C_{max}，C_{max} 为 195μg/ml。食物对苯丁酸钠吸收的影响尚不清楚。
（2）性质。苯丁酸钠及其代谢产物的整体特点尚不明确。苯丁酸钠可迅速代谢为苯乙酸，并随后代谢为苯乙酰谷氨酰胺。口服本品片剂 5g 后，可在用药 15～30 分钟后分别检测苯丁酸钠和苯乙酸的血药浓度，随后检测苯乙酰谷氨酰胺的血药浓度。
1）苯丁酸钠的药物代谢动力学参数如下：C_{max} 为 218μg/ml，T_{max} 为 1.35 小时，$t_{1/2}$ 为 0.77 小时；苯乙酸的药物代谢动力学参数如下：C_{max} 为 48.5μg/ml，T_{max} 为 3.74 小时，$t_{1/2}$ 为 1.15 小时。
2）口服本品粉末 5g 后，可在给药 15～30 分钟后分别检测苯丁酸钠和苯乙酸的血药浓度，随后检测苯乙酰谷氨酰胺的血药浓度。苯丁酸钠的药物代谢动力学参数如下：C_{max} 为 195μg/ml，T_{max} 为 1.00 小时，$t_{1/2}$ 为 0.76 小时，苯乙酸的药物代谢动力学参数如下：C_{max} 为 45.3μg/ml，T_{max} 为 3.55 小时，$t_{1/2}$ 为 1.29 小时。苯丁酸钠主要经肝脏和肾脏代谢。
（3）排泄。苯乙酰谷氨酰胺作为共轭产物，大部分（80%～100%）经肾脏排出。1g 苯丁酸钠可产生 0.12～0.15g 的苯乙酰谷氨酰胺氮
</td></tr>
<tr><td>说明书信息摘录</td><td>
FDA
苯丁酸钠可以作为由于 CPS、OTC 或 ASL 缺乏所引起的尿素循环障碍患者的辅助治疗及长期管理用药，也可以用于治疗曾患有肝性脑病、目前表现为迟发性疾病（部分酶缺乏，出生后第 1 个月起开始显现）的患者。
伴有 CPS 和 OTC 缺乏的幼儿患者前 4 个月的膳食中，蛋白质摄入量应限制在 1.6g/(kg・d)。如果出现耐受反应，蛋白质摄入量可在此期间调整到 1.9g/(kg・d)。患有琥珀酸合成酶缺乏或迟发性疾病的患者，初始需要接受蛋白质含量为年龄限制下每日最低摄入量的食谱。蛋白质摄入量可以在一定范围内增加，但需要对血浆中谷氨酰胺和其他氨基酸水平进行检测。多种酶缺陷的患者需要避免摄入膳食中的蛋白质。
需要为确诊为精氨酸合成酶缺乏症的患者补充精氨酸，精氨酸（游离碱）的推荐摄入量为 0.4～0.7g/(kg・d) 或 8.8～15.4g/(m^2・d)。
EMA
在摩尔学基础上，苯乙酰谷氨酰胺与脲（各含有 2mol 氮）均为废氮排泄提供了一种替代媒介物。通过对尿素循环障碍的患者进行苯乙酰谷氨酰胺的排泄研究发现，1g 苯丁酸钠可形成 0.12～0.15g 苯乙酰谷氨酰胺氮。苯丁酸钠可以降低尿素循环障碍患者的血氨及谷氨酰胺水平。重要的是，可以尽早诊断尽早治疗，以改善患者的生存质量及临床疗效。
此前，表现为新生儿发病的尿素循环障碍即使使用腹膜透析和必需氨基酸或它们的含氮自由类似物进行治疗，在发病第 1 年内的死亡率仍很高。使用血液透析作为废氮排泄的替代方式（苯丁酸钠、苯甲酸钠和苯乙酸钠），通过控制蛋白质摄入并在某些情况下补充必需氨基酸，可使一些患有高死亡率的急性肝性脑病的新生儿患者出生后（出生后的第一个月）存活率提高到近 80%。新生儿发病的患者出现智力低下的风险较高。
</td></tr>
</table>

续表

说明书信息摘录	妊娠期间被确诊且在肝性脑病发作前未治疗的患者生存率为100%，但同样是这些患者，随后被证实多数伴有认知障碍或其他神经功能障碍。那些曾患有肝性脑病的迟发性疾病患者，通过对其日常膳食中蛋白质的控制及长期使用苯丁酸钠，其成活率达98%。大多数接受IQ测试的患者的智商均处于较低水平或处于弱智临界范围。 确诊为CPS和OTC缺乏的新生儿发病的患者需要补充瓜氨酸或精氨酸，其推荐剂量为0.17g/(kg·d)或3.8g/(m^2·d)。 **PMDA** 无。 **HCSC** 同FDA及EMA
遗传因素	（1）苯丁酸钠可以作为由于CPS、OTC或ASL缺乏而引起尿素循环障碍的患者的辅助治疗及长期管理用药。 （2）OTC是尿素循环所需要的5种酶之一。人类OTC的基因定位于X染色体上，基因组DNA和蛋白已经被测序，蛋白质的X线三维结构也已经发表。OTC为科学家研究输入线粒体并进一步装配成三聚体的酶蛋白提供了一个很好的模型。在临床上，OTC基因突变导致的OTC缺陷在儿科中是一种相对常见且十分严重的遗传代谢性疾病，是引起尿素循环障碍的最常见的遗传病
药物因素	无
疾病因素	（1）不宜用来治疗急性高氨血症。 （2）充血性心力衰竭者禁用。 （3）严重肾功能不全者禁用
生理因素	（1）苯丁酸钠与苯乙酸的药物代谢动力学特点在性别方面具有显著差异，但与苯乙酰谷氨酰胺无关。女性体内苯丁酸钠与苯乙酸的血药浓度比男性高30%～50%。 （2）不推荐新生儿、婴儿、儿童患者使用本品；新生儿发病的尿素循环障碍患者出现智力低下的风险较高。 （3）妊娠期女性及哺乳期女性慎用。 （4）肝功能不全者禁用
其他因素	必须与蛋白质合用，在一些情况下，需要与必需氨基酸合用
剂量调整模型	无

第二十八章　膀胱过度活动症治疗药物

达非那新

<table>
<tr><td rowspan="2">影响因素</td><td>遗传因素：吸收□分布□代谢☑排泄□靶点（受体或通路）□其他：无</td></tr>
<tr><td>非遗传因素：药物因素☑疾病因素☑生理因素☑
其他因素：饮食</td></tr>
<tr><td>药物简介</td><td>作用机制
达非那新是一种竞争性毒蕈碱受体拮抗剂。毒蕈碱 M_3 受体在一些主要由胆碱能介导的功能中起着主要作用，包括收缩膀胱平滑肌和刺激唾液分泌。对人重组毒蕈碱受体亚型的体外研究表明，达非那新对 M_3 受体比其他已知毒蕈碱受体具有更大的亲和力（对 M_3 的亲和力分别是对 M_1、M_2、M_4 和 M_5 的 9、59、59 和 12 倍）。M_3 受体参与人类膀胱和胃肠道平滑肌收缩、唾液分泌以及虹膜括约肌收缩。达非那新的不良反应（如口干、便秘和视觉异常）可通过这些器官上的 M_3 受体介导的作用而发生。
适应证
用于表现为急迫性尿失禁、尿急和尿频症状的膀胱过度活动综合征的治疗。
药物代谢动力学
（1）吸收。健康受试者多次口服达非那新后，约 7 小时后达到 C_{max}，连续给药 6 天后血药浓度达到稳态。
（2）分布。达非那新的血浆蛋白结合率为 98%，主要与 AAG 结合，稳态分布容积约为 163L。
（3）代谢。达非那新口服给药后主要经 CYP2D6 和 CYP3A4 代谢，主要代谢产物无生理活性。
（4）排泄。达非那新 60%经肾脏排出，40%经粪便排出，主要以代谢产物形式排泄，未代谢母体药物仅占 3%，清除率为 32～40L/h，消除半衰期为 13～19 小时</td></tr>
<tr><td>说明书信息摘录</td><td>FDA
本品主要由 CYP2D6 和 CYP3A4 代谢，研究对象（大约 7%的白种人和 2%的非裔美国人）属于 CYP2D6 慢代谢型，CYP2D6 活性正常者称为快代谢型。达非那新在 CYP2D6 慢代谢者中主要通过 CYP3A4 代谢。服用达非那新 15mg，一日 1 次，达非那新稳态时 C_{max} 和 AUC 比值在 CYP2D6 快代谢者和慢代谢者中分别为 1.9 和 1.7。服用 7.5 mg 和 15 mg 达非那新缓释片后，CYP2D6 快代谢和慢代谢者的平均稳态药物代谢动力学参数见下表。</td></tr>
</table>

续表

说明书信息摘录

服用达非那新缓释片 7.5mg 和 15mg 后 CYP2D6 快代谢者和慢代谢者的平均稳态药物代谢动力学参数

	达非那新 7.5 mg（68 例 CYP2D6 快代谢者，5 例 CYP2D6 慢代谢者）					达非那新 15 mg（102 例 CYP2D6 快代谢者，17 例 CYP2D6 慢代谢者）				
	$AUC_{0\sim24h}$ /(ng·h/ml)	C_{max} /(ng/ml)	C_{avg} /(ng/ml)	T_{max} /h	$t_{1/2}$ /h	$AUC_{0\sim24h}$ /(ng·h/ml)	C_{max} /(ng/ml)	C_{avg} /(ng/ml)	T_{max} /h	$t_{1/2}$ /h
CYP2D6 快代谢者	29.24 (15.47)	2.01 (1.04)	1.22 (0.64)	6.49 (4.19)	12.43 (5.64)	88.90 (67.87)	5.76 (4.24)	3.70 (2.83)	7.61 (5.06)	12.05 (12.37)
CYP2D6 慢代谢者	67.56 (13.13)	4.27 (0.98)	2.81 (0.55)	5.20 (1.79)	19.95	157.71 (77.08)	9.99 (5.09)	6.58 (3.22)	6.71 (3.58)	7.40

EMA

达非那新经 CYP3A4 和 CYP2D6 代谢。由于遗传的差异，约 7%的白种人缺乏 CYP2D6 酶，称之为慢代谢型。达非那新在 CYP2D6 慢代谢者中主要经 CYP3A4 代谢。在药物代谢动力学研究中，每天给予慢代谢者 7.5mg 和 15mg 本品，稳态暴露分别高于快代谢者 164%和 99%。对Ⅲ期临床药物代谢动力学试验数据的分析表明，在慢代谢者中平均稳态浓度比快代谢者高出 66%，但这两个群体的药物暴露范围有相当大的重叠。

PMDA

无。

HCSC

少数人缺乏 CYP2D6 酶，称之为慢代谢型。这些慢代谢者中达非那新主要经 CYP3A4 代谢。服用达非那新 15mg，一日 1 次，达非那新稳态时 C_{max} 与 AUC 的比值在 CYP2D6 慢代谢者和快代谢者中分别为 1.9 和 1.7。对Ⅲ期临床药物代谢动力学试验数据的分析表明，CYP2D6 慢代谢者相比快代谢者有更高的稳态暴露比。然而，临床经验证实，CYP2D6 慢代谢者没有特别的剂量要求

遗传因素

（1）CYP2D6 基因多态性的存在可调节酶的含量和活性，从而影响药物治疗的个体反应。CYP2D6*10 预测表型包括快代谢型、中间代谢型和慢代谢型，研究表明，伊朗受试者约有 39.3%（24.3%的纯合子 TT 基因型 CYP2D6*10 为慢代谢型，15%的杂合子 CT 基因型 CYP2D6*10 为中间代谢型）有这个等位基因。因此，药物的危害在人群中比较常见。

（2）CYP2D6*10 等位基因的预测是药物研究和常规治疗所必需的，基因型信息有益于临床医师优化治疗方案，也有利于临床试验前识别药物不良反应的风险人群。

（3）FDA 批准的达非那新药物说明书指出，相比于 CYP2D6 快代谢者，CYP2D6 慢代谢者可能增加达非那新的 C_{max}。但是，说明书没有评论这种浓度增加的临床意义

药物因素

（1）达非那新主要经 CYP2D6 和 CYP3A4 代谢，强效 CYP2D6 抑制剂帕罗西汀可提高达非那新的血药浓度；CYP3A4 抑制剂（酮康唑、伊曲康唑、利托那韦、奈非那韦、克拉霉素、奈法唑酮）可使达非那新代谢减少，每日剂量不应超过 7.5mg。

（2）与 CYP 抑制剂西咪替丁合用，达非那新的 C_{max} 和 AUC 增加。

（3）达非那新为 CYP2D6 和 CYP3A4 抑制剂，与主要经 CYP2D6 代谢且治疗窗较窄的药物（如氟卡尼、硫利达嗪及三环类抗抑郁药）合用时应谨慎。达非那新可使丙米嗪的 C_{max} 和 AUC 增加。

（4）与其他抗胆碱药合用，可能加剧口干、便秘、视力模糊及其他抗胆碱症状。

（5）由于达非那新有降低胃肠道动力的作用，因此，可能影响其他药物的胃肠道吸收。

续表

药物因素	（6）达非那新与其他药物的相互作用。①体外研究表明，达非那新可能抑制 CYP1A2 或 CYP2C9；②达非那新作为 CYP2D6 底物抑制剂，可增加丙米嗪及其活性代谢产物地昔帕明的血药浓度；③达非那新作为 CYP3A4 底物抑制剂，可增加咪达唑仑的血药浓度；④达非那新对含左炔诺孕酮和炔雌醇的复方口服避孕药的药物代谢动力学无影响；⑤在稳定状态，达非那新（30mg/d）与华法林（30mg，单剂量）联合用药，对凝血酶原时间没有显著影响；⑥达非那新（30mg/d）与地高辛（0.25mg）联合用药，导致地高辛暴露增加了 16%
疾病因素	（1）尿潴留、胃潴留及未控制的闭角型青光眼患者禁用本品。 （2）重度肝损伤患者不推荐使用本品。 （3）有明显膀胱尿道阻塞症状的患者使用本品时应谨慎。 （4）达非那新具有抗胆碱作用，可降低胃肠道动力，胃肠道阻塞性疾病患者有胃潴留的可能，使用时应谨慎。严重便秘、溃疡性结肠炎和重症肌无力患者慎用本品。 （5）已控制的闭角型青光眼患者慎用本品
生理因素	（1）老年人用量应适当减少。 （2）低体重患者应适当减少剂量。 （3）对于妊娠期女性，只有确定使用本品时母亲获益超过了对胎儿的潜在风险时方可使用。FDA 妊娠药物分级为 C 级。 （4）哺乳期女性慎用
其他因素	单剂量的达非那新缓释片与食物同服，达非那新的 *AUC* 没有受到影响，而血药浓度增加了 22%，$t_{1/2}$缩短了 3.3 小时。多剂量的达非那新缓释片与食物同服，药物代谢动力学没有变化
剂量调整模型	（1）一项研究开发的群体药物代谢动力学模型描述了达非那新以及从广泛的Ⅰ期和Ⅱ期研究（群体汇总分析）中获得的其羟基化代谢产物的血药浓度。该模型检测了影响达非那新药物代谢动力学的关键因素，如其饱和首过代谢、制剂依赖关系、CYP2D6 多态性和 CYP3A4 抑制剂的影响。所获得的药物代谢动力学参数与唯一已发表的另一篇关于人类达非那新的报告相似。 （2）关于达非那新包括关键协变量关系的模型的建立，首先应构建基本模型，这些关键协变量的选择应基于参与达非那新代谢途径，然后从基本模型开始评估其他协变量的影响。检测的协变量包括年龄、体重、身高、表型状态（代谢率）、血清肌酸酐、白蛋白、胆红素、AST、ALT、碱性磷酸酶、性别、种族、健康受试者/患者状态、CYP2D6 表型、CYP2D6 基因型、酗酒和吸烟习惯、用药期间食物的摄入量、给药和血液取样的时间。用基本模型的参数和协变量建立一个全模型，最后得到最终模型。 （3）达非那新的血药浓度数据与代谢产物应分别建模。达非那新的血浆药物代谢动力学用一级吸收的两室模型描述。中央室清除率（*CL*）取决于 CYP2D6 基因型和酮康唑（KETOCL）代谢的抑制剂，其他结构参数包括中央室分布容积和从中央室到外周室的分布速率常数。该模型分别描述每种制剂的吸收速率常数和半衰期。估算了速释（IR、SOL）和缓释制剂（CR、CRM、CRF）的生物利用度（*F*）。 （4）合用酮康唑（KETOF）或红霉素（ERYF）对 FCR 的影响由下列方程描述： FIR＝FIR，ni FCR＝FCR，ni＋（1-FCR，ni） （5）羟基化代谢产物的模型以达非那新模型为蓝本，被描述为一级吸收的二室模型

非索罗定

影响因素	吸收□分布□代谢☑排泄□靶点（受体或通路）□其他：无 非遗传因素：药物因素☑疾病因素☑生理因素☑ 其他因素：饮食
药物简介	**作用机制** 非索罗定是一种竞争性毒蕈碱受体拮抗剂。口服给药后，非索罗定由非特异性酯酶迅速而广泛地水解为抗毒蕈碱活性代谢产物5-羟甲托特罗定。5-羟甲托特罗定也是酒石酸托特罗定片剂和酒石酸托特罗定缓释胶囊的活性成分之一。非索罗定在膀胱可产生抑制毒蕈碱受体的作用，减弱毒蕈碱受体收缩膀胱平滑肌和刺激唾液分泌的作用。 **适应证** 用于表现为急迫性尿失禁、尿急和尿频症状的膀胱过度活动综合征的治疗。 **药物代谢动力学** （1）吸收。非索罗定口服吸收良好。由于非索罗定通过非特异性酯酶快速而广泛地水解成其活性代谢产物5-羟甲托特罗定，所以在血浆中检测不到原形药物。活性代谢产物的生物利用度为52%。在单剂量或多剂量口服4～28mg的非索罗定后，其活性代谢产物的血药浓度成比例增加，约5小时达到C_{max}，多剂量给药没有积累效应。 （2）分布。活性代谢产物的血浆蛋白结合率低（约50%），主要与白蛋白和AAG结合。活性代谢产物的平均稳态分布容积为169L。 （3）代谢。口服给药后，非索罗定被迅速而广泛地水解成其活性代谢产物。活性代谢产物在肝脏进一步由CYP2D6和CYP3A4代谢为羧基代谢产物、羧基-*N*-脱异丙基代谢产物和*N*-脱异丙基代谢产物，这些代谢产物没有显著的抗毒蕈碱活性。 （4）排泄。非索罗定口服给药后，约70%的给药剂量在尿液中被回收，其中包括活性代谢产物（16%）、羧基代谢产物（34%）、羧基-*N*-脱异丙基代谢产物（18%）和*N*-脱异丙基代谢产物（1%）。在粪便中也有少量活性代谢产物（7%）。静脉给药时，其末端半衰期为4小时。口服给药后其末端半衰期为7小时。 （5）不良反应。常见的副作用包括口干、便秘，其他较少见的副作用包括眼睛干涩、膀胱难以排空
说明书信息摘录	**FDA** 大约7%的白种人和2%的非裔美国人属于CYP2D6慢代谢型。在CYP2D6慢代谢者中，活性代谢产物的平均C_{max}和*AUC*比快代谢者分别增加了1.7倍和2倍。 **EMA** 口服给药后，非索罗定被迅速而广泛地水解为其活性代谢产物。活性代谢产物在肝脏中进一步由CYP2D6和CYP3A4代谢为羧基代谢产物、羧基-*N*-脱异丙基代谢产物与*N*-脱异丙基代谢产物，这些代谢产物无显著的抗毒蕈碱活性。在CYP2D6慢代谢者中，活性代谢产物的平均C_{max}和*AUC*比快代谢者分别高1.7倍和2倍。 与CYP3A4抑制剂酮康唑合用，非索罗定活性代谢产物的平均C_{max}和*AUC*在CYP2D6快代谢者中增加了2倍和2.3倍，在CYP2D6慢代谢者中增加了2.1倍和2.5倍。因此，非索罗定与强效CYP3A4抑制剂（如克拉霉素、茚地那韦、阿扎那韦、伊曲康唑、酮康唑、奈法唑酮、奈非那韦、利托那韦、沙奎那韦和泰利霉素）合用时，最大剂量应限制为4mg。 口服非索罗定8mg后，与CYP3A4诱导剂利福平（600mg/d）合用，非索罗定的活性代谢产物的C_{max}和*AUC*分别减少为70%和75%。CYP3A4诱导剂可能降低本品的血药浓度。不推荐CYP3A4诱导剂（如卡马西平、利福平、苯巴比妥、苯妥英钠、贯叶连翘）与本品合用。 目前暂无本品与CYP2D6抑制剂相互作用的临床试验。本品与CYP2D6抑制剂合用可能导致本品的暴露增加，最大剂量应限制为4mg。

续表

说明书信息摘录

PMDA

无。

HCSC

同 FDA

遗传因素

(1) CYP2D6 基因多态性的存在可调节酶的水平和活性，从而影响药物治疗的个体反应。CYP2D6*10 预测表型包括快代谢型、中间代谢型和慢代谢型。大约 7%白种人和 2%非裔美国人是 CYP2D6 慢代谢型，CYP2D6 慢代谢型活性代谢产物的平均 C_{max} 和 AUC 比快代谢型分别增加了 1.7 倍和 2 倍。

(2) 研究表明，伊朗受试者约有 39.3% (24.3%纯合子 TT 基因型 CYP2D6*10 为慢代谢型，15%的杂合子 CT 基因型 CYP2D6*10 为中间代谢型) 有这个等位基因。因此，药物的危害在该人群中比较常见。

(3) CYP2D6*10 等位基因的预测是药物研究和常规治疗所必需的，基因型信息有益于临床医师优化治疗方案，也有利于临床试验前识别药物不良反应的风险人群。

(4) 通过对 CYP2D6 基因的 9 个外显子测序，探索 DNA 单倍型相关的 CYP2D6 表达的分子基础，发现了 CYP2D6 基因的 2 个不同的外显子序列框架，每个都与 CYP2D6 集群特定的 BamHI 定义 DNA 单倍型有关。它们对应 CYP2D6 中 Arg296/Cys296 和 Ser486/Thr486 的氨基酸多态性，在白种人发生频率几乎相等。

(5) 单剂量口服非索罗定缓释胶囊 4mg 和 8mg，在 CYP2D6 快代谢者和慢代谢者中的活性代谢产物的药物代谢动力学参数见下表。

非索罗定单剂量口服后活性代谢产物的药物代谢动力学参数几何均值

参数	非索罗定 4mg		非索罗定 8mg	
	EM (n=16)	PM (n=8)	EM (n=16)	PM (n=8)
C_{max}/(ng/ml)	1.89 (43%)	3.45 (54%)	3.98 (28%)	6.90 (39%)
$AUC_{0\sim t}$/(ng·h/ml)	21.2 (38%)	40.5 (31%)	45.3 (32%)	88.7 (36%)
T_{max}/h	5 (2～6)	5 (5～6)	5 (3～6)	5 (5～6)
$t_{1/2}$/h	7.31 (27%)	7.31 (30%)	8.59 (41%)	7.66 (21%)

注：EM=CYP2D6 快代谢型；PM=CYP2D6 慢代谢型；C_{max}=最大血药浓度；$AUC_{0\sim\tau}$=从 0 时刻到可测定血药浓度的时间点的药时曲线下面积；T_{max}=达到最大血药浓度的时间；$t_{1/2}$=末端半衰期

药物因素

(1) 非索罗定可能会影响其他药物的疗效，其他药物也可能会影响非索罗定的疗效，尤其是抗生素或抗真菌药物。

(2) 非索罗定不影响含炔雌醇和左炔诺孕酮的复方口服避孕药的血药浓度。

(3) 健康受试者的临床研究已经表明，非索罗定 (8mg/d) 与单剂量华法林合用，对药物代谢动力学或凝血酶原时间没有显著影响。

(4) 非索罗定与红霉素、氟康唑、地尔硫䓬、维拉帕米和葡萄柚果汁等中效 CYP3A4 抑制剂合用不推荐调整剂量。本品与 CYP3A4 抑制剂 (如酮康唑、伊曲康唑、咪康唑和克拉霉素) 合用，本品的每日剂量不应超过 4mg。

(5) 本品与弱效 CYP3A4 抑制剂 (如西咪替丁) 合用无须调整剂量

疾病因素

(1) 对花生、大豆或任何赋形剂过敏者禁用本品。

(2) 尿潴留、胃潴留及未控制的闭角型青光眼患者禁用。

(3) 重症肌无力患者禁用本品。

(4) 严重肝受损 (Child-Pugh 分级为 C 级) 患者禁用本品。

(5) 使用强效 CYP3A4 抑制剂的中、重度肝肾损伤患者禁用本品。

(6) 严重溃疡性结肠炎患者禁用本品。

(7) 毒性巨结肠患者禁用本品

续表

生理因素	（1）肝肾损伤患者慎用本品。 （2）妊娠期女性或备孕女性慎用本品。 （3）哺乳期女性慎用本品。 （4）年龄、性别、种族对非索罗定的药物代谢动力学没有显著影响。 （5）严重肾功能不全（肌酐清除率<30ml/min）的人群使用本品的每日剂量不应超过 4mg
其他因素	在 16 名健康男性受试者中进行的食物对非索罗定药物代谢动力学的相关影响的研究中，食物的摄入使非索罗定活性代谢产物的平均 *AUC* 和 C_{max} 分别增加了 19%和 18%
剂量调整模型	无

托特罗定

影响因素	遗传因素：吸收□分布□代谢☑排泄□靶点（受体或通路）□其他：无
	非遗传因素：药物因素☑疾病因素☑生理因素☑ 其他因素：饮食
药物简介	**作用机制** 托特罗定是一种竞争性毒蕈碱受体拮抗剂。膀胱平滑肌收缩和唾液分泌都是通过毒蕈碱胆碱能受体介导的。口服给药后，托特罗定在肝脏中代谢形成其主要的药理活性代谢产物——5-羟甲基代谢产物。托特罗定和 5-羟甲基代谢产物都对毒蕈碱受体具有高度特异性，因此也都对其他神经递质受体以及其他潜在的细胞靶点（如钙通道）几乎没有活性或亲和性。 **适应证** 用于表现为急迫性尿失禁、尿急和尿频症状的膀胱过度活动综合征的治疗。 **药物代谢动力学** （1）吸收。托特罗定速释片口服吸收迅速，一般 1～2 小时内达到 C_{max}，口服缓释剂的 T_{max} 为 2～6 小时。 （2）分布。托特罗定血浆蛋白结合率较高，主要是与 AAG 结合。在临床研究所达到的浓度范围内，未结合托特罗定的比例为（3.7±0.13）%。5-羟甲基代谢产物未广泛地结合血浆蛋白，未结合代谢产物的比例为（36±4.0）%。托特罗定和 5-羟甲基代谢产物的血液和血清浓度的比值分别为 0.6 和 0.8，表明这些化合物没有广泛分布至红细胞。托特罗定静脉注射 1.28mg 后，其分布容积为（113±26.7）L。 （3）代谢。托特罗定口服给药后在肝脏中代谢。初级代谢途径涉及 5-甲基的氧化，这是由 CYP2D6 介导的，并形成了具有药理学活性的 5-羟甲基代谢产物。 少数人群（约 7%白种人）缺乏 CYP2D6，属于 CYP2D6 慢代谢型。CYP2D6 负责托特罗定 5-羟甲基代谢产物的形成。在 CYP2D6 慢代谢者中，托特罗定通过 CYP3A4 脱烷基形成 *N*-脱烷基代谢产物。其余人群被称为 CYP2D6 快代谢型。药物代谢动力学研究表明，托特罗定的代谢速率在慢代谢者中比快代谢者慢，这导致托特罗定血药浓度较高，而 5-羟甲基代谢产物的浓度可忽略不计。 （4）排泄。托特罗定口服给药后，77%通过尿液排泄，17%通过粪便排泄。原形药物不到给药剂量的 1%（在慢代谢者中为 2.5%），5-羟甲基代谢产物占 5%～14%（在慢代谢者中为 1%）

续表

说明书信息摘录

FDA

托特罗定的初级代谢途径涉及5-甲基的氧化，这是由CYP2D6介导的，形成了具有药理活性的5-羟甲基代谢产物。

托特罗定对QT间期的影响与托特罗定血药浓度有关，托特罗定治疗后，CYP2D6慢代谢者QT间期比CYP2D6快代谢型者增加明显。

在托特罗定速释片对QT间期的影响研究中，4mg/d比8mg/d（2次治疗剂量）对QT间期的影响更大，CYP2D6慢代谢者比快代谢者更为明显。

托特罗定和5-羟甲基代谢产物在快代谢者和慢代谢者中立即释放的药物代谢动力学参数平均值见下表。

托特罗定及其活性代谢产物（5-羟甲基代谢产物）在健康受试者中的药物代谢动力学参数（$\bar{x}\pm s$）

CYP2D6	托特罗定					5-羟甲基代谢产物			
	T_{max} /h	C_{max}* /(μg/L)	Cavg* /(μg/L)	$t_{1/2}$ /h	CL/F /(L/h)	T_{max} /h	C_{max}* /(μg/L)	C_{avg}* /(μg/L)	$t_{1/2}$ /h
单剂量 EM	1.6±1.5	1.6±1.2	0.50±0.35	2.0±0.7	534±697	1.8±1.4	1.8±0.7	0.62±0.26	3.1±0.7
PM	1.4±0.5	10±4.9	8.3±4.3	6.5±1.6	17±7.3	†	†	†	†
多剂量 EM	1.2±0.5	2.6±2.8	0.58±0.54	2.2±0.4	415±377	1.2±0.5	2.4±1.3	0.92±0.46	2.9±0.4
PM	1.9±1.0	19±7.5	12±5.1	9.6±1.5	11±4.2	†	†	†	†

注：* 正常剂量范围为2～4mg；EM—CYP2D6快代谢型；PM—CYP2D6慢代谢型；††—无数据。

EMA

无。

PMDA

慢代谢者缺乏CYP2D6或CYP2D6活性低，托特罗定通过CYP3A4转化为N-脱烷基代谢产物。与快代谢者相比，慢代谢者血清中的5-羟甲基代谢产物的浓度可以忽略不计。血中游离的托特罗定和5-羟甲基代谢产物均有药理活性。由于托特罗定和5-羟甲基代谢产物的蛋白结合特性的差异，慢代谢者血清中游离的托特罗定暴露量相当于CYP2D6快代谢者血清中托特罗定和5-羟甲基代谢产物暴露量的总和。

HCSC

（1）大约7%的白种人缺乏CYP2D6，被称为CYP2D6慢代谢型。5-羟甲基代谢产物在慢代谢者中通过CYP3A4脱烷基化生成N-脱烷基代谢产物。其余人群被称为CYP2D6快代谢型。由于托特罗定和5-羟甲基代谢产物都有抗胆碱作用，预测在慢代谢者中托特罗定的活性和快代谢者相似。

（2）药品不良反应。药物代谢动力学/药物效应动力学模型研究结果显示，口服托特罗定后慢代谢者的QT间期增加。如果怀疑患者出现心律失常，应考虑停用本品

遗传因素

（1）CYP2D6基因具有高度多态性，目前已报道超过70个位点突变。其中，有15个以上基因编码的是无活性酶。约7%的白种人和约1%的东方人缺乏CYP2D6，被称为CYP2D6慢代谢型，其余人群被称为CYP2D6快代谢型。

（2）CYP2D6基因多态性的存在可调节酶的水平和活性，从而影响药物治疗的个体反应。调查发现，CYP2D6活性缺乏的发病率很低，在欧洲高加索人群中的发病率为7%～10%，在中国、日本和韩国人群中的发病率为1%。

续表

遗传因素	（3）编码CYP2D6的基因位于第22号染色体。早期在白种人中发现的与CYP2D6慢代谢型相关的突变体等位基因为CYP2D6*3、CYP2D6*4和CYP2D65。在瑞典白种人中，CYP2D6*4等位基因突变频率为0.22，并且该人群中CYP2D64占突变等位基因的75%以上。CYP2D6*4等位基因突变在中国人群中很少见，这是中国人比瑞典白种人CYP2D6慢代谢型发病率低的原因。 （4）CYP2D6*10预测表型包括快代谢型、中间代谢型和慢代谢型。伊朗受试者约有39.3%（24.3%纯合子TT基因型CYP2D6*10为慢代谢型，15%的杂合子C/T基因型CYP2D6*10为中间代谢型）有这个等位基因，中国人CYP2D6*10等位基因突变频率约为0.5。CYP2D6*10等位基因的预测是药物研究和常规治疗所必需的，基因型信息有益于临床医师优化治疗方案，也有利于临床试验前识别药物不良反应的风险人群
药物因素	（1）氟西汀。氟西汀是选择性血清素再摄取抑制剂和CYP2D6抑制剂。一项评估氟西汀对托特罗定速释片剂及其代谢产物的药物代谢动力学影响的研究认为，氟西汀显著抑制CYP2D6快代谢者托特罗定速释片剂的代谢，导致托特罗定的*AUC*增加4.8倍。5-羟甲基代谢产物的C_{max}下降52%，*AUC*下降20%。托特罗定和氟西汀合用时不需要调整剂量。 （2）经CYP同工酶代谢的其他药物。托特罗定速释片剂与经CYP代谢的其他药物无显著的相互作用。体内药物相互作用的研究显示，托特罗定立即释放不会导致CYP1A2、CYP2D6、CYP2C9、CYP2C19或CYP3A4的缺乏而对某些特定药物如咖啡因、*S*-华法林和奥美拉唑产生影响。体外数据显示，托特罗定速释片剂在高浓度（1.05μmol/L）时是CYP2D6的竞争性抑制剂，而托特罗定即释制剂以及5-羟甲基代谢产物对于其他CYP同工酶无任何显著抑制作用。 （3）CYP3A4抑制剂。在酮康唑对托特罗定速释片剂的药物代谢动力学影响的研究中，8名健康受试者（CYP2D6慢代谢型）同时给予托特罗定和酮康唑，托特罗定的平均C_{max}和*AUC*分别增加了2倍和2.5倍。基于这些发现，其他CYP3A抑制剂如唑类抗真菌药（如伊曲康唑、咪康唑）、大环内酯类抗生素（如红霉素、克拉霉素）、环孢素或长春碱也可能导致托特罗定血药浓度的增加。 （4）华法林。在健康受试者中，托特罗定速释片剂（每次2mg，一日2次，连用7天）与华法林单剂量（25mg）合用，在第4天检测后发现，两者合用对凝血酶原时间和华法林的药物代谢动力学无影响。 （5）口服避孕药。托特罗定速释片剂4mg（2mg，一日2次）对口服避孕药（炔雌醇30μg/左炔诺孕酮150μg）的药物代谢动力学无影响。 （6）利尿药。托特罗定速释片剂8mg（4mg，一日2次）和利尿药（如吲达帕胺、氢氯噻嗪、氨苯喋啶、苄氟噻嗪、氯噻嗪、呋塞米）合用达12周，没有引起任何不利的心电图异常
疾病因素	（1）尿潴留、胃潴留、不受控制的闭角型青光眼患者禁用本品。 （2）已知对本品任何成分过敏者禁用本品。 （3）胃肠道功能、膀胱排空功能异常者慎用本品。 （4）肝肾功能异常患者慎用本品。 （5）重症肌无力患者慎用本品。 （6）先天性长QT综合征患者慎用本品
生理因素	（1）妊娠期女性或备孕女性慎用本品。 （2）哺乳期女性慎用本品。 （3）老年患者使用本品时，剂量无须调整。 （4）本品在儿童中的作用尚未被证实
其他因素	食物可增加托特罗定的生物利用度（平均增加53%），但不影响CYP2D6快代谢者中5-羟甲基代谢产物的水平。这种变化预计不会造成安全问题，并且不需要调整剂量
剂量调整模型	无

第二十九章　皮肤肿瘤治疗药物

达拉非尼

影响因素	遗传因素：吸收□分布□代谢☑排泄□靶点（受体或通路）☑其他：无 非遗传因素：药物因素☑疾病因素☑生理因素☑ 其他因素：饮食
药物简介	**作用机制** 1. EMA　达拉非尼是RAF激酶抑制剂，黑色素瘤相关蛋白抗体（BFAF）基因发生致癌性突变能够导致RAS、RAF、MEK、ERK通路的结构性激活。*BRAF*基因的突变与多种肿瘤的发生相关。最常见的*BRAF*基因突变是*V600E*突变，在BRAF的基因突变中约占90%。 2. FDA　达拉非尼对*V600E*、*V600K*、*V600D*的体外实验的半数抑制浓度分别为0.65、0.5、1.84（nmol/L）。达拉非尼在体内和体外均能抑制*V600*突变活跃的细胞增殖。 3. HCSC　*V600E*、*V600K*突变占*BRAF*基因突变的95%，其他相对较少的突变类型为*V600D*、*V600G*、*V600R*。 **适应证** 用于单药治疗、成人不能手术或转移的有*V600*等位基因突变的黑色素瘤。 **药物代谢动力学** 达拉非尼口服给药后，吸收迅速，T_{max}为2小时，平均绝对生物利用度为95%（90% *CI*：81%～110%）。在12～300mg范围内，血药浓度与单次给药剂量成比例，但重复给药不会导致血药浓度的继续增加，反而较给药剂量加倍时的血药浓度有所下降，可能与代谢药物累积有关。血浆蛋白结合率为99.7%。在体内，达拉非尼经CYP2C8、CYP3A4代谢成羟基达拉非尼，后者经CYP3A4氧化成羧基达拉非尼，再通过一个非酶参与的过程生成去甲达拉非尼。羧基达拉非尼通过胆汁和尿液排泄。去甲达拉非尼可能会在肠内被重吸收，经CYP3A4代谢成氧化代谢产物。羟基达拉非尼的半衰期为10小时，而羧基达拉非尼的半衰期为21～22小时。羟基达拉非尼与去甲达拉非尼对达拉非尼的作用均有影响，而羧基达拉非尼对达拉非尼的半衰期并无影响。静脉注射微小剂量时，其消除半衰期为2.6小时，正常剂量的末端半衰期为8小时，血浆清除率为12L/h。口服达拉非尼主要通过代谢消除，代谢酶主要为CYP3A4、CYP2C8，其代谢产物主要通过粪便排泄（71%），其次通过尿液排泄（23%）
说明书信息摘录	**EMA** 建议剂量为每次75mg，一日2次。应在饭前至少1小时或饭后2小时服用或隔12小时服1次。最好在每天的同一时间服用，以增强患者顺应性。 **FDA** *BRAF*基因野生型患者使用达拉非尼，可能导致黑色素瘤细胞增殖。 **HCSC** 用于单药治疗、成人不能手术或转移的有*V600*等位基因突变的黑色素瘤。 **PMDA** 无

续表

遗传因素	(1) 达拉非尼是RAF激酶抑制剂。*BRAF*基因发生致癌性突变可导致RAS、RAF、MEK、ERK通路的激活。*BRAF*基因的突变与多种肿瘤的发生相关。最常见的*BRAF*基因突变是*V600E*突变，其在*BRAF*基因突变中均占90%。在生化分析中获得的临床前数据表明，抑制达拉非尼RAF激酶激活与600位密码子突变有关。 (2) *BRAF*基因野生型患者禁用达拉非尼，因为可能导致黑色素瘤细胞增殖。 (3) G6PD缺乏的患者使用本品存在潜在溶血性贫血风险，应密切观察此类患者是否出现溶血性贫血的症状。 (4) 本品不仅对*V600E*、*V600K*突变有效，对*V600R*突变也很可能有效。 (5) 不仅可用于治疗黑色素细胞瘤，对*V600E*突变的釉母细胞瘤很可能也有效。 (6) 中国人群中*BRAF*基因突变频率为0.651左右。 (7) 3个少数民族CYP2C8*2、CYP2C8*3、CYP2C8*4等位基因突变频率分别如下：维吾尔族为0.0033、0.0294、0.0229；蒙古族为0.0039、0.0157、0.0118；回族为0、0.0158、0.0063。此项研究共纳入了524例健康受试者。 (8) 南印度的一项研究也表明CYP2C8存在种族差异。 (9) CYP2C8的代谢活性可相差70倍，CYP2C8*1B的突变频率为0.143，CYP2C8*1C的突变频率为0.514。 (10) CYP2C8*2主要存在于黑种人中，等位基因突变频率为0.06～0.28。CYP2C8*3和CYP2C8*4主要存在于白种人中，等位基因突变频率分别为0.13和0.06。野生型即CYP2C8*1型代谢活性与这些突变型活性明显不同。 (11) 针对中国人群黑色素瘤的调查显示，25.5%左右的黑色素瘤患者携带*BRAF*基因，其中89.1%为*V600E*突变型。 (12) CYP3A4*1G（主要突变型）等位基因突变频率为0.188
药物因素	CYP3A4、CYP2C8诱导剂（利福平、苯妥英、卡马西平、苯巴比妥、酮康唑、奈法唑酮、克拉霉素、吉非贝齐）及增加胃肠道pH的药物（各类抗酸药）均能降低达拉非尼的生物利用度及药效。 可能影响本品药效的药物包括：①镇痛药，如芬太尼、美沙酮等；②抗生素，如多西环素、克拉霉素；③抗癌药，如卡巴他赛；④抗凝药，如香豆素类；⑤抗癫痫药，如苯妥英；⑥抗精神病药，如氟哌啶醇；⑦钙通道阻滞剂，如地尔硫䓬；⑧强心苷类，如地高辛；⑨类固醇类，如地塞米松；⑩抗病毒药，如阿扎那韦。避孕药、催眠药、免疫抑制剂以及经CYP3A4、CYP2C8代谢的其他物质均可影响达拉非尼的生物利用度
疾病因素	(1) 发热超过38.5℃应终止达拉非尼治疗，若预防性地使用了恰当的非甾体抗炎药，则治疗可以继续。 (2) 用于治疗皮肤鳞癌时应预先进行皮肤试验，并且每个月都应进行皮肤试验，持续到给药后6个月。 (3) 患者使用达拉非尼时应监测血浆肌酐清除率，若血肌酐增加，则应对相应临床症状进行干预。 (4) 轻度肝损伤者无须进行剂量调整，中、重度肝损伤者用药需谨慎
生理因素	(1) 老年人（≥65岁）初始剂量无须调整。 (2) 尚无青少年用药的参考数据。 (3) 应用达拉非尼期间应采取避孕措施，且达拉非尼可使激素类药物的避孕作用减弱，应选择恰当的避孕方式。 (4) 妊娠期女性禁用达拉非尼，如必须使用则应终止妊娠。 (5) 哺乳期女性禁用达拉非尼，若必须使用则应停止母乳喂养。 (6) 育龄女性禁用达拉非尼

续表

其他因素	饮食可影响口服达拉非尼的吸收，应在餐前1小时或餐后2小时服用
剂量调整模型	（1）体温在38.5～40℃时，应暂时停药直至不良反应得以控制，再恢复正常剂量或减量。 （2）发热超过40℃或发热并伴有下列任何一种或多种症状：寒战、低血压、脱水、肾衰竭，即应永久停药或在不良反应得以控制后减量一级应用。 （3）不能耐受的二级不良反应或任何三级不良反应被控制至一级或以下时，减量一级应用。 （4）首次发现的任何四级不良反应被控制至一级或以下时，减量一级应用或永久停药。 （5）反复发生四级不良反应、不能耐受的二级不良反应、50mg一日2次剂量下出现任何三级、四级不良反应应永久停药。 下述为减量阶梯：首级减量至100mg口服、一日2次；再减量至75mg口服、一日2次；第三级减量至50mg口服、一日2次；若不能承受50mg口服、一日2次，即停药

5-氟尿嘧啶

影响因素	遗传因素：吸收□分布□代谢☑排泄□靶点（受体或通路）□其他：无
	非遗传因素：药物因素☑疾病因素☑生理因素☑ 其他因素：无
药物简介	**作用机制** 5-氟尿嘧啶（5-FU）是含氟嘧啶的抗代谢药物，其结构类似于尿嘧啶。5-氟尿嘧啶在细胞中代谢为5-氟尿苷三磷酸（F-UTP）、2-脱氧氟尿嘧啶单磷酸（FD-UMP）和2-脱氧氟尿嘧啶三磷腺苷（FD-UTP），导致DNA和RNA介导的细胞毒性。FD-UMP是5-氟尿嘧啶在细胞内的细胞毒性形式，它与天然底物脱氧腺苷（d-ump）竞争位于胸苷酸合成酶（DNA合成的关键酶）上的催化位点，与酶形成共价复合物导致无法进行由d-ump到d-tmp的转化。还原型叶酸辅酶的存在使得FD-UMP与胸苷酸合成酶紧密结合。亚叶酸（甲酰四氢化叶酸）代谢成还原型叶酸，通过促进FD-UMP与胸苷酸合成酶三元复合物的形成与稳定，调节5-氟尿嘧啶的抗肿瘤作用，在5-氟尿嘧啶的治疗中发挥协同作用。 5-氟尿嘧啶在核糖核苷酸中掺入F-UTP，干预RNA活动。这一机制与细胞毒性的产生有关，并会对核糖核酸的加工与功能产生重要影响。 通过干扰DNA和RNA的形成，5-氟尿嘧啶会引起肿瘤细胞生长与凋亡失衡，尤其在快速生长的细胞和摄取5-氟尿嘧啶迅速的细胞中，DNA和RNA的缺失尤为明显。 **适应证** 1.FDA　5-氟尿嘧啶用于胸部、结肠、直肠、胃、胰腺、皮肤等部位肿瘤的缓解。5-氟尿嘧啶通常和其他细胞毒药物（如甲氨蝶呤、环磷酰胺、顺铂、长春新碱、丝裂霉素、阿霉素、左旋咪唑和干扰素α-2a）联合使用，或者和其他可以增强杀死癌细胞效应的药物如亚叶酸钙合用。 5-氟尿嘧啶/干扰素和5-氟尿嘧啶/亚叶酸钙/干扰素的多种组合也可用于临床实践。5-氟尿嘧啶不能代替手术或其他公认的治疗手段。 2.CFDA　用于消化道、绒毛膜上皮癌、乳腺癌、卵巢癌、肺癌、宫颈癌、膀胱癌及皮肤癌的辅助治疗和姑息治疗。 **药物代谢动力学** 5-氟尿嘧啶在胃肠道的吸收不稳定，一般通过静脉注射给药。健康的皮肤对氟尿嘧啶吸收较少。 静脉注射后，5-氟尿嘧啶迅速从血浆中清除，平均半衰期为16分钟，可分布至身体组织和体液中，可穿透血脑屏障。5-氟尿嘧啶的分布容积为0.1～0.4L/kg，消除半衰期为6～20分钟，呈剂量依赖性。静脉注射3小时后，在血浆中检测不到原形药物。静脉推注5-氟尿嘧啶后，

续表

药物简介	血浆清除率为0.5～1.4L/min。清除速率是静脉滴注的10～60倍。这种非线性提示高药物浓度下代谢或转运过程可能存在饱和性。5-氟尿嘧啶血浆蛋白结合率为10%。 约15%的剂量在6小时内以原形形式由尿液排泄，剩余部分主要在肝脏灭活，经二氢嘧啶脱氢酶（DPD）分解代谢，类似于内源性尿嘧啶，60%～80%在8～12小时通过呼吸以二氧化碳的形式排泄
说明书信息摘录	**FDA** DPD缺乏的患者禁用本品。DPD缺乏会阻断5-氟尿嘧啶的代谢途径，导致细胞毒性。 由DPD缺乏而引起的罕见药物毒性事件（如口腔炎、腹泻、中性粒细胞减少、神经毒性）已被报道。一例完全没有DPD的患者在使用5-氟尿嘧啶后出现了危及生命的全身毒性。 **EMA** 无。 **PMDA** DPD是一种氟尿嘧啶的代谢酶，虽然很少有患者缺乏DPD，但在5-氟尿嘧啶初始治疗中已有由于DPD缺乏而导致的严重不良事件（如口腔炎、腹泻、中性粒细胞减少和神经毒性）的报道。 **HCSC** 应关注使用5-氟尿嘧啶的患者是否缺乏DPD，此类患者出现药物中毒的风险更大
遗传因素	（1）DPD是氟尿嘧啶在体内代谢的关键酶，其酶活性的高低直接影响药物在体内的毒性程度。迄今为止已确定DPYD基因有近40个不同的突变位点，其中研究较多的是DPYD*2A。 （2）在使用氟尿嘧啶类药物的人群中，DPYD*2A携带者更容易发生严重的不良反应，16.1%的携带者出现了3～4级毒性。 （3）DPYD*2A的毒性很大程度上与性别相关，6例发生严重毒性的携带者中的5例是男性，而7例没有出现毒性的携带者中的6例是女性。 （4）DPYD*2A基因型突变频率存在种族差异，其中，在黄种人和白种人中可检测到DPYD*1/*2A，在黑种人中仅检测到DPYD*1/*1。 （5）不同地域的同种族人群的DPYD*2A基因型突变频率存在差异。中国内地均为野生型DPYD*1/*1，未检测到突变型DPYD*1/*2A或DPYD*2A/*2A；中国台湾DPYD*1/*1、DPYD*1/*2A基因型突变频率分别为0.996和0.004，未检测到纯合子突变型DPYD*2A/*2A
药物因素	（1）叶酸和5-氟尿嘧啶常规联合用药用于治疗结直肠癌，可产生协同作用。 （2）甲氨蝶呤可以提高氟尿嘧啶体外和体内抗肿瘤效应。按顺序服药是非常重要的，在5-氟尿嘧啶之后服用甲氨蝶呤可产生协同作用。甲氨蝶呤和5-氟尿嘧啶服药间隔的重要性已经在转移性结肠癌的治疗中显示出来。这两种药物间隔1天服用的效果与间隔1小时相比，反应速度、进展时间和生存时间显著改善。然而，不同肿瘤对甲氨蝶呤与5-氟尿嘧啶的服用时间间隔变化有不同的反应。 （3）当5-氟尿嘧啶与其他抗癌药物（如甲氨蝶呤、环磷酰胺、顺铂、长春新碱、丝裂霉素、阿霉素、左旋咪唑或干扰素α-2a）合用，药物相互作用使有效性和毒性都有所增加。5-氟尿嘧啶与丝裂霉素长期合用导致溶血性尿毒症的事件已经报道。 （4）干扰素α-2b和氟尿嘧啶联合使用可显著增加氟尿嘧啶的初始血药浓度并降低其清除率。 （5）不宜合用阿司匹林类药物，以防止消化道出血的发生
疾病因素	（1）近期接受过手术、骨髓间充质区（骨盆、脊柱、肋骨等）接受过高剂量放射治疗或以前使用过其他有骨髓抑制作用的化学药物、肝肾损伤的患者使用本品时应谨慎。尽管严重的毒性更易出现在衰弱的患者中，但是病情相对较轻的患者也有可能出现死亡。

续表

疾病因素	（2）5-氟尿嘧啶在用于已知或怀疑有DPD缺乏的患者时，应谨慎，此类患者出现药物中毒的风险更大。 （3）当伴发水痘或带状疱疹时禁用本品。感染、出血（包括皮下和胃肠道）以及明显胃肠道梗阻者慎用本品。 （4）5-氟尿嘧啶禁用于营养不良、骨髓功能严重低下、具有潜在的严重感染或已知对5-氟尿嘧啶过敏的患者
生理因素	（1）低体重患者用量应适当减少。 （2）妊娠期女性以及哺乳期女性禁用5-氟尿嘧啶。 （3）老年患者慎用5-氟尿嘧啶
其他因素	（1）发热超过38℃者慎用5-氟尿嘧啶。 （2）服用本品时不宜饮酒
剂量调整模型	（1）对于野生纯合型、正常型、DPD高活性型（具有2个或多个功能的DPP*1等位基因）患者，建议使用说明书推荐的用法用量 （2）部分杂合型或中间活性型（3%～5%的患者）患者可能存在DPD缺乏，出现药物毒性的风险更大（1个功能DPD*1等位基因，加上1个非功能等位基因DPD*2A、DPD*13或*rs67376798ac*），建议起始剂量至少减少50%，之后在毒理学和药物代谢动力学试验的基础上使用滴定剂量。 （3）对于纯合子突变型、DPD缺乏型（0.2%的患者），使用本品时出现毒性的风险较高（2个非功能性等位基因DPD*2A、DPD*13或*rs67376798ac*），建议选择其他替代药品

曲美替尼

影响因素	遗传因素：吸收□分布□代谢☑排泄□靶点（受体或通路）☑其他：无
	非遗传因素：药物因素☑疾病因素☑生理因素☑ 其他因素：饮食
药物简介	**作用机制** 曲美替尼可抑制MEK1和MEK2激酶活性。MEK、ERK信号传导通路是调控细胞增殖和分化最重要的通路之一，*BRAF V600E*突变导致BRAF通路的结构性激活（其中包括MEK1和MEK2），其中信号蛋白的过度表达或突变可导致肿瘤的发生和发展。曲美替尼可抑制*BRAF V600*突变，抑制黑色素瘤细胞在体外和体内的生长。 **适应证** 适用于治疗不可切除的或者是经FDA批准的测试方法检测到有*BRAF V600E*或*V600K*突变的转移性黑色素瘤。 **药物代谢动力学** 转移性黑色素瘤患者单次口服本品2mg后，约1.5小时达到C_{max}，平均绝对生物利用度为72%。单次给药，在0.125～10mg剂量范围内，C_{max}与剂量成正比，而*AUC*的增加幅度更加明显；连续多日给药0.125～4mg，C_{max}和*AUC*均随剂量增加而成比例增加。稳定状态时，*AUC*和C_{max}的个体差异较明显，分别为22%和28%。与空腹相比，高脂饮食可使本品*AUC*减少24%，C_{max}降低70%，T_{max}延长近4小时。本品与人血浆蛋白结合率为97.4%，表观分布容积为214L。本品主要通过单独脱乙酰基、单氧合或与葡萄糖醛酸结合进行代谢。

续表

药物简介	脱乙酰作用可能由水解酶介导，如羟基酯酶或酰胺酶。单次给药，50%的药物会以母体化合物形式存在，而多次给药后，血浆中超过75%的药物为母体化合物。本品消除半衰期为3.9～4.8天，表观清除率为4.9L/h。本品经粪便排泄超过80%，经尿液排泄不足20%，母体化合物排泄量不足给药剂量的0.1%
说明书信息摘录	**FDA** 临床试验含量测定分析评估了*BRAF*突变的肿瘤组织。通过使用FDA批准的诊断试验指南和THxID™-BRAF含量分析回顾性地测试了289例肿瘤患者（196例患者接受曲美替尼治疗，93例患者接受化疗）的样本。 **EMA** 接受曲美替尼治疗前，应接受*BRAF V600*突变的有效性检测。曲美替尼在黑色素瘤*BRAF V600*突变阴性患者中的有效性和安全性尚未明确评估。临床试验中，肿瘤或原发肿瘤的转移灶用PCR进行测定，再用CE标记的THxID-BRAF对所有患者样本进行分析测定。 **PMDA** 无。 **HCSC** 临床数据显示，相比于*BRAF V600E*突变，曲美替尼在*BRAF V600K*突变患者中的有效性较低且受限
遗传因素	（1）曲美替尼是CYP2C8的抑制剂和CYP3A4的诱导剂。 （2）曲美替尼的2个作用靶点是MAP2K1和MAP2K2。 （3）曲美替尼用于治疗不可切除的或者是经FDA批准测试的方法检测到有*BRAF V600E*或*V600K*突变的转移性黑色素瘤
药物因素	（1）曲美替尼可能与浓度依赖的PR间期延长相关，因此与能够延长PR间期的药物合用时需谨慎。例如，抗心律失常药、β受体阻滞剂、非二氢吡啶类钙通道阻滞剂、洋地黄糖苷类、鞘氨醇-1-磷酸受体调节剂、HIV蛋白酶抑制剂等。 （2）当联合用药时，曲美替尼会使阿莫地喹的血药浓度升高，使阿立哌唑、氢可酮、尼莫地平、沙格列汀等药的血药浓度降低
疾病因素	（1）左心室每搏输出量减少的患者不推荐使用曲美替尼，左心室功能可能受损的患者应慎用曲美替尼。 （2）曲美替尼治疗时应测量基线血压，并在治疗期间监测血压。 （3）视网膜色素上皮细胞脱离（PRED）的患者不能使用曲美替尼。 （4）接受曲美替尼治疗的患者如果出现视网膜静脉闭塞，应永久停药。 （5）接受曲美替尼治疗的患者如果被诊断出肺炎，应永久停药。 （6）曲美替尼治疗期间应监测皮肤毒性和感染
生理因素	（1）基于群体药物代谢动力学分析结果，性别和体重因素会影响曲美替尼的口服清除率。平均体重为79kg时，女性患者的清除率和*AUC*分别比男性患者低21%和25%。 （2）妊娠期女性和哺乳期女性禁用本品
其他因素	（1）食物影响曲美替尼吸收，应在餐后1～2小时或两餐之间服用。 （2）相对于禁食状态，当摄入高脂、高热量的食物时，曲美替尼的*AUC*和C_{max}会降低，T_{max}会延长

续表

<table>
<tr><td rowspan="17">剂量调整模型</td><td colspan="3">依据不良反应的剂量调整模型（来自 FDA 说明书）</td></tr>
<tr><td>靶器官</td><td>不良反应</td><td>剂量调整</td></tr>
<tr><td>皮肤</td><td>中度药疹</td><td>减量至 0.5mg 或停药</td></tr>
<tr><td></td><td>减量 3 周后仍无改善的不能耐受的中、重度药疹</td><td>停药 3 周，如有改善，低剂量使用（0.5mg/d）或停药</td></tr>
<tr><td></td><td>停药 3 周后仍无改善的不能耐受的重度药疹</td><td>永久停药</td></tr>
<tr><td>心脏</td><td>左心室每搏输出量无症状地从基线减少 10%或低于正常值下限</td><td>停药 4 周</td></tr>
<tr><td></td><td>左心室每搏输出量无症状地从基线减少 10%或低于正常值下限，在停药 4 周后改善至正常</td><td>4 周内如有改善，低剂量使用（0.5mg/d）或停药</td></tr>
<tr><td></td><td>心力衰竭、左心室每搏输出量无症状地从基线减少 20%或低于正常值下限、左心室每搏输出量无症状地从基线减少 10%或低于正常值下限，在停药 4 周后无改善</td><td>永久停药</td></tr>
<tr><td>眼睛</td><td>中、重度</td><td>停药 3 周</td></tr>
<tr><td></td><td>中、重度 PRED 在停药 3 周后改善至轻度以下</td><td>3 周内如有改善，低剂量使用（0.5mg/d）或停药</td></tr>
<tr><td></td><td>视网膜静脉闭塞或中、重度 PRED 在停药 3 周后没有改善至轻度以下</td><td>永久停药</td></tr>
<tr><td>肺</td><td>间质性肺炎</td><td>永久停药</td></tr>
<tr><td>其他</td><td>重度不良反应</td><td>停药 3 周</td></tr>
<tr><td></td><td>停药 3 周后重度不良反应改善至轻度</td><td>降低剂量使用（0.5mg/d）或停药</td></tr>
<tr><td></td><td>严重的危及生命的不良反应，在停药 3 周后没有改善至轻度</td><td>永久停药</td></tr>
</table>

维罗非尼

<table>
<tr><td rowspan="2">影响因素</td><td>遗传因素：吸收□分布□代谢☑排泄□靶点（受体或通路）☑其他：无</td></tr>
<tr><td>非遗传因素：药物因素☑疾病因素☑生理因素☑
其他因素：饮食</td></tr>
<tr><td>药物简介</td><td>作用机制
维罗非尼是突变的 BRAF 基因丝氨酸-苏氨酸激酶的口服抑制剂，特别对 BRAF V600E 突变有效。这种突变是由于第 600 号密码子的谷氨酸替代了缬氨酸，大部分 BRAF 原癌基因具有 V600E 突变，激活促分裂原活化激酶（MAPK）通路，导致细胞生长、增殖和转移。维罗非尼阻止这些下游通路过程，抑制肿瘤生长，并最终诱导细胞凋亡。
适应证
维罗非尼用于 BRAF V600 突变阳性的不可切除的或转移的黑色素瘤的成年患者的治疗。维罗非尼不能用于野生型 BRAF 恶性黑色素瘤患者。</td></tr>
</table>

续表

药物简介	**药物代谢动力学** 维罗非尼的药物代谢动力学研究在 *BRAF* 突变阳性转移黑素瘤患者中进行，每 12 小时给药 960mg，测定 15 天。群体药物代谢动力学对 458 例患者的数据进行汇总分析。稳态下，维罗非尼在 240～960mg 的剂量范围内呈线性动力学。维罗非尼的生物利用度尚未确定。多剂量给药时，平均 T_{max} 约为 3 小时。C_{max}（$\bar{x}\pm SD$）和 $AUC_{0\sim 12h}$（$\bar{x}\pm SD$）分别为（62±17）μg/ml 和（601±170）μg·h/ml。维罗非尼与人白蛋白和 AAG 的血浆蛋白结合率高（> 99%），群体表观分布容积约为 106L（患者间差异为 66%）。口服给药 ^{14}C-维罗非尼 960mg，48 小时后血浆中维罗非尼及其代谢产物分别占 95%和 5%。口服给药 ^{14}C-维罗非尼 960mg，约 94%经粪便消除，约 1%经尿液消除。表观清除率约为 31L/d（患者间差异为 32%）。平均消除半衰期约为 57 小时
说明书信息摘录	**FDA** 体外研究显示，当 *BRAF* 野生型细胞暴露于 BRAF 抑制剂下时，MAP 激酶信号的激活和细胞抗增殖作用相矛盾。因此，在接受维罗非尼治疗前应有确定证据证明肿瘤样本存在 *BRAF V600E* 突变。 **EMA** 接受维罗非尼治疗前，应进行 *BRAF V600* 突变阳性的肿瘤的有效性测试。维罗非尼在 *BRAF V600* 突变表达比 *BRAF V600E* 和 *BRAF V600K* 少的患者中的有效性和安全性还没有得到确认。曲美替尼不能用于 *BRAF V600* 野生型的恶性黑色素瘤患者。 不良反应数据是基于一个开放的、纳入 468 名 *BRAF V600* 突变阳性的不可切除的或Ⅳ期黑色素瘤成年患者的Ⅲ期临床试验以及一个纳入患者为之前接受系统治疗失败的Ⅱ期单组试验。 维罗非尼的抑制作用在 *BRAF V600* 突变阳性黑素瘤细胞系的 ERK 磷酸化和细胞抗增殖测定分析中得以确认。*V600* 突变细胞系（*V600E*、*V600R*、*V600D* 和 *V600K* 突变细胞系）的抗增殖实验的 IC_{50} 为 0.016～1.131μmol/L，*BRAF* 野生型细胞系的 IC_{50} 分别为 12.06μmol/L 和 14.32μmol/L。 **PMDA** 无。 **HCSC** 维罗非尼用于治疗除 *V600E* 以外的 *BRAF* 突变的有效性的临床数据很少。维罗非尼不能用于野生型 *BRAF* 恶性黑色素瘤患者。接受维罗非尼治疗前，应进行 *BRAF V600* 突变阳性的肿瘤有效性测试
遗传因素	（1）维罗非尼经 CYP3A4 代谢，其代谢产物占 5%，原形药物占 95%。 （2）体外研究显示，维罗非尼是 CYP1A2、CYP2A6、CYP2B6、CYP2C8、CYP2C9、CYP2C19、CYP2D6 和 CYP3A4/5 抑制剂。 （3）BRAF 为维罗非尼的作用靶点
药物因素	（1）体外研究显示，维罗非尼是 CYP3A4 底物，当与 CYP3A4 强效抑制剂和诱导剂合用时，维罗非尼的血药浓度可能会受到影响。因此，应避免维罗非尼与 CYP3A4 强效抑制剂（酮康唑、依曲康唑、克拉霉素、阿扎那韦、奈法唑酮、沙奎那韦、泰利霉素、利托那韦、茚地那韦、奈非那韦、伏立康唑）和诱导剂（苯妥英钠、卡马西平、利福平、利福布丁、利福喷丁、苯巴比妥）合用。 （2）不推荐维罗非尼与治疗窗窄的主要经 CYP1A2 代谢的药物合用，如果不能避免与 CYP1A2 底物同时服用，应密切监测毒性并考虑减小剂量。 （3）维罗非尼与伊匹单抗合用时会使大多数患者的转氨酶和胆红素升高。 （4）当与维罗非尼合用时，阿立哌唑、贝沙罗汀的血药浓度会降低，醋硝香豆素、阿法替尼、阿洛司琼、氨茶碱、倍他洛尔的血药浓度会增加

续表

疾病因素	（1）发生严重超敏反应，应永久中止用药。 （2）发生严重的皮肤相关不良反应，应永久中止用药。 （3）如发生 QT 间期持续大于 500 毫秒或比治疗前增加 60 毫秒以上，为控制 QT 间期延长对心脏的风险，应永久中止用药。 （4）维罗非尼可引起肝功能异常，在治疗初期和治疗期间都应该监测肝功能。 （5）维罗非尼治疗期间可发生中重度光敏反应，应建议患者避免暴露在日光下或采取必要的保护措施
生理因素	（1）女性患者比男性患者更易发生重度药疹、关节痛、光敏反应等不良反应。 （2）服用维罗非尼期间应避孕或停药 2 个月后再怀孕。 （3）儿童及老年患者用药情况尚不明确
其他因素	维罗非尼治疗期间应避免食用葡萄柚、葡萄柚汁以及其他已知的影响 CYP3A4 和 P-gp 活性的食物
剂量调整模型	（1）对于轻度或中度可耐受的不良反应，维持维罗非尼 960mg、一日 2 次的剂量。 （2）对于中度不可耐受或重度不良反应，剂量如下。 1）当第一次发生中、重度不良反应时，应中断用药至不良反应级别恢复至轻度以下，并调整剂量为维罗非尼 720mg、一日 2 次（如已减量则调至 480mg、一日 2 次）。 2）当第二次发生中、重度不良反应或中断治疗后仍然持续发生不良反应时，应中断用药至不良反应级别恢复至轻度以下，并调整剂量为维罗非尼 480mg、一日 2 次（如已减量至 480mg、一日 2 次，则应永久停药）。 3）当第三次发生中、重度不良反应或第二次剂量调整后仍然持续发生不良反应时，应永久停药。 （3）对于潜在的危及生命的严重不良反应，剂量如下。 1）当第一次发生潜在的危及生命的严重不良反应时，应永久停药或中断用药至不良反应级别达到轻度以下，并调整剂量为维罗非尼 480mg、一日 2 次（如已减量至 480mg、一日 2 次，则应永久停药）。 2）当第二次发生潜在的危及生命的严重不良反应或第一次减量后仍持续发生不良反应时，应永久停药

第三十章　肾脏疾病治疗药物

硫唑嘌呤

<table>
<tr><td rowspan="2">影响因素</td><td>遗传因素：吸收□分布□代谢☑排泄□靶点（受体或通路）☑其他：无</td></tr>
<tr><td>非遗传因素：药物因素☑疾病因素☑生理因素☑
其他因素：饮食</td></tr>
<tr><td>药物简介</td><td>作用机制
硫唑嘌呤（AZA）为巯嘌呤（6-MP）的衍生物，在体内分解为巯嘌呤而起作用，其免疫抑制作用与巯嘌呤相同，即具有嘌呤拮抗作用。由于免疫活性细胞在抗原刺激后的增殖期需要嘌呤类物质，此时给予嘌呤拮抗剂即能抑制 DNA 的合成，从而抑制淋巴细胞的增殖，产生免疫抑制作用。硫唑嘌呤对 T 淋巴细胞的抑制作用较强，较小剂量即可抑制细胞免疫，抑制 B 淋巴细胞的剂量要比抑制 T 淋巴细胞的剂量大得多。大剂量对体液免疫也有一定作用。
适应证
（1）硫唑嘌呤与其他药物联合应用于器官移植患者的抗排斥反应，如肾移植、心脏移植及肝移植，亦可减少肾移植患者对皮质激素的需求。
（2）硫唑嘌呤也可单独使用或与其他药物联合应用于严重的类风湿关节炎、系统性红斑狼疮、多发性硬化症、皮肌炎（多发性肌炎）、自体免疫性慢性活动性肝炎、寻常天疱疮、溃疡性结肠炎、克罗恩病、结节性多动脉炎、自体免疫性溶血性贫血、慢性顽固特发性血小板减少性紫癜。
药物代谢动力学
硫唑嘌呤口服吸收，1～2 小时达血药浓度峰值；在体内迅速转化为巯嘌呤，半衰期为 5 小时，生物利用度为 41%～47%，血浆蛋白结合率为 30%，少量硫唑嘌呤及其代谢产物可分泌至乳汁中，由肝脏和红细胞代谢，经肾脏排泄。硫唑嘌呤经血液透析，可部分通过透析膜</td></tr>
<tr><td>说明书信息摘录</td><td>FDA
硫代嘌呤甲基转移酶（TPMT）中间代谢型患者应用常规剂量的硫唑嘌呤可能会增加骨髓毒性的风险。慢代谢型或 TPMT 缺失的患者应用常规硫唑嘌呤有致死的风险。TPMT 基因分型和表型可以帮助识别患者的硫唑嘌呤毒性发生风险。
推荐给药患者都应检测 TPMT。最常见的与 TPMT 活性降低有关的非功能性等位基因是 TPMT*2、TPMT*3A 和 TPMT*3C。患者有 2 个非功能等位基因（纯合子），TPMT 活性弱或者缺失，患者有 1 个非功能性等位基因（杂合子）为 TPMT 中间代谢型。最近有输血史的患者不能检测出准确的 TPMT 活性。全血细胞计数（CBC）异常患者的 TPMT 试验结果也被认为是不准确的。这些患者早期停药为宜。TPMT 测试不能代替 CBC 监测。
别嘌呤醇可以抑制硫唑嘌呤的失活，患者同时应用硫唑嘌呤和别嘌呤醇时，硫唑嘌呤剂量应减少到常规剂量的 1/4～1/3。TPMT 缺失或活性低者同时应用硫唑嘌呤和别嘌呤醇，建议进一步降低硫唑嘌呤剂量或者选择替代药物，因为 TPMT 和黄嘌呤氧化酶（XO）失活途径都会受到影响。
EMA
无。</td></tr>
</table>

续表

说明书信息摘录	**PMDA** （1）TPMT 基因缺陷患者易发生骨髓抑制反应。 （2）TPMT 基因缺陷患者联合使用咪唑硫嘌呤和 TPMT 活性抑制剂（如氨基水杨酸衍生物等），其骨髓抑制效应增强。 （3）与其他细胞毒性药物合用时，TPMT 活性减低患者有更高的出现继发性白血病和骨髓发育不良的风险。 **HCSC** 一些实验室提供对 TPMT 的测试，尽管这些测试并没有被用于识别所有患者严重毒性的发生风险。因此，有必要密切监测血细胞的数量
遗传因素	（1）TPMT 是巯嘌呤类药物代谢的关键酶，TPMT 突变所致的酶活性下降与硫唑嘌呤药物不良反应，特别是胃肠道反应及骨髓抑制高度相关。人类 TPMT 基因位于第 6 号染色体（6p22.3），为常染色体共显性遗传，高活性的野生型被定义为 TPMT*1。常见的影响酶活性的突变有 4 种，均发生在开放阅读框内，即 TPMT*2（238 G>C）、TPMT*3A（460G>A，719A>G）、TPMT*3B（460G>A）和 TPMT*3C（719A>G）。包括中国人在内的亚洲人群均以 TPMT*3C 突变为主；另外，TPMT 等位基因突变频率存在种族差异，与白种人相比，加勒比黑种人突变频率较高，中国人较低（0.005，Hapmap CHB）。 （2）第一个与 TPMT 多态性/酶活性相关的用药指南已由美国国立研究院（NIH）下属的临床药理实施联盟（CPIC）颁布。指南规定：携带野生型基因或酶活性正常及高于正常的患者，硫唑嘌呤剂量为 2.5 mg/(kg·d)；TPMT 活性中等下降（杂合突变）或缺失（纯合突变）的患者，硫唑嘌呤剂量应分别减少至原来的 30%～70%及 10%，此类患者在用药开始后，均有必要密切监视 4 周，以观察药物疗效及是否有不良反应发生，并根据需要随时调整用药剂量。此外，对于少部分酶活性极高的患者，适当增加硫唑嘌呤剂量至 3.0 mg/(kg·d) 对于其治疗效果有益
药物因素	（1）与别嘌呤、巯嘌呤醇合用，可竞争性抑制本品代谢，防止本品代谢产物 6-硫尿酸的形成并预防高尿酸血症。 （2）与多柔比星合用，可增强本品的肝毒性。 （3）与氯霉素、氯喹合用，可增强本品的骨髓毒性。 （4）与复方新诺明合用，可增强本品的骨髓抑制作用。 （5）与华法林合用，可降低后者的抗凝作用。 （6）与卡托普利等具有白细胞减少作用的药物合用，副作用增加。 （7）与泼尼松合用，可改善毛细血管功能及减轻免疫抑制剂的副作用。 （8）与环孢素合用，可能发生免疫过度抑制及淋巴瘤。 （9）与减毒活疫苗合用，免疫抑制患者可能发生致命性、全身性疾病。 （10）可增强去极化神经节阻滞剂的神经阻滞作用，削弱非去极化型肌松药的作用，应避免与箭毒、泮库溴铵等肌松药合用
疾病因素	（1）可致肝损伤，故肝损伤者禁用。 （2）肾功能不全者慎用
生理因素	（1）妊娠期及哺乳期女性禁用。 （2）老年人慎用。 （3）对本品过敏者禁用
其他因素	无

续表

剂量调整模型

CPIC 推荐剂量调整方案

表型	基因型	硫唑嘌呤药物	硫唑嘌呤的推荐剂量	建议分类
野生型纯合子或正常型，活性高（2 个功能性等位基因 TPMT*1）	TPMT*1/*1	较低浓度的硫鸟嘌呤核苷酸（TGN）代谢产物，较高浓度的甲基 TIMP 代谢产物	正常的起始剂量［如 2～3mg/(kg·d)］和基于特定疾病调整硫唑嘌呤的剂量。允许每次剂量调整 2 周后达到稳定状态。	强烈
杂合子，中间活性（1 个功能性等位基因 TPMT*1，外加 1 个非功能性等位基因 TPMT*2、TPMT*3A、TPMT*3B、TPMT*3C 或 TPMT*4）	TPMT*1/*2，TPMT*1/*3A，TPMT*1/*3B，TPMT*1/*3C，TPMT*1/*4	中到高浓度的 TGN 的代谢产物；低浓度的甲基 TIMP 代谢产物	如果疾病治疗通常由足量开始，可以考虑采用起始目标剂量的 30%～70%［如 1～1.5mg/(kg·d)］，并基于耐受性进行调整。允许每次剂量调整 2～4 周后达到稳定状态。	强烈
纯合子，突变体，低活性或活性缺失（2 个非功能性等位基因 TPMT*2、TPMT*3A、TPMT*3B、TPMT*3C 或 TPMT*4）	TPMT*3A/*3A，TPMT*2/*3A，TPMT*3C/*3A，TPMT*3C/*4，TPMT*3C/*2，TPMT*3A/*4	极高浓度的 TGN 代谢产物；如果不降低剂量可能导致致命的毒性；没有甲基 TIMP 代谢产物	考虑替代药物。硫唑嘌呤开始使用时可采用极低剂量（减少为一日剂量的 1/10 和一周 3 次代替一日 3 次），并基于骨髓抑制程度和特定疾病调整硫唑嘌呤剂量。允许每次剂量调整 4～6 周后达到稳定状态。硫唑嘌呤极有可能导致骨髓抑制。	强烈

霉酚酸

影响因素	遗传因素：吸收□分布□代谢☑排泄□靶点（受体或通路）☑其他：无
	非遗传因素：药物因素☑疾病因素☑生理因素☑ 其他因素：无
药物简介	**作用机制** 麦考酚酸酯（简称 MMF）是霉酚酸（MPA）的 2-乙基酯类衍生物。霉酚酸是高效、选择性、非竞争性、可逆性的次黄嘌呤单核苷酸脱氢酶（IMPDH）抑制剂，可抑制鸟嘌呤核苷酸的合成。霉酚酸对淋巴细胞具有高度选择作用。 **适应证** （1）用于预防急性器官排斥反应，治疗同种异体肾移植后难治性排斥反应。 （2）霉酚酸应该与环孢素或他克莫司和皮质类固醇同时应用。 **药物代谢动力学** 麦考酚酸酯口服后迅速吸收，并代谢为活性成分霉酚酸。口服平均生物利用度为静脉注射的 94%（根据霉酚酸曲线下面积），口服后在循环中测不出麦考酚酸酯。肾移植患者口服麦考酚酸酯，其吸收不受食物影响，但进食后霉酚酸 C_{max} 将降低 40%。由于肝肠循环作用，服药后 6～12 小时将出现第 2 个霉酚酸 C_{max}，与消胆胺同时服用将使霉酚酸 *AUC* 减少约 40%，表明霉酚酸通过肝肠循环的药量很多。在临床有效浓度下，97%的霉酚酸与血浆蛋白结合。霉酚酸主要

续表

药物简介	由葡萄糖醛酸转移酶代谢成霉酚酸的酚化葡萄糖苷糖（MPAG），酚化葡萄糖苷糖无药理活性。麦考酚酸酯代谢成的霉酚酸有极少量（<1%）通过尿液排出，多数（87%）以酚化葡萄糖苷糖的形式通过尿液排出。移植后近期内（<40天），平均 *AUC* 和 C_{max} 比正常受试者和移植肾功能稳定的患者低约50%。单剂量研究显示，严重的慢性肾损伤［肾小球滤过率<25 ml/(min·1.73m²)］。霉酚酸 *AUC* 比正常受试者和轻度肾损伤患者高25%～75%。同样情况下，酚化葡萄糖苷糖 *AUC* 高3～6倍，与酚化葡萄糖苷糖主要由肾脏排出一致。尚未进行严重慢性肾损伤患者的麦考酚酸酯多剂量药物代谢动力学研究。移植手术后，肾功能延迟恢复的霉酚酸 $AUC_{0\sim12h}$ 与无肾功能延迟恢复的患者无显著差异，但无活性成分的酚化葡萄糖苷糖的 $AUC_{0\sim12h}$ 比肾功能正常恢复患者高2～3倍。在酒精性肝硬化受试者中，肝脏实质疾病对霉酚酸的糖苷酸化过程相对无影响，严重的胆道损害，如原发性胆汁性肝硬化，可能对这一过程产生影响
说明书信息摘录	**FDA** 霉酚酸是IMPDH抑制剂。患有次黄嘌呤-鸟嘌呤磷酸核糖转移酶（HGPRT）基因缺陷，如Lesch-Nyhan综合征和Kelley-Seegmiller综合征的患者，应该避免使用本品。因为它可能会引起尿酸的过度累积，导致痛风相关症状恶化，如急性关节炎、痛风石、肾结石、尿石症以及包括肾衰竭在内的肾脏疾病。 **EMA** 霉酚酸是IMPDH抑制剂，HGPRT缺乏，如Lesch-Nyhan综合征和Kelley-Seegmiller综合征的患者使用本品时，会加剧高尿酸血症的发生。 **PMDA** 本品是IMPDH抑制剂，如果用于HGPRT缺陷病，如Lesch-Nyhan综合征和Kelley-Seegmiller综合征的患者，会增加高尿酸血症恶化的可能性。 **HCSC** 患有HGPRT基因缺陷，如Lesch-Nyhan综合征和Kelley-Seegmiller综合征的患者，应该避免使用本品
遗传因素	（1）霉酚酸是IMPDH抑制剂。霉酚酸通过抑制IMPDH，使鸟嘌呤核苷酸的合成减少，因而能选择性抑制T淋巴细胞、B淋巴细胞的增殖和功能。IMPDH2 3757T>C基因多态性与MPA治疗的肾移植患者中IMPDH活性增强有关。 （2）在对中国肝移植患者的研究中，对IMPDH1基因上的 *rs1042259* 和IMPDH2的 *rs11557540* 单核苷酸多态性位点进行了分析，没有发现突变的等位基因。 （3）有机阴离子转运多肽OATP1B1（又称OATP-C、OATP2、LST1、编码基因SLCO1B1）是一种特异性分布于肝细胞基底膜上的转运蛋白，与体内诸多内源性或外源性物质的肝脏摄取作用关系密切。有关研究表明，SLCO1B1*5等位基因与保护患者免受与霉酚酸相关的不良反应影响有关。 （4）患有HGPRT基因缺陷，如Lesch-Nyhan综合征和Kelley-Seegmiller综合征的患者，应该避免使用本品。HGPRT基因位于X染色体长臂Xq26-27，研究报道HGPRT多位点基因缺失会导致Lesch-Nyhan综合征。HGPRT活性在中国人群中呈正态分布，个体间HGPRT活性差异不大，中国人HGPRT基因突变频率低，与HGPRT活性没有明显相关性。 （5）霉酚酸主要经肝脏内代谢酶UGT1A9作用生成无活性的代谢产物MPAG，同时部分经UGT287作用形成霉酚酸酰基葡萄糖酸（AcMPAG），MPAG在肝脏和肾脏的排泄主要是由ABCC2介导的。霉酚酸的肝肠循环在UGT1A9-118*1b等位基因携带者中更加广泛，与携带野生型基因的患者相比，携带ABCC2 G1249A基因型患者的AcMPAG含量较高。ABCC2 G1249A在中国人群中的突变频率为0.136（1000Genome CHB）

续表

药物因素	（1）与本品合用能增强药效的药物。与下列药物合用会竞争性地通过肾小管分泌排出，使MPAG的血药浓度升高：阿昔洛韦、更昔洛韦、伐昔洛韦、丙磺舒。 （2）与本品合用能减弱药效的药物。①影响霉酚酸吸收的药物：与抗酸药（如氢氧化镁和氢氧化铝）合用可影响霉酚酸吸收。②干扰肝肠循环的药物：中断肝肠循环可降低霉酚酸血药浓度，如考来烯胺、胆汁酸结合剂、口服活性炭、环孢素A。③改变胃肠道菌群的药物，扰乱肝肠循环，如环丙沙星、阿莫西林+克拉维酸。④能减弱本品药效的药物还有诺氟沙星、甲硝唑、利福平、碳酸司维拉姆及钙游离磷酸盐结合剂等，机制尚不明确
疾病因素	（1）严重慢性肾损伤［肾小球滤过率小于25ml/(min·1.73 m^2)］的患者单剂量服用后，血浆霉酚酸和MPAG的*AUC*比轻度肾损伤的患者及健康人高。应避免使用超过每次1g、一日2次的剂量，并且密切观察这些患者。 （2）肾移植后肾功能恢复的患者的霉酚酸平均$AUC_{0\sim12h}$与肾功能正常的患者相仿，但前者MPAG的$AUC_{0\sim12h}$比后者高2～3倍。对这些肾功能延迟恢复的患者无须做剂量调整，但应密切观察。 （3）接受免疫抑制疗法的患者常使用联合用药方式。本品作为联合应用的免疫抑制剂时，有增加淋巴瘤和其他恶性肿瘤（特别是皮肤瘤）发生的危险。这一危险性与免疫抑制的强度和持续时间有关，而不是与某一特定药物有关。免疫系统的过度抑制也可能导致对感染的易感性增加。临床试验中，本品已与抗淋巴细胞抗体、环孢素和皮质激素类药物联合应用，以预防排斥反应和治疗难治性排斥反应
生理因素	（1）对MMF或霉酚酸发生过敏反应的患者禁用本品。 （2）对妊娠和哺乳的影响：动物实验中发现本品有致胎儿畸形的可能。尽管还未对妊娠期女性做充分和良好的对照研究，只有在使用本品的潜在获益超过对胎儿的潜在危险时方予应用。应在妊娠试验结果显示为阴性后开始服用本品。服用本品期间，应采取有效避孕措施。对大鼠的研究发现，MMF可通过乳汁分泌，是否可从人乳汁中分泌尚不清楚，且MMF对哺乳期婴儿可能有潜在的严重副作用，应根据MMF对哺乳期女性的重要性做出用药决定。 （3）儿童使用本品的安全性和有效性尚未确证
其他因素	无
剂量调整模型	无

帕唑帕尼

影响因素	遗传因素：吸收□分布□代谢☑排泄□靶点（受体或通路）☑其他：无
	非遗传因素：药物因素☑疾病因素☑生理因素☑ 其他因素：饮食
药物简介	**作用机制** 帕唑帕尼是一种多靶点酪氨酸激酶抑制剂，通过选择性抑制血管内皮生长因子VEGFR-1、VEGFR-2、VEGFR-3与ATP竞争性结合胞外的配体结合位点，阻断分子内酪氨酸的自身磷酸化，抑制VEGFR激活，从而加速细胞凋亡，抑制血管生成以及肿瘤浸润和转移。在体外实验中，帕唑帕尼能有效地抑制小鼠肺血管内皮生长因子诱导的VEGFR磷酸化以及血管生成。帕唑帕尼同时还可特异性作用于血小板衍生生长因子受体PDGFR-α和PDGFR-β、成纤维细胞生长因子受体FGFR-1和FGFR-3、干细胞因子受体（kit）、受体诱导T细胞激酶（Itk）、白细胞特异性蛋白酪氨酸激酶（Lck）以及跨膜糖蛋白受体酪氨酸激酶（c-Fms）。在体外，帕唑帕尼能抑制VEGFR-2、kit和PDGFR受体的配体诱导的自身磷酸化；在体内，帕唑帕尼抑制小鼠肺中VEGF诱导的VEGFR-2磷酸化、小鼠模型中的血管生成和一些人类移植肿瘤在小鼠中的增殖。

续表

<table>
<tr><td>药物简介</td><td>适应证
（1）用于晚期肾细胞癌患者。
（2）用于晚期软组织瘤患者。
药物代谢动力学
（1）吸收。帕唑帕尼口服 800mg 后，T_{max} 为 2～4 小时，AUC 和 C_{max} 平均值分别为 1037 μg・h/ml和 58.1μg/ml（等同于 132mol/L）。帕唑帕尼剂量超过 800mg 时，AUC 或 C_{max} 无一致增加。
给予单剂量帕唑帕尼 400mg 捣碎片与给予整片相比，其 $AUC_{0\sim72h}$ 增加了 46%，C_{max} 增加约 2 倍，T_{max} 缩短约 2 小时。这些结果表明，将帕唑帕尼片捣碎后，其生物利用度和口服吸收速率增加。
与食物同服，帕唑帕尼的生物利用度增加。帕唑帕尼与高脂或低脂餐同服可导致 AUC 和 C_{max} 约提高 2 倍。所以，帕唑帕尼应在进餐前至少 1 小时或进餐后 2 小时给药。
（2）分布。帕唑帕尼在体内与人血浆蛋白的结合率高于 99%，在 10～100μg/ml 的范围内无浓度依赖性。体外研究表明，帕唑帕尼是 P-gp 和乳腺癌耐药蛋白（BCRP）的一种底物。
（3）代谢。体外研究证实，帕唑帕尼主要经 CYP3A4 代谢，而少量由 CYP1A2 和 CYP2C8 代谢。
（4）消除。给予推荐剂量 800mg 后，帕唑帕尼平均 $t_{1/2}$ 为 30.9 小时，主要以原形形式由粪便排出（占 83%），经尿液排出的量在给药剂量中的占比不足 4%，而其代谢产物仅占给药剂量的 10%。此外，性别不会引起代谢速度和代谢量的显著差异</td></tr>
<tr><td>说明书信息摘录</td><td>FDA
帕唑帕尼可以增加血清总胆红素水平，体外研究表明，帕唑帕尼能抑制尿苷二磷酸葡萄糖醛酸转移酶（UGT1A1），抑制胆红素葡糖苷酸的酸化消除。利用 236 例白种人患者分析了帕唑帕尼治疗过程中 UGT1A1 基因型的多态性与高胆红素血症的内在联系，分析表明，基因型（TA）7/(TA）7（UGT1A1*28/*28）（Gibert's 综合征的潜在易感基因）相比于（TA）6/(TA)6 或（TA)6/(TA)7 基因型，胆红素水平明显升高了 2.3 倍，大大提高了高胆红素血症的发病概率。
EMA
帕唑帕尼是一种 UGT1A1 抑制剂，UGT1A1 的基因多态性降低了 UGT1A1 的表达和活性。伊立替康活性代谢产物 SN-38 是 OATP1B1 和 UGT1A1 的底物。当 400mg/d 帕唑帕尼与 250mg/m² 西妥昔单抗、150mg/m² 伊立替康合用时，SN-38 的系统暴露增加约 20%。与野生型等位基因相比，UGT1A1*28 基因多态性对 SN-38 的影响更大，然而，UGT1A1 基因型并不可用于预测帕唑帕尼对 SN-38 的影响。
PMDA
无。
HCSC
无</td></tr>
<tr><td>遗传因素</td><td>（1）帕唑帕尼主要经 CYP3A4 代谢，其系统暴露受这种酶的抑制剂和诱导剂影响。由 NR1I2 所编码的蛋白（孕甾烷 X 受体）是 CYP3A4 表达的主要调节剂，NR1I2-25385T（rs3814055）等位基因位于该基因的非编码区，基因突变患者启动子和 CYP3A4 活性增强，因而含有 NR1I2-25385T 等位基因的患者的 CYP3A4 表达增加，加快了帕唑帕尼的消除速率，降低了其系统暴露。NR1I2-25385T 在中国人群中的突变频率为 0.728（1000Genome CHB）。
（2）HIF1A 是 VEGF 的重要转录因子，位点 rs11549467 位于该基因的内含子中，HIF1A 1790G>A 的基因突变可引起氨基酸的改变（Ala588Thr），突变蛋白具有更高的转录活性，因而基因突变者血管生成能力增加，帕唑帕尼的抗血管生成作用减弱，应加量；HIF1A 1790G>A 在中国人群中突变频率为 0.971（1000Genome CHB）。</td></tr>
</table>

续表

遗传因素	（3）帕唑帕尼是一种 UGT1A1 抑制剂，UGT1A1 的基因多态性可降低 UGT1A1 的表达和活性，与丙氨酸转氨酶（ALT）不低于 3 倍标准上限值没有明显的相关性，而纯合子或杂合子 UGT1A1*28、UGT1A1*37、UGT1A1*6 患者的胆红素水平较高，帕唑帕尼可增加其患高胆红素血症的概率，应减量。 （4）VEGFR 是帕唑帕尼的作用靶点，等位基因 VEGFR-2578A 和 VEGFR-1498C 位于该基因的上游，可促进基因的表达，同时使 VEGFR 对帕唑帕尼的敏感性降低，应加量；其等位基因在中国人群中突变频率为 0.272（1000Genome CHB）
药物因素	（1）升高帕唑帕尼血药浓度的药物。①CYP3A4 和 P-gp 的强效抑制剂，如酮康唑。②CYP3A4 强效抑制剂，如伊曲康唑、克拉霉素、阿扎那韦、茚地那韦、奈法唑酮、奈非那韦、利托那韦、沙奎那韦、泰利霉素、伏立康唑等。③CYP3A4、P-gp、BCRP 弱抑制剂，如拉帕替尼。 （2）降低帕唑帕尼血药浓度的药物。①CYP3A4 诱导剂，如利福平等。②P-gp 或 BCRP 诱导剂，这类药物还会减少帕唑帕尼在中枢神经系统中的分布。 （3）对 CYP 底物的影响。①在肿瘤患者中，对咖啡因（CYP1A2 底物）、华法林（CYP2A9 底物）或奥美拉唑（CYP2A19 底物）的药物代谢动力学无影响。②合用会增加咪达唑仑（CYP3A4 底物）和紫杉醇（CYP3A4 和 CYP2C8 底物）的平均 AUC 和 C_{max}。③与右美沙芬（CYP2D6 底物）合用会增加尿道中右美沙芬与去甲右美沙芬的比例。 （4）对其他药物的影响。①帕唑帕尼与辛伐他汀合用时增加了血清转氨酶（ALT）升高的风险，应适时监测，且不排除合用其他他汀类药物的风险。②帕唑帕尼与其他治疗癌症的药物合用易增加毒性和致死率，如合用培美曲塞二钠和拉帕替尼时可导致肺出血、胃肠道出血和突然死亡。③合用转运蛋白抑制剂会降低帕唑帕尼的暴露，影响其吸收和消除，故选用对 P-gp 和 BCRP 无抑制或弱抑制的药物。④帕唑帕尼是 UGT1A1 的抑制剂，会降低伊立替康代谢产物 SN-38（UGT1A1 底物）的暴露。⑤与升高胃部 pH 的药物合用会降低其生物利用度，如合用质子泵抑制剂埃索美拉唑镁，会使帕唑帕尼的生物利用度降低 40%
疾病因素	（1）严重肝损伤患者禁用。 （2）限用于脂肪软组织瘤。 （3）手术中患者建议中断帕唑帕尼治疗。 （4）曾发生胃肠道穿孔或瘘管、曾发生致死性穿孔事件、胃肠道穿孔或瘘管风险增加患者慎用。 （5）动脉血栓风险增加患者慎用。 （6）QT 间隔延长高危患者慎用。 （7）既往 6 个月内有咯血、脑出血或有临床意义胃肠道出血史的患者禁用。 （8）4 级蛋白尿患者禁用。 （9）曾观察到高血压的患者在开始用帕唑帕尼时应充分控制血压，需适时监测和治疗高血压
生理因素	（1）具有潜在胚胎毒性和致流产性，备孕女性和妊娠期女性应被告知帕唑帕尼对胎儿的潜在危害或者避免受孕。 （2）哺乳期女性应终止服用帕唑帕尼或者终止哺乳。虽然还不清楚帕唑帕尼是否会分泌至乳汁中，但是许多药物均可分泌至乳汁中。 （3）帕唑帕尼用于儿童患者的安全性和有效性尚未明确，但幼鼠实验表明，给予断奶前（相当于 2 岁以下的幼儿）幼鼠成人剂量 10% 的帕唑帕尼治疗时，幼鼠的肾脏、肺脏、肝脏和心脏等器官发育异常，而给予 40% 的剂量时易致死，因此，帕唑帕尼禁用于 2 岁以下幼儿。 （4）虽然帕唑帕尼用于老年人（>65 岁）和年轻人的安全性和有效性无差异，但不排除老年人对其敏感性更高
其他因素	（1）帕唑帕尼的抗肿瘤作用也受饮食影响，特别是富含 CYP3A4 抑制剂的蔬果，如西柚汁。 （2）与低脂或高脂食物同服会使帕唑帕尼的 AUC 和 C_{max} 约增加 2 倍，故帕唑帕尼应在餐前 1 小时或餐后 2 小时服用
剂量调整模型	无

第三十一章　降糖药物

格列本脲

影响因素	遗传因素：吸收□分布☑代谢□排泄□靶点（受体或通路）☑其他：不良反应
	非遗传因素：药物因素☑疾病因素☑生理因素☑ 其他因素：饮食
药物简介	**作用机制** 格列本脲是第二代磺酰脲类（SU）抗糖尿病药，有较强的降血糖作用，对大多数 2 型糖尿病患者有效，可降低空腹及餐后血糖、糖化血红蛋白。格列本脲通过刺激胰腺释放胰岛素来快速降低血糖，药效依赖于胰岛 B 细胞功能，能与胰岛 B 细胞膜上的磺酰脲受体特异性结合，使 K^+ 通道关闭，引起膜电位改变，进而使 Ca^{2+} 通道开放、细胞质内 Ca^{2+} 浓度升高，从而促使胰岛素分泌，起到降低血糖的作用。本品只对胰岛 B 细胞有一定的胰岛素分泌功能者有效。此外，本品尚具有改善外周组织（如肝脏、肌肉、脂肪）对胰岛素抵抗的胰外效应，其降血糖作用相当于甲苯磺丁脲的 200 倍（按剂量计算）。 **适应证** 适用于饮食控制达不到满意疗效的轻、中度 2 型糖尿病，患者胰岛细胞有一定的胰岛素分泌功能，并且无严重的并发症。 **药物代谢动力学** （1）吸收。在正常受试者中进行的试验证明，服用单剂量的格列本脲可在 1 小时内有效吸收，在 2～3 小时达到 C_{max}，24 小时可检测到谷浓度。 生物利用度研究证明，3mg 格列本脲的血药浓度生物不等效于 5mg 的格列本脲。因此，患者需要反复服药。 （2）分布。磺酰脲类药物的分布普遍依赖于血浆蛋白，改变其他药物的蛋白结合位点可能导致低血糖发生率增加。在体外，蛋白结合率研究表明，格列本脲是典型的非离子型药物，而其他磺酰脲类药物（氯磺苯脲、甲苯磺丁脲、甲磺氮䓬脲）是典型的离子型药物，酸性药物（如苯基丁氮酮、华法林、水杨酸类）从血浆蛋白中取代离子型磺酰脲类比非离子型的格列本脲程度更大，但这并不表明蛋白结合率的差别会使格列本脲在临床上发生较少的药物相互作用。 （3）代谢。单剂量生物利用度研究（如下图所示）显示，受试者早饭时口服格列本脲微粉片 3mg 和 Micronase 格列本脲片 5mg，口服格列本脲微粉片 3mg 后 C_{max} 是 97.2ng/ml，口服 Micronase 格列本脲片 5mg 后 C_{max} 是 87.5ng/ml；口服格列本脲微粉片 3mg 的 AUC 是 568ng・h/ml，口服 Micronase 格列本脲片 5mg 的 AUC 是 746ng・h/ml。 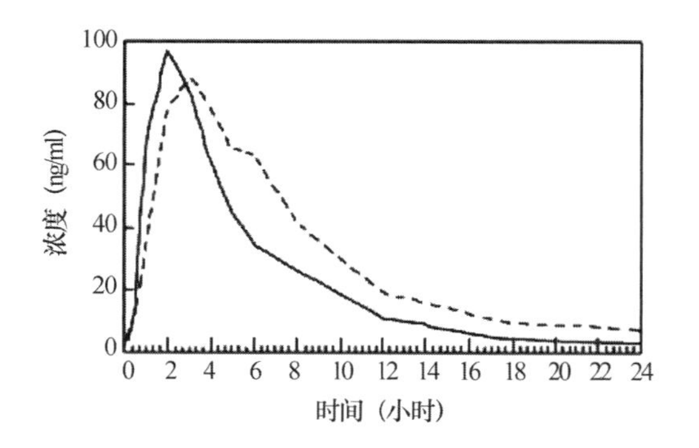 —— 格列本脲微粉片3mg - - - - Micronase格列本脲片5mg **服用格列本脲微粉片 3mg 和 Micronase 格列本脲片 5mg 后的血药浓度-时间曲线**

续表

药物简介	*AUC* 表明格列本脲的血药浓度随剂量升高而升高。糖尿病患者多剂量研究的药物浓度-时间曲线与单剂量研究相似，没有增加药物在组织中的蓄积。 稳态研究中，糖尿病患者服用格列本脲片 6mg、一日 1 次或 3mg、一日 2 次，24 小时平均格列本脲浓度在服药 2 周后没有区别。一日 1 次和一日 2 次的给药方案的血糖控制等效性由空腹血糖、4 小时餐后血糖 *AUC* 和 24 小时血糖 *AUC* 决定。2 种给药方案 24 小时后的胰岛素 *AUC* 响应相同。2 种给药方案的早餐后和晚餐 4 小时后的胰岛素应答有区别，但这并不能表示其对血糖控制作用的区别。 格列本脲在正常受试者中的 $t_{1/2}$ 大约是 4 小时。 空腹的正常受试者口服格列本脲 1.25～5mg 的单剂量研究发现，血糖降低的时间和持续时间与剂量和 *AUC* 成正比。非空腹的糖尿病患者早晨单剂量服用药物后，血糖降低作用能维持 24 小时。对糖尿病患者重复给药后，血药浓度和空腹血糖水平之间并没有确切的相关性。一项糖尿病患者服用格列本脲为期 1 年的研究显示，剂量和血药浓度没有确切的相关性。 （4）排泄。格列本脲主要代谢产物是 4-反式-羟基衍生物，另一个代谢产物是 3-顺式-羟基衍生物，并且重复出现。这些代谢产物可能对降低人类血糖没有重要贡献，因为它们在兔子实验中仅表现出微弱的活性（分别为原药活性的 1/400 和 1/40）。 格列本脲各有 50%经胆汁和尿液排泄，这种双重排泄通道在本质上区别于其他主要经尿液排泄的磺酰脲类药物
说明书信息摘录	**FDA** G6PD 缺乏症的患者服用磺酰脲类药物可导致溶血性贫血。格列本脲属于磺酰脲类药物，因此，本品慎用于 G6PD 缺乏症患者，考虑用非磺酰脲类药物替代。 **EMA** 无。 **PMDA** 无。 **HCSC** 同 FDA
遗传因素	（1）格列本脲主要经 CYP2C9 代谢，CYP2C9*2 和 CYP2C9*3 均位于该基因的外显子区域，引起了氨基酸的改变，基因突变者 CYP2C9 活性降低，格列本脲的血药浓度升高，应调整剂量。CYP2C9 在中国人群中突变频率很低（约 0.001），CYP2C9*3 突变频率约为 0.044（HapMap CHB）。 （2）杂合子 CYP2C9*3 基因型健康受试者口服格列本脲的平均 *AUC* 是 CYP2C9*1/*1 基因型健康受试者的 2.8 倍。 （3）一项对中国健康受试者的研究表明，CYP2C9*1/*3 基因型受试者的 *AUC* 和 $t_{1/2}$ 比 CYP2C9*1/*1 基因型受试者显著增加。 （4）在健康受试者中，纯合子 CYP2C9*3/*3 的格列本脲总口服清除率比 CYP2C9*1/*1 少一半以上，口服格列本脲 12 小时后 CYP2C9*3/*3 型受试者的胰岛素分泌要多于其他基因型，不同基因型的血糖浓度差异不明显。 （5）以 CYP2C9*3/*3 和 CYP2C9*2/*3 为代表的低酶活性基因型会增加使用格列本脲时低血糖的发生率
药物因素	（1）与下列药物合用，可增加低血糖发生率。①抑制格列本脲自尿液排泄的药物，如治疗痛风的丙磺舒、别嘌醇。②延缓格列本脲代谢的药物，如 H_2 受体阻滞剂（如西咪替丁、雷尼替丁）、抗凝药及氯霉素、咪康唑。与香豆素类抗凝药合用时，开始两者的血药浓度均会升高，但随后血药浓度均会降低，故应根据情况调整两药的剂量。③促使格列本脲与血浆白蛋白解离的药物，如水杨酸盐、贝特类降血脂药。④本身具有致低血糖作用的药物，如胍乙啶、奎尼丁、水杨酸盐类及单胺氧化酶抑制剂。⑤β 受体阻滞剂可干扰低血糖时机体的升血糖反应，阻碍肝糖原分解，同时又可掩盖低血糖的症状。⑥合用其他降血糖药物，如二甲双胍、阿卡波糖、胰岛素及胰岛素增敏剂等。

续表

药物因素	（2）与可升高血糖的下列药物合用时，可能需要增加本品剂量：糖皮质激素、雌激素、噻嗪类利尿药、苯妥英钠、利福平
疾病因素	（1）对磺胺类药物过敏者禁用。 （2）已明确诊断为1型糖尿病患者禁用。 （3）伴有酮症酸中毒、昏迷、严重烧伤、感染、外伤和重大手术等应激情况的患者禁用。 （4）严重肝肾疾病患者禁用。 （5）白细胞减少患者禁用。 （6）高热患者慎用。 （7）肾上腺皮质功能或腺垂体功能减退者（尤其是未经激素替代治疗者）慎用。 （8）甲状腺功能亢进患者慎用。 （9）恶心、呕吐患者慎用
生理因素	（1）老年人用量应适当减少。 （2）儿童禁用。 （3）妊娠期女性禁用。 （4）体质虚弱者或营养不良者慎用。 （5）本品可随乳汁分泌，哺乳期女性不宜使用，以免受乳婴儿发生低血糖
其他因素	酒精本身具有致低血糖作用，并可延缓本品的代谢。本品与酒同服可引起腹痛、恶心、呕吐、头痛以及面部潮红，且更易发生低血糖
剂量调整模型	无

格列美脲

影响因素	遗传因素：吸收□分布□代谢☑排泄□靶点（受体或通路）☑其他：不良反应
	非遗传因素：药物因素☑疾病因素☑生理因素☑ 其他因素：饮食、过量服用
药物简介	**作用机制** 格列美脲主要通过刺激胰岛B细胞分泌胰岛素来降低血糖。此外，相比于其他磺酰脲类药物，格列美脲具有明显的胰外作用。 （1）胰岛素释放。与其他磺酰脲类药物一样，格列美脲通过与胰腺β细胞ATP依赖性钾通道相互作用而调节胰岛素分泌。格列美脲与胰腺β细胞受体结合，导致平滑肌中ATP敏感的钾通道关闭，使β细胞去极化，同时开放电压依赖性钙通道，导致钙离子内流，促使胰岛素分泌。与其他磺酰脲类药物不同，格列美脲与β细胞膜中的一种65kD蛋白特异性结合，具有高交换率。 （2）胰外作用。格列美脲可改善周围组织对胰岛素的敏感性，减少肝脏对胰岛素的吸收。格列美脲可直接增加肌肉和脂肪细胞质膜葡萄糖转移分子的数量，刺激外周葡萄糖进入肌肉和脂肪细胞。 **适应证** 适用于控制饮食、运动疗法及减轻体重均不能充分控制血糖的2型糖尿病。不适用于1型糖尿病、糖尿病酮症酸中毒、糖尿病前驱昏迷或昏迷的治疗。 **药物代谢动力学** （1）吸收。格列美脲口服给药后可完全吸收。健康受试者和多名2型糖尿病患者在格列美脲单剂量口服后2～3小时达C_{max}。进餐时给予格列美脲，C_{max}和AUC分别下降了8%和9%。

续表

药物简介	进餐时服用不影响吸收程度。多次给药后，格列美脲未见蓄积。格列美脲在健康受试者和 2 型糖尿病患者中的药物代谢动力学没有差异。在 1～8mg 剂量范围内，口服格列美脲清除率未见改变，呈线性消除。 （2）分布。健康受试者中，格列美脲的分布容积（V_d）非常低，为 8.8L（大致相当于白蛋白的分布容积），蛋白结合率高于 99.5%，清除率约为 47.8ml/min。格列美脲可分泌至动物的乳汁中。格列美脲可通过胎盘屏障，难以通过血脑屏障。 （3）代谢。本品平均 $t_{1/2}$ 与多剂量给药时的血药浓度有关，为 5～8 小时。在口服后，格列美脲完全氧化代谢，主要代谢产物为羟基甲基环己酯衍生物（M1）和羧基衍生物（M2）。CYP2C9 可将格列美脲代谢为 M1，M1 进一步代谢为 M2，M2 无活性。口服格列美脲后，这些代谢产物的 $t_{1/2}$ 分别为 3～6 小时和 5～6 小时。在动物实验中，M1 药效约为格列美脲的 1/3，但目前尚不清楚 M1 对人类血糖的影响是否有临床意义。 （4）排泄。3 名健康男性受试者单次口服放射性标记的格列美脲后，大约 60% 的放射活性物出现在尿液中。M1 和 M2 占尿液放射活性物的 80%～90%。2 名受试者尿液中 M1 与 M2 之比为 3∶2，1 名受试者为 4∶1。大约 40% 放射活性物在粪便中出现。在粪便中，M1 和 M2 占 70%，M1 与 M2 之比为 1∶3。 每日单次给药和多次给药在药物代谢动力学方面未显示出明显的差别，个体变异非常低。无论是男性还是女性，是老年人还是年轻人，药物代谢动力学都是相似的
说明书信息摘录	**FDA** 溶血性贫血：G6PD 缺乏症的患者使用磺酰脲类药物可能导致溶血性贫血，应当考虑用非磺酰脲类药物替代。 **EMA** G6PD 缺乏症患者使用磺酰脲类药物可导致溶血性贫血。格列美脲属于磺酰脲类药物，应慎用于 G6PD 缺乏症患者，并考虑使用非磺酰脲类药物。 **PMDA** 无。 **HCSC** 同 EMA
遗传因素	（1）G6PD 缺乏症患者使用磺酰脲类药物可能导致溶血性贫血。G6PD 基因突变频率和基因突变类型有明显的地域和种族特异性。G6PD 缺乏症在我国华南和西南各省高发。G6PD Kaiping（c1388G>A）、G6PD Canton（c1376G>T）及 G6PD Gaohe（c95A>G）是中国人群最常见的 3 种 G6PD 基因突变类型。 （2）格列美脲主要经 CYP2C9 代谢。CYP2C9*2 和 CYP2C9*3 均位于该基因的外显子区域，引起了氨基酸的改变（R144C 和 I359L）。CYP2C9*2 在中国人群中突变频率很低（约 0.001），CYP2C9*3 约为 0.044（HapMap CHB）。 （3）CYP2C9*3 编码的蛋白质使 CYP2C9 活性降低，可引起格列美脲药物代谢动力学的改变。相对于 CYP2C9*1/*1，格列美脲在 CYP2C9*1/*2 基因型的人群中的药物代谢动力学无明显改变；在 CYP2C9*1/*3 基因型的人群中血药浓度较高，*AUC* 是 CYP2C9*1/*1 基因型人群的 2.5 倍。CYP2C9*3 等位基因对格列美脲药物代谢动力学的影响可能具有重大的临床意义。 （4）低血糖症是一种常见的磺酰脲类口服降糖药物的副作用。CYP2C9*3/*3 和 CYP2C9*2/*3 发生低血糖事件的比例高于其他基因型。CYP2C9*3 的等位基因会使格列美脲造成严重低血糖的风险增加

续表

药物因素	（1）格列美脲由CYP2C9代谢，已知其代谢受同时使用的CYP2C9激动剂（利福平）或抑制剂（氟康唑）影响。体内药物间相互作用的研究结果显示，同时使用氟康唑可使格列美脲的*AUC*增加约2倍。 （2）服用下列潜在导致血糖下降的药物之一，在某些情况下会导致低血糖的发生，如保泰松、阿扎丙宗、羟布宗、胰岛素、二甲双胍、水杨酸、对氨基水杨酸、类固醇及雄激素、氯霉素、香豆素类抗凝药、芬氟拉明、氯贝丁酯、ACEI、氟西汀、别嘌呤醇、抗交感神经药、环磷酰胺、异环磷酰胺、磺吡酮、长效磺胺类药物、四环素类药物、单胺氧化酶抑制剂、喹诺酮类抗生素、丙磺舒、咪康唑、己酮可可碱（胃肠道外高剂量给药）、曲托喹啉、氟康唑。 （3）服用下列减弱降血糖作用的药物之一，可能会升高血糖水平，如雌激素和孕激素、噻嗪类利尿药、促甲状腺激素、糖皮质激素、吩噻嗪及其衍生物、氯丙嗪、肾上腺素和其他拟交感神经药、烟酸（高剂量）及其衍生物、轻泻药（长期使用时）、苯妥英、二氮嗪、胰高血糖素、巴比妥类、利福平、乙酰唑胺。 （4）H_2受体阻滞剂、β受体阻滞剂、可乐定和利血平可能会增强或减弱降血糖效果。 （5）在抗交感神经药，如β受体阻滞剂、可乐定、胍乙啶和利血平的作用下，低血糖的肾上腺素反向调节征象可能会减弱甚至消失。 （6）饮酒可能增强或者减弱格列美脲片的降血糖作用，但是效果无法预测。 （7）格列美脲可能增强或减弱香豆素衍生物的作用
疾病因素	（1）对于重度肝损伤患者应用胰岛素治疗。 （2）肾损伤患者可能对格列美脲片的降糖作用更敏感。为减少低血糖的风险，对于2型糖尿病并伴有肾损伤的患者，格列美脲的推荐起始剂量是1mg/d（FDA）。严重肾损伤患者应用胰岛素治疗（HCSC）。 （3）在应激情况下（如外伤、手术、热性感染），血糖调节效果如不理想，可临时改用胰岛素。 （4）对格列美脲、其他磺酰脲类药物或药物中任何成分过敏者禁用。 （5）1型糖尿病、糖尿病昏迷、酮症酸中毒患者禁用
生理因素	（1）没有观察到老年患者与年轻患者之间安全性或有效性的差异，但不能排除一些老年患者的敏感性更强。格列本脲大部分经肾脏排泄。老年患者更可能有肾损伤。此外，老年患者的低血糖反应可能很难被识别。因此，此类人群在首次使用和剂量增加时应谨慎。 （2）本品会影响体重并引起低血糖，不推荐儿童使用本品。 （3）妊娠期女性禁用。 （4）为防止可能的母乳摄入和对儿童的伤害，哺乳期女性禁用格列美脲片。如有必要，应停止哺乳
其他因素	导致低血糖的因素包括：不愿或者无能力合作（多见于老年患者）；营养不良，进食时间不规律，不进食或定期的禁食；饮食改变；体力消耗和碳水化合物的摄入不平衡；饮用酒精性饮料，尤其在不进食的情况下；过量服用格列美脲片；患有某些影响碳水化合物代谢或低血糖反向调节的失代偿性内分泌系统疾病（如某些甲状腺功能紊乱和垂体前叶或肾上腺皮质功能不全）
剂量调整模型	无

格列吡嗪

<table>
<tr><td rowspan="2">影响因素</td><td>遗传因素：吸收□分布□代谢☑排泄□靶点（受体或通路）□其他：不良反应</td></tr>
<tr><td>非遗传因素：药物因素☑疾病因素☑生理因素☑
其他因素：饮食</td></tr>
<tr><td>药物简介</td><td>作用机制
格列吡嗪为磺酰脲类口服降糖药物，通过刺激胰腺分泌胰岛素达到快速降血糖的作用，本品的作用依赖于胰岛B细胞的功能。胰腺外效应在磺酰脲类口服降糖药物的作用机制中也起部分作用，增强胰岛敏感性和减少肝脏葡萄糖生成的胰外作用在格列吡嗪的作用机制中较为重要。但是，长期使用格列吡嗪降血糖的作用机制尚不十分清楚。重要的是，格列吡嗪可刺激膳食反应性胰岛素的分泌。本品可增强糖尿病患者的促胰岛素分泌作用。
适应证
适用于经饮食控制及体育锻炼2～3个月疗效不满意的轻、中度2型糖尿病患者。这类糖尿病患者的胰岛B细胞有一定的分泌胰岛素功能，且无急性并发症（如感染、创伤、酮症酸中毒、高渗性昏迷等），不合并妊娠，无严重的慢性并发症。
药物代谢动力学
格列吡嗪速释片口服后可快速地完全吸收，2型糖尿病患者单次口服格列吡嗪，绝对生物利用度为100%。格列吡嗪控释片口服后2～3小时血药浓度开始升高，6～12小时内达到高峰。连续一日1次口服格列吡嗪控释片，在24小时的剂量间隔中可维持有效的血药浓度，峰谷波动明显低于一日2次口服格列吡嗪速释片。21例男性2型糖尿病患者服用格列吡嗪控释片20mg，与格列吡嗪速释片（10mg，一日2次）相比，稳态下格列吡嗪控释片相对生物利用度平均为90%。21例年龄小于65岁的男性2型糖尿病患者，服用格列吡嗪控释片第5天后达到稳态血药浓度，而24例老年（≥65岁）男性和女性2型糖尿病患者达到稳态的时间较之延后1～2天。2型糖尿病患者长期服用格列吡嗪控释片未发现药物蓄积现象。本品和食物同时服用对药物吸收延迟时间（2～3小时）无影响。食物对21例健康男性受试者单剂量服药的影响研究显示，高脂早餐前服用本品，格列吡嗪 C_{max} 增加40%，有显著意义，但对 AUC 的影响不具显著性。进食和空腹状态服用本品，血糖的反应没有差别。胃肠停留的时间如显著缩短（如短肠综合征），将会影响本品的药物代谢动力学特性，可能导致血药浓度降低。26例男性2型糖尿病患者的多剂量研究显示，在5～60mg剂量范围内，格列吡嗪的药物代谢动力学呈线性，即血药浓度随剂量增加而成比例增加。24例健康受试者的单剂量研究提示，4片5mg、2片10mg和1片20mg本品具有生物等效性。另一项36例健康受试者的单剂量研究证实，4片2.5mg和1片10mg本品具有生物等效性。
格列吡嗪主要通过肝脏生物转化而清除，少于10%剂量的格列吡嗪以原形从尿液和粪便中排出，约90%的剂量经过生物转化后从尿液（80%）和粪便中（10%）排出。格列吡嗪的主要代谢产物是芳香羟基化反应产物，无降糖活性；次要代谢产物约占服用剂量的2%以下，为乙酰基乙基苯衍生物，据报道，其降糖活性为原形药物的1/10～1/3。2型糖尿病患者单剂量静脉注射格列吡嗪后，平均总清除率为3L/h，平均表观分布容积为10L，98%～99%的格列吡嗪主要与白蛋白结合。2型糖尿病患者单次和多次给药后，格列吡嗪的平均消除半衰期为2～5小时。与青年健康受试者相比，老年糖尿病患者单次服用格列吡嗪，药物代谢动力学参数无显著差别。目前关于肾损伤影响格列吡嗪排泄的信息有限，尚不清楚肝脏疾病对本品排泄的影响。由于格列吡嗪与蛋白高度结合的特性以及肝脏生物转化是本品主要的排泄途径，在肾脏或肝脏损伤时，格列吡嗪的药物代谢动力学和药物效应动力学特性可能发生改变。
在雌性或雄性小鼠的脑组织和脊髓中以及妊娠小鼠的胚胎中用放射自显影法均未检测到格列吡嗪及其代谢产物。另一项研究显示，大鼠服用标记过的药物后，可在其胎仔中探测到极少量的放射活性</td></tr>
</table>

续表

说明书信息摘录	**FDA** G6PD 缺乏症患者使用磺酰脲类药物可致溶血性贫血。由于格列吡嗪属磺酰脲类药物，伴有 G6PD 缺乏症者慎用，对于此类患者应考虑使用非磺酰脲类药物。药物上市后，也有非 G6PD 缺乏症患者出现溶血性贫血的报道。 **EMA** 无。 **PMDA** 无。 **HCSC** 无
遗传因素	(1) 伴有 G6PD 缺乏症的 2 型糖尿病患者使用格列吡嗪可致溶血性贫血。G6PD 基因在中国人群中已鉴定出至少 31 种点突变，基因频率为 0.045，华南、西南数省多发，高达 0.056～0.04483。G6PD Kaiping (c1388G>A)、G6PD Canton (c1376G>T) 和 G6PD Gaohe (c95A>G) 是最常见的 3 种 G6PD 基因突变类型，这 3 种突变频率之和占 0.7 以上。其中 G1376T 突变表现为药物诱发的急性溶血。G1376T 型糖尿病患者在药物等诱因作用下可能很容易出现急性溶血性贫血，应慎用格列吡嗪。 (2) 在人体内，90% 格列吡嗪经肝脏羟化代谢为无活性的芳香羟基化产物，主要由 CYP2C9 催化代谢，同时 CYP2C19 也参与其代谢。CYP2C9 基因多态性对格列吡嗪的药物代谢动力学过程有显著影响，人类 CYP2C9 基因存在多种等位基因突变体，其中等位基因频率最高的 3 种分别是野生型 (CYP2C9*1)、R144C 突变体 (CYP2C9*2) 和 I359L 突变体 (CYP2C9*3)。CYP2C9*3 突变型在中国人群中突变频率约为 0.044，其代谢活性显著减弱，药物清除率明显降低。CYP2C19 慢代谢型在中国人群中的突变频率为 0.15～0.17，也可使格列吡嗪的代谢过程减慢，均易导致患者出现虚弱、多汗、饥饿感和双手震颤等低血糖症状。应使用遗传学筛查的方法对服用格列吡嗪患者的 CYP2C9 和 CYP2C19 基因型进行检测，根据基因分型的结果制定适合患者的个体化给药方案
药物因素	(1) 某些药物可增强磺酰脲类药物的降血糖作用，包括非甾体抗炎药和其他具有高蛋白结合力的药物、水杨酸、磺胺、氯霉素、丙磺酸、香豆素、单胺氧化酶抑制剂及 β 受体阻滞剂。当服用本品的患者接受这些药物治疗时，应严密监测低血糖的发生。当应用格列吡嗪治疗的患者停用这些药物时，需密切观察有无血糖控制不良情况。体外格列吡嗪和人血浆蛋白结合研究显示，格列吡嗪的结合不同于甲苯磺丁脲，与水杨酸及双香豆素无相互作用，但是这些研究结论用于临床或格列吡嗪与这些药物合用时仍应十分谨慎。 (2) 某些药物具有升血糖的趋势，可能会导致血糖失控。这些药物包括噻嗪类和其他的利尿药、皮质类固醇、酚噻嗪、甲状腺制剂、雌激素、口服避孕药、苯妥英、烟酸、拟交感神经药、钙通道阻滞剂和异烟肼。服用格列吡嗪的患者使用这些药物时，需密切观察有无血糖控制不良情况，停止使用此类药物时，则应密切观察低血糖的情况。 (3) 有报道，咪康唑和降糖药物之间可能出现相互作用而导致严重低血糖。咪康唑静脉、局部或阴道给药时是否有此种相互作用尚不清楚。在健康受试者中进行了安慰剂对照、交叉试验以研究氟康唑和格列吡嗪联合使用的效应。所有受试者首先单独服用格列吡嗪，然后给予氟康唑 100mg，一日 1 次，共 7 天。使用氟康唑之后，格列吡嗪的 *AUC* 平均增加了 56.9% (范围为 35%～81%)。 (4) 尽管没有进行相关研究，伏立康唑有可能升高磺酰脲类 (如甲苯磺丁脲、格列吡嗪、格列本脲) 的血药浓度，从而导致低血糖。建议在联合用药时仔细监测血糖情况

续表

疾病因素	（1）已知对本品中任何成分过敏者禁用。 （2）1型糖尿病患者，伴有或不伴有昏迷的糖尿病酮症酸中毒患者禁用，应使用胰岛素治疗。 （3）肾功能或肝损伤的患者服用格列吡嗪，其药物代谢动力学和（或）药物效应动力学特性可能会受影响。如患者发生了低血糖，则低血糖的持续时间有可能延长，对此应采取适当的治疗措施。 （4）患有严重肠狭窄的患者（病理性或医源性的）应慎用格列吡嗪控释片，因其结构在体内不发生变化。在已知伴有肠狭窄的患者中，使用另一结构在体内不变的持续释放剂型药物时，曾有罕见的梗阻症状的报道
生理因素	（1）对于年老、虚弱或营养不良的患者，应谨慎决定起始及维持剂量，以避免低血糖反应。 （2）尚未确定儿童用药的安全性和有效性，不推荐儿童使用。 （3）动物实验和临床试验证明本品可造成死胎或胎儿畸形，故妊娠期女性禁用。FDA对本品的妊娠药物分级为C级。 （4）本品可随乳汁分泌，哺乳期女性不宜使用，以免受乳婴儿发生低血糖
其他因素	（1）使用本品的同时应控制饮食，否则疗效不理想。 （2）肥胖的糖尿病患者应限制每日摄入总热量与脂肪比例，并进行体育活动，以减轻体重，否则病情难以得到良好控制。 （3）餐前服药效果较好。为减少胃肠道反应，也可于进餐时服药。 （4）用药后避免饮酒，以免引起类戒断反应
剂量调整模型	无

格列齐特

影响因素	遗传因素：吸收□分布□代谢☑排泄□靶点（受体或通路）☑其他：无
	非遗传因素：药物因素☑疾病因素☑生理因素☑ 其他因素：饮食
药物简介	**作用机制** 格列齐特是口服治疗糖尿病的磺酰脲类药物，其结构中含有氮杂环，因而具有不同于其他磺酰脲类药物的特点。格列齐特通过刺激胰岛B细胞分泌胰岛素降低血糖水平，显著增加餐后胰岛素和C肽分泌水平，其疗效可持续2年以上。对2型糖尿病，格列齐特可以恢复对葡萄糖做出反应的第一相胰岛素分泌高峰，并增加第二相胰岛素分泌。可以观察到进餐后诱导或葡萄糖刺激的胰岛素分泌反应明显增加。除了这些代谢性质外，格列齐特还有一些血液生化特性。格列齐特直接抑制以下2个导致糖尿病血管并发症发生的途径，明显减少微血栓的形成：部分抑制血小板凝聚和粘连，并减少血小板活性标志物（β-血栓球蛋白、血栓烷B_2）；通过增加t-PA活性，影响血管内皮纤溶活性。 **适应证** 适用于单用饮食疗法、运动治疗和减轻体重不足以控制血糖水平的成人非胰岛素依赖型糖尿病（2型糖尿病）。 **药物代谢动力学** 口服格列齐特后，血药浓度在最初的6小时内进行性升高，在6～12小时达到稳定状态。在中国18例健康受试者中进行的进口与国产制剂比较的生物等效性研究中，发现药物代谢动力学参数存在较大个体差异，可能与其代谢酶的基因多态性有关。这提示临床应个体化用药。国外资料中无明显个体差异。格列齐特吸收完全，摄食并不影响其吸收的速度和程度。剂量在

续表

药物简介	120mg 以下时，用药剂量与 *AUC* 之间呈线性关系。血浆蛋白结合率约为 95%。格列齐特主要在肝内代谢，文献报道可能有 CYP2C9 和 CYP2C19 参与其代谢。格列齐特大部分从尿液中排泄，尿液内原形药不到 1%。血浆内检测不到有活性的代谢产物。格列齐特的消除半衰期为 12～20 小时，分布容积大约为 30L。老年患者的药物代谢动力学参数没有明显的变化。一日 1 次服用格列齐特缓释片，能够使格列齐特有效血药浓度维持 24 小时
说明书信息摘录	**CFDA** 格列齐特主要在肝内代谢，CYP2C9 和 CYP2C19 参与其代谢。在中国 18 例健康受试者中进行的进口与国产制剂比较的生物等效性研究中，发现药物代谢动力学参数存在较大个体差异，可能与其代谢酶的基因多态性有关，提示临床应个体化用药。 **FDA** 无。 **EMA** 无。 **PMDA** 无。 **HCSC** 无
遗传因素	（1）CYP2C9 和 CYP2C19 参与格列齐特的代谢，其基因多态性对格列齐特的药物代谢动力学产生影响，突变型个体酶活性下降，代谢过程减慢，在接受药物的常规治疗时发生低血糖等严重不良反应的风险明显增加，需进行剂量调整。CYP2C9*3 在中国人群的突变频率约为 0.044（HapMap CHB），但对汉族人群中格列齐特的代谢无影响。CYP2C19 基因多态性对其药物代谢动力学影响更大，是格列齐特的重要代谢酶。CYP2C19 慢代谢型在中国人群的突变频率为 0.15～0.17。在格列齐特缓释片的研究中，CYP2C19 慢代谢型的 $AUC_{0-\infty}$ 为野生纯合子 CYP2C19*1/*1 的 3.4 倍，半衰期也具有统计学差异（15 小时 *vs* 44.5 小时）。CYP2C19 多态性可能在格列齐特临床应用中具有重要意义。 （2）KATP 通道复合体作为格列齐特的作用靶点，是由 4 个 SURl 和 4 个 Kir6.2 亚单位组成，分别由 *ABCC8*（ATP-binding cassette，subfamily C，member 8）和 *KCNJ11*（potassium inwardly-rectifying channel，subfamily J，member 11）基因表达。*ABCC8* 基因具有多种基因多态性，其中研究较多的是 Serl369Ala（T>G，外显子 33），此变异可改变 KATP 通道对格列齐特的敏感性，与格列齐特的低血糖效应明显相关，这在我国 2 型糖尿病患者中也得到证实。对于 *KCNJ11* 基因研究最多的基因多态位点为 *E23K*（Glu23Lys），*E23K* 变异常与 Serl369Ala 多态性共同存在，*E23K* 变异不影响 Serl369Ala 提高 KATP 通道对格列齐特敏感性的作用，但在 *K23/Alal369* 携带者中，格列齐特诱发低血糖的风险是升高还是降低仍未知
药物因素	（1）以下药物可能会增加低血糖的风险。①禁止联合应用的药物：咪康唑（全身途径，口服凝胶），可增加降糖作用并可能会出现低血糖症状，甚至昏迷。②不推荐联合应用的药物：保泰松（全身途径），可增加磺酰脲类药物的降糖效应（取代它们与血浆蛋白的结合或减少它们的排出）。最好使用一种不同的抗炎药，否则需警告患者并强调自我监测血糖和尿糖的重要性，在与抗炎药共同使用时，有必要在抗炎药治疗期间和治疗后调整药物剂量。酒精可增加低血糖反应（通过抑制代偿性反应），同时具有低血糖昏迷发作的潜在危险，应避免合用酒精或含有酒精的药物。③联合应用需谨慎的药物：其他降血糖药物（胰岛素、阿卡波糖、双胍类）、β 受体阻滞剂、氟康唑、血管紧张素转换酶抑制剂（卡托普利、依那普利）、H_2 受体阻滞剂、单胺氧化酶抑制剂、磺胺类、非甾体抗炎药。降血糖效应可能增强，低血糖可能发生在与这些药物合用的情况下。

续表

药物因素	（2）以下药物可能引起血糖水平升高。①建议不要联合应用的药物：达那唑，有致糖尿病效应。如果无法避免使用该种药物，需要警告患者并强调自我监测尿糖和血糖的重要性。在使用和停止达那唑治疗时需要调整糖尿病治疗药物剂量。②联合应用需谨慎的药物：氯丙嗪（抗精神病药），使用大剂量氯丙嗪治疗（每日氯丙嗪剂量＞100mg）会升高血糖水平（降低胰岛素的释放）。需要告知患者并强调自我监测血糖的重要性。在使用抗精神病药治疗时和停药后需要调整糖尿病治疗药物剂量。糖皮质激素（全身途径和局部途径，关节内部、皮肤和直肠制剂）和替可克肽（促皮质类激素），可能导致酮症而使血糖水平升高（由肾上腺皮质激素引起的对碳水化合物耐受性降低）。需要告知患者并强调自我监测血糖的重要性。在使用肾上腺皮质激素治疗时和停药后需要调整糖尿病治疗药物剂量。利托君、沙丁胺醇、三丁喘宁（静注），由于 β_2 受体激动剂作用，这些药物可升高血糖水平，需要强调自我监测血糖的重要性，必要时改用胰岛素。 （3）联合用药应考虑的其他问题。抗凝药（华法林）一般应用时，磺酰脲类药物可能有潜在的抗凝作用，可能须考虑调整抗凝药的剂量
疾病因素	（1）对本品或其他磺酰脲或磺胺类药物过敏者禁用。 （2）已明确诊断的胰岛素依赖型糖尿病患者禁用。 （3）伴有酮症酸中毒、昏迷、严重烧伤、感染、外伤和重大手术等应激情况的患者禁用。 （4）肝功能不全或严重肾功能不全患者，格列齐特的药物代谢动力学和（或）药物效应动力学可能发生改变，导致发生低血糖，且持续时间长。 （5）应用咪康唑治疗的患者禁用。 （6）白细胞减少者禁用。 （7）体内有色素（卟啉）积蓄的卟啉病患者禁用。 （8）伴有高热或恶心、呕吐者慎用。 （9）甲状腺功能减低的患者慎用。 （10）有肾上腺皮质功能或腺垂体功能减退者，尤其在未经激素替代治疗时慎用
生理因素	（1）年纪较大、营养不良或身体状态有改变的患者，对于降血糖作用尤其敏感。体质虚弱者慎用。本品老年患者的药物代谢动力学参数没有明显变化，65岁以上患者可采取与65岁以下患者相同的治疗方案或遵医嘱。 （2）肥胖的糖尿病患者应限制每日摄入总热量与脂肪比例，并进行体育活动，以减轻体重，否则病情难以得到满意控制。 （3）幼年型糖尿病患者不能单独使用本品，需要注射胰岛素。 （4）大剂量磺酰脲类降糖药物对动物有致畸作用，对妊娠期服用格列齐特可能致畸形或胎儿中毒作用的评估，目前还没有足够的有关临床资料。建议服用格列齐特的患者发现怀孕的时候即将口服药物治疗改为胰岛素治疗，不必机械地建议中止妊娠，但应对其妊娠进行监护，并建议对新生儿进行血糖水平监测。由于缺乏论证格列齐特及其代谢产物进入母乳的资料及考虑到新生儿低血糖危险性，因此，使用本品治疗期间禁忌母乳喂养
其他因素	（1）使用本品的同时应控制饮食，否则疗效不理想。 （2）肥胖的糖尿病患者应限制每日摄入总热量与脂肪比例，并进行体育活动，以减轻体重，否则病情难以得到良好控制。 （3）建议用于有可能定时进餐（包括早餐）的患者，因为延迟进餐、食物不足或低碳水化合物可使低血糖危险增加，所以定时摄入碳水化合物很重要。低血糖更可能发生于食用低热量食物、相当大量或长时间运动后、饮酒后或合用其他降糖药物的患者。 （4）餐前服药效果较好。为减少胃肠道反应，也可于进餐时服药
剂量调整模型	无

甲苯磺丁脲

影响因素	遗传因素：吸收□分布□代谢☑排泄□靶点（受体或通路）☑其他：无 非遗传因素：药物因素☑疾病因素☑生理因素☑ 其他因素：饮食、过量服用
药物简介	**作用机制** 甲苯磺丁脲是口服磺酰脲类药物，通过诱导胰岛B细胞释放胰岛素，能够急剧降低血糖水平。长期使用药物产生持续低血糖可能归因于它的胰外效应。 **适应证** （1）用于单用饮食控制疗效不满意的轻、中度2型糖尿病，患者胰岛B细胞有一定的分泌胰岛素功能，并且无严重的并发症。 （2）胰腺肿瘤的诊断（FDA）。 **药物代谢动力学** 口服后本品在胃肠道迅速吸收。3～4小时血药浓度达峰值。蛋白结合率约90%，半衰期为4.5～6.5小时。本品在肝脏代谢氧化而失活，转变为羧基甲苯磺丁脲，高达75%的药物经肾排泄
说明书信息摘录	**FDA** 无。 **EMA** 无。 **PMDA** 无。 **HCSC** 无
遗传因素	（1）甲苯磺丁脲主要经CYP2C9代谢，药物代谢动力学受CYP2C9基因多态性的影响。CYP2C9*2/*3对甲苯磺丁脲药物治疗的影响是重要的。CYP2C9*2/*3位于该基因的外显子区域，引起了氨基酸的改变（R144C和I359L）。 （2）CYP2C9*2在中国人群中突变频率很低（约0.001），CYP2C9*3突变频率约为0.044（HapMap CHB）。 （3）与CYP2C9*1纯合野生型相比，使用甲苯磺丁脲的健康个体CYP2C9*1杂合子的CYP2C9活性明显降低。与CYP2C9*1/*2相比，CYP2C9*1/*3使其代谢减少；与CYP2C9*1/*3相比，CYP2C9*3/*3使其代谢更少。 （4）7983例老年人群的队列研究显示：相比于野生型患者，为调节血糖水平，CYP2C9*1/*2或CYP2C9*2/*2基因型糖尿病患者的给药剂量未见差异；CYP2C9*3等位基因糖尿病患者服用甲苯磺丁脲的剂量较低。相比于野生型基因型，CYP2C9*3等位基因携带者服用本品后空腹血清葡萄糖水平的降低更明显，但不具有统计学意义
药物因素	（1）与酒精同服时，会引起腹部绞痛、恶心、呕吐、头痛、面部潮红和低血糖。 （2）与丙吡胺、磺酰脲类药物、阿卡波糖、硫辛酸、磺胺苯吡唑、氯霉素、酮康唑、单胺氧化酶抑制剂、甲氧苄啶、磺吡酮、氯吡格雷、西格列汀、西咪替丁、血管紧张素转换酶抑制剂、胰岛素、普兰林肽、氯贝丁酯、依帕列净、亚麻籽、双香豆素、苦瓜、武靴叶、人参、当归、瓜尔胶等合用时，可加强降血糖作用，低血糖风险增加。 （3）利福喷丁、利福平、甘草、氨基葡萄糖可降低其治疗效果。 （4）胺碘酮、西他生坦、伏立康唑可使甲苯磺丁脲血药浓度升高，银杏使甲苯磺丁脲血药浓度降低。

续表

药物因素	（5）与β受体阻滞剂、氟喹诺酮类合用，可致低血糖或高血糖。与β受体阻滞剂合用可掩盖低血糖的症状。 （6）联合使用苯妥英和甲苯磺丁脲可能导致苯妥英毒性风险增加（共济失调、反射亢进、眼球震颤、震颤）。联合使用肿瘤光敏感剂卟吩姆钠和甲苯磺丁脲可能导致过度的光敏细胞内组织损伤
疾病因素	（1）1型糖尿病患者，2型糖尿病患者伴有酮症酸中毒、昏迷、严重烧伤、感染、外伤和重大手术等应激情况，肝肾功能不全者，对磺胺类药物过敏者，白细胞减少的患者禁用。 （2）体质虚弱、高热、恶心和呕吐、甲状腺功能亢进患者慎用
生理因素	（1）老年人慎用。 （2）妊娠期及哺乳期女性不宜使用
其他因素	甲苯磺丁脲和烟草联合使用可能会降低甲苯磺丁脲的血药浓度
剂量调整模型	无

第三十二章　胃肠道肿瘤治疗药物

西妥昔单抗

<table>
<tr><td rowspan="2">影响因素</td><td>遗传因素：吸收□分布□代谢□排泄□靶点（受体或通路）☑</td></tr>
<tr><td>非遗传因素：药物因素☑疾病因素☑生理因素☑
其他因素：饮食、光照</td></tr>
<tr><td>药物简介</td><td>作用机制
西妥昔单抗属于嵌合型 IgG1 单克隆抗体，分子靶点为 EGFR 。EGFR 信号途径参与控制细胞的存活、增殖、血管生成、细胞迁移、细胞侵袭及转移等。西妥昔单抗与 EGFR 结合的亲和力约为其内源性配体的 5～10 倍。西妥昔单抗阻碍 EGFR 与其内源性配体结合，从而抑制受体功能，进一步诱导 EGFR 的细胞内化，导致受体数量的下调。西妥昔单抗还可以靶向诱导细胞毒免疫效应细胞作用于表达 EGFR 的肿瘤细胞（抗体依赖的细胞介导的细胞毒作用，ADCC）。
适应证
1. 中国　西妥昔单抗与伊立替康联合用药治疗表达 EGFR、经含伊立替康细胞毒药物治疗失败后的转移性结直肠癌。
2. FDA
（1）头颈部癌。
1）与放疗联合治疗局部晚期头颈部鳞状细胞癌。
2）与含铂和氟尿嘧啶的方案联合治疗局部复发或转移性的头颈部鳞状细胞癌。
3）用于含铂方案治疗进展后的复发或转移性头颈部鳞状细胞癌。
（2）结直肠癌。用于 K-ras 突变阴性（野生型）、表达 EGFR 的转移性结直肠癌。
1）与 FOLFIRI 联合作为一线治疗方案。
2）与伊立替康联合用于伊立替康方案耐药患者。
3）单药用于基于奥沙利铂或伊立替康方案治疗失败或对伊立替康耐药患者的治疗。
3. EMA　用于治疗表达 EGFR、K-ras 突变阴性（野生型）的转移性结直肠癌。
（1）与含伊立替康的方案联合。
（2）与 FOLFOX 联合作为一线方案。
（3）单药用于基于奥沙利铂或伊立替康方案治疗失败或对伊立替康耐药患者的治疗。
药物代谢动力学
当静脉滴注剂量为每周 5～500mg/m^2 时，本品表现出剂量依赖的药物代谢动力学特性。当本品的初始剂量为 400mg/m^2 时，平均分布容积大致与血容量（2.9L/m^2 ：1.5～6.2L/m^2）相同，平均（$C_{max}\pm SD$）为（185±55）μg/ml，平均清除率为 0.022L/(h・m^2)。本品在靶剂量下具有较长的消除半衰期，为 70～100 小时。本品的血药浓度在单药治疗 3 周后达到稳态水平。第 3 周时平均峰浓度为 155.8μg/ml，第 8 周时为 151.6μg/ml，相应的平均谷浓度分别为 41.3μg/ml 和 55.4μg/ml。本品与伊立替康联合用药，第 12 周时平均谷浓度为 50.0μg/ml，第 36 周时平均谷浓度为 49.4μg/ml。
抗体的代谢可能受多种途径的影响，这些途径可以将抗体降解为小分子，如短肽和氨基酸等。西妥昔单抗的药物代谢动力学性质不会受到种族、年龄、性别、肝肾状况的影响。到目前为止，仅对肝肾功能正常的患者（血清肌酐为正常值上限的 1.5 倍，转氨酶为正常值上限的 5 倍，胆红素为正常值上限的 1.5 倍）进行过本品的相关研究</td></tr>
</table>

续表

说明书信息摘录	**FDA** 西妥昔单抗用于治疗 *K-ras* 突变阴性（野生型）、表达 EGFR 的转移性结直肠癌，不能用于 *K-ras* 突变阳性的患者。在用药之前按照 FDA 批准的方法进行 *K-ras* 突变状态的检测是有必要的。对于有密码子 12 和 13（外显子 2）突变的患者，本品治疗是无效的。几乎所有的头颈部鳞状细胞癌样本都会进行 EGFR 表达检测，所以，入组临床试验的患者没有被要求对样本做 EGFR 免疫组化表达检测，而入组临床试验的结直肠癌患者被要求做样本 EGFR 表达免疫组化检测。使用 DakoCytomation EGFR pharmDx™检测试剂盒分别对原发肿瘤和转移瘤样本进行了 EGFR 免疫组化检测，并基于表达 EGFR 细胞的比例和密度（微弱、弱到中度、强）对样本进行评分。治疗有效率与阳性细胞的百分率和 EGFR 表达密度无相关性。 **EMA** 西妥昔单抗联合含奥沙利铂的化疗方案不应用于 *K-ras* 突变及 *K-ras* 状态未知的转移性结肠癌患者。对于 *K-ras* 突变型肿瘤，临床试验结果显示了负的获益风险平衡。FOLFOX 方案联用西妥昔单抗，在 PFS 和 OS 方面没有增加获益。西妥昔单抗联合 XELOX 方案及贝伐珠单抗也未能使获益增加，而该联合对于 *K-ras* 野生型肿瘤也未能在 PFS 和 OS 上取得阳性效应。 共纳入 3734 例患者的 5 项随机对照临床试验及几项支持研究考察了西妥昔单抗作为单药或联合化疗的疗效，这些患者 EGFR 表达可测定，并且 ECOG 身体状况评分≤2，大部分患者该评分≤1。4 项研究结果认为 *K-ras* 状态可作为西妥昔单抗治疗的预测因子，只有一项分析否定了这一结论。进入临床试验的转移性结肠癌患者中，大约 75%的患者 EGFR 表达为阳性，所以被认为可接受西妥昔单抗治疗。西妥昔单抗在未检测 EGFR 患者中的疗效和安全性尚无报道。转移性结肠癌患者中，*K-ras* 的突变频率为 0.3～0.5。临床试验 EMR 62，202-013（1198 例）中，*K-ras* 状态可评估的患者中，*K-ras* 野生型占 63%；临床试验 EMR 62，202-047（337 例）中，*K-ras* 状态可评估的患者中，*K-ras* 野生型占 57%。 **PMDA** 应用于 EGFR 阳性、不可切除的晚期或复发的结肠癌或直肠癌。治疗这种癌症时，应该考虑 *K-ras* 的突变状态。 **HCSC** 西妥昔单抗用于治疗 EGFR 表达 *K-ras* 野生型转移性结直肠癌（mCRC），不用于治疗 *K-ras*突变状况不明的患者。应选择经验丰富的实验室评估患者 *K-ras* 突变状态
遗传因素	（1）西妥昔单抗是单克隆抗体，可特异性结合 EGFR，EGFR 是肿瘤细胞表面的一种抗原，配体与 EGFR 受体结合可激活 EGFR 信号通路下游基因 *K-ras*，进而介导肿瘤的发生发展。*K-ras*基因如果发生突变，则细胞不再需要 EGFR 信号转导而直接激活激酶系统，导致对 EGFR 单克隆抗体耐药。结肠癌患者 *K-ras* 的 12 密码子突变频率为 0.23，13 密码子突变频率为 0.16，总体突变频率约为 0.4，目前尚无针对中国人突变频率的统计。 （2）美国国家综合癌症网络（NCCN）结肠癌指南要求，所有转移性结肠癌需检测 *RAS*（包括 *K-ras* 和 *N-ras*）和 *BRAF* 突变。存在任何已知的 *K-ras* 突变（外显子 2 或非外显子 2）或 *N-ras* 突变，均不应使用西妥昔单抗治疗。越来越多的证据表明，发生 *BRAF V600E* 突变时，西妥昔单抗单药或联合化疗不太可能有效。*N-ras* 和 *BRAF* 是 EGFR 信号转导通路下游的其他基因，突变后也会影响抗 EGFR 单抗疗效。5%～9%的结肠癌患者有 *BRAF V600E* 突变，主要发生在 *K-ras* 外显子 2 野生型的肿瘤中
药物因素	（1）伊立替康不会影响西妥昔单抗的安全性，同样，西妥昔单抗也不会影响伊立替康的药物代谢动力学性质。尚未进行本品与其他药物相互作用的人体研究。 （2）西妥昔单抗会引起低镁血症的不良反应，故当与其他可引起低镁血症的药物合用（如长期应用 PPI 可引起低镁血症）时，应监测血镁水平。

续表

<table>
<tr><td>药物因素</td><td>（3）与氟尿嘧啶或卡培他滨联合应用时会增加心脏毒性（如心肌梗死、充血性心力衰竭）以及手足综合征的发生概率，合用时应监测相关不良反应。
（4）与铂类化疗药物合用时，会增加发生严重白细胞下降或粒细胞缺乏以及肺炎、败血症等感染的风险，尤其当同时存在皮肤破损、黏膜炎、腹泻等感染危险因素时</td></tr>
<tr><td>疾病因素</td><td>（1）本品只在肝肾功能正常的患者中进行过研究。
（2）本品尚未在有血液疾病的患者中进行过研究。
（3）体能状况低下或伴有心肺疾病的患者应特别注意过敏反应、呼吸困难的发生</td></tr>
<tr><td>生理因素</td><td>（1）老年人无须调整剂量，用药过程中需注意过敏反应的发生。
（2）儿童患者使用本品的安全性和有效性尚未建立。
（3）只有当潜在的获益大于胎儿可能面临的风险，西妥昔单抗才可用于妊娠期女性。
（4）在使用西妥昔单抗期间及其后的 60 天内应停止哺乳</td></tr>
<tr><td>其他因素</td><td>（1）暴露于日光下会加重西妥昔单抗引起的皮肤毒性。
（2）西妥昔单抗的超敏反应可能与食用哺乳动物食品（肉类）和蜱虫叮咬后产生的 IgE 相关，这种 IgE 可特异性结合半乳糖-α-1，3-半乳糖</td></tr>
<tr><td>剂量调整模型</td><td>（1）输液反应。如果发生 NCI CTC 标准中 1、2 级和不严重的 3 级输液反应时，需降低滴速至原来的 50%；发生严重输液反应时，应立即并永久停用西妥昔单抗，并采取相应医学干预措施。
（2）皮肤毒性。出现 NCI CTC 标准中 3、4 级痤疮样皮疹应按下表进行剂量调整
<table>
<tr><th>严重痤疮样皮疹</th><th>西妥昔单抗</th><th>结果</th><th>剂量调整</th></tr>
<tr><td>第 1 次发生</td><td>推迟 1～2 周输注</td><td>改善
未改善</td><td>继续 250mg/m²
停用</td></tr>
<tr><td>第 2 次发生</td><td>推迟 1～2 周输注</td><td>改善
未改善</td><td>减量至 200mg/m²
停用</td></tr>
<tr><td>第 3 次发生</td><td>推迟 1～2 周输注</td><td>改善
未改善</td><td>减量至 150mg/m²</td></tr>
<tr><td>停用第 4 次发生</td><td>停用</td><td></td><td></td></tr>
</table></td></tr>
</table>

帕尼单抗

<table>
<tr><td rowspan="2">影响因素</td><td>遗传因素：吸收□分布□代谢□排泄□靶点（受体或通路）☑</td></tr>
<tr><td>非遗传因素：药物因素☑疾病因素☑生理因素☑
其他因素：光照</td></tr>
<tr><td>药物简介</td><td>作用机制
帕尼单抗是重组的完整人 IgG2 单克隆抗体，高特异性、高亲和力结合于 EGFR。EGFR 是一种跨膜糖蛋白，可促进普通上皮组织的细胞生长，表达于多种肿瘤细胞。帕尼单抗与 EGFR 配体结合域结合，抑制 EGFR 配体诱导的受体自磷酸化，进一步导致受体内化、细胞生长抑制、诱导凋亡以及 IL-8 和血管内皮生长因子的减少。
适应证
（1）EMA。帕尼单抗用于 K-ras 野生型的转移性结肠癌的治疗。
1）与 FOLFOX 联合作为一线治疗方案。</td></tr>
</table>

续表

<table>
<tr><td>药物简介</td><td>2）与 FOLFIRI 联合作为二线方案，用于已接受基于氟尿嘧啶（不含伊立替康）一线治疗的患者。
3）作为单药用于含氟尿嘧啶、奥沙利铂、伊立替康方案治疗失败的患者。
（2）HCSC。帕尼单抗作为单药治疗用于表达 EGFR、K-ras 野生型、既往使用过含氟尿嘧啶、奥沙利铂或伊立替康的化疗方案并治疗失败的转移性结肠癌。帕尼单抗不适用于 K-ras 突变或 K-ras 状态未知的患者。
药物代谢动力学
帕尼单抗以单药或联合化疗给药时表现为非线性的药物代谢动力学特征。1 小时单药输注帕尼单抗后，AUC 以大于剂量比例的方式增加，随着剂量从 0.75mg/kg 增加到 9mg/kg，清除率（CL）从 30.6ml/(kg・d) 降低到 4.6ml/(kg・d)，但当剂量大于 2mg/kg 时，帕尼单抗的 AUC 以接近剂量比例的方式增加。以推荐剂量给药时（6mg/kg，两周 1 次，1 小时输注），第 3 次输注时的血药浓度可达到稳态水平，平均峰谷浓度分别为（213±59）μg/ml 和（39±14）μg/ml。平均 $AUC_{0\sim\tau}$ 和 CL 分别是（1306±374）μg・d/ml 和（4.9±1.4）ml/(kg・d)。末端半衰期约为 7.5 天。
群体药物代谢动力学分析结果表明，年龄（21～88 岁）、性别、种族、肝功能、肾功能、化疗药物以及肿瘤细胞 EGFR 膜染色密度（1＋、2＋、3＋）对帕尼单抗的药物代谢动力学特点无显著影响</td></tr>
<tr><td>说明书信息摘录</td><td>FDA
无。
EMA
在开始使用帕尼单抗治疗前，K-ras 为野生型状态的证据是必需的。K-ras 突变状态应通过有经验的实验室用已证实的检测方法进行检测。
帕尼单抗联合含奥沙利铂的化疗方案禁用于 K-ras 突变或状态未知的晚期结肠癌患者。一项Ⅲ期临床试验（n＝1183）显示，K-ras 突变的肿瘤患者在使用 FOLFOX 联合帕尼单抗后，无病生存期和总生存期缩短。
K-ras 基因状态决定了亚组使用帕尼单抗联合基于奥沙利铂或伊立替康化疗和贝伐单抗的获益。在 K-ras 野生型亚组使用贝伐单抗联合奥沙利铂的队列中观察到较差的生存趋势，不考虑 K-ras 基因型突变状态，使用贝伐单抗和伊立替康的队列中也同样观察到了较差的生存趋势。所以，帕尼单抗不应联合贝伐单抗和化疗给药。
PMDA
用于治疗 K-ras 野生型、不能切除的晚期或复发性结肠癌或直肠癌。未确定本品治疗 K-ras 基因突变阳性患者的有效性。
HCSC
无</td></tr>
<tr><td>遗传因素</td><td>（1）帕尼单抗特异性结合 EGFR，EGFR 是肿瘤细胞表面的一种抗原，配体与 EGFR 受体结合可激活 EGFR 信号通路下游基因 K-ras。K-ras（克尔斯滕大鼠肉瘤 2 病毒癌基因同系物）基因编码一个小的与信号转导相关的 GTP 结合蛋白，许多刺激物，包括 EGFR 激活 K-ras 产生的其他细胞内蛋白都会刺激细胞增殖、细胞存活和血管生成。K-ras 基因的活化突变在多种人类肿瘤中经常发生，与肿瘤的发生发展相关。K-ras 基因如果发生突变，则细胞不再需要 EGFR 信号转导而可以直接激活激酶系统，导致对 EGFR 单克隆抗体耐药。结肠癌患者 K-ras 的 12 密码子突变频率为 0.23，13 密码子突变频率为 0.16，总体突变频率约 0.4，目前尚无针对中国人突变频率的统计。</td></tr>
</table>

续表

<table>
<tr><td>遗传因素</td><td>（2）美国国家综合癌症网络（NCCN）结肠癌指南要求，所有转移性结肠癌需检测 RAS（包括 K-ras 和 N-ras）和 BRAF 突变。存在任何已知的 K-ras 突变（外显子 2 或非外显子 2）或 N-ras 突变，均不应使用帕尼单抗治疗。越来越多的证据表明，发生 BRAF V600E 突变时，帕尼单抗单药或联合化疗不太可能有效。N-ras 和 BRAF 是 EGFR 信号转导通路下游的其他基因，突变后也会影响抗 EGFR 单抗疗效。5％～9％的结肠癌患者有 BRAF V600E 突变，主要发生在 K-ras 外显子 2 野生型的肿瘤中</td></tr>
<tr><td>药物因素</td><td>（1）帕尼单抗可引起低镁血症和低钾血症，因此，与胺碘酮、三氧化二砷、氟哌利多、多非利特、决奈达隆、齐拉西酮、左美沙醇、匹莫齐特、丙吡胺等易导致 QT 间期延长的药物合用会增加室性心律失常的风险，长期应用 PPI 时，合用帕尼单抗会增加低镁血症的风险。
（2）临床试验结果表明，帕尼单抗联合含伊立替康的化疗方案时会增加严重腹泻的发生率，但其机制不明。
（3）帕尼单抗会增加卟吩姆钠、维替泊芬的光敏性</td></tr>
<tr><td>疾病因素</td><td>（1）帕尼单抗在肝肾损伤患者中的药物代谢动力学临床试验尚未进行。
（2）因帕尼单抗可能引起严重低镁血症，在帕尼单抗治疗前需监测低镁血症和低钙血症的患者，并在治疗期间定期监测，在治疗结束后继续监测至少 8 周。
（3）帕尼单抗治疗期间观察到了致死性及非致死性间质性肺炎和肺纤维化的发生，故对于有间质性肺炎或肺纤维化病史或证据的患者，应充分考虑帕尼单抗治疗的获益和肺部并发症风险。
（4）对于有角膜炎和溃疡性角膜炎证据的患者进行监测，如果出现急性或加重的角膜炎，应中断或停用帕尼单抗，防止角膜穿孔的发生</td></tr>
<tr><td>生理因素</td><td>（1）未进行帕尼单抗用于妊娠期女性的研究。只有当潜在的获益大于胎儿可能面临的风险，帕尼单抗才可用于妊娠期女性。
（2）对于哺乳期女性，尚未得知帕尼单抗能否分泌到乳汁中。是否停止哺乳或停药需考虑药物对哺乳期女性的重要性。如果停止哺乳，根据帕尼单抗的半衰期，应在给药后至少 60 天后再哺乳。
（3）儿童患者使用本品的安全性和有效性尚未建立。
（4）老年患者使用本品的安全性和有效性与成人无总体差异</td></tr>
<tr><td>其他因素</td><td>暴露于日光下会加重帕尼单抗引起的皮肤毒性</td></tr>
<tr><td>剂量调整模型</td><td>（1）输液反应。输液期间如果发生轻度或中度（1、2 级）输液反应，需降低滴速至原来的 50％；发生严重输液反应时应立即停用帕尼单抗，并根据反应的严重程度和持久性决定是否永久停用。
（2）皮肤毒性。出现 NCI CTC/CTCAE 标准中 3、4 级皮肤毒性应按下表进行剂量调整
<table>
<tr><th>3 级皮肤毒性</th><th>西妥昔单抗</th><th>结果</th><th>剂量调整</th></tr>
<tr><td>第 1 次发生</td><td>推迟 1～2 剂输注</td><td><3 级
未改善</td><td>继续原剂量
停用</td></tr>
<tr><td>第 2 次发生</td><td>推迟 1～2 剂输注</td><td><3 级
未改善</td><td>减量至 80％
停用</td></tr>
<tr><td>第 3 次发生</td><td>推迟 1～2 周输注</td><td><3 级
未改善</td><td>减量至 60％
停用</td></tr>
<tr><td>第 4 次发生或首次发生 4 级毒性</td><td>停用</td><td></td><td></td></tr>
</table></td></tr>
</table>

伊立替康

影响因素

遗传因素：吸收□分布□代谢☑排泄□靶点（受体或通路）□其他：无

非遗传因素：药物因素☑疾病因素☑生理因素☑
其他因素：无

药物简介

作用机制

伊立替康是喜树碱的衍生物，特异性地作用于拓扑异构酶Ⅰ。拓扑异构酶Ⅰ通过可逆地断裂DNA单链使DNA双链解旋。伊立替康和它的活性代谢产物SN-38结合到拓扑异构酶Ⅰ-DNA复合物上，阻止断裂的单链再连接。目前的研究显示，伊立替康的细胞毒性作用是由于DNA双链的破坏，而DNA双链的破坏是由于在DNA合成中复制酶与拓扑异构酶Ⅰ、DNA和伊立替康或SN-38构成的三元复合物发生相互作用所致。哺乳动物细胞不能有效地修复这种双链的破坏。

适应证

1. 中国　适用于晚期大肠癌患者的治疗。

（1）与5-FU和亚叶酸联合治疗既往未接受化疗的晚期大肠癌患者。

（2）作为单一用药，治疗经含5-FU化疗方案治疗失败的患者。

2. FDA

（1）与5-FU和亚叶酸联合治疗既往未接受化疗的晚期大肠癌患者。

（2）治疗经含5-FU化疗方案治疗失败的复发或进展的转移性大肠癌患者。

3. HCSC

（1）与5-FU和亚叶酸联合治疗既往未接受化疗的晚期大肠癌患者。

（2）作为单一用药，治疗经含5-FU化疗方案治疗失败的复发或进展的转移性大肠癌患者。

药物代谢动力学

在对不同类型肿瘤患者静脉滴注伊立替康后，其血药浓度以多指数的形式下降，平均末端消除半衰期为6～12小时。活性代谢产物SN-38的平均末端消除半衰期为10～20小时。在某项研究中，给予伊立替康100～750mg/m^2，30分钟静脉滴注，每3周1次，其伊立替康血浆末端消除半衰期为（14.2±7.7）小时，而SN-38则为（13.8±1.4）小时。

超过推荐的50～350mg/m^{2}剂量范围时，伊立替康的*AUC*增加与剂量增加呈线性关系，SN-38的*AUC*增加低于相应的剂量增加。活性代谢产物SN-38的最高浓度通常在90分钟的伊立替康输注完成之后的1小时内达到。

在两项针对实体瘤患者的临床试验中，伊立替康分别以125mg/m^{2}和340mg/m^{2}的剂量静脉滴注90分钟，之后伊立替康和SN-38的药物代谢动力学参数的$\bar{x}\pm SD$如下表。

伊立替康和SN-38在实体瘤患者体内的药物代谢动力学参数的$\bar{x}\pm SD$

剂量/(mg/m^2)	伊立替康					SN-38		
	C_{max}/(ng/ml)	$AUC_{0\sim24h}$/(ng·h/ml)	$t_{1/2}$/h	V/(L/m^2)	CL/[L/(h·m^2)]	C_{max}/(ng/ml)	$AUC_{0\sim24h}$/(ng·h/ml)	$t_{1/2}$/h
125	1660	10200	5.8[a]	110	13.3	26.3	229	10.4a
(n=64)	±797	±3270	±0.7	±48.5	±6.01	±11.9	±108	±3.1
340	3392	20604	11.7[b]	234	13.9	56.0	474	21.0
(n=6)	±874	±6027	±1.0	±69.6	±4.0	±28.2	±245	±4.3

注：C_{max}—最大血浆峰浓度；$AUC_{0\sim24h}$—90分钟输注后0～24小时的血药浓度-时间曲线下面积；$t_{1/2}$—末端消除半衰期；V—基于体表面积的表现分布容积；CL—总系统清除率；a—90分钟输注后收集的24小时血浆样本；b—90分钟输注后收集的48小时血浆样本。

由于收集的时间较长，这些数值可以更准确地反映出伊立替康和SN-38的末端消除半衰期。

体外实验提示，伊立替康具有中等血浆蛋白结合率（30%～68%），SN-38与人血浆蛋白结合率高（大约95%），与它们结合的血浆蛋白主要是白蛋白。

续表

<table>
<tr><td>药物简介</td><td>伊立替康在人体内的分布情况目前还不十分明确。它主要在肝脏内由羧酸酯酶代谢转化成活性代谢产物 SN-38，然后 SN-38 被 UGT1A1 结合而形成一种葡萄糖醛酸代谢产物（SN-38 葡萄糖醛酸）。伊立替康的尿液排泄量是其注射剂量的 11%～20%，SN-38 该比例小于 1%，SN-38 葡萄糖醛酸该比例为 3%。在 2 个患者体内输注伊立替康，48 小时后原形药物及其代谢产物（SN-38 和 SN-38 葡萄糖醛酸）在胆汁和尿路累积排泄量为 25%（100mg/m^2）～50%（300mg/m^2）。
伊立替康被 CYP3A4 氧化，生成 2 种相对无活性的代谢产物，即 APC（7-乙基 10-［4-N-（5-氨基戊炔酸）-1-哌啶基］-羧基氧伊立替康）和量较小的代谢产物 NPC（7-乙基 10-［4-氨基-1-哌啶基］-羧基氧伊立替康）。
特殊人群的药物代谢动力学
（1）老年人。在一项研究中每周输注伊立替康，其在 65 岁及以上的患者体内的末端半衰期是 6.0 小时，而在 65 岁以下的患者体内为 5.5 小时。在 65 岁及以上的患者中，SN-38 的剂量标准化 $AUC_{0\sim24h}$ 比 65 岁以下的患者高 11%。没有关于老年患者每 3 周 1 次给药方案的药物代谢动力学数据。基于这个给药方案的临床药物毒性经验，建议 65 岁及以上的患者使用较低的初始剂量。
（2）肝功能不全。在肝功能异常的患者体内，伊立替康的清除率下降，同时相对暴露于活性代谢产物 SN-38 的时间增加。这些效应的强度与通过检测血清总胆红素和转氨酶所评估的肝损伤程度成正比。
（3）肾功能不全。肾功能不全对伊立替康药物代谢动力学的影响尚未被评估。
联合治疗时的药物代谢动力学
在一项对 26 位实体瘤患者联合使用伊立替康、5-FU 和亚叶酸的Ⅰ期临床试验中发现，联合用药时伊立替康的身体分布情况并没有本质上的改变。然而，与单用伊立替康相比，在输注伊立替康之后输注 5-FU 和亚叶酸的活性代谢产物 SN-38 的 C_{max} 和 $AUC_{0\sim24h}$ 下降（分别下降 14%和 8%）。没有关于伊立替康对 5-FU 和亚叶酸生理分布影响的正式的体内或体外药物相互作用的研究</td></tr>
<tr><td>说明书信息摘录</td><td>FDA
（1）UGT1A1 活性降低患者的用药剂量。无论是联合给药还是单药治疗，如果已知为 UGT1A1*28 等位基因纯合子的患者，应考虑至少将伊立替康初始治疗剂量减少一个剂量级别（参照剂量调整模型），之后的剂量调整也应基于患者对于治疗的耐受性。
（2）UGT1A1 活性降低的患者。UGT1A1*28 等位基因纯合子（UGT1A1 7/7 基因型）的患者在接受伊立替康方案治疗后发生中性粒细胞减少的风险增大。
在一项 66 位患者接受伊立替康单药（350mg/m^2，每 3 周 1 次）的研究中，50%的 UGT1A1*28 等位基因纯合子的患者发生 4 度中性粒细胞减少，该等位基因杂合子（UGT1A1 6/7 基因型）的患者发生率为 12.5%。野生型等位基因纯合子（UGT1A1 6/6 基因型）的患者没有发生 4 度中性粒细胞减少。
在一项调查 UGT1A1*28 等位基因多态性对接受伊立替康（180mg/m^2）联合 5-FU/LV 输注方案治疗患者毒性影响的前瞻性研究（n=250）中，UGT1A1*28 等位基因纯合子的患者有 4.5%发生 4 度中性粒细胞减少，杂合子的患者发生率为 5.3%，野生型的患者 4 度中性粒细胞减少的发生率为 1.8%。
在另一项 109 位患者接受伊立替康（100～125mg/m^2）联合 5-FU/LV 弹丸式给药方案的研究中，UGT1A1*28 等位基因纯合子的患者 4 度中性粒细胞减少的发生率为 18.2%，杂合子的患者发生率为 11.1%，野生型的患者有 6.8%出现 4 度中性粒细胞减少。
（3）UGT1A1 检测。可以通过实验室检查检测患者 UGT1A1 的状态，检测内容包括 UGT1A1 6/6、UGT1A1 6/7 和 UGT1A1 7/7 基因型。</td></tr>
</table>

续表

说明书信息摘录

（4）代谢。伊立替康代谢为其活性代谢形式由羧酸酯酶介导，主要发生在肝脏。体外研究显示，伊立替康、SN-38及另一种代谢产物APC都不会抑制CYP同工酶，SN-38被UGT1A1结合而形成一种葡萄糖醛酸代谢产物（SN-38葡萄糖醛酸）。个体的基因多态性会导致酶活性降低，如UGT1A1*28基因多态性的患者会降低UGT1A1的活性。大约有10%的北美人群是UGT1A1*28等位基因纯合子（UGT1A1 7/7基因型）。在一项伊立替康单药（350mg/m^2）每3周给药1次的前瞻性研究中，UGT1A1 7/7基因型的患者比UGT1A1等位基因野生型（UGT1A1 6/6基因型）患者的SN-38暴露更高。

PMDA

UGT是伊立替康活性代谢产物SN-38的主要代谢酶。纯合子的个体（UGT1A1*6/*6，UGT1A1*28/*28）或杂合子个体（UGT1A1*6/*28）葡萄糖醛酸结合反应的活性下降导致SN-38的代谢延迟，发生严重不良事件（尤其是粒细胞减少症）的风险增加。

HCSC

一项伊立替康单药（350mg/m^2）的研究中，UGT1A1*28基因型纯合子的患者中性粒细胞减少的风险增加。患者UGT1A1的活性降低会引起伊立替康活性代谢产物SN-38浓度的升高。

UGT1A1*28基因型的患者给予伊立替康（100～180mg/m^2）联合5-FU/LV方案，4度中性粒细胞减少的风险低于伊立替康单药（300～350mg/m^2）研究中的患者。

在一项66例实体瘤或淋巴瘤患者接受伊立替康单药（350mg/m^2）每3周1次治疗方案的研究中，6例UGT1A1 *28/*28基因型的患者中有3例出现4度中性粒细胞减少，24例UGT1A1 *1/*28基因型的患者中有3例出现4度中性粒细胞减少，29例UGT1A1 *1/*1基因型的患者均未出现4度中性粒细胞减少。

一项研究比较了IFL、FOLFOX4、IROX 3个方案中4度中性粒细胞减少的情况，如下表所示。

UGT1A1不同基因型下IFL、FOLFOX4、IROX方案发生4度中性粒细胞减少的比例

UGT1A1基因型	IFL[a] n=109	FOLFOX4[b] n=285	IROX[c] n=103
UGT1A1 6/6	6.8%（3/44）	19.4%（26/134）	9.6%（5/52）
UGT1A1 6/7	11.1%（6/54）	22.2%（28/126）	15.0%（6/40）
UGT1A1 7/7	18.2（2/11）	36.0%（9/25）	54.5%（6/11）

注：a—IFL，分别在第1、8、15、22天给予伊立替康100～125mg/m^2、亚叶酸20mg/m^2、5-FU 400mg/m^2推注，之后停药2周，6周为1个周期；b—FOLFOX4，第1天奥沙利铂85mg/m^2，第1、2天亚叶酸200mg/m^2，5-FU第1天400mg/m^2推注、第2天600mg/m^2持续静滴22小时，2周为1个周期；c—IROX、奥沙利铂85mg/m^2、伊立替康200mg/m^2，3周为1个周期。

在一项UGT1A1*28基因多态性对毒性影响的研究中，给予患者伊立替康（180mg/m^2）联合5-FU/LV静滴，22例UGT1A1*28/*28基因型的患者中有1例出现4度中性粒细胞减少，114例UGT1A1*1/*28基因型的患者中有6例出现4度中性粒细胞减少，114例UGT1A1*1/*1基因型的患者中有2例出现4度中性粒细胞减少。

在一项前瞻性研究中，给予患者伊立替康单药（350mg/m^2）每3周1次的方案，UGT1A1*28纯合子（UGT1A1 7/7）的患者相较于UGT1A1野生型纯合子（UGT1A1 *1/*1）的患者有更高的SN-38全身暴露

续表

遗传因素	（1）UGT1A1属于尿苷二磷酸葡萄糖醛酸基转移酶（UGT）家族的一个亚型，参与多种物质的葡萄糖醛酸基转移，作用是增加底物的水溶性，使其更好地从体内排出。UGT1A1是肝脏中唯一代谢胆红素的酶。伊立替康经羧酸酯酶活化转变为活性代谢产物SN-38，其主要的消除途径是通过肝脏UGT1A1的糖基化作用转变为无活性的SN-38G。 （2）UGT1A1启动子区TATA盒具有一定多态性，SNP为*rs10929302*的等位基因名称为UGT1A1*28，该突变会降低UGT1A1的表达数量。UGT1A1*1*1型（6/6型）为野生型，活性最强，UGT1A1*1*28（6/7型）为杂合子突变型，活性略有降低，UGT1A1*28*28（7/7型）为纯合子突变型，最少见，活性也最低。酶活性下降会导致使用伊立替康后SN-38的蓄积，从而使腹泻或中性粒细胞减少的发生概率增加。UGT1A1*28在亚洲人中的突变频率较高加索人低，为0.09～0.16。 （3）亚洲人群中UGT1A1*6突变型较高加索人更常见，211G>A多态性导致酶的氨基酸序列改变（Arg71Gly），降低酶的活性。纯合子突变型酶活性降低32%，并可能表现出Gilbert综合征以及新生儿高胆红素血症。UGT1A1*6在中国人中突变频率为0.23
药物因素	（1）伊立替康涉及的代谢酶包括羧酸酯酶、胆碱酯酶、UGT1A1、UGT1A9、CYP（主要为CYP3A4和CYP3A5），其从细胞中排出主要通过ABC转运体，包括MDR1、MRP1、MRP2、BCRP，因此，这些酶和转运体的诱导剂和抑制剂可能会对伊立替康的疗效和毒性产生影响。 （2）增加伊立替康或其活性代谢产物血药浓度的药物有腺嘌呤、阿瑞吡坦、福沙吡坦、阿扎那韦、波普瑞韦、噻氯匹定、维拉帕米、克拉霉素、考尼伐坦、达沙替尼、艾曲波帕、恩扎鲁胺、埃罗替尼、氟康唑、伊曲康唑、酮康唑、伏立康唑、夫西地酸、吉非贝齐、茚地那韦、奈非那韦、利托那韦、沙奎那韦、特拉匹韦、米非司酮、奈法唑酮、Netupitant、尼洛替尼、索拉非尼、Palbociclib、帕唑帕尼、夸西泮、雷诺拉嗪、瑞格菲尼、Rolapitant、西咪匹韦、斯利潘托、泰利霉素、特立氟胺等。 （3）降低伊立替康或其活性代谢产物血药浓度的药物有苯巴比妥、苯妥英钠、贯叶连翘、扑米酮、贝沙罗汀、波生坦、米托坦、卡马西平、地拉罗司、恩扎鲁胺、奈韦拉平、利福平、利福布丁、利福喷丁、Siltuximab、Tocilizumab、替米利芬等。 （4）合用不良反应的风险和严重性可能增加的药物有贝伐珠单抗、曲妥珠单抗、氯氮平、地诺单抗、来氟米特、安乃近、那他珠单抗、罗弗司特、他克莫司、托法替尼等。 （5）其他。 1）神经肌肉阻滞剂。伊立替康有抑制胆碱酯酶的活性，有胆碱酯酶抑制活性的药物可以延长氯化琥珀胆碱的神经肌肉阻滞作用，并且可以对抗非去极化药物的神经肌肉阻滞作用。 2）抗肿瘤药物。本品可加重抗肿瘤药物如骨髓抑制和腹泻等不良反应。 3）地塞米松。接受盐酸伊立替康治疗的患者有淋巴细胞减少的报道，地塞米松作为止吐药，使用时可能会使这种情况加重。然而，并没有发现严重的机会性感染，也没有发现因为淋巴细胞减少症而导致的任何并发症。没有研究证实地塞米松会影响伊立替康的药物代谢动力学。 4）丙氯拉嗪。在单药每周给药的临床试验中，在盐酸伊立替康治疗当天同时给予丙氯拉嗪的患者，其静坐不能的发生率比较高（8.5%，4/47患者），当这两种药不是同天给予时，其发生率比较低（1.3%，1/80患者）。然而，8.5%的静坐不能的发生率仍在丙氯拉嗪在其他药物化疗前用药而出现静坐不能的发生率的报道范围之内。 5）缓泻剂。本品治疗的同时使用缓泻剂有可能会加重腹泻的严重程度或发生率，但是尚未进行这方面的研究。 6）利尿药。由于在呕吐和（或）腹泻后有继发脱水的潜在风险，医师应该避免在盐酸伊立替康治疗时使用利尿药，在腹泻或呕吐时也不能使用利尿药。

续表

药物因素	7）禁用于对本品或辅料（山梨糖醇）过敏的患者。 8）除非是设计完善的临床试验，本品不能与“MayoClinic”方案中的5-FU/LV给药方案（连续给药4～5天，每4周1次）联用，因为有报道显示毒性会有所增加，包括中毒性死亡。 9）由于使用包括盐酸伊立替康的化疗药物而导致免疫功能低下的患者接种活疫苗或减毒活疫苗可能导致严重或致命的感染。使用盐酸伊立替康的患者应当避免接种活疫苗，可以接种死疫苗或灭活疫苗，但是可能会减弱疫苗的效果
疾病因素	（1）慢性炎性肠病和（或）肠梗阻禁用。 （2）胆红素超过正常值上限的3倍时禁用。高胆红素血症患者的盐酸伊立替康清除率下降，所以其血液毒性的风险增加。胆红素糖脂化过程异常的患者，如患有Gilbert综合征，在接受本品治疗后发生骨髓抑制的风险较高。 （3）严重骨髓抑制禁用。 （4）WHO体力状态评分高于2分者禁用，体力状态差的患者接受本品治疗时发生盐酸伊立替康相关不良事件的风险会增加。 （5）目前没有对肾功能不全患者进行临床试验，因此，要特别注意监测肾功能不全患者。不推荐透析患者使用本品。 （6）曾接受盆腔或腹部放疗的患者在接受盐酸伊立替康治疗后，发生严重骨髓抑制的风险增加。尚未对放疗与本品治疗同时进行的治疗方案进行充分的研究，不推荐这种治疗方案。 （7）接受本品的患者有血糖增高的报道，通常这种情况发生在本品治疗之前就有糖尿病病史或有葡萄糖耐量下降的患者。部分患者的血糖增高有可能是因为接受地塞米松治疗而引起的
生理因素	（1）目前没有关于妊娠期女性使用伊立替康的严格对照研究，伊立替康可能引起胎儿的损害。本品禁用于准备怀孕和妊娠期的女性。 （2）动物实验表明，输注伊立替康后的4小时乳汁中浓度是相应血药浓度的65倍，受乳婴儿具有发生严重不良反应的潜在风险，所以，禁用于哺乳期女性或使用本品时中断哺乳。 （3）儿童使用本品的安全性或有效性尚不确定。 （4）没有关于老年患者每3周1次给药方案的药物代谢动力学数据。基于这个给药方案的临床药物毒性经验，建议在65岁及以上的患者中使用较低的初始剂量
其他因素	与CYP3A4抑制剂葡萄柚汁联合应用可增加伊立替康的血药浓度
剂量调整模型	每次治疗之前都要仔细地监测和评估患者出现的毒性反应，特别是在治疗的第一周期。下表为联合用药时推荐的根据毒性反应的剂量调整方案。

伊立替康/5-FU/LV联合治疗周期中和在下一疗程开始时伊立替康的推荐剂量调整方法

毒性反应 NCI CTC分级[a]	治疗周期中	下一疗程开始时[b]
没有毒性反应	维持剂量水平	维持剂量水平
中性粒细胞减少		
1 2 3 4	维持剂量水平 减少1个剂量水平 停药直到恢复至2级，然后减少1个剂量水平 停药直到恢复至2级，然后减少2个剂量水平	维持剂量水平 维持剂量水平 减少1个剂量水平 减少2个剂量水平
中性粒细胞减少性发热	停药直到恢复，然后减少2个剂量水平	
其他血液系统毒性	在某一治疗周期中和下一疗程开始时，根据白细胞减少和血小板减少进行的剂量调整也要基于NCI毒性评估标准，并且与上述中性粒细胞减少推荐的剂量调整方案一致	

续表

剂量调整模型

腹泻		
1（比治疗前多 2～3 次/天）	延迟用药直到恢复至基线水平，然后给予相同的剂量	维持剂量水平
2（比治疗前多 4～6 次/天）	停止用药直到恢复至基线水平，然后减少 1 个剂量水平	维持剂量水平
3（比治疗前多 7～9 次/天）	停止用药直到恢复至基线水平，然后减少 1 个剂量水平	减少 1 个剂量水平
4（比治疗前多 10 次/天及以上）	停止用药直到恢复至基线水平，然后减少 2 个剂量水平	减少 2 个剂量水平
其他非血液系统毒性[c]		
1	维持剂量水平	维持剂量水平
2	停药直到恢复至 1 级，然后减少 1 个剂量水平	维持剂量水平
3	停药直到恢复至 2 级，然后减少 1 个剂量水平	减少 1 个剂量水平
4	停药直到恢复至 2 级，然后减少 2 个剂量水平	减少 2 个剂量水平

注：a—基于 NCI CTC（版本 2.0）标准评估不良事件的严重性，参见 http://ctep.info.nih.gov/CTC3/default.htm；b—相对于先前化疗周期中使用的起始剂量；c—黏膜炎或口腔炎患者只需减少 5-FU 剂量，不需减少盐酸伊立替康剂量。

伊立替康单药方案及剂量调整

方案			
每周方案[a]	125mg/m² 静滴 90 分钟以上，第 1、8、15、22 天，然后停药 2 周		
	起始剂量和剂量调整/（mg/m²）		
	起始剂量	剂量水平-1	剂量水平-2
	125	100	75
每 3 周方案[b]	350mg/m² 静滴 90 分钟以上，每 3 周 1 次		
	起始剂量和剂量调整/（mg/m²）		
	起始剂量	剂量水平-1	剂量水平-2
	350	300	250

注：a—随后的剂量可被调高至 150mg/m² 或减低至 50mg/m²，根据患者个体耐受情况以 25～50mg/m² 的水平递减；b—随后的剂量可被调整至 200g/m²，根据患者个体耐受情况以 50mg/m² 的水平递减。

患者有以下任一情况者，可考虑盐酸伊立替康的起始剂量减少 1 个剂量等级：年龄大于 65 岁、曾接受盆腔或腹部放疗、体力状态 2 分或胆红素中度升高（17～34μmol/L）。胆红素>34μmol/L 的患者没有推荐的剂量。

肝功能不全患者的起始剂量——单药方案

方案	血清总胆红素浓度	血清 ALT/AST 浓度	起始剂量/（mg/m²）
单药每周方案	1.5～3.0×IULN	≤5.0×IULN	60
	3.1～5.0×IULN	≤5.0×IULN	50
	<1.5×IULN	5.1～20.0×IULN	60
	1.5～5.0×IULN	5.1～20.0×IULN	40
单药每 3 周 1 次方案	1.5～3.0×IULN	—	200
	3.0×IULN	—	不推荐

续表

剂量调整模型

根据下表中所建议的调整方案对本品后续疗程的剂量进行调整，所有的剂量调整都应该基于先前出现的最严重的毒性反应。

推荐单药方案的剂量调整

毒性反应 NCI CTC 分级[a]	治疗周期中	下一疗程开始时	
	每周 1 次	每周 1 次	每 3 周 1 次
没有毒性反应	维持剂量水平	增加 1 个剂量水平，最高达 150mg/m²	维持剂量水平
中性粒细胞减少			
1	维持剂量水平	维持剂量水平	维持剂量水平
2	减少 1 个剂量水平	维持剂量水平	维持剂量水平
3	停药直到恢复至不高于 2 级，然后减少 1 个剂量水平	减少 1 个剂量水平	减少 1 个剂量水平
4	停药直到恢复至不高于 2 级，然后减少 2 个剂量水平	减少 2 个剂量水平	减少 1 个剂量水平
中性粒细胞减少性发热	停药直到恢复，然后减少 2 个剂量水平	减少 2 个剂量水平	减少 1 个剂量水平
其他血液系统毒性	在某一治疗周期中和下一疗程开始时，根据白细胞减少、血小板减少和贫血进行的剂量调整也要基于 NCI 毒性评估标准，并且与上述中性粒细胞减少推荐的剂量调整方案一致		
腹泻			
1	维持剂量水平	维持剂量水平	维持剂量水平
2	减少 1 个剂量水平	维持剂量水平	维持剂量水平
3	停止用药直到恢复至不高于 2 级，然后减少 1 个剂量水平	减少 1 个剂量水平	减少 1 个剂量水平
4	停止用药直到恢复至不高于 2 级，然后减少 2 个剂量水平	减少 2 个剂量水平	减少 1 个剂量水平
其他非血液系统毒性			
1	维持剂量水平	维持剂量水平	维持剂量水平
2	减少 1 个剂量水平	减少 1 个剂量水平	减少 1 个剂量水平
3	停药直到恢复至不高于 2 级，然后减少 1 个剂量水平	减少 1 个剂量水平	减少 1 个剂量水平
4	停药直到恢复至不高于 2 级，然后减少 2 个剂量水平	减少 2 个剂量水平	减少 2 个剂量水平

FDA 说明书推荐，如果患者已知为 UGT1A1*28 纯合子突变型，应考虑在联合方案或单药方案中对伊立替康至少减低 1 个剂量水平，但该人群中精确的剂量调整尚不明确，随后的剂量调整需根据患者治疗的耐受性进行。国内说明书未对 UGT1A1*28 纯合子突变型相关的剂量调整做出要求

瑞格非尼

影响因素	
	遗传因素：吸收□分布□代谢☑排泄□靶点（受体或通路）□其他：无
	非遗传因素：药物因素☑疾病因素☑生理因素☑ 其他因素：饮食

续表

<table>
<tr><td>药物简介</td><td>
作用机制
瑞格非尼是一种多靶点、细胞内激酶的小分子抑制剂，参与正常细胞功能及病理过程，如肿瘤发生、肿瘤血管生成以及肿瘤微环境维护。在体外的生化或细胞实验中，瑞格非尼或其主要人体活性代谢产物 M2 和 M5 在达到临床治疗浓度时，可以抑制 RET、VEGFR1、VEGFR2、VEGFR3、kit、PDGFR-α、PDGFR-β、FGFR1、FGFR2、TIE2、DDR2、TrkA、Eph2A、RAF-1、BRAF、BRAF V600E、SAPK2、PTK5 和 Abl 等靶点的活性。在体内模型中，瑞格非尼在大鼠肿瘤模型中表现出抗血管生成活性，在几个小鼠异种移植模型（包括人体结直肠癌的一些模型）中表现出肿瘤生长抑制活性和抗转移活性。
适应证
（1）FDA。
1）结直肠癌。瑞格非尼用于治疗曾接受过含氟尿嘧啶、奥沙利铂、伊立替康的化疗，抗 VEGF 治疗以及 K-ras 野生型的抗 EGFR 治疗的转移性结直肠癌患者。
2）胃肠间质瘤
瑞格非尼用于治疗曾接受过甲磺酸伊马替尼、苹果酸舒尼替尼治疗的局部进展、不可切除或转移性胃肠间质瘤患者。
（2）EMA。瑞格非尼用于治疗曾接受过含氟尿嘧啶、奥沙利铂、伊立替康的化疗，抗 VEGF 治疗以及 K-ras 野生型情况下的抗 EGFR 治疗的转移性结直肠癌患者。
药物代谢动力学
（1）吸收。进展期实体瘤患者服用瑞格非尼单药 160mg，平均 C_{max} 达到 2.5μg/ml 的时间中位值为 4 小时，平均 AUC 达到 70.4μg・h/ml。在剂量超过 60mg 后，瑞格非尼的稳态 AUC 增加低于剂量比例增长。达到稳态后，瑞格非尼平均 C_{max} 为 3.9μg/ml，平均 AUC 为 58.3μg・h/ml。AUC 和 C_{max} 的变异系数为 35%～44%。
片剂的平均相对生物利用度是口服溶液的 69%～83%。
在一项食物影响研究中，24 位健康受试者分别在 3 个不同时间服用单药瑞格非尼 160mg，即空腹、进食一份高脂食物后和进食一份低脂食物后。与空腹相比，进食一份高脂食物（945cal 热量和 54.6g 脂肪）使瑞格非尼平均 AUC 升高 48%，M2 和 M5 代谢产物的平均 AUC 分别降低 20%和 51%；进食一份低脂食物（319cal 热量和 8.2g 脂肪）使瑞格非尼、M2 和 M5 的平均 AUC 分别升高了 36%、40%和 23%。
（2）分布。由于肝肠循环，瑞格非尼在 24 小时给药间隔内出现多个血药浓度峰值。瑞格非尼具有较高（99.5%）的血浆蛋白结合率。
（3）代谢。瑞格非尼通过 CYP3A4 和 UGT1A9 代谢，瑞格非尼在人类血浆中主要循环代谢产物是 M2 和 M5，它们在体外的药理活性和稳态浓度与瑞格非尼相似。M2 和 M5 的蛋白结合率较高（分别为 99.8%和 99.95%）。
（4）排泄。给予瑞格非尼单药 160mg 口服后，瑞格非尼和 M2 的平均消除半衰期分别为 28 小时（14～58 小时）和 25 小时（14～32 小时），M5 平均消除半衰期较长，为 51 小时（32～70 小时）。
在给予经放射标记的口服溶液 120mg 12 天内，近 71%放射性剂量通过粪便排出（47%为原形，24%为代谢产物），19%经尿液排出（17%为葡萄糖醛酸）。
（5）年龄、性别、体重。通过群体药物代谢动力学分析，年龄、性别和体重因素对瑞格非尼的药物代谢动力学没有临床意义的影响。
（6）肝损伤患者。给予瑞格非尼单药 100mg 后评估瑞格非尼、M2 和 M5 在 3 组患者体内的药物代谢动力学，分别为 14 位有轻度肝损伤的肝细胞癌患者（Child-Pugh A 级）、4 位中度肝损伤的肝细胞癌患者（Child-Pugh B 级）和 10 位肝功能正常的实体瘤患者。在轻度或中度肝损伤患者和肝脏功能正常患者体内，瑞格非尼、M2 和 M5 的平均暴露没有具有临床意义的显著区别。尚没有进行针对重度肝损伤患者（Child-Pugh C 级）瑞格非尼药物代谢动力学的研究。
</td></tr>
</table>

续表

<table>
<tr><td>药物简介</td><td>（7）肾损伤患者。给予瑞格非尼 160mg，一日 1 次，连续给药 21 天，评估瑞格非尼、M2 和 M5 在 10 位轻度肾损伤患者（CL_{cr} 60～89ml/min）和 18 位肾功能正常患者体内的药物代谢动力学。这两组患者体内瑞格非尼、M2 和 M5 的平均稳态暴露没有区别。中度肾损伤患者的药物代谢动力学数据较为有限。尚没有进行针对重度肾损伤或终末期肾病患者瑞格非尼药物代谢动力学的研究。
（8）药物相互作用。
1）瑞格非尼对 CYP 的作用。体外研究显示，瑞格非尼是一种 CYP2C8、CYP2C9、CYP2B6、CYP3A4 和 CYP2C19 的抑制剂；M2 是一种 CYP2C9、CYP2C8、CYP3A4 和 CYP2D6 的抑制剂；M5 是 CYP2C8 的抑制剂。体外研究显示，瑞格非尼不是 CYP1A2、CYP2B6、CYP2C19 和 CYP3A4 活性的诱导剂。
在单次瑞格非尼 160mg 给药前 1 周和给药后 2 周进展期实体瘤患者单次给予 CYP 底物，即咪达唑仑（CYP3A4）2mg、奥美拉唑（CYP2C19）40mg 和华法林（CYP2C9）10mg 或罗格列酮（CYP2C8）4mg。罗格列酮（n=12）的平均 *AUC*、给药 6 小时后奥美拉唑（n=11）的平均血药浓度以及咪达唑仑（n=15）的平均 *AUC* 都没有出现临床相关改变。华法林（n=8）的平均 *AUC* 增加了 25%。
2）CYP3A4 强效诱导剂对瑞格非尼的影响。22 位健康受试者在被给予华法林 7 天后开始单次服用瑞格非尼 160mg。华法林是一种 CYP3A4 强效诱导剂，按 600mg、一日 1 次，连续给予 9 天，瑞格非尼的平均 *AUC* 增长了 50%，M5 的平均 *AUC* 增长了 264%，未发现 M2 平均 *AUC* 的改变。
3）CYP3A4 强效抑制剂对瑞格非尼的影响。18 位健康受试者在被给予酮康唑 5 天后开始单次服用瑞格非尼 160mg。酮康唑是一种 CYP3A4 强效诱导剂，按 400mg、一日 1 次，连续给予 18 天。瑞格非尼的平均 *AUC* 增长了 33%，M2 和 M5 的平均 *AUC* 均增长了 93%。
4）瑞格非尼对 UGT1A1 底物的影响。体外研究显示，瑞格非尼、M2 和 M5 在治疗浓度下可竞争性抑制 UGT1A9 和 UGT1A1。11 位使用含伊立替康联合方案化疗的患者同时被给予瑞格非尼 160mg。在给予瑞格非尼至少 7 天后给予伊立替康，伊立替康给药 5 天时，其平均 *AUC* 增长了 28%，SN-38 的平均 *AUC* 增长了 44%。
5）转运蛋白的体外筛选。体外数据显示，瑞格非尼是一种 ABCG2（乳腺癌耐药蛋白）和 ABCB1 的抑制剂</td></tr>
<tr><td>说明书信息摘录</td><td>FDA
尚没有瑞格非尼对伤口愈合影响的针对性研究。由于血管内皮生长因子抑制剂（如瑞格非尼）可以延缓伤口愈合，因此，应在外科手术前 2 周停止瑞格非尼治疗。应在对术后伤口是否充分愈合进行临床判断的基础上决定是否继续使用瑞格非尼。伤口裂开的患者不能再继续使用瑞格非尼。
EMA
瑞格非尼是一种 UGT1A1 抑制剂。Gilbert 综合征患者可能发生轻度的间接红素升高。
体外实验显示瑞格非尼及其代谢产物 M2 在治疗浓度下可竞争性抑制 UGT1A1 和 UGT1A9，代谢产物 M5 只抑制 UGT1A1。服用瑞格非尼 5 天后给予伊立替康会导致伊立替康及其代谢产物 SN-38 的 *AUC* 分别增加约 28% 和 44%，这表明瑞格非尼与 UGT1A1 和 UGT1A9 的底物合用时可能增加底物的系统暴露。
在肿瘤 K-ras 突变的患者中，观察到 PFS 显著上升，OS 降低。鉴于与治疗相关的严重毒性，建议医师在给予肿瘤 K-ras 突变型患者瑞格非尼时要仔细权衡利弊。
（1）作用机制和药物效应动力学。瑞格非尼是一种口服强效抑制多种蛋白激酶的抗肿瘤制剂，包括参与肿瘤血管发生（VEGFR1、VEGFR2、VEGFR3、TIE2）、肿瘤发生（kit、RET、RAF-1、BRAF、BRAF V600E）激酶和肿瘤微环境（PDGFR、FGFR）。研究已经证实，瑞格非尼在肿瘤模型（结肠肿瘤模型）中有由抗血管生成和抗增殖作用介导的广谱抗肿瘤活性。此外，瑞格非尼在体内已经显示出抗转移效应。在体外和体内模型中，瑞格非尼的主要代谢产物（M2 和 M5）表现出类似的功效。</td></tr>
</table>

续表

<table>
<tr><td>说明书信息摘录</td><td>（2）临床有效性和安全性。瑞格非尼的临床有效性和安全性已通过一项国际、多中心、随机、双盲、空白对照的Ⅲ期临床试验（CORRECT）进行评估，入组的患者为标准治疗失败后进展的转移性结直肠癌患者。入组患者中有57%为K-ras突变。大多数患者（52%）既往接受了3线或更少的转移性疾病的治疗，治疗包括以氟尿嘧啶为基础的化疗和抗VEGF治疗。如果患者为K-ras野生型，则需包括一项抗EGFR治疗。按年龄（以65岁为界）、性别、ECOG评分、发病部位、初次诊断转移性疾病的时间、初始抗肿瘤治疗、转移性疾病既往治疗和K-ras突变对OS和PFS进行亚组分析，显示瑞格非尼治疗相比于空白对照有获益。
针对之前K-ras突变状态的亚组分析显示，K-ras野生型的患者瑞格非尼组相比于空白组显示出了OS的获益，K-ras突变型的患者OS有数值的降低；瑞格非尼组PFS的治疗获益与K-ras突变状态无关。K-ras野生型患者OS的风险比（95%CI）是0.653（0.476～0.895），K-ras突变型患者为0.867（0.670～1.123），在治疗获益上没有异质性的证据。K-ras野生型患者PFS的风险比（95%CI）为0.475（0.362～0.623），K-ras野生型患者为0.525（0.425～0.649）。
（3）相关研究。
1）15808研究为预先设定的、探索性K-ras野生型和突变型的亚组分析［CONCUR是针对标准治疗后进展的转移性结直肠癌（CRC）亚洲患者的随机、双盲、空白对照的Ⅲ期临床试验，与瑞格非尼联合最佳支持治疗（BSC）和空白对照联合BSC对比］。
应提交同一研究中的N-ras和BRAF生物标志物分析，这取决于样本的可用性和适当的知情同意确认。
额外的生物标志物评估应在获得上市许可2个月内提交到人用医药产品委员会（CHMP）。
2）15983研究为预先设定的、探索性基因（N-ras、K-ras、BRAF和PIK3CA）和非基因（ANG-2、IL-6、IL-8、PlGF、VEGFR-1、TIE1、VEGF-A、VEGF-C、VEGF-D、VEGF-A-121、BMP-7、VWF、M-CSF、SDF-1）的适宜生物标志物分析（针对Ⅳ期结直肠癌患者并经肝转移治疗的随机、双盲、空白对照的Ⅲ期临床试验，与瑞格非尼辅助治疗和安慰剂对比）。基因和非基因生物标志物分析应在所有入组的患者中强制实施。
针对生物标志物应计划和评估有前景的系列测定。评估生物标志物的草案应该在获得上市许可前2个月提交到CHMP</td></tr>
<tr><td>遗传因素</td><td>（1）瑞格非尼可抑制多种蛋白激酶，但目前针对瑞格非尼的使用，尚未以激酶相关基因作为生物标志物。
（2）因K-ras突变型患者的OS较低，建议医师在给予肿瘤K-ras突变型患者瑞格非尼时要仔细权衡利弊。K-ras基因介导肿瘤的发生发展，如果发生突变，可不通过信号通路介导而直接激活激酶系统，引起肿瘤细胞增殖。结肠癌患者K-ras的12密码子突变频率为0.23，13密码子突变频率为0.16，总体突变频率约0.4，目前尚无针对中国人突变频率的统计。
（3）瑞格非尼通过CYP3A4代谢。中国人群CYP3A4野生型比例为97%，仅3%为突变型。已发现了CYP3A4基因24个单核苷酸突变形成的突变体，其中大部分突变能够引起酶活性的降低，这些突变型包括（括号为目前已知亚洲人群突变频率）：CYP3A4*1B（0）、CYP3A4*2（0）、CYP3A4*3、CYP3A4*4（<0.01）、CYP3A4*5（<0.01）、CYP3A4*6（<0.01）、CYP3A4*8、CYP3A4*11、CYP3A4*12、CYP3A4*13、CYP3A4*15A、CYP3A4*16A（日本人0.05）、CYP3A4*16B（日本人0.014）、CYP3A4*17、CYP3A4*18A（0.02）、CYP3A4*19（0.02）、CYP3A4*20。
（4）瑞格非尼通过UGT1A9代谢，UGT1A9为UGT家族的一个亚型，突变型有26种，其中UGT1A9*1b［-118（dT）9>10］和UGT1A9*1q［I219（A>T）/I313（C>A）/I399（C>T）］为启动子区域突变，与酶活性增加有关。国内研究报道，中国人UGT1A9 I399 C>T（rs2741049）的基因突变频率为0.551，UGT1A9*1b（rs35426722）突变频率为0.174（n=127）</td></tr>
</table>

续表

药物因素	（1）瑞格非尼作用于多种激酶，故对这些激酶有抑制或拮抗作用的酪氨酸激酶抑制剂可能会增加或减弱舒尼替尼的临床疗效，如索拉非尼、瑞格非尼、伊马替尼、达沙替尼等。 （2）瑞格非尼通过 CYP3A4 与 UGT1A9 代谢，因此，与这些酶的抑制剂和诱导剂合用时可能会发生药物相互作用。同时瑞格非尼及其代谢产物可以抑制 UGT1A1 活性，故与该酶底物合用时，可能会造成底物的系统暴露升高。瑞格非尼是乳腺癌耐药蛋白和 P-gp 的抑制剂，因此，与这两种转运体的底物合用时可能会增加底物的血药浓度。 （3）升高瑞格非尼血药浓度的药物包括阿瑞吡坦、福沙吡坦、阿扎那韦、波普瑞韦、色瑞替尼、克拉霉素、Cobicistat、考尼伐坦、地瑞那韦、达沙替尼、氟康唑、伊曲康唑、伏立康唑、酮康唑、夫西地酸、Idelalisib、茚地那韦、米非司酮、奈法唑酮、奈非那韦、利托那韦、Siltuximab、斯利潘托、特拉匹韦、泰利霉素等。 （4）降低瑞格非尼血药浓度的药物包括贝沙罗汀、波生坦、卡马西平、苯巴比妥、苯妥英钠、利福平、利福喷丁、利福布丁、贯叶连翘、达拉非尼、地拉罗司、恩扎鲁胺、米托坦、扑米酮、Tocilizumab 等。 （5）瑞格非尼可增加活性的药物包括普萘洛尔、醋丁洛尔、阿替洛尔、艾司洛尔、美托洛尔、卡替洛尔、比索洛尔、卡维地洛、维拉帕米、芊普地尔、倍他洛尔、地高辛、地尔硫䓬、伊立替康、伊伐雷定等。 （6）合用可增加不良反应的风险和严重性的药物包括帕米膦酸二钠、华法林等。 （7）由于瑞格非尼及其代谢产物存在肝肠循环，因此，与影响胃肠道菌群的抗菌药物合用可能会干扰其肝肠循环，导致瑞格非尼暴露的减少，而胆汁盐吸收剂（如考来烯胺）可能与瑞格非尼形成不溶物影响其再吸收
疾病因素	（1）尚无严重肝肾功能障碍的患者使用本品的安全性数据。 （2）未控制的高血压患者应在血压控制平稳后使用，并严密监测血压。 （3）有未愈合伤口或伤口裂开者应避免使用瑞格非尼，进行手术前至少 2 周停用本品。 （4）瑞格非尼可以引起出血、皮肤毒性、心肌缺血和梗死、可逆性后部白质脑病综合征、胃肠道穿孔和瘘，具有相关病史的患者需严密监护
生理因素	（1）瑞格非尼在动物中有致畸作用，如果用于妊娠期女性或患者在用药期间怀孕，应告知患者药物潜在的胚胎毒性。 （2）瑞格非尼及其代谢产物在大鼠模型中可以分泌到乳汁中，因很多药物可分泌到人类乳汁中且瑞格非尼有严重不良反应，故用于哺乳期女性时，应权衡药物对哺乳期女性的重要性而决定停药或中断哺乳。 （3）瑞格非尼在 18 周岁以下人群中的疗效和安全性尚未建立。 （4）瑞格非尼在老年人中的疗效和安全性与年轻人无明显差异
其他因素	（1）进食高脂食物使瑞格非尼的平均 *AUC* 升高 48%，M2 和 M5 代谢产物的平均 *AUC* 分别降低 20%和 51%，建议服药前进食脂肪含量小于 30%的食物。 （2）每日 160mg 剂量中含 55.8mg 钠，需要控制钠盐摄入的患者需注意。 （3）与 CYP3A4 抑制剂葡萄柚汁合用可升高瑞格非尼的血药浓度
剂量调整模型	（1）中断给药。 1）NCI CTCAE 2 度手足皮肤反应（HFSR）、手足综合征反复出现或药物减量后 7 天内无改善；3 度 HFSR 时最少停药 7 天。 2）有症状的 2 级高血压。 3）任何 NCI CTCAE 3 或 4 度不良反应。 （2）减量至 120mg。 1）首次发生 2 度 HFSR。 2）任何 3 度或 4 度不良反应恢复后。 3）3 度 AST 或 ALT 升高，只有潜在获益超过肝毒性风险时才继续给药。

续表

剂量调整模型	（3）减量至80mg。 1）120mg剂量下再次出现2度HFSR。 2）120mg剂量下出现3度或4度不良反应恢复后（除外肝毒性）。 （4）永久停药。 1）80mg剂量不能耐受。 2）复发的AST或ALT高于20倍ULN。 3）复发的AST或ALT高于3倍ULN且同时存在胆红素高于2倍ULN。 4）剂量减少到120mg后再次发生的AST或ALT高于5倍ULN。 5）任何4度不良反应，只有潜在的获益超过风险时才继续给药

舒尼替尼

影响因素	遗传因素：吸收□分布□代谢☑排泄□靶点（受体或通路）☑其他：无
	非遗传因素：药物因素☑疾病因素☑生理因素☑ 其他因素：饮食
药物简介	**作用机制** 苹果酸舒尼替尼是一种能抑制多个受体酪氨酸激酶（RTK）的小分子，其中某些受体酪氨酸激酶参与肿瘤生长、病理性血管形成和肿瘤转移的过程。通过对舒尼替尼抑制各种激酶（80多种激酶）的活性进行评价，证明舒尼替尼可抑制血小板衍生生长因子受体（PDGFR-α和PDGFR-β）、血管内皮生长因子受体（VEGFR1、VEGFR2和VEGFR3）、干细胞因子受体（kit）、Fms样酪氨酸激酶-3（FLT-3）、1型集落刺激因子受体（CSF-1R）和神经胶质细胞系衍生的神经营养因子受体（RET）。生化和细胞测定证实，舒尼替尼能抑制这些RTK的活性，并在细胞增殖测定中证明了舒尼替尼的抑制作用。生化和细胞测定表明其主要代谢产物与舒尼替尼活性相似。 **适应证** （1）中国。治疗失败的胃肠间质瘤（GIST）和不能手术的晚期肾细胞癌（RCC）。 （2）EMA。 1）胃肠间质瘤（GIST）。用于成人接受伊马替尼治疗后因耐药或不耐受而治疗失败的不可切除或转移性的恶性胃肠道间质瘤。 2）转移性肾细胞癌（MRCC）。用于治疗成人进展的或转移性肾细胞癌。 3）胰腺神经内分泌肿瘤（pNET）。用于治疗成人不可切除的或转移的、分化良好的进展的胰腺神经内分泌肿瘤。 舒尼替尼用于一线治疗的经验有限。 **药物代谢动力学** 尚缺乏中国人群的药物代谢动力学研究数据，以下均为来自国外的人体药物代谢动力学研究数据。已在135位健康受试者和266例实体瘤患者中评价了舒尼替尼和苹果酸舒尼替尼的药物代谢动力学。 （1）吸收。一般在口服给药后6～12小时（T_{max}）达到最大血药浓度（C_{max}）。进食对舒尼替尼的生物利用度无影响。与食物同服或不同服均可。 （2）分布。体外实验表明，舒尼替尼及其主要活性代谢产物的人血浆蛋白结合率分别为95%和90%，在100～4000ng/ml范围内无浓度依赖。舒尼替尼的表观分布容积为2230L。在2～5100mg的剂量范围内，AUC和C_{max}随剂量成比例增加。 （3）代谢。舒尼替尼主要由CYP3A4代谢，产生的主要活性代谢产物被CYP3A4进一步代谢。

续表

<table>
<tr><td>药物简介</td><td>（4）排泄。其主要活性代谢产物占总暴露量的 23%～37%，主要通过粪便排泄。在一项 ^{14}C标记的舒尼替尼质量平衡的人体试验中，61%的剂量是通过粪便排出，而肾脏排泄的药物和代谢产物约占剂量的 16%。舒尼替尼和主要活性代谢产物在血浆、尿液和粪便中发现的主要药物相关成分分别代表了合并标本中 91.5%、86.4% 和 73.8%的放射活性。尿液和粪便中能检测到次要代谢产物，但在血浆中一般未能发现。总口服清除率（CL/F）为 34～62L/h，患者间的变异系数为 40%。
健康受试者口服单剂量舒尼替尼后，舒尼替尼和主要活性代谢产物的末端半衰期分别为 40～60 小时和 80～110 小时。每日重复给药后，舒尼替尼蓄积 3～4 倍，而其主要代谢产物蓄积 7～10 倍，在 10～14 天内舒尼替尼和主要活性代谢产物达稳态。第 14 天血浆舒尼替尼和主要活性代谢产物的总浓度为 62.9～101ng/ml。每日重复给药或按治疗方案重复周期给药，未发现舒尼替尼和主要活性代谢产物的药物代谢动力学有明显的变化。
（5）特殊群体。群体药物代谢动力学分析的人口学数据表明，年龄、体重、肌酐清除率、人种、性别或 ECOG 体力状态评分对舒尼替尼或其活性代谢产物的药物代谢动力学没有临床相关性影响。未进行舒尼替尼在儿童患者中的药物代谢动力学评价。
（6）肝功能不全。与肝功能正常的受试者相比，单次舒尼替尼给药在轻度（Child-Pugh A 级）或中度（Child-Pugh B 级 ）肝损伤的受试者中系统暴露量是相似的。
（7）肾功能不全。未在肾损伤的患者中进行本品的临床试验。开展的研究中排除了肌酐高于正常值上限 2 倍的患者。群体药物代谢动力学分析显示，肌酐清除率为 42～347ml/min 时，舒尼替尼的药物代谢动力学没有变化。
（8）种族。PK 研究 RTKC-0511-009 在新加坡进行，受试者为 14 例亚裔（包括 11 例中国人）和 13 例西方的健康男性受试者。舒尼替尼单独或者联合酮康唑给药后，亚洲人舒尼替尼和其主要代谢产物的平均暴露（C_{max}、$AUC_{0\sim last}$和 $AUC_{0\sim\infty}$）高于西方人，但是酮康唑对两组 PK 参数的影响程度相似，提示亚洲人和西方人代谢相似。药物暴露较高与体重有关，对体重标准化后的 CLpo 进行比较的结果表明，在同一治疗期间，两个种族之间平均 CLpo 没有显著性差异（舒尼替尼单药治疗，$P=0.091$；联合酮康唑治疗，$P=0.353$）</td></tr>
<tr><td>说明书信息摘录</td><td>FDA
无
EMA
舒尼替尼与 CYP3A4 强效诱导剂联合应用可降低舒尼替尼的血药浓度，健康受试者服用单剂量舒尼替尼，同时给予 CYP3A4 强效诱导剂利福平，可导致总体（舒尼替尼及其主要活性代谢产物）的 C_{max}和 $AUC_{0\sim\infty}$分别降低 23%和 46%。
舒尼替尼与 CYP3A4 强效抑制剂联合应用可增加舒尼替尼的血药浓度。健康受试者服用单剂量舒尼替尼，同时给予 CYP3A4 强效抑制剂酮康唑，可导致总体（舒尼替尼及其主要活性代谢产物）的 C_{max}和 $AUC_{0\sim\infty}$分别增加 49%和 51%。
对 CYP 亚型（CYP1A2、CYP2A6、CYP2B6、CYP2C8、CYP2C9、CYP2C19、CYP2D6、CYP2E1、CYP3A4/5 和 CYP4A9/11）的体外 K_i 值检测证实，舒尼替尼及其主要活性代谢产物不会诱导代谢，不会与其他依赖这些酶代谢的活性药物发生有临床意义的相互作用。
PMDA
无。
HCSC
无</td></tr>
</table>

续表

遗传因素	(1) 舒尼替尼主要由 CYP3A4 代谢，产生的主要活性代谢产物去乙基舒尼替尼亦可被 CYP3A4 进一步代谢。 (2) 中国人群 CYP3A4 野生型比例为 97%，仅 3%为突变型。已发现了 CYP3A4 基因的 24 个单核苷酸突变形成的突变体，其中大部分突变能够引起酶活性的降低，这些突变型包括（括号中为目前已知亚洲人群突变频率）：CYP3A4*1B（0）、CYP3A4*2（0）、CYP3A4*3、CYP3A4*4（＜0.01）、CYP3A4*5（＜0.01）、CYP3A4*6（＜0.01）、CYP3A4*8、CYP3A4*11、CYP3A4*12、CYP3A4*13、CYP3A4*15A、CYP3A4*16A（日本人 0.05）、CYP3A4*16B（日本人 0.014）、CYP3A4*17、CYP3A4*18A（0.02）、CYP3A4*19（0.02）、CYP3A4*20
药物因素	(1) 舒尼替尼作用于血小板衍生生长因子受体 、血管内皮生长因子受体 、干细胞因子受体等多种激酶，故对这些激酶有抑制或拮抗作用的酪氨酸激酶抑制剂可能会增加或减弱舒尼替尼的临床疗效，如索拉非尼、瑞格非尼、伊马替尼、达沙替尼等。 (2) 舒尼替尼通过 CYP3A4 代谢，与 CYP3A4 强效诱导剂（如地塞米松、苯妥英、卡马西平、利福平、利福喷丁、苯巴比妥、含贯叶连翘的草药制剂）联合应用可降低舒尼替尼的血药浓度；与 CYP3A4 强效抑制剂（如酮康唑、伊曲康唑、红霉素、克拉霉素、阿扎那韦、茚地那韦、萘法唑酮、那非那韦、利托那韦、沙奎那韦、泰利霉素、伏立康唑）联合应用可增加舒尼替尼的血药浓度。建议联合用药时选择一种替代药品，对 CYP3A4 没有或仅有最小诱导或抑制作用。 (3) 其他。 1) 胰岛素、格列美脲、阿格列汀等降糖药物以及阿司匹林、帕罗西汀、苯乙肼、司帕沙星、睾酮等可增加舒尼替尼的降血糖活性。 2) 舒尼替尼可增加以下药物的血药浓度：阿法替尼、布妥昔单抗、秋水仙碱、达比加群、多柔比星、依度沙班、依维莫司、帕唑帕尼、普卡必利、雷诺嗪、沙奎那韦、维拉帕米、长春新碱、拓扑替康等。 3) 可增加舒尼替尼血药浓度的药物：阿瑞匹坦、考尼伐坦、达沙替尼、夫西地酸、米非司酮、司替戊醇等。 4) 可降低舒尼替尼血药浓度的药物：贝沙罗汀、波生坦、卡马西平、拉菲尼、地拉罗司、地塞米松、恩扎鲁胺、扑米酮等。 5) 合用可增加不良反应风险和严重性的药物：贝伐单抗、地诺单抗、来氟米特、帕米膦酸二钠、吡美莫司、他克莫司等。 6) 舒尼替尼与戈舍瑞林、西酞普兰、多非利特等合用可能导致 QT 间期延长。 7) 罗氟司特可以增加舒尼替尼的免疫抑制活性。 8) 曲妥珠单抗可以减少舒尼替尼的不良反应
疾病因素	(1) 肝功能不全患者。轻度（Child-Pugh A 级）或中度（Child-Pugh B 级）肝损伤的患者接受舒尼替尼治疗无须调整初始剂量。出现 3 级或 4 级药物相关的肝功能不良反应应中断用药，若无法恢复则应终止治疗。随后的肝功能化验显示，肝功能指标严重下降或出现其他肝衰竭症状时，不可重新开始给药治疗。本品在 ALT 或 AST 高于正常值上限 2.5 倍或肝转氨酶大于正常值上限 5 倍的患者中的安全性未经确认。 (2) 肾功能不全患者。轻、中及重度肾损伤的患者接受舒尼替尼治疗无须调整初始剂量，后续剂量调整应基于患者的安全性及耐受性。血液透析的末期肾病患者（ESRD）无须调整初始剂量，后续剂量可能需根据患者的安全性和耐受性逐步增加。 (3) 出现充血性心力衰竭的临床表现时，建议停止本品治疗。无充血性心力衰竭临床证据但射血分数小于 50%以及射血分数低于基线 20%的患者也应停止本品治疗和（或）减少剂量。尚不明确伴随治疗前 12 个月内发生心脏事件的患者，如心肌梗死（包括严重或不稳定性心绞痛）、冠状动脉或外周动脉旁路移植术、有症状的充血性心力衰竭，脑血管意外或一过性缺血发作的患者或肺栓塞的患者发展为药物相关性左心室功能障碍的风险是否会增高。应慎用于已

续表

疾病因素	知有QT间期延长病史的患者、服用抗心律失常药物的患者或者有相关基础心脏疾病、心动过缓和电解质紊乱的患者。 （4）发生严重高血压时，建议暂时停用本品直至高血压得到控制。 （5）有甲状腺功能低下症状和体征的患者应进行甲状腺功能的实验室监测，并相应给予标准治疗。 （6）建议正在进行重大外科手术的患者暂停给药，以预防伤口愈合缓慢。重大外科手术后何时开始治疗的临床经验有限，因此，应根据接受重大外科手术后患者的康复程度进行临床判断，确定是否重新开始给药。 （7）在给予舒尼替尼治疗前应考虑进行牙科检查及适当的预防性措施。既往或伴随双磷酸盐静脉给药、侵入性牙科手术的患者应避免接受舒尼替尼治疗
生理因素	（1）舒尼替尼的妊娠药物分级为D级，育龄女性接受治疗时应避孕。 （2）哺乳期女性接受治疗时，应权衡决定停止哺乳或停止治疗。 （3）舒尼替尼用于儿童患者的安全性和有效性尚未明确，药物代谢动力学未评价。 （4）年龄、体重、肌酐清除率、人种、性别或ECOG体力状态评分对舒尼替尼或其活性代谢产物的药物代谢动力学没有临床相关性影响。 （5）未发现舒尼替尼在年轻患者与老年患者在安全性或有效性方面存在差异。 （6）亚洲人平均的舒尼替尼和其主要代谢产物的暴露高于西方人，药物暴露较高与体重有关，亚洲人和西方人的舒尼替尼代谢相似
其他因素	舒尼替尼与CYP3A4抑制剂葡萄柚汁联合应用可增加舒尼替尼的血药浓度
剂量调整模型	（1）应尽量避免舒尼替尼与CYP3A4强效诱导剂联合给药。如果必须联合使用CYP3A4诱导剂，应在密切监测耐受性的情况下逐步增加舒尼替尼的剂量，每次增加剂量12.5mg，胃肠间质瘤和晚期肾细胞癌的最大剂量不应超过每日87.5mg，胰腺神经内分泌瘤的最大剂量不应超过每日62.5mg。 （2）应尽量避免或限制舒尼替尼与CYP3A4强效抑制剂联合给药。如果必须联合使用，应在密切监测耐受性的情况下，将舒尼替尼的剂量减至胃肠间质瘤和晚期肾细胞癌每日最少37.5mg或胰腺神经内分泌瘤每日最少25mg。 （3）血液透析的末期肾病患者中，舒尼替尼的暴露量比肾功能正常的患者低47%，后续剂量可能需根据患者的安全性和耐受性逐步增加

第三十三章　胃食管疾病治疗药物

埃索美拉唑

<table>
<tr><td>影响因素</td><td>遗传因素：吸收□分布□代谢☑排泄□靶点（受体或通路）☑其他：无
非遗传因素：药物因素☑疾病因素☑生理因素☑
其他因素：饮食</td></tr>
<tr><td>药物简介</td><td>作用机制
埃索美拉唑是奥美拉唑的 S-异构体，通过特异性的靶向作用机制减少胃酸分泌，为壁细胞中质子泵的特异性抑制剂。奥美拉唑的 R-异构体和 S-异构体具有相似的药物效应动力学特性。埃索美拉唑为弱碱性药物，在壁细胞泌酸微管的高酸环境中浓集并转化为活性形式，从而抑制该部位的 H^+/K^+-ATP 酶（质子泵），抑制基础胃酸分泌和刺激性胃酸分泌。
适应证
（1）中国。
1）用于胃食管反流性疾病（GERD），包括治疗糜烂性反流性食管炎、用于防止治愈食管炎复发的长期维持治疗、控制 GERD 的症状。
2）与适当的抗菌疗法联合用药根除幽门螺杆菌，并且能愈合与幽门螺杆菌感染相关的十二指肠溃疡，防止幽门螺杆菌相关的消化性溃疡复发。
（2）FDA。除上述适应证外，尚有以下适应证。
1）降低 NSAIDs 药物相关的消化性溃疡的风险。
2）治疗包括佐林格-埃利森综合征在内的病理性高分泌状态。
药物代谢动力学
埃索美拉唑对酸不稳定，口服剂型为肠溶衣颗粒，体内转化为 R-异构体的量可以忽略。埃索美拉唑吸收迅速，口服后 1～2 小时血药浓度达到高峰，一日 1 次重复给药后的绝对生物利用度为 89%。健康受试者稳态时的表观分布容积约为 0.22L/kg，埃索美拉唑的血浆蛋白结合率为 97%。大部分埃索美拉唑经 CYP2C19 代谢，生成埃索美拉唑的羟化物和去甲基代谢产物，剩余部分经 CYP3A4 代谢生成埃索美拉唑砜，后者为血浆中的主要代谢产物</td></tr>
<tr><td>说明书信息摘录</td><td>FDA
代谢埃索美拉唑的 CYP2C19 因编码该酶基因的变异表现为多态性，约 3%白种人和15%～20%的东方人缺乏 CYP2C19，被称为慢代谢型。稳态情况下，慢代谢型人群的 AUC 是其他人群（快代谢型）的近 2 倍。给予相同剂量的埃索美拉唑，在肝脏由于 S-异构体和 R-异构体代谢的差异，导致血浆中 S-异构体的浓度高于 R-异构体的浓度。
EMA
2.9%±1.5%的人群缺少功能性 CYP2C19，称为慢代谢型。在这些个体中，埃索美拉唑的代谢可能主要由 CYP3A4 催化。每日重复给予一次 40mg 的埃索美拉唑，慢代谢受试者的 AUC 比具有功能性 CYP2C19 的受试者（快代谢者）高约 100%，平均 C_{max} 高 60%。这些发现对于埃索美拉唑的剂量调整无影响。
PMDA
无。</td></tr>
</table>

续表

说明书信息摘录	**HCSC** 埃索美拉唑经 CYP2C19 和 CYP3A4 代谢。CYP2C19 参与目前已知所有 PPI 的代谢，并呈现多态性。约 3%的白种人和 15%～20%的亚洲人缺乏 CYP2C19，被称为“慢代谢型”。稳态情况下，慢代谢型人群的 *AUC* 是其他人群（快代谢型）的近 2 倍。可能无须因 CYP2C19 的多态性调整埃索美拉唑剂量
遗传因素	（1）CYP2C19 又称为 *S*-美芬妥英羟化酶，现已发现至少存在 14 种突变基因、18 种等位基因。较为常见的 2 个突变等位基因为 *rs4244285*（即 CYP2C19*2，以前称为 CYP2C19m1）和 *rs4986893*（即 CYP2C19*3，以前称为 CYP2C19m2）。其中 exon 5 碱基突变（G>A）称为 M1 突变，基因型为 CYP2C19m1，另一种较常见的突变发生在 CYP2C19 基因 exon 4 的第 636 个碱基处，也是单个碱基的突变（G>A），称为 M2 突变，基因型为 CYP2C19m2。这 2 种突变均导致 CYP2C19 活性降低，易导致药品不良反应。CYP2C19*2 是最常见的 CYP2C19 功能丧失等位基因，这种等位基因的突变频率在高加索人中约为 0.12，在非裔美国人为 0.15，在亚洲人为 0.29～0.35。CYP2C19*3 等位基因的突变频率虽然在大多数人种中低于 0.01，但在亚洲人群中为 0.02～0.09。此外，在 CYP2C19 众多等位基因中，唯一具有超快代谢活性的是 CYP2C19*17。功能研究表明，CYP2C9*17 的转录活性高于 CYP2C19*1，CYP2C19*17 的发现在一定程度上解释了快代谢型个体间 CYP2C19 活性之间的差异。 （2）CYP2C19 存在基因多态性，可分为快代谢型（extensive metabolizer，EM）和慢代谢型（poor metabolizer，PM）。研究表明，CYP2C19*2 和 CYP2C19*3 两种突变可解释超过 99%的东方慢代谢者、约 88%的白种人慢代谢者的表型。其中 M1 突变是 PM 产生的主要原因。CYP2C19 不仅存在个体差异，还存在种群差异。不同种群之间，PM 的突变频率存在着显著差异。白种人 PM 的突变频率为 0.03～0.05，沙特阿拉伯人与之很接近，黑种人介于白种人与东方人种之间，而东方人种 PM 的突变频率为 0.13～0.23。同样有研究表明，在中国人（汉、白、侗、傣）中，中国傣族人群 PM 的突变频率显著低于其他民族。CYP2C19 的活性不仅和基因多态性相关，还与其他一些外界因素有关，如性别、年龄、药物等。所以，CYP2C19 的基因型与表型之间的关系很复杂，但遗传因素占据主要地位
药物因素	（1）埃索美拉唑经 CYP2C19 和 CYP3A4 代谢。埃索美拉唑与 CYP3A4 抑制剂克拉霉素（500mg，一日 2 次）合用，可使埃索美拉唑的 *AUC* 加倍。埃索美拉唑与 CYP2C19 和 CYP3A4 共同抑制剂合用，可使埃索美拉唑的暴露增加 2 倍以上。CYP2C19 和 CYP3A4 的抑制剂伏立康唑可使埃索美拉唑的 *AUC* 增加 280%。常规情况下，以上两种情形不必调整埃索美拉唑的剂量，但对于严重肝损伤和需要长期治疗的患者应考虑调整本品的剂量。 （2）CYP2C19 和 CYP3A4 诱导剂或这两种酶诱导剂（如利福平）会导致埃索美拉唑血药浓度降低，应避免本品与利福平或贯叶连翘联合用。 （3）埃索美拉唑、克拉霉素与阿莫西林联合用药治疗后，可导致埃索美拉唑和 14-羟基克拉霉素的血药浓度升高。 （4）不建议联合使用 PPI 和阿扎那韦、奈非那韦。预期与质子泵抑制剂合用，可导致阿扎那韦和奈非那韦血药浓度大幅下降，并且可能疗效不佳，产生耐药性。 （5）埃索美拉唑可抑制胃酸。因此，对于生物利用度会受到胃 pH 影响的药物（如酮康唑、伊曲康唑、阿扎那韦、铁盐和地高辛），埃索美拉唑可影响其吸收。 （6）对于接受 PPI 和华法林联合治疗的患者，需要监测 INR 和凝血酶原时间的增加。当埃索美拉唑与经 CYP2C19 代谢的药物（如地西泮、西酞普兰、丙米嗪、氯米帕明、苯妥英等）合用时，这些药物的血药浓度可能升高，可能需要降低这些药物的给药剂量。 （7）氯吡格雷经 CYP2C19 代谢为其活性代谢产物。合用埃索美拉唑 40mg，可降低氯吡格雷活性代谢产物的血药浓度，进而降低血小板抑制作用。因此，应避免将本品和氯吡格雷合用。 （8）奥美拉唑与西洛他唑联合使用时，应考虑将西洛他唑的剂量从 100mg 一日 2 次降至 50mg 一日 2 次。 （9）有关研究显示，PPI 和甲氨蝶呤合用可能会增加甲氨蝶呤和（或）其代谢产物的血药浓度，血药浓度高的持续时间也会延长，然而有关甲氨蝶呤和 PPI 相互作用的研究尚未正式开展

续表

疾病因素	（1）轻中度肝损伤的患者，埃索美拉唑的代谢会减弱。严重肝损伤的患者代谢率降低，可使埃索美拉唑的 *AUC* 增加 1 倍。因此，严重肝损伤的患者所使用的最大剂量不应超过 20mg。每日用药 1 次，未发现埃索美拉唑或其主要代谢产物累积。 （2）肾损伤者无须调整剂量
生理因素	（1）妊娠期女性使用本品时应谨慎。 （2）服用埃索美拉唑（20mg/d）的哺乳期女性患者乳汁中，可以检测出埃索美拉唑，但目前尚无关于本品在乳汁中是否能清除的研究，因此，哺乳期女性必须充分衡量利弊，判断是否需要停药或停止哺乳。 （3）已确证大于 1 个月的幼儿使用埃索美拉唑安全、有效，但小于 1 个月的新生儿使用埃索美拉唑的安全性、有效性尚未确证。 （4）老年患者无须调整剂量
其他因素	进食会延缓和降低埃索美拉唑的吸收，但对埃索美拉唑降低胃内酸度的效应无明显影响
剂量调整模型	无

奥美拉唑

影响因素	遗传因素：吸收□分布□代谢☑排泄□靶点（受体或通路）☑其他：无
	非遗传因素：药物因素☑疾病因素☑生理因素☑ 其他因素：无
药物简介	**作用机制** 奥美拉唑是一种苯并咪唑类化合物，一对活性旋光对映体的消旋物。奥美拉唑通过特殊机制作用于壁细胞中的质子泵而减少胃酸分泌，此作用是可逆的。奥美拉唑是一种弱碱性药物，在壁细胞的酸性环境中被浓缩并转化为活性形式，抑制胃液中产生盐酸的最后环节：H^+/K^+-ATP 酶。奥美拉唑可剂量依赖性抑制基础、刺激后的胃酸分泌，抑制胃酸分泌与刺激物类型无关。奥美拉唑对胆碱能及组胺受体无作用，与 H_2 受体阻滞剂相似。奥美拉唑可降低胃内酸度，胃泌素的增加与酸度降低成反比。胃泌素的增加是可逆的。研究发现，长期治疗胃腺囊肿的发生率增加。这些变化均为胃酸分泌受抑制的生理学结果，是良性且可逆的。除了抑制胃酸分泌作用外，尚未观察到奥美拉唑其他有临床意义的药物效应动力学作用。胃酸分泌的作用与 *AUC* 相关，但与给定时间实际血药浓度无关。口服奥美拉唑（洛赛克）20mg，2 小时内胃酸分泌即减少；一日 1 次，连续服用 3～5 天即可获得最大作用。十二指肠溃疡的患者 24 小时胃内酸度平均降低约 80%；给药后 24 小时，五肽胃泌素刺激，高峰分泌酸量平均降低 70%。奥美拉唑抑制胃酸分泌的持续时间较长，停药后 5 天胃酸分泌恢复正常。一日 1 片（20mg），第一天即可缓解症状，大多数十二指肠溃疡 2 周内可治愈，而胃溃疡及反流性食管炎患者的治愈则需 4 周。奥美拉唑可增加有些抗菌药物对幽门螺杆菌的抗菌作用。 **适应证** （1）治疗十二指肠溃疡、胃溃疡和反流性食管炎。 （2）与抗菌药物联合使用，治疗幽门螺杆菌引起的十二指肠溃疡；治疗非甾体抗炎药相关的消化性溃疡、胃十二指肠糜烂：预防非甾体抗炎药引起的消化性溃疡、胃十二指肠糜烂或消化不良症状；亦用于慢性复发性消化性溃疡和反流性食管炎的长期治疗；用于胃食管反流病的胃灼热感和反流的对症治疗；溃疡样症状的对症治疗及酸相关性消化不良。 （3）用于佐林格-埃利森综合征的治疗。

续表

药物简介	**药物代谢动力学** 奥美拉唑在小肠吸收，通常在3～6小时内被完全吸收。反复给药后的生物利用度约为60%，同时摄入食物对其生物利用度无影响。奥美拉唑的血浆蛋白结合率为95%。奥美拉唑主要是在肝内通过CYP代谢，其代谢产物是砜、硫化物和羟基奥美拉唑，这些产物对胃酸分泌无明显作用，奥美拉唑血药浓度一时间曲线的消除相的平均半衰期大约为40分钟（30～90分钟），并且在治疗期间无变化，约80%的代谢产物从尿液中排出，其余从粪便排出
说明书信息摘录	**FDA** 无。 **EMA** 无。 **PMDA** 无。 **HCSC** 奥美拉唑在肝脏通过CYP，主要是CYP2C19和CYP3A4进行首过代谢。CYP2C19同工酶和目前所有PPI的代谢均相关，并表现为多态性。约3%的高加索人群和15%～20%的亚洲人群缺乏功能性的CYP2C19，被称为慢代谢型
遗传因素	（1）奥美拉唑主要经CYP2C19代谢，因其活性存在显著的个体差异，表现为基因多态性，从而产生血药浓度的个体差异。中国人常见的2个CYP2C19突变等位基因多态性位点为*rs4244285*（即CYP2C19 * 2）和*rs4986893*（即CYP2C19 * 3），分别为CYP2C19第5外显子*G681A*和第4外显子*G636A*的点变异。这2种突变均导致CYP2C19活性的降低，易导致药品不良反应。CYP2C19 * 2是最常见的CYP2C19功能丧失等位基因，这种等位基因的突变频率在高加索人约为0.12，在非裔美国人为0.15，在亚洲人为0.29～0.35。CYP2C19 * 3等位基因的突变频率虽然在大多数人种中低于0.01，在亚洲人群中却为0.02～0.09。 （2）根据CYP2C19的基因型可以确定表型，CYP2C19 * 1/ * 1纯合子代表的是快代谢者(extensive metabolisers，EM)，CYP2C19 * 2/ * 2或CYP2C19 * 3/ * 3纯合子代表的是慢代谢者(poor metabolisers，PM)，CYP2C19 * 1/ * 2或CYP2C19 * 1/ * 3杂合子代表的是中间代谢者(IM)，即杂合子快代谢者。CYP2C19 * 2/ * 2和CYP2C19 * 3/ * 3这两个突变可以完全解释中国人群PM。CYP2C19 EM和PM表型可以通过检测奥美拉唑与其代谢产物比例来确定。 （3）研究发现，奥美拉唑合用阿莫西林等抗菌药物治疗幽门螺杆菌感染性消化道溃疡，PM和EM杂合子愈合率明显高于EM纯合子，表明奥美拉唑疗效与CYP2C19基因多态性有关。可能增加奥美拉唑剂量才能提高EM纯合子治愈率
药物因素	（1）每日奥美拉唑40mg可使伏立康唑（CYP2C19底物）的C_{max}和AUC分别增加15%和41%。伏立康唑使奥美拉唑的AUC增加280%；肝损伤严重的患者，联合使用和长期治疗时，应考虑调整奥美拉唑剂量。 （2）奥美拉唑与克拉霉素或红霉素合用时，奥美拉唑的血药浓度会增加。 （3）本品与抑制CYP2C19或CYP3A4的药物（HIV蛋白酶抑制剂、酮康唑、伊曲康唑）合用可能会使奥美拉唑的血药浓度升高。 （4）由于本品对胃内pH有影响而可能影响其他药物的吸收。因此，奥美拉唑或其他酸抑制剂或抗酸剂治疗时，酮康唑和伊曲康唑的吸收会下降。 （5）本品经肝脏CYP2C19代谢，因此，会增加其他通过该酶代谢药物的血药浓度，如地西泮、苯妥英、华法林（*R*-华法林，低活性）。对于正在接受苯妥英、华法林或其他维生素K拮抗剂治疗的患者，开始或停用奥美拉唑时应监测前述药物的血药浓度或其他药物效应动力学指标。

续表

药物因素	(6) 奥美拉唑等 PPI 不应与阿扎那韦合用。奥美拉唑(40mg,一日 1 次)与阿扎那韦 300mg 或利托那韦 100mg 合用会降低健康人群阿扎那韦的暴露量(AUC、C_{max} 和 C_{min} 约降低 75%)。阿扎那韦剂量增加至 400mg 不能补偿奥美拉唑对阿扎那韦暴露量的影响。 (7) 奥美拉唑与他克莫司合用会增加后者的血药浓度。推荐当开始合用和终止奥美拉唑时,监测他克莫司的血药浓度
疾病因素	(1) 肝损伤者。慢性肝病患者口服奥美拉唑后生物利用度比静脉注射奥美拉唑增加约 100%,血浆半衰期增加至 3 小时左右,血浆清除率减少至约 70ml/min。因此,对于肝损伤者,特别是需要进行糜烂性食管炎的维持治疗时,应减量使用。 (2) 肾损伤者使用本品时无须调整剂量。 (3) 药物代谢动力学研究显示,单次给予奥美拉唑 20mg,亚洲受试者的 AUC 比加拿大受试者增加了近 4 倍,因此,亚洲人群使用本品需要酌情减少剂量,特别是针对糜烂性食管炎的维持治疗
生理因素	(1) 妊娠期女性使用本品需权衡利弊,潜在获益大于风险时才可使用。 (2) 奥美拉唑可分泌入乳汁,但乳汁中药的浓度低于血浆,哺乳期女性使用时需谨慎。 (3) 尚无儿童使用奥美拉唑安全性及有效性的相关数据。 (4) 老年人使用本品无须调整剂量
其他因素	无
剂量调整模型	无

甲氧氯普胺

影响因素	遗传因素:吸收□分布□代谢☑排泄□靶点(受体或通路)☑其他:无
	非遗传因素:药物因素☑疾病因素☑生理因素☑ 其他因素:饮食
药物简介	**作用机制** 本品为多巴胺(D_2)受体阻滞剂,同时还具有 5-羟色胺(5-HT_4)受体激动效应,对 5-HT_3 受体有轻度抑制作用。可作用于延髓催吐化学感受区(CTZ)中多巴胺受体而提高 CTZ 的阈值,具有强大的中枢性镇吐作用。本品亦能阻断下丘脑多巴胺受体,抑制催乳素抑制因子,促进泌乳素的分泌,故有一定的催乳作用。对中枢其他部位的抑制作用较微小,有较弱的安定作用,较少引起催眠作用。对于胃肠道的作用主要在上消化道,促进胃及上部肠段的运动;提高静息状态胃肠道括约肌的张力,增加食管下端括约肌的张力和收缩的幅度,使食管下端压力增加,阻碍胃食管反流,加强胃和食管蠕动,并增强对食管内容物的廓清能力,促进胃的排空;促进幽门、十二指肠及上部空肠的松弛,形成胃窦、胃体与上部小肠间的功能协调。这些作用也可增强本品的镇吐效应。本品对小肠和结肠的传递作用尚不确定。 **适应证** (1) 各种病因所致恶心、呕吐、嗳气、消化不良、胃部胀满、胃酸过多等症状的对症治疗。 (2) 反流性食管炎、胆汁反流性胃炎、功能性胃滞留、胃下垂等。 (3) 残胃排空延迟症、迷走神经切除后胃排空延缓。 (4) 糖尿病性胃轻瘫、尿毒症、硬皮病等胶原疾患所致胃排空障碍。 **药物代谢动力学** 自胃肠道吸收,进入血液循环后,13%~22%的甲氧氯普胺迅速与血浆蛋白(主要为白蛋白)结合。经肝脏代谢。甲氧氯普胺 $t_{1/2}$ 一般为 4~6 小时,不同给药剂量 $t_{1/2}$ 不同。甲氧氯普胺口服 30~60 分钟后开始起效,肌注 10~15 分钟、静注 1~3 分钟起效,持续时间一般为 1~2 小时。经肾脏排泄,口服量约有 85%以原形及葡萄糖醛酸结合物的形式随尿液排出

续表

说明书信息摘录	**FDA** 烟酰胺腺嘌呤二核苷酸NADH-细胞色素b5还原酶缺乏的患者使用本品可增加患高铁血红蛋白症和（或）硫化血红蛋白症的风险。G6PD缺乏患者使用本品可诱发高铁血红蛋白症，而亚甲蓝可能导致溶血性贫血患者G6PD缺乏症，故不建议使用亚甲蓝治疗高铁血红蛋白症和（或）硫化血红蛋白症。 **EMA** 无。 **PMDA** 无。 **HCSC** 无
遗传因素	（1）NADH-细胞色素b5还原酶编码基因为CYB5R1、CYB5R2、CYB5R3、CYB5R4。NADH产生于糖酵解和细胞呼吸作用中的柠檬酸循环，NADH-细胞色素b5还原酶在动物组织脂肪酸脱饱和电子传递途径中，催化NADH上的氢原子转至该酶辅基FAD上（形成$FADH_2$），从而使传递链中下一个成员细胞色素b5铁卟啉蛋白中的铁离子得以还原。 （2）G6PD是一种存在于人体红细胞中协助葡萄糖进行新陈代谢的酶，在代谢过程中会产生NADPH（还原型辅酶Ⅱ），以保护红细胞免受氧化物质的威胁。当人体缺乏G6PD时，接触具氧化性物质易发生急性溶血反应。氧化物质包括抗疟疾药物、磺胺类、解热镇痛药物、樟脑丸、结晶紫、甲基蓝、蚕豆及其制品。G6PD缺乏症为一种遗传性酶缺乏病，是一种遗传代谢缺陷，为X伴性不完全显性遗传，男性发病多于女性。还原型谷胱甘肽是体内重要的抗氧化剂，可以保护含-SH基的蛋白质或酶免受氧化剂的损害，G6PD缺乏使机体不能通过磷酸戊糖途径得到充足的NADPH，难以使谷胱甘肽保持还原状态，引起溶血性贫血
药物因素	（1）与抗胆碱能药物和麻醉止痛剂合用，可拮抗本品胃肠道蠕动功能。 （2）本品与酒精、镇静剂、麻醉剂、安定剂合用可增加额外的镇静作用。 （3）由于本品可释放儿茶酚胺，对正在使用单胺氧化酶抑制剂的高血压患者应谨慎使用。 （4）本品可减弱药物（如地高辛）的胃吸收，而增加药物（如对乙酰氨基酚、四环素、左旋多巴、酒精、环孢素）在小肠的吸收率和（或）程度。 （5）本品对某些糖尿病控制不佳的胃轻瘫（胃潴留）患者有效。注射外源性胰岛素可能在食物离开胃部之前起效，从而导致低血糖，因为本品可影响食物在肠内的转运和吸收，因此，胰岛素剂量和给药时间需要调整
疾病因素	（1）由于本品可促进胃肠道蠕动，增加胃肠道出血、机械性肠梗阻或穿孔的风险，故不建议胃肠道出血、机械性肠梗阻或穿孔患者使用。 （2）因本品可引起嗜铬细胞瘤患者高血压危象，故此类患者禁用，原因可能是促进肿瘤释放儿茶酚胺，此高血压危象可用酚妥拉明控制。 （3）癫痫患者或服用其他导致锥体外系反应药物的患者禁用本品，因为癫痫发作或锥体外系反应的频率和强度会增加。 （4）一项有关高血压患者的研究显示，静脉给予本品后，机体释放儿茶酚胺。因为本品会导致血浆醛固酮水平瞬时升高，尤其是肝硬化或充血性心力衰竭患者有体液潴留和容量过大的风险，如发生上述不良反应，需停药
生理因素	（1）本品经乳汁分泌，哺乳期女性需谨慎。 （2）无儿童用药安全性和有效性的研究。因本品能延长药物清除而导致血药浓度升高，故新生儿用药需注意。 （3）新生儿NADH-细胞色素b5还原酶水平低，加之前面提及的药物代谢动力学因素，使新生儿更容易出现高铁血红蛋白症。

续表

生理因素	（4）未纳入足够样本量的临床试验评价65岁及以上受试者的反应是否不同于年轻受试者。类似帕金森作用的不良反应随着剂量而增加，老年人应从最低有效剂量开始服用；如果服用本品后发生类似帕金森症状，一般应在给予抗帕金森药物前停药。 （5）老年人迟发型运动障碍风险更大。有报道显示本品有镇静作用，镇静可导致精神错乱，主要表现为过度镇静。本品大部分经肾排泄，因此，肾损伤患者的毒性反应会增加。 （6）老年人使用剂量需谨慎，对于肾损伤伴有其他疾病或服用其他药物治疗的老年患者，通常从低剂量开始使用，以较高频率使用
其他因素	（1）食物影响药物吸收，故本品需餐前30分钟使用。 （2）酒精可增强本品的神经系统不良反应，如头晕、嗜睡、注意力不集中，有些人还可出现思考和判断力损伤，使用本品治疗期间应避免或禁止饮酒。 （3）使用本品不要超过推荐剂量，服药期间避免驾驶或操作危险机械
剂量调整模型	无

兰索拉唑

影响因素	遗传因素：吸收□分布□代谢☑排泄□靶点（受体或通路）☑其他：无
	非遗传因素：药物因素☑疾病因素☑生理因素☑ 其他因素：饮食
药物简介	**作用机制** 兰索拉唑转移到胃黏膜壁细胞酸分泌细管，在酸性条件下，转化为活性结构，此种活性物与质子泵 H^+/K^+-ATP酶的巯基结合，使之氧化，从而抑制该酶的活性，抑制胃酸的分泌。 **适应证** （1）中国。胃溃疡、十二指肠溃疡、反流性食管炎、佐林格-埃利森综合征。 （2）FDA。 1）胃溃疡。 2）十二指肠溃疡。 3）反流性食管炎。 4）佐林格-埃利森综合征。 5）吻合口部溃疡。 6）根除幽门螺杆菌，降低十二指肠球部溃疡风险。 7）NSAID相关胃溃疡的愈合治疗。 8）降低与NSAID相关胃溃疡的风险。 9）糜烂性食管炎（EE）的维持治疗。 10）病理性胃酸分泌过多，包括佐林格-埃利森综合征。 **药物代谢动力学** 兰索拉唑吸收迅速，T_{max}大约1.7小时，口服单剂量15～60mg后，兰索拉唑C_{max}、AUC与给药剂量成正比。兰索拉唑体内无蓄积，多次服药，药物代谢动力学稳定。 （1）吸收。兰索拉唑吸收迅速，T_{max}大约1.7小时，绝对生物利用度大于80%。健康受试者中，$t_{1/2}$为（1.5±1.0）小时。相比于空腹服药，如果餐后30分钟服药，C_{max}和AUC减少50%～70%；如果兰索拉唑餐前给药，不受食物显著影响。 （2）分布。兰索拉唑血浆蛋白结合率为97%。血浆蛋白结合率在0.05～5.0μg/ml的浓度范围内稳定。

续表

药物简介	（3）代谢。兰索拉唑主要在肝脏代谢，经测定，2个代谢产物为兰索拉唑的亚磺酰基羟基化和砜衍生物。这些代谢产物抑酸作用较弱或无。兰索拉唑被认为是转化成2个活性代谢产物，通过阻断质子泵而抑制酸分泌。虽然兰索拉唑的 $t_{1/2}$ 小于2小时，但抑酸效果可持续超过24小时。因此，兰索拉唑的 $t_{1/2}$ 不反映其胃酸抑制的持续时间。 （4）排泄。单剂量口服兰索拉唑后，大多兰索拉唑原形从尿液中排出体外。在一项研究中，单剂量口服 ^{14}C 标记的兰索拉唑后，大约1/3是从尿液排出，2/3从粪便排出。这意味着兰索拉唑代谢产物主要经胆汁排泄
说明书信息摘录	**FDA** 兰索拉唑通过CYP3A和CYP2C19代谢，如果可获得患者CYP2C19基因型信息，有助于优化本品剂量。 **EMA** 无。 **PMDA** 无。 **HCSC** 无
遗传因素	（1）兰索拉唑主要经CYP2C19代谢，CYP2C19*3位于exon 4（m2），CYP2C19*2位于exon 5（m1），可将其分为快代谢型（纯合子基因型，HomEM，wt/wt）、中间代谢型（杂合子基因型，HetEM，wt/m1，wt/m2）和慢代谢型（突变纯合子型，PM，m1/m1，m2/m2，m1/m2）3种基因型。 （2）已知CYP2C19基因多态性：在日本美芬妥英慢代谢人群中发现了2个突变等位基因位点，CYP2C19*2和CYP2C19*3。CYP2C19 cDNA exon 5第681位单个碱基突变（G>A）产生了一个异常的拼接位点，生成了缺乏血红素结合位点的无功能酶，为CYP2C19*2突变（*rs4244285*）。CYP2C19*3（*rs4986893*）是由于cDNA第991位的A>G突变和cDNA第636位的G>A突变使得酶活性缺失。亚洲人群中，CYP2C19*2等位基因的突变频率为0.29～0.35，CYP2C19*3等位基因的突变频率为0.02～0.09；CYP2C19慢代谢型的突变频率为0.15～0.17
药物因素	（1）阿扎那韦。兰索拉唑引起胃酸分泌的长效抑制，胃酸水平影响阿扎那韦的吸收，因此，兰索拉唑可使阿扎那韦有效性降低。兰索拉唑或其他PPI，不应该与阿扎那韦同时使用。 （2）茶碱。兰索拉唑与茶碱（CYP1A2、CYP3A）同时使用，茶碱清除率增加10%，此相互作用无明显临床意义。然而，有些患者开始或停止服用兰索拉唑时，需监测茶碱血药浓度。 （3）华法林。健康受试者中单次或多次兰索拉唑60mg与华法林同时服用，凝血酶原时间及华法林药物代谢动力学参数未受影响。但是，也有报道说，兰索拉唑和华法林同时服用，患者INR升高、凝血酶原时间延长，这可能会导致异常出血，甚至出血死亡。接受PPI治疗的患者服用华法林，可能需要监测INR和凝血酶原时间。 （4）硫糖铝。兰索拉唑与硫糖铝同时服用时，会延迟兰索拉唑的吸收，并降低其生物利用度。因此，兰索拉唑应在硫糖铝服用前至少30分钟使用。 （5）氯吡格雷。氯吡格雷经CYP2C19代谢。健康受试者同时使用兰索拉唑和氯吡格雷，抑制血小板聚集的药效会发生变化，但这一发现的临床意义并不明确。 （6）甲氨蝶呤。文献表明，与甲氨蝶呤（主要是在高剂量，见甲氨蝶呤的处方信息）同时使用可提升和延长甲氨蝶呤和（或）其代谢产物的血药浓度，可造成甲氨蝶呤毒性反应。服用高剂量甲氨蝶呤患者可考虑停用兰索拉唑。 （7）克拉霉素。两药因药物相互作用会造成严重不良反应

续表

疾病因素	（1）肾损伤。无须调整兰索拉唑剂量。 （2）肝损伤。严重肝损伤应减少剂量。 （3）梭状芽胞杆菌腹泻。增加艰难梭菌相关性腹泻（CDAD）的风险，尤其是住院患者。应尽量使用最低剂量和最短疗程。 （4）骨折。有些发表的观察研究表明，使用PPI可能增加骨质疏松症相关风险。 （5）低镁血症。PPI会造成低镁血症，低镁血症高危因素（如使用利尿药）者，服用PPI时，应考虑定期监测血镁水平
生理因素	（1）妊娠。FDA妊娠药物分级为B级。 （2）哺乳期女性。兰索拉唑或其代谢产物可以从大鼠乳汁排出，目前尚不清楚兰索拉唑是否从人乳汁中排泄。 （3）老年人。无须调整剂量
其他因素	进食会延缓和降低兰索拉唑吸收
剂量调整模型	无

雷贝拉唑

影响因素	遗传因素：吸收□分布□代谢☑排泄□靶点（受体或通路）☑其他：无
	非遗传因素：药物因素☑疾病因素☑生理因素☑ 其他因素：无
药物简介	**作用机制** 雷贝拉唑是胃 H^+/K^+-ATP酶抑制剂，又称质子泵抑制剂（PPI）。质子泵位于胃壁细胞的胃黏膜腔侧，通过泵出 H^+ 来提高胃内的酸度，同时将 K^+ 泵入胃壁细胞。壁细胞通过其他离子转运系统将 K^+ 和 Cl^- 同时排到胃黏膜腔内，使胃内HCl保持平衡。雷贝拉唑通过抑制 H^+/K^+-ATP酶减少HCl的生成，达到抑制胃酸产生的作用。 **适应证** （1）中国。 1）胃溃疡。 2）十二指肠溃疡。 3）吻合口溃疡。 4）反流性食管炎。 5）佐林格-埃利森综合征。 （2）FDA。除上述适应证外，尚有以下适应证：根治幽门螺杆菌、减少十二指肠溃疡复发。 **药物代谢动力学** 雷贝拉唑经过胃后，在肠道内开始吸收。20mg剂量组，T_{max} 为3.5小时。10～40mg剂量范围内，C_{max}、*AUC*与剂量呈线性关系。口服20mg剂量组的绝对生物利用度约为52%，重复用药后生物利用度不升高。健康受试者的 $t_{1/2}$ 约为1小时（0.7～1.5小时），体内药物清除率为（283±98）ml/min。慢性肝病患者体内，*AUC*提高2～3倍。雷贝拉唑钠的血浆蛋白结合率约为97%，主要的代谢产物为硫醚（M1）和羧酸（M6）。次要代谢产物还有砜（M2）乙基硫醚（M4）和硫醚氨酸（M5）。只有乙基代谢产物（M3）具有少量抑制胃酸分泌的活性，但该代谢产物于血浆中未发现。本品90%主要经尿液排泄，其他代谢产物随粪便排出。血液透析、晚期稳定、肾衰竭患者肌酐清除率≤5ml/(min·1.73m²）雷贝拉唑的体内分布与健康受试者相似。老年患者本品清除率降低。老年患者，雷贝拉唑钠20mg，一日1次，连续7天，*AUC*加倍，C_{max} 相对于年轻健康受试者升高60%。另外，本品体内无蓄积

续表

说明书信息摘录	**FDA** 日本一项雷贝拉唑的研究中，患者按照不同 CYP2C19 基因型分类（每种基因型 $n=6$），慢代谢者胃酸抑制作用高于快代谢者。这可能是因为慢代谢者雷贝拉唑的血药浓度较高。目前尚缺乏雷贝拉唑与其他经 CYP2C19 代谢药物的相互作用在快代谢和慢代谢者中是否存在差异的研究。 体外研究已证实，雷贝拉唑在肝脏内通过 CYP3A 代谢成砜化物，通过 CYP2C19 代谢成去甲基雷贝拉唑。CYP2C19 存在已知基因多态性，因为其在某些人群中作用较弱（如 3%～5%的高加索人和 17%～20%的亚裔人）。雷贝拉唑在某些人群中代谢较低，这些人群称为本品的慢代谢者。 **EMA** 无。 **PMDA** 无。 **HCSC** 体外研究已证实雷贝拉唑主要通过非酶代谢生成硫醚代谢产物。雷贝拉唑也通过肝脏 CYP3A 代谢成硫化物，通过 CYP2C19 代谢成去甲基雷贝拉唑。CYP2C19 存在已知的基因多态性，其在某些人群中作用较弱（如 3%～5%的高加索人和 17%～20%的亚裔人）。代谢雷贝拉唑较低人群称为本品的慢代谢者
遗传因素	（1）雷贝拉唑主要通过非酶途径代谢，少量通过肝脏 CYP 代谢，其中，通过 CYP2C19 代谢成去甲基雷贝拉唑。CYP2C19 存在已知的基因多态性，CYP2C19*3 位于 exon 4（m2），CYP2C19*2 位于 exon 5（m1），可将其分为快代谢型（纯合子基因型，HomEM，wt/wt）、中间代谢型（杂合子基因型，HetEM，wt/m1，wt/m2）和慢代谢型（突变纯合子型，PM，m1/m1，m2/m2，m1/m2）3 种基因型。 （2）CYP2C19 cDNA exon 5 第 681 位单个碱基突变（G>A）产生了一个异常的拼接位点，生成了缺乏血红素结合位点的无功能酶，为 CYP2C19*2 突变（*rs4244285*）。CYP2C19*3（*rs4986893*）是由于 cDNA 第 991 位的 A>G 突变和 cDNA 第 636 位的 G>A 突变使得酶活性缺失。中国人群中，CYP2C19*2 等位基因的突变频率为 0.29～0.35，CYP2C19*3 等位基因的突变频率为 0.02～0.09；CYP2C19 慢代谢型的突变频率为 0.15～0.17
药物因素	（1）雷贝拉唑与通过 CYP 代谢的华法林、苯妥英、茶碱或地西泮无临床意义的相互作用。 （2）由于雷贝拉唑强烈持久的抑制胃酸分泌，可影响依赖 pH 吸收的药物，如酮康唑、地高辛。 （3）雷贝拉唑与环孢素不发生临床意义的相互作用
疾病因素	（1）雷贝拉唑治疗胃或食管疾病前，应排除胃或食管恶性病变的可能性。 （2）肝硬化患者服药后出现精神、神经系统不良反应，因此，肝损伤患者慎用雷贝拉唑
生理因素	（1）老年人雷贝拉唑的消除有轻度下降，但无蓄积的证据。 （2）尚无随机对照妊娠期女性使用本品的临床试验和经验，故只有明确治疗获益大于胎儿可能风险时才可使用。 （3）不确定雷贝拉唑是否进入乳汁，故不应用于哺乳期女性
其他因素	无
剂量调整模型	无

泮托拉唑

<table>
<tr><td rowspan="2">影响因素</td><td>遗传因素：吸收□分布□代谢☑排泄□靶点（受体或通路）☑其他：无</td></tr>
<tr><td>非遗传因素：药物因素□疾病因素☑生理因素☑
其他因素：无</td></tr>
<tr><td>药物简介</td><td>作用机制
泮托拉唑是一种不可逆的PPI，可在胃壁细胞的酸性环境下被激活为环次磺胺，再特异性地与胃酸分泌的最终环节——质子泵（即 H^+/K^+-ATP 酶）上的巯基以共价键结合，使其丧失泌酸功能。本品能有效抑制基础、夜间及24小时胃酸分泌，抑酸效应呈现剂量相关性。
适应证
（1）中国。
1）十二指肠溃疡。
2）胃溃疡。
3）中、重度反流性食管炎。
4）根除幽门螺杆菌感染。
（2）FDA。除上述适应证外，尚有以下适应证。
1）短期的伴胃食管反流的糜烂性食管炎，糜烂性食管炎的维持治疗。
2）病理性分泌亢进状态，如佐林格-埃利森综合征。
药物代谢动力学
本品药物代谢动力学呈线性特征，静脉输入或口服10～80mg后，AUC 和 C_{max} 均随剂量的增加而成比例上升。其表观分布容积为0.15L/kg，清除率为0.1L/(h·kg)，$t_{1/2}$ 约为1小时，血浆蛋白结合率为98%。
本品代谢几乎均在肝脏内经CYP代谢，并另有Ⅱ期代谢。主要代谢产物为泮托拉唑去甲基硫酸酯，其大部分（约80%）由肾脏排出，其余由胆汁分泌，从粪便中排出</td></tr>
<tr><td>说明书信息摘录</td><td>FDA
泮托拉唑主要通过肝脏CYP代谢。泮托拉唑代谢与给药途径无关（静脉或口服）。主要通过CYP2C19脱甲基化，之后硫酸化；其他代谢通路由CYP3A4氧化。无证据表明泮托拉唑代谢产物具有药理活性。
CYP2C19具有已知的基因多态性，有些种族人群中表现出功能缺失（约3%的高加索人和非裔美国人，以及17%～23%的亚洲人为慢代谢者）。虽然慢代谢成人药物消除半衰期为3.5～10小时，但一日1次给药有较小的蓄积（≤23%）。CYP2C19慢代谢者无须调整泮托拉唑剂量。
CYP2C19慢代谢（CYP2C19*2/*2）儿童患者与快代谢（CYP2C19*1/*1）者以及中间代谢者（CYP2C19*1/*X）相比，AUC 增加6倍。慢代谢者比快代谢者药物清除慢10倍。儿童慢代谢者可考虑减少剂量。
EMA
无。
PMDA
无。
HCSC
无</td></tr>
</table>

续表

遗传因素	（1）泮托拉唑主要通过肝脏 CYP 代谢，主要代谢通路为 CYP2C19 脱甲基化，之后硫酸化。CYP2C19 存在已知的基因多态性，CYP2C19*3 位于 exon 4（m2），CYP2C19*2 位于 exon 5（m1），可将其分为快代谢型（纯合子基因型，HomEM，wt/wt）、中间代谢型（杂合子基因型，HetEM，wt/m1，wt/m2）和慢代谢型（突变纯合子型，PM，m1/m1，m2/m2，m1/m2）3 种基因型。 （2）CYP2C19 cDNA exon 5 第 681 位单个碱基突变（G>A）产生了一个异常的拼接位点，生成了缺乏血红素结合位点的无功能酶，为 CYP2C19*2 突变（*rs4244285*）。CYP2C19*3（*rs4986893*）是由于 cDNA 第 991 位的 A>G 突变和 cDNA 第 636 位的 G>A 突变使得酶活性缺失。中国人群中，CYP2C19*2 等位基因的突变频率为 0.29～0.35，CYP2C19*3 等位基因的突变频率为 0.02～0.09；CYP2C19 慢代谢型的突变频率为 0.15～0.17
药物因素	（1）泮托拉唑主要经过 CYP2C19 代谢，少量通过 CYP3A4、CYP2D6、CYP2C9 代谢。体内药物相互作用研究表明，与地西泮（CYP3A4 底物）、苯妥英（CYP3A4 诱导剂）、氯吡格雷、硝苯地平、咪达唑仑、克拉霉素（CYP3A4 底物）、美托洛尔（CYP2D6 底物）、双氯芬酸、萘普生、吡罗昔康（CYP2C9 底物）、茶碱（CYP1A2 底物）等药物合用，泮托拉唑的药物代谢动力学无显著改变。 （2）泮托拉唑与卡马西平、华法林、口服避孕药及其他抗酸药联合使用，未见明显临床意义的药物相互作用
疾病因素	（1）用药前须排除胃与食管的恶性病变，以免因症状缓解而延误诊断。 （2）严重肝损伤的患者，每日剂量应减至 20mg，并需定期监测肝脏酶谱变化
生理因素	（1）老年患者每日剂量不超过 40mg。 （2）儿童不宜应用本品。 （3）妊娠和哺乳期女性应用本品的临床经验有限，动物实验用药剂量高于 5mg/kg 时，可观察到轻度胚胎毒性表现。尚无资料表明泮托拉唑能够进入人体乳汁，只有权衡利弊后方可使用本品
其他因素	无
剂量调整模型	无

右兰索拉唑

影响因素	遗传因素：吸收☐分布☐代谢☑排泄☐靶点（受体或通路）☑其他：无
	非遗传因素：药物因素☑疾病因素☑生理因素☑ 其他因素：饮食
药物简介	**作用机制** 右兰索拉唑特异性地作用于胃壁细胞的 H^+/K^+-ATP 酶，抑制该酶的活性，从而减少胃酸的分泌。 **适应证** 治疗不同级别的糜烂性食管炎，缓解胃灼热。 **药物代谢动力学** 右兰索拉唑控释胶囊含有 2 种类型的肠溶颗粒，在药物浓度一时间曲线图上形成 2 个独特的峰值：口服后 1～2 小时出现第 1 个峰值，4～5 小时出现第 2 个峰值。右兰索拉唑在健康受试者及胃食管反流性疾病（GERD）患者的体内为 1～2 小时。每日服用右兰索拉唑 30mg 或 60mg 1 次，其平均 *AUC* 和 C_{max} 第 5 日比第 1 日略高（不超过 10%），但右兰索拉唑无药物蓄积作用。

续表

<table>
<tr><td>药物简介</td><td>（1）吸收。健康受试者和GERD患者服用30mg或60mg右兰索拉唑，平均C_{max}和AUC随剂量成比例增加。右兰索拉唑颗粒60mg与水混合后，经鼻胃管或由注射器注入口腔，本品的生物利用度（C_{max}和AUC）与直接口服60mg完整胶囊相似。
（2）分布。健康受试者右兰索拉唑的血浆蛋白结合率为96.1%～98.8%，GERD患者服用多剂量后表观分布容积（V/F）为40.3L。
（3）代谢。右兰索拉唑主要在肝脏经过氧化、还原，形成硫酸盐，与葡糖苷酸和谷胱甘肽结合生成无活性的代谢产物。氧化代谢产物是由CYP代谢生成，主要包括由CYP2C19羟基化和CYP3A4氧化形成砜。
CYP2C19呈现基因多态性，其显示出3种表型：快代谢型（CYP2C19*1/*1）、中间代谢型（CYP2C19*1/*2或CYP2C19*3）和慢代谢型（CYP2C19*2/*2或CYP2C19*3/*3）。不论CYP2C19呈现何种代谢型，右兰索拉唑是血浆中的主要循环成分。CYP2C19中间和快代谢表型的主要代谢产物是5-羟化右兰索拉唑及其葡萄糖醛酸结合物，而在CYP2C19慢代谢表型中右兰索拉唑砜是主要代谢产物。
（4）排泄。6名健康男性受试者服用^{14}C标记的右兰索拉唑，约50.7%（SD 9.0%）放射性药物从尿液中排泄，47.6%（SD 7.3%）从粪便排出。健康受试者，每日给药1次，每次30～60mg，5天后表观清除率（CL/F）为11.4～11.6L/h</td></tr>
<tr><td>说明书信息摘录</td><td>FDA
右兰索拉唑通过CYP3A和CYP2C19代谢，明确CYP2C19基因型信息，可能有助于拟订用药剂量。
日本男性受试者单剂量服用右旋兰索拉唑30mg或60mg，中间代谢型患者右旋兰索拉唑平均C_{max}和AUC是快代谢型患者的2倍；慢代谢型患者平均C_{max}比快代谢型高4倍，平均AUC高12倍。
EMA
无。
PMDA
无。
HCSC
无</td></tr>
<tr><td>遗传因素</td><td>（1）右兰索拉唑主要经CYP2C19代谢，CYP2C19*3位于exon 4（m2），CYP2C19*2位于exon 5（m1），可将其分为快代谢型（纯合子基因型，HomEM，wt/wt）、中间代谢型（杂合子基因型，HetEM，wt/m1，wt/m2）和慢代谢型（突变纯合子型，PM，m1/m1，m2/m2，m1/m2）3种基因型。
（2）已知CYP2C19基因多态性：在日本美芬妥英慢代谢人群中发现了2个突变等位基因位点，CYP2C19*2和CYP2C19*3。CYP2C19 cDNA exon 5第681位单个碱基突变（G>A）产生了一个异常的拼接位点，生成了缺乏血红素结合位点的无功能酶，为CYP2C19*2突变（rs4244285）。CYP2C19*3（rs4986893）是由于cDNA第991位的A>G突变和cDNA第636位的G>A突变使得酶活性缺失。亚洲人群中，CYP2C19*2等位基因的突变频率为0.29～0.35，CYP2C19*3等位基因的突变频率为0.02～0.09；CYP2C19慢代谢型的突变频率在中国人中为0.15～0.17</td></tr>
<tr><td>药物因素</td><td>（1）阿扎那韦。阿扎那韦的吸收依赖于胃中的pH，右兰索拉唑抑制胃酸分泌，这可能降低阿扎那韦的治疗效果。因此，右兰索拉唑不应与阿扎那韦联合用药。
（2）右兰索拉唑还可以影响其他药物吸收，如胃pH影响口服生物利用度的药物，氨苄西林酯、地高辛、铁盐、酮康唑、埃罗替尼等。右兰索拉唑可能是一个重要的决定性干扰因素。</td></tr>
</table>

续表

药物因素	(3) 华法林。右兰索拉唑 90mg 和华法林 25mg 同时服用，凝血酶原时间及华法林药物代谢动力学参数未受影响。但是，也有报道说，右兰索拉唑和华法林同时服用，患者 INR 升高和凝血酶原时间延长，这可能会导致异常出血，甚至出血死亡。接受 PPI 治疗的患者服用华法林，可能需要监测 INR 和凝血酶原时间。同时进行右兰索拉唑和华法林治疗的患者可能需要监测凝血酶原时间和 INR。 (4) 他克莫司。右兰索拉唑和他克莫司同时服用，可能会增加他克莫司的血药浓度，尤其是 CYP2C19 中间代谢型或慢代谢型的移植患者。 (5) 氯吡格雷。氯吡格雷经 CYP2C19 代谢。健康受试者同时使用右兰索拉唑和氯吡格雷时，抑制血小板聚集的药效会发生变化，但这一发现的临床意义并不明确。 (6) 甲氨蝶呤。文献表明，与甲氨蝶呤（主要是在高剂量，见甲氨蝶呤的处方信息）同时使用可升高甲氨蝶呤和（或）其代谢产物的血药浓度，可能使甲氨蝶呤产生毒性反应。服用高剂量甲氨蝶呤的患者可考虑停用右兰索拉唑
疾病因素	(1) 肾损伤。无须调整右兰索拉唑剂量。 (2) 肝损伤。严重肝损伤患者需减少剂量。 (3) 梭状芽胞杆菌腹泻。增加艰难梭菌相关性腹泻（CDAD）的风险，尤其是住院患者。应尽量使用最低剂量和最短疗程。 (4) 骨折。有些发表的观察研究表明，使用 PPI 可能增加骨质疏松症相关风险。 (5) 低镁血症。PPI 会造成低镁血症，服用 PPI 应考虑定期监测血镁水平
生理因素	(1) 妊娠。FDA 妊娠药物分级为 B 级。 (2) 哺乳期女性。右兰索拉唑或其代谢产物可从大鼠乳汁中排出，目前仍不清楚右兰索拉唑是否从人乳汁中排泄。 (3) 老年人。无须剂量调整
其他因素	进食会延缓和降低右兰索拉唑的吸收；空腹和餐后服用右兰索拉唑，平均胃内 pH 无显著差异。服用右兰索拉唑时可不考虑食物影响，患者如果餐后服药症状没有缓解，可能在餐前服药会获益
剂量调整模型	无

第三十四章　心脏疾病治疗药物

奎尼丁

<table>
<tr><td rowspan="2">影响因素</td><td>遗传因素：吸收□分布□代谢☑排泄□靶点（受体或通路）□其他：无</td></tr>
<tr><td>非遗传因素：药物因素☑疾病因素☑生理因素☑
其他因素：饮食</td></tr>
<tr><td>药物简介</td><td>作用机制
奎尼丁为金鸡纳皮所含的一种生物碱，是奎宁的异构体，属ⅠA类抗心律失常药，对心脏有直接的膜稳定作用。奎尼丁在低浓度时可阻滞内向钠电流（I_{Na}）、延迟整流钾电流的快速成分（I_{kr}），高浓度还有阻滞外向整流钾电流的缓慢成分（I_{ks}）、内向整流钾电流（I_{kl}）、瞬时外向钾电流（I_{to}）及L型钙电流（I_{Ca-L}）作用。此外，奎尼丁还有明显的抗胆碱作用和阻滞外周血管α受体的作用。奎尼丁可阻滞处于激活状态的钠通道，并使通道复活减慢，因此，显著抑制异位起搏和去极化组织的传导性、兴奋性，并延长去极化组织的不应期。奎尼丁阻滞钠通道、延长动作电位时程的作用也使大部分心肌组织的不应期延长。奎尼丁能阻滞多种钾通道，延长心房、心室和浦肯野细胞的动作电位时程，这种作用在心率减慢时更明显。奎尼丁还可以减少Ca^{2+}内流，具有负性肌力作用。
适应证
（1）用于心房颤动或心房扑动经电转复律后的维持治疗。
（2）用于致命性室性心律失常。
药物代谢动力学
奎尼丁口服吸收快而完全，生物利用度个体差异大，范围为44%～98%。蛋白结合率为80%～88%，广泛分布于全身，正常人表观分布容积为2～3L/kg，心力衰竭时降低。口服后30分钟起效，1～3小时达最大作用，持续约6小时，多次口服后48～72小时累积血药浓度达高峰。主要经肝脏代谢，部分代谢产物具药理活性。主要由肾脏排泄，以原形形式随尿液排出量约为18.4%（10%～20%），在酸性尿液中排泄量增加，经粪便可排出约5%，乳汁及唾液也有少量排泄。本品及代谢产物可由血液透析清除。半衰期为6～8小时，小儿为2.5～6.7小时，肝功能不全者半衰期延长</td></tr>
<tr><td>说明书信息摘录</td><td>FDA
（1）奎尼丁主要经CYP3A4代谢。本品与经CYP3A4代谢的二氢吡啶类钙通道阻滞剂（如硝苯地平、非洛地平、尼莫地平和尼卡地平）合用会减慢后者的代谢，使其药效增强。
（2）奎尼丁不经CYP2D6代谢，但是为CYP2D6抑制剂。治疗浓度的奎尼丁能抑制CYP2D6活性，所以，奎尼丁与经CYP2D6代谢的药物合用时要慎重。
EMA
同FDA。
PMDA
无。
HCSC
无</td></tr>
</table>

续表

遗传因素	奎尼丁主要经 CYP3A4 代谢。CYP3A4 遗传序列相对保守，目前仅发现几个位点的多态性可能影响酶活性，但 CYP3A4 基因多态性对药物代谢的影响目前没有定论。在亚裔人群中发现有功能活性的位点以 CYP3A4*1G 最常见，在中国人群中的突变频率约为 0.248（1000 Genomes CHB），其他位点（如 CYP3A4*4、CYP3A4*5、CYP3A4*6、CYP3A4*18A、CYP3A4*19、CYP3A4*22）在中国人群中的突变频率较小
药物因素	（1）与本品合用能增强奎尼丁药理作用的药物。①地尔硫䓬可改变奎尼丁的药物代谢动力学，降低其清除率，延长半衰期。②与其他抗心律失常药（如维拉帕米、胺碘酮）合用可使奎尼丁血药浓度上升。③与西咪替丁合用可使奎尼丁代谢减少而引起血药浓度升高。④与 CYP3A4 诱导剂（如苯巴比妥、苯妥英钠、利福平、硝苯地平等）合用可增加奎尼丁的肝内代谢，降低其血药浓度。⑤与 CYP3A4 抑制剂（如酮康唑）合用可减慢奎尼丁的肝内代谢，增加其血药浓度。⑥与降压药、扩血管药及β受体阻滞剂合用，本品可加剧前者的降压及扩血管作用，而与β受体阻滞剂合用时还可加重对窦房结及房室结的抑制作用。⑦尿液碱化药（如碳酸酐酶抑制剂、碳酸氢钠、噻嗪类利尿药）与奎尼丁合用会降低奎尼丁的肾脏清除率。 （2）与本品合用能增强其他药物药理作用的药物。①奎尼丁可增加地高辛血药浓度以致中毒，合用时须降低地高辛的剂量。奎尼丁也可使洋地黄毒苷血药浓度升高，在洋地黄过量时本品可加重心律失常。②与华法林合用时会增强华法林的抗凝作用，所以合用时须降低华法林剂量。③奎尼丁是 CYP2D6 抑制剂，治疗浓度的奎尼丁能抑制 CYP2D6 活性，所以，奎尼丁与经 CYP2D6 代谢的药物合用时要慎重。④与神经肌肉阻滞剂（尤其是筒箭毒碱、琥珀胆碱及泮库溴铵）合用可使以上药物的呼吸抑制作用增强并延长抑制时间
疾病因素	（1）曾经患过免疫性血小板减少症的患者或者在以往使用奎宁或奎尼丁治疗中出现过血小板减少性紫癜的患者禁用。 （2）二度或三度房室传导阻滞者（已安装起搏器者除外）、室内传导阻滞者、病态窦房结综合征患者、严重心肌损伤者禁用。 （3）重症肌无力患者禁用。 （4）严重肝或肾损伤者禁用。 （5）心源性休克者禁用。 （6）轻至中度肝或肾损伤者慎用。 （7）未经治疗的心力衰竭者、一度房室传导阻滞者、严重心动过缓者、低血压患者（心律失常所致者除外）慎用。 （8）电解质紊乱（如低血钾、低血镁）者慎用。 （9）急性风湿热患者、急性甲状腺毒症患者、亚急性细菌性心内膜炎患者、晕厥患者慎用
生理因素	（1）对奎尼丁或金鸡纳生物碱过敏者禁用。 （2）老年人因清除能力下降，用药时应适当减量。 （3）妊娠期女性使用奎尼丁的安全性和有效性尚无相应研究，应仅在需要时使用。本品可通过胎盘屏障，羊水中的药物含量是血浆中的 3 倍。FDA 妊娠药物分级为 C 级。 （4）奎尼丁可通过乳汁排泄（在母乳中的含量略低于其在母体血浆中的含量），随母乳进入婴儿体内，尽管其接受量远远低于治疗剂量，但由于婴儿肝脏发育不成熟，代谢药物能力差，可能导致药物蓄积，因此，哺乳期女性不宜使用本品
其他因素	（1）奎尼丁的药理作用也受饮食影响。西柚汁（CYP3A4 抑制剂）能抑制奎尼丁的代谢，使后者的血药浓度升高，药效增强。 （2）食盐的摄取量会影响奎尼丁的吸收。当食盐的摄取量减少时，奎尼丁的血药浓度会升高
剂量调整模型	无

氟卡尼

<table>
<tr><td rowspan="2">影响因素</td><td>遗传因素：吸收□分布□代谢☑排泄□靶点（受体或通路）□其他：无</td></tr>
<tr><td>非遗传因素：药物因素☑疾病因素☑生理因素☑
其他因素：无</td></tr>
<tr><td>药物简介</td><td>作用机制
氟卡尼为ⅠC类抗心律失常药，作用于神经细胞膜的钠离子通道，限制并减少癫痫发作的传播。抗心律失常作用是通过浦肯野纤维钠离子介导的。氟卡尼是钠通道阻滞剂，与电压门控钠通道结合，通过抑制脉冲的起始和传导所需的离子通道来稳定神经元细胞膜，抑制心室兴奋，使心室的刺激阈值舒张期延长。
适应证
（1）阵发性室上性心动过速（PSVT），包括房室结折返性心动过速、房室折返性心动过速和其他致残作用机制不确定的室上性心动过速。
（2）阵发性心房颤动，伴有致残症状。
（3）阵发性心房扑动，伴有致残症状。
（4）室性心律失常，危及生命。
药物代谢动力学
氟卡尼口服吸收完全，表观分布容积尚不明确，血浆蛋白结合率为40%，平均 $t_{1/2}$ 为20小时（12～27小时），消除机制尚未明确。氟卡尼主要经肝脏代谢，不发生任何间接系统前生物转化，尿液中代谢产物主要是脱氧烷基氟卡尼（活性代谢产物，但仅有约1/5是有效的）和脱氧烷基内酰胺氟卡尼（非活性代谢产物）。
健康受试者口服单剂量氟卡尼后，约30%（范围为10%～50%）在尿液中以原形形式排泄，几个次要代谢产物（低于剂量的3%）也可在尿液中发现，只有5%的口服剂量是从粪便中排出。在患者中，2个主要代谢产物的游离血药浓度是非常低的（<0.05μg/ml）</td></tr>
<tr><td>说明书信息摘录</td><td>FDA
无。
EMA
无。
PMDA
无。
HCSC
无</td></tr>
<tr><td>遗传因素</td><td>氟卡尼主要经CYP2D6代谢，已发现CYP2D6有79种突变等位基因，基因突变使被翻译的酶蛋白表现为活性降低、正常或活性增强。根据机体对药物的代谢速度，可以将人群分为慢代谢型（PM）、中间代谢型（IM）、快代谢型（EM）和超快代谢型（UM）。汉族人中PM和IM的比例约为35.3%。东方人中最常见的基因型是CYP2D6*10，野生型纯合子、杂合子和突变纯合子的基因突变频率为0.167、0.434和0.399</td></tr>
<tr><td>药物因素</td><td>（1）与下列药物合用会使QT间期延长的风险增加：美索达嗪、阿米替林、司帕沙星、硫利达嗪、齐拉西酮、利托那韦、西沙必利、匹莫齐特、特非那定、决奈达隆、苄普地尔、羟氯喹、胺碘酮、特拉万星、帕唑帕尼、西酞普兰、阿扑吗啡、阿那格雷、莫西沙星、帕利哌酮、阿夫唑嗪、氟西汀、选择性促性腺激素释放激素激动剂、达拉菲尼、伐地那非、拉帕替尼、昂丹司琼、美沙酮、环丙沙星、吉米沙星、氯氮平、雷诺嗪、磷酸钠、格拉司琼、环苯扎林、维罗非尼、伊伐布雷定、蒿甲醚或本芴醇、多潘立酮、氧氟沙星、贝达喹啉、诺氟沙星。</td></tr>
</table>

续表

药物因素	（2）QT 间期延长和尖端扭转型室速的风险增加：多奈哌齐、凡德他尼、丁苯那嗪。 （3）QT 间期延长和心律失常的风险增加：甲硝唑。 （4）严重心律失常：替拉那韦、沙奎那韦、阿布他明、达非那新。 （5）导致电解质紊乱和随后的心脏毒性风险增加：苄氟噻嗪、氯噻酮、三氯噻嗪。 （6）导致血浆中的抗心律失常药物浓度增加：特拉匹韦、达非那新、噻氯匹定。 （7）导致抗心律失常药物暴露增加：西咪匹韦、安非他酮
疾病因素	（1）禁忌证：①心源性休克；②氟卡尼过敏；③右束支伴左支传导阻滞，无起搏器；④二度或三度房室传导阻滞，没有起搏器。 （2）心血管系统：①可能会导致新的或恶化的室性心律失常，患有持续室性心动过速或严重的潜在心脏疾病时，建议开始在医院滴定剂量并进行监测；②新的或恶化的充血性心力衰竭，特别是有心肌病史、Ⅲ期或Ⅳ期心力衰竭或低射血分数者，需调整剂量并进行监测；③改变心脏传导时，建议调整剂量；④充血性心力衰竭或心功能不全时需调整剂量并监测，必要时停止使用；⑤会产生尖端扭转型心律失常；⑥要特别注意患者可能会发生病态窦房结综合征（心动过缓—心动过速综合征），即窦性心动过缓、窦性停搏；⑦可能会影响患者永久性起搏器或临时心脏起搏电极心脏起搏器的阈值，应注意监测评估；⑧低阈值或非程控起搏器患者不建议使用。 （3）内分泌和代谢：电解质紊乱（低血钾症或高血钾症）可能会改变氟卡尼的效果，需调整药物剂量。 （4）肝脏疾病：严重肝损伤患者不推荐使用本品，给药之前需评估风险及获益，监测血药浓度，并小心谨慎地滴定剂量。 （5）肾损伤：肌酐清除率大于 35ml/min，初始剂量为每 12 小时口服 100mg，监测氟卡尼血药浓度；肌酐清除率小于 35ml/min，初始剂量为一日口服 1 次，100mg，或每 12 小时 50mg，监测氟卡尼血药浓度。 （6）特殊人群：有报道心脏结构异常的小儿患者使用本品会导致心搏骤停和死亡，推荐使用时在医院进行监测
生理因素	（1）婴儿给药剂量应随膳食量调整。 （2）儿童给药剂量需在医院严格进行监测评估
其他因素	无
剂量调整模型	根据心电图、监测的血药浓度和不同的 CYP2D6 基因型，PM 推荐治疗剂量减少 50%，IM 推荐治疗剂量减少 25%，UM 推荐治疗剂量需根据具体情况调整，尚不确定

肼屈嗪

影响因素	遗传因素：吸收□分布□代谢☑排泄□靶点（受体或通路）□其他：无
	非遗传因素：药物因素☑疾病因素☑生理因素☑ 其他因素：饮食
药物简介	**作用机制** 肼屈嗪的降压机制尚未完全明确，但通常认为其作用于心血管系统。肼屈嗪可松弛血管平滑肌，舒张外周血管而产生降压作用，主要扩张小动脉，对静脉作用小，可使外周血管阻力降低、心率加快、每搏输出量和心排血量增加。肼屈嗪对心脏无直接作用，可增加肺动脉压，以及冠状动脉、内脏、脑和肾脏的血流。长期使用可致肾素分泌增加、醛固酮增加、水钠潴留而降低抗高血压效果。在充血性心力衰竭患者中，肼屈嗪可降低全身血管阻力，增加心排血量。

续表

药物简介	**适应证** (1)原发性高血压。 (2)与强心苷、利尿药、异山梨醇硝酸酯合用治疗充血性心力衰竭。 (3)也可用于不能口服或需立即降压的重度高血压、继发先兆子痫的高血压。 **药物代谢动力学** 本品口服吸收良好，最高可吸收 90%，1~2 小时达峰浓度，在肝脏内经乙酰化生成有活性的代谢产物，但由于存在首过效应，生物利用度较低，慢乙酰化者为 31%，快乙酰化者为 10%。血浆蛋白结合率为 87%。半衰期为 3~7 小时，肾衰竭时延长，但不必调整剂量。由于本品可长久存在于血管壁内，故其降压作用半衰期比血药浓度半衰期长。口服后 45 分钟起作用，可持续 3~8 小时。经肾排出，其中 2%~4%为原形药物
说明书信息摘录	**FDA** 一项高血压患者服用 50mg ^{14}C 标记的肼屈嗪的研究显示，约 2/3 的药物被吸收。在心力衰竭患者中，单剂量口服 75mg 肼屈嗪的绝对生物利用度为 10%~26%，慢乙酰化者的绝对生物利用度较高。充血性心力衰竭患者每日给药 3 次，剂量从 75mg 增加至 1000mg，剂量均一化的 *AUC* 增加了 9 倍，说明肼屈嗪的药物代谢动力学呈非线性，可能是由于首过效应的饱和所致。 肼屈嗪的代谢涉及乙酰化、环氧化和与内源性物质的结合。乙酰化主要发生于口服之后的首过效应，故肼屈嗪的生物利用度主要取决于乙酰化个体的表型。约 50%的患者是快代谢型，药物暴露量较低。 **EMA** 无。 **PMDA** 无。 **HCSC** 无
遗传因素	(1)*N*-乙酰基转移酶 2(NAT2)的多态性是肼屈嗪在体内乙酰化速度和生物利用度具有多样性的原因。NAT2 基因位于人第 8 对染色体短臂 2 区 2 带，全长 1093bp。目前已发现 26 种等位基因，其中大多数突变频率很低。没有突变的 NAT2 基因为野生型 NAT2* 4(WT)，常见的突变基因有 3 种，NAT2* 5A(M1)、NAT2* 6A(M2)、NAT2* 7A(M3)。这些点突变可能导致 NAT2 表达下降、稳定性降低及催化活性降低。亚洲人 M1、M2、M3 的突变频率分别为 0.01~0.05，0.30~0.42、0.10~0.18。 (2)根据药物乙酰化的速度，可以将个体分为快速乙酰化表型和慢速乙酰化表型 2 种。NAT2 等位基因的多态性决定了基因型的多态性。基因型为 WT/WT、WT/Mx 的个体为快速乙酰化表型，任何 2 种慢速乙酰化等位基因组成的基因型个体为慢速乙酰化表型。中国大陆汉族人群中慢速乙酰化表型的百分比为 18.5%~28.7%
药物因素	(1)与非甾体抗炎药合用可使降压作用减弱。 (2)拟交感胺类药物与本品合用可使本品的降压作用减弱。 (3)与二氮嗪或其他降压药用可使降压作用增强
疾病因素	主动脉瘤、脑卒中、严重肾功能障碍患者禁用
生理因素	(1)老年人对本品的降压作用较敏感，且常有肾功能减低，故宜减少剂量。 (2)在儿童中的安全性研究尚不充分，但临床使用未受限制。 (3)本品可通过胎盘屏障，但缺少人体中的研究。本品是否会排入乳汁尚不清楚，故不推荐用于哺乳期女性
其他因素	与食物同时服用可致血药浓度上升

续表

剂量调整模型	涉及肼屈嗪剂量调整的文献数量和样本量均较少，需要谨慎对待。 （1）一项涉及23例轻中度高血压患者合用肼屈嗪和氧烯洛尔的研究表明，肼屈嗪在快速乙酰化和慢速乙酰化者中的降压效果均与血药浓度有关。仰卧位血压降低33/23mmHg和站立位血压降低20/18mmHg，慢速乙酰化者和快速乙酰化者所需平均日剂量分别为1.3mg/kg和1.6mg/kg。收缩压下降20mmHg，慢速乙酰化者和快速乙酰化者所需剂量分别为1.0mg/kg和1.4mg/kg。 （2）一项涉及169例难治性高血压患者的研究表明，肼屈嗪只能显著降低慢速乙酰化者的血压，可使收缩压和舒张压分别下降9.2mmHg和5.5mmHg

决奈达隆

影响因素	遗传因素：吸收□分布□代谢☑排泄□靶点（受体或通路）□其他：无
	非遗传因素：药物因素☑疾病因素☑生理因素☑ 其他因素：饮食
药物简介	**作用机制** 决奈达隆具有Ⅰ～Ⅳ类的抗心律失常作用，是一种多通道阻滞剂，可抑制K^+电流[包括I_k（Ach）、I_{Kur}、I_{Kr}、I_{Ks}]，延长心脏动作电位和不应期（Ⅲ类），抑制Na^+电流（IB类），抑制Ca^{2+}电流（Ⅳ类），还可非竞争性对抗α和β受体。决奈达隆可减慢心率，延长文氏周期、AH间期、PQ间期、QT间期，延长心房、心室、房室结有效不应期。决奈达隆可舒张血管并降低动脉血压和心肌收缩力，但不改变左室射血分数，同时可降低心肌耗氧量。 **适应证** （1）用于阵发性或持续性心房颤动成人患者复率后维持窦性心律。由于安全性问题，仅在充分考虑各种治疗方案后方可应用。 （2）不适用于左心室收缩功能不全、既往或正发生心力衰竭的患者。 **药物代谢动力学** 决奈达隆口服给药吸收率高于70%，但由于首过效应，空腹口服绝对生物利用度为15%，食物的摄入可以使本品的生物利用度增加2～4倍。口服给药后，决奈达隆和主要的循环代谢产物（*N*-去丁基代谢产物）的达峰时间为3～6小时。400mg一日2次口服给药，4～8天达稳态血药浓度，C_{max}为84～147ng/ml，决奈达隆及其*N*-去丁基代谢产物呈非线性剂量效应，剂量增加2倍，C_{max}和*AUC*分别增加2.5倍和3倍。决奈达隆及其*N*-去丁基代谢产物体外血浆蛋白结合率分别为99.7%和98.5%，体内分布广泛，静脉给药后，表观分布容积可达到1200～1400L。决奈达隆主要经CYP3A4代谢，代谢产物药效比决奈达隆降低3～10倍。本品6%经尿液排泄，84%经粪便排泄。决奈达隆半衰期为25～30小时，*N*-去丁基代谢产物半衰期为20～25小时，末次给药2周后药物完全消除
说明书信息摘录	**FDA** 无。 **EMA** 无。 **PMDA** 无。 **HCSC** 无
遗传因素	决奈达隆主要经CYP3A4代谢，CYP3A4的突变可能会对决奈达隆的消除和药效产生影响。CYP3A4*4是中国人中主要的突变体，突变频率约为0.0343

续表

药物因素	（1）合用能增加决奈达隆暴露量的药物有：①强效 CYP3A4 抑制剂，如酮康唑、伊曲康唑、伏立康唑、泊沙康唑、利托那韦、泰利霉素、克拉霉素、奈法唑酮等；②中效 CYP3A4 抑制剂，钙通道阻滞剂如地尔硫䓬、维拉帕米、硝苯地平等；③体外研究发现单胺氧化酶抑制剂能减少活性代谢产物的消除，但临床意义尚不明确。 （2）合用能减少决奈达隆暴露量的药物：CYP3A4 诱导剂，如利福平、苯巴比妥、卡马西平、苯妥英、贯叶连翘等（不影响主要活性代谢产物的暴露量）。 （3）通过 CYP3A4 途径增加合用药物暴露量：①他汀类药物，辛伐他汀、洛伐他汀、阿托伐他汀、瑞舒伐他汀等；②钙通道阻滞剂；③免疫抑制剂，他克莫司、西罗莫司、依维莫司、环孢素等。 （4）通过 CYP2D6 途径增加合用药物暴露量：①β 受体阻滞剂，美托洛尔、普萘洛尔等；②抗抑郁药。 （5）通过 P-gp 途径增加合用药物暴露量：地高辛、达比加群。 （6）通过 CYP2C9 途径增加合用药物暴露量：①华法林，*S*-华法林暴露量增加但对 *R*-华法林无影响，可增加 INR 值；②氯沙坦
疾病因素	（1）严重肝肾疾病者禁用，轻中度肝肾损伤无须调整剂量。 （2）患有冠状动脉疾病的患者需谨慎用药
生理因素	（1）无 18 岁以下儿童患者使用本品的数据。 （2）65 岁及以上的老年患者药物暴露量增加 23%，但无须减量；当 75 岁及以上患者同时出现多种并发症时需谨慎用药。 （3）备孕、妊娠期及哺乳期女性不推荐使用。 （4）女性患者药物暴露量是男性的 1.3～1.9 倍，但剂量无须调整
其他因素	葡萄柚汁可使决奈达隆暴露量增加
剂量调整模型	无

卡维地洛

影响因素	遗传因素：吸收□分布□代谢☑排泄□靶点（受体或通路）☑其他：无
	非遗传因素：药物因素☑疾病因素☑生理因素☑ 其他因素：饮食
药物简介	**作用机制** 卡维地洛是一种有多种作用的神经体液拮抗剂，包括非选择性的 β 受体阻滞作用、选择性 α_1 受体阻滞作用和抗氧化特性。卡维地洛是一种两个立体异构体构成的外消旋混合物，两种异构体均有 α_1 受体阻滞特性，*S*-异构体具有非选择性的 β_1 和 β_2 受体阻滞作用。卡维地洛通过选择性阻滞 α_1 受体而使血管扩张、减少外周血管阻力和通过 β 受体阻滞减缓心律，抑制心动过速。卡维地洛无内在拟交感活性，但具有膜稳定特性。 **适应证** （1）适用于原发性高血压的治疗，可单独使用或与其他抗高血压药，特别是噻嗪类利尿药联合使用。 （2）适用于缺血性或心源性中重度慢性心力衰竭，可降低死亡率和心血管事件的住院率，改善患者一般情况并减慢疾病进展。可作为标准治疗的附加治疗，也可用于不耐受 ACEI 或没有使用洋地黄、肼屈哒嗪、硝酸盐类药物治疗的患者。

续表

药物简介	（3）适用于心肌梗死后左心功能障碍，能降低急性心肌梗死治疗后出现左心室射血分数≤40%患者的心血管死亡率。 **药物代谢动力学** 卡维地洛口服给药后被快速、广泛吸收。因存在首过效应，绝对生物利用度为25%～35%，肝损伤患者的生物利用度可提高到80%。约1小时可达到C_{max}，食物虽不会影响生物利用度，但会延长T_{max}。血浆蛋白结合率为98%～99%，分布容积约为115L，肝硬化患者分布容积增加。卡维地洛在人体内通过其苯环上的羟化和甲基化可产生具有β受体阻滞活性的3种代谢产物，其中4-羟基酚代谢产物的β受体阻滞作用约为卡维地洛的13倍。与卡维地洛相比，这3种活性代谢产物仅有很微弱的扩血管作用，在人体内它们的浓度比原形药物低10倍。另外，卡维地洛的两种羟咔唑代谢产物具有极强的抗氧化活性，其强度为卡维地洛的30～80倍。卡维地洛的$t_{1/2}$为7～10小时，其中*R*-卡维地洛对映异构体的$t_{1/2}$为5～9小时，*S*-卡维地洛对映异构体的$t_{1/2}$为7～11小时。本品血浆清除率为500～700ml/min，消除主要通过胆道，由粪便排出，少部分以代谢产物形式经肾脏排出
说明书信息摘录	**FDA** 一项关于不良反应的回顾性临床试验分析表明，CYP2D6慢代谢型人群在卡维地洛剂量增加时引起头晕的风险较高，可能因为高浓度的*R*-卡维地洛引起血管舒张效应。卡维地洛主要受异喹胍（一种CYP的标志物）慢代谢的基因多态性影响，相比超快代谢型，会引起*R*-卡维地洛的血药浓度升高2～3倍。相比之下，慢代谢型中*S*-卡维地洛只增加20%～25%血药浓度，表明这个异构体受CYP2D6影响比*R*-卡维地洛小。对于*S*-美芬妥因慢代谢型（CYP2C19缺失患者），卡维地洛的药物代谢动力学似乎没有多少差异。 **EMA** 无。 **PMDA** 无。 **HCSC** 同FDA
遗传因素	（1）卡维地洛在人体内主要通过氧化和共轭途径代谢，代谢产物有4-羟基-5-苯基卡维地洛、*O*-去甲基卡维地洛和8-羟基咔唑基卡维地洛。其中，4-羟基-5-苯基卡维地洛主要经CYP2D6代谢生成，少量经CYP2E1和CYP2C9代谢生成。*O*-去甲基卡维地洛主要经CYP2C9代谢生成，少量经CYP2D6、CYP1A2及CYP2E1代谢生成。 （2）卡维地洛慢代谢型患者的*R*-卡维地洛血浆平均*AUC*为快代谢型患者的2.5倍，同时其清除率及部分代谢产物（如4-羟基-5-苯基卡维地洛）清除率也相应降低。*S*-卡维地洛慢代谢型*AUC*和快代谢型*AUC*的比值为1.4～2.0。 （3）非功能型CYP2D6*10等位基因能同时影响*R*-卡维地洛和*S*-卡维地洛，CYP2D6*10在中国人群中突变频率约0.557
药物因素	（1）CYP2D6抑制剂，如奎尼丁、氟西汀、帕罗西汀、普罗帕酮等可增加血液中*R*-卡维地洛对映异构体浓度。 （2）卡维地洛与可耗竭儿茶酚胺的药物（如利血平、单胺氧化酶抑制剂等）合用时，应密切观察其低血压和（或）严重心动过缓的体征。卡维地洛与可乐定合用可增强降血压和减缓心率作用，两者联合用药结束前，应先停用卡维地洛，然后逐渐减少可乐定的剂量直至停用。 （3）因患者个体差异，部分肾移植患者开始卡维地洛治疗后环孢素血药浓度有适度上升，因此，对这些患者应监测环孢素浓度，并使环孢素剂量个体化。 （4）卡维地洛与洋地黄糖苷类药物合用，可增加心动过缓的风险，与地高辛合用时，血清地高辛水平升高约15%，建议联合用药时，在使用卡维地洛的起始阶段、剂量调整阶段及停用卡维地洛时均应加强对地高辛血药浓度的监测。

续表

药物因素	(5) 胺碘酮及其代谢产物，CYP2C9 抑制剂能使 S-卡维地洛对映异构体浓度增加 2 倍以上。胺碘酮或 CYP2C9 抑制剂（如氟康唑）合用卡维地洛可增强其 β 受体阻滞作用，使心率及心脏传导减慢，需加强监测。 (6) 卡维地洛与钙通道阻滞剂，如维拉帕米和硫氮䓬酮类药物合用时，对心脏抑制作用可能增强，个别患者会出现心脏传导障碍（对血流动力学的影响罕见）。同其他 β 受体阻滞剂一样，卡维地洛与维拉帕米及地尔硫䓬等钙通道阻滞剂合用时，应严密监视患者的心电图和血压。 (7) 卡维地洛可能会增强胰岛素或口服降糖药的作用，而低血糖的症状和体征（尤其是心动过速）可能被掩盖或减弱而不易被发现，因此，建议定期监测血糖水平。 (8) 麻醉期间患者使用卡维地洛时，应密切观察卡维地洛与麻醉药协同导致的负性肌力作用及低血压等
疾病因素	(1) 哮喘、伴有支气管哮喘的慢性阻塞性肺疾病、过敏性鼻炎患者禁用卡维地洛。 (2) 二度至三度房室传导阻滞患者禁用卡维地洛。 (3) 病窦综合征患者禁用卡维地洛。 (4) 严重心动过缓患者（除非使用永久起搏器）禁用卡维地洛。 (5) 心源性休克或失代偿性心力衰竭患者使用卡维地洛前需停止静脉给予血管活性药。 (6) 严重肝损伤患者禁用卡维地洛。 (7) 卡维地洛可能会掩盖或减弱急性低血糖的早期症状、体征和甲状腺功能亢进症状。 (8) 有严重过敏史和正在接受脱敏治疗的患者应慎用卡维地洛。 (9) 有外周血管疾病的患者使用卡维地洛应谨慎，因其可加重动脉供血不足，外周血管失调的患者（如出现雷诺现象）应用卡维地洛可能会加重病情
生理因素	(1) 老年人本品血药浓度较成人高 50%。 (2) 卡维地洛对胎儿及新生儿有一定的副作用，妊娠期女性使用应权衡利弊。 (3) 卡维地洛和其代谢产物可通过乳汁分泌，因此，治疗期间不提倡母乳喂养
其他因素	饮食不会影响卡维地洛的生物利用度，但可延长血药浓度达峰时间
剂量调整模型	无

雷诺嗪

影响因素	遗传因素：吸收□分布□代谢☑排泄□靶点（受体或通路）☑其他：无
	非遗传因素：药物因素☑疾病因素☑生理因素☑ 其他因素：饮食
药物简介	**作用机制** 雷诺嗪的作用机制目前尚不清楚。雷诺嗪是一种 P-gp 抑制剂，通过改变跨膜晚钠电流起效。在心肌缺血期间，雷诺嗪可通过改变细胞内钠离子水平进而影响钠依赖性钙通道活性。雷诺嗪不会增加心率血压乘积，对钙超载引起的心肌缺血具有保护作用。 **适应证** 雷诺嗪可作为一线抗心绞痛治疗药物［如 β 受体阻滞剂和（或）钙通道阻滞剂］不耐受或经治疗后仍未能完全控制病情的稳定型心绞痛成年患者的辅助治疗药物，可与氨氯地平、β 受体阻滞剂或硝酸盐类药物联用，治疗慢性心绞痛。

续表

药物简介	**药物代谢动力学** 雷诺嗪口服后2～6小时血药浓度达到峰值。一日2次给药，血药浓度在3天内即可达到稳态。雷诺嗪速释片口服后的绝对生物利用度为35%～50%，个体差异很大。雷诺嗪暴露量的增加幅度比给药剂量的增加幅度大得多，如按一日2次给药，1000mg雷诺嗪的*AUC*是500mg剂量下*AUC*的2.5～3倍。食物对雷诺嗪的吸收速度和程度均无影响。雷诺嗪的血浆蛋白结合率约为62%，稳态分布容积约为180L。主要经肝脏CYP3A代谢，少量经CYP2D6代谢。雷诺嗪主要以代谢产物形式消除。仅不到5%的雷诺嗪以原形形式经尿液和粪便排出，口服给药$t_{1/2}$约为7小时
说明书信息摘录	**FDA** 雷诺嗪在体内的代谢过程快速且广泛。在年轻且健康的成人中，单次口服500mg ^{14}C标记的雷诺嗪后，雷诺嗪的放射活性约占血浆中放射活性的13%。在血浆（47种代谢产物）、尿液（超过100种代谢产物）、粪便（25种代谢产物）中已经分离得到了大量的代谢产物。*O*-脱甲基作用和*N*-脱烷基化作用是已被识别的14种主要代谢途径中最重要的。对人肝微粒体的体外研究表明，雷诺嗪主要经CYP3A4代谢，同时还有CYP2D6参与。雷诺嗪500mg，一日2次给药时，缺乏CYP2D6活性（慢代谢型）患者的雷诺嗪*AUC*比具有CYP2D6代谢能力（快代谢型）患者高62%。雷诺嗪1000mg，一日2次给药时，慢代谢型患者的*AUC*比快代谢型患者高25%。 慢代谢型患者比快代谢型患者在雷诺嗪暴露量增加后发生不良事件的风险更高。上述注意事项基于CYP2D6慢代谢型患者的用药风险做出，未确定CYP2D6代谢型的患者应考虑此风险。CYP2D6快代谢型患者的用药风险则较低。在患者CYP2D6状态已被确定（如通过基因型）或预先已知是快代谢型的情况下，如合并上述风险因素时，雷诺嗪应谨慎使用于这些患者。雷诺嗪是P-gp的中强效抑制剂，对CYP3A4、CYP2D6有轻度抑制作用。 **EMA** 同FDA。 **PMDA** 无。 **HCSC** 无
遗传因素	雷诺嗪主要经肝脏CYP3A代谢，少量经CYP2D6代谢。慢代谢型患者比快代谢型患者在雷诺嗪暴露量增加后发生不良事件的风险更高。上述注意事项基于CYP2D6慢代谢型患者的用药风险做出，未确定CYP2D6快代谢型的患者应考虑此风险
药物因素	（1）CYP3A4诱导剂，如利福平、苯妥英、苯巴比妥、卡马西平、贯叶连翘提取物等会大幅度降低雷诺嗪的血药浓度，应避免同用。 （2）合用会提高雷诺嗪的血药浓度，需要降低雷诺嗪给药剂量的药物有：①中强效CYP3A4抑制剂，如地尔硫䓬、红霉素、氟康唑等；②P-gp抑制剂，如环孢素、维拉帕米等。 （3）强效CYP3A4抑制剂，如伊曲康唑、酮康唑、伏立康唑、泊沙康唑、HIV蛋白酶抑制剂、克拉霉素、泰利霉素、萘法唑酮等会大大提高雷诺嗪的血药浓度，引起与剂量相关的不良事件的发生，故禁止联用。 （4）服用CYP2B6底物（如丁胺苯丙酮、依非韦伦、环磷酰胺）期间服用雷诺嗪应做出警示
疾病因素	（1）肾损伤。轻中度肾损伤患者（肌酐清除率30～80ml/min）需要经剂量滴定后确定给药剂量，严重肾损伤患者（肌酐清除率<30ml/min）禁用。 （2）肝损伤。轻度肝损伤患者需要经剂量滴定确定给药剂量；中重度肝损伤患者禁用。 （3）中重度充血性心力衰竭患者需要经剂量滴定确定给药剂量

续表

生理因素	应进行剂量滴定确定给药剂量的人群包括老年人、低体重患者
其他因素	葡萄柚汁是 CYP3A4 强效抑制剂，雷诺嗪服药期间禁止饮用
剂量调整模型	无

普罗帕酮

<table>
<tr><td rowspan="2">影响因素</td><td>遗传因素：吸收☐分布☐代谢☑排泄☐靶点（受体或通路）☐其他：无</td></tr>
<tr><td>非遗传因素：药物因素☑疾病因素☑生理因素☑
其他因素：饮食</td></tr>
<tr><td>药物简介</td><td>作用机制
普罗帕酮是ⅠC类抗心律失常药，具有类似于普鲁卡因的局部麻醉作用，对心肌膜电位有直接的稳定作用。电生理数据表明，普罗帕酮能降低单相动作电位的上升速度（0 相），抑制浦肯野纤维（主要）以及心肌纤维（次要）中钠离子的快速内流，提高心肌舒张期兴奋阈值，延长有效不应期。普罗帕酮还能降低心肌细胞自发兴奋性以及抑制触发活动。临床试验表明，普罗帕酮（每毫克）β肾上腺素阻滞作用约为普萘洛尔的 1/40。另外，普罗帕酮分散片能在较高的有效治疗血药浓度范围内显著降低心律（约降低 8%）。
适应证
（1）适用于非器质性心脏疾病患者，用于延缓阵发性心房颤动的再发生。
（2）适用于危及生命的室性心律失常，如持续性的室性心动过速。
药物代谢动力学
口服后几乎完全吸收（90%）。因其显著的首过效应，系统生物利用度为 5%～50%。生物利用度范围如此宽是因为以下两个因素：食物（食物可提高生物利用度）或者剂量（150mg 的片剂生物利用度为 3.4%，300mg 的片剂生物利用度为 10.6%）。分布容积为 252 L，血浆蛋白结合率为 97%。代谢主要在肝脏进行，可迅速地代谢为 2 种活性代谢产物，即 5-羟基普罗帕酮和 N-去丙基普罗帕酮。这些代谢产物同样具有抗心律失常作用，但是均小于普罗帕酮浓度的 25%。约 50%的普罗帕酮分散片经尿液排泄，$t_{1/2}$ 为 2～10 小时</td></tr>
<tr><td>说明书信息摘录</td><td>FDA
普罗帕酮由 CYP2D6、CYP3A4 以及 CYP1A2 同工酶代谢，在美国，约 6%的白种人的 CYP2D6、CYP3A4 以及 CYP1A2 同工酶的活性较其他人群弱。能抑制 CYP 的药物（如 CYP2D6 抑制剂，地昔帕明、帕罗西汀、利托那韦、舍曲林以及小剂量奎尼丁能完全抑制 CYP2D6 的羟基化代谢，导致患者表现为慢代谢；CYP3A4 抑制剂，酮康唑、红霉素、沙奎那韦以及西柚汁；CYP1A2 抑制剂，胺碘酮、烟草）被认为能提高普罗帕酮的血药浓度。增加普罗帕酮的暴露量会导致心律失常以及过度的β受体抑制效应。
普罗帕酮有 2 类由基因决定的代谢模式。超过 90%的患者对普罗帕酮的代谢都是快速以及广泛的，$t_{1/2}$ 为 2～10 小时。以上患者将普罗帕酮代谢为 2 种活性代谢产物：经 CYP2D6 代谢后生成 5-羟基普罗帕酮，经 CYP3A4 和 CYP1A2 代谢后生成 N-去丙基普罗帕酮。而在少于 10%的患者中，普罗帕酮代谢缓慢，很少或者基本没有普罗帕酮被代谢成为 5-羟基代谢产物。在这些患者中，普罗帕酮的预期消除半衰期为 10～32 小时，代谢生成 5-羟基普罗帕酮的能力下降与代谢异喹胍及其他由 CYP2D6 同工酶代谢的药物（如恩卡胺、美托洛尔和右美沙芬）的能力下降有关。因此，在这些患者中，代谢生成 N-去丙基普罗帕酮的途径更为广泛。</td></tr>
</table>

续表

说明书信息摘录	在代谢速度存在明显差异的人群中，给予相同剂量的普罗帕酮会导致不同患者人群血药浓度出现显著性差异。剂量为 850mg/d 时，慢代谢者血药浓度是正常代谢者的 2 倍。在低剂量时，差异会更为明显，慢代谢者血药浓度为正常代谢者的 3～4 倍。 普罗帕酮是外消旋体。体内、体外实验表明其通过 5-羟基化通路（CYP2D6）代谢，普罗帕酮 *R*-异构体比 *S*-异构体代谢更快。 **EMA** 无。 **PMDA** 无。 **HCSC** 由于基因型或者代谢通路的缺陷（CYP2D6），可以将患者分为快代谢人群（超过患者人群总数的 90%，表现为低血药浓度）和慢代谢人群（表现为高血药浓度）。在快代谢人群中，口服普罗帕酮后，普罗帕酮几乎完全被吸收，且大量药物发生肝首过效应，最终，绝对生物利用度依剂量的不同而表现为 3%～40%。C_{max} 出现于给药后 2～3 小时。在快代谢人群中，饱和的羟基化通路（CYP2D6）是一种非线性药物代谢动力学模式（血药浓度以及生物利用度随剂量提高而上升），可能是由肝首过效应代谢的饱和作用造成，而这种非线性关系在单次给予 150mg 以上时才会发生。当给予 300mg 时，血药浓度是给予 150mg 时的 6 倍。相似的是，当单次给予 3 倍剂量时，如从 300mg 改为 900mg 时，血药浓度平稳上升了 10 倍。而在与快代谢人群相对的慢代谢人群中，给药剂量和血药浓度呈线性。 慢代谢者中普罗帕酮的血药浓度超过了所需的抑制心律失常的药物浓度，因为他们无法代谢普罗帕酮生成活性代谢产物 5-羟基普罗帕酮。有临床证据表明，血浆中过多的普罗帕酮可能会导致 β 受体阻滞。 尽管药物代谢动力学存在差异，所有患者（包括快代谢者以及慢代谢者）在用药后的 3～4 天后都将到达稳态。普罗帕酮治疗窗浓度为 0.5～2.0μg/ml
遗传因素	超过 90%的患者是快代谢型，$t_{1/2}$ 为 2～10 小时。普罗帕酮被代谢为 2 种活性代谢产物：经 CYP2D6 代谢后生成 5-羟基普罗帕酮，经 CYP3A4 和 CYP1A2 代谢后生成 *N*-去丙基普罗帕酮。而在少于 10%的患者中（2 项研究表明，中国人群中慢代谢者的突变频率很低，分别为 0.007 以及 0.01），普罗帕酮代谢缓慢，很少或者基本没有普罗帕酮被代谢为 5-羟基代谢产物，这是由 CYP2D6 突变造成的。在这些患者中，普罗帕酮的预期消除半衰期为 10～32 小时。慢代谢者有较高的血药浓度，因为他们并没有产生抗心律失常的活性代谢产物 5-羟基普罗帕酮。这些较高的普罗帕酮血药浓度可能导致临床上明显的 β 受体阻滞作用。尽管药物代谢动力学有差异，所有患者会在给药后 3～4 天达到稳态
药物因素	（1）合用胺碘酮会影响传导以及复极化过程，不推荐合用。 （2）合用西咪替丁会稳定升高普罗帕酮的血药浓度。在快代谢人群中，合用氟西汀，*S*-普罗帕酮的 C_{max} 升高了 39%，*AUC* 升高了 50%，*R*-普罗帕酮的 C_{max} 提高了 71%，*AUC* 提高了 50%。 （3）小剂量奎尼丁能完全抑制 CYP2D6 的羟基化代谢通路，使所有患者变为慢代谢者。 （4）快代谢人群合用利福平，普罗帕酮的血药浓度下降了 67%，而 5-羟基普罗帕酮的浓度下降了 65%，*N*-去丙基普罗帕酮的浓度则上升了 30%。在慢代谢人群中，普罗帕酮浓度下降了 50%，而 *N*-去丙基普罗帕酮的 *AUC* 以及 C_{max} 分别上升了 74%和 20%。 （5）合用地高辛，会使地高辛的 *AUC* 提高 60%～270%，而使地高辛的清除率下降31%～67%，因此，需要监控地高辛的血药浓度，及时调整剂量。 （6）在健康受试者中合用华法林会使华法林血药浓度提高 39%，延长患者服用华法林后的凝血时间。

续表

药物因素	（7）奥利司他会限制部分普罗帕酮的吸收，在持续服用普罗帕酮的患者中中断服用奥利司他会造成如惊厥、房室传导阻滞以及急性循环衰竭等严重不良反应。 （8）在健康受试者中合用普萘洛尔会使普萘洛尔的血药浓度升高113%。 （9）据报道，合用利多卡因会增强利多卡因对中枢神经系统的副作用
疾病因素	（1）已知患有Brugada综合征。 （2）最近3个月内发生过心肌梗死。 （3）严重的不可控的充血性心力衰竭。 （4）心源性休克。 （5）窦房、房室、心室内冲动传导障碍以及缺乏人工起搏器的窦房结功能障碍（如病态窦房结综合征）。 （6）严重心动过缓（少于50次/分）。 （7）血压过低。 （8）严重的电解质紊乱。 （9）严重肝损伤。 （10）重症肌无力。 （11）合用利托那韦
生理因素	（1）FDA妊娠药物分级为C级。尚无足够的设对照组的妊娠期女性研究数据。只有在确定本品对妊娠期女性的益处大于对胎儿的危害之后，方可使用。 （2）尚无证据表明产妇应用普罗帕酮后对胎儿有即刻或者延迟的副作用，也无证据表明应用后会延长产程或增加使用产钳及其他助产工具的概率。 （3）因普罗帕酮可经人乳汁排泄，且可能对于哺乳期婴儿产生严重不良反应，因此，决定是中断哺乳还是中断服药时需要考虑哺乳期女性是否必须使用普罗帕酮。 （4）尚无证据证实普罗帕酮对儿童的安全性以及有效性。 （5）对于老年患者以及其他患者，普罗帕酮的安全性以及有效性并无整体差异，但无法排除老年患者对较高剂量的普罗帕酮更敏感
其他因素	（1）普罗帕酮的作用受饮食影响（食物可提高其生物利用度）。 （2）西柚汁、烟草能提高普罗帕酮的血药浓度
剂量调整模型	对于CYP2D6慢代谢者（PM，定义为携带2个缺陷的等位基因）而言，推荐普罗帕酮的剂量下调70%，另外还需要监测心电图以及血药浓度。对于中间代谢者（IM，定义为携带2个活性下降的等位基因或者1个活性下降的等位基因以及1个失活的等位基因）和CYP2D超快代谢者（UM，定义为携带2个活性基因，而不存在失活或者活性下降的基因）而言，尚无足够数据来计算剂量调整方案，需要通过血药浓度、心电图数据来调整剂量，或者选择替代药物进行治疗（如索他洛尔、丙吡胺、奎尼丁以及胺碘酮）

硝酸异山梨酯

影响因素	遗传因素：吸收□分布□代谢☑排泄□靶点（受体或通路）☑其他：无
	非遗传因素：药物因素☑疾病因素☑生理因素☑ 其他因素：饮酒、环境

续表

药物简介	**作用机制** 硝酸异山梨酯（ISDN）主要的药理作用是松弛血管平滑肌。ISDN在体内代谢生成单硝酸异山梨酯，后者释放一氧化氮，一氧化氮与内皮舒张因子相同，激活鸟苷酸环化酶，使平滑肌细胞内的环鸟苷酸增多，继而激活平滑肌细胞内一系列蛋白激酶依赖性磷酸化，最终导致平滑肌纤维的肌球蛋白轻链脱磷酸及钙离子的释放，从而松弛血管平滑肌，使外周动脉和静脉扩张，对静脉的扩张作用更强。静脉扩张使血液潴留在外周，回心血量减少，左心室舒张末压和肺毛细血管楔压（前负荷）减低。动脉扩张使外周血管阻力、收缩期动脉压和平均动脉压（后负荷）减低。冠状动脉扩张，使冠状动脉灌注量增加。总的效应是使心肌耗氧量减少，供氧量增多，心绞痛得以缓解。 **适应证** （1）冠心病的长期治疗。 （2）预防血管痉挛型和混合型心绞痛。 （3）心肌梗死后持续心绞痛的治疗。 （4）与洋地黄和（或）利尿药联合应用，治疗慢性充血性心力衰竭。 （5）肺动脉高压的治疗。 **药物代谢动力学** ISDN口服吸收完全，平均生物利用度约25%，口服30%，舌下40%～60%，肝脏首过效应明显。服药后1小时达C_{max}，一次服药作用持续2～4小时。吸收后的分布容积为2～4L/kg，清除率为2～4L/min，$t_{1/2}$约1小时。脱硝基后生成2-单硝酸酯（15%～25%）和5-单硝酸酯（75%～85%），两者均有生物活性。5-单硝酸酯的活性更强，$t_{1/2}$为5小时，在血清中脱硝基后形成异山梨醇（大约37%）和右旋山梨醇（大约7%），由尿液排出。此外，25%以葡萄糖醛酸形式排出，2%以原形形式排出，粪便中排出量少于1%。5-单硝酸酯的代谢产物均无扩血管作用
说明书信息摘录	**FDA** 临床试验中，口服缓释ISDN的日剂量范围为40～160mg，且单次口服40mg能有效减少运动相关心绞痛时间长达8小时（抗心绞痛活性约在给药后1小时测定）。尚有对照试验采用口服多剂量ISDN数周（一日2次或更多），结果显示ISDN仅在服药后2小时发挥显著的抗心绞痛作用。 **EMA** 无。 **PMDA** 无。 **HCSC** 无
遗传因素	（1）CYP3A4为ISDN的代谢酶，其基因编码区存在多处单核苷酸多态性。在中国人群中发现，CYP3A4*4是外显子5上A13989>G碱基改变，导致第118位氨基酸Ile变为Val，使CYP3A4活性下降，造成慢代谢的发生，易致本品体内蓄积，应减量；CYP3A4*4、CYP3A4*5、CYP3A4*21等位基因在中国汉族人群的突变频率分别为0.0332、0.005、0.005。 （2）NPR1为ISDN的作用靶点，是细胞膜上的一种鸟苷酸环化酶，单倍型CT6位于其基因的启动子区域，基因突变者NPR1的表达与活性下降，药效降低，应增量；该位点突变频率为0.006
药物因素	（1）与磷酸二酯酶抑制剂（如西地那非、伐地那非或他达拉非）合用会引起严重低血压、晕厥或心肌缺血，因此，应避免二者联合使用。 （2）与本品合用能增强降血压效应的药物有：①其他血管扩张剂；②钙通道阻滞剂；③β受体阻滞剂；④降压药；⑤三环类抗抑郁药。

续表

药物因素	（3）与乙酰胆碱、组胺或去甲肾上腺素合用时，疗效可减弱。 （4）与其他拟交感胺类药如去氧肾上腺素、麻黄碱或肾上腺素同用时可能降低抗心绞痛的效应。 （5）与三环类抗抑郁药同用时，还可加剧抗抑郁药的抗胆碱效应。 （6）与本品合用能加强双氢麦角碱的升压作用。 （7）同时使用类固醇类抗炎药可降低本品的疗效
疾病因素	（1）低充盈压的急性心肌梗死患者，应避免收缩压低于 90mmHg。 （2）主动脉或二尖瓣狭窄、直立性低血压、颅内压增高者慎用。 （3）肝硬化患者的 ISDN 浓度增加。 （4）有下列疾病时禁用：①急性循环衰竭（休克、循环性虚脱）；②严重低血压（收缩压＜90mmHg）；③急性心肌梗死伴低充盈压（除非在有持续血流动力学监测的条件下）；④肥厚梗阻型心肌病（本品可加重心绞痛）；⑤缩窄性心包炎或心脏压塞；⑥严重贫血（可能加重心脏负担）；⑦青光眼（本品可增高眼内压）；⑧脑出血或头颅外伤（本品可使颅内压增高）；⑨原发性肺动脉高压
生理因素	（1）对硝基化合物过敏者禁用。 （2）本品对妊娠期女性和（或）胎儿的影响尚不明确，仅于潜在获益大于对胎儿的潜在风险时才考虑使用。 （3）不清楚 ISDN 是否分泌入乳汁，故哺乳期女性应慎用。 （4）儿童用药的安全性及有效性均不确定。 （5）老年人应从最低给药剂量开始使用
其他因素	饮酒可导致血压过低的危险；饮酒、环境接触多环芳烃能改变 *N*-乙酰基转移酶 2（NAT2）的活性
剂量调整模型	无

伊伐布雷定

影响因素	遗传因素：吸收□分布□代谢☑排泄□靶点（受体或通路）□其他：无
	非遗传因素：药物因素☑疾病因素☑生理因素☑ 其他因素：饮食
药物简介	**作用机制** 伊伐布雷定是一种单纯降低心率的药物，通过选择性和特异性抑制心脏起搏 I_f 电流（I_f 电流控制窦房结中自发的舒张期去极化并调节心率）而降低心率。伊伐布雷定只特异性对窦房结起作用，对心房、房室或者心室传导时间未见明显影响，对心肌的收缩性或者心室复极化未见明显影响。 伊伐布雷定还与视网膜 I_h 电流发生相互作用。I_h 电流与心脏的 I_f 电流相似，它通过减少视网膜对亮光刺激的反应，参与视觉系统的瞬时分辨力的调节。在诱发条件下（如光亮度快速改变），伊伐布雷定对 I_h 电流的部分抑制导致患者偶尔出现光幻视，表现为视野的局部区域内出现短暂的光亮度增强。 **适应证** （1）治疗冠状动脉疾病，用于窦性心律正常的慢性稳定型心绞痛成人患者的对症治疗。 （2）用于禁忌或不能耐受 β 受体阻滞剂的成人患者。

续表

药物简介	（3）慢性稳定型心绞痛不能通过优化β受体阻滞剂剂量控制且心率≥70次/分的患者，与β受体阻滞剂联用。 （4）治疗慢性心力衰竭，适用于窦性心律且心率≥75次/分、伴有心脏收缩功能障碍的NYHA Ⅱ～Ⅳ级慢性心力衰竭患者，与标准治疗包括β受体阻滞剂联合用药，或者用于禁忌或不能耐受β受体阻滞剂治疗时。 **药物代谢动力学** 在禁食状态下，口服给药后，伊伐布雷定迅速、几乎完全被吸收，血药浓度达峰时间约为1小时。由于在肠道和肝脏中的首过效应，薄膜衣片的绝对生物利用度约为40%。食物会导致本品吸收延迟约1小时，并使血浆暴露增加20%～30%。伊伐布雷定的血浆蛋白结合率为70%，稳态分布容积接近100L。伊伐布雷定的血浆消除半衰期为11小时。总清除率约为400ml/min，肾清除率为70ml/min。经粪便和尿液排泄的代谢产物的量相似，约4%口服剂量的药物以原形形式经尿液排出。与肝功能正常者相比，轻度肝损伤（Child-Pugh评分最高至7分）患者体内非结合型伊伐布雷定及其主要活性代谢产物的*AUC*约升高20%。在中度肝损伤患者中的数据有限，不足以得出药物代谢动力学结论。尚无重度肝损伤患者的药物代谢动力学数据
说明书信息摘录	**FDA** 伊伐布雷定仅通过CYP3A4代谢，也是CYP3AR弱效抑制剂。伊伐布雷定对CYP3A4的其他底物（弱效、中效和强效CYP3A4抑制剂）的代谢和血药浓度没有影响。CYP3A4的抑制剂和诱导剂易与本品发生相互作用，对本品代谢和药物代谢动力学的影响有临床意义。药物相互作用研究证实，CYP3A4抑制剂增加本品的血药浓度，而CYP3A4诱导剂则降低本品的血药浓度。 **EMA** 无。 **PMDA** 无。 **HCSC** 无
遗传因素	伊伐布雷定仅通过CYP3A4代谢，CYP3A4的多态性应当对其代谢有影响，但目前尚无可靠文献报道
药物因素	（1）与本品合用能增强本品暴露与活性的药物。①强效CYP3A4抑制剂，如唑类抗真菌药物（酮康唑、伊曲康唑）、大环内酯类抗生素（如克拉霉素、口服红霉素、交沙霉素、泰利霉素）、HIV蛋白酶抑制剂（奈非那韦、利托那韦）和萘法唑酮等。禁止本品与这些药物合用。②具有降低心率作用的中效CYP3A4抑制剂，如地尔硫䓬或者维拉帕米与本品合用时，可导致伊伐布雷定的暴露量增加（*AUC*增加2～3倍），以及心率额外降低5次/分。禁止本品与这些药物合用。③其他中效CYP3A4抑制剂，当患者的静息心率大于70次/分，并且对心率进行监测的情况下，可以考虑伊伐布雷定与其他中效CYP3A4抑制剂（如氟康唑）合用。 （2）与本品合用能降低本品暴露与活性的药物。CYP3A4诱导剂，如利福平、巴比妥类、苯妥英、贯叶金丝桃等降低伊伐布雷定的暴露和活性
疾病因素	（1）治疗前静息心率低于70次/分患者禁用。 （2）心源性休克患者禁用。 （3）急性心肌梗死患者禁用。 （4）重度低血压（<90/50mmHg）患者禁用。 （5）病窦综合征患者禁用。 （6）窦房传导阻滞患者禁用。 （7）不稳定或急性心力衰竭患者禁用。

续表

疾病因素	(8) 依赖起搏器起搏（心率完全由起搏器控制）患者禁用。 (9) 不稳定型心绞痛患者禁用。 (10) 三度房室传导阻滞患者禁用。 (11) 轻度肝损伤患者无须调整剂量，中度肝损伤患者使用本品时需谨慎，重度肝功能不全患者禁用。 (12) 尚无肌酐清除率低于 15ml/min 的患者使用本品的临床资料，此类人群用药时需谨慎。 (13) 因缺乏相关资料，不推荐脑卒中后立刻使用本品。 (14) 伊伐布雷定影响视网膜功能。色素性视网膜炎患者慎用。 (15) 由于 NYHA 心功能分级为 IV 级的心力衰竭患者使用本品的数据有限，因此，此类患者用药时需谨慎
生理因素	(1) 75 岁或以上的老年患者，应考虑以较低的起始剂量开始给药。 (2) 尚无 18 岁以下儿童使用本品的数据，该人群使用本品的有效性和安全性尚未确立。 (3) 禁用于妊娠期和哺乳期女性及未采取适当避孕措施的育龄女性
其他因素	本品与西柚汁同服会导致伊伐布雷定的暴露量增加 2 倍。因此，应该避免西柚汁的摄入
剂量调整模型	无

第三十五章　抗抑郁药物

阿米替林

<table>
<tr><td rowspan="2">影响因素</td><td>遗传因素：吸收□分布☑代谢□排泄□靶点（受体或通路）□其他：无</td></tr>
<tr><td>非遗传因素：药物因素☑疾病因素☑生理因素☑
其他因素：无</td></tr>
<tr><td>药物简介</td><td>作用机制
阿米替林是一种兼有镇静效果的抗抑郁药，其具体机制目前仍不十分清楚。它不属于单胺氧化酶抑制剂类药物，而且主要不是通过刺激中枢神经系统发挥作用。阿米替林通过抑制膜泵，从而抑制去甲肾上腺素和5-HT在肾上腺素能和5-HT能神经的摄取。从药理学角度，阿米替林的上述作用能增强或延长神经活性，因为神经递质的再摄取在终止信号传递方面具有重要的生理学意义。去甲肾上腺素和5-HT的再摄取抑制目前被认为是阿米替林抗抑郁的潜在机制。
适应证
治疗各种抑郁症，本品的镇静作用较强，主要用于治疗焦虑性或激动性抑郁症、强迫症（OCD）。
药物代谢动力学
口服吸收好，生物利用度为31%～61%，血浆蛋白结合率为82%～96%，$t_{1/2}$为31～46小时，表观分布容积（V_d）为5～10L/kg。主要在肝脏代谢，活性代谢产物为去甲替林，自肾脏排泄，可分泌入乳汁，老年患者由于代谢和排泄能力下降，对本品敏感性增强，应减少用量。肝硬化和门脉系外科手术患者、肾衰竭患者需减量</td></tr>
<tr><td>说明书信息摘录</td><td>FDA
对抑郁症（MDD）和其他精神障碍的短期临床试验结果显示，与安慰剂相比，抗抑郁药物增加了儿童、青少年和青年（<24岁）患者自杀观念和实施自杀行为（自杀倾向）的风险。任何人如果考虑将本品或其他抗抑郁药物用于儿童、青少年或青年（<24岁），都必须权衡临床需求和风险。短期临床试验没有显示出年龄大于24岁的使用抗抑郁药物的患者与安慰剂组相比自杀倾向的风险增加；在年龄65岁及以上使用抗抑郁药物的患者中，自杀倾向的风险与安慰剂组相比有所降低。抑郁症和某些精神障碍疾病本身与自杀风险的增加有关，必须密切观察和合理监测所有年龄患者开始使用抗抑郁药物治疗后的临床症状的恶化、自杀倾向、行为的异常变化。应建议家属和看护者必须密切观察患者并与医师进行沟通。本品未被批准用于儿童患者。
EMA
无。
PMDA
无。
HCSC
无</td></tr>
</table>

续表

遗传因素	阿米替林主要通过CYP2D6和CYP2C19代谢，基因突变可引起酶活性和数量的差异，从而导致药物代谢个体差异的产生。以下是携带等位基因相对应的代谢型。 (1) CYP2D6基因分型。 1) UM型（超快代谢型）：CYP2D6*1/*1×N，CYP2D6*1/*2×N。 2) EM型（快代谢型）：CYP2D6*1/*1，CYP2D6*1/*2，CYP2D6*2/*2，CYP2D6*1/*41，CYP2D6*1/*4，CYP2D6*2/*5，CYP2D6*10/*10。 3) IM型（中间代谢型）：CYP2D6*4/*10，CYP2D6*5/*41。 4) PM型（慢代谢型）：CYP2D6*4/*4，CYP2D6*4/*5，CYP2D6*5/*5，CYP2D6*4/*6。 (2) CYP2C19基因分型。 1) UM型（超快代谢型）：CYP2Z19*17/*17，CYP2Z19*1/*17。 2) EM型（快代谢型）：CYP2Z19*1/*1。 3) IM型（中间代谢型）：CYP2Z19*1/*2，CYP2Z19*1/*3，CYP2Z19*2/*17。 4) PM型（慢代谢型）：CYP2Z19*2/*2，CYP2Z19*2/*3，CYP2Z19*3/*3。 其中，CYP2C19*17：*rs12248560* 中国汉族人群等位基因突变频率≤0.01。 CYP2D6的PM型主要突变等位基因为CYP2D6*3、CYP2D6*4、CYP2D6*5，中国人群中PM型不足2%；UM型较少见；IM型常见；中国人群中携带最多的CYP2D6等位基因突变为CYP2D6*10，突变频率可达0.5。研究表明，CYP2D6*10/*10的纯合子突变导致CYP2D6的活性低于EM型且不稳定，表现为IM型，此类突变对多种精神科药物的代谢影响显著。 中国汉族人群CYP2C19其他等位基因分布如下表。

中国汉族人群CYP2C19其他等位基因分布

CYP2C19等位基因分布	中国汉族 $n=2127$	中国南方 $n=1127$	中国北方 $n=1000$
CYP2C19*1	61.09%	60.39%	61.85%
CYP2C19*2	33.24%	33.81%	32.60%
CYP2C19*3	5.41%	5.41%	5.40%

药物因素	(1) 本品与舒托必利合用，有增加室性心律失常的危险，严重者可致尖端扭转型心律失常。 (2) 本品与酒精或其他中枢神经系统抑制剂合用，中枢神经抑制作用增强。 (3) 本品与肾上腺素、去甲肾上腺素合用，易致高血压及心律失常。 (4) 本品与可乐定合用，后者抗高血压作用减弱。 (5) 本品与抗惊厥药合用，可降低抗惊厥药的作用。 (6) 本品与氟西汀或氟伏沙明合用，可增加两者的血药浓度，出现惊厥，不良反应增加。 (7) 本品与阿托品类合用，不良反应增加。 (8) 与单胺氧化酶合用，可发生高血压
疾病因素	严重心脏病、近期有心肌梗死发作史、癫痫、青光眼、尿潴留、甲状腺功能亢进、肝损伤、对三环类药物过敏者禁用
生理因素	(1) 妊娠期女性慎用，哺乳期女性使用期间应停止哺乳。 (2) 6岁以下儿童禁用，6岁以上儿童酌情减量
其他因素	无

续表

剂量调整模型

根据CPIC指南基于CYP2D6和CYP2C19基因型的阿米替林剂量推荐见下表。

基于CYP2D6和CYP2C19基因型的阿米替林剂量

代谢型	CYP2D6（UM，超快代谢型）	CYP2D6（EM，快代谢型）	CYP2D6（IM，中间代谢型）	CYP2D6（PM，慢代谢型）
CYP2C19（UM，超快代谢型）	避免三环类抗抑郁药使用；如果使用应进行TDM调整剂量	考虑更换不经过CYP2C19代谢的药物；应进行TDM调整剂量	考虑更换不经过CYP2C19代谢的药物；应进行TDM调整剂量	避免三环类抗抑郁药使用；如果使用应进行TDM调整剂量
CYP2C19（EM，快代谢型）	避免三环类抗抑郁药使用；如果使用应进行TDM调整剂量	给予推荐起始剂量	考虑降低25%推荐起始剂量，进行TDM调整剂量	避免三环类抗抑郁药使用，如果使用，考虑降低50%推荐起始剂量，进行TDM调整剂量
CYP2C19（IM，中间代谢型）	避免三环类抗抑郁药使用；如果使用应进行TDM调整剂量	给予推荐起始剂量	降低25%的推荐起始剂量；结合TDM调整剂量	避免三环类抗抑郁药使用，如果使用，考虑降低50%推荐起始剂量，进行TDM调整剂量
CYP2C19（PM，慢代谢型）	避免三环类抗抑郁药使用；如果使用应进行TDM调整剂量	考虑降低50%推荐起始剂量，进行TDM调整剂量	避免三环类抗抑郁药使用；如果使用应进行TDM调整剂量	避免三环类抗抑郁药使用；如果使用应进行TDM调整剂量

地昔帕明

影响因素	遗传因素：吸收□分布□代谢☑排泄□靶点（受体或通路）□其他：无
	非遗传因素：药物因素☑疾病因素☑生理因素☑ 其他因素：烟酒
药物简介	**作用机制** 地昔帕明属于仲胺三环类抗抑郁药，主要作用可能是抑制神经元对释放于突触间隙的去甲肾上腺素和5-HT的再摄取，可能有更高的活性阻断去甲肾上腺素的再摄取。 **适应证** 抑郁症。 **药物代谢动力学** 地昔帕明口服易从胃肠道吸收，吸收不受食物影响。体内分布广泛，易透过血脑屏障，并在脑中蓄积。地昔帕明的达峰时间为4～6小时，血浆 $t_{1/2}$ 为17～28小时，主要在肝脏代谢，最终被氧化成无活性的羟化物或与葡萄糖醛酸结合后自尿液排出。血浆清除率（*CL*）为0.68L/(h·kg)，年龄、性别对 *CL* 无显著影响。此外，地昔帕明对肝线粒体CYP2D6的抑制作用较大多数选择性5-HT再摄取抑制剂小

续表

<table>
<tr><td>说明书信息摘录</td><td>FDA
严重抑郁症的患者存在自杀的危险，而且在疾病明显缓解前，该危险可能会持续存在。处于抑郁状态的成人或儿童患者，不论其是否正在使用抗抑郁药物，均可能出现抑郁加重和（或）自杀倾向或其他精神症状。对存在抑郁状态及其他精神异常的儿童、青少年和年龄小于25岁的青年进行的短期研究显示，抗抑郁药物会增加出现自杀的想法和行为（自杀倾向）的危险。
三环类抗抑郁药的代谢率个体间差异较大，主要是由遗传因素决定。口服相同剂量的地昔帕明在个体间可能会出现36倍血药浓度的差异。药物代谢同工酶CYP2D6（异喹胍羟化酶）的生化活性在一部分白种人群中是降低的（7%～10%的白种人称之为“慢代谢”）；CYP2D6活性的降低在亚洲、非洲和其他人群中的患病率的准确估计尚未公布。当给予三环类抗抑郁药平时的剂量时，慢代谢型的血药浓度比预期高。
EMA
无。
PMDA
无。
HCSC
无</td></tr>
<tr><td>遗传因素</td><td>地昔帕明主要通过CYP2D6代谢，基因突变可引起酶活性和数量的差异，从而导致药物代谢个体差异的产生。以下是携带等位基因相对应的代谢型。
CYP2D6基因分型如下。
（1）UM型（超快代谢型）：CYP2D6*1/*1×N，CYP2D6*1/*2×N。
（2）EM型（快代谢型）：CYP2D6*1/*1，CYP2D6*1/*2，CYP2D6*2/*2，CYP2D6*1/*41，CYP2D6*1/*4，CYP2D6*2/*5，CYP2D6*10/*10。
（3）IM型（中间代谢型）：CYP2D6*4/*10，CYP2D6*5/*41。
（4）PM型（慢代谢型）：CYP2D6*4/*4，CYP2D6*4/*5，CYP2D6*5/*5，CYP2D6*4/*6。
CYP2D6的PM型主要突变等位基因为CYP2D6*3、CYP2D6*4、CYP2D6*5，中国人群中PM型不足2%；UM型较少见；IM型常见；中国人群中携带最多的CYP2D6等位基因突变为CYP2D6*10，突变频率可达0.5。研究表明，CYP2D6*10/*10的纯合子突变导致CYP2D6的活性低于EM型且不稳定，表现为IM型，此类突变对多种精神科药物的代谢影响显著</td></tr>
<tr><td>药物因素</td><td>（1）心肌梗死的急性恢复期禁用。
（2）禁用于对本品有过敏史的人。与其他苯二氮䓬类可能存在交叉敏感性。
（3）禁止与单胺氧化酶（MAO）抑制剂合用，包括使用本品的前后14天，会增加患5-HT综合征的风险。
（4）正在使用单胺氧化酶抑制剂，如利奈唑胺或静脉注射亚甲蓝治疗的患者使用地昔帕明也是禁忌，患5-HT综合征风险增加。
（5）这种药物能够阻滞与胍乙啶同样作用药物的降压作用。
（6）当本品与抗胆碱或拟交感神经药合用时，严密监督和谨慎调整用量是必需的。
（7）与其他精神药物如镇静剂或镇静剂/安眠药结合使用，应考虑到两者合用的药理作用，因为地昔帕明和苯二氮䓬类（例如，氯氮或地西泮）的镇静效果是增加的。大多数镇静剂的镇静和抗胆碱能作用以及地昔帕明的药效都是增加的。
（8）合用抑制CYP2D6活性的药物，使正常代谢类似慢代谢，给予常规剂量可能会中毒。抑制CYP2D6活性的药物包括一些不被该酶代谢的(奎尼丁、西咪替丁）药物和许多以CYP2D6</td></tr>
</table>

续表

药物因素	为底物的［许多其他抗抑郁药、吩噻嗪类和IC型抗心律失常药（普罗帕酮和氟卡尼）］药物。而所有的选择性5-HT再摄取抑制剂（SSRIs），如氟西汀、舍曲林、帕罗西汀，都会抑制CYP2D6，因此，与任何SSRIs共同给药以及换药应给出警告。特别重要的是，患者开始本品治疗前必须有足够的时间停用氟西汀（至少5周）。 （9）与西咪替丁合用可以增加地昔帕明的血药浓度。 （10）巴比妥类诱导肝药酶的活性，从而减少地昔帕明的血药浓度
疾病因素	（1）慎用于伴有心血管疾病的患者，因为可能会引起传导缺陷、心律失常、心动过速、脑卒中和急性心肌梗死。 （2）慎用于有猝死、心律失常或心脏传导障碍家族史的患者。 （3）慎用于有尿潴留或青光眼病史的患者，因为本品有抗胆碱能的特性。 （4）慎用于有甲状腺疾病或正在服用甲状腺药物的患者，因为可能存在心脏毒性，包括心律失常。 （5）有癫痫发作病史者应慎用本品，因为这种药物已被证明能降低癫痫发作阈值。一些患者会发生癫痫心律失常和死亡。 （6）慎用于肾损伤的患者，毒性反应可能更大
生理因素	（1）妊娠期间和哺乳期间如何安全使用地昔帕明尚未确定，对于妊娠期、哺乳期女性，必须衡量可能给母子带来的益处和风险。 （2）临床试验没有足够的65岁及以上人群的临床样本，以确定他们是否与年轻患者的反应不同。老年人使用地昔帕明更具有意识模糊状态的倾向。低剂量被推荐用于老年患者。2-羟基地昔帕明比例可能在老年人中有所增加，很可能是由于老年患者随着年龄的增加肾消除降低所导致。监测肾功能有一定的积极意义。 （3）本品对儿童的安全性和有效性尚未确定，因此，不推荐用于儿童。考虑对儿童或青少年使用地昔帕明时必须平衡与临床需求的潜在风险
其他因素	（1）过度使用酒精的患者应该牢记，酒精的增强作用可能增加出现自杀倾向或患者所固有的危险。虽然服用本品的患者对酒精饮料的反应可能被夸大，但仍要警告患者。 （2）酒精和烟草烟雾会使地昔帕明的血药浓度下降
剂量调整模型	无

多塞平

影响因素	遗传因素：吸收□分布□代谢☑排泄□靶点（受体或通路）□其他：无
	非遗传因素：药物因素☑疾病因素☑生理因素☑ 其他因素：无
药物简介	**作用机制** 本品为三环类抗抑郁药，其作用在于抑制中枢神经系统对5-HT及去甲肾上腺素的再摄取，从而使突触间隙中这2种神经递质浓度增高而发挥抗抑郁作用，也具有抗焦虑和镇静作用。 **适应证** 用于治疗抑郁症及焦虑性神经症。 **药物代谢动力学** 口服吸收好，生物利用度为13%～45%，$t_{1/2}$为8～12小时，表观分布容积为9～33L/kg。主要在肝脏代谢，活性代谢产物为去甲基化物。代谢产物自肾脏排泄，老年患者对本品的代谢和排泄能力下降

续表

<table>
<tr><td>说明书信息摘录</td><td>FDA
无。
EMA
无。
PMDA
无。
HCSC
无</td></tr>
<tr><td>遗传因素</td><td>多塞平主要通过CYP2D6和CYP2C19代谢，基因突变可引起酶活性和数量的差异，从而导致药物代谢个体差异的产生。以下是携带等位基因相对应的代谢型。
（1）CYP2C19基因。
1）UM型（超快代谢型）：CYP2C19*17/*17，CYP2C19*1/*17，携带2个功能增强型等位基因或1个功能等位基因和1个功能增强型等位基因。
2）EM型（快代谢型）：CYP2C19*1/*1，携带2个功能等位基因或功能降低等位基因或1个功能等位基因及功能失活或降低的等位基因。
3）IM型（中间代谢型）：CYP2C19*1/*2，CYP2C19*1/*3，CYP2C19*2/*17，携带1个功能降低和1个失活等位基因。给予正常起始剂量。
4）PM型（慢代谢型）：CYP2C19*2/*2，CYP2C19*2/*3，CYP2C19*3/*3，不携带功能等位基因。
（2）CYP2D6基因。
1）PM型（慢代谢型）：携带2个功能缺失等位基因（CYP2D6*3～CYP2D6*8，CYP2D6*11～CYP2D6*16，CYP2D6*19～CYP2D6*21，CYP2D6*38，CYP2D6*40，CYP2D6*42）减少60%的剂量并按照血药浓度调整维持剂量。
2）IM型（中间代谢型）：携带2个功能降低等位基因（CYP2D6*9，CYP2D6*10，CYP2D6*17，CYP2D6*29，CYP2D6*36，CYP2D6*41）或携带1个功能等位基因（CYP2D6*1，CYP2D6*2，CYP2D6*33，CYP2D6*35）和1个功能缺失等位基因（CYP2D6*3～CYP2D6*8，CYP2D6*11～CYP2D6*16，CYP2D6*19～CYP2D6*21，CYP2D6*38，CYP2D6*40，CYP2D6*42）或携带1个功能缺失等位基因（CYP2D6*3～CYP2D6*8，CYP2D6*11～CYP2D6*16，CYP2D6*19～CYP2D6*21，CYP2D6*38，CYP2D6*40，CYP2D6*42）。
3）UM型（超快代谢型）：不携带功能缺失等位基因（CYP2D6*3～CYP2D6*8，CYP2D6*11～CYP2D6*16，CYP2D6*19～CYP2D6*21，CYP2D6*38，CYP2D6*40，CYP2D6*42）或不携带功能降低等位基因（CYP2D6*9，CYP2D6*10，CYP2D6*17，CYP2D6*29，CYP2D6*36，CYP2D6*41）。
CYP2C19*17：rs12248560中国汉族人群等位基因突变频率≤0.01。CYP2D6 PM型主要突变等位基因为CYP2D6*3、CYP2D6*4、CYP2D6*5，中国人群中PM型不足2%；UM型较少见；IM型常见；中国人群中携带最多的CYP2D6等位基因突变为CYP2D6*10，突变频率可达0.5。研究表明，CYP2D6*10/*10的纯合子突变导致CYP2D6的活性低于EM型且不稳定，表现为IM型，此类突变对多种精神科药物的代谢影响显著。
中国汉族人群CYP2C19其他等位基因分布如下表。
中国汉族人群CYP2C19其他等位基因分布
<table>
<tr><th>CYP2C19等位基因分布</th><th>中国汉族
n=2127</th><th>中国南方
n=1127</th><th>中国北方
n=1000</th></tr>
<tr><td>CYP2C19*1</td><td>61.09%</td><td>60.39%</td><td>61.85%</td></tr>
<tr><td>CYP2C19*2</td><td>33.24%</td><td>33.81%</td><td>32.60%</td></tr>
<tr><td>CYP2C19*3</td><td>5.41%</td><td>5.41%</td><td>5.40%</td></tr>
</table></td></tr>
</table>

续表

药物因素	（1）与舒托必利合用，有增加室性心律失常的危险，严重者可致尖端扭转型心律失常。 （2）与酒精或其他中枢神经系统抑制剂合用，中枢神经抑制作用增强。 （3）与肾上腺素、去甲肾上腺素合用，易致高血压及心律失常。 （4）与可乐定合用，后者抗高血压作用减弱。 （5）与抗惊厥药合用，可降低抗惊厥药的作用。 （6）与氟西汀或氟伏沙明合用，可增加两者的血药浓度，出现惊厥，不良反应增加。 （7）与阿托品类合用，不良反应增加
疾病因素	（1）严重心脏病、近期有心肌梗死发作史、癫痫、青光眼、尿潴留、甲状腺功能亢进、肝损伤、谵妄、粒细胞减少、对三环类药物过敏者禁用。 （2）肝肾功能严重不全、前列腺肥大或心血管疾病患者慎用，使用期间应监测心电图。 （3）患者有躁狂倾向时应立即停药
生理因素	（1）妊娠期女性及哺乳期女性慎用。 （2）儿童慎用。 （3）老年人慎用。从小剂量开始，视病情酌减用量
其他因素	无
剂量调整模型	（1）根据 CPIC 指南基于 CYP2C19 基因型的剂量推荐。 1）UM 型（超快代谢型）：建议更换不经过 CYP2C19 代谢的药物。如果需要使用三环类抗抑郁药，按照血药浓度调整维持剂量。 2）EM 型（快代谢型）：给予正常起始剂量。 3）IM 型（中间代谢型）：给予正常起始剂量。 4）PM 型（慢代谢型）：给予 50%的起始剂量，按照血药浓度调整维持剂量。 （2）根据 DPWG 指南基于 CYP2D6 基因型的剂量推荐。 1）PM 型（慢代谢型）：减少 60%的剂量并按照血药浓度调整维持剂量。 2）IM 型（中间代谢型）：降低 20%的剂量并按照血药浓度调整维持剂量。 3）UM 型（超快代谢型）：增加 100%的剂量并按照血药浓度调整维持剂量

氟伏沙明

影响因素	遗传因素：吸收□分布□代谢☑排泄□靶点（受体或通路）□其他：无
	非遗传因素：药物因素☑疾病因素☑生理因素☑ 其他因素：无
药物简介	**作用机制** 氟伏沙明是作用于脑神经细胞的 5-HT 再摄取抑制剂，对非肾上腺素过程影响很小。同时受体结合试验显示，马来酸氟伏沙明对 α、β、组胺、M 胆碱能、多巴胺能或 5-HT 受体几乎不具亲和性。 **适应证** （1）抑郁发作。 （2）强迫症。

续表

药物简介	**药物代谢动力学** 马来酸氟伏沙明口服后完全吸收，服药后3～8小时即达C_{max}。单剂量服用$t_{1/2}$为13～15小时，多次服用后的$t_{1/2}$为17～22小时，如果维持剂量不变，10～14天后可达稳定血药浓度。马来酸氟伏沙明主要在肝脏中代谢，氧化成9种代谢产物，经肾脏排泄。2种主要的代谢产物几乎无药理学活性。体外实验数据提示氟伏沙明是CYP2D6的一个相对较弱的抑制剂。体外结合实验表明，80%的马来酸氟伏沙明可与人体血浆蛋白结合。本品在健康成人、老年人和肾功能不全患者中有相似的药物代谢动力学特征。在肝病患者中，本品的代谢减弱。本品在儿童（6～11岁）体内的稳态血药浓度是青少年（12～17岁）的2倍。青少年中的血药浓度与成人相似
说明书信息摘录	**FDA** 与抑制或被代谢的药物潜在的相互作用：多种肝脏CYP都参与很多结构上截然不同的药物和内源化合物的氧化生物转化。关于氟伏沙明与CYP相互关系的现有认识大多来自健康受试者的药物代谢动力学相互作用试验，还有一些体外实验的初步数据提示氟伏沙明似乎可抑制几种已知参与其他药物代谢的CYP的活性，如CYP1A2（如华法林、茶碱、普萘洛尔、替扎尼定）、CYP2C9（如华法林）、CYP3A4（如阿普唑仑）和CYP2C19（奥美拉唑）。体外实验数据提示氟伏沙明是CYP2D6的一个相对较弱的抑制剂。正常人群中约7%有一段编码基因导致CYP2D6活性水平下降，这些个体被认为是对药物如异喹胍、右美沙芬和三环类抗抑郁药的PM型（慢代谢型）。尽管在药物相互作用研究中没有一种被观察的药物显著影响氟伏沙明的药物代谢动力学，但一项氟伏沙明单次剂量药物代谢动力学体内研究表明，与16名快代谢者（EM）相比，13名PM受试者的药物代谢动力学特性发生了改变：与EM组相比，PM组平均C_{max}、AUC和$t_{1/2}$分别增加52%、200%和62%。该结果提示氟伏沙明至少有一部分是通过CYP2D6代谢的。已知CYP2D6活性水平低下的患者以及伴随使用已知抑制该CYP的药物（如奎尼丁）的患者使用本品时应谨慎。氟伏沙明的代谢没有被完全研究清楚。抑制CYP，比如CYP3A4被酮康唑抑制后，对氟伏沙明代谢的影响还有待研究。 **EMA** 无。 **PMDA** 无。 **HCSC** 无
遗传因素	CYP2D6的PM型（慢代谢型）主要突变等位基因为CYP2D6*3、CYP2D6*4、CYP2D6*5，中国人群中PM型不足2%；UM（超快代谢型）较少见；IM型常见（中间代谢型）；中国人群中携带最多的CYP2D6等位基因突变为CYP2D6*10，突变频率可达0.5。研究表明，CYP2D6*10/*10的纯合子突变导致CYP2D6的活性低于EM型（快代谢型）且不稳定，表现为IM型，此类突变对多种精神科药物的代谢影响显著
药物因素	（1）氟伏沙明禁与单胺氧化酶抑制剂（MAOIs）联合应用，如果患者由服用单氨氧化酶抑制剂改服本品，治疗初期应注意：如为不可逆转的单氨氧化酶抑制剂，至少应停药2周；如为可逆转的单氨氧化酶抑制剂（如吗氯贝胺），可于停药后1天改服本品。 若停用本品治疗，在改用单氨氧化酶抑制剂之前至少应停药1周。 （2）氟伏沙明可使经肝脏代谢的药物分解速度减慢。当与华法林、苯妥英、茶碱和卡马西平等合用时，即会产生明显的临床效应。如合用，需调节这些药物的剂量。 （3）基于本品的作用机制和可能引起的5-HT综合征，建议本品与其他可能影响5-HT能神经递质系统的药物，如曲坦类、利奈唑胺（一种具有可逆非选择性MAOIs作用的抗菌药物）、锂剂、曲马多或贯叶连翘同时使用时应谨慎。不推荐本品与其他SSRIs、5-HT与去甲肾上腺素再摄取抑制剂（SNRIs）或色氨酸同时使用。

续表

<table>
<tr><td>药物因素</td><td>（4）已报道马来酸氟伏沙明速释片和阿米替林、氯米帕明或丙米嗪联合使用时，血浆三环类抗抑郁药（TCAs）水平显著升高。同时使用马来酸氟伏沙明和 TCAs 时需谨慎，可能需要监测患者的血浆 TCAs 浓度，TCAs 的剂量也可能需要减少。
（5）本品可提高普萘洛尔的血药浓度，同服时建议减少普萘洛尔的剂量</td></tr>
<tr><td>疾病因素</td><td>（1）具有躁狂/轻躁狂病史的患者应谨慎使用马来酸氟伏沙明。如患者进入躁狂期，应停止服用马来酸氟伏沙明。
（2）对于有癫痫病史的患者建议谨慎用药。病情不稳定的癫痫患者均应尽量避免本品；而病情稳定的癫痫患者如需使用，则应对其进行密切监控。如出现癫痫发作或发作频率增加，应停止服用本品。
（3）糖尿病患者服用本品可能需要调整抗糖尿病药物的剂量，因为服用本品后血糖水平可能会受到干扰（如产生高血糖、低血糖或糖耐量下降等情况），尤其是在治疗的早期。
（4）服用 SSRIs 的患者，尤其老年患者和合用已知影响血小板功能药物（如非典型性抗精神病类药和吩噻嗪类药、大多数 TCAs、阿司匹林、NSAIDs）或增加出血风险药物的患者以及有出血疾病史和存在易患因素（如血小板减少症或凝血障碍）的患者应慎用本品。
（5）急性心肌梗死后患者服用本品应加强监测。
（6）患者出现 5-HT 综合征或神经阻滞剂恶性综合征（NMS），应停止服用本品</td></tr>
<tr><td>生理因素</td><td>（1）肝肾功能不全患者应降低起始剂量并密切监控。
（2）马来酸氟伏沙明可少量排入乳汁，故哺乳期女性禁用。
（3）妊娠期女性应谨慎给药。
（4）除强迫症患者之外，马来酸氟伏沙明不应用于 18 岁以下儿童和青少年的治疗。
（5）老年人常规用量与年轻患者相比无显著临床差异，然而，对老年患者调整剂量时，应缓慢增量</td></tr>
<tr><td>其他因素</td><td>无</td></tr>
<tr><td>剂量调整模型</td><td>根据 CPIC 指南基于 CYP2D6 代谢型的氟伏沙明剂量调整建议如下表。
CYP2D6 代谢型及氟伏沙明剂量调整建议
<table>
<tr><th>代谢型</th><th>突变基因位点</th><th>剂量调整建议</th></tr>
<tr><td>UM 型（超快代谢型）</td><td>CYP2D6*1/*1×N，CYP2D6*1/*2×N，CYP2D6*2/*2×N</td><td>因缺乏证据，暂无剂量建议</td></tr>
<tr><td>EM 型（快代谢型）</td><td>CYP2D6*1/*1，CYP2D6*1/*2，CYP2D6*1/*4，CYP2D6*1/*5，CYP2D6*1/*9，CYP2D6*1/*41，CYP2D6*2/*2，CYP2D6*41/*41</td><td>初始治疗时给予正常起始剂量</td></tr>
<tr><td>IM 型（中间代谢型）</td><td>CYP2D6*4/*10，CYP2D6*4/*41，CYP2D6*5/*9</td><td>初始治疗时给予正常起始剂量</td></tr>
<tr><td>PM 型（慢代谢型）</td><td>CYP2D6*3/*4，CYP2D6*4/*4，CYP2D6*5/*5，CYP2D6*5/*6</td><td>减少 25%～50%的正常剂量并观察反应，或者替换为不经过 CYP2D6 代谢的药物</td></tr>
</table></td></tr>
</table>

氟西汀

<table>
<tr><td rowspan="2">影响因素</td><td>遗传因素：吸收□分布□代谢☑排泄□靶点（受体或通路）□其他：无</td></tr>
<tr><td>非遗传因素：药物因素☑疾病因素☑生理因素☑
其他因素：无</td></tr>
<tr><td>药物简介</td><td>作用机制
氟西汀为选择性 5-HT 再摄取抑制剂（SSRIs），可选择性地抑制 5-HT 转运体，阻断突触前膜对 5-HT 的再摄取，延长和增加 5-HT 的作用，从而产生抗抑郁作用。对肾上腺素、组胺、胆碱能受体的亲和力低，作用较弱，因而产生的不良反应少。动物实验结果显示，氟西汀抑制 5-HT 再摄取的作用强于去甲肾上腺素。在临床相关剂量下，氟西汀可抑制人血小板对 5-HT 的再摄取。氟西汀通过 CYP2D6 代谢，是一种强效 CYP2D6 抑制物。
适应证
（1）FDA。
1）用于成人及 8～18 周岁儿童和青少年抑郁症的急性发作和维持治疗。
2）用于成人及 7～17 周岁儿童和青少年强迫症的急性发作和维持治疗。
3）用于成年患者神经性贪食症的治疗。
4）用于成年患者恐慌症急性发作的治疗。
（2）CFDA。
1）抑郁发作。
2）强迫症。
3）可作为精神性贪食症心理治疗的补充，用于减少贪食和导泻行为。
药物代谢动力学
（1）吸收。氯西汀口服后从胃肠道吸收良好。进食不影响其生物利用度。
（2）分布。氟西汀与血浆蛋白大量结合（约 95%），分布广泛（表观分布容积 20～40L/kg）。服药数周后达到稳态血药浓度。连续服药后的稳态血药浓度同服药 4～5 周时相似。
（3）代谢。氟西汀符合有肝脏首过效应的非线性的药物代谢动力学特征。服药后 6～8 小时达到 C_{max}。氟西汀主要经过 CYP2D6 代谢。氟西汀基本由肝脏代谢，通过去甲基化作用生成活性代谢产物去甲氟西汀。
（4）排泄。氟西汀的 $t_{1/2}$ 为 4～6 天，而去甲氟西汀的 $t_{1/2}$ 为 4～16 天。较长的 $t_{1/2}$ 使得停药后仍能维持 5～6 周的疗效。本品主要（大约 60%）经肾脏排泄。氟西汀可以分泌至母乳。
（5）高危人群。
1）老年人。与较年轻的患者比较，健康老年人的药物代谢动力学参数没有改变。
2）肝功能不全者。由于肝功能不全（酒精性肝硬化），氟西汀和去甲氟西汀的 $t_{1/2}$ 分别增加至 7 天和 12 天。需考虑减少药物剂量或降低给药频率。
3）肾功能不全者。给予轻度、中度和重度（无尿）肾功能不全患者单次服用氟西汀的药物代谢动力学参数与健康受试者比较无差异。然而，重复给药后，可见稳态 C_{max} 增加</td></tr>
<tr><td>说明书信息摘录</td><td>FDA
氟西汀通过 CYP2D6 代谢，是一种强效 CYP2D6 抑制物，可能使 CYP2D6 代谢活性正常的个体类似于慢代谢型。氟西汀与其他由 CYP2D6 代谢的药物，包括某些抗抑郁药（如 TCAs）、抗精神病药（如吩噻嗪类和大多数不典型药物）以及抗心律失常药（如普罗帕酮和氟卡尼）合用时应当谨慎。如果患者同时接受氟西汀或在前 5 周内曾经服用过氟西汀，在使用主要由 CYP2D6 系统代谢并且治疗窗相对较窄的药物治疗时，应当从剂量范围的下限开始。因此，其给药方案与慢代谢型相似。如果患者已经接受由 CYP2D6 代谢的药物，在将氟西汀增加到治疗</td></tr>
</table>

续表

说明书信息摘录	方案时，需要考虑降低原先药物的剂量。治疗窗窄的药物最需关注（如氟卡尼、普罗帕酮、长春碱和 TCAs）。由于存在可能与硫利达嗪血药浓度升高相关的严重心律失常和猝死风险，硫利达嗪不应当与氟西汀同时给药，或至少应当在停用氟西汀 5 周后给药。 在一项有 19 例健康男性受试者参加的试验中，其中包括 6 例异喹胍缓慢羟基化者和 13 例快速羟基化者。缓慢羟基化者中，25mg 硫利达嗪口服给药的 C_{max} 是快速羟基化者的 2.4 倍，*AUC* 是快速羟基化者的 4.5 倍。由此认为异喹胍的羟基化速度取决于 CYP2D6 同工酶的活性。因此，这项试验提示，能够抑制 CYP2D6 的药物，如某些 SSRIs，包括氟西汀，可能使硫利达嗪的血药浓度升高。因此，硫利达嗪不应当与本品同时给药，或应在停用本品至少 5 周后给药。 **EMA** 无。 **PMDA** 无。 **HCSC** 无
遗传因素	氟西汀通过 CYP2D6 代谢，是一种强效 CYP2D6 抑制物，CYP2D6 是 CYP 家族重要的成员之一，参与 20%～30% 药物的代谢，包括抗抑郁药、抗心律失常药、抗精神病药、镇痛药等。CYP2D 存在于第 22 号染色体上，有 9 个外显子、8 个内含子，共编码 497 种氨基酸。目前发现 CYP2D6 约有 80 个突变位点，基因突变可引起酶活性和数量的差异，从而导致药物代谢个体差异的产生。CYP2D6 的代谢表型可分为超快代谢型（UM）、快代谢型（ EM）、中间代谢型（IM）和慢代谢型（PM），携带 CYP2D6 等位基因相对应的代谢型如下。 （1）UM 型（超快代谢型）：CYP2D6*1/*1×N，CYP2D6*1/*2×N。 （2）EM 型（快代谢型）：CYP2D6*1/*1，CYP2D6*1/*2，CYP2D6*2/*2，CYP2D6 *1/*41，CYP2D6*1/*4，CYP2D6*2/*5，CYP2D6 *10/*10。 （3）IM 型（中间代谢型）：CYP2D6*4/*10，CYP2D6*5/*41。 （4）PM 型（慢代谢型）：CYP2D6*4/*4，CYP2D6*4/*5，CYP2D6*5/*5，CYP2D6*4/*6。 CYP2D6 的 PM 型主要突变等位基因为 CYP2D6*3、CYP2D6*4、CYP2D6*5，中国人群中 PM 型不足 2%，UM 型较少见；IM 型常见；中国人群中携带最多的 CYP2D6 等位基因突变为 CYP2D6*10，突变频率可达 0.5。研究表明，CYP2D6*10/*10 的纯合子突变导致 CYP2D6 的活性低于 EM 型且不稳定，表现为 IM 型。 氟西汀的代谢受到 CYP2D6 基因型的影响，但目前暂无根据基因型的用药建议
药物因素	（1）单胺氧化酶抑制剂（MAOIs）。有报道在接受 SSRIs 治疗的患者同时合用 MAOIs，以及近期终止 SSRIs 治疗，转而开始 MAOIs 治疗的患者中出现严重的、有时甚至是致命的反应。氟西汀不推荐与 A 型 MAOIs（MAOI-A）合用。可谨慎地与 B 型 MAOIs（MAOI-B，如司来吉兰）合用，有发生 5-HT 综合征的危险，建议临床监控。氟西汀的治疗必须在不可逆的 MAOIs 停药 2 周之后，可逆的 MAOIs（如吗氯贝胺）停药后的第二天开始。 （2）5-HT 能药物。与 5-HT 能药物（如 SNRIs、SSRIs、曲马朵、舒马曲坦）合用有可能增加血清素综合征的危险性。与舒马曲坦同时使用会带来冠状血管收缩和高血压等额外的危险。 （3）锂盐和色氨酸。当锂盐和色氨酸与 SNRIs 合用时有出现 5-HT 综合征的报道。因此，盐酸氟西汀同这些药物的合用时应当谨慎。当氟西汀与锂盐同时服用时需要更密切和频繁的临床监控。

续表

药物因素	（4）CYP2D6同工酶。与三环类抗抑郁药及其他选择性5-HT能抗抑郁药类似，氟西汀也经过肝CYP2D6同工酶系统代谢，因此，氟西汀与同样经该系统代谢的药物合用可能导致药物间的相互作用。若同时服用的其他药物主要经由CYP2D6同工酶系统代谢，并且治疗窗很窄（如氟卡尼、恩卡尼、卡马西平及三环类抗抑郁药），其起始剂量或治疗剂量应降低到治疗范围的下限。如果最近5周内曾服用盐酸氟西汀，此原则同样适用。 （5）口服抗凝药。当氟西汀同口服抗凝药合用时，抗凝药作用会发生变化［化验值和（或）临床症状体征］，类型不一，但包括出血症状增加（此种情况偶见报道）。正在服用华法林的患者在起始或停止氟西汀治疗时应当密切监测凝血状况。 （6）电抽搐治疗（ECT）。服用氟西汀的患者接受电抽搐治疗时惊厥时间延长的情况鲜有报道，但也须谨慎。 （7）酒精。在正规试验中，盐酸氟西汀不升高血中酒精水平或增强酒精作用。然而，在SSRI治疗的同时不建议饮酒。 （8）贯叶连翘。同其他SSRI一样，盐酸氟西汀和草药贯叶连翘可能发生药物效应动力学相互作用，这会导致不良反应增加
疾病因素	（1）氟西汀须慎用于既往有抽搐发作史的患者。 （2）抗抑郁药应慎用于有躁狂/轻度躁狂病史的患者。患者发生躁狂，应立即停用氟西汀。 （3）对于患有急性心脏疾病的患者服用盐酸氟西汀的临床试验尚有限，因此，此类患者应慎用
生理因素	（1）对于肝功能紊乱的患者，应降低服用量。 （2）由于尚未明确在儿童及青少年（18岁以下）中使用的安全性及疗效，因此，不推荐在该人群中使用。 （3）老年人剂量增加时须小心，通常每天的剂量不应该超过40mg。最大推荐剂量是一日60mg。 （4）氟西汀可以在妊娠期使用，但应该谨慎，特别是在妊娠晚期或分娩开始前。 （5）氟西汀及其代谢产物可以分泌至母乳。在母乳喂养的婴儿中报道有不良事件。如果必须服用氟西汀，建议停止哺乳。然而，如果继续母乳喂养，则应该给予最低有效剂量的氟西汀进行治疗
其他因素	无
剂量调整模型	无

氯米帕明

影响因素	遗传因素：吸收□分布□代谢☑排泄□靶点（受体或通路）□其他：无
	非遗传因素：药物因素☑疾病因素☑生理因素☑ 其他因素：吸烟、饮食
药物简介	**作用机制** 氯米帕明属于三环类抗抑郁药，能够综合改善抑郁症的各种表现，特别是一些典型症状，如精神运动性抑制、抑郁心境及焦虑。通常在治疗后的2～3周出现临床治疗反应。氯米帕明的主要作用可能是抑制神经元对释放于突触间隙的去甲肾上腺素和5-HT的再摄取，其中又以抑制5-HT的再摄取为主。氯米帕明具有广泛的药理作用，包括α_1抗肾上腺素、抗胆碱能、抗组胺和抗5-HT受体阻滞等作用。

续表

药物简介	**适应证** （1）各种病因和症状表现的抑郁状态。①内源性、反应性、神经症性、器质性、隐匿性及更年期性抑郁。②伴随精神分裂症和人格障碍的抑郁。③由于早老、衰老、慢性疼痛状态、慢性躯体疾病引起的抑郁症。④反应性、神经症性及精神病性的抑郁性心境障碍，包括其相应的躯体表现，也见于儿童患者。 （2）强迫症。 （3）其他适应证，如恐惧症、惊恐发作、伴有发作性睡病的猝倒症、慢性疼痛状态、夜间遗尿（5岁以上，应首先排除可能的器质性病因）。 **药物代谢动力学** （1）吸收。氯米帕明在胃肠道中被完全吸收。经过肝脏的首过代谢而生成活性代谢产物*N*-去甲氯米帕明后，氯米帕明原形的全身生物利用度降至50%。 （2）分布。97.6%的氯米帕明与血浆蛋白结合。氯米帕明在体内广泛分布，表观分布容积为12～17L/kg。脑脊液的浓度相当于血药浓度的2%。进入母乳的氯米帕明的浓度与血浆中的浓度及通过胎盘屏障的浓度近似。 （3）代谢。氯米帕明的主要代谢途径是通过去甲基化形成活性代谢产物*N*-去甲氯米帕明。活性成分（氯米帕明和*N*-去甲氯米帕明）以形成2位和8位羟基化氯米帕明的方式进行清除，此过程是由CYP2D6催化。 （4）排泄。氯米帕明在血液中清除的半衰期平均为21小时（范围为12～36小时），而去甲氯米帕明的平均$t_{1/2}$为36小时。氯米帕明单次给药后，约2/3以水溶性结合物的形式从尿液中排出，约1/3从粪便中排出。从尿液中排出的氯米帕明原形和去甲氯米帕明的量分别占服用剂量的2%和0.5%
说明书信息摘录	**FDA** 严重抑郁症患者存在着自杀的危险，而且在疾病明显缓解前，该危险可能会持续存在。处于抑郁状态的成人或儿童患者，不论其是否正在使用抗抑郁药物，均可能出现抑郁加重和（或）自杀倾向或其他精神症状。对存在抑郁状态及其他精神异常的儿童、青少年和年龄小于25岁的青年进行的短期研究显示，抗抑郁药物会增加出现自杀的想法和行为（自杀倾向）的危险。 三环类抗抑郁药的代谢率个体间差异较大，主要是由遗传因素决定。口服相同剂量的氯米帕明在个体间可能会出现36倍血药浓度的差异。药物代谢同工酶CYP2D6（异喹胍羟化酶）的生化活性在一部分白种人群中是降低的（7%～10%的白种人称之为“慢代谢”）；CYP2D6活性的降低在亚洲、非洲和其他人群中的患病率的准确估计尚未公布。当给予三环类抗抑郁药（TCAs）平时的剂量时，慢代谢型的血药浓度比预期高。部分通过CYP2D6代谢的药物，血药浓度的增加可能较少，或相当高（TCAs的血浆*AUC*增加8倍）。 **EMA** 无。 **PMDA** 无。 **HCSC** 无
遗传因素	氯米帕明主要通过CYP2D6和CYP2C19代谢，基因突变可引起酶活性和数量的差异，从而导致药物代谢个体差异的产生。以下是携带等位基因相对应的代谢型。 （1）CYP2D6基因。 1）PM型（慢代谢型）：携带2个功能缺失等位基因（CYP2D6*3～CYP2D6*8，CYP2D6*11～CYP2D6*16，CYP2D6*19～CYP2D6*21，CYP2D6*38，CYP2D6*40，CYP2D6*42）减少60%的剂量并按照血药浓度调整维持剂量。

续表

<table>
<tr>
<td>遗传因素</td>
<td>
2）IM型（中间代谢型）：携带2个功能降低等位基因（CYP2D6*9，CYP2D6*10，CYP2D6*17，CYP2D6*29，CYP2D6*36，CYP2D6*41）或携带1个功能等位基因（CYP2D6*1，CYP2D6*2，CYP2D6*33，CYP2D6*35）和1个功能缺失等位基因（CYP2D6*3～CYP2D6*8，CYP2D6*11～CYP2D6*16，CYP2D6*19～CYP2D6*21，CYP2D6*38，CYP2D6*40，CYP2D6*42）或携带1个功能缺失等位基因（CYP2D6*3～CYP2D6*8，CYP2D6*11～CYP2D6*16，CYP2D6*19～CYP2D6*21，CYP2D6*38，CYP2D6*40，CYP2D6*42）。
3）UM型（超快代谢型）：不携带功能缺失等位基因（CYP2D6*3～CYP2D6*8，CYP2D6*11～CYP2D6*16，CYP2D6*19～CYP2D6*21，CYP2D6*38，CYP2D6*40，CYP2D6*42）或不携带功能降低等位基因（CYP2D6*9，CYP2D6*10，CYP2D6*17，CYP2D6*29，CYP2D6*36，CYP2D6*41）。
（2）CYP2C19基因。
1）UM型（超快代谢型）：CYP2C19*17/*17，CYP2C19*1/*17，携带2个功能增强型等位基因或1个功能等位基因和1个功能增强型等位基因。
2）EM型（快代谢型）：CYP2C19*1/*1，携带2个功能等位基因或功能降低等位基因或1个功能等位基因及功能失活或降低的等位基因。
3）IM型（中间代谢型）：CYP2C19*1/*2，CYP2C19*1/*3，CYP2C19*2/*17，携带1个功能降低和1个失活等位基因。给予正常起始剂量。
4）PM型（慢代谢型）：CYP2C19*2/*2，CYP2C19*2/*3，CYP2C19*3/*3，不携带功能等位基因。
CYP2C19*17：rs12248560 中国汉族人群等位基因频率≤0.01。CYP2D6的PM型主要突变等位基因为CYP2D6*3、CYP2D6*4、CYP2D6*5，中国人群中PM型不足2%；UM型较少见；IM型常见；中国人群中携带最多的CYP2D6等位基因突变为CYP2D6*10，突变频率可达0.5。研究表明，CYP2D6*10/*10的纯合子突变导致CYP2D6的活性低于EM型且不稳定，表现为IM型，此类突变对多种精神科药物的代谢影响显著。
中国汉族人群CYP2C19其他等位基因分布如下表。
中国汉族人群CYP2C19其他等位基因分布
<table>
<tr><th>CYP2C19等位基因分布</th><th>中国汉族
n=2127</th><th>中国南方
n=1127</th><th>中国北方
n=1000</th></tr>
<tr><td>CYP2C19*1</td><td>61.09%</td><td>60.39%</td><td>61.85%</td></tr>
<tr><td>CYP2C19*2</td><td>33.24%</td><td>33.81%</td><td>32.60%</td></tr>
<tr><td>CYP2C19*3</td><td>5.41%</td><td>5.41%</td><td>5.40%</td></tr>
</table>
</td>
</tr>
<tr>
<td>药物因素</td>
<td>
（1）对于氯米帕明过敏者、有与二苯扎西平类的三环类抗抑郁药交叉过敏者均禁用。
（2）严禁与单胺氧化酶（MAO）抑制剂合用，包括使用本品的前后14天，禁止与选择性可逆的MAO-A抑制剂，如吗氯贝胺合用。
（3）应避免同时使用能够导致QT间期延长的药物。某些抗心律失常药物（如奎尼丁和普罗帕酮）是CYP2D6强效抑制剂，不应与本品同时使用。利尿药可能会导致低钾血症，从而增加发生QT间期延长和尖端扭转型室性心动过速的危险，使用本品应十分谨慎。
（4）与5-HT能药物（如SRRIs、SNRIs、三环类抗抑郁药及锂盐）同时使用可能会发生5-HT综合征（症状为高热、肌阵挛、激越、癫痫发作、谵妄和昏迷）。应当依照推荐的剂量用药，增加本品的用量时应谨慎。对于氟西汀而言，建议在使用氟西汀进行治疗之前和之后都要经过2～3周的洗脱期。
</td>
</tr>
</table>

续表

药物因素	（5）使本品作用增强的药物相互作用。①某些选择性 5-HT 再摄取抑制剂是 CYP2D6 的抑制剂（如氟西汀、帕罗西汀或舍曲林），而有些则是其他同工酶的抑制剂（包括 CYP1A2 和 CYP2C19，如氟伏沙明），可能增加氯米帕明的血药浓度，从而带来相应的不良反应。②与强效 CYP2D6 抑制剂特比萘芬同时服用时，可能需要调整本品的剂量。同时使用组胺 2 型（H_2）受体阻滞剂西咪替丁（是多种 CYP 同工酶的抑制剂，包括 CYP2D6 和 CYP3A4）可能会增加本品的血药浓度，应当减少药物的用量。③神经安定药（如吩噻嗪）可能会造成本品的血药浓度升高、惊厥阈下降以及癫痫发作。与硫利达嗪联合使用时可能会产生严重的心律失常。④哌甲酯可能会通过对代谢的潜在抑制作用而增加其药物浓度，在必要时应减小本品的用量。⑤与丙戊酸酯同时服用可能会引起 CYP2C 和（或）UGT 的抑制，从而导致氯米帕明和去甲氯米帕明的血药浓度水平升高。 （6）使本品作用减弱的相互作用。①利福平（CYP3A 和 CYP2C 的诱导剂）可能会加快本品的代谢，降低氯米帕明的浓度，从而降低本品的疗效。②抗惊厥药（CYP3A 和 CYP2C 诱导剂），如巴比妥类、卡马西平、苯巴比妥和苯妥英，可能会降低氯米帕明的浓度。③与离子交换树脂（如考来烯胺或考来替泊）同时服用可能会降低氯米帕明的血药浓度水平。推荐本品与树脂类药品错时服用，如服用树脂类药品前至少 2 小时或服用后 4～6 小时再服用。④与金丝桃同时服用可能会降低氯米帕明的血药浓度。 （7）使其他药物作用增强的相互作用。①可能增强抗胆碱能药物（吩噻嗪、抗帕金森药物、抗组胺药物、阿托品及比哌立登）对于眼、中枢神经系统、肠道和膀胱的作用。②增加拟交感神经药物［肾上腺素、去甲肾上腺素、异丙肾上腺素、麻黄碱和去氧肾上腺素（如局部麻醉药）］对于心血管的作用。③可能通过抑制香豆素类抗凝药的代谢（CYP2C9），加强香豆素类药物（如华法林）的抗凝作用，建议在使用这类药物时密切监测血浆凝血酶原活性。④可能增强酒精及其他中枢抑制剂（如巴比妥类药物、苯二氮䓬类药物或全身麻醉药）的作用。 （8）使其他药物作用降低的相互作用。可能会降低或消除胍乙啶、倍他尼定、利血平、可乐定和甲基多巴等肾上腺素能神经元阻滞剂的抗高血压作用，应选择其他类型的抗高血压药物（如血管扩张剂或β受体阻滞剂）
疾病因素	（1）新近发生心肌梗死者禁用。先天性 QT 间期延长综合征者禁用。 （2）在使用本品之前应首先治疗可能存在的低钾血症。 （3）应慎用于心血管疾病患者，尤其是患有心血管功能不全、传导异常（如一度至三度房室传导阻滞）或心律失常的患者。 （4）患有直立性低血压或循环不稳定的患者可能出现血压下降。在开始使用本品进行治疗之前，应测量血压。 （5）会降低惊厥阈值，因此，在患有癫痫的患者及具有其他诱因［如各种病因导致的脑损伤、同时使用神经安定药、戒酒或停止服用具有抗惊厥特性药物（如苯二氮䓬类）］的患者中使用本品应极为谨慎。只有在小心的监护下方可将本品与电惊厥治疗同时使用。 （6）由于本品的抗胆碱特性，在具有眼内压增高史、患有闭角型青光眼或尿潴留（如前列腺疾病）的患者中使用本品时应小心。泪液分泌的减少和分泌黏液的积累有可能导致佩戴隐形眼镜患者的角膜上皮受到损伤。 （7）严重肝病和肾上腺髓质肿瘤（如嗜铬细胞瘤、神经母细胞瘤）的患者使用本品时应小心，有可能诱发高血压危象。 （8）有甲状腺功能亢进或者正在接受甲状腺素制剂治疗的患者使用本品时应谨慎，有出现心脏毒性的可能。 （9）在中度和重度肾损伤患者中，应在治疗期间对患者进行监测。具有肝损伤的患者，服用氯米帕明应谨慎。 （10）在患有慢性便秘的患者中使用本品时应小心。本品可能会导致麻痹性肠梗阻，特别是对于老年患者和卧床的患者

续表

生理因素	（1）老年患者应谨慎增加剂量，并监测心功能与心电图。 （2）妊娠期女性应避免使用本品，除非预期的获益大于对胎儿潜在的风险。妊娠期女性在预产期前至少7周应停用本品（但应在充分权衡利弊后才可考虑是否停药）。由于活性物质可进入乳汁，哺乳期女性应逐渐停用本品或停止哺乳。 （3）5岁以下儿童禁用，青少年患者应谨慎增加剂量
其他因素	（1）与葡萄柚、葡萄柚汁或蔓越莓汁同时服用可能会升高氯米帕明的血药浓度。 （2）香烟烟雾中的成分如尼古丁为已知的CYP1A2诱导剂，会使氯米帕明的血药浓度下降，吸烟者的氯米帕明稳态血药浓度会下降至不吸烟者的1/2（但*N*-去甲氯米帕明的浓度无变化）。 （3）当本品与食物同时服用时，吸收开始的时间可能会略有延迟
剂量调整模型	（1）根据CPIC指南基于CYP2C19基因型的剂量推荐。 1）UM型（超快代谢型）：建议更换不经过CYP2C19代谢的药物。如果需要使用三环类抗抑郁药，按照血药浓度调整维持剂量。 2）EM型（快代谢型）：给予正常起始剂量。 3）IM型（中间代谢型）：给予正常起始剂量。 4）PM型（慢代谢型）：给予50%的起始剂量，按照血药浓度调整维持剂量。 （2）根据DPWG指南基于CYP2D6基因型的剂量推荐。 1）PM型（慢代谢型）：减少60%剂量并按照血药浓度调整维持剂量。 2）IM型（中间代谢型）：降低20%剂量并按照血药浓度调整维持剂量。 3）UM型（超快代谢型）：增加100%剂量并按照血药浓度调整维持剂量

西酞普兰

影响因素	遗传因素：吸收□分布□代谢☑排泄□靶点（受体或通路）□其他：无
	非遗传因素：药物因素☑疾病因素☑生理因素☑ 其他因素：无
药物简介	**作用机制** （1）西酞普兰是一种很强的、选择性的5-HT再摄取抑制剂，具有抗抑郁作用，长时间使用不会产生耐受。西酞普兰不影响γ-氨基丁酸（GABA）、多巴胺（DA）、去甲肾上腺素的摄取。与大多数三环类抗抑郁药和一些新型的SSRI类药不同，西酞普兰对$5\text{-}HT_{1A}$、$5\text{-}HT_2$受体，多巴胺D_1和D_2受体，α_1、α_2、β受体，组胺H_1、毒蕈碱样胆碱能受体，苯二氮䓬类和阿片受体没有或仅有很低的亲和力。因此，西酞普兰较少发生如下典型的不良反应：口干、膀胱和肠道功能紊乱、视力模糊、嗜睡、心脏毒性、直立性低血压。 （2）西酞普兰的主要代谢产物也是SSRIs类化合物，虽然它们的作用和选择性比西酞普兰低，但选择性仍比其他大多数新型SSRIs类药物高。其代谢产物没有抗抑郁作用。 （3）快动眼（REM）睡眠被抑制时说明抗抑郁作用开始起效。像三环类抗抑郁药、其他SSRIs类药和单胺氧化酶（MAO）抑制剂一样，西酞普兰可缩短快动眼睡眠并延长慢波睡眠。 （4）虽然西酞普兰不与阿片受体结合，但它有阿片类镇痛剂的抗伤害作用。 西酞普兰不会影响人的认知功能（智力水平）和智力操作性能，单用或与酒精合用时无或仅有微弱的镇静作用。 **适应证** 抑郁性精神障碍（内源性及非内源性抑郁）。

续表

药物简介	**药物代谢动力学** （1）吸收。口服吸收完全，不受食物的影响（平均 3 小时达到 C_{max}），口服生物利用度约为 80％。 （2）分布。表观分布容积为 12～17L/kg。西酞普兰及其代谢产物的血浆蛋白结合率低于 80％。 （3）代谢。西酞普兰在肝脏内代谢为去甲基西酞普兰、去二甲基西酞普兰、西酞普兰-*N*-氧化物和无活性的去氨基丙酸衍生物。所有的活性代谢产物仍是 SSRIs 类化合物，但作用比西酞普兰弱。血浆中主要存在的是西酞普兰原形药；去甲基西酞普兰、去二甲基西酞普兰的浓度分别是西酞普兰的 30％～50％和 5％～10％。西酞普兰经 CYP2C19（约 38％）、CYP3A4（约 31％）和 CYP2D6（约 31％）转化为去甲基西酞普兰。 （4）排泄。多次给药后西酞普兰的 $t_{1/2}$ 约为 1.5 天，系统血浆清除率为 0.3～0.4L/min，口服给药的血浆清除率（*CL*）为 0.4L/min。 西酞普兰主要经肝脏排泄（85％），其余 15％经肾脏排泄，日剂量中的 12％～23％的西酞普兰以原形从尿液中排泄。肝脏清除率约为 0.3L/min，肾脏清除率为 0.05～0.08L/min。 （5）线性。西酞普兰的药物代谢动力学呈线性，1～2 周后达到稳态血药浓度，每日剂量 40mg 的平均稳态血药浓度为 300nmol/L（范围为 165～405nmol/L）。 （6）老年患者（>65 岁）。老年患者的代谢减慢，药物的 $t_{1/2}$ 延长（1.5～3.75 天），清除率下降（0.08～0.3L/min）。相同剂量下，老年患者的稳态血药浓度是年轻患者的 2 倍。 （7）肝功能降低者。肝损伤患者体内西酞普兰的代谢速度减慢。其 $t_{1/2}$ 及平均稳态浓度约为肝功能正常患者的 2 倍。 （8）肾功能降低者。轻、中度肾功能降低患者体内西酞普兰的代谢速度减慢，但对其药物代谢动力学无严重影响。尚无重度肾功能降低患者（肌酐清除率<20ml/min）的资料。 （9）药物代谢动力学和药物效应动力学关系。西酞普兰的血药浓度与治疗反应及不良反应之间的关系尚不清楚。其代谢产物没有抗抑郁作用
说明书信息摘录	**FDA** 对抑郁症（MDD）和其他精神障碍的短期临床试验结果显示，与安慰剂相比，抗抑郁药物增加了儿童、青少年和青年（<24 岁）患者自杀观念和实施自杀行为（自杀倾向）的风险。任何人如果考虑将本品或其他抗抑郁药物用于儿童、青少年或青年（<24 岁），都必须权衡临床需求和风险。短期临床试验没有显示出年龄大于 24 岁的使用抗抑郁药物的成年患者与安慰剂组相比自杀倾向的风险增加；在年龄 65 岁及以上使用抗抑郁药物的成年患者中，自杀倾向的风险与安慰剂组相比有所降低。抑郁和某些精神障碍疾病本身与自杀风险的增加有关，必须密切观察和合理监测所有年龄患者开始使用抗抑郁药物治疗后的临床症状的恶化、自杀倾向、行为的异常变化。家属和看护者必须密切观察患者并与医师进行沟通。本品未被批准用于儿童患者。 **EMA** 无。 **PMDA** 无。 **HCSC** CYP2C19 慢代谢型患者前 2 周的起始剂量建议为 10mg/d，之后根据患者的反应增加剂量，但不应超过 20mg/d

续表

<table>
<tr><td>遗传因素</td><td>西酞普兰主要通过 CYP2C19 代谢，基因突变可引起酶活性和数量的差异，从而导致药物代谢产生个体差异。以下是携带等位基因相对应的代谢型。
CYP2C19 基因分型如下。
（1）UM 型（超快代谢型）：CYP2C19*17/*17，CYP2C19*1/*17。
（2）EM 型（快代谢型）：CYP2C19*1/*1。
（3）IM 型（中间代谢型）：CYP2C19*1/*2，CYP2C19*1/*3，CYP2C19*2/*17。
（4）PM 型（慢代谢型）：CYP2C19*2/*2，CYP2C19*2/*3，CYP2C19*3/*3。
其中，CYP2C19*17：rs12248560 中国汉族人群等位基因频率≤0.01。
中国汉族人群 CYP2C19 其他等位基因分布如下表。
中国汉族人群 CYP2C19 其他等位基因分布
<table>
<tr><th>CYP2C19 等位基因分布</th><th>中国汉族
n=2127</th><th>中国南方
n=1127</th><th>中国北方
n=1000</th></tr>
<tr><td>CYP2C19*1</td><td>61.09%</td><td>60.39%</td><td>61.85%</td></tr>
<tr><td>CYP2C19*2</td><td>33.24%</td><td>33.81%</td><td>32.60%</td></tr>
<tr><td>CYP2C19*3</td><td>5.41%</td><td>5.41%</td><td>5.40%</td></tr>
</table></td></tr>
<tr><td>药物因素</td><td>（1）合用 MAOIs（非选择性和选择性 MAO-A 抑制剂：吗氯贝胺）有发生 5-HT 综合征的风险。有 SSRIs 类药物合用 MAOIs 时发生严重不良反应和有时为致死性不良反应的报道，包括选择性 MAO-B 抑制剂司来吉兰、可逆性 MAOIs（RIMA）吗氯贝胺，当司来吉兰等 MAOIs 的日剂量超过 10mg 时，禁止与本品合用。非选择性 MAOIs 停药 14 天后，吗氯贝胺停药至少 1 天后，方可使用本品。本品停药 7 天后方可使用 MAOIs。
（2）西酞普兰合用锂盐的临床试验中未发现药物相互作用。然而，有合用 SSRIs 类药物和锂盐或色氨酸产生协同效应的报道，因此应谨慎合用此类药物。
（3）与 5-HT 能药物合用（如曲马多、舒马曲坦）可能导致该类药物的协同作用。
（4）合用 SSRIs 类药物和含有贯叶连翘（金丝桃素）的中草药，可能增加不良反应的发生</td></tr>
<tr><td>疾病因素</td><td>有使用 SSRIs 类药物发生皮下出血的报道，如瘀斑和紫癜。建议在下列情况应慎用 SSRIs 类药物，包括：合用口服抗凝药的患者，或者合用已知对血小板功能有影响的药物（如非典型抗精神病药物和吩噻嗪类药物、大部分三环类抗抑郁药物、阿司匹林和非甾体抗炎药、噻氯匹定和双嘧达莫）和已知有出血病史的患者</td></tr>
<tr><td>生理因素</td><td>（1）妊娠期女性。西酞普兰用于妊娠期女性的临床资料有限，没有收到过引起关注的报道。依据生殖毒性研究（Ⅰ、Ⅱ和Ⅲ阶段）数据，妊娠期女性使用本品时无须特殊观察。妊娠晚期使用 SSRIs 类药物，新生儿可能产生包括发生神经行为障碍在内的症状。妊娠期女性一直使用 SSRIs 类药物直到新生儿出生，报道新生儿出现以下症状：易激惹、震颤、张力亢进、肌肉紧张度增加、持续哭闹、吮吸或入睡困难。可能是 5-HT 能作用或停药综合征。妊娠期女性使用 SSRIs 类药物时不应突然停药。
（2）哺乳期女性。西酞普兰可在乳汁中分泌，估计新生儿可摄取母体按 mg/kg 给药日剂量的 5%。新生儿没有或仅有极少的不良事件发生。然而，现有信息不足以评价儿童可能产生的风险，故应慎用本品。
（3）儿童用药。抗抑郁剂不适用于儿童和 18 岁以下的青少年。在儿童和 18 岁以下的青少年的临床试验中，发现本品组发生与自杀相关的行为（自杀企图和自杀观念）和敌意（攻击性，对抗行为和易怒）的频率高于安慰剂组。即使是为了临床试验，仍需密切监测患者的自杀表现。
（4）老年人用药。超过 65 岁的患者，每日最高剂量 40mg</td></tr>
<tr><td>其他因素</td><td>尚无西酞普兰的吸收和其他药物代谢动力学特性受到食物影响的报道</td></tr>
</table>

续表

剂量调整模型

根据2015年CPIC指南基于CYP2C19基因型的西酞普兰剂量推荐见下表。

基于CYP2C19基因型的西酞普兰剂量推荐表

代谢型	基因型	多态性	对西酞普兰/酞代谢影响	给药建议	推荐分级
UM（超快代谢型5%～30%）	携带2个功能增强型等位基因或1个功能等位基因和1个功能增强型等位基因	CYP2C19*17/*17，CYP2C19*1/*17	增加了西酞普兰的代谢，低血药浓度可能导致治疗失败	更换不经过CYP2C19代谢的药物	中
EM（快代谢型35%～50%）	携带2个功能等位基因	CYP2C19*1/*1	正常代谢	给予推荐起始剂量	强
IM（中间代谢型18%～45%）	携带1个功能等位基因和1个失活等位基因	CYP2C19*1/*2，CYP2C19*1/*3，CYP2C19*2/*17	降低代谢	给予推荐起始剂量	强
PM（慢代谢型2%～15%）	不携带功能等位基因	CYP2C19*2/*2，CYP2C19*2/*3，CYP2C19*3/*3	极大降低西酞普兰代谢；高血药浓度增加副作用产生的可能性	考虑降低50%推荐起始剂量并监测；或更换不经过CPY2C19代谢的药物	中

奥氮平

影响因素	遗传因素：吸收□分布□代谢☑排泄□靶点（受体或通路）□其他：无 非遗传因素：药物因素☑疾病因素☑生理因素☑ 其他因素：无
药物简介	**作用机制** 奥氮平是一种抗精神病药，对多种受体系统具有药理作用。动物实验表明，奥氮平对5-HT、多巴胺D、α肾上腺素、组胺等多种受体有亲和力。动物行为研究表明，奥氮平具有5-HT、多巴胺和胆碱能拮抗作用，与其受体结合情况相符。奥氮平的体外和体内5-HT_2受体亲和力大于其与多巴胺D_2受体的亲和力。 电生理研究表明，奥氮平选择性地减少间脑边缘系统（A10）多巴胺能神经元的放电，而对纹状体（A9）的运动功能通路影响很小。奥氮平在低于产生僵住反应的剂量水平时能减少条件性回避反应。与其他抗精神病药不同，奥氮平在抗焦虑测试中能增加反应。对照临床试验结果表明，奥氮平能显著改善阴性及阳性症状。 **适应证** 奥氮平适用于精神分裂症和其他有严重阳性症状（如妄想、幻觉、思维障碍、敌意和猜疑）和（或）阴性症状（如情感淡漠、情感和社会退缩、言语贫乏）的精神病的急性期和维持治疗。奥氮平亦可缓解精神分裂症及相关疾病常见的继发性情感症状。

续表

药物简介	**药物代谢动力学** 奥氮平口服吸收良好，5～8 小时达到 C_{max}。吸收不受进食影响。奥氮平血药浓度呈线性分布。奥氮平通过结合和氧化反应在肝脏代谢，主要循环代谢产物是 10-*N*-葡萄苷酸，它不会透过血脑屏障。CYP1A2 和 CYPD2D6 参与 *N*-去甲基和 2-羟甲基代谢产物的形成，这 2 种代谢产物的体内药理学活性均显著低于奥氮平。主要的药理学活性来自奥氮平，平均 $t_{1/2}$ 为 33 小时（5%～95%为 21～54 小时），血浆平均廓清 $t_{1/2}$ 为 33 小时（5%～95%为 21～54 小时），血浆平均廓清率为 26L/h（5%～95%为 12～17L/h）。奥氮平的药物代谢动力学参数随吸烟状况、性别和年龄而变化，但这些因素单独发生影响的幅度与个体间的整体变异相比并不显著。正常老年人（65 岁及以上）平均廓清 $t_{1/2}$ 延长（51.8 小时），廓清率降低（17.5L/h）。女性平均廓清 $t_{1/2}$ 延长（36.7 小时），廓清率降低（18.9L/h）。肾损伤者（肌酐清除率＜10ml/min）平均廓清 $t_{1/2}$ 及廓清率与正常个体无差异。伴轻度肝损伤的吸烟者平均廓清 $t_{1/2}$ 延长（39.9 小时），廓清率降低（18.0L/h）。非吸烟者平均廓清 $t_{1/2}$ 延长（38.6 小时），廓清率降低（18.6L/h）。约 75%奥氮平主要以代谢产物的形式从尿液中排出。在 7～1000μg/ml 浓度范围内，奥氮平的血浆蛋白结合率为 93%。奥氮平主要与白蛋白和 AAG 结合。奥氮平的药物代谢动力学参数在白种人、日本人和华人中无种族差异。CYP2D6 状态不影响奥氮平的代谢
说明书信息摘录	**FDA** SYMBYAX 是药物氟西汀和奥氮平的组合，用于双相情感障碍的治疗和抗抑郁治疗。SYMBYAX 可以通过抑制 CYP2D6 增加哌咪清和甲硫哒嗪的水平。 卡马西平治疗量（20mg）导致奥氮平的清除增加了约 50%。这种增加可能是因为卡马西平是一种强有力的 CYP1A2 诱导物，每日更高剂量的卡马西平能够增加奥氮平的清除。 CYP1A2 的抑制剂氟伏沙明能减少奥氮平的清除，SYMBYAX 中低剂量的奥氮平可以考虑和氟伏沙明联用。 CYP2D6 抑制剂氟西汀可以少量减少奥氮平的清除。诱导 CYP1A2 和葡糖醛酸基转移酶的物质，如奥美拉唑、利福平可能会导致奥氮平清除增加。SYMBYAX 没有评估 CYP1A2 抑制剂对它的影响，如氟伏沙明和一些氟喹诺酮类抗生素。尽管奥氮平由多个酶系统代谢，诱导或抑制单个酶可能明显改变奥氮平清除。因此，与特定药物联用时可能需要考虑增加或减少奥氮平的剂量。 人类肝微粒体酶体外研究表明，奥氮平几乎不能抑制 CYP2D6、CYP3A、CYP1A2、CYP2C9 和 CYP2C19。 氟西汀主要通过 CYP2D6 代谢，合用 CYP2D6 抑制剂治疗可以增加氟西汀的浓度。 在两项研究中观察到奥氮平清除的微小变化可能反映其能够被通过 CYP2D6 代谢的氟西汀抑制，CYP2D6 的强效抑制剂不能影响其消除。 奥氮平的主要代谢途径是直接葡萄苷酸化糖脂化和 CYP 介导的氧化。体外研究表明，CYP2D6、CYP1A2 和 flavin-containing 单氧酶系统参与奥氮平氧化。CYP2D6 介导的氧化似乎是体内的一个次要的代谢途径，因为即使受试者缺乏这种酶，奥氮平的清除也不会降低。 **EMA** 吸烟和卡马西平可能影响奥氮平的代谢，会导致奥氮平的浓度降低。奥氮平的清除只有轻度到中度增加，对于代谢的影响很可能是有限的，但是建议临床监测必要时增加奥氮平的剂量。 氟伏沙明、特定 CYP1A2 抑制剂被证明能显著抑制奥氮平的代谢。奥氮平的 C_{max} 女性非吸烟者增加 54%，男性吸烟者增加 77%，奥氮平的 *AUC* 分别增加 52%和 108%。使用氟伏沙明或任何其他 CYP1A2 抑制剂，如环丙沙星的患者服用奥氮平时应考虑一个较低的起始剂量。如果治疗药物含有 CYP1A2 抑制剂，应该考虑减少奥氮平的剂量。

续表

说明书信息摘录	没有发现氟西汀（CYP2D6 抑制剂）、单一剂量的抗酸药（铝、镁）或西咪替丁显著影响奥氮平的药物代谢动力学。 奥氮平通过结合和氧化途径在肝脏代谢，主要的循环代谢产物是 10-*N*-葡糖苷酸，不透过血脑屏障。CYP1A2、CYP2D6 参与 *N*-去甲基和 2-羟甲基代谢产物的形成，动物体内研究表明这两种代谢产物的体内药理学活性均显著低于奥氮平。主要药理活性来自奥氮平。口服后，健康受试者年龄和性别不同，奥氮平的平均末端消除半衰期也不同。 **PMDA** 无。 **HCSC** 无
遗传因素	（1）奥氮平的血药浓度受到 CYP2D6、CYP1A2 活性的影响。根据突变位点不同，可分为 CYP2D6 超快代谢型、快代谢型、中间代谢型及慢代谢型。慢代谢型的血药浓度明显偏高。 （2）*rs1058164*、*rs16947*、*rs1135840*、*rs28371703*、*rs28371704*、*rs28371705*、*rs3892097*、*rs5030865* 均未查到中国人群的突变资料，只提及了避免与 CYP1A2 抑制剂同用。 （3）在中国人群中最常见的 CYP2D6 等位基因是 CYP2D6* 10（*rs1065852*），其在靠近氨基末端的脯氨酸富集区（PP GP）存在 Pro34 Ser 取代，在白种人中 CYP2D6* 10 等位基因的突变频率大约是 0.02，占 IM 表型个体的 10%～20%
药物因素	（1）与 CYP1A2 抑制剂（如环丙沙星、氟伏沙明、酮康唑等）合用可增强本品毒性，合用时应适当减少奥氮平的剂量。 （2）与 CYP 1A2 诱导剂（如卡马西平、普拉睾酮、利托那韦、贯叶连翘）合用可减弱奥氮平的药效。 （3）下列药物和单剂量奥氮平合用，未见代谢抑制：丙米嗪及其代谢产物去甲丙米嗪、华发林、茶碱或地西泮。 （4）奥氮平和锂盐、比哌立登合用时没有交互作用。 （5）奥氮平与甲氧氯普胺合用可增加锥体外系反应和神经阻滞剂恶性综合征的风险，禁止两者合用。 （6）奥氮平与米那普仑、米氮平、曲马多合用可增加 5-HT 综合征的风险，合用应谨慎。 （7）奥氮平与氯米帕明合用可使癫痫发作的风险增加。 （8）合用活性炭可降低奥氮平的生物利用度 50%～60%。 （9）奥氮平可能拮抗多巴胺激动剂的直接或间接作用。 （10）单剂量含铝或镁的抗酸药、西咪替丁对奥氮平的生物利用度没有影响
疾病因素	（1）闭角型青光眼患者禁用。 （2）有低血压倾向的心血管和脑血管疾病患者慎用，不推荐高血糖及糖尿病患者使用，不推荐帕金森病及与多巴胺激动剂相关的精神病患者使用。 （3）肝损伤者慎用。 （4）前列腺肥大者慎用。 （5）麻痹性肠梗阻患者慎用。 （6）有惊厥发作史及其惊厥阈值降低的患者慎用。 （7）白细胞（或中性粒细胞）减少者慎用。 （8）有药物所致骨髓抑制等毒性反应史者慎用。 （9）嗜酸性粒细胞增多或骨髓增生症患者慎用。 （10）疾病、放疗或化疗所致的骨髓抑制者慎用。 （11）迟发性运动障碍（TD）患者慎用

续表

生理因素	(1) 13岁以下儿童使用本品的安全性和有效性尚不明确，10岁以下儿童联用本品与氟西汀的安全性和有效性尚不明确。 (2) 13岁以上青少年使用可出现体重增加及镇静，且低密度脂蛋白胆固醇、总胆固醇、甘油三酯、催乳素及肝脏氨基转移酶水平的升高幅度均大于成人。青少年患者应维持最低有效剂量。 (3) 老年人服用本品偶有直立性低血压的报道。对有阿尔茨海默病相关精神病的老年患者，本品可增加其死亡的风险。 (4) 本品对胎儿有潜在风险。在妊娠晚期用药，罕有婴儿出现震颤、肌张力增高、昏睡及嗜睡的报道。妊娠期女性用药时应权衡利弊。 (5) FDA妊娠药物分级为C级。 (6) 本品可经人乳汁排泄，哺乳期女性用药时应停止哺乳
其他因素	无
剂量调整模型	无

丙米嗪

影响因素	遗传因素：吸收□分布□代谢☑排泄□靶点（受体或通路）□其他：无
	非遗传因素：药物因素☑疾病因素☑生理因素☑ 其他因素：无
药物简介	**作用机制** (1) 对中枢神经系统的作用。主要是阻滞去甲肾上腺素和5-HT的再摄取，增加突触间隙中去甲肾上腺素和5-HT含量，促进突触传递功能而发挥抗抑郁作用。 (2) 对自主神经系统的作用。明显阻断M受体，引起视力模糊、口干、便秘和尿潴留等，但对多巴胺受体影响甚小。 (3) 对心血管系统的影响。降低血压，致心律失常，其中心动过速较常见，心电图可出现T波倒置或低平；对心肌有奎尼丁样直接抑制效应（与阻断单胺类再摄取，从而引起心肌中去甲肾上腺素浓度增高有关）。 **适应证** (1) 治疗抑郁症，因具有振奋作用，适用于迟钝型抑郁，但不宜用于激越型抑郁或焦虑性抑郁。对内源性抑郁症、更年期抑郁症均有效但疗效慢，对精神分裂症伴发的抑郁状态无效或疗效差。 (2) 治疗小儿遗尿症。 (3) 未标注的适应证包括慢性神经病理性疼痛（包括糖尿病神经病变）、惊恐障碍、注意缺陷多动障碍（ADHD）和创伤后应激障碍（PTSD）。 **药物代谢动力学** 口服给药后迅速、良好地吸收。血浆蛋白结合率为60%～95%，生物利用度约为43%。口服后1～2小时达到C_{max}。吸收不受食物的影响。体内分布以脑、肾、肝中较多，在脑中又以基底节中最多。完全由肝脏代谢。丙米嗪通过肝脏的CYP同工酶（如CYP1A2、CYP2D6、CYP3A4、CYP2C9）转换为活性代谢产物去甲丙米嗪和2-羟基去甲丙米嗪，与原药可以透过血脑屏障、胎盘屏障，并从乳汁中排出。治疗血药浓度>95ng/ml，丙米嗪$t_{1/2}$为8～20小时，活性代谢产物去甲丙米嗪$t_{1/2}$可长达125小时。约40%的口服给药剂量在24小时内由尿液排出，72小时内可排出70%，22%由粪便排泄

续表

说明书信息摘录	**FDA** 在给予常规剂量时，慢代谢者可达到更高的血药浓度。所以，当合用可抑制 CYP2D6 活性的药物时，需要给予更低剂量的三环类抗抑郁药。此外，当这些合用药物之一停用，可能需要增加三环类抗抑郁药的剂量。同时，有合用药物时需要监测三环类抗抑郁药的血药浓度水平。 **EMA** 无。 **PMDA** 无。 **HCSC** 无
遗传因素	(1) 丙米嗪的血药浓度受到 CYP2D6 活性的影响。根据突变位点不同，可分为 CYP2D6 超快代谢型、快代谢型、中间代谢型及慢代谢型。慢代谢型的血药浓度明显偏高。 (2) *rs1058164*、*rs16947*、*rs1135840*、*rs28371703*、*rs28371704*、*rs28371705*、*rs3892097*、*rs5030865*均未查到中国人群的突变资料。 (3) 在中国人群中最常见的 CYP2D6 等位基因是 CYP2D6*10 (*rs1065852*)，其在靠近氨基末端的脯氨酸富集区（PP GP）存在 Pro34 Ser 取代，在白种人中 CYP2D6*10 等位基因的突变频率大约是 0.02，占 IM 表型个体的 10%～20%。在东方人群中，CYP2D6*10 的突变频率为 0.51，这使得异喹胍或司巴丁的平均代谢比值（MR）向更高的值转变，同时使得在这个人群中 CYP2D6 代谢清除药物的平均代谢清除率比白种人低
药物因素	(1) 酒精与三环类药并用，可以促使中枢神经产生抑制作用。 (2) 与抗惊厥药并用，三环类药可降低癫痫阈值，从而降低抗惊厥药的作用，须调整抗癫痫药的用量。 (3) 与抗组胺药或抗胆碱药并用，药效相互加强，需及时调整用量。 (4) 胍乙啶与三环类药并用，前者的抗高血压作用可被减低。但多塞平用量未超过每日 150mg 时，胍乙啶的疗效可不受影响。 (5) 与雌激素或含雌激素的避孕药并用，可增加三环类药的不良反应，同时减少抗抑郁效能。 (6) 与单胺氧化酶抑制剂合用，可产生高血压危象，且已有死亡的报道。一般应在前者停用 2 周后，再使用三环类药。 (7) 与肾上腺素受体激动剂并用，可引起严重高血压与高热。 (8) 与甲状腺制剂合用，可互相增效，导致心律失常，两者均须减量
疾病因素	(1) 急性心肌梗死恢复期患者禁用。 (2) 支气管哮喘患者禁用。 (3) 心血管疾病患者禁用。 (4) 癫痫症患者禁用。 (5) 青光眼患者禁用。 (6) 肝损伤患者禁用。 (7) 甲状腺功能亢进患者禁用。 (8) 前列腺肥大患者禁用。 (9) 精神分裂症患者禁用。 (10) 尿潴留患者禁用

续表

生理因素	（1）三环类药均可自乳汁排出，哺乳期女性应慎用。 （2）6～12 岁儿童，可用丙米嗪治疗遗尿症。少年患者对三环类药较敏感，治疗抑郁症时须减量。 （3）老年患者因为代谢与排泄均下降，对本类药的敏感性增强，用量一定要减少。使用中应格外注意防止直立性低血压以致摔倒。 （4）妊娠早期用可致畸，妊娠期女性禁用
其他因素	无
剂量调整模型	无

萘法唑酮

影响因素	遗传因素：吸收□分布□代谢☑排泄□靶点（受体或通路）□其他：无
	非遗传因素：药物因素☑疾病因素☑生理因素□ 其他因素：无
药物简介	**作用机制** （1）能阻断突触前神经元对 5-HT 的再摄取，又是突触后 5-HT_2 受体阻滞剂。可抑制去甲肾上腺素的再摄取。 （2）阻断 α_1 受体，但对多巴胺受体无明显作用。 （3）没有明显的抗毒蕈碱作用。 **适应证** 治疗抑郁症。 **药物代谢动力学** 口服后迅速被吸收，2 小时达 C_{max}。食物可延迟并减少药物吸收，但无临床意义。主要是首过代谢，血浆蛋白结合率为大于 99%，分布广泛。它在肝内广泛通过 *N*-脱烷基作用和羟基作用代谢成几种代谢产物，其中 2 种具有活性（羟基化萘法唑酮和 m-氯苯哌嗪）。主要以代谢产物的形式经尿液（大约 55%）和粪便（20%～30%）排出。其药物代谢动力学参数与剂量并不呈线性关系。小部分萘法唑酮分布到乳汁中。$t_{1/2}$ 为 2～4 小时
说明书信息摘录	**FDA** 萘法唑酮与三唑仑、阿普唑仑相互作用的研究，三唑仑、阿普唑仑经 CYP3A4 代谢，与萘法唑酮合用时临床上血药浓度有明显增加。 萘法唑酮已被证明在体外是 CYP3A4 的抑制剂，不建议萘法唑酮与特非那定、阿司咪唑、西沙必利或匹莫齐特联合应用。 一项对 18 位健康男性受试者（3 位 CYP2D6 慢代谢、15 位 CYP2D6 中间代谢）同时服用萘法唑酮（200mg，一日 2 次）和普萘洛尔（40mg，一日 2 次）5.5 天的研究结果提示，普萘洛尔峰浓度减少 30%、*AUC* 减少 14%，其代谢产物 4-羟普萘洛尔峰浓度减少了 14%。这两种药物的初始剂量没有必要变化，剂量调整应建立在临床反应的基础上。 同是 CYP3A4 底物，萘法唑酮联用辛伐他汀或洛伐他汀导致横纹肌溶解症的报道很少。在接受推荐剂量的 HMG-CoA 还原酶抑制剂单独给药的患者中观察到横纹肌溶解，特别是在这类药物与 CYP3A4 抑制剂联用时。 萘法唑酮与经 CYP3A4 代谢的 HMG-CoA 还原酶抑制剂（如辛伐他汀、阿托伐他汀、洛伐他汀）联合使用时，推荐调整这些药物的剂量。不经 CYP3A4 代谢的 HMG-CoA 还原酶抑制剂（如普伐他汀、氟伐他汀）与萘法唑酮联用时相互作用少，剂量不需调整。

续表

说明书信息摘录	环孢素和他克莫司是肝药酶 CYP3A4 的底物，萘法唑酮是 CYP3A4 抑制剂。环孢素或他克莫司与萘法唑酮合用时，应监测免疫抑制剂血药浓度，并调整剂量。 萘法唑酮已被证明在体外是 CYP3A4 的抑制剂。萘法唑酮与通过 CYP3A4 代谢的药物（如三唑仑、阿普唑仑、丁螺环酮、阿托伐他汀、辛伐他汀）合用时有相互作用。因此，萘法唑酮在与任何已知是由 CYP3A4 代谢的药物联合应用时应谨慎。萘法唑酮应避免和三唑仑联合使用，包括老年人。萘法唑酮与特非那定、阿司咪唑、西沙必利、匹莫齐特禁用。 有 3%～10%的高加索人群药物代谢酶 CYP2D6 的活性低，异喹胍、右美沙芬和三环类抗抑郁药代谢为慢代谢。在这些慢代谢人群中，萘法唑酮的药物代谢动力学和主要代谢产物未发生改变，次要代谢产物血药浓度增加，萘法唑酮的剂量不需调整。 萘法唑酮及其代谢产物已被证明在体外是非常弱的 CYP2D6 抑制剂，因此，萘法唑酮不可能降低药物代谢酶的代谢清除率。 萘法唑酮及其代谢产物已被证明在体外不抑制 CYP1A2 的活性，因此，萘法唑酮和药物代谢酶无相互作用。 **EMA** 无。 **PMDA** 无。 **HCSC** 无
遗传因素	萘法唑酮及其代谢产物已被证明在体外是非常弱的 CYP2D6 抑制剂，因此，萘法唑酮不可能降低药物代谢酶的代谢清除率
药物因素	（1）不可合用 MAOIs，在停用 MAOIs 14 天之内亦不可使用萘法唑酮。开始使用任何可致严重反应的药物（如苯乙肼）之前，必须停用萘法唑酮 7 天。 （2）萘法唑酮易发生直立性低血压，合用降压药时，必须减量。 （3）萘法唑酮可抑制 CYP，可使依赖此同工酶代谢的药物受到影响，导致血药浓度升高。 （4）萘法唑酮可使地高辛血药浓度升高，两者合用时，必须监测后者的血药浓度。 （5）萘法唑酮和全身麻醉药之间存在潜在的相互作用，在择期手术之前应停用萘法唑酮
疾病因素	（1）患癫痫或有此病史患者慎用。 （2）有轻躁狂或躁狂史患者慎用。 （3）严重肝肾功能不全患者慎用。 （4）近期发生的心肌梗死或不稳定型心绞痛患者应慎用。 （5）心脑血管疾病患者慎用
生理因素	小部分萘法唑酮分布到乳汁中，哺乳期女性禁用
其他因素	无
剂量调整模型	无

帕罗西汀

影响因素	遗传因素：吸收□分布□代谢☑排泄□靶点（受体或通路）□其他：无
	非遗传因素：药物因素☑疾病因素☑生理因素☑ 其他因素：无

续表

药物简介	**作用机制** （1）5-HT再摄取抑制剂。可使突触间隙中5-HT浓度升高，增强中枢5-HT能神经功能。 （2）抑制肾上腺素和多巴胺的再摄取。作用微弱，对毒蕈碱受体或α_1、α_2、β受体、多巴胺D_2受体、$5\text{-}HT_1$、$5\text{-}HT_2$受体和组胺H_1受体几乎无亲和力。对单胺氧化酶无抑制作用。 **适应证** 治疗各种类型的抑郁症，包括伴有焦虑的抑郁症及反应性抑郁症。 **药物代谢动力学** 口服后吸收完全，每日口服30mg，连续服用30天，大部分患者10天左右能达到稳态，平均消除半衰期约21小时（*CV*32%），与食物同服时*AUC*略有增加（6%），但C_{max}增加较多（29%），T_{max}时间从6.4小时缩短到4.9小时。95%与血浆蛋白结合，分布于全身各组织，包括中枢神经系统，仅1%留在体循环中。经肝脏代谢，肾脏排泄，少量由粪便排泄，主要经代谢降解，其代谢产物无药理活性。在剂量增加时表现为非线性药物代谢动力学过程。帕罗西汀部分是由CYP2D6代谢，代谢产物主要经尿液排泄，少量由粪便排泄，尚没有在CYP2D6基因缺陷患者中评价帕罗西汀药物代谢动力学的资料
说明书信息摘录	**FDA** （1）帕罗西汀的代谢部分是由CYP2D6来实现的，这种代谢酶使帕罗西汀的药物代谢动力学呈非线性特征，即随着剂量的增加，治疗的持续时间也会增加。这种代谢酶使帕罗西汀与其他药物之间存在潜在的药物相互作用。 （2）药物相互作用。体外药物相互作用研究表明，帕罗西汀主要抑制CYP2D6。与CYP2D6的底物进行相互作用研究显示，帕罗西汀可以抑制CYP2D6代谢底物，包括去甲丙米嗪、利培酮、托莫西汀。 （3）与甲硫哒嗪合用潜在的相互作用。甲硫哒嗪单独使用时可产生QT间期延长，与室性心律失常相关，如尖端扭转型心律失常和猝死。这种不良反应与剂量呈相关性。体内研究表明，CYP2D6抑制剂如帕罗西汀，会增加甲硫哒嗪的血药浓度，因此，帕罗西汀禁止与甲硫哒嗪合用。 （4）与他莫昔芬相互作用。一些研究表明，由于帕罗西汀CYP2D6的不可逆抑制作用，他莫昔芬与帕罗西汀合用时会影响他莫昔芬治疗乳腺癌导致复发或死亡的风险值，应减少合用。 （5）与匹莫齐特相互作用。在健康受试者中的对照研究中，帕罗西汀每日静脉滴注60mg，合用2mg匹莫齐特相对于单独使用匹莫齐特的结果显示，合用时匹莫齐特的*AUC*（161%）和C_{max}（62%）均会增加，增加的原因也是由于帕罗西汀的CYP2D6抑制性。由于匹莫齐特治疗窗狭窄且本品能使QT间期延长，因此，帕罗西汀与匹莫齐特同时使用是禁忌。 （6）许多药物通过CYP2D6代谢，包括大多数治疗MDD的药物（多数三环类抗抑郁药、帕罗西汀、其他SSRIs），都是通过CYP2D6代谢，帕罗西汀可显著抑制该同工酶的活性。一项研究中，在帕罗西汀每日给药（20mg，一日1次）的稳态条件下，给予合用利培酮（4～8mg/d），评估CYP2D6的底物帕罗西汀，药物的C_{max}、*AUC*、$t_{1/2}$比单用时分别增加了2倍、5倍、3倍。此外，显示利培酮的血药浓度增加了大约4倍，降低了利培酮代谢产物的浓度（约为10%），并增加了代谢产物活性部分的（浓度约1.4倍）。 （7）帕罗西汀与托莫西汀相互作用。当两种药物在稳定状态下，评估帕罗西汀对托莫西汀的药物代谢动力学的影响。健康受试者为CYP2D6快代谢，帕罗西汀每日20mg、托莫西汀每12小时20mg联合使用，使用后导致了稳态状态下托莫西汀的*AUC*增加了6～8倍甚至更多，C_{max}增加了3～4倍，两药合用时需要调整托莫西汀剂量，建议减小剂量。 （8）帕罗西汀与其他CYP2D6代谢的药物包括MDD药物（去甲替林、阿米替林、地昔帕明、氟西汀）、吩噻嗪类药物、利培酮和IC类抗心律失常药（普罗帕酮、氟卡尼、恩卡尼）或抑制这种药物的酶（奎尼丁）合用时需慎用。

续表

说明书信息摘录	（9）由于硫利达嗪严重的室性心律失常和猝死的危险性与血药浓度水平相关，因此，帕罗西汀严禁和硫利达嗪联用。 （10）他莫昔芬是一种前体药物，需要通过 CYP2D6 代谢活化。通过帕罗西汀对 CYP2D6 的抑制作用可导致降低血浆活性代谢产物，从而降低血药浓度。 （11）帕罗西汀和特非那定在稳态条件下联合用药的体内相互作用研究中显示，帕罗西汀对 CYP3A4 的底物特非那定的药物代谢动力学并无影响。此外，体外研究表明，酮康唑对 CYP3A4（包括特非那定、阿司咪唑、西沙必利、三唑仑、环孢素）的抑制作用比帕罗西汀至少强 100 倍以上。基于帕罗西汀体外研究之间的关系和其缺乏影响特非那定体内清除和其他方面的研究，帕罗西汀对 CYP3A4 无临床意义上的抑制作用。 **EMA** 无。 **PMDA** 无。 **HCSC** 无
遗传因素	（1）帕罗西汀的血药浓度受到 CYP2D6 活性的影响。根据突变位点不同，可分为 CYP2D6 超快代谢型、快代谢型、中间代谢型及慢代谢型。慢代谢型的血药浓度明显偏高。 （2）*rs1058164*、*rs16947*、*rs1135840*、*rs1065852*、*rs28371703*、*rs28371704*、*rs28371705*、*rs3892097*、*rs5030865* 均未查到中国人群的突变资料。 （3）在中国人群中最常见的 CYP2D6 等位基因是 CYP2D6*10（*rs1065852*），其在靠近氨基末端的脯氨酸富集区（ PP GP ）存在 Pro34 Ser 取代，在白种人中 CYP2D6*10 等位基因的突变频率大约是 0.02，占 IM 表型个体的 10%～20%
药物因素	（1）与血清素能药物合用可导致 5-HT 相关效应的发生。 （2）与药物代谢酶抑制剂合用可改变药物的代谢和药物代谢动力学，因此，需考虑使用剂量的低限。 （3）禁止与单胺氧化酶抑制剂合用，可产生高血压危象，使用本品 2 周前后均不能使用单胺氧化酶抑制剂，停用单胺氧化酶抑制剂后服用帕罗西汀时也需慎重，剂量应逐渐增加。 （4）与三环类药、吩噻嗪类精神安定药、某些 IC 类抗心律失常药合用时，会使这些合用药物的血药浓度升高，需减少合用药物剂量。 （5）与他莫昔芬合用，使合用药物的血药浓度降低，疗效减弱。 （6）禁止与甲硫哒嗪合用，合用会使甲硫哒嗪血药浓度增加，可导致严重室性心律失常和增加猝死的风险。 （7）与丙环定合用，会增加合用药物的血药浓度，若发生胆碱能效应，丙环定的剂量应减少。 （8）禁止与匹莫齐特合用，匹莫齐特治疗窗窄且本品能使 QT 间期延长，合用后会使匹莫齐特浓度升高。 （9）与血浆蛋白结合率高的药物合用，会使合用药物游离浓度升高，可能导致不良事件的发生。 （10）与止血药物合用时增加出血的风险，与华法林合用时抗凝作用发生改变
疾病因素	（1）心脏病患者慎用。 （2）癫痫患者慎用，若发生癫痫需停止使用。 （3）有出血风险的患者慎用。 （4）严重肾损伤或肝损伤的患者慎用。 （5）闭角型青光眼患者慎用

续表

生理因素	(1)动物实验表明帕罗西汀无任何致畸性，也无选择性胚胎毒性，但妊娠早期使用会使胎儿先天畸形的危险性升高，尤其表现在心血管方面，妊娠期女性慎用。 (2)母乳喂养的婴儿中血药浓度无法检出或很低，婴儿并没有出现药物效应的体征，哺乳期患期女性慎用。 (3)禁用于18岁以下的儿童或青少年。 (4)本品会影响精子的质量，治疗终止后为可逆的，服用期间会影响精子质量，影响男性的生育能力。 (5)老年患者使用帕罗西汀会使血药浓度升高，起始剂量应该与成人起始剂量相同，并可根据患者反应，每周以10mg递增至每日最大剂量为40mg
其他因素	无
剂量调整模型	无

普罗替林

影响因素	遗传因素：吸收□分布□代谢☑排泄□靶点（受体或通路）□其他：无
	非遗传因素：药物因素☑疾病因素☑生理因素☑ 其他因素：无
药物简介	**作用机制** 普罗替林为二苯环庚二烯三环类抗抑郁药，化学结构及作用与阿米替林相似。镇静作用较弱，但具有较强的精神兴奋作用。 **适应证** 用于治疗情感淡漠和性格孤僻的抑郁症。 **药物代谢动力学** 口服吸收缓慢，8～12小时血药浓度达峰值。在肝脏内代谢，包括*N*-氧化和羟化途径。体内分布广，与血浆和组织蛋白广泛结合。半衰期为55～198小时。主要以代谢产物形式随尿液排出
说明书信息摘录	**FDA** 对药物代谢酶CYP2D6的生化活动（异喹胍羟化酶）在白种人人群（7%～10%的白种人是所谓的“慢代谢者”）中减少。在给予常规剂量时，三环类抗抑郁药（TCAs）慢代谢者可达到更高的血药浓度。此外，某些药物能够抑制这种同工酶活性，使正常代谢变差。当稳定给药剂量的TCAs联合一种抑制剂治疗，可能会突然中毒。可抑制CYP2D6的药物包括一些不被该酶代谢的药物（如奎尼丁、西咪替丁）和一些CYP2D6底物（一些其他抗抑郁药、吩噻嗪类药物和ⅠC型抗心律失常药，如普罗帕酮和氟卡尼）。然而，TCAs和任何SSRIs合用及类别的切换都要谨慎。特别重要的是，撤出氟西汀开始TCAs治疗要有足够的时间（至少5周可能是必要的）。 三环类抗抑郁药与可抑制CYP2D6的药物同用时，可能需要给予低剂量的三环类抗抑郁药或其他药物。当TCAs联同另一种已知的CYP2D6抑制剂药物时，需要监测三环类抗抑郁药的血药浓度水平。 **EMA** 无。 **PMDA** 无。 **HCSC** 无

续表

遗传因素	（1）普罗替林的血药浓度受到CYP2D6活性的影响。根据突变位点不同，可分为CYP2D6超快代谢型、快代谢型、中间代谢型及慢代谢型。慢代谢型的血药浓度明显偏高。 （2）*rs1058164*、*rs16947*、*rs1135840*、*rs28371703*、*rs28371704*、*rs28371705*、*rs3892097*、*rs5030865*均未查到中国人群的突变资料。 （3）在中国人群中最常见的CYP2D6等位基因是CYP2D6*10（*rs1065852*），其在靠近氨基末端的脯氨酸富集区（PP GP）存在Pro34 Ser取代，在白种人中CYP2D6*10等位基因的突变频率大约是0.02，占IM表型个体的10%～20%
药物因素	（1）与MAOIs合用，增强本品的不良反应。 （2）与中枢神经系统抑制剂合用，合用药的作用被增强。 （3）与肾上腺素受体激动剂合用，可引起严重高血压与高热。 （4）与胍乙啶合用，拮抗胍乙啶的降压作用。 （5）与甲状腺素、吩噻嗪类合用，本品的作用被增强。 （6）氯氮䓬、奥芬那君可增强本品的抗胆碱作用
疾病因素	（1）严重心脏病患者禁用。 （2）青光眼患者禁用。 （3）前列腺增生伴有排尿困难的患者禁用。 （4）麻痹性肠梗阻患者禁用。 （5）重症肌无力患者禁用。 （6）甲状腺功能亢进患者禁用。 （7）有癫痫病史的患者禁用。 （8）使用MAOIs的患者禁用
生理因素	（1）三环类药均可自乳汁排出，哺乳期女性应慎用。 （2）60岁以上老年人因为代谢与排泄均下降，对本类药的敏感性增强，用量一定要减少。使用中应格外注意防止直立性低血压以致摔倒。 （3）妊娠早期用可致畸，妊娠期女性禁用
其他因素	无
剂量调整模型	无

去甲替林

影响因素	遗传因素：吸收□分布□代谢☑排泄□靶点（受体或通路）□其他：无
	非遗传因素：药物因素☑疾病因素☑生理因素☑ 其他因素：无
药物简介	**作用机制** 去甲替林是一种二苯并环庚烯类三环类抗抑郁药，它是阿米替林主要的活性代谢产物，其药理作用与阿米替林相似，主要抑制去甲肾上腺素和5-HT的再摄取，但本品抑制去甲肾上腺素的摄取远强于对5-HT的摄取，能够增加去甲肾上腺素的作用。研究表明，去甲替林能有抑制儿茶酚胺运输、释放、存储的作用。与阿米替林相比，其镇静、抗胆碱、降低血压作用及对心脏的影响和诱发惊厥作用均较弱，有助于抑郁症患者入睡，但缩短REM睡眠时间。由于阻滞α_1受体，本品可致直立性低血压。由于抗胆碱作用，本品可致心率加快。

续表

<table>
<tr><td>药物简介</td><td>适应证
（1）适用于伴有紧张、焦虑的抑郁症患者，治疗内源性抑郁症效果优于反应性抑郁症，亦可用于焦虑状态，也可适用于治疗抑郁症患者的退缩或感情淡漠。
（2）可用于非器质性病变所致的儿童夜间遗尿症。
（3）大脑某些区域受损后引起的强制性哭笑。
（4）可作为不能耐受尼古丁替代疗法或尼古丁替代疗法后复发的戒烟患者的二线治疗。
（5）也可以用于缓解某些类型的疼痛。
药物代谢动力学
口服吸收迅速，生物利用度为46%～70%。去甲替林广泛分布在体内，与血浆和组织蛋白广泛结合，血浆蛋白结合率为93%～95%。去甲替林的血药浓度个体差异很大，与疗效没有线性相关性，去甲替林抗抑郁效果最佳的血药浓度范围为50～150ng/ml，在去甲替林的血药总浓度治疗窗内进行治疗，其抗抑郁的有效率可能达68%以上，体内游离的浓度为7～10 ng/ml。$t_{1/2}$为18～93小时，过量用药可能明显延长。去甲替林经过广泛的首过代谢，在肝脏中95%由CYP2D6代谢形成羟化代谢产物10-羟基去甲替林，5%经CYP2C19代谢生成脱甲基去甲替林。24小时内平均由尿液排出58%，其中少量为原形，大部分为羟基代谢产物</td></tr>
<tr><td>说明书信息摘录</td><td>FDA
药物代谢研究发现，在少数白种人中CYP2D6同工酶（异喹胍羟化酶）生物活性降低（7%～10%的白种人有所谓的“慢代谢基因”），据调查，同样的CYP2D6同工酶慢代谢在亚洲、非洲及其他人群中未获得可靠数据。应用三环类抗抑郁药，在给予常规剂量时，慢代谢者可达到比预期更高的血药浓度，基于CYP2D6同工酶慢代谢程度不同，血药浓度的增加可能小，或相当大（三环类抗抑郁药AUC可增长8倍）。当应用三环类抗抑郁药的慢代谢者合用可抑制CYP2D6活性的药物时，可能引起三环类抗抑郁药的蓄积中毒。可抑制CYP2D6活性的药物可能是一些不经过该酶代谢的药物（如奎尼丁、西咪替丁），但更多的是CYP2D6的底物（如其他抗抑郁药、吩噻嗪类、多种抗心律失常药等）。当合用可抑制CYP2D6活性的药物时，需要给予更低剂量的三环类抗抑郁药。此外，当这些合用药物之一被撤出联合治疗时，可能需要增加三环类抗抑郁药的剂量。同时当合用影响CYP2D6代谢的药物时需要监测三环类抗抑郁药的血药浓度水平。
EMA
无。
PMDA
无。
HCSC
无</td></tr>
<tr><td>遗传因素</td><td>（1）去甲替林的血药浓度受到CYP2D6活性的影响。根据突变位点不同，可分为CYP2D6超快代谢型、快代谢型、中间代谢型及慢代谢型。慢代谢型的血药浓度明显偏高。
（2）CYP2D6最常见的非编码等位基因是CYP2D6*4、CYP2D6*5、CYP2D6*6和CYP2D6*3，分别占无效等位基因的71%、16%、6%和4%。这种非编码等位基因会导致酶活性丧失，造成慢代谢。慢代谢者表型的突变频率存在着严重的种族差异，白种人慢代谢者的突变频率为0.06～0.08，亚洲人为0.01，非洲人为0.018。在白种人中，CYP2D6*4的突变频率为0.22，大约75%的慢代谢者是由CYP2D6*4引起。而在亚洲人中CYP2D6*3、CYP2D6*4和CYP2D6*5极为罕见，慢代谢者的主要原因是CYP2D6基因缺失，因此，亚洲人的慢代谢突变频率低</td></tr>
</table>

续表

药物因素	（1）与抗毒蕈碱样胆碱能作用的药物或中枢神经系统抑制剂（包括酒精）合用，不良反应加重。 （2）与巴比妥类药物及一些抗癫痫药物合用，能加快三环类抗抑郁药的代谢，可降低血药浓度和减弱抗抑郁药的疗效。 （3）西咪替丁、哌甲酯、抗精神病药和钙通道阻滞剂会降低三环类抗抑郁药的代谢，可能引起血药浓度增加和相应的毒性反应。 （4）与胍乙啶合用，拮抗胍乙啶的降压作用。 （5）与肾上腺素受体激动剂合用，可引起严重高血压与高热。 （6）与单胺氧化酶抑制剂合用，可产生高血压危象，且已有死亡的报道。通常正在使用单胺氧化酶抑制剂的患者不能服用三环类抗抑郁药或至少停药2周后才能用。 （7）合用不同抗抑郁药的患者应经过一段时间的药物空窗期，一般应在前者停用2周后，再使用三环类药。 （8）与甲状腺制剂合用，可互相增效，可能会诱发心律失常，两者均须减量
疾病因素	（1）严重心脏病、急性心肌梗死恢复期患者禁用。 （2）重症肌无力患者禁用。 （3）癫痫症患者禁用。 （4）青光眼患者禁用。 （5）肝损伤患者禁用。 （6）甲状腺功能亢进患者禁用。 （7）前列腺增生伴有排尿困难的患者禁用。 （8）麻痹性肠梗阻患者禁用。 （9）尿潴留患者禁用
生理因素	（1）6岁以下患者禁用，6岁以上患者酌情使用。 （2）老年患者对三环类抗抑郁药的副作用特别敏感，应减少剂量，特别是刚开始使用时。 （3）三环类药均可自乳汁排出，哺乳期女性应慎用。 （4）妊娠期间应用三环类抗抑郁药无充足证据，妊娠期女性慎用
其他因素	无
剂量调整模型	无

曲米帕明

影响因素	遗传因素：吸收□分布□代谢☑排泄□靶点（受体或通路）□其他：无
	非遗传因素：药物因素☑疾病因素☑生理因素☑ 其他因素：无
药物简介	**作用机制** 曲米帕明又称三甲丙米嗪，常用其马来酸盐，本品的抗抑郁作用与丙米嗪相同，但副作用少，无明显中枢抑制作用，有抗多巴胺作用。其抗抑郁作用机制与其他抗抑郁药不同，不影响去甲肾上腺素与5-HT的再摄取和释放，不激动β受体，但研究表明，本品与脑内5-HT等受体有高度或中度的亲和力，故其作用机制可能与直接作用于脑内的一些受体有关。本品还有镇静作用及抗阿扑吗啡、增强巴比妥类与吗啡的作用。

续表

药物简介	**适应证** 适用于伴有严重症状的抑郁症患者。此外，国外也试用于治疗精神分裂症。 **药物代谢动力学** 口服后吸收较快，达峰时间为2～4小时，连续服药5～7日可达稳态血药浓度。血浆蛋白结合率为93%～96%，在肝脏代谢，主要代谢产物为去甲基、二羟基三甲丙米嗪。半衰期为11～18小时
说明书信息摘录	**FDA** 当给予慢代谢者平常剂量时，血液中的曲米帕明浓度比预期的要高。根据药物通过CYP2D6代谢的多少，血药浓度的增加可以是少的，或相当多的。同时使用曲米帕明和抑制CYP2D6的药物时，可能需要比平常剂量低的曲米帕明。 **EMA** 无。 **PMDA** 无。 **HCSC** 无
遗传因素	（1）曲米帕明主要经CYP2D6代谢后失活，位点*rs3892097*的基因突变导致CYP2D6的活性下降，导致本品在体内蓄积，引起毒性反应及药物不良反应，应减量。该位点突变频率为0.0931（Global MAF）。 （2）CYP2C19*1、CYP2C19*2、CYP2D6*1、CYP2D6*2×N、CYP2D6*3、CYP2D6*4、CYP2D6*5、CYP2D6*6、CYP2C9*1、CYP2C9*3基因位点的突变亦会影响曲米帕明的剂量，但仍存争议
药物因素	（1）与CYP2D6抑制剂合用可升高曲米帕明的血药浓度。如奎尼丁、西咪替丁、其他抗抑郁药、吩噻嗪类药、IC类抗心律失常药（如普罗帕酮、氟卡尼）、SSRIs如氟西汀、舍曲林、帕罗西汀）。合用时宜监测曲米帕明的血药浓度，可能需降低曲米帕明或上述药物的剂量，停止合用时应增加曲米帕明的剂量。此外，曲米帕明与SSRIs合用时或两类药物转换时应谨慎。因氟西汀及其活性代谢产物$t_{1/2}$较长，停用氟西汀至少5周后方可使用曲米帕明。 （2）与单胺氧化酶抑制剂（MAOIs）合用可增加发生5-HT综合征的风险。停用本品后14日内禁用MAOIs，停用MAOIs后14日内禁用本品。正使用利奈唑胺或静脉给予亚甲蓝的患者禁用本品。若正使用本品的患者急需使用利奈唑胺或静脉给予亚甲蓝，在无其他替代疗法且利大于弊的情况下，应立即停用本品，并给予利奈唑胺或静脉给予亚甲蓝，同时持续2周（或持续至利奈唑胺或亚甲蓝停药后24小时）监测患者是否出现5-HT综合征；利奈唑胺或亚甲蓝停药24小时后可恢复使用本品。 （3）与5-HT受体激动剂（如曲普坦类药、其他三环类抗抑郁药、芬太尼、锂、曲马多、色氨酸、丁螺环酮、贯叶连翘）合用，可能增加发生5-HT综合征的风险（尤其治疗早期和增加剂量时）。合用期间若出现5-HT综合征体征，应立即停药并给予对症支持治疗。 （4）拟交感胺类药、减充血药、含肾上腺素的局部麻醉药合用时，曲米帕明可增强上述药物的儿茶酚胺作用。合用时应谨慎。若本品剂量高于一日2.5mg/kg，应于开始合用时和合用期间定期监测心电图。 （5）与抗胆碱药（如阿托品）合用时，可增强抗胆碱能作用。合用时应谨慎。若本品剂量高于一日2.5mg/kg，应于开始合用时和合用期间定期监测心电图。 （6）与胍乙啶或其同类药合用时，曲米帕明可阻滞上述药物的药理作用。合用时应谨慎。 （7）饮酒可增强曲米帕明的作用

续表

疾病因素	（1）对三环类抗抑郁药过敏者、急性心肌梗死恢复期患者禁用。 （2）心血管疾病、甲状腺功能亢进、糖尿病、肝肾损伤、有尿潴留史、有癫痫发作史的患者慎用本品
生理因素	（1）儿童用药的安全性和有效性尚不明确。 （2）65岁及以上老年人与较年轻者用药的差异性尚不明确，但老年人更易发生肝肾损伤（本品经肾脏排泄），且不能排除部分老年人对本品更敏感（如出现意识模糊状态、镇静）。 （3）动物实验显示本品可引起胚胎毒性和（或）使发生严重畸形的风险增加，且尚无妊娠期女性用药充分、严格的对照研究数据，故妊娠期女性用药前应权衡利弊。FDA妊娠药物分级为C级。 （4）本品对哺乳期女性的危害尚不明确
其他因素	无
剂量调整模型	无

文拉法辛

影响因素	遗传因素：吸收□分布□代谢☑排泄□靶点（受体或通路）□其他：无
	非遗传因素：药物因素☑疾病因素☑生理因素☑ 其他因素：有
药物简介	**作用机制** 非临床试验显示，文拉法辛及其活性代谢产物*O*-去甲基文拉法辛是5-HT、去甲肾上腺素再摄取的强效抑制剂，是多巴胺的弱效抑制剂。文拉法辛及*O*-去甲基文拉法辛（ODV）无MAO抑制活性。 **适应证** 适用于治疗各种类型抑郁症（包括伴有焦虑的抑郁症）及广泛性焦虑症。 **药物代谢动力学** 通过多次口服用药，文拉法辛和ODV在3天内达到稳态血药浓度。在75～450mg/d的剂量范围内，文拉法辛和ODV属线性药动学模型。平均稳态血浆清除率分别为（1.3±0.6）L/(h·kg)和（0.4±0.2）L/(h·kg)，表观$t_{1/2}$分别为（5±2）小时和（11±2）小时，表观（稳态）分布容积分别为（7.5±3.7）L/kg和（5.7±1.8）L/kg。文拉法辛和ODV在治疗血药浓度下与血浆蛋白的结合率较低，分别为27%和30%。 （1）吸收。文拉法辛容易吸收，主要在肝脏内代谢，ODV是其主要的活性代谢产物。单次口服文拉法辛后，至少有92%被吸收。文拉法辛的绝对生物利用度约为45%。 （2）代谢和排泄。文拉法辛吸收后在肝脏进行首过代谢，主要代谢产物为ODV，同时包括*N*-去甲基文拉法辛、*N*，*O*-去二甲基文拉法辛以及其他少量代谢产物。体外研究显示，ODV是通过CYP2D6代谢产生的，临床试验也证实CYP2D6活性低（慢代谢）的患者与具有正常CYP2D6活性者相比具有较高的文拉法辛和较低的ODV药物浓度。因为在CYP2D6活性不同的2组患者中，其文拉法辛和ODV的总量接近，而且ODV与文拉法辛具有相似的药理作用和作用强度，故这种代谢能力的不同并无重要的临床意义。 在服用文拉法辛48小时后约87%的药物经尿液排出体外，其中包括5%的原形药、29%非结合的ODV、26%结合的ODV和27%无活性的代谢产物。因而，文拉法辛及其代谢产物主要通过肾脏排泄。

续表

<table>
<tr><td>药物简介</td><td>（3）特殊人群的应用。
1）年龄和性别。2 项由 404 例患者参加的药物代谢动力学研究显示，在每日服药 2 次和 3 次的患者中，其文拉法辛和 ODV 的血药浓度均不受年龄和性别的影响。因此，一般不必根据患者的年龄和性别调整药物的剂量。
2）快代谢或慢代谢者：CYP2D6 活性较低的患者与快代谢的患者相比具有较高的文拉法辛血药浓度。文拉法辛和 ODV 的总 AUC 接近，因此，也没有必要在这 2 组患者中采用不同的剂量。
3）肝脏疾病。9 例伴有肝硬化的患者口服文拉法辛后，文拉法辛和 ODV 的药物代谢明显受到影响，肝硬化患者与健康者相比，文拉法辛的消除半衰期延长约 30%，药物清除率下降 50%；ODV 的消除半衰期延长约 60%，药物清除率下降 30%。同时也注意到药物的清除率有更大的变化，3 例较为严重的肝硬化患者文拉法辛的清除率下降更明显（约 90%）。
在另一项研究中，在正常受试者中（$n=21$）口服和静脉注射文拉法辛，Child-Pugh 分级为 A 级（$n=8$）和 B 级（$n=11$），为轻度和中度损伤。文拉法辛口服生物利用度增加 2～3 倍，与正常受试者相比，口服消除半衰期延长至约 2 倍，而口服清除率也降低了超过一半。在肝功能不全的受试者中，ODV 的口服消除半衰期延长了大约 40%。而口服清除率和正常受试者相似。注意到受试个体之间的差异很大。
对于伴有肝功能不全的患者必须调整用药的剂量。
4）肾脏疾病。与正常人相比，肾功能不全（GFR 为 10～70ml/min）的患者，其文拉法辛的消除半衰期延长约 50%，清除率下降约 24%。对于透析的患者，文拉法辛的消除半衰期延长约 180%，清除率约下降 57%。同样地，在肾功能不全（GFR 为 10～70ml/min）的患者中，ODV 的消除半衰期延长约 40%，但清除率没有变化。接受透析治疗的患者，与正常人相比，ODV 的消除半衰期延长约 142%，清除率下降约 56%。同时需注意这些人群中有较大的个体差异，在此类患者中应用文拉法辛时必须调整药物剂量</td></tr>
<tr><td>说明书信息摘录</td><td>FDA
在体外和体内研究表明，文拉法辛通过 CYP2D6 代谢成活性代谢产物 ODV，许多抗抑郁药物代谢中的基因呈多态性。因此，抑制 CYP2D6 介导的代谢的药物与文拉法辛的药物相互作用存在。然而，虽然丙米嗪部分抑制 CYP2D6 介导的文拉法辛的代谢，导致较高的文拉法辛血药浓度，较低的 ODV 血药浓度，活性化合物的总浓度（文拉法辛和 ODV）不受影响。此外，在临床试验中涉及 CYP2D6 慢代谢和快代谢，活性化合物（文拉法辛和 ODV）的总浓度是类似的 2 个代谢类型组。因此，当文拉法辛加服 CYP2D6 抑制剂，无须调整剂量。
体外研究表明，文拉法辛可能通过 CYP3A4 代谢为微量、低活性代谢产物。
EMA
无。
PMDA
无。
HCSC
无</td></tr>
<tr><td>遗传因素</td><td>（1）CYP2D6 抑制剂：体外和体内研究表明，文拉法辛通过 CYP2D6 代谢成活性代谢产物 ODV，许多抗抑郁药物代谢中的基因呈多态性。因此，抑制 CYP2D6 介导的代谢的药物与文拉法辛的药物相互作用存在。然而，虽然丙米嗪部分抑制 CYP2D6 介导的文拉法辛的代谢，导致较高的文拉法辛血药浓度，较低的 ODV 血药浓度，活性化合物的总浓度（文拉法辛和 ODV）不受影响。此外，在临床试验中涉及 CYP2D6 慢代谢和快代谢，活性化合物（文拉法辛和 ODV）的总浓度是类似的 2 个代谢类型组。因此，当文拉法辛加服 CYP2D6 抑制剂，无须调整剂量。体外研究表明，文拉法辛可能通过 CYP3A4 代谢为微量、低活性代谢产物。</td></tr>
</table>

续表

遗传因素	（2）文拉法辛主要经CYP2D6代谢后转化为有活性的ODV。CYP2D6基因在人类群体中具有高度的多态性。携带CYP2D6无效等位基因或不携带该基因的群体表现为慢代谢型，超快代谢型群体携带3个或多个CYP2D6拷贝。另外，该基因还有多个剪切体。 （3）对于CYP2D6慢代谢型［PM，2个无活性等位基因（CYP2D6*3～CYP2D6*8，CYP2D6*11～CYP2D6*16，CYP2D6*19～CYP2D6*21，CYP2D6*38，CYP2D6*40，CYP2D6*42）］和中间代谢型［IM，2个活性减弱的等位基因（CYP2D6*9，CYP2D6*10，CYP2D6*17，CYP2D6*29，CYP2D6*36，CYP2D6*41）或者携带1个活性等位基因（CYP2D6*1，CYP2D6*2，CYP2D6*33，CYP2D6*35）和1个无活性等位基因（CYP2D6*3～CYP2D6*8，CYP2D6*11～CYP2D6*16，CYP2D6*19～CYP2D6*21，CYP2D6*38，CYP2D6*40，CYP2D6*42），或者携带1个活性减弱的等位基因（CYP2D6*9，CYP2D6*10，CYP2D6*17，CYP2D6*29，CYP2D6*36，CYP2D6*41）和1个无活性等位基因（CYP2D6*3～CYP2D6*8，CYP2D6*11～CYP2D6*16，CYP2D6*19～CYP2D6*21，CYP2D6*38，CYP2D6*40，CYP2D6*42）］选择一个文拉法辛的替代药物或临床疗效调整剂量，并且监测患者的血浆代谢产物水平。对CYP2D6超快代谢型［UM，没有无活性等位基因（CYP2D6*3～CYP2D6*8，CYP2D6*11～CYP2D6*16，CYP2D6*19～CYP2D6*21，CYP2D6*38，CYP2D6*40，CYP2D6*42）或者活性减弱的等位基因（CYP2D6*9，CYP2D6*10，CYP2D6*17，CYP2D6*29，CYP2D6*36，CYP2D6*41）］，滴定剂量到最大正常剂量的150%，或选择文拉法辛的替代方法
药物因素	（1）合用能增强本品作用的药物。①西咪替丁能够抑制文拉法辛的首过效应，使文拉法辛的口服清除率降低约43%，AUC和C_{max}增加约60%。但是西咪替丁对文拉法辛的活性代谢产物ODV的药物代谢动力学无明显影响。ODV在血循环中的量远多于文拉法辛，因此，文拉法辛和ODV相加的药理作用仅有轻度增强，对于大多数成人不必调整药物的剂量。但对于先前有高血压的患者、老年人和肝功能不全患者来说，文拉法辛与西咪替丁的相互作用可能会更显著，应该慎用。②合用CYP3A4抑制剂和文拉法辛可能会升高文拉法辛和ODV水平（如酮康唑）。因此，当合用CYP3A4抑制剂和文拉法辛时应谨慎。③文拉法辛和抑制CYP2D6的药物合用时无须调整剂量。 （2）合用能减弱本品作用的药物。苯巴比妥可增加本品的代谢，合用可降低本品的作用。 （3）不良反应增加。①如果停用MAOIs不久后开始用文拉法辛治疗，或停用文拉法辛不久就开始用MAOIs治疗，会发生不良的，有时甚至是严重的反应。这些不良反应包括震颤、肌痉挛、多汗、恶心、呕吐、潮红、头晕、伴有类似于神经阻滞剂恶性综合征特征的高热、癫痫发作以至死亡。②应注意文拉法辛和其他作用于5-HT系统的药物（如曲坦、SSRIs、其他SNRIs、锂盐、西布曲明、曲马多或贯叶连翘），损害5-HT代谢的药物（如MAOIs，包括利奈唑胺和亚甲蓝）或5-HT前体（如色氨酸补充剂）合用时的风险。③同时使用其他可延长QT间期的药物［ⅠA和Ⅲ类抗心律失常药（如奎尼丁、胺碘酮、索他洛尔、多非利特）、部分抗精神病药（如甲硫哒嗪）、部分大环内酯类药物（如红霉素）、部分抗组胺药、部分喹诺酮类抗生素（如莫西沙星）］会增加QT间期延长和（或）室性心律失常的风险。④血小板5-HT释放在凝血过程中起了重要的作用。病例对照和组群设计的流行病学研究证明干扰凝血的药物（如非甾体抗炎药、阿司匹林和华法林）与精神治疗药物联合使用可以干扰5-HT的再摄取，并且胃肠道出血的发生显示非甾体抗炎药或阿司匹林与精神药物合用可能产生出血的风险。在SSRIs和SNRIs药物与华法林合用时，有报道改变抗凝效应，包括出血的增加。使用华法林的患者开始或中断本品治疗时应密切监测

续表

疾病因素	（1）本品可能导致轻度的瞳孔散大，而在敏感个体中，可能会引起闭角型青光眼发作。 （2）文拉法辛的治疗与部分患者持续的血压升高有关。在对符合持续性高血压标准的服用盐酸文拉法辛缓释胶囊患者的分析显示，使用盐酸文拉法辛缓释胶囊，持续性高血压的发生率与剂量增加有关。 （3）通常在低血容量或者脱水患者中，使用 SSRIs 和 SNRIs 药物包括文拉法辛时可能发生低钠血症和（或）抗利尿激素分泌异常综合征。 （4）文拉法辛可能会引起惊厥。有惊厥史的患者应慎用。 （5）本品应慎用于有癫痫发作病史的患者，当患者癫痫发作时应停药。 （6）因为盐酸文拉法辛缓释胶囊有加快心率的可能，应注意可能由于心率增加会危及伴有潜在疾病（如甲状腺功能亢进、心力衰竭或近期的心肌梗死）的患者的安全，尤其在服用高剂量文拉法辛时。因此，对于可能由于心率加快而影响健康状况的患者应慎用本品。 （7）在文拉法辛上市后的使用过程中，已有 QT 间期延长、尖端扭转型室性心动过速（TdP）、室性心动过速和猝死的病例报道。大部分报道与用药过量有关，或发生在存在其他 QT 间期延长或 TdP 危险因素的患者中。有严重心律失常或 QT 间期延长的高风险因素患者使用文拉法辛时，应考虑风险收益比。 （8）在肾功能不全（GFR 为 10～70ml/min）和肝硬化的患者中，由于文拉法辛及其代谢产物的清除率减低，$t_{1/2}$ 延长，因此，应使用较小的剂量，本品和其他抗抑郁药一样，对这些患者应慎用
生理因素	（1）一般不必根据患者的年龄和性别调整药物的剂量。 （2）快代谢或慢代谢者：CYP2D6 活性较低的患者与快代谢的患者相比具有较高的文拉法辛血药浓度，因为文拉法辛和 ODV 的总 *AUC* 接近，因此，也没有必要在这 2 组患者中采用不同的剂量。 （3）若处于妊娠期或备孕，请告知医师，因为本品对喂养的胎儿有发生严重不良反应的可能。必须考虑哺乳期女性用药的必要性，并在停止哺乳和停药之间做出选择
其他因素	合用能增加本品对中枢的抑制作用，用药期间避免饮酒
剂量调整模型	对于肌酐清除率在 10～70ml/min 的患者，文拉法辛的剂量应减少 25%；对于肌酐清除率小于 10ml/min 的患者，文拉法辛的剂量应减少 50%

沃替西汀

影响因素	遗传因素：吸收□分布□代谢☑排泄□靶点（受体或通路）□其他：无
	非遗传因素：药物因素☑疾病因素□生理因素☑ 其他因素：无
药物简介	**作用机制** 沃替西汀（Vortioxetine）被认为通过抑制中枢神经系统 5-HT 递质的再摄取，增加该递质的中枢浓度而达到抗抑郁作用。此外，本品还具有拮抗 5-HT_3 和激活 5-HT_{1A} 的受体调节作用，上述作用与其抗抑郁作用的关系尚未被阐明。 **适应证** 沃替西汀被 FDA 批准用于重度抑郁症（major depressive disorder，MDD）患者的治疗。

续表

<table>
<tr><td>药物简介</td><td>药物代谢动力学
沃替西汀的药理作用取决于原形药物浓度。当沃替西汀以 2.5～60mg 的剂量范围一日 1 次口服时呈现线性药物代谢动力学特征，生物利用度为 75%，血浆蛋白结合率为 98%，并与血药浓度无关。沃替西汀在细胞外广泛分布，表观分布容积约 2600L，$t_{1/2}$约 66 小时，T_{max}为 7～11 小时，稳态血药浓度通常在给药 2 周内到达</td></tr>
<tr><td>说明书信息摘录</td><td>FDA
FDA 批准沃替西汀治疗 MDD 的剂量为每日 5～20mg，推荐初始剂量为 10mg 口服，一日 1 次，不受食物影响。患者对药物耐受性高时，剂量可增至每日 20mg。临床试验中尚未评价每日 20mg 以上剂量的疗效和安全性。对不能耐受较高剂量的患者可考虑剂量下调至每日 5mg。
对于 CYP2D6 慢代谢患者，沃替西汀的最大推荐剂量是每日 10mg。这类人群同时服用 CYP2D6 强效抑制剂（如安非他酮、氟西汀、帕罗西汀或奎尼丁），沃替西汀剂量应减半，停用上述 CYP2D6 强效抑制剂后可恢复沃替西汀的正常剂量。相反，同时服用 CYP 强效诱导剂（如利福平、卡马西平、苯妥英钠）时，可考虑增加沃替西汀剂量，建议最大剂量不超过原剂量的 3 倍。
沃替西汀在体内经由多个 CYP 同工酶（包括 CYP2D6、CYP3A4/5、CYP2C19、CYP2C9、CYP2A6、CYP2C8 及 CYP2B6）氧化及葡萄糖醛酸结合而代谢，其中 CYP2D6 是催化沃替西汀代谢为其非活性代谢产物的主要代谢酶，CYP2D6 慢代谢者的沃替西汀血药浓度约为快代谢者的 2 倍。
EMA
（1）给药方式及剂量。根据不同患者的个体反应，沃替西汀的最大剂量为 20mg，一日 1 次，最低剂量可至 5mg，一日 1 次。
（2）同时使用 CYP 抑制剂的情况。如患者治疗方案中含有 CYP2D6 强效抑制剂（如安非他酮、奎尼丁、氟西汀、帕罗西汀），需考虑根据患者的个体反应，降低沃替西汀的剂量。
（3）同时使用 CYP 诱导剂的情况。如患者治疗方案中含有 CYP 诱导剂（如利福平、卡马西平、苯妥英），需考虑根据患者的个体反应调整沃替西汀的剂量。
（4）与其他药物的相互作用。沃替西汀由肝脏广泛代谢，主要氧化代谢酶为 CYP2D6，次要代谢酶为 CYP3A4/5 以及 CYP2C9。在健康受试者中，给予沃替西汀每日 10mg，同时服用布洛芬（强 CYP2D6 抑制剂）一日 2 次，每次 150mg，连续 14 天，沃替西汀的 AUC 提高至单独用药的 2.3 倍。沃替西汀与安非他酮合用时比其与布洛芬合用时的不良反应发生率更高。
（5）与 CYP3A4 抑制剂及 CYP2C9 抑制剂合用。在健康受试者中，连续 6 日使用酮康唑（CYP3A4/5 及 P-gp 抑制剂）每日 400mg，或氟康唑（CYP2C9、CYP2C19、CYP3A4/5 抑制剂）每日 200mg，之后服用沃替西汀，其 AUC 分别增加至 1.3 倍和 1.5 倍。但此情况无须剂量调整。
（6）在 CYP2D6 慢代谢患者中的相互作用。CYP2D6 慢代谢患者同时服用 CYP3A4 强效抑制剂（如伊曲康唑、伏立康唑、克拉霉素、泰利霉素、奈法唑酮、多种 HIV 蛋白酶抑制剂）及 CYP2C9 抑制剂（如氟康唑和胺碘酮）的情况尚未进行具体研究，但预计这会增加该人群对沃替西汀的药物暴露。
（7）CYP2D6 基因型对血药浓度的影响。CYP2D6 慢代谢者的沃替西汀血药浓度约是快代谢者的 2 倍。CYP2D6 慢代谢患者同时服用 CYP3A4/2C9 抑制剂，可能导致更高的血药浓度。对于 CYP2D6 超快速代谢者，服用沃替西汀 10mg/d 的血药浓度介于快代谢者 5mg/d 与 10mg/d 后的血药浓度之间。对于所有的患者，调整剂量需考虑每个患者的反应。</td></tr>
</table>

续表

说明书信息摘录	**PMDA** 无。 **HCSC** 沃替西汀的血药浓度在CYP2D6慢代谢者中比快代谢者高2倍，同时使用CYP3A4/2C9抑制剂可能会增加患者的药物暴露，可能需调整剂量
遗传因素	CYP2D6是催化沃替西汀代谢为其主要非活性代谢产物的主要代谢酶，对于CYP2D6慢代谢者，基因突变导致酶活性降低及血药浓度升高，建议降低给药剂量。 CYP2D6*1、CYP2D6*4突变会影响沃替西汀的代谢速度。CYP2D6*4为无功能等位基因，该突变将使该代谢酶完全失活，表现为慢代谢。但东方人CYP2D6*4突变频率较低，一般低于0.01。CYP2D6*1等位基因者可以对药物产生较强的代谢能力。该位点突变频率在中国人群为0.23。该人群对药物的代谢速度增加，临床可能需要相应调整给药剂量
药物因素	(1) 由于沃替西汀的作用机制和潜在的5-HT毒性作用，与影响5-HT能神经递质系统的其他药物（如SSRIs、SNRIs、曲坦类药物、丁螺环酮、曲马多和色氨酸产物等）同用时，可能发生5-HT综合征。因此，当沃替西汀与该类药物合用时需密切注意是否有发生5-HT综合征的风险。一旦发生5-HT综合征，应立即停止使用所有该类药物。同样道理，单胺氧化酶抑制剂（MAOIs）禁止与沃替西汀同时使用，在沃替西汀停药21天内不能使用MAOIs或者在MAOIs停药后14天内禁止使用沃替西汀。因为两者合用会增加患者发生5-HT综合征的风险。 (2) 5-HT类药物本身就是引起异常出血的风险因素，因此，当沃替西汀与阿司匹林、非甾体抗炎药或其他影响凝血的药物合用时，应密切关注患者的异常出血情况。 (3) 沃替西汀血浆蛋白结合率高（>98%），可能会被同时服用的高血浆蛋白结合率药物置换，导致其血药浓度上升而产生不良反应。反之，沃替西汀也可能从血中置换出其他高血浆蛋白结合率药物而导致中毒
疾病因素	无
生理因素	(1) 妊娠晚期应用沃替西汀应权衡利弊。 (2) 目前尚无本品在重度肝损伤人群中的研究，故不推荐本品在重度肝损伤患者中使用
其他因素	无
剂量调整模型	无

度洛西汀

影响因素	遗传因素：吸收□分布□代谢☑排泄□靶点（受体或通路）□其他：无
	非遗传因素：药物因素☑疾病因素☑生理因素☑ 其他因素：无
药物简介	**作用机制** 度洛西汀是一种选择性5-HT与去甲肾上腺素再摄取抑制剂（SNRIs）。度洛西汀抗抑郁与中枢镇痛作用的确切机制尚未明确，但认为与其增强中枢神经系统5-HT能与去甲肾上腺素功能有关。临床前研究结果显示，度洛西汀是神经元5-HT与去甲肾上腺素再摄取的强效抑制剂，对多巴胺再摄取的抑制作用相对较弱。体外研究结果显示，度洛西汀与多巴胺能受体、肾上腺素受体、胆碱能受体、组胺受体、阿片受体、谷氨酸受体、GABA受体无明显亲和力。度洛西汀不抑制单胺氧化酶。

续表

药物简介	**适应证** 用于治疗抑郁症。 **药物代谢动力学** 度洛西汀肠溶胶囊消除半衰期大约为 12 小时（8～17 小时），在治疗范围内其药物代谢动力学参数与剂量成正比。一般于服药 3 天后达到稳态血药浓度。度洛西汀主要经肝脏代谢，涉及两种 CYP：CYP2D6 和 CYP1A2。 （1）吸收与分布。口服盐酸度洛西汀肠溶胶囊吸收完全。平均滞后 2 小时，药物开始被吸收（T_{lag}），口服 6 小时后度洛西汀达到 C_{max}。进食不影响 C_{max}，但是将延迟达峰时间 6～10 小时，略微降低吸收程度（约 10%）。晚间一次服药与晨间一次服药相比，度洛西汀的吸收滞后 3 小时，表观清除增加 1/3。表观分布容积平均为 1640L。度洛西汀与人体血浆蛋白有高度亲和性（>90%），主要与白蛋白和 AAG 结合。目前还未评价度洛西汀和其他高蛋白结合药物之间是否有药物相互作用，肝肾功能不全不影响度洛西汀的血浆蛋白结合。 （2）代谢和排泄。口服 ^{14}C 标记的度洛西汀以确定其人体内生物转化和降解。血浆中的度洛西汀仅占总放射标记物的 3%，提示度洛西汀代谢广泛，代谢产物多。度洛西汀主要的生物转化途径包括结合后萘基环氧化以及进一步氧化。体外实验中 CYP2D6 和 CYP1A2 都可催化萘基环氧化，血浆中的代谢产物包括葡萄糖醛酸结合的 4-羟基度洛西汀、硫酸结合的 5-羟基 6-甲氧基度洛西汀。尿液中分离出多种其他代谢产物，有些仅出现在小的消除代谢旁路中。尿液中仅有少量未经代谢的盐酸度洛西汀原形（约占口服剂量的 1%），大部分（约占口服剂量的 70%）以盐酸度洛西汀代谢产物形式经尿液排出，大约 20%经粪便排出
说明书信息摘录	**FDA** 无。 **EMA** 无。 **PMDA** 无。 **HCSC** 无
遗传因素	（1）PharmGK。目前尚无须根据 CYP2D6 的基因型调整度洛西汀的剂量。 （2）DRD3 基因的 *rs167770*、*rs324023*、*rs324026*、*rs963468* 位点以及 HTR2A 基因的 *rs6313* 位点都位于内含子区域，突变对度洛西汀药效没有影响。 （3）IL6 基因的 *rs2066992* 位点的突变位于 5′侧翼区，中国人群中突变频率为 0.8 左右。 （4）适度证据表明 CRHR1 基因 *rs4792888* 位点的突变与度洛西汀的抗抑郁作用相关，东亚人口不表现该突变
药物因素	度洛西汀的代谢与 CYP1A2 和 CYP2D6 有关。 （1）CYP1A2 抑制剂。度洛西汀与氟伏沙明（CYP1A2 强效抑制剂）联合应用于男性受试者（$n=14$）时，度洛西汀 *AUC* 增加超过 5 倍，C_{max} 增加约 2.5 倍，$t_{1/2}$ 增加约 3 倍。其他对 CYP1A2 代谢有抑制作用的药物包括西咪替丁、喹诺酮类抗生素（如环丙沙星、依诺沙星）。 （2）CYP2D6 抑制剂。由于 CYP2D6 参与度洛西汀的代谢，所以合用度洛西汀和 CYP2D6 强效抑制剂时，盐酸度洛西汀的药物浓度将会增加。 （3）禁止与单胺氧化酶抑制剂（MAOIs）联用。 （4）中枢神经系统药物。当度洛西汀与其他中枢作用类药物合用时应慎用，尤其与那些作用机制类似的药物合用（包括酒精）。与 5-HT 能药物合用（如 SNRIs、SSRIs、阿米替林、曲马多）可引起 5-HT 综合征

续表

疾病因素	（1）肾功能不全。关于度洛西汀对终末期肾病（ESRD）患者影响的数据非常有限。单次口服60mg度洛西汀后，接受长期间歇性血液透析的ESRD患者，其C_{max}和AUC值比肾功能正常的人群增加约100%，然而两者$t_{1/2}$近似。大部分经尿液排出的主要循环代谢产物为葡萄糖醛酸结合的4-羟基度洛西汀、硫酸结合的5-羟基6-甲氧基度洛西汀，其AUC升高7～9倍，预计多次口服药物后增加会更明显。因此，不推荐ESRD患者（需要透析者）或严重肾损伤（估计肌酐清除率＜30ml/min）者使用度洛西汀肠溶胶囊。人群药物代谢动力学分析显示，轻度到中度肾功能障碍（肌酐清除率30～80ml/min）者，对度洛西汀的表观清除无显著影响。 （2）肝功能不全。临床上明显肝功能不全患者，度洛西汀的代谢和清除均下降。单次口服20mg度洛西汀后，6名中度肝功能不全（Child-Pugh B级）的肝硬化患者与年龄、性别相当的健康人群相比，平均血浆清除率为后者的15%，平均AUC较后者增加5倍。虽然肝硬化患者的C_{max}与肝功能正常者近似，但是，前者$t_{1/2}$延长3倍。不推荐度洛西汀用于治疗有任何肝功能不全的患者。 （3）在妊娠晚期接触SSRIs或SNRIs的新生儿，产生的并发症会导致住院时间延长、需要呼吸支持和管道喂食。当妊娠期女性用度洛西汀治疗时，尤其在妊娠晚期，医师应对治疗的潜在风险和获益进行认真的评价。医师应考虑在妊娠晚期逐渐减少度洛西汀的用量。 （4）临床试验显示，度洛西汀有增加瞳孔散大的风险，因此，未经治疗的闭角型青光眼患者应避免使用度洛西汀
生理因素	（1）性别。度洛西汀在男性、女性中的$t_{1/2}$相似，不同性别无须调整剂量。 （2）年龄。比较健康老年女性（65～77岁）与健康中年女性（32～50岁）单次口服40mg度洛西汀后的药物代谢动力学，其C_{max}无差异，但老年女性的AUC稍高（约25%），并且$t_{1/2}$延长4小时。人群药物代谢动力学分析提示：25～75岁中，年龄每增加1岁，药物清除率下降约1%。但是年龄作为一个预测因素，仅能解释患者间个体变异的很小部分。无须根据年龄调整剂量。 （3）吸烟。吸烟者盐酸度洛西汀的AUC减少约1/3。不推荐吸烟者调整剂量。 （4）种族。尚未进行专门的药物代谢动力学研究，探讨不同种族的药物代谢动力学特征
其他因素	无
剂量调整模型	无

米氮平

影响因素	遗传因素：吸收□分布□代谢☑排泄□靶点（受体或通路）□其他：无
	非遗传因素：药物因素☑疾病因素☑生理因素☑ 其他因素：吸烟
药物简介	**作用机制** 米氮平作用于中枢的突触前α_2受体，可以增强肾上腺素能的神经传导。它通过与中枢的5-HT受体（5-HT_2、5-HT_3）相互作用，从而调节5-HT的功能。米氮平的两种旋光对映体都具有抗抑郁活性，左旋体阻断α_2受体和5-HT_2受体，右旋体阻断5-HT_3受体。米氮平的抗组胺受体（H_1）的特性具有镇静作用。本品有较好的耐受性，几乎无抗胆碱能作用，其治疗剂量对心血管系统无影响。

续表

药物简介	**适应证** 用于抑郁症的治疗。 **药物代谢动力学** 口服米氮平片后，其活性成分米氮平很快被吸收（生物利用度约为50%），约2小时后达C_{max}，约85%与血浆蛋白结合；平均$t_{1/2}$为20～40小时，偶见长达65小时，在年轻人中也偶见较短的$t_{1/2}$。$t_{1/2}$的大小正适合于将服用方式定为一日1次。血药浓度在服药3～4天后达到稳态，此后将无体内聚积现象发生。在所推荐的剂量范围内，米氮平呈线性药物代谢动力学，与食物同服不会影响米氮平的药物代谢动力学特征。米氮平在服药后几天内大多被代谢并通过尿液和粪便排出体外，其主要生物转化方式为脱甲基及氧化反应，其次是结合反应。对人类肝脏微粒体生物体外的研究表明，CYP2D6和CYP1A2对米氮平的8-羟基代谢产物的形成有影响。CYP3A4被认为负责*N*-去甲基和*N*-氧化物代谢产物的形成。脱甲基后的代谢产物与原化合物一样仍具有药理活性。肝肾功能不良可引起米氮平清除率降低，应慎用本品
说明书信息摘录	**FDA** 无。 **EMA** 无。 **PMDA** 无。 **HCSC** 无
遗传因素	（1）米氮平主要由CYP2D6、CYP3A4及少量CYP1A2代谢，认为由于CYP2D6超快代谢在组织中浓度过低，有一定的治疗失败风险。 （2）色氨酸羟化酶2（TPH2）基因的*rs1487278*位点与米氮平抗抑郁作用相关，但主要对白种人有影响。 （3）Pharmgkb检索到的相关基因对中国群体没有具体影响，文献显示没有统计学意义
药物因素	（1）合用后增强米氮平药效的药物。①CYP3A4强效抑制剂，如HIV蛋白酶抑制剂、一氮二烯五环抗真菌剂、红霉素和萘法唑酮。②与西咪替丁一起使用时，米氮平的生物药效将增加50%以上。 （2）合用后降低米氮平药效的药物。①CYP3A4诱导剂，如卡马西平。②药物代谢产物诱导剂，如利福平、苯妥英。 （3）米氮平可加重酒精对中枢的抑制作用，因此，在治疗期间应禁止饮酒；2周之内或正在使用单胺氧化酶抑制剂的患者不宜使用米氮平；米氮平可能加重苯二氮䓬类的镇静作用，当苯二氮䓬类药物与米氮平合用时应予以注意
疾病因素	（1）有癫痫发作史时慎用，当出现发作严重或是频率增加时应停止使用米氮平。 （2）肝肾损伤降低米氮平的清除率，使其血药浓度升高。 （3）患有遗传性半乳糖不耐受症者禁用米氮平。 （4）心脏病如传导阻滞、心绞痛和近期发作的心肌梗死，对这类病症应采取常规预防措施并谨慎服用其他药物。 （5）抗抑郁药可能会改变血糖控制水平，因此，糖尿病患者可能需要调整胰岛素和（或）口服降血糖药的剂量，并推荐做密切监护。 （6）患精神分裂症及其他精神病的患者服用抗抑郁药后其症状会恶化，妄想可能加重。 （7）处于抑郁期的双相情感障碍患者使用抗抑郁药后，患者有可能转变为躁狂相，应密切监护有躁狂症或轻度躁狂症病史的患者，任何进入躁狂期的患者都应停止使用米氮平。

续表

疾病因素	(8)排尿困难如前列腺肥大患者，急性闭角型青光眼和眼压增高的患者服药期间需注意观察（尽管米氮平仅有很弱的抗胆碱能作用且其发生问题的机会很小）
生理因素	(1)老年患者清除率降低，应根据病情和耐受程度缓慢加量。 (2)妊娠期女性使用米氮平的研究数据有限，除非明确需要，本品不得在妊娠期间使用。 (3)有极少量药物从乳汁中分泌出来，不建议哺乳期患者服用。 (4)不能用于儿童和18岁以下青少年患者。在儿童服用抗抑郁药物的临床观察中，自杀相关行为和敌对行为比服用安慰剂组的儿童常见
其他因素	吸烟者CYP1A2的作用增强，米氮平血药浓度低于非吸烟者
剂量调整模型	(1)米氮平的清除与肌酐清除率相关，与正常受试者相比，米氮平的总体清除率中度肾损伤患者［肌酐清除率为11～39ml/(min·1.73m²)］下降约30%，重度肾损伤患者［肌酐清除率<10ml/(min·1.73m²)］下降约50%。肾损伤患者应慎用米氮平。 (2)与肝功能正常的受试者相比，单次口服本品15mg后，肝损伤患者的米氮平清除率下降约30%。肝损伤患者应慎用米氮平

舍曲林

影响因素	遗传因素：吸收□分布□代谢☑排泄□靶点（受体或通路）☑其他：无
	非遗传因素：药物因素☑疾病因素☑生理因素☑ 其他因素：无
药物简介	**作用机制** 盐酸舍曲林是一种选择性5-HT再摄取抑制剂。其作用机制与其对中枢神经元5-HT再摄取的抑制有关。在临床剂量下，舍曲林阻断人血小板对5-HT的摄取。研究提示，舍曲林是一种强效和选择性的神经元5-HT再摄取抑制剂，对去甲肾上腺素和多巴胺仅有微弱影响。体外研究显示，舍曲林对肾上腺素受体（α_1、α_2、β）、胆碱能受体、GABA受体、多巴胺受体、组胺受体、5-HT受体（$5\text{-}HT_{1A}$、$5\text{-}HT_{1B}$、$5\text{-}HT_2$）或苯二氮䓬受体没有明显的亲和力。对上述受体的拮抗作用被认为与其他精神疾病用药的镇静作用、抗胆碱作用和心脏毒性相关。动物长期给予舍曲林可使脑中去甲肾上腺素受体下调，这与临床上其他抗抑郁药物的作用一致。舍曲林对单胺氧化酶没有抑制作用。 **适应证** (1)治疗抑郁症的相关症状。 (2)强迫症。 (3)双向情感障碍。 (4)创伤后应激障碍。 (5)月经前焦虑症。 (6)社交恐惧症等。 **药物代谢动力学** 男性每日口服舍曲林1次，50～200mg，舍曲林表现出与用药剂量成正比的药物代谢动力学特性，连续用药14天，服药4.5～8.4小时达C_{max}。青少年和老年人的药物代谢动力学参数与18～65岁成人无明显差别。舍曲林平均半衰期为22～36小时。与末端消除半衰期相一致，一日给药1次，1周后达稳态浓度，在这个过程当中有2倍的浓度蓄积。舍曲林的血浆蛋白结合率为98%。动物实验结果表明，舍曲林有较大的分布容积。

续表

药物简介	舍曲林首先通过肝脏代谢，血浆中的主要代谢产物 *N*-去甲基舍曲林的药理活性在体外明显低于舍曲林，约为舍曲林的1/20，没有证据表明其在抗抑郁模型体内有药理活性，它的半衰期是62～104小时。舍曲林和 *N*-去甲基舍曲林的最终代谢产物从粪便和尿液中等量排泄，只有少量（＜0.2%）舍曲林以原形形式从尿液中排出。 食物对舍曲林片剂的生物利用度无明显影响
说明书信息摘录	**FDA** 无。 **EMA** 无。 **PMDA** 无。 **HCSC** 无
遗传因素	（1）CYP2C19和CYP2B6的基因多态性可能会引起人群对舍曲林的代谢差异。 （2）目前文献中报道的相关突变位点和在1000Genomics网站查询到的相关突变位点在中国人群中的突变频率为：CYP2B6*4（*rs2279343*，785A＞G，0.253），CYP2B6*9（*rs3745274*，516G＞T，0.16），CYP2B6*6（516G＞T＋785A＞G，0.1～0.21），CYP2C19*2（*rs4244285*，685G＞A，0.34），CYP2C19*17（*rs11188072*；－3402C＞T，0.02）。 （3）研究表明CYP2C19*17基因位点的突变对舍曲林的血药浓度代谢影响并不显著；相反，CYP2B6*6基因位点的突变使得在临床治疗使用的剂量下，舍曲林的血药浓度代谢个体差异尤为显著。严重的抑郁症患者的治疗结果显示，携带变异的CYP2B6*6等位基因的患者应该增加药物剂量，但与此同时也有可能增加药物毒性以及不良反应的风险。 （4）CYP3A4、CYP2D6、CYP2C9、CYP1A2等基因位点的突变亦会影响舍曲林的剂量，但文献中报道甚少
药物因素	（1）禁与舍曲林合用的药物。吗氯贝胺、异丙烟肼、丙卡巴肼、司来吉兰、异卡波肼、托洛沙酮、利奈唑胺、氯吉兰、反苯环丙铵、帕吉林、尼亚拉胺、苯乙肼、呋喃唑酮、沙非胺、亚甲蓝、雷沙吉兰等，合用会出现严重的副作用，甚至致命，有些病例出现类似5-HT综合征的表现，包括血压升高、过高热、肌强直、肌肉痉挛、自主神经功能紊乱等。 （2）匹莫齐特治疗窗较窄，禁与舍曲林合用。 （3）舍曲林与下列药物合用需谨慎。与抗凝药物合用增加出血的风险；与奥卡西平、羟考酮、右芬氟拉明、度洛西汀、舒马普坦、环苯扎林、西酞普兰、曲马多、芬氟拉明合用增加血清素综合征的发生风险，甚至引起血清素综合征；与氟哌啶醇合用能够增加氟哌啶醇的血药浓度；与洛菲帕明、去甲替林、阿莫沙平、度硫平合用时能够轻微增加血药浓度，甚至引起血清素综合征；与苯妥英合用能够增加苯妥英的毒性，同时减弱舍曲林的疗效；与阿司咪唑合用引起心脏毒性；与氯氮平合用会增加氯氮平暴露以及QT间期延长的风险；与碘苄胍合用可能导致出现伪影；与利培酮、利托那韦合用增加药物的暴露等
疾病因素	（1）肾损伤患者无须调整剂量。 （2）肝损伤患者需减少剂量或降低使用频次。 （3）对所有接受舍曲林治疗的患者，尤其是那些高危患者，应进行适当的监测，密切观察其是否出现临床症状恶化和有无自杀倾向。 （4）应密切监测糖尿病患者的血糖，因其可能需要调整胰岛素和（或）口服降糖药的剂量。 （5）患有闭角型青光眼或者有青光眼病史的患者，应慎用舍曲林

续表

生理因素	（1）只有当妊娠期女性服药的益处明显大于药物对胎儿的潜在风险时，方可服用本品。 （2）尚不清楚本品及其代谢产物是否经母乳分泌，哺乳期女性应慎用本品。 （3）儿童用量应适当减少
其他因素	无
剂量调整模型	2015年8月，临床药物基因组学实施联盟（CPIC）发布了CYP2D6和CYP2C19基因型与选择性5-HT再摄取抑制剂剂量指南。根据药物代谢动力学数据显示，舍曲林主要通过CYP2C19代谢，因此，不同CYP2C19的变异对舍曲林药物活性有较大影响。 （1）CYP2C19超快代谢型（5%～30%患者，与快代谢型相比代谢速度增加）。首次治疗予以推荐初始剂量，若患者对于维持剂量无应答，考虑更换非主要经CYP2C19代谢的药物。 （2）CYP2C19快代谢型（35%～50%患者，正常代谢速度）。首次治疗予以推荐初始剂量。 （3）CYP2C19中间代谢型（18%～45%患者，与快代谢型相比代谢速度减慢）。首次治疗予以推荐初始剂量。 （4）CYP2C19慢代谢型（2%～15%患者，与快代谢型相比代谢速度显著减慢，高血药浓度可能增加不良反应概率）。首次治疗给予推荐剂量50%，并依据患者反应调整剂量，或考虑更换非主要经CYP2C19代谢的药物

第三十六章 抗真菌感染药物

伏立康唑

<table>
<tr><td rowspan="2">影响因素</td><td>遗传因素：吸收□分布□代谢☑排泄□靶点（受体或通路）□其他：无</td></tr>
<tr><td>非遗传因素：药物因素☑疾病因素☑生理因素☑
其他因素：无</td></tr>
<tr><td>药物简介</td><td>作用机制
伏立康唑的作用机制是抑制真菌中由 CYP 介导的 14α-甾醇去甲基化，从而抑制麦角甾醇的生物合成。体外研究表明伏立康唑具有广谱抗真菌作用。本品对念珠菌属（包括耐氟康唑的克柔念珠菌、光滑念珠菌和白色念珠菌耐药株）具有抗菌作用，对所有检测的曲菌属真菌有杀菌作用。此外，伏立康唑在体外对其他致病性真菌也有杀菌作用，包括对现有抗真菌药敏感性较低的菌属，例如足放线病菌属和镰刀菌属。
适应证
（1）治疗侵袭性曲霉病。
（2）治疗非中性粒细胞减少患者的念珠菌血症。
（3）治疗对氟康唑耐药的念珠菌引起的严重侵袭性感染（包括克柔念珠菌）。
（4）治疗由足放线病菌属和镰刀菌属引起的严重感染。
（5）主要用于治疗进展性、可能威及生命的感染。
药物代谢动力学
口服吸收迅速而完全，给药后 1～2 小时达 C_{max}。口服后绝对生物利用度约为 96%。当多剂量给药，且与高脂肪餐同时服用时，伏立康唑的 C_{max} 和 $AUC\tau$ 分别减少 34%和 24%。胃液 pH 改变对本品吸收无影响。稳态浓度下伏立康唑的分布容积为 4.6L/kg，提示本品在组织中广泛分布。血浆蛋白结合率约为 58%。一项研究中，对 8 名患者的脑脊液进行了检测，所有患者的脑脊液中均可检测到伏立康唑。伏立康唑的主要代谢产物为 N-氧化物，在血浆中约占 72%。该代谢产物抗菌活性微弱，对伏立康唑的药理作用无显著影响。伏立康唑主要通过肝脏代谢，仅有少于 2%的药物以原形形式经尿液排出。给予用放射性同位素标记过的伏立康唑后，多次静脉滴注给药者和多剂量口服给药者中分别约有 80%和 83%的放射活性在尿液中回收。绝大多数的放射活性（>94%）在给药（静脉滴注或口服）后 96 小时内经尿液排出。伏立康唑的末端半衰期与剂量有关。口服 200mg 后末端半衰期约为 6 小时。由于其非线性药物代谢动力学特点，末端半衰期值不能用于预测伏立康唑的蓄积或清除。
对伴有曲霉病危险因素（主要为淋巴系统或造血组织的恶性肿瘤）的患者研究发现，一日 2 次口服伏立康唑，每次 200mg 或 300mg，共 14 天，其药物代谢动力学特点（包括吸收快、吸收稳定、体内蓄积和非线性药物代谢动力学）与健康受试者一致。
由于伏立康唑的代谢具有饱和性，所以，其药物代谢动力学呈非线性，药量暴露增加的比例远大于剂量增加的比例。如果口服剂量从一日 2 次、每次 200mg 增加到一日 2 次、每次 300mg 时，估计暴露量（$AUC\tau$）平均增加 2.5 倍。当给予受试者推荐的负荷剂量（静脉滴注或口服）后，24 小时内其血药浓度接近于稳态浓度。如不给予负荷剂量，一日 2 次多剂量给药后大多数受试者的血药浓度约在第 6 天时达到稳态。
在 10 项临床试验中，未发现平均、最大和最低血药浓度与伏立康唑治疗结局有关。对临床研究资料中药物代谢动力学和药物效应动力学特征进行分析发现，伏立康唑的血药浓度与肝功能异常和视觉障碍有关</td></tr>
</table>

续表

<table>
<tr><td>说明书信息摘录</td><td>FDA
体外研究表明，伏立康唑主要经CYP2C19、CYP2C9和CYP3A4代谢。
体内研究表明，CYP2C19在本品的代谢中有重要作用，这种酶具有基因多态性，例如：15%～20%的亚洲人属于慢代谢者，而白种人和黑种人中的慢代谢者仅占3%～5%。在健康白种人和健康日本人中的研究表明：慢代谢者的药物暴露量（AUCτ）平均比纯合子快代谢者的暴露量高4倍，杂合子快代谢者的药物暴露量比纯合子快代谢者高2倍。
EMA
同FDA。
PMDA
无。
HCSC
同FDA</td></tr>
<tr><td>遗传因素</td><td>（1）基因型为CYP2C19*1/*1（EM）的患者CYP2C19活性强于CYP2C19*1/*2和CYP2C19*1/*3（IM）、CYP2C19*2/*3、CYP2C19*2/*2和CYP2C19*3/*3（PM），弱于CYP2C19*1/*17和CYP2C19*17/*17（UM）。
（2）基因型为CYP2C19*1/*17的患者CYP2C19活性强于CYP2C19*1/*1（EM）、CYP2C19*1/*2和CYP2C19*1/*3（IM）、CYP2C19*2/*3、CYP2C19*2/*2和CYP2C19*3/*3（PM），弱于CYP2C19*17/*17（UM）。
（3）基因型为CYP2C19*17/*17（UM）的患者为超快代谢型，CYP2C19活性最强。
（4）基因型为CYP2C19*1/*2和CYP2C19*1/*3的患者CYP2C19活性弱于CYP2C19*1/*1（EM）、CYP2C19*1/*17和CYP2C19*17/*17（UM），强于CYP2C19*2/*3、CYP2C19*2/*2和CYP2C19*3/*3（PM）。基因型为CYP2C19*2/*3、CYP2C19*2/*2和CYP2C19*3/*3（PM）的患者为慢代谢型，CYP2C19活性最弱。CYP2C19*2在中国人群中突变频率为0.36左右（pharmGKB），CYP2C19*3在中国人群中突变频率为0.08（pharmGKB），CYP2C19*17在中国人群中突变频率为0.64（pharmGKB）</td></tr>
<tr><td>药物因素</td><td>其他药物对伏立康唑药物代谢动力学的影响
<table>
<tr><th>药物
（药物相互作用机制）</th><th>伏立康唑血浆暴露
（C_{max}和AUCτ/200mg q12h）</th><th>伏立康唑的剂量调整建议</th></tr>
<tr><td>利福平和利福布丁
（CYP诱导剂）</td><td>显著减少</td><td>禁止联用</td></tr>
<tr><td>依非韦伦
（CYP诱导剂）</td><td>显著减少</td><td>二者合用时，口服伏立康唑维持剂量应增加至400mg q12h，依非韦伦剂量降至300mg q24h</td></tr>
<tr><td>大剂量利托那韦
（400mg q12h）
（CYP诱导剂）</td><td>显著减少</td><td>禁止联用</td></tr>
<tr><td>小剂量利托那韦
（100mg q12h）
（CYP诱导剂）</td><td>减少</td><td>除非联用利大于弊，否则避免联用</td></tr>
<tr><td>卡马西平
（CYP诱导剂）</td><td>可能显著减少</td><td>禁止联用</td></tr>
<tr><td>长效巴比妥类药物
（CYP诱导剂）</td><td>可能显著减少</td><td>禁止联用</td></tr>
<tr><td>苯妥英
（CYP诱导剂）</td><td>显著减少</td><td>增加伏立康唑的维持剂量从4mg/kg至5mg/kg q12或口服从200mg至400mg q12（若患者体重小于40kg，则口服从100mg至200mg）</td></tr>
</table></td></tr>
</table>

续表

	药物 （药物相互作用机制）	伏立康唑血浆暴露 （C_{max}和$AUC\tau$/200mg q12h）	伏立康唑的剂量调整建议
药物因素	贯叶连翘 （CYP 诱导剂，P-gp 诱导剂）	显著减少	禁止联用
	含有炔雌醇和炔诺酮的口服避孕药 （CYP2C19 抑制剂）	增加	合用时应监测伏立康唑的不良反应
	氟康唑 （CYP2C9、CYP2C19 和 CYP3A4 抑制剂）	显著减少	避免同时应用，最后给予氟康唑的 24 小时内监测伏立康唑的不良反应和毒性反应
	其他 HIV 蛋白酶抑制剂 （CYP3A4 抑制剂）	体内研究茚地那韦与伏立康唑无显著作用，体外研究表明潜在抑制伏立康唑代谢	与茚地那韦合用无须调整伏立康唑剂量，与其他 HIV 蛋白酶抑制剂合用要经常监测伏立康唑的不良反应和毒性
	其他非核苷类逆转录酶抑制剂 （CYP3A4 抑制剂或 CYP 诱导剂）	地拉夫定和其他非核苷类逆转录酶体外研究表明有潜在抑制伏立康唑代谢的作用 一项对伏立康唑并用依非韦伦的研究表明依非韦伦和其他非核苷类逆转录酶抑制剂潜在抑制伏立康唑代谢	经常监测伏立康唑的不良反应和毒性反应 仔细评估伏立康唑效果
	伏立康唑对其他药物的药物代谢动力学影响		
	药物 （伏立康唑与其他药物相互作用机制）	血浆暴露量 （C_{max}和$AUC\tau$）	剂量调整建议
	西罗莫司 （CYP3A4 抑制剂）	显著减少	禁止联用
	利福布丁 （CYP3A4 抑制剂）	显著减少	禁止联用
	依非韦伦 （CYP3A4 抑制剂）	显著减少	二者合用时，口服伏立康唑维持剂量应增加至 400mg q12h，依非韦伦剂量降至 300mg q24h
	大剂量利托那韦 （400mg q12h） （CYP3A4 抑制剂）	对利托那韦C_{max}和$AUC\tau$无显著影响	禁止联用，因为显著降低伏立康唑的C_{max}和$AUC\tau$
	小剂量利托那韦 （100mg q12h）	轻微降低利托那韦的C_{max}和$AUC\tau$	除非联用利大于弊，否则避免联用
	特非那定、阿司咪唑、西沙必利、匹莫齐特、奎尼丁 （CYP3A4 抑制剂）	无体内或体外实验，但血浆暴露量可能会增加	禁止联用，因为有潜在延长 QT 间期或导致尖端扭转型室性心动过速的风险
	麦角生物碱类 （CYP 抑制剂）	无体内或体外实验，但血浆暴露量可能会增加	禁止联用
	环孢素 （CYP3A4 抑制剂）	$AUC\tau$显著增加，C_{max}无显著变化	对使用环孢素的患者首次应用伏立康唑是环孢素的起始剂量减半并且监测环孢素的血药浓度，否则可能会增加环孢素的肾毒性。当终止伏立康唑治疗时，要立刻监测环孢素浓度并且增加剂量

续表

	药物（伏立康唑与其他药物相互作用机制）	血浆暴露量（C_{max}和 $AUC\tau$）	剂量调整建议
药物因素	美沙酮（CYP3A4 抑制剂）	增加	美沙酮血药浓度增加可增加 QT 间期延长在内的毒性反应。应监测美沙酮的不良反应和毒性反应。必要时减量
	芬太尼（CYP3A4 抑制剂）	增加	可减少芬太尼及其他经 CYP3A4 代谢的长效阿片类药物的代谢。应监测阿片类药物的不良反应
	阿芬太尼（CYP3A4 抑制剂）	显著增加	减少阿芬太尼及其他经 CYP3A4 代谢的阿片类药物（如舒芬太尼）。应长期监测阿片类药物导致的呼吸和其他不良反应
	羟考酮（CYP3A4 抑制剂）	显著增加	减少羟考酮及其他经 CYP3A4 代谢的长效阿片类药物。要经常监测阿片类药物的不良反应
	非甾体抗炎药，包括布洛芬和双氯芬酸（CYP2C9 抑制剂）	增加	要经常监测非甾体抗炎药的不良反应，必要时减量
	他克莫司（CYP3A4 抑制剂）	显著增加	对于已使用他克莫司的患者首次应用伏立康唑时，他克莫司起始剂量减少 1/3 并监测他克莫司血药浓度，否则可增加他克莫司肾毒性。当停用伏立康唑时，应立即监测他克莫司血药浓度并且必要时加量
	苯妥英（CYP2C9 抑制剂）	显著增加	经常监测苯妥英的血药浓度和不良反应
	含有炔雌醇和炔诺酮的口服避孕药（CYP3A4 抑制剂）	增加	监测口服避孕药的不良反应
	华法林（CYP2C9 抑制剂）	凝血酶原时间显著增加	监测 PT 和其他抗凝指标，必要时调整剂量
	奥美拉唑（CYP2C19/3A4 抑制剂）	显著增加	对已用奥美拉唑 40mg 或更大剂量的患者首次应用伏立康唑时，奥美拉唑剂量减半。伏立康唑可抑制其他以 CYP2C19 为底物的 PPI 的代谢，增加其血药浓度
	其他 HIV 蛋白酶抑制剂（CYP3A4 抑制剂）	茚地那韦的体内研究未发现有显著影响	与伏立康唑合用时茚地那韦不用调整剂量
		体外研究表明伏立康唑潜在抑制其代谢	经常监测 HIV 蛋白酶抑制剂的不良反应和毒性
	其他非核苷类逆转录酶抑制剂（CYP3A4 抑制剂）	伏立康唑和依非韦伦药物相互作用研究表明伏立康唑潜在抑制其他非核苷类逆转录酶抑制剂代谢	经常监测其他非核苷类逆转录酶抑制剂的不良反应和毒性
	苯二氮䓬类药物（CYP3A4）	体外研究伏立康唑潜在抑制其代谢	经常监测经 CYP3A4 代谢的苯二氮䓬类药物的不良反应和毒性，必要时调整苯二氮䓬类药物的剂量
	他汀类药物（CYP3A4 抑制剂）	体外研究表明伏立康唑潜在抑制剂其代谢	经常监测他汀类药物的不良反应和毒性。他汀类药物血药浓度的增加可导致横纹肌溶解。必要时调整他汀类药物剂量

续表

药物因素

药物（伏立康唑与其他药物相互作用机制）	血浆暴露量（C_{max}和$AUC\tau$）	剂量调整建议
二氢吡啶类钙通道阻滞剂	体外研究表明伏立康唑可潜在抑制其代谢	经常监测钙通道阻滞剂的不良反应和毒性。必要时调整剂量
磺酰脲类口服降糖药（CYP2C9 抑制剂）	无体内体外研究，可能会增加其血浆暴露量	经常监测血糖和低血糖症状，必要时调整降糖药剂量
长春碱类（CYP3A4 抑制剂）	无体内体外研究，可能会增加其血浆暴露量	经常监测长春碱类的不良反应和毒性。必要时调整剂量

体外研究表明本品主要经 CYP2C19 代谢，其次为 CYP2C9，极少经 CYP3A4 代谢。这些酶的抑制剂或诱导剂会增加或减少伏立康唑的血药浓度。

（1）以下药物与伏立康唑无显著相互作用并且应用时无须调整伏立康唑剂量：西咪替丁（非特异性 CYP 抑制剂和增加胃内 pH）、雷尼替丁（增加胃内 pH）、大环内酯类抗生素如红霉素（CYP3A4 抑制剂）。

（2）下列药物与伏立康唑合用未观察到与下列药物有明显的相互作用，不需调整下列药物的剂量：泼尼松龙（CYP3A4 底物）、地高辛（P-gp 介导转运）、霉酚酸（UDP-葡萄糖醛酸转移酶的底物）

疾病因素

（1）肾损伤者用药。肾损伤对本品口服给药的药物代谢动力学没有影响，因此，轻度至重度肾损伤的患者应用本品均无须调整剂量。

中度到重度肾损伤（肌酐清除率<50ml/min）的患者应用本品时，可发生赋形剂磺丁倍他环糊精钠（SBECD）蓄积。这些患者宜选用口服给药，除非应用静脉制剂的利大于弊。这些患者静脉给药时必须密切监测血清肌酐水平，如有异常增高应考虑改为口服给药。

伏立康唑可经血液透析清除，清除率为 121ml/min。4 小时血液透析清除的药量有限，不必因此调整剂量。静脉制剂的赋形剂 SBECD 在血液透析中的清除率为 55ml/min。

（2）肝损伤者用药。急性肝损伤者（丙氨酸氨基转移酶和门冬氨酸氨基转移酶升高）无须调整剂量，但应继续监测肝功能以观察是否有进一步升高。

建议轻度到中度肝硬化患者（Child-Pugh A 级和 B 级）伏立康唑的负荷剂量不变，但维持剂量减半。

目前尚无重度肝硬化患者（Child-Pugh C 级）应用本品的研究。

有报道本品与肝功能化验异常增高和肝损伤的体征（如黄疸）有关，因此，重度肝损伤的患者应用本品时必须权衡利弊，当获益大于风险时方可使用。肝损伤的患者应用本品时必须密切监测药物毒性。

（3）在伴有心律失常危险因素的患者中需慎用伏立康唑，例如：先天性或获得性 QT 间期延长、心肌病，特别是存在心力衰竭、窦性心动过缓、有症状的心律失常、同时使用已知能延长 QT 间期的药物。在使用伏立康唑治疗前或治疗期间应当监测血电解质，如存在低钾血症、低镁血症和低钙血症等电解质紊乱则应纠正

生理因素

（1）老年人用药无须调整剂量，因伏立康唑在年轻患者和老年患者中的安全性相仿。

（2）不推荐 2 岁以下儿童使用本品；2 岁到 12 岁以下的儿童中推荐的维持用药方案如下。

	静脉	口服
负荷剂量	口服和静脉用药都不推荐用负荷剂量	
维持剂量	7mg/kg，一日 2 次	200mg，一日 2 次

续表

生理因素	如果儿童患者不能耐受7mg/kg一日2次的静脉用药，根据群体药物代谢动力学分析和以往的临床经验，可以考虑从7mg/kg减量到4mg/kg一日2次。这个剂量相当于成人中3mg/kg一日2次的暴露量。 （3）本品在青少年（12～16岁）中的用药剂量应同成人。 （4）伏立康唑不宜用于妊娠期女性，除非对母体的益处显著大于对胎儿的潜在危害。 （5）育龄女性应用伏立康唑期间需采取有效的避孕措施。 （6）尚无伏立康唑在乳汁中分泌的资料。除非明显的利大于弊，否则哺乳期女性不宜使用伏立康唑
其他因素	无
剂量调整模型	无

盐酸特比萘芬

影响因素	遗传因素：吸收□分布□代谢☑排泄□靶点（受体或通路）□其他：无
	非遗传因素：药物因素□疾病因素□生理因素□ 其他因素：饮食
药物简介	**作用机制** 盐酸特比萘芬通过特异性抑制真菌细胞膜上的角鲨烯环氧化酶，干扰真菌固醇生物合成的早期过程，引起麦角固醇的缺乏以及角鲨烯在细胞内的积聚，从而导致真菌细胞死亡。本品对皮肤、毛发和指（趾）甲的致病性真菌包括皮肤癣菌如毛癣菌（红色毛癣菌、须癣毛癣菌、疣状毛癣菌、断发毛癣菌、紫色毛癣菌）、小孢子菌（如犬小孢子菌）、絮状表皮癣菌、念珠菌属（如白色念珠菌）、糠秕癣菌属的酵母菌具有抗真菌活性。根据酵母菌种的不同，对其具有杀菌或抑菌活性。 **适应证** （1）口服给药。 1）用于毛癣菌（如红色毛癣菌、须癣毛癣菌、疣状毛癣菌、断发毛癣菌、紫色毛癣菌）、犬小孢子菌、絮状表皮癣菌引起的皮肤、毛发、指（趾）甲感染以及念珠菌属（如白色念珠菌）引起的皮肤酵母菌感染。 2）用于大面积、严重的皮肤真菌感染（如体癣、股癣、手癣、足癣、头癣）。 3）用于丝状真菌引起的甲癣（甲真菌感染）。 （2）局部给药。 1）用于手癣、足癣、体癣、股癣、花斑癣、皮肤念珠菌病。 2）本品阴道泡腾片用于念珠菌性阴道炎。 **药物代谢动力学** 盐酸特比萘芬在口服后可被良好地吸收（吸收率>70%），并且本品中盐酸特比萘芬经首过代谢后的绝对生物利用度约为50%。口服单剂量0.25g盐酸特比萘芬，在1.5小时后平均C_{max}可以达到1.3mg/ml。与单一剂量相比，盐酸特比萘芬稳态的C_{max}升高了25%，血浆AUC增加了2.3倍。根据血浆AUC的增加能够计算出长约30小时的有效$t_{1/2}$。食物对盐酸特比萘芬的生物利用度有中度影响，但并不需调整剂量。 盐酸特比萘芬与血浆蛋白结合紧密（结合率为99%），可迅速经真皮弥散，聚集于亲脂性的角质层。盐酸特比萘芬也能经皮脂腺排泄，在毛囊、毛发和富含皮脂的皮肤可达到高浓度，也有证据表明盐酸特比萘芬在开始治疗后第一周内即可以分布到甲板。

续表

药物简介	盐酸特比萘芬由至少 7 种 CYP 同工酶代谢，主要包括 CYP2C9、CYP1A2、CYP3A4、CYP2C8 及 CYP2C19，可被迅速和广泛地代谢。生物转化后的代谢产物无抗真菌活性，主要经尿液排出。末端消除半衰期是 17 小时，无体内蓄积的证据。盐酸特比萘芬的血浆稳态浓度无年龄依赖性，但在肝损伤或肾损伤的患者中，清除率可能会降低，可引起盐酸特比萘芬的血药浓度升高。 对肾损伤（肌酐清除率＜50ml/min）和有肝脏疾病的患者，单剂量药物代谢动力学研究表明，盐酸特比萘芬的清除率降低约 50%
说明书信息摘录	**FDA** 盐酸特比萘芬是一种 CYP2D6 同工酶的抑制剂，可影响地昔帕明的代谢，也被证实与西咪替丁、氟康唑、环孢素、利福平、咖啡因等药物存在相互作用。因 CYP2D6 等位基因变异也产生了不同的代谢表型：超快代谢型（UM）、快代谢型（EM）、中间代谢型（IM）、慢代谢型（PM）。 经 CYP2D6 同工酶代谢的药物主要包括下列几类：三环类抗抑郁药、选择性 5-HT 再摄取抑制剂、β 受体阻滞剂、抗心律失常 I C 类（如氟卡尼和普罗帕酮）和单胺氧化酶抑制剂。同时服用盐酸特比萘芬片时，应注意监测并尽可能减少经 CYP2D6 代谢的药物剂量。一项研究评估了盐酸特比萘芬与地昔帕明在代谢正常的健康受试者中的相互作用，结果显示盐酸特比萘芬的 C_{max} 增加了 2 倍，*AUC* 增加了 5 倍。在这项研究中，盐酸特比萘芬的药效持续到停止给药的第 4 周。另一项研究评估了盐酸特比萘芬与右美沙芬（止咳药以及 CYP2D6 底物）在快代谢型健康受试者中的相互作用，结果表明盐酸特比萘芬增加了右美沙芬/去甲右美沙芬在尿液中的代谢产物比值达平均值的 16～97 倍。因此，盐酸特比萘芬可能将 CYP2D6 的快代谢转化为慢代谢。 除 CYP2D6 外，盐酸特比萘芬还由至少 7 种 CYP 同工酶代谢，主要有 CYP2C9、CYP1A2、CYP3A4、CYP2C8、CYP2C19。目前没有发现有其他化合物的代谢产物的抗真菌活性与盐酸特比萘芬相似。 **EMA** 无。 **PMDA** 无。 **HCSC** 无
遗传因素	（1）根据基因编码 CYP2D6 的活性不同，可将其分为正常功能组（有效等位基因）和无功能组（无效等位基因）。因等位基因变异也产生了不同的代谢表型：超快代谢型（UM）、快代谢型（EM）、中间代谢型（IM）、慢代谢型（PM）。 （2）在中国人群中 CYP2D6 最常见的等位基因是 CYP2D6*10，由基因突变引起了酶活性的降低。在中国人群中，突变频率最高的慢代谢（PM）等位基因是 CYP2D6*5（0.072），其次是仅存在于东方人中的 CYP2D6*14（0.02），再次为 CYP2D6*4（0.02），未发现 CYP2D6*3、CYP2D6*6 和 CYP2D6*8 等位基因。与白种人相比，中国大陆人群中突变频率最高的等位基因是 CYP2D6*10（0.516）。 （3）*rs1058164* 位点突变频率为 0.4，在中国人群中突变频率为 0.24。*rs16947* 位点突变频率为 0.36，在中国人群中突变频率为 0.17。*rs1135840* 位点突变频率为 0.4，在中国人群中突变频率为 0.24。*rs1065852* 位点突变频率为 0.24，在中国人群中突变频率为 0.6。*rs28371703*、*rs28371704*、*rs28371705* 位点突变频率为 0.07，在中国人群中突变频率为 0。*rs3892097* 位点突变频率为 0.09，在中国人群中突变频率为 0（1000 Genomes）

续表

药物因素	(1) 同时服用氟康唑与盐酸特比萘芬，使盐酸特比萘芬的 C_{max} 和 AUC 分别增加了 52%和69%。氟康唑是 CYP2C9 和 CYP3A 的抑制剂，基于这一发现，其他的 CYP2C9 和 CYP3A4 抑制剂（如酮康唑、胺碘酮）也可能在与盐酸特比萘芬同时服用时，导致盐酸特比萘芬在体内的暴露量（C_{max} 和 AUC）大幅增加。 (2) 在同时服用苯巴比妥、利福平这类 CYP 诱导剂的情况下，盐酸特比萘芬的体内清除率增加了 100%。 (3) 与主要经 CYP 代谢的药物（如环孢素、特非那丁、三唑类抗抑郁药、对甲苯磺酰脲）合用，本品对这些药物消除的抑制或增强作用可忽略，但与主要由 CYP2D6 介导代谢的药物（如三环类抗抑郁药、β受体阻滞剂、选择性 5-HT 再摄取抑制剂、单胺氧化酶抑制剂 B 型）合用，因本品可抑制 CYP2D6 代谢，应对患者进行监测。 (4) 与唑类抗真菌药和两性霉素 B 合用，有一定的协同作用。 (5) 与咖啡因合用，可延长后者的半衰期。 (6) 与口服避孕药合用，极少数人可能发生月经失调。 (7) 盐酸特比萘芬的清除率不受环孢素的影响。没有证据表明，盐酸特比萘芬与以下几类药物存在相互作用：激素替代药物、降糖药、苯妥英类、噻嗪类利尿药和钙通道阻滞剂。 (8) 有报道称，同时口服盐酸特比萘芬和华法林会导致患者凝血酶原时间的延长或缩短，然而，盐酸特比萘芬和这些变化之间的因果关系尚未确定
疾病因素	(1) 肝功能不全患者。不推荐将盐酸特比萘芬应用于急慢性肝病患者。在使用本品前，应对患者原来的肝病情况进行评估。本品在有或没有肝病病史的患者中均有可能产生肝毒性。如果患者出现肝功能不良的体征或症状，如无法解释的恶心、食欲消退、疲倦、呕吐、右上腹疼痛或黄疸、尿液发黑或粪便颜色变浅时，应当确认是否为肝源性，并终止盐酸特比萘芬治疗。 (2) 肾功能不全患者。肾损伤的患者（肌酐清除率低于 50ml/min 或血肌酐超过 300μmol/L）应当服用正常剂量的一半
生理因素	(1) 老年人用药。尚无证据提示老年患者与年轻患者需服不同剂量或会发生不同的不良反应，但应注意老年患者是否已存在肝肾损伤。 (2) 儿童用药。2 岁以上的儿童口服盐酸特比萘芬耐受性好。 (3) 妊娠期及哺乳期女性用药。胎儿毒性及生育能力动物实验研究中未见不良反应。由于在妊娠期女性中用药的临床经验非常有限，在妊娠期间，如果服药的益处不能超过风险则不应使用。盐酸特比萘芬可以分泌至乳汁中，因此，口服盐酸特比萘芬治疗的女性不应哺乳
其他因素	与高脂食物用服，本品的生物利用度可增加约 40%
剂量调整模型	无

第三十七章 烧伤与中毒治疗药物

磺胺米隆

影响因素	遗传因素：吸收□分布□代谢□排泄□靶点（受体或通路）☑其他：无
	非遗传因素：药物因素☑疾病因素☑生理因素☑ 其他因素：无
药物简介	**作用机制** 磺胺米隆的结构与磺胺不完全相同，氨基与苯环被一个次甲基分开，对组织的穿透力强，可迅速穿透坏死组织、焦痂到达感染部位，应用后4～6小时可杀灭创面上的细菌，并促进烧伤创面上皮自行生长愈合及提高植皮成功率。磺胺米隆的确切作用机制尚不明确，但是，磺胺米隆可杀灭无血管烧伤组织内的细菌，促进深度烧伤自行愈合。 **适应证** 可用于预防或治疗Ⅱ、Ⅲ度烧伤后继发创面感染，包括枸橼酸杆菌、阴沟肠杆菌、大肠杆菌、克雷伯菌属、变形杆菌、不动杆菌属、铜绿假单胞菌等假单胞菌属以及葡萄球菌属、肠球菌属、白色念珠菌等真菌感染。 **药物代谢动力学** 本品可自创面部分吸收，对组织的穿透力强。应用本品醋酸盐乳膏14～77g，血药浓度可达35～195μg/ml，弥散至组织中后可迅速灭活，代谢为对羧苯磺胺。血浆半衰期仅17分钟，代谢产物对羧苯磺胺血药浓度为10～340μg/ml，代谢产物为无抗菌活性的物质，但仍保留其抑制碳酸酐酶的作用，主要经尿液排出
说明书信息摘录	**FDA** G6PD缺乏症患者使用磺胺米隆乳膏后，可能会引起致死性的溶血性贫血伴弥散性血管内凝血。 **EMA** 无。 **PMDA** 无。 **HCSC** 无
遗传因素	(1) G6PD缺乏症患者的红细胞G6PD活性不足，在葡萄糖磷酸戊糖旁路途径中不能产生足够的NADPH。NADPH的作用是对抗体内外的氧化刺激，该酶的缺乏可导致抗氧化能力的减弱。使用氧化性药物时，氧化作用产生的H_2O_2不能被及时还原成水，过多的H_2O_2可致血红蛋白和膜蛋白均发生氧化损伤，最终造成红细胞膜的氧化损伤和溶血。 (2) G6PD缺乏症是全球最常见的一种X连锁不完全显性遗传性酶病，是由于调控G6PD的基因突变所致。目前已知基因位于X染色体长臂2区8带（Xq28），基因长约18kb，有13个外显子和12个内含子。迄今为止，在中国人群中已发现了15个突变型：*G1376T*、*G1388A*、*A95G*、*C1311T*、*G392T*、*C1024T*、*C592T*、*C1004T*、*A493G*、*G487A*、*C1360T*、*A835T*、*G1381A*、*G 1387T*、*G871A*，其中*G1376T*、*G1388A*、*A95G*最常见，三者共占73.6%

续表

药物因素	（1）与本品合用能增加不良反应发生风险或严重程度的药物有氨苯砜、氧化亚氮、丙胺卡因、亚硝酸钠。 （2）与本品合用可使匹可硫酸钠的疗效降低
疾病因素	（1）磺胺药过敏者禁用本品。 （2）呼吸功能、肝肾功能不全者慎用本品
生理因素	（1）过敏体质和哮喘患者慎用本品。 （2）妊娠期及哺乳期女性、早产儿及新生儿不宜用本品
其他因素	无
剂量调整模型	无

磺胺嘧啶银

影响因素	遗传因素：吸收□分布□代谢□排泄□靶点（受体或通路）☑其他：无
	非遗传因素：药物因素☑疾病因素☑生理因素☑ 其他因素：无
药物简介	**作用机制** 本品抗菌作用机制与磺胺嘧啶相同，系通过与PABA竞争性作用于细菌体内的二氢叶酸合成酶，从而阻止PABA作为原料合成细菌所需要的四氢叶酸，进而抑制细菌蛋白质的合成而起抗菌作用。暴露于本品后，细菌细胞膜会发生结构改变，包括细胞变形、扩大以及细胞壁弱化。本品通过干扰大分子合成而使敏感菌株活力降低。磺胺嘧啶银活性部分还提供抗敏感有机体的抑菌作用。 **适应证** 用于预防和治疗小面积、轻度烧、烫伤继发创面感染。 **药物代谢动力学** 本品为外用局部制剂，部分药物可从局部吸收入血，一般吸收量低于给药剂量的1/10。血药浓度可达10～20mg/ml，当创面广泛、给药剂量较大时，吸收量增加，血药浓度可更高。一般情况下本品中银的吸收量不超过其含量的1%。本品对坏死组织的穿透性较差。当本品与创面渗出液接触时可使代谢减慢，药物主要经肾小球滤过后随尿液排泄。 成人可以吸收给药剂量的10%，60%～85%的药物经尿液排泄。在体表面积13%烧伤的儿童中，尿液中磺胺嘧啶银浓度为31.8 mg/L
说明书信息摘录	**FDA** 在一些情况下，G6PD缺乏的个体使用1%磺胺嘧啶银乳膏可能是危险的，因为可能会发生溶血。 **EMA** 无。 **PMDA** 无。 **HCSC** 有G6PD缺乏症病史的患者应慎用磺胺嘧啶银乳膏，因为可能会发生溶血

续表

遗传因素	（1）G6PD缺乏症患者的红细胞G6PD活性不足，在葡萄糖磷酸戊糖旁路途径中不能产生足够的NADPH，NADPH的作用是对抗体内外的氧化刺激，该酶的缺乏可导致抗氧化能力的减弱。使用氧化性药物时，氧化作用产生的H_2O_2不能被及时还原成水，过多的H_2O_2可致血红蛋白和膜蛋白均发生氧化损伤，最终造成红细胞膜的氧化损伤和溶血。 （2）G6PD缺乏症是全球最常见的一种X连锁不完全显性遗传性酶病，是由于调控G6PD的基因突变所致。目前已知G6PD基因位于X染色体长臂2区8带（Xq28），基因长约18kb，有13个外显子和12个内含子。迄今为止，在中国人群中已发现了15个突变型：*G1376T*、*G1388A*、*A95G*、*C1311T*、*G392T*、*C1024T*、*C592T*、*C1004T*、*A493G*、*G487A*、*C1360T*、*A835T*、*G1381A*、*G 1387T*、*G871A*，其中*G1376T*、*G1388A*、*A95G*最常见，三者共占73.6%
药物因素	（1）来自说明书。 1）与尿碱化药合用时可增强本品在碱性尿液中的溶解度，使排泄增加。 2）不能与PABA合用，PABA可代替本品被细菌摄取，两者相互拮抗，也不宜与含对氨苯甲酰基的局部麻醉药如普鲁卡因、苯佐卡因、丁卡因等合用。 3）与口服抗凝药、口服降糖药、甲氨蝶呤、苯妥英钠和硫喷妥钠合用时，上述药物需调整剂量，因本品可占据这些药物的蛋白结合部位或抑制其代谢，以致药物作用时间延长或发生毒性。 4）与骨髓抑制剂合用时可能增强此类药物潜在的毒副作用，如有指征需两类药物合用时，应严密观察可能发生的毒性反应。 5）与避孕药（雌激素类）长时间合用可导致避孕的可靠性降低，并增加经期外出血的可能。 6）与溶栓药合用时可能增大其潜在的毒性作用。 7）与有肝毒性的药物合用时可能引起肝毒性发生率的增高。对此类患者，尤其是用药时间较长及以往有肝病史的患者应进行严密的监测。 8）与光敏感药物合用时可能发生不敏感的相互作用。 9）接受本品治疗者对维生素K的需求量增加。 10）不宜与乌洛托品合用，乌洛托品在酸性尿液中可分解产生甲醛，后者可与本品形成不溶性沉淀物，使发生结晶尿的风险增加。 11）本品可占据保泰松的血浆蛋白结合部位，两者合用时可增强保泰松的作用。 12）因本品有可能干扰青霉素类药物的杀菌作用，最好避免与此类药物同时应用。 13）磺吡酮与本品合用时可减少本品自肾小管的分泌，使其血药浓度升高而产生持久的作用或毒性，因此，在应用磺吡酮期间或应用其治疗后可能需要调整本品的剂量。 （2）来自HCSC。 1）酶清创剂。磺胺嘧啶银可能使酶清创剂失活，因此，可能不宜与上述化合物合用。 2）口服降糖药和苯妥英。在大面积烧伤的患者中，磺胺嘧啶银血药浓度可能接近治疗浓度，可能会增强口服降糖药和苯妥英的作用，建议监测血药浓度。 3）西咪替丁。在大面积烧伤的患者中，有合用西咪替丁使白细胞减少症发生率增加的报道。 （3）Drugbank。 1）与本品合用可以增强本品降糖作用的药物有醋酸己脲、阿司匹林、阿格列汀、卡格列净、双氢睾酮、格列齐特、格列美脲、格列喹酮、格列本脲、各种胰岛素制剂、利拉利汀、二甲双胍、氧雄龙、帕罗西汀、培维索孟、苯乙肼、瑞格列奈、沙格列汀、司帕沙星、睾酮、甲苯磺丁脲、反苯环丙胺、维格列汀。 2）与本品合用可以增强降糖作用的药物有氯磺丙脲。

续表

药物因素	3）与本品合用能增加本品不良反应风险或严重程度的药物有氨苯砜、右酮洛芬、乌洛托品、美卡拉明、甲氨蝶呤、氧化亚氮、丙胺卡因、亚硝酸钠。 4）与本品合用能增加本品血药浓度的药物有波生坦、卡维地洛、双氯芬酸、屈大麻酚、拉科酰胺、奥培米芬、帕瑞考昔、雷美替胺。 5）与本品合用能增加本品血药浓度的药物有色瑞替尼、鲁玛卡托、米非司酮。 6）与本品合用可降低本品血药浓度的药物有达拉非尼。 7）与本品合用可减慢本品代谢的药物有氟尿苷、氟康唑、磺胺异噁唑。 8）与本品合用可加快本品代谢的药物有苯妥英、司可巴比妥。 9）与本品合用可降低本品疗效的药物有普鲁卡因。 10）与本品合用可增加环孢素的肾毒性。 11）与本品合用可增强双香豆素的抗凝作用。 12）与本品合用可增加光敏作用的药物有维替泊芬。 13）与本品合用可减慢匹可硫酸钠的疗效。 14）与本品合用可减慢西地那非的代谢
疾病因素	（1）缺乏 G6PD、卟啉病、失水、休克、艾滋病患者慎用。 （2）肝肾功能减退者慎用。 （3）对磺胺类药物及银盐过敏者禁用
生理因素	（1）老年患者慎用。 （2）新生儿及 2 个月以下婴儿不宜使用。 （3）妊娠期及哺乳期女性慎用
其他因素	无
剂量调整模型	无

亚硝酸钠

影响因素	遗传因素：吸收□分布□代谢□排泄□靶点（受体或通路）☑其他：无
	非遗传因素：药物因素☑疾病因素☑生理因素☑ 其他因素：吸入浓烟
药物简介	**作用机制** 亚硝酸钠为氧化剂，能使血红蛋白氧化为高铁血红蛋白。高铁血红蛋白分子中的 Fe^{3+} 与 CN^- 的亲和力较强，与细胞色素氧化酶竞争与 CN^- 结合为氰化高铁血红蛋白，使细胞色素氧化酶恢复活性，细胞功能得以恢复，故可用于氰化物及硫化氢中毒的救治。 FDA 和 HCSC 认为亚硝酸钠通过与血红蛋白反应形成高铁血红蛋白发挥其治疗效应，高铁血红蛋白是血红蛋白的一种氧化形式，不能运输氧气，但与氰化物亲和力很高。氰化物首先与高铁血红蛋白而非细胞色素 a3 结合，形成无毒性的氰化高铁血红蛋白。高铁血红蛋白可从结合了氰化物的细胞色素氧化酶中置换出氰化物，使得需氧代谢恢复。化学反应式如下： $NaNO_2$＋血红蛋白→高铁血红蛋白 HCN＋高铁血红蛋白→氰化高铁血红蛋白 FDA 和 HCSC 认为血管扩张至少可解释亚硝酸钠的部分治疗效应。有人认为亚硝酸钠诱导的高铁血红蛋白血症可能比其他氧化剂诱导的同等水平的高铁血红蛋白血症抗氰化物中毒更有效。此外，即使在高铁血红蛋白的形成被亚甲蓝抑制时，亚硝酸钠仍然表现出一定的有效性。

续表

药物简介	**适应证** 适于治疗氰化物及硫化氢中毒（医药数据库中心）。 **药物代谢动力学** 本品制剂为水溶液，静脉注射后立即起效，药效约维持 1 小时，60%在体内代谢，代谢产物部分为氨，大部分以原形形式经尿液中排出。 亚硝酸钠是一种强氧化剂，与血红蛋白快速反应形成高铁血红蛋白。游离亚硝酸钠在人体中的药物代谢动力学尚未进行研究。据报道，大约 40%的亚硝酸钠以原形形式经尿液排泄，而其余 60%代谢为氨和相关的小分子
说明书信息摘录	**FDA** 由于 G6PD 缺乏症患者使用亚硝酸钠时发生溶血危象的风险增加，在这些患者中应该考虑采用替代治疗方法。对已知或怀疑有 G6PD 缺乏症的患者应该监测血细胞比容是否出现急剧下降。接受亚硝酸钠治疗的 G6PD 缺乏症患者可能需要换血。 **EMA** 无。 **PMDA** 无。 **HCSC** 同 FDA
遗传因素	（1）G6PD 缺乏症患者的红细胞 G6PD 活性不足，在葡萄糖磷酸戊糖旁路途径中不能产生足够的 NADPH。NADPH 的作用是对抗体内外的氧化刺激，该酶的缺乏可导致抗氧化能力的减弱。使用氧化性药物时，氧化作用产生的 H_2O_2 不能被及时还原成水，过多的 H_2O_2 可致血红蛋白和膜蛋白均发生氧化损伤，最终造成红细胞膜的氧化损伤和溶血。 （2）G6PD 缺乏症是全球最常见的一种 X 连锁不完全显性遗传性酶病，是由于调控 G6PD 的基因突变所致。目前已知基因位于 X 染色体长臂 2 区 8 带（Xq28），基因长约 18kb，有 13 个外显子和 12 个内含子。迄今为止，在中国人群中已发现了 15 个突变型：*G1376T*、*G1388A*、*A95G*、*C1311T*、*G392T*、*C1024T*、*C592T*、*C1004T*、*A493G*、*G487A*、*C1360T*、*A835T*、*G1381A*、*G 1387T*、*G871A*，其中 *G1376T*、*G1388A*、*A95G* 最常见，三者共占 73.6%
药物因素	（1）FDA 和 HCSC。合用抗高血压药、利尿药或由于利尿药导致血容量不足或已知会增加血管中氧化亚氮的药物（如 PDE5 抑制剂）时，应当慎用本品。 （2）Drugbank。与本品合用能增加不良反应风险或严重程度的药物有对乙酰氨基酚、亚硝酸异戊酯、苯佐卡因、布他比妥、塞来昔布、氯喹、氨苯砜、氟他胺、异山梨醇、硝酸异山梨酯、单硝酸异山梨酯、利多卡因、磺胺米隆、甲氧氯普胺、氧化亚氮、呋喃妥因、硝酸甘油、硝普钠、非那吡啶、苯巴比妥、苯妥英、丙胺卡因、伯氨喹、奎宁、磺胺嘧啶、佐匹克隆
疾病因素	（1）肾病患者慎用亚硝酸钠。 （2）低血压患者慎用亚硝酸钠。 （3）贫血患者慎用亚硝酸钠。 （4）G6PD 缺乏症患者慎用亚硝酸钠。 （5）有高铁血红蛋白升高史患者慎用亚硝酸钠
生理因素	妊娠期及哺乳期女性慎用
其他因素	在火灾中吸入浓烟者慎用
剂量调整模型	无

二巯丁二酸

<table>
<tr><td rowspan="2">影响因素</td><td>遗传因素：吸收□分布□代谢□排泄□靶点（受体或通路）☑其他：无</td></tr>
<tr><td>非遗传因素：药物因素□疾病因素☑生理因素☑
其他因素：无</td></tr>
<tr><td>药物简介</td><td>作用机制
二巯丁二酸是铅螯合剂，可形成水溶性螯合物，从而增加铅的尿液排泄。
本品分子中的2个活性巯基能夺取已与组织中酶系统结合的金属，形成稳定的水溶性螯合物由尿液排出，使含有巯基的酶恢复活性，解除重金属引起的中毒症状。
适应证
用于解救铅、汞、砷、镍、铜等金属中毒，对铅中毒疗效较好。可用于治疗肝豆状核变性。
药物代谢动力学
（1）FDA。在健康成人受试者中开展的一项研究中，16mg/kg、32mg/kg或48 mg/kg的二巯丁二酸单次给药后，吸收快速，但是1小时与2小时之间的血放射性浓度峰值不定。平均而言，排泄的有放射性的药物占给药剂量的49%，经粪便排泄39%，经尿液排泄9%，1%以二氧化碳经肺脏排泄。由于粪便排泄的很可能是未吸收的药物，大多数吸收的药物是经肾脏排泄的。血中放射标记物的表观消除半衰期约为2天。
在接受10mg/kg单剂量口服给药的健康成人受试者的其他研究中，尿液中二巯丁二酸及其代谢产物的化学分析显示，二巯丁二酸被快速和广泛地代谢。大约25%的给药剂量经尿液排泄，血药峰浓度和尿排泄峰值出现在服药后2～4小时。在尿液排泄的药物总量中，大约90%是以混合的二巯丁二酸-半胱氨酸二硫化物的形式消除。大多数混合的二硫化物由以二硫键连接两个L-半胱氨酸分子的二巯丁二酸组成，其余二硫化物的每个二巯丁二酸分子含有1个L-半胱氨酸。
（2）说明书。本品口服易吸收，达峰时间为30分钟，在血中约95%与血浆蛋白结合，分布容积较小，半衰期 $t_{1/2}$ 为48小时。主要分布于肾脏，其余药物分布由高至低依次为肺脏、肝脏、心脏、肠和脾脏等。铅中毒儿童服用本品后有肝肠循环，迅速以原形和代谢产物形式经肾脏排出。经肾脏消除速度与血铅浓度呈正相关。铅中毒儿童和成人及健康受试者的肾清除率分别为16.6ml/(min·m^2)、(24.7±3.3) ml/(min·m^2) 和77.0ml (min·m^2)。本品在体内无蓄积</td></tr>
<tr><td>说明书信息摘录</td><td>FDA
在1名镰状细胞贫血症患者和5名G6PD缺乏症患者的铅中毒治疗中使用了二巯丁二酸，没有发生不良反应。
EMA
无。
PMDA
无。
HCSC
无</td></tr>
<tr><td>遗传因素</td><td>（1）G6PD缺乏症患者的红细胞G6PD活性不足，在葡萄糖磷酸戊糖旁路途径中不能产生足够的NADPH。NADPH的作用是对抗体内外的氧化刺激，该酶的缺乏可导致抗氧化能力的减弱。使用氧化性药物时，氧化作用产生的 H_2O_2 不能被及时还原成水，过多的 H_2O_2 可致血红蛋白和膜蛋白均发生氧化损伤，最终造成红细胞膜的氧化损伤和溶血。</td></tr>
</table>

续表

遗传因素	（2）G6PD 缺乏症是全球最常见的一种 X 连锁不完全显性遗传性酶病，是由于调控 G6PD 的基因突变所致。目前已知 G6PD 基因位于 X 染色体长臂 2 区 8 带（Xq28），基因长约 18kb，有 13 个外显子和 12 个内含子。迄今为止，在中国人群中已发现了 15 个突变型：*G1376T*、*G1388A*、*A95G*、*C1311T*、*G392T*、*C1024T*、*C592T*、*C1004T*、*A493G*、*G487A*、*C1360T*、*A835T*、*G1381A*、*G 1387T*、*G871A*，其中 *G1376T*、*G1388A*、*A95G* 最常见，三者共占 73.6%
药物因素	已知二巯丁二酸不与其他药物发生相互作用，包括补铁剂；尚未系统研究相互作用。不建议同时使用二巯丁二酸与其他螯合药物，如与乙二胺四乙酸二钠钙合用
疾病因素	（1）过敏体质或过去对巯基化合物有过敏反应史者慎用或禁用。 （2）严重肝功能障碍者禁用
生理因素	妊娠期及哺乳期女性禁用
其他因素	无
剂量调整模型	无

第三十八章　其他疾病治疗药物

Ivacaftor

<table>
<tr><td rowspan="2">影响因素</td><td>遗传因素：吸收□分布□代谢□排泄□靶点（受体或通路）☑其他：无</td></tr>
<tr><td>非遗传因素：药物因素☑疾病因素☑生理因素☑
其他因素：饮食</td></tr>
<tr><td>药物简介</td><td>作用机制
Ivacaftor是囊性纤维化跨膜传导调节因子（CFTR）蛋白的一种增效剂。CFTR蛋白是存在于许多器官内上皮细胞表面的一种氯离子通道。本品通过增加G551D-CFTR蛋白通道开放率来增强氯离子转运。在体外，在表达G551D-CFTR蛋白的啮齿类动物细胞中加入一种EC_{50}为（100±47）nmol/L的环腺苷酸（cAMP）激动剂后，Ivacaftor可增强CFTR介导的穿越上皮电流（transepithelial current，I_T）；然而，在缺乏cAMP激动剂时，Ivacaftor不会使I_T增强。在表达G551D-CFTR蛋白的人支气管上皮细胞中加入一种EC_{50}为（236±200）nmol/L的cAMP激动剂后，Ivacaftor能使I_T增加10倍。在单通道膜片钳实验中，Ivacaftor增加G551D-CFTR蛋白开放率是仅加入PKA和ATP的对照组的6倍。
除了G551D-CFTR蛋白外，Ivacaftor也能增加G178R-CFTR、S549N-CFTR、S549R-CFTR、G551S-CFTR、G970R-CFTR、G1244E-CFTR、S1251N-CFTR、S1255P-CFTR、G1349D-CFTR、R117H-CFTR突变的CFTR蛋白通道的开放率以增强氯离子转运，从而发挥药效。
适应证
（1）用于治疗CFTR基因存在G551D、G1244E、G1349D、G178R、G551S、S1251N、S1255P、S549N或S549R突变的囊性纤维化（cystic fibrosis，CF）。
（2）治疗2年及以上CF病史的R117H-CFTR基因突变的患者。
药物代谢动力学
健康成人与CF患者的药物代谢动力学相似。健康受试者在进食状态下单剂量口服本品150mg，T_{max}约为4小时，C_{max}为768ng/ml，AUC为10600ng·h/ml。每12小时给药1次，3～5天达稳态血药浓度。当与含脂肪食物同服时，Ivacaftor的暴露量增加2～4倍。所以，Ivacaftor应与含脂肪食物同服。血浆蛋白结合率约为99%（主要与AAG和白蛋白结合），本品不与人类红细胞结合。健康受试者在进食状态下口服本品1次150mg，每12小时1次，连用7日，平均表观分布容积为353L。本品主要经CYP3A代谢，主要代谢产物为M1和M6，M1有药理活性，M6无药理活性。大部分（87.8%）药物经代谢后经粪便排泄，M1和M6约占总排泄量的65%（M1约占22%，M6约占43%），未代谢的药物经尿液的排泄量可忽略不计。健康受试者口服本品150mg，平均表观清除率为17.3L/h。单剂量给药后末端半衰期约为12小时</td></tr>
<tr><td>说明书信息摘录</td><td>FDA
（1）在一项随机双盲安慰剂对照交叉试验中，对213例患有CF并且携带G551D突变基因的高加索人进行了为期48周的研究，发现服用Ivacaftor的患者比服用安慰剂的患者吸气至肺总量后1秒之内快速呼出气量（forced expiratory volume in one second，FEV_1）明显提高，其中大于12岁组提高了10.6%，6～11岁组则提高了12.5%。</td></tr>
</table>

续表

说明书信息摘录	（2）另一项对39例患者进行的随机双盲安慰剂对照交叉试验中，患者均患有CF且携带*G1244E*、*G1349D*、*G178R*、*G551S*、*G970R*、*S1251N*、*S1255P*、*S549N*、*S549R*突变基因，通过8周的研究发现Ivacaftor组比安慰剂组的FEV_1提高了10.7%，体重指数（body mass index，BMI）增加0.66 kg/m^2，CFQ-R评分增加9.6分。 （3）在对69例患有CF并且携带*R117H*突变基因的患者的研究中，发现Ivacaftor组与安慰剂组在FEV_1、BMI和CFQ-R评分上无明显差异。 （4）在一项随机双盲安慰剂对照平行试验中，对140例患有CF并且携带*F508del*突变纯合子基因的患者进行了为期16周的研究，发现服用Ivacaftor的患者与服用安慰剂的患者FEV_1无明显差异。 **EMA** （1）在一项随机双盲安慰剂对照多中心试验中，对213例患有CF并且携带*G551D*突变基因的高加索人进行了研究，发现服用Ivacaftor的患者比服用安慰剂的患者FEV_1明显提高，其中大于12岁组提高了10.6%，而6～11岁组则提高了12.5%。 （2）在一项随机双盲安慰剂对照交叉实验中，39例患者均患有CF且携带*G1244E*、*G1349D*、*G178R*、*G551S*、*G970R*、*S1251N*、*S1255P*、*S549N*、*S549R*突变基因（其中有29例患者同时携带*F508del-CFTR*突变基因），通过8周的研究发现Ivacaftor组相比安慰剂组FEV_1提高10.7%，BMI增加0.66 kg/m^2，CFQ-R评分增加9.6分。 （3）在一项随机双盲安慰剂对照平行实验中，对140例患有CF并且携带*F508del*突变纯合子基因的患者进行了为期16周的研究，发现服用Ivacaftor的患者与服用安慰剂的患者FEV_1无明显差异。 **PMDA** 无。 **HCSC** （1）在一项随机双盲安慰剂对照交叉试验中，对213例患有CF并且携带*G551D*突变基因的高加索人进行了为期48周的研究，发现服用Ivacaftor的患者比服用安慰剂的患者FEV_1明显提高，其中大于12岁组提高了10.6%，6～11岁组则提高了12.5%。 （2）在一项随机双盲安慰剂对照平行试验中，对140例患有CF并且携带*F508del*突变纯合子基因的患者进行了为期16周的研究，发现服用Ivacaftor的患者与服用安慰剂的患者FEV_1无明显差异。 （3）另一项对39例患者进行的随机双盲安慰剂对照交叉试验中，患者均患有CF且携带*G1244E*、*G1349D*、*G178R*、*G551S*、*G970R*、*S1251N*、*S1255P*、*S549N*、*S549R*突变基因，通过8周的研究，发现Ivacaftor组比安慰剂组FEV_1提高了10.7%，BMI增加0.66 kg/m^2，CFQ-R评分增加9.6分。 （4）在对69例患有CF并且携带*R117H*突变基因的患者的研究中，发现Ivacaftor组与安慰剂组在FEV_1、BMI和CFQ-R评分上无明显差异
遗传因素	（1）*G551D-CFTR*突变能导致位于第551位的氨基酸改变（Gly→Asp），基因突变者的G551D-CFTR蛋白会造成ATP水解缺陷以及通道开放率增加，从而提高FEV_1，发挥药效。G551D在美国人和非裔美国人中的突变频率约为0.02，但暂无在中国人群中的突变频率报道（1000 Genomes）。 （2）Ivacaftor对*CFTR*基因存在*F508del*纯合子突变的CF无效，但*F508del*纯合子在中国人群中几乎不存在突变（1000 Genomes CHB）。 （3）Ivacaftor也能增加*G178R-CFTR*、*S549N-CFTR*、*S549R-CFTR*、*G551S-CFTR*、*G970R-CFTR*、*G1244E-CFTR*、*S1251N-CFTR*、*S1255P-CFTR*、*G1349D-CFTR*、*R117H-CFTR*突变的CFTR蛋白通道的开放率以增强氯离子转运，从而发挥药效。然而这些SNP的突变频率均很低（约0.001，1000 Genomes）

续表

药物因素	(1) Ivacaftor 为 CYP3A 底物。①与本品合用能增加 Ivacaftor 暴露量的药物有强效 CYP3A 抑制剂，如酮康唑、伊曲康唑、泊沙康唑、伏立康唑、泰利霉素、克拉霉素以及中效 CYP3A 抑制剂，如氟康唑、红霉素。与强效 CYP3A 抑制剂合用时，推荐将本品给药频率减至一周 2 次；与中效 CYP3A 抑制剂合用时，推荐将本品给药频率减至一日 1 次。②与本品合用可显著减少 Ivacaftor 暴露量的药物为强效 CYP3A 诱导剂，如利福平、利福布丁、苯巴比妥、卡马西平、苯妥英、贯叶连翘。不推荐 Ivacaftor 与强效 CYP3A 诱导剂合用。 (2) Ivacaftor 及其代谢产物 M1 可抑制 CYP3A 和 P-gp。Ivacaftor 与 CYP3A 和（或）P-gp 底物（如咪达唑仑、地高辛、环孢素、他克莫司）合用可增加后者的暴露量，可能增强或延长其疗效并使不良反应增强。合用时应谨慎，并进行适当的监测。 (3) Ivacaftor 与环丙沙星合用对本品的暴露量无影响，因此，合用时无须调整剂量
疾病因素	(1) 重度肝损伤者应慎用 Ivacaftor。 (2) 重度肾损伤（肌酐清除率≤30ml/min）或终末期肾病患者应慎用本品
生理因素	(1) 对 Ivacaftor 过敏者禁用。 (2) 本品可能随人类乳汁排泄，但尚无本品对婴儿影响的研究资料，故哺乳期女性慎用。 (3) 本品对 *CFTR* 基因存在 *F508del* 纯合子突变的 CF 无效
其他因素	(1) 本品的药理作用也受饮食影响。葡萄柚汁、橙子与 Ivacaftor 合用可增加本品的暴露量，应避免合用。 (2) 含脂肪的食物（如鸡蛋、黄油、花生酱、奶酪）与 Ivacaftor 合用可使本品的暴露量增加 2.5～4 倍，因此，本品应与含脂肪的食物同服
剂量调整模型	根据 *CFTR* 基因型，对患有 CF 的患者推荐使用方法如下。 (1) 对于 *G551D-CFTR* 突变纯合子或杂合子（GA 或 GG 型）携带者，推荐根据 Ivacaftor 说明书推荐剂量给药。 (2) 对于不携带 G551D-CFTR 基因（GG 型）的患者，不推荐使用 Ivacaftor。 (3) 对于 *F508del-CFTR* 突变纯合子（del/del 型）携带者，不推荐使用 Ivacaftor

Moclobemide

影响因素	遗传因素：吸收□分布□代谢☑排泄□靶点（受体或通路）□其他：无
	非遗传因素：药物因素☑疾病因素☑生理因素☑ 其他因素：饮食
药物简介	**作用机制** Moclobemide 为选择性和可逆性的单胺氧化酶 A 抑制剂，能可逆性地抑制单胺氧化酶 A，提高脑内去甲肾上腺素、多巴胺和 5-HT 浓度，从而产生抗抑郁作用。 **适应证** (1) 抑郁症。 (2) 社交恐惧症。 **药物代谢动力学** Moclobemide 口服吸收迅速完全，1～2 小时后达 C_{max}。生物利用度与用药剂量和重复用药呈正相关。血浆蛋白结合率约为 50%，分布容积约 1.0L/kg。主要经肝脏代谢，$t_{1/2}$ 为 1～2 小时，肝硬化患者 $t_{1/2}$ 延长。服药后 24 小时，其代谢产物及 1%的原形药物经肾脏排出体外，极少量以原形形式经乳汁分泌

续表

说明书信息摘录	**FDA** 无。 **EMA** Moclobemide 在肝脏主要经 CYP2C19 和 CYP2D6 代谢，所以，CYP2C19 和 CYP2D6 基因多态性可能会影响本品的药效。有两项研究对此进行了探讨，发现可能由于机体内存在代偿机制，CYP2C19 和 CYP2D6 基因突变对本品的代谢没有表现出具有临床意义的影响，因此，不需要调整剂量。 **PMDA** 无。 **HCSC** 无
遗传因素	（1）Moclobemide 在肝脏主要经 CYP2C19 和 CYP2D6 代谢，所以，CYP2C19 和 CYP2D6 基因多态性可能会影响本品的药效。有两项研究对此进行了探讨，发现可能由于机体内存在代偿机制，CYP2C19 和 CYP2D6 基因突变对本品的代谢没有表现出有临床意义的影响，因此，不需要调整剂量。 （2）Müller 等对 62 例（14 名男性、48 名女性）抑郁症患者的研究发现，单胺氧化酶 A 启动子区域的基因多态性对 Moclobemide 临床疗效影响不大，不是影响 Moclobemide 临床疗效的主要因素
药物因素	（1）禁止将本品与司来吉兰合用。 （2）动物实验中本品增强阿片类药物的效果，与阿片类药物合用时需调整后者的剂量。另外，不推荐本品与哌替啶合用。 （3）本品与其他抗抑郁药（如选择性 5-HT 再摄取抑制剂、单胺氧化酶抑制剂和三环类抗抑郁药）合用可能会加剧精神分裂症的症状，禁止合用。 （4）CYP 抑制剂（如西咪替丁）与本品合用时会延缓 Moclobemide 的代谢。联合用药时，Moclobemide 每日剂量应减少 1/2 或 1/3。 （5）个别情况下，本品和右美沙芬合用可能会增加不良反应的发生风险，包括眩晕、震颤、恶心和呕吐，二者应谨慎合用。 （6）本品与拟交感神经药（如肾上腺素、去甲肾上腺素和异丙肾上腺素）可增强本品的疗效
疾病因素	（1）甲状腺功能亢进者、嗜铬细胞瘤患者应用本品可能会引起高血压，应慎用。 （2）精神分裂症患者或情感障碍患者应用本品可能会加重精神病症状，应慎用
生理因素	（1）对本品的活性物质或任一辅料过敏的患者禁用。 （2）对肝功能不全患者长期治疗时，本品的每日剂量应减少 1/2 或 1/3（或延长给药间隔）以避免药物蓄积。 （3）本品用于儿童的安全性尚未确立，不推荐儿童使用。 （4）本品用于妊娠期女性的安全性尚未确立，妊娠期女性用药应权衡利弊。 （5）本品可进入乳汁，哺乳期女性用药应权衡利弊，用药时应停止哺乳
其他因素	本品的药理作用也受饮食影响，特别是酪胺含量丰富的食物（如奶酪、酵母提取物和大豆发酵制品）。二者同服可能会引起高血压，用药期间应避免进食富含酪胺的食物
剂量调整模型	（1）有两项研究发现，由于机体内存在代偿机制，CYP2C19 和 CYP2D6 基因突变对本品的代谢没有表现出具有临床意义的影响，用药时不需要调整剂量。 （2）Swen 等总结了各等位基因突变对本品的影响，发现 CYP2C19 基因突变与药物疗效和不良反应间存在相关性，但未给出相应的剂量调整建议

噻吗洛尔

<table>
<tr><td rowspan="2">影响因素</td><td>遗传因素：吸收□分布□代谢☑排泄□靶点（受体或通路）□其他：无</td></tr>
<tr><td>非遗传因素：药物因素☑疾病因素☑生理因素☑
其他因素：无</td></tr>
<tr><td>药物简介</td><td>作用机制
噻吗洛尔为非选择性β受体阻滞剂，无膜稳定作用、内在拟交感活性及直接抑制心脏作用。噻吗洛尔作用于心脏和血管平滑肌上的β受体可引起静息和运动时心率减慢、心输出量减少、收缩压和舒张压降低，并可能减少反射直立性低血压。噻吗洛尔作用于支气管和血管平滑肌的β受体会引起外周血管阻力增加。噻吗洛尔降低眼压的确切机制仍不清楚，最有可能的机制是通过减少房水生成发挥作用。
适应证
（1）原发性高血压。
（2）心绞痛或心肌梗死的治疗。
（3）预防偏头痛。
（4）开角型青光眼或高眼压症患者。
药物代谢动力学
噻吗洛尔口服吸收率约为90%，服后1～2小时达峰浓度。不广泛与血浆蛋白结合，蛋白结合率约为10%。噻吗洛尔的半衰期为2.5～5小时，部分在肝脏代谢，药物和代谢产物均由肾脏排出。在血液透析时不易清除，大约60%被超滤排出。噻吗洛尔拟交感活性个体差异较大，治疗效应与血药浓度并无明显相关。滴眼剂滴眼后20分钟起效，1～2小时达最大效应，作用可持续24小时</td></tr>
<tr><td>说明书信息摘录</td><td>FDA
已报道CYP2D6抑制剂（如奎尼丁、选择性5-HT再摄取抑制剂）和噻吗洛尔联合治疗期间会增强全身的β受体阻滞作用（如降低心率、抑郁）。
EMA
同FDA。
PMDA
无。
HCSC
无</td></tr>
<tr><td>遗传因素</td><td>（1）噻吗洛尔主要经CYP2D6代谢后失活。在CYP2D6的众多等位基因中以CYP2D6*2、CYP2D6*3、CYP2D6*4、CYP2D6*5、CYP2D6*10、CYP2D6*17和CYP2D6*41最常见，在亚洲人群中以CYP2D6*10最常见。CYP2D6*10有2个有效的突变位点，其中外显子1上C188>T的点突变引起蛋白酶第34位Pro（P）变为Ser（S），G4268>C的碱基突变使第486位Ser（S）变为Thr（T），使代谢酶活性较低且不稳定，其中C188T为引起功能改变的主要因素。基因突变者CYP2D6的活性下降，导致本品在体内蓄积，应减量。CYP2D6*10在中国人群中突变频率约为0.602（1000 Genomics CHB）。
（2）Yuan等对123例开角型青光眼患者的研究发现，使用噻吗洛尔滴眼液后CYP2D6 R296C（2850C>T）TT型患者比CC型患者发生心动过缓的风险更高。CYP2D6 R296C在中国人群中突变频率约为0.165（1000 Genomics CHB）</td></tr>
</table>

续表

药物因素	（1）其他β受体阻滞剂与噻吗洛尔滴眼剂合用时可出现与全身应用β受体阻滞剂相似的不良反应，因此，不宜合用。 （2）本品与钙通道阻滞剂合用可引起房室传导阻滞、左心室衰竭、低血压，因此，合用应谨慎。对心功能受损的患者，应避免两种药合用。 （3）本品与儿茶酚胺耗竭药（如利血平）合用可导致明显心动过缓和低血压，最终可能表现为眩晕、晕厥、直立性低血压，因此，合用时应密切观察心功能。 （4）本品与洋地黄类药物合用可进一步延长房室传导时间。 （5）已报道CYP2D6抑制剂（如奎尼丁、选择性5-HT再摄取抑制剂）和噻吗洛尔联合治疗期间会增强全身的β受体阻滞作用（如降低心率、抑郁）。 （6）本品可加重可乐定停药后的血压反弹。如将本品与可乐定合用，本品应在可乐定逐渐停药前几日停药。如以本品替代可乐定，应在停用可乐定数日后应用本品。 （7）本品为非选择性β受体阻滞剂。噻吗洛尔与肾上腺素合用可能会增强肾上腺素的升压作用，导致高血压、心动过缓，还可引起瞳孔扩大。 （8）本品与胰岛素或口服降糖药合用会掩盖低血糖症状
疾病因素	（1）支气管哮喘或有支气管哮喘史者、严重慢性阻塞性肺疾病者禁用噻吗洛尔。 （2）窦性心动过缓者、二度或三度房室传导阻滞者、明显心力衰竭者、心源性休克者禁用噻吗洛尔。 （3）自发性低血糖患者或不稳定型糖尿病者慎用。 （4）甲状腺功能亢进者、麻醉或手术者、重症肌无力者慎用。 （5）明显肾衰竭者慎用
生理因素	（1）对本品的活性成分或辅料过敏者禁用。 （2）老年患者对本品较敏感，服用大量药物后发生不良反应的概率可增加，故应慎用。 （3）妊娠期女性使用本品的安全性尚未确定，如若使用，需权衡利弊。FDA妊娠药物分级为C级。 （4）本品可进入乳汁，哺乳期女性慎用
其他因素	无
剂量调整模型	无

西维美林

影响因素	遗传因素：吸收□分布□代谢☑排泄□靶点（受体或通路）□其他：无
	非遗传因素：药物因素☑疾病因素☑生理因素☑ 其他因素：饮食
药物简介	**作用机制** 西维美林是乙酰胆碱的奎宁环衍生物。本品为胆碱受体激动剂，能结合并激活M_1和M_3受体。足够剂量的西维美林能增强外分泌腺（如唾液腺和汗腺）的分泌，也能增加胃肠道和泌尿道平滑肌的张力。 **适应证** 用于治疗干燥综合征患者的口干症状。

续表

药物简介	**药物代谢动力学** 西维美林 30mg 单剂量口服后，吸收迅速，平均达峰时间为 1.5～2 小时。多剂量服药后，未见活性物质或其代谢产物蓄积。进食可使药物的吸收速度降低，峰浓度下降 17.3%，空腹和餐后达峰时间分别为 1.53 小时和 2.86 小时。血浆蛋白结合率低于 20%，分布容积约为6L/kg，因此，可认为西维美林广泛分布于组织。西维美林口服 24 小时后，可回收得到约 86.7%的药物，其中 16.0%为原形药物，44.5%为顺式与反式亚砜，22.3%为葡萄糖醛酸结合物，还有4%为 *N*-氧化物。西维美林的平均消除半衰期为 5 小时，口服 24 小时后 84%药物经肾脏排泄，极少从粪便排出
说明书信息摘录	**FDA** 本品经 CYP2D6 和 CYP3A3/4 代谢。抑制 CYP2D6 和 CYP3A3/4 活性的药物也会抑制本品的代谢。所以，已知或者根据经验可判断 CYP2D6 活性不足的患者，应谨慎使用本品，不良反应发生风险可能较高。 **EMA** 无。 **PMDA** 无。 **HCSC** 无
遗传因素	本品主要经 CYP2D6 代谢后失活。在 CYP2D6 的众多等位基因中以 CYP2D6*2、CYP2D6*3、CYP2D6*4、CYP2D6*5、CYP2D6*10、CYP2D6*17 和 CYP2D6*41 最常见，在亚洲人群中以 CYP2D6*10 最常见。CYP2D6*10 有 2 个有效的突变位点，其中外显子 1 上 C188>T 的点突变引起蛋白酶第 34 位 Pro（P）变成 Ser（S），G4268>C 的碱基突变使第 486 位 Ser（S）变为 Thr（T），使代谢酶活性较低且不稳定，其中 C188T 为引起功能改变的主要因素。基因突变者 CYP2D6 的活性下降，导致本品在体内蓄积，应减量。CYP2D6*10 在中国人群中突变频率约为 0.602（1000 Genomics CHB）
药物因素	（1）β受体阻滞剂可能会干扰本品的转运，使用此类阻滞剂的患者应慎用本品。 （2）具有拟副交感神经作用的药物与本品合用可能有协同作用。 （3）与具有抗毒蕈碱作用的药物合用时，本品可能会干扰后者的疗效。 （4）能够抑制 CYP2D6 和 CYP3A3/4 的药物也能抑制本品的代谢
疾病因素	（1）急性虹膜炎、闭角型青光眼患者以及病情未得到控制的哮喘患者禁用。 （2）心血管疾病患者使用本品可能发生心脏传导和（或）心率异常，应慎用。 （3）慢性支气管炎、慢性阻塞性肺疾病及病情已得到控制的哮喘患者使用本品可能增加气道阻力、支气管平滑肌张力和支气管分泌，应慎用。 （4）有肾结石或胆结石病史者，慎用
生理因素	（1）对本品过敏者禁用。 （2）已知或怀疑 CYP2D6 缺乏者使用本品发生不良反应的风险更高，应慎用
其他因素	本品的药理作用也受饮食影响。进食时服药可使药物的吸收速度及峰浓度降低
剂量调整模型	无

亚甲蓝

<table>
<tr><td rowspan="2">影响因素</td><td>遗传因素：吸收□分布□代谢☑排泄□靶点（受体或通路）□其他：无</td></tr>
<tr><td>非遗传因素：药物因素☑疾病因素☑生理因素☑
其他因素：无</td></tr>
<tr><td>药物简介</td><td>作用机制
亚甲蓝为氧化还原剂，根据其在体内的不同浓度，对血红蛋白有两种不同的作用：①低浓度时，葡萄糖-6-磷酸脱氢过程中的氢离子经还原型三磷酸吡啶核苷传递给亚甲蓝，使其转变为还原型的白色亚甲蓝；白色亚甲蓝又将氢离子传递给带三价铁的高铁血红蛋白，使其还原为带二价铁的正常血红蛋白，同时，白色亚甲蓝又被氧化为亚甲蓝。此种还原一氧化过程可反复进行。②高浓度时，亚甲蓝不能被完全还原为白色亚甲蓝，能将正常血红蛋白氧化为高铁血红蛋白，发挥氧化作用。所形成的高铁血红蛋白易与氰离子结合形成氰化高铁血红蛋白，但数分钟后两者又解离，故仅能暂时抑制氰离子对组织中酶的毒性。
适应证
用于药物或化学物引起的高铁血红蛋白血症。
药物代谢动力学
亚甲蓝静脉给药后作用迅速，口服后在胃肠道的 pH 条件下可被吸收。亚甲蓝在组织内迅速被还原为白色亚甲蓝。在 6 天内有 74%经尿液排出，其中 22%为原形药物，其余为白色亚甲蓝，且部分可能被甲基化。少量亚甲蓝通过胆汁由粪便排出。亚甲蓝经静脉给药后的末端半衰期是 18.5 小时</td></tr>
<tr><td>说明书信息摘录</td><td>FDA
对于 G6PD 缺乏的患者应禁用亚甲蓝，易引发溶血性贫血。
EMA
（1）对于 G6PD 缺乏的患者应禁用亚甲蓝，易引发溶血性贫血。
（2）NADPH 缺乏的患者禁用亚甲蓝。
PMDA
无。
HCSC
无</td></tr>
<tr><td>遗传因素</td><td>亚甲蓝主要经 G6PD 代谢。G6PD 缺乏的患者使用亚甲蓝易引发溶血性贫血。在中国人群中主要由 G1376T、G1388A 和 A95G 突变引起 G6PD 缺乏，上述 3 个位点在中国人群中的突变频率分别为 0.296、0.267 和 0.154。但目前暂无 G6PD 基因多态性与亚甲蓝疗效及不良反应的相关性报道</td></tr>
<tr><td>药物因素</td><td>（1）亚甲蓝可以与 5-HT 再摄取抑制剂发生相互作用。5-HT 再摄取抑制剂包括选择性 5-HT 再摄取抑制剂、5-HT 与去甲肾上腺素再摄取抑制剂、三环类抗抑郁药、去甲肾上腺素与多巴胺再摄取抑制剂、曲普坦类以及麦角生物碱类。亚甲蓝与上述药物合用可引起致命性的 5-HT 蓄积毒性，引发 5-HT 综合征。
（2）体外实验表明，亚甲蓝是 CYP1A2、CYP2B6、CYP2C9 和 CYP2C19 的强效抑制剂。尽管临床试验还未证实，但不能排除亚甲蓝与这些酶的底物合用时会增加底物的浓度，增强药效</td></tr>
</table>

续表

疾病因素	（1）中重度肾功能不全者慎用本品。 （2）亚硝酸钠引起的高铁血红蛋白血症禁用本品。 （3）氯酸盐中毒引起的高铁血红蛋白血症禁用本品。 （4）G6PD 缺乏的患者禁用本品，易引发溶血性贫血。 （5）NADPH 缺乏的患者禁用本品
生理因素	（1）对亚甲蓝或其他噻嗪类色素过敏者禁用。 （2）妊娠期女性或者备孕的患者禁用亚甲蓝。FDA 妊娠药物分级为 X 级。 （3）对于新生儿和 3 个月以内的婴儿，由于能将高铁血红蛋白还原为血红蛋白的 NADPH-高铁血红蛋白还原酶浓度很低，所以，这些婴儿对高剂量亚甲蓝引起的高铁血红蛋白血症更敏感
其他因素	无
剂量调整模型	无

卡立普多

影响因素	遗传因素：吸收□分布□代谢☑排泄□靶点（受体或通路）□其他：无
	非遗传因素：药物因素☑疾病因素☑生理因素☑ 其他因素：无
药物简介	**作用机制** 卡立普多主要用于松弛骨骼肌，但无直接骨骼肌松弛作用。卡立普多的代谢产物甲丙氨酯有抗焦虑和镇定作用，甲丙氨酯的这些特性对卡立普多安全性和有效性的影响程度尚不清楚。 **适应证** 适用于治疗急性肌肉痉挛和扭伤等。 **药物代谢动力学** （1）吸收。卡立普多的绝对生物利用度尚未确定，平均 T_{max} 为 1.5～2 小时，同时给予高脂食物对卡立普多药物代谢动力学无影响，因此，卡立普多的给药不受食物影响。 （2）代谢。卡立普多的主要代谢途径是经 CYP2C19 代谢生成甲丙氨酯，此酶具有基因多态性。女性卡立普多的暴露量要高于男性（30%～50%），甲丙氨酯的总暴露量没有性别差异。 （3）排泄。卡立普多经过肾脏和非肾脏两种途径排泄，$t_{1/2}$ 约为 2 小时，甲丙氨酯的 $t_{1/2}$ 约为 10 小时
说明书信息摘录	**FDA** （1）CYP2C19 抑制剂，如奥美拉唑或氟伏沙明，与卡立普多合用可能导致卡立普多暴露量的增加和甲丙氨酯暴露量的减少；CYP2C19 诱导剂，如利福平或贯叶连翘，与卡立普多合用可能会增加卡立普多和甲丙氨酯的暴露量，低剂量阿司匹林也对 CYP2C19 存在诱导作用。 （2）CYP2C19 活性减弱的患者，卡立普多的暴露量会增加，因此，应慎用本品。 （3）研究表明，CYP2C19 慢代谢型患者的卡立普多暴露量增加了 4 倍，而甲丙氨酯的暴露量减少了 50%。白种人和非裔美国人的慢代谢型突变频率为 0.03～0.05，而亚洲人的弱代谢型突变频率为 0.15～0.20。 **EMA** 无。 **PMDA** 无。 **HCSC** 无

续表

遗传因素	卡立普多在高剂量下可能存在代谢饱和现象；CYP2C19 基因多态性显著影响卡立普多的药物代谢动力学行为，在 CYP2C19*2/*2 或 CYP2C19*2/*3 基因型患者中，卡立普多代谢率显著降低。CYP2C19*2 位点 *rs4244285*（GG/GA/AA）、CYP2C19*3 位点 *rs4986893*（GG/GA）在中国人群中的突变频率分别为 0.321 和 0.066
药物因素	（1）卡立普多的镇定作用可能会增强中枢神经系统抑制剂（如乙醇、苯二氮䓬类药、阿片类药、三环类抗抑郁药）的作用，因此，对于同时使用一种以上中枢神经抑制剂的患者，需要慎用卡立普多。 （2）不推荐同时使用卡立普多及其代谢产物甲丙氨酯。 （3）CYP2C19 慢代谢型的患者应慎用卡立普多，详细内容见药物说明书信息摘录相应内容
疾病因素	（1）肾功能不全者慎用。 （2）肝功能不全者慎用。 （3）卟啉病患者慎用
生理因素	（1）动物实验显示，卡立普多会透过胎盘屏障，对胎儿及出生后发育存在有害影响，卡立普多的主要代谢产物甲丙氨酯有妊娠毒性，妊娠期女性应慎用。FDA 妊娠药物分级为 C 级。 （2）动物实验显示，母亲使用卡立普多会因镇定作用导致喂养不足或者泌乳不足，哺乳期女性应慎用。 （3）尚无儿童和老年人使用本品的相关经验
其他因素	无
剂量调整模型	无

右美沙芬

影响因素	遗传因素：吸收□分布□代谢☑排泄□靶点（受体或通路）☑其他：无
	非遗传因素：药物因素☑疾病因素☑生理因素☑ 其他因素：饮食
药物简介	**作用机制** 右美沙芬是一种非竞争性 *N*-甲基-*D*-天冬氨酸（NMDA）受体拮抗剂，为中枢性镇咳药，可抑制延脑咳嗽中枢而产生镇咳作用。其镇咳作用与可待因相等或稍强。一般治疗剂量不抑制呼吸，长期服用无成瘾性和耐受性。 **适应证** 适用于治疗急慢性支气管炎、咽喉炎、支气管哮喘、肺结核及其他上呼吸道感染引起的少痰咳嗽。 **药物代谢动力学** 右美沙芬口服后 3～4 小时达到 C_{max}，血浆蛋白结合率为 60%～70%。右美沙芬在肝脏经 CYP2D6 代谢，$t_{1/2}$ 为 13 小时
说明书信息摘录	**FDA** 右美沙芬主要经肝脏 CYP2D6 代谢，奎尼丁可以抑制 CYP2D6 活性，两药合用比单独服用右美沙芬可更快达到有效血药浓度。7%～10%的高加索人和 3%～8%的非裔美国人缺乏代谢 CYP2D6 底物的能力，针对此类人群在服药时应当做基因检测以降低不良反应的发生风险。

续表

说明书信息摘录	**EMA** 药品中一般可以导致QT间期延长的药物主要经肝脏CYP2D6代谢。禁止本品与碘剂合用，与氟卡尼、氯丙嗪和氟哌啶醇合用时，应做心电监护。奎尼丁可抑制CYP2D6活性，与本品合用时会影响血药浓度。依赖CYP2D6代谢的药物，尤其是治疗窗窄的药物，应当避免与奎尼丁合用。 **PMDA** 无。 **HCSC** 无
遗传因素	右美沙芬主要经肝脏CYP2D6代谢，突变位点有CYP2D6*1和CYP2D6*29。CYP2D6*1/*1和CYP2D6*1/*29基因型突变导致代谢右美沙芬的能力增强，CYP2D6*29/*29基因型突变导致代谢右美沙芬能力减弱。右美沙芬相关的SNP位点（*rs61736512*）在中国人群中还未发现突变
药物因素	（1）地昔帕明（CYP2D6底物）。给予13例健康受试者昔帕明（25mg/d）和右美沙芬（30mg/d）口服，发现地昔帕明的药物浓度比单独服用时升高8倍。所以当本品与经肝脏CYP2D6代谢的药物合用时，尤其是与治疗窗窄的药物合用，应当检测基因位点。 （2）帕罗西汀（CYP2D6抑制剂和CYP2D6底物）。对27例健康受试者进行研究：1组受试者（$n=14$）服用帕罗西汀20mg/d，12天之后，给予氢溴酸右美沙芬和硫酸奎尼丁各30mg，一日2次，8天。2组受试者（$n=13$）给予氢溴酸右美沙芬和硫酸奎尼丁各30mg，一日2次，8天之后再给予帕罗西汀20mg，一日1次，12天。右美沙芬暴露和C_{max}分别增加了1.5倍和1.4倍，奎尼丁暴露和C_{max}分别增加了1.4倍和1.3倍，去甲右美沙芬暴露和C_{max}分别下降了14%和18%，帕罗西汀暴露（$AUC_{0\sim24h}$）和C_{max}增加了2.3倍和2倍
疾病因素	（1）服用单胺氧化酶抑制剂停药不满2周的患者禁用本品。 （2）有精神病史者禁用本品。 （3）哮喘、痰多、肝肾功能不全患者慎用本品
生理因素	（1）妊娠早期禁用本品。 （2）妊娠期女性慎用本品。 （3）对本品过敏者禁用，过敏体质慎用。 （4）18岁以下人群的用法尚未明确。 （5）65岁及以上的老年人用法尚未明确
其他因素	本品不宜与乙醇及其他神经系统抑制药物合用，因为两者合用可增强对中枢的抑制作用
剂量调整模型	无

艾曲波帕

影响因素	遗传因素：吸收□分布□代谢☑排泄□靶点（受体或通路）☑其他：无
	非遗传因素：药物因素☑疾病因素☑生理因素☑ 其他因素：饮食
药物简介	**作用机制** 艾曲波帕是血小板生成素受体激动剂，是信号传导及转录激活蛋白与酪氨酸激酶磷酸化的激活物。它与血小板生成素受体跨膜区相互作用，会引发放大级联反应，促进骨髓巨核细胞增殖分化。

续表

药物简介	**适应证** （1）用于成人慢性或难治性脾切除后特发性血小板减少性紫癜（ITP）患者的治疗。 （2）用于非脾切除后或有手术禁忌的ITP患者的二线治疗。 （3）只用于治疗ITP患者的血小板减少，并降低临床出血风险。 **药物代谢动力学** 艾曲波帕口服后吸收迅速，2～6小时达到C_{max}。主要经尿液和粪便排泄。艾曲波帕的生物利用度为52%。一项非盲的随机交叉实验显示，高脂肪早餐能够降低艾曲波帕的生物利用度，*AUC*减少59%，C_{max}降低65%。并且T_{max}延长1小时。饮食中钙含量同样能够影响其生物利用度。艾曲波帕的血浆蛋白结合率高达99%。艾曲波帕是乳腺癌耐药蛋白（BCRP）的反应底物之一，但不是P-gp或有机阴离子转运蛋白（OATP1B1）的底物。在体内主要被裂解、氧化或与葡萄糖醛酸、谷胱甘肽、半胱氨酸等结合。体外实验显示，CYP1A2、CYP2C8在艾曲波帕的氧化代谢中起主要作用。UGT1A1和UGT1A3参与艾曲波帕的体内葡萄糖苷化作用。艾曲波帕主要经粪便排泄（59%），其次经尿液排泄（31%）。其中大约20%原形药物经粪便排出，尿液中无原形排出。正常人血浆消除半衰期为21～32小时，ITP患者的血浆消除半衰期为26～35小时
说明书信息摘录	**EMA** 东亚人群的血药浓度要比非东亚人群高87%。 **FDA** 在使用艾曲波帕治疗前应检查丙氨酸转氨酶、天冬氨酸转氨酶、胆红素等指标。若胆红素水平升高，应进行剂量调整。若有指标异常，在3～5天重新测定，若确诊上述指标异常，则每周进行监测，直至指标稳定或恢复正常。若天冬氨酸转氨酶的水平高于正常水平3倍或预处理后仍高3倍且此情况进展或持续超过4周，或伴直接胆红素升高、临床肝损伤症状、肝功能失代偿，终止给药。 **HCSC** 患者白蛋白水平＜35g/L或终末期肝病模型评分＞10分，则有更高的肝功能失代偿风险。 **PMDA** 具有抗凝血酶Ⅲ缺乏、抗磷脂抗体综合征等血栓栓塞症因素的患者，有出现血栓栓塞的可能性
遗传因素	（1）三个少数民族显示等位基因突变频率分别如下：CYP2C8*2、CYP2C8*3、CYP2C8*4，维吾尔族：0.0033、0.0294、0.0229；蒙古族：0.0039、0.0157、0.0118；回族：0、0.0158、0.0063。此项研究共纳入了524名健康受试者。 （2）南印度的一项研究也显示CYP2C8种族差异明显。 （3）CYP2C8的代谢活性可相差70倍，CYP2C8*1B的基因突变频率为0.143，CYP2C8*1C的基因突变频率为0.514，结论是个体差异非常大。 （4）CYP2C8*2常见于黑种人，等位基因突变频率为0.06～0.28。CYP2C8*3和CYP2C8*4常见于白种人，等位基因突变频率分别为0.13和0.06。野生型即CYP2C8*1型代谢活性与这些突变型活性明显不同。 （5）中国维吾尔族人群的CYP1A2*1A、CYP1A2*1B、CYP1A2*1F、CYP1A2*1G、CYP1A2*1J、CYP1A2*1M、CYP1A2*4和CYP1A2*9等位基因突变频率，分别为0.234、0.531、0.037、0.026、0.026、0.135、0.005和0.005，与白种人差异有统计学意义（$P<0.05$）。最常见的基因组合有CYP1A2*1A/1B*（0.469）和CYP1A2*1B/*1M（0.271）。 （6）中国人群CYP1A2的代谢活性差异明显，且男性代谢活性高于女性

续表

药物因素	（1）本品能够升高 HMG-CoA 还原酶抑制剂的血药浓度，因此合用时，此类药物应减量，并严防 HMG-CoA 还原酶抑制剂不良反应的发生。 （2）当联合应用艾曲波帕和 OATP1B1、BCRP 底物药物时应加以注意，如甲氨蝶呤、拓扑替康等。 （3）艾曲波帕在体外抑制 CYP2C8、CYP2C9，其他 CYP 有意义的作用尚未发现。 （4）本品与利托那韦、洛匹那韦合用可导致本品血药浓度的降低。 （5）本品与皮质类固醇、达那唑、硫唑嘌呤、静脉注射免疫球蛋白等治疗 ITP 药物合用时，应定期检查血小板计数。 （6）本品与多价阳离子产生螯合作用，如铁、硒、钙、铝、镁、锌等，与含多价阳离子的抗酸药合用可使艾曲波帕的生物利用度降低，*AUC* 降低 70%（90% *CI*：64 %，76%），C_{max}降低 70%（90% *CI*：62%，76%）。同样，奶制品也会降低其药效
疾病因素	（1）单剂量 50mg 给药后，中度肾损伤患者的 *AUC* 比健康受试者降低 32%～36%，重度肾损伤患者降低 60%。 （2）单剂量 50mg 给药后，重度肝损伤患者的 *AUC* 比健康受试者高 41%，中、重度肝损伤患者高 80%～93%
生理因素	（1）妊娠期女性禁用艾曲波帕，使用艾曲波帕期间也要注意采取避孕措施。 （2）动物实验显示艾曲波帕会分泌入乳汁中，因此哺乳期女性应慎用艾曲波帕
其他因素	（1）高能量、高脂食物也可降低艾曲波帕的生物利用度，*AUC* 降低 59%（90% *CI*：54%，64%），C_{max}降低 65%（90% *CI*：59%，70%）。 （2）东亚人群血药浓度要比非东亚人群高 87%
剂量调整模型	（1）开始应用艾曲波帕后应检测血小板计数，使其不要低于 50×10^9/L，以避免出血风险，并且每天剂量不要超过 75mg。每周监测血小板计数。 （2）开始治疗后连续 2 周血小板计数低于 50×10^9/L，增加 25mg，如血小板计数仍然不理想，增加至 75mg/d。 （3）血小板计数为（50～150）$\times10^9$/L 时，应用最低剂量的艾曲波帕加用或不加用其他治疗 ITP 的治疗方法。 （4）血小板计数为（150～250）$\times10^9$/L 时，以 25mg 为单位减剂量，维持 2 周观察减剂量后效果决定后续治疗。 （5）血小板计数>250×10^9/L，停用艾曲波帕，检测周期为每周 2 次。当血小板计数<100×10^9/L 后，减量 25mg，及时监测

贝利木单抗

影响因素	遗传因素：吸收□分布□代谢□排泄□靶点（受体或通路）☑其他：无
	非遗传因素：药物因素☑疾病因素□生理因素☑ 其他因素：无
药物简介	**作用机制** 贝利木单抗是一种完全人源化 IgGl-X 单克隆抗体，相对分子质量为 147000，为 DNA 重组技术药物，贝利木单抗选择性与血清中可溶性 BAFF 高亲和力结合，阻止其与受体结合，从而抑制 B 细胞增殖及分化为浆细胞，诱导自身免疫性 B 细胞凋亡，从而减少血清中抗体，达到治疗的目的。

续表

药物简介	**适应证** （1）FDA。贝利木单抗适用于治疗正在接受标准治疗的活动性、自身免疫抗体阳性的全身性红斑狼疮（SLE）成年患者。 （2）中文说明书。用于活动性、自身抗体阳性的 SLE 且正在接受目标治疗（包括类固醇皮质激素、抗疟药、免疫抑制剂和非甾体抗炎药）的患者。 **药物代谢动力学** 在Ⅰ期和Ⅱ期的临床试验中对 B 细胞进行检测，贝利木单抗治疗组在 52 周时 $CD19^{+}$、$CD20^{+}$、未活化的和活化的 B 细胞、浆细胞、SLE 的 B 细胞显著减少。在第 8 周开始观察到未活化的 B 细胞和 SLE 的 B 细胞亚群减少，并持续到 52 周。记忆细胞起初缓慢增加，然后在第 52 周下降到基线水平。对 B 细胞影响的临床相关性，还没有建立。 用贝利木单抗治疗导致 IgG、抗 dsDNA 抗体减少，增加补体 C_3 和 C_4。这些变化，在第 8 周开始观察到，并持续到 52 周。这些生物标志物的临床相关性尚未最后确定。 **药物代谢动力学参数** SLE 患者静脉滴注给予 10mg/kg，C_{max} 为 313μg/ml。$AUC_{0\sim\infty}$ 为 3083L，分布容积为 5.29L，分布半衰期为 1.75 天，末端半衰期为 19.4 天，清除率 215ml/d
说明书信息摘录	**FDA** 贝利木单抗是一种特定的 B 细胞刺激因子抑制剂，适用于治疗正在接收标准治疗的活动性、自身免疫抗体阳性的 SLE 成年患者。 贝利木单抗是一种完全人源化 IgG1-X 单克隆抗体，用于对抗人类可溶性 B 细胞刺激因子（对应位点为 BAFF 和 TNFSF13B）。 贝利木单抗是一种特定的 B 细胞刺激因子抑制剂，阻止 B 细胞生长因子与其受体结合，通过结合淋巴细胞刺激因子，抑制 B 细胞增殖。 **EMA** B 细胞刺激因子和 SLE 之间有一定的联系。B 细胞刺激因子水平与 SLE 的病理生理学之间的关系尚不完全清楚。贝利木单抗通过阻断可溶性 B 细胞刺激因子与受体结合而发挥作用。 **PMDA** 同 FDA。 **HCSC** 同 FDA
遗传因素	细胞因子结合 TNFRSF13B/TACI、TNFRSF17/BCMA 和 TNFSF13/APRIL 到同种 2 型受体。一起形成一个配体 2 型受体通路参与刺激 B 细胞和 T 细胞功能和体液免疫的调节。第三个 B 细胞特定 BAFF-受体（BAFFR/BR^3）促进成熟的 B 细胞和 B 细胞生长。同种 2 型受体抑制同种 1 型受体分泌和生物活性。同种 3 型受体：作为遗传转录因子基因，与 NF-kappa-B p50 亚基，在自身免疫性和增殖的 B 细胞的疾病中起作用。对于可溶性 BAFF 的释放和 B 细胞的生存，Delta4BAFF 的存在是至关重要。它可以直接或间接地调节微量表达的大量基因参与先天免疫反应和细胞凋亡的调控
药物因素	正式的药物相互作用的研究尚未进行。在对 SLE 患者进行的临床试验中，贝利木单抗与其他药物合用，包括糖皮质激素、抗疟药、免疫调节和免疫抑制剂（如硫唑嘌呤、甲氨蝶呤、霉酚酸酯）、血管紧张素系统的抗高血压药、HMG-CoA 还原酶抑制剂（他汀类药物）、非甾体抗炎药，对贝利木单抗的药物代谢动力学没有影响。贝利木单抗对其他药物的药物代谢动力学的影响没有被评价
疾病因素	无

续表

生理因素	（1）妊娠期女性使用本品应谨慎，只有明确获益大于潜在危害时，才考虑用药。用药期间及用药结束后4个月应采取避孕措施。 （2）哺乳期女性应慎用本品。 （3）儿童使用本品安全性和有效性资料尚未明确。 （4）老年患者应谨慎使用本品。 （5）黑种人、非裔美国人谨慎使用本品
其他因素	无
剂量调整模型	无

参考文献

[1] 李俊. 临床药理学. 北京：人民卫生出版社，2013：28-38.

[2] 美国临床医学学院. 药物基因组学——在患者医疗中的应用. 陈枢青，祁鸣，马珂，等. 译. 杭州：浙江大学出版社，2013：40-112.

[3] 周宏灏，刘洁. 抗肿瘤药物的基因导向性个体化治疗. 肿瘤药学，2011，1（1）：6-11.

[4] 周国华. 临床药学：聚焦个体化用药. 药学进展，2015，39（11）：801-802.

[5] 张相林. 我国治疗药物监测发展及展望. 中国药理学与毒理学杂志，2015，29（5）：741-743.

[6] 蔡卫民. 药物基因组学与个体化用药. 中国药学杂志，2007，42（24）：1841-1844.

[7] 任思冲，周海琴，彭萍. 大数据挖掘促进精准医学发展. 国际检验医学杂志，2015，36（23）：3499-3510.

[8] 李金恒. 临床治疗药物监测的方法和应用. 北京：人民卫生出版社，2004：50-74.

[9] 黄守坚，黎明涛，陈汝筑. 个体化用药剂量设计. 北京：人民卫生出版社，2010：237-255.

[10] 朱友华，石炳毅. 肾脏移植手册. 北京：人民卫生出版社，2010：237-255.

[11] 蔡和平，王卓，徐慧欣，等. 质控图分析及其在环孢素治疗药物监测中的应用. 世界临床药物，2009，30（10）：612-614.

[12] 王欣，张晋萍，黄莉莉. 他克莫司血药浓度监测中质控图的应用. 中国药房，2006，17（8）：600-601.

[13] 季兴，许静，徐进，等. 质控图在均相酶放大免疫法监测丙戊酸浓度中的应用. 南京医科大学学报：自然科学版，2013，33（7）：989-900.

[14] 王学彬，段慧钧，黄瑾，等. AxSYM 替代 TDXFLX 应用于环孢素血药浓度检测的可行性研究. 药学服务与研究，2011，11（4）：272-275.

[15] 朱婷婷，储小曼，赵宇蕾，等. CMIA、FPIA、MEIA 与 EMIT 测定血药浓度的比较分析. 药学与临床研究，2015，30（8）：437-442.

[16] 陈佰义，管向东，何礼贤，等. 万古霉素临床应用中国专家共识. 中国新药与临床杂志，2011，23（5）：561-573.

[17] 丁俊杰，施孝金，钟明康. 环孢素血药浓度的高效液相分析方法. 中国临床药学杂志，2004，13（1）：59-61.

[18] 魏树礼，张强. 生物药剂学与药物代谢动力学. 北京：北京大学医学出版社，2005：431-440.

[19] 陈文倩，刘晓，李朋梅，等. 群体药物代谢动力学在治疗药物监测中的应用. 中国医院用药评价与分析，2012，12（9）：855-859.

[20] 刘尧，刘文超，陶玉荣. HER2 过表达与乳腺癌治疗的相关性研究进展. 现代肿瘤医学，2010，18（1）：182-184.

[21] 卫生部合理用药专家委员会. 中国医师药师临床用药指南. 重庆：重庆出版社，2008.

[22] 杨久匣，张玉萍，张红苗，等. 治疗舞蹈病药物——丁苯那嗪. 中国药学杂志，2009，44（12）：959-960.

[23] 温志国，安亮，林凤，等. CYP2D6 基因多态性的临床应用概况. 分子诊断与治疗杂志，2013，5（5）：347-352.

[24] 施安国. CYP2D6 基因与药物代谢. 中国新药与临床杂志，2003，22（8）：491-494.

[25] 方妍彤，陈敏，吉宁，等. CYP2D6 基因多态与托莫西汀治疗儿童注意缺陷多动障碍反应的关联研究. 中国心理卫生杂志，2015，29（6）：401-405.

[26] 徐芸，罗建明. 我国 G6PD 缺乏症基因突变的研究现状. 中国小儿血液与肿瘤杂志，2009，14（3）：143-144.

[27] 赵平，陈碃. 2009 中国肿瘤登记年报. 北京：军事医学科学出版社，2010.

[28] 何路军，姜玲玲，刘敬闪，等. NAT2 基因多态性与河北省汉族人大肠癌的相关性. 第四军医大学学报，2004，25（2）：163-165.

[29] 张逸凡，陈笑艳，李明慧，等. 卡立普多在中国人体内的药物代谢动力学及 CYP2C19 基因多态性对其药物代谢动力学的影响. 中国药理学会第九次全国会员代表大会暨全国药理学术会议论文集，2007：1.

[30] 张爱玲，杨莉萍，胡欣. 亚洲健康人群 CYP2C19 等位基因突变频率的合并分析. 中国循证医学杂志，2013，13（12）：1431-1439.

[31] 王长连，林玮玮，龚世菊，等. 氟比洛芬酯活性代谢物氟比洛芬的群体药物代谢动力学研究. 药学学报，2010，45（11）：1427-1432.

[32] 杜传书. 我国葡萄糖-6-磷酸脱氢酶缺乏症研究 40 年回顾和展望. 中华血液学杂志，2000，21（4）：174-175.

[33] 卢桂森，陈琼俊，陶元鋆. 中国人 G6PD 缺乏性疾患. 南宁：广西民族出版社，1994：59-87.

[34] 王如文. 现代儿科血液学临床应用指导. 乌鲁木齐：新疆科技卫生出版社，1996：72.

[35] 陈文杰. 血液分子细胞生物学. 北京：中国医药科技出版社，1993：276-281.

[36] 吴秀君. CYP 2C8 基因多态性及其对药物代谢影响的研究进展. 中国临床药理学杂志，2013，29（3）：234-237.

[37] 杨明东，石伟龙，翟所. 健康人群中 DPYD* 2A 基因型突变频率的合并分析. 中国临床药理学杂志，2016，32（10）：936-939.

[38] 卢桂森，陈琼俊，陶元均. 中国人 G6PD 缺乏性疾患. 南宁：广西出版社，1994：73.

[39] 张格，于洁，李蕙，等. 31 例 G6PD 缺乏症患儿基因突变与临床表现分析. 中国小儿血液与肿瘤杂志，2015，20（6）：299-304.

[40] 董晓慧. CYP3A4 基因多态性与临床疾病易感性的研究进展. 临床检验杂志，2014，5：372-375.

[41] 何楠，周宏灏. CYP2C19 基因多态性的研究进展. 生理科学进展，2003，34（2）：171-174.

[42] 陈芳辉，魏桂林，刘观林. 临床药师对 G6PD 酶缺乏者进行用药教育的重要性分析. 赣南医学院学报，2016，2：274-291.

[43] 郑德柱，兰风华，黄粱浒，等. NADH 细胞色素 b5 还原酶突变型蛋白的结构与功能研究. 临床检验杂志，2007，1：13-16.

[44] 李纳，施孝金. 细胞色素 P450 酶基因多态性的研究进展及临床意义. 中国临床药理学与治疗学，2009，14（10）：1193-1200.

[45] 周健，吕虹，康熙雄. 中国汉族人群不同性别、年龄、体重指数之间细胞色素氧化酶 CYP2C19 基因多态性的检测. 中国临床药理学与治疗学，2007，12（2）：208-213.

[46] 徐田雪，赵昆，杨信怡，等. 药物代谢酶细胞色素 P450 2D6 的遗传多态性研究进展. 中国抗生素杂志，2009，34（7）：385-391.

[47] 徐艳娇，龚森，纪洪艳，等. CYP2D6 基因多态性及其临床意义. 医药导报，2012，10（31）：1337-1339.

[48] 张华，卢桂森. 中国人 G6PD 突变情况. 华夏医学，2001，14（3）：392-395.

[49] Solovieff N，Cotsapas C，Lee PH，et al. Pleiotropy in complex traits：challenges and strategies. Nat Rev Genet，2013，14（7）：483-495.

[50] Wray NR，Yang J，Hayes BJ，et al. Pitfalls of predicting complex traits from SNPs. Nat Rev Genet，2013，14（7）：507-515.

[51] Bamshad MJ，Ng SB，Bigham AW，et al. Exome sequencing as a tool for Mendelian disease gene discovery. Nat Rev Genet，2011，12（11）：745-755.

[52] Boycott KM，Vanstone MR，Bulman DE，et al. Rare disease genetics in the era of next generation sequencing：discovery to translation. Nat Rev Genet，2013，14（10）：681-691.

[53] Goldstein DB，Allen A，Keebler J，et al. Sequencing studies in human genetics：design and interpretation. Nat Rev Genet，2013，14（7）：460-470.

[54] Aronson SJ，Rehm HL. Building the foundation for genomics in precision medicine. Nature，2015，526（7573）：336-342.

[55] Gligorijevic V，Malod-Dognin N，Przulj N. Integrative methods for analysing big data in precision medicine. Proteomics，2016，16（5）：741-758.

[56] Gall JG. The genes for ribosomal RNA during oogenesis. Genetics，1969，61（1）：121-132.

[57] Buongiorno-Nardelli M，Amaldi F. Autoradiographic detection of molecular hybrids between RNA and DNA in tissue sections. Nature，1970，225（5236）：946-948.

[58] Wang F，Fu S，Shao Q，et al. High EGFR copy number predicts benefits from tyrosine kinase inhibitor treatment for non-small cell lung cancer patients with wild type EGFR. J Transl Med，2013，11：90.

[59] Lei YY，Yang JJ，Zhang XC，et al. Anaplastic lymphoma kinase variants and the percentage of ALK positive tumor cells and the efficacy of crizotinib in advanced NSCLC. Clin Lung Cancer，2016，17（3）：223-231.

[60] Rossi A，Maione P，Sacco PC，et al. ALK inhibitors and advanced non-small cell lung cancer（review）. Int J On-

col，2014，45（2）：499-508.

[61] Nakazawa T，Kondo T，Tahara I，et al. Multicentric occurrence of multiple papillary thyroid carcinomas HUMARA and BRAF mutation analysis. Cancer Med，2015，4（8）：1272-1280.

[62] Ninomiya H，Mamiya K，Matsuo S，et al. Genetic polymorphism of the CYP2C subfamily and excessive serum phenytoin concentration with central nervous system intoxication. Ther Drug Monit，2000，22（2）：230-232.

[63] Bains W. Local self similarity of sequence in mammalian nuclear DNA is modulated by a 180 bp periodicity. J Theor Biol，1993，161（2）：137-143.

[64] Dong Y，Xiao H，Wang Q，et al. Analysis of genetic variations in CYP2C9，CYP2C19，CYP2D6 and CYP3A5 genes using oligonucleotide microarray. Int J Clin Exp Med，2015，8（10）：18917-18926.

[65] Tanno LK，Kerr DS，dos Santos B，et al. The absence of CYP3A5*3 is a protective factor to Aaticonvulsants hypersensitivity reactions：a case control study in brazilian subjects. PLoS One，2015，10（8）：e0136141.

[66] Fateh A，Aghasadeghi MR，Keyvani H，et al. High resolution melting curve assay for detecting *rs12979860 IL28B* polymorphisms involved in response of Iranian patients to chronic hepatitis C treatment. Asian Pac J Cancer Prev，2015，16（5）：1873-1880.

[67] Shuldiner AR，O'Connell JR，Bliden KP，et al. Association of cytochrome P450 2C19 genotype with the antiplatelet effect and clinical efficacy of clopidogrel therapy. JAMA，2009，302（8）：849-857.

[68] Van Allen EM，Lui VW，Egloff AM，et al. Genomic correlate of exceptional erlotinib response in head and neck squamous cell carcinoma. JAMA Oncol，2015，1（2）：238-244.

[69] Adams JU. Genetics：Big hopes for big data. Nature，2015，527（7578）：S108-109.

[70] Waterman MS. Sequence alignments in the neighborhood of the optimum with general application to dynamic programming. Proc Natl Acad Sci USA，1983，80（10）：3123-3124.

[71] Lander ES，Linton LM，Birren B，et al. Initial sequencing and analysis of the human genome. Nature，2001，409（6822）：860-921.

[72] Venter JC，Adams MD，Myers EW，et al. The sequence of the human genome. Science，2001，291（5507）：1304-1351.

[73] International HapMap C. A haplotype map of the human genome. Nature，2005，437（7063）：1299-1320.

[74] Bersaglieri T，Sabeti PC，Patterson N，et al. Genetic signatures of strong recent positive selection at the lactase gene. Am J Hum Genet，2004，74（6）：1111-1120.

[75] Barreiro LB，Laval G，Quach H，et al. Natural selection has driven population differentiation in modern humans. Nat Genet，2008，40（3）：340-345.

[76] Estivill X，Bancells C，Ramos C. Geographic distribution and regional origin of 272 cystic fibrosis mutations in European populations. The Biomed CF Mutation Analysis Consortium. Hum Mutat，1997，10（2）：135-154.

[77] Pritchard JK，Cox NJ. The allelic architecture of human disease genes：common disease common variant or not? Hum Mol Genet，2002，11（20）：2417-2423.

[78] Sabeti PC，Varilly P，Fry B，et al. Genome wide detection and characterization of positive selection in human populations. Nature，2007，449（7164）：913-918.

[79] Pickrell JK，Coop G，Novembre J，et al. Signals of recent positive selection in a worldwide sample of human populations. Genome Res，2009，19（5）：826-837.

[80] Akey JM，Zhang G，Zhang K，et al. Interrogating a high density SNP map for signatures of natural selection. Genome Res，2002，12（12）：1805-1814.

[81] Li H，Durbin R. Fast and accurate short read alignment with Burrows Wheeler transform. Bioinformatics，2009，25（14）：1754-1760.

[82] Li H，Durbin R. Fast and accurate long read alignment with Burrows Wheeler transform. Bioinformatics，2010，26（5）：589-595.

[83] Pritchard JK，Pickrell JK，Coop G. The genetics of human adaptation：hard sweeps，soft sweeps，and polygenic adaptation. Curr Biol，2010，20（4）：R208-R215.

[84] Wishart DS，Knox C，Guo AC，et al. DrugBank：a comprehensive resource for in silico drug discovery and exploration. Nucleic Acids Res，2006，34：D668-D672.

[85] Whirl-Carrillo M, McDonagh EM, Hebert JM, et al. Pharmacogenomics knowledge for personalized medicine. Clin Pharmacol Ther, 2012, 92 (4): 414-417.

[86] Voight BF, Kudaravalli S, Wen X, et al. A map of recent positive selection in the human genome. PLoS Biol, 2006, 4 (3): e72.

[87] Purcell S, Neale B, Todd-Brown K, et al. PLINK: a tool set for whole genome association and population based linkage analyses. Am J Hum Genet, 2007, 81 (3): 559-575.

[88] Michael Snyder. Genomics and Personalized Medicine: What Everyone Needs to Know. USA: Oxford University Press, 2016: 95-130.

[89] Nadine Cohen. Pharmacogenomics and Personalized Medicine. USA: Humana Press, 2008: 8-22.

[90] Lam YW, Cavallari LH. Pharmacogenomics: Challenges and Opportunities in Therapeutic Implementation. USA: Elsevier Inc. , 2013: 45-84.

[91] Ingelmansundberg M. Personalized medicine into the next generation. J Intern Med, 2015, 277 (2): 152-154.

[92] Masson V. Precision-Medicine. Ann Intern Med, 2016, 164 (9): 610.

[93] Ganesan S, Rodriguez-Rodriguez L, Dipaola RS. Precision Medicine: Implications for Science and Practice. J Am Coll Surg, 2016, 223 (3): 433-439.

[94] Yuan B. Precision medicine: Towards complexity science age. Chin J Integr Med, 2016, 22 (4): 251-257.

[95] Matsumoto K, Takesue Y, Ohmagari N, et al. Practice guidelines for therapeutic drug monitoring of vancomycin: a consensus review of the japanese society of chemotherapy and the Japanese society of therapeutic drug monitoring. J Infect Chemother, 2013, 19 (3): 365-380.

[96] Kuypers DR, Le Meur Y, Cantarovich M, et al. Consensus report on therapeutic drug monitoring of mycophenolic acid in solid organ transplantation. Clin J Am Soc Nephrol, 2010, 5 (2): 341-358.

[97] Begas E, Papandreou C, Tsakalof A, et al. Simple and reliable HPLC method for the monitoring of methotrexate in osteosarcoma patients. J Chromatogr Sci, 2014, 52 (7): 590-595.

[98] Ashbee HR, Barnes RA, Johnson EM, et al. Therapeutic drug monitoring (TDM) of antifungal agents: guidelines from the British Society for Medical Mycology. J Antimicrob Chemother, 2014, 69 (5): 1162-1176.

[99] Kovačević T, Avram S, Milaković D, et al. Therapeutic monitoring of amikacin and gentamicin in critically and noncritically ill patients. J Basic Clin Pharm, 2016, 7 (3): 65-69.

[100] Komatsu T, Morita M, Miyaji F, et al. Population pharmacokinetics and optimization of the dosing regimen of digoxin in adult patients. J Basic Clin Pharm, 2015, 1: 25.

[101] Krasniqi S, Neziri B, Islami H, et al. Carbamazepine and lamotrigine plasma concentrations in epileptic patients during optimising therapy. Med Arh, 2010, 64 (2): 80-83.

[102] Westley IS, Morris RG. Seradyn quantitative microsphere system lamotrigine immunoassay on a Hitachi 911 analyzer compared with HPLC UV. Ther Drug Monit, 2008, 30 (5): 634-637.

[103] Marinova M, Artusi C, Brugnolo L, et al. Seradyn quantitative microsphere system lamotrigine immunoassay on a Hitachi 911 analyzer compared with HPLC UV. Clin Biochem, 2013, 46 (16): 1723-1727.

[104] Ette EI. , Williams PJ. Pharmacometrics: the science of quantitative pharmacology. Hoboken: John WiLey & Sons, 2007: 1-25, 509-529.

[105] Guidance for Industry: Population Pharmacokinetics. FDA, 1999.

[106] Dansirikul C, Duffull SB, Morris RG, et al. Relationships between sirolimus dosing, concentration and outcomes in renal transplant recipients. Br J Clin Pharmacol, 2005, 60 (5): 560-565.

[107] Bondareva IB, Jelliffe RW, Gusev EI, et al. Population pharmacokinetic modelling of carbamazepine in elderly patients: implications for dosage. J Clin Pharm Ther, 2006, 31 (3): 211-221.

[108] Bonate PL. Pharmacokinetic Pharmacodynamic Modeling and Simulation. Springer, 2005.

[109] Jambhekar SS, Breen PJ. Basic pharmacokinetics. Pharmaceutical Press, 2009.

[110] Asberg A, Falck P, Undset LH. , et al. Computer assisted cyclosporine dosing performs better than traditional dosing in renal transplant recipients: results of a pilot study. Ther Drug Monit, 2010, 32 (2): 152-158.

[111] Barras MA, Duffull SB, Atherton JJ, et al. Individualized dosing of enoxaparin for subjects with renal impairment is superior to conventional dosing at achieving therapeutic concentrations. Ther Drug Monit, 2010, 32

(4): 482-488.
[112] Fuchs A, Csajka C, Thoma Y, et al. Benchmarking therapeutic drug monitoring software: a review of available computer tools. Clinical Pharmacokinetics, 2013, 52 (1): 9-22.
[113] https: //www. pharmgkb. org/chemical/PA448432.
[114] http: //www. accessdata. fda. gov/drugsatfda _ docs/label/2014/020541s029lbl. pdf.
[115] http: //www. ncbi. nlm. nih. gov/gene/2099.
[116] http: //www. ncbi. nlm. nih. gov/gene/2100.
[117] http: //www. ncbi. nlm. nih. gov/gene/5241.
[118] https: //www. pharmgkb. org/chemical/PA164747170.
[119] http: //www. ncbi. nlm. nih. gov/gene/2099.
[120] http: //www. ncbi. nlm. nih. gov/gene/2100.
[121] http: //www. ncbi. nlm. nih. gov/gene/5241.
[122] http: //www. ncbi. nlm. nih. gov/gene/4288.
[123] Swen JJ, Nijenhuis M, Boer A, et al. Pharmacogenetics: from bench to byte—an update of guidelines. Clinical Pharmacology & Therapeutics, 2011, 89 (5): 662-673.
[124] https: //www. pharmgkb. org/molecule/PA449563.
[125] http: //www. ncbi. nlm. nih. gov/gene/2099.
[126] http: //www. ncbi. nlm. nih. gov/gene/2100.
[127] http: //www. drugbank. ca/drugs/DB00946.
[128] Gage BF, Eby C, Johnson JA, et al. Use of pharmacogenetic and clinical factors to predict the therapeutic dose of warfarin. Clin Pharmacol Ther, 2008, 84 (3): 326-331.
[129] International Warfarin Pharmacogenetics Consortium, Klein TE, Altman RB, et al. Estimation of the warfarin dose with clinical and pharmacogenetic data. N Engl J Med, 2009, 360 (8): 753-764.
[130] SUPRANE (desflurane, USP) liquid, for inhalation useInitial U. S. Approval, 1992.
[131] Anectine (succinylcholine chloride) Injection, USP.
[132] SEVOFLURANE liquid, for respiratory (inhalation) use. Halocarbon Products Corporation. Revised: 1/2008.
[133] Isoflurane USP, liquid for inhalation.
[134] Goa KL, Warner GT, Easthope SE. Transdermal ethinylestradiol/norelgestromin: a review of its use in hormonal contraception. Treat Endocrinol, 2003, 2 (3): 191-206.
[135] Henzl MR: Norgestimate. From the laboratory to three clinical indications. J Reprod Med, 2001, 46 (7): 647-661.
[136] Abrams LS, Skee DM, Wong FA, et al. Pharmacokinetics of norelgestromin and ethinyl estradiol from two consecutive contraceptive patches. J ClinPharmacol, 2001, 41 (11): 1232-1237.
[137] Mona Eng P, Seeger JD, Loughlin J, et al. Serum potassium monitoring for users of ethinyl estradiol/drospirenone taking medications predisposing to hyperkalemia: physician compliance and survey of knowledge and attitudes. Contraception, 2007, 75 (2): 101-107.
[138] Wiesinger H, Berse M, Klein S, et al. Pharmacokinetic interaction between the CYP3A4 inhibitor ketoconazole and the hormone drospirenone in combination with ethinylestradiol or estradiol. Br J Clin Pharmacol, 2015, 80 (6): 1399-1410.
[139] Taniguchi F, Enatsu A, Ota I, et al. Effects of low dose oral contraceptive pill containing drospirenone/ethinylestradiol in patients with endometrioma. Eur J Obstet Gynecol Reprod Biol, 2015, 191: 116-120.
[140] Witjes H, Creinin MD, Sundstrm-Poromaa I, et al. Comparative analysis of the effects of nomegestrol acetate/17β estradiol and drospirenone/ethinylestradiol on premenstrual and menstrual symptoms and dysmenorrhea. EurJ Contracept Reprod Health Care, 2015, 20 (4): 296-307.
[141] S Beauclair, P Formento, JL Fischel, et al. Role of the HER2 [Ile655Val] genetic polymorphism in tumorogenesis and in the risk of trastuzumab related cardiotoxicity. Ann Oncol, 2007, 18: 1335-1341.
[142] Gage BF, Eby C, Johnson JA, et al. Use of pharmacogenetic and clinical factors to predict the therapeutic dose of warfarin. Clin Pharmacol Ther, 2008, 84 (3): 326-331.

[143] International warfarin pharmacogenetics consortium，Klein TE，Altman RB，et al. Estimation of the warfarin dose with clinical and pharmacogenetic data. N Engl J Med，2009，360（8）：753-764.

[144] Gatanaga H. Successful efavirenz dose reduction in HIV type1 infected individuals with cytochrome P450 2B6 * 6 and * 26. Clin Infect Dis，2007，45（9）：1230-1237.

[145] https：//www. pharmgkb. org/rsid/rs3745274.

[146] Haas David W，Smeaton Laura M，Shafer Robert W，et al. Pharmacogenetics of long term responses to antiretroviral regimens containing Efavirenz and/or Nelfinavir：an Adult Aids Clinical Trials Group Study. Journal of infectious diseases，2005，192（11）：1931-1942.

[147] Cox TM，Drelichman G，Cravo R. et al. Eliglustat compared with imiglucerase in patients with Gaucher's disease type 1 stabilised on enzyme replacement therapy：a phase 3，randomised，open label，non inferiority trial. Lancet，2015，385（9985）：2355-2362.

[148] Pastores GM，Turkia HB，Gonzalez DE. et al. Development of anti velaglucerase alfa antibodies in clinical trial treated patients with Gaucher disease. Blood Cells Mol Dis，2016，59：37-43.

[149] Ida H，Tanaka A，Matsubayashi T，et al. A multicenter，open label extension study of velaglucerase alfa in Japanese patients with Gaucher disease：Results after a cumulative treatment period of 24 months. Blood Cells Mol Dis，2016，59：140-147.

[150] van der Weide K，van der Weide J. The influence of the CYP3A4 * 22 polymorphism and CYP2D6 polymorphisms on serum concentrations of Aripiprazole，Haloperidol，Pimozide，and Risperidone in psychiatric patients. J Clin Psychopharmacol，2015，35（3）：228-236.

[151] G Yu，GF Li，JS Markowitz. Atomoxetine：a review of its pharmacokinetics and pharmacogenomics relative to drug disposition. Journal of Child and Adolescent Psychopharmacology，2016，26（4）：314-326.

[152] Guo A，Zhu W，Zhang C，et al. Association of FCER1A genetic polymorphisms with risk for chronic spontaneous urticaria and efficacy of nonsedating H_1 antihistamines in Chinese patients. Arch Dermatol Res，2015，307（2）：183-190.

[153] Amdipharm Limited. Product monograph of Pediazole. June 3，2009.

[154] Cappellini MD，Fiorelli G. Glucose-6-phosphate dehydrogenase deficiency. Lancet，2008，371（9606）：64-74.

[155] Bulliamy T，Luzzatto L，Hirono A，et al. Hematologically important mutations：glueose-6-phosphatedehydrogenase. Blood Cells，1997，23（15）：302-313.

[156] Martin P，Oliver S，Robertson J，et al. Pharmacokinetic drug interactions with vandetanib during coadministration with rifampicin or itraconazole. Drugs RD，2011，11（1）：37-51.

[157] Natale RB，Thongprasert S，Greco FA，et al. Phase III trial of vandetanib compared with Erlotinib in patients with previously treated advanced non-small cell lung cancer. J Clin Oncol，2011，29（8）：1059-1066.

[158] Lee J，Hirsh V，Park K，et al. Vandetanib versus placebo in patients with advanced non-small cell lung cancer (NSCLC) afterprior therapy with an EGFR tyrosine kinase inhibitor (TKI)：A randomized，double blind phase III trial (ZEPHYR). J Clin Oncol，2010，28 (Suppl 7)：7525.

[159] De Boer RH，Arrieta O，Yang CH，et al. Vandetanibplus pemetrexed for the second line treatment of advanced non-small cell lung cancer：a randomized，double blind phase III trial. J Clin Oncol，2011，29（8）：1067-1074.

[160] Forbes SA，Bindal N，Bamford S，et al. COSMIC：mining complete cancer genomes in the Catalogue of Somatic Mutations in Cancer. Nucleic Acids Res，2011，39：D945-950.

[161] Murray S，Dahabreh IJ，Linardou H，et al. Somatic mutations of the tyrosine kinase domain of epidermal growth factor receptor and tyrosine kinase inhibitor response to TKIs in non-small cell lung cancer：an analytical database. Journal of thoracic oncology：official publication of the International Association for the Study of Lung Cancer，2008，3：832-839.

[162] Mitsudomi T，Yatabe Y. Mutations of the epidermal growth factor receptor gene and related genes as determinants of epidermal growth factor receptor tyrosine kinase inhibitors sensitivity in lung cancer. Cancer science，2007，98：1817-1824.

[163] Mitsudomi T，Kosaka T，Yatabe Y. Biological and clinical implications of EGFR mutations in lung cancer. International journal of clinical oncology，2006，11：190-198.

[164] Kancha RK, von Bubnoff N, Peschel C, et al. Functional analysis of epidermal growth factor receptor (EGFR) mutations and potential implications for EGFR targeted therapy. Clinical cancer research: an official journal of the American Association for Cancer Research, 2009, 15: 460-467.

[165] Soda M, Choi YL, Enomoto M, et al. Identification of the transforming EML4-ALK fusion gene in non-small cell lung cancer. Nature, 2007, 448: 561-566.

[166] WS Wong, LH Leung, KT So , et al. The EML4 ALK fusion gene is involved in various histologic types of lung cancers from nonsmokers with wild type EGFR and KRAS. Cancer, 2009, 115 (8): 1723-1733.

[167] JW Neal, LV Sequist. Exciting New Targets in Lung Cancer Therapy: ALK, IGF-1R, HDAC, and Hh. J Clin Oncol, 2009, 27 (26): 4247-4253.

[168] Shaw AT. Phase 3 randomized study of crizotinib versus pemetrexed or docetaxel chemotherapy in advanced, ALK positive NSCLC (PROFILE 1007). 35th ESMO, 2012, abstract LBA1.

[169] Forbes SA, Bindal N, Bamford S, et al. COSMIC: mining complete cancer genomes in the Catalogue of Somatic Mutations in Cancer. Nucleic Acids Res, 2011, 39: D945-950.

[170] Murray S, Dahabreh IJ, Linardou H, et al. Somatic mutations of the tyrosine kinase domain of epidermal growth factor receptor and tyrosine kinase inhibitor response to TKIs in non-small cell lung cancer: an analytical database. Journal of thoracic oncology : official publication of the International Association for the Study of Lung Cancer, 2008, 3: 832-839.

[171] Mitsudomi T, Yatabe Y. Mutations of the epidermal growth factor receptor gene and related genes as determinants of epidermal growth factor receptor tyrosine kinase inhibitors sensitivity in lung cancer. Cancer science, 2007, 98: 1817-1824.

[172] Mitsudomi T, Kosaka T, Yatabe Y. Biological and clinical implications of EGFR mutations in lung cancer. International journal of clinical oncology, 2006, 11: 190-198.

[173] Kancha RK, von Bubnoff N, Peschel C, et al. Functional analysis of epidermal growth factor receptor (EGFR) mutations and potential implications for EGFR targeted therapy. Clinical cancer research: an official journal of the American Association for Cancer Research, 2009, 15: 460-467.

[174] Jost M, Kari C, Rodeck U. The EGF receptor an essential regulator of multiple epidermal functions. Eur J Dermatol, 2000, 10 (7): 505-510.

[175] Saif M, Merikas I, Tsimboukis S, et al. Erlotinib induced skin rash. Pathogenesis, clinical significance and management in pancreatic cancer patients. J Pancreas, 2008, 9 (3): 267-274.

[176] Mok TS, Wu YL, Thongprasert S, et al. Gefitinib or carboplatin paclitaxel in pulmonary adenocarcinoma. The New England journal of medicine, 2009, 361: 947-957.

[177] Inukai M, Toyooka S, Ito S, et al. Presence of epidermal growth factor receptor gene *T790M* mutation as a minor clone in non-small cell lung cancer. Cancer research, 2006, 66: 7854-7858.

[178] Weiner M, Peloquin C, Burman W, et al. Effects of tuberculosis. race. and human gene SLC01B1 polymorphisms on rifampin concentrations. Antimicrob Agents Chemother, 2010, 54 (10): 4192-4200.

[179] Shi J, Montay G, Bhargava VO. Clinical pharmacokinetics of telithromycin, the first ketolide antibacterial. Clin Pharmacokinet, 2005, 44 (9) : 915-934.

[180] Park HW, Yang MS, Park CS, et al. Additive role of tiotropium in severe asthmatics and Arg16Gly in ADRB2 as a potential marker to predict response. Allergy, 2009, 64 (5): 778-783.

[181] Shi W, Zhang X, Jiang X, et al. Pyrazinamide inhibits translation in Mycobacterium tuberculosis. Science, 2011, 333 (6049): 1630-1632.

[182] Pedersen S. Budesonide plus formoterol for reliever therapy in asthma. Lancet, 2006, 368 (9537): 707-708.

[183] Ng CS, Hasnat A, Al Maruf A, et al. Nacetyltransferase 2 (NAT2) genotype asa risk factor for development of drug induced liver injury relating to antituberculosis drug treatment in a mixed ethnicity patient group. Eur J Clin Pharmacol, 2014, 70 (9): 1079-1086.

[184] Ge D, Fellay J, Thompson AJ, et al. Genetic variation in *IL28B* predicts hepatitis C treatment induced viral clearance. Nature, 2009, 461 (7262): 399-401.

[185] Thompson AJ, Muir AJ, Sulkowski MS, et al. Interlukin28B polymorphism improves viral kinetics and is the

strongest pretreatment predictor of sustained virologic response in genotype 1 hepatitis C virus. Gastroenterology, 2010, 139 (1): 120-129.

[186] Satapathy SK, Lingisetty CS, Proper S, et al. Equally poor outcomes to pegylated interferon based therapy in African Americans and Hispanics with chronic hepatitis C infection. J Clin Gastroenterol, 2010, 44 (2): 140-145.

[187] Muir AJ, Gong L, Johnson SG, et al. Clinical Pharmacogenetics Implementation Consortium (CPIC) Guidelines for IFNL3 (*IL28B*) Genotype and PEG Interferon α Based Regimens. Clin Pharmacol Ther, 2014, 95 (2): 141-146.

[188] Naggie S, Osinusi A, Katsounas A, et al. Dysregulation of innate immunity in hepatitis C virus genotype 1 *IL28B* unfavorable genotype patients: impaired viral kinetics and therapeutic response. Hepatology, 2012, 56 (2) : 444-454 .

[189] Howell CD, Gorden A, Ryan KA, et al. Single nucleotide polymorphism upstream of interleukin 28B associated with phase 1 and phase 2 of early viral kinetics in patients infected with HCV genotype 1. J Hepatol, 2012, 56 (3): 557-563.

[190] Lindh M, Lagging M, Färkkilä M, et al. Interleukin 28B gene variation at *rs 12979860* determines early viral kinetics during treatment in patients carrying genotypes 2 or 3 of hepatitis C virus. J Infect Dis, 2011, 203 (12): 1748-1752.

[191] Bochud PY, Bibert S, Negro F, et al. *IL28B* polymorphisms predict reduction of HCV RNA from the first day of therapy in chronic hepatitis C. J Hepatol, 2011, 55 (5): 980-988.

[192] Lagos J, Zambrano T, Rosales A, et al. APOE polymorphisms contribute to reduced atorvastatin response in Chilean Amerindian subjects. Int J Mol Sci, 2015, 16 (4): 7890-7899.

[193] Voora D1, Shah SH, Reed CR, et al. Pharmacogenetic predictors of statin-mediated low density lipoprotein cholesterol reduction and dose response. Circ Cardiovasc Genet, 2008, 1 (2): 100-106.

[194] Ramsey LB, Johnson SG, Caudle KE, et al. The clinical pharmacogenetics implementation consortium guideline for SLCO1B1 and simvastatin induced myopathy: 2014 update. Clin Pharmacol Ther, 2014, 96 (4): 423-428.

[195] Zhang Y, Si D, Chen X, et al. Influence of CYP2C9 and CYP2C19 genetic polymorphisms on pharmacokinetics of gliclazide MR in Chinese subjects. Br J Clin Pharmacol, 2007, 64: 67-74.

[196] Yan T, Cai R, Mo O, et al. Incidence and complete molecular characterization of glucose-6-phosphate dehydrogenase deficiency in the Guangxi Zhuang autonomous region of southern China: description of four novel mutations. Haematologica, 2006, 91 (10): 1321-1328.

[197] Ehmann F, Caneva L, Papaluca M, et al. European Medicines Agency initiatives and perspectives on pharmacogenomics. Br J Clin Pharmacol, 2014, 77 (4): 612-617.

[198] Shi JG, Shi JG, Emm T, et al. The effect of CYP3A4 inhibition or induction on the pharmacokinetics and pharmacodynamics of orally administered ruxolitinib (INCB018424 phosphate) in healthy volunteers. J Clin Pharmacol, 2012, 52 (6): 809-818.

[199] GeraldinoPardilla L, Sung D, Xu JZ, et al. Methaemoglobinaemia and haemolysis following pegloticase infusion for refractory gout in a patient with a falsely negative glucose-6-phosphate dehydrogenase deficiency result. Rheumatology, 2014, 53 (12): 2310-2311.

[200] Butrym A, Lech Maranda E, Patkowska E, et al. Polish experience of lenalidomide in the treatment of lower risk myelodysplastic syndrome with isolated del (5q). BMC Cancer, 2015, 15: 508.

[201] Blommestein HM, Armstrong N, Ryder S, et al. Lenalidomide for the treatment of low-or intermediate-1-risk myelodysplastic syndromes associated with deletion 5q cytogenetic abnormality: an evidence review of the NICE submission from celgene. Pharmacoeconomics, 2016, 34 (1): 23-31.

[202] Dorado P, Heras N, Machin E, et al. CYP2D6 genotype and dextromethorphan hydroxylation phenotype in an Ecuadorian population. Eur J Clin Pharmacol, 2012, 68 (5): 637-644.

[203] Wojtczak A, Rychlik-Sych M, Krochmalska-Ulacha E, et al. CYP2D6 phenotyping with dextromethorphan. Pharmacol Rep, 2007, 59 (6): 734-738.

[204] Goey AK, Sissung TM, Peer CJ, et al. Effects of UGT1A1 genotype on the pharmacokinetics, pharmacody-

namics, and toxicities of belinostat administered by 48 hour continuous infusion in patients with cancer. J Clin Pharmacol, 2016, 56 (4): 461-473.

[205] Peer CJ, Goey AK, Sissung TM, et al. UGT1A1 genotype dependent dose adjustment of belinostat in patients with advanced cancers using population pharmacokinetic modeling and simulation. J Clin Pharmacol, 2016, 56 (4): 450-460.

[206] Kurose K, Sugiyama E, Saito Y. Population differences in major functional polymorphisms of pharmacokinetics/pharmacodynamics related genes in Eastern Asians and Europeans: implications in the clinical trials for novel drug development. Drug Metab Pharmacokinet, 2012, 27 (1): 9-54.

[207] Kim JY, Cheong HS, Park BL. Comprehensive variant screening of the UGT gene family. Yonsei Med J, 2014, 55 (1): 232-239.

[208] Gage BF, Eby C, Johnson JA, et al. Use of pharmacogenetic and clinical factors to predict the therapeutic dose of warfarin. Clin Pharmacol Ther: 2008, 84 (3): 326-331.

[209] International Warfarin Pharmacogenetics Consortium, Klein TE, Altman RB, et al. Estimation of the warfarin dose with clinical and pharmacogenetic data. N Engl J Med, 2009, 360 (8): 753-764.

[210] Bagheri A, Kamalidehghan B, Haghshenas M, et al. Prevalence of the CYP2D6* 10 (C100T), * 4 (G1846A), and * 14 (G1758A) alleles among Iranians of different ethnicities. Drug Des Devel Ther, 2015, 9: 2627-2634.

[211] Kerbusch T, Whlby U, Milligan PA, et al. Population pharmacokinetic modelling of darifenacin and its hydroxylated metabolite using pooled data, incorporating saturable first pass metabolism, CYP2D6 genotype and formulation dependent bioavailability. Br J Clin Pharmacol, 2003, 56 (6): 639-652.

[212] Panserat S, Mura C, Gérard N, et al. DNA haplotype dependent differences in the amino acid sequence of debrisoquine 4 hydroxylase (CYP2D6): evidence for two major allozymes in extensive metabolisers. Hum Genet, 1994, 94 (4): 401-406.

[213] Bertilsson L, Dahl ML, Dalén P, et al. Molecular genetics of CYP2D6: Clinical relevance with focus on psychotropic drugs. Br J Clin Pharmacol, 2002, 53 (2): 111-122.

[214] Malhotra B, Darsey E, Crownover P, et al. Comparison of pharmacokinetic variability of fesoterodine vs. tolterodine extended release in cytochrome P450 2D6 extensive and poor metabolizers. Br J Clin Pharmacol, 2011, 72 (2): 226-234.

[215] Geng T. Genetic polymorphism analysis of the drug metabolizing enzyme CYP1A2 in a Uyghur Chinese population: a pilot study. Xenobiotica, 2016, 46 (6): 542-547.

[216] DS O. Phenotypic polymorphism and gender related differences of CYP1A2 activity in a Chinese population. Br J Clin Pharmacol, 2000, 49 (2): 145-151.

[217] Touma Z, Urowitz MB, Gladman DD. Systemic lupus erythematosus: an update on current pharmacotherapy and future directions. Expert Opin Biol Ther, 2013, 13 (5): 723-737.

[218] Casadevall D. Dabrafenib in an elderly patient with metastatic melanoma and BRAF V600R mutation: a case report. Med Case Rep, 2016, 10 (1): 158.

[219] Tan S. BRAF inhibitor treatment of primary BRAF mutant ameloblastoma with pathologic assessment of response. Oral Surg Oral Med Oral Pathol Oral Radiol, 2016, 122 (1): 5-7.

[220] Lu H. Correlation between BRAF V600E mutation and clinicopathologic features of papillary thyroid carcinoma. 中华病理学杂志, 2014, 43 (12): 794-798.

[221] FJ H. BRAF mutation correlates with recurrent papillary thyroid carcinoma in Chinese patients. Curr Oncol, 2014, 21 (6): 740-747.

[222] WU X. CYP2C8 polymorphism frequencies among Han, Uighur, Hui, and Mongolian Chinese populations. Genet Test Mol Biomarkers, 2013, 17 (2): 104-108.

[223] AS Arun Kumar, US Chakradhara Rao, G Umamaheswaren, et al. Haplotype structures of common variants of CYP2C8, CYP2C9, and ADRB1 genes in a South Indian population. Genet Test Mol Biomarkers, 2011, 15 (6): 407-413.

[224] Si L. Prevalence of BRAF V600E mutation in Chinese melanoma patients: large scale analysis of BRAF and NRAS mutations in a 432 case cohort. Eur J Cancer, 2012, 48 (1): 94-100.

[225] JJ Y. CYP3A4* 1G Genetic Polymorphism Influences Metabolism of Fentanyl in Human Liver Microsomes in Chinese Patients. Pharmacology，2015，96 (12)：55-60.

[226] Zhang H，Li YM，Zhang H，et al. DPYD* 5 gene mutation contributes to the reduced DPYD enzymeactivity and chemotherapeutic toxicity of 5-FU：results from genotyping study on 75 gastric carcinoma and colon carcinoma patients. Med Oncol，2007，24 (2)：251-258.

[227] Schwab M，Ulrich M，Marx ZC，et al. Role of genetic and nongenetic factors for fluorouracil treatment related severe toxicity：a prospective clinical trial by the German 5-FU Toxicity Study Group. J Clin Oncol，2008，26 (13)：2131-2138.

[228] Relling MV，Gardner EE，Sandborn WJ，et al. Clinical pharmacogenetics implementation consortium guidelines for thiopurine methyltransferase genotype and thiopurine dosing. Clinical Pharmacology Therapy，2013，93 (4)：324-325.

[229] Chang JG，Lee LS，Chen CM，et al. Molecular analysis of thiopurine *S*-methyltransferase alleles in Southeast Asian population. Pharmacogenetics，2002，12 (3)：191-195.

[230] Holme SA，Duley JA，Sanderson J，et al. Erythrocyte thiopurine methyl transferase assessment prior to azathioprine use in the UK. Quarterly journal of medicine，2002，95 (7)：439-444.

[231] Pazik J，Oldak M，Podgórska M，et al. Lymphocyte Counts in Kidney Allograft Recipients Are Associated With IMPDH2 3757T>C Gene Polymorphism. Transplantation Proceedings，2011，43 (8)：2943-2945.

[232] Sombogaard F，van Schaik RH，Mathot RA，et al. Interpatient variability in IMPDH activity in MMF treated renal transplant patients is correlated with IMPDH type II 3757T>C polymorphism. Pharmacogenetics and Genomics，2009，19 (8)：626-634.

[233] Michelon H，Knig J，Durrbach A，et al. SLCO1B1 genetic polymorphism influences mycophenolic acid tolerance in renal transplant recipients. Pharmacogenomics，2010，11 (12)：1703-1713.

[234] Zhang WX，Chen B，Jin Z，et al. Influence of uridine diphosphate (UDP) -glucuronosyltransferases and ABCC2 genetic polymorphisms on the pharmacokinetics of mycophenolic acid and its metabolites in Chinese renal transplant recipients. Xenobiotica 2008，38 (11)：1422-1436.

[235] Xu CF，Bing NX，Ball HA，et al. Pazopanib efficacy in renal cell carcinoma：evidence for predictive genetic markers in angiogenesis related and exposure related genes. Journal Clinical Oncology，2011，29 (18)：2557-2564.

[236] Motzer RJ，Johnson T，Choueiri TK，et al. Hyperbilirubinemia in pazopanib or sunitinib treated patients in COMPARZ is associated with UGT1A1 polymorphisms. Annals of Oncology，2013，24 (11)：2927-2928.

[237] Xu CF，Reck BH，Xue Z，et al. Pazopanib induced hyperbilirubinemia is associated with Gilbert' s syndrome UGT1A1 polymorphism. British Journal of Cancer，2010，102 (9)：1371-1377.

[238] Chen MH，Tzeng CH，Chen PM，et al. VEGF 460T>C polymorphism and its association with VEGF expression and outcome to FOLFOX 4 treatment in patients with colorectal carcinoma. Pharmacogenomics，2011，11 (3)：227-236.

[239] Koukourakis MI，Papazoglou D，Giatromanolaki A，et al. VEGF gene sequence variation defines VEGF gene expression status and angiogenic activityin non-small cell lung cancer. Lung Cancer，2004，46 (3)：293-298.

[240] Stevens A，Soden J，Brenchley PE，et al. Haplotype analysis of the polymorphic human vascularendothelial growth factor gene promoter. Cancer Research，2003，63 (4)：812-816.

[241] Becker ML，Visser LE，Trienekens，et al. Cytochrome P450 2C9* 2 and * 3 polymorphisms and the dose and effect of sulfonylurea in type II diabetes mellitus. Clin Pharmacol Ther，2008，83 (2)：288-292.

[242] Niemi M，Cascorbi L，Timm R，et al. Glyburide and glimepiride pharmacokinetics in subjects with different CYP2C9 genotypes. Clin Pharmacol Ther，2002，72 (3)：326-332.

[243] Kirchheiner J，Brockmller J，Meineke I，et al. Impact of CYP2C9 amino acid polymorphisms on glyburide kinetics and on the insulin and glucose response in healthy volunteers. Clin Pharmacol Ther，2002，71 (4)：286-296.

[244] Yin OQ，Tomlinson B，Chow MS. CYP2C9，but not CYP2C19，polymorphisms affect the pharmacokinetics and pharmacodynamics of glyburide in Chinese subjects. Clin Pharmacol Ther，2005，78 (4)：370-377.

[245] Holstein A，Plaschke A，Ptak M，et al. Association between CYP2C9 slow metabolizer genotypes and severe hypoglycaemia on medication with sulphonylurea hypoglycaemic agents. Br J Clin Pharmacol，2005，60（1）：103-106.

[246] Suzuki K，Yanagawa T，Shibasaki T，et al. Effect of CYP2C9 genetic polymorphisms on the efficacy and pharmacokinetics of glimepiride in subjects with type 2 diabetes. Diabetes Res. Clin Pract，2006，72（2）：148-154.

[247] Ragia G，Petridis I，Tavridou A，et al. Presence of CYP2C9*3 allele increases risk for hypoglycemiain Type 2 diabetic patients treated with sulfonylureas. Pharmacogenomics，2009，10（11）：1781-1787.

[248] Jiang W，Yu G，Liu P，et a1. Structure and function of glucose-6-phosphate dehydrogenase deficient variants in Chinese population. Hum Genet，2006，119（5）：463-478.

[249] Kidd RS，Curry TB，Gallagher S，et al. Identification of a null allele of CYP2C9 in an African American exhibiton toxicity to phenytoin. Pharmacogenetics，2001，11（9）：803-808.

[250] Tan B，Zhang YF，Chen XY，et al. The effects of CYP2C9 and CYP2C19 genetic polymorphisms on the pharmacokinetics and pharmacodynamics of glipizide in Chinese subjects. Eur J Pharmacol，2010，66（2）：145-151.

[251] Shao H，Ren XM，Liu NF，et al. Influence of CYP2C9 and CYP2C19 genetic polymorphisms on pharmacokinetics and pharmacodynamics of gliclazide in healthy Chinese Han volunteers. Journal of clinicalpharmacy and therapeutics，2010，35（3）：351-360.

[252] Zhang Y，Si D，Chen X，et a1. Influence of CYP2C9 and CYP2C19 genetic Polymorphism on pharmacokinetics of gliclazide MR in Chinese subjects. Br J Clin Pharmacol，2007，64（1）：67-74.

[253] Feng Y，Mao G，Ren X，et al. Serl369Ala variant in sulfonylurea receptorgene ABCC8 is associated with antidiabetic efficacy of gliclazide in Chinesetype 2 diabetic patients. Diabetes Care，2008，31（10）：1939-1944.

[254] Hamming K，Soliman D，Matemisz LC，et al. Coexpression of the type2 diabetes susceptibility gene variants KCNJ11 E23K and ABCC8Sl369A alter the ATP and sulfonylurea sensitivities of the ATP sensitive K^+ channel. Diabetes，2009，58（10）：2419-2424.

[255] Lee CR，Pieper JA，Hinderliter AL，et al. Evaluation of cytochrome P4502C9 metabolic activity with tolbutamide in CYP2C9 heterozygotes. Clin Pharmacol Ther，2002，72（5）：562-571.

[256] Chen K，Wang R，Wen SY，et al. Relationship of P450 2C9 genetic polymorphisms in Chinese and the pharmacokinetics of tolbutamide. J Clin Pharm Ther，2005，30（3）：241-249.

[257] Becker ML，Visser LE，Trienekens PH，et al. Cytochrome P450 2C9*2 and *3 polymorphisms and the dose and effect of sulfonylurea in type II diabetes mellitus. Clin Pharmacol Ther，2008，83（2）：288-292.

[258] NCCN Clinical Practice Guidelines in Oncolgy（Colon cancer）. Version 2，2016.

[259] Berg EA，Platts-Mills TA，Ccommins SP. Drug allergens and food—the cetuximab and galactose-α-1，3-galactose story. Ann Allergy Asthma Immunol，2014，112（2）：97-101.

[260] Etienne-Grimaldi MC，Boyer JC，Thomas F，et al. UGT1A1 genotype and Irinotecan therapy：general review and implementation in routine practice. Fundam Clin Pharmacol，2015，29（3）：219-237.

[261] Jiang J，Zhang X，Huo R，et al. Association study of UGT1A9 promoter polymorphisms with DILI based on systematically regional variation screen in Chinese population. Pharmacogenomics J，2015，15（4）：326-331.

[262] De Morais SM，Wilkinson GR，Blaisdell J，et al. The major genetic defect responsible for the polymorphism of S-mephenytoin in humans. J Biol Chem，1994，269（22）：15419-15422.

[263] De Morais SM，Wilkinson GR，Blaisdell J，et al. Identification of a new genetic defect responsible for the polymorphism of S-mephenytoin in Japanese. Mol Pharmacol，1994，46（4）：594-598.

[264] Sim SC，Risinger C，Dahl ML，et al. A commonnovel CYP2C19 gene variant causes ultrarapid drug response to proton pump inhibitors and antidepressants. Clin Pharmacol Ther，2006，79（1）：103-113.

[265] Oates NS，Shah RR，Idle JR，et a1. Influence of oxidation polymorphism on phenformin kinetics and dynamics. Clin Pharmacol Ther，1993，34（6）：827 -834.

[266] Xiao ZS，Goldstein JA，Xie HG，et al. Differencesin the incidence of the CYP2C19 polymorphism affecting the S-mephenytoin phenotype in ChineseHan and identification of a new rare CYP2C19 mutantallele. J Pharmacol Experi Ther，1997，281：604-609.

[267] Coutts RT，Urichuk LJ. Polymorphic cytochromes P450 and drugsused in psychiatry. Cell Mol Neurobiol，

1999, 19 (3): 325-354.

[268] de Morais SM, Wilkinson GR, Blaisdell J, et al. Identification ofa new genetic defect responsible for the polymorphism of (*S*)-mephenytoin metabolism in Japanese. Mol Pharmacol, 1994, 46 (4): 594-598.

[269] de Morais SM, Wilkinson GR, Blaisdell J, et al. The major geneticdefect responsible for the polymorphism of *S*-mephenytoinmetabolism in humans. J Biol Chem, 1994, 269 (22): 15419-15422.

[270] Shimizu M, Uno T, Niioka T, et al. Sensitive determination ofomeprazole and its two main metabolites in human plasma by column switching high performance liquid chromatography: application to pharmacokinetic study in relation to CYP2C19 genotypes. J Chromatogr B Analyt Technol Biomed Life Sci, 2006, 832 (2): 241-248.

[271] Tomalik-Scharte D, Lazar A, Funr L, et al. The clinical role of genetic polymorphisms in drug metabolizing enzymes. Pharmacogenomics J, 2008, 8 (1): 4-15.

[272] Hagymasi K, Muellner K, Herszenyl L, et al. Update on the pharmacogenomics of proton pump inhibitors. Pharmacogenomics J, 2011, 12 (6): 873-888.

[273] Jounela AJ, Pasanen M, Mattila MJ. Acetylator phenotype and the antihypertensive response to hydralazine. Acta Med Scand, 1975, 197 (4): 303-306.

[274] Spinasse LB, Santos AR, Suffys PN, et al. Different phenotypes of the NAT2 gene influences hydralazine antihypertensive response in patients with resistant hypertension. Pharmacogenomics, 2014, 15 (2): 169-178.

[275] Klieber S, Arabeyre-Fabre C, Moliner P, et al. Identification of metabolic pathways and enzyme systems involved in the in vitro human hepatic metabolism of dronedarone, a potent new oral antiarrhythmic drug. Pharmacol Res Perspect, 2014, 2 (3): e00044.

[276] Zhou SF. Polymorphism of humancytochrome P450 2D6 and its clinicalsignificance: Part I. Clin Pharmacokinet, 2009, 48 (11): 689-723.

[277] Saito M, Kawana J, Ohno T, et al. Population pharmacokinetics of *R*- and *S*-carvedilol in Japanese patients with chronic heart failure. Biol Pharm Bull, 2010, 33 (8): 1378-1384.

[278] Eschenhagen T. A frequent gene polymorphism affecting the heart rate response to carvedilol. Pharmacogenomics, 2013, 14 (2): 115-118.

[279] Jerling M. Clinical pharmacokinetics of ranolazine. Clin Pharmacokinet, 2006, 45 (5): 469-491.

[280] Chow MS, White CM, Lau CP, et al. Evaluation of CYP2D6 oxidation of dextromethorphan and propafenone in a Chinese population with atrial fibrillation. Clin Pharmacol Ther, 2001, 41 (1): 92-96.

[281] Dandara C, Masimirembwa CM, Magimba A, et al. Arylamine *N*-acetyltransferase (NAT2) genotypes in Africans: the identification of a new allele with nucleotide changes 481C>T and 590G>A. Pharmacogenetics, 2003, 13 (1): 55-58.

[282] Knowles JW, Erickson LM, Guy VK, et al. Common variations in noncoding regions of the human natriuretic peptide receptor A gene have quantitative effects. Hum Genet, 2003, 112 (1): 62-70.

[283] Wang L, Lu L, Zhang F, et al. Polymorphisms of beta-adrenoceptor and natriuretic peptide receptor genes influence the susceptibility to and the severity of idiopathic dilated cardiomyopathy in a Chinese cohort. J Card Fail, 2010, 16 (1): 36-44.

[284] Nunez L, Crespo-Leiro MG, Marron-Linares GM, et al. Analysis of variants in the HCN4 gene and in three single nucleotide polymorphisms of the CYP3A4 gene for association with ivabradine reduction in heart rate: A preliminary report. Cardiol J, 2016.

[285] Hu LM, Dai DP, Hu GX, et al. Genetic polymorphisms and novel allelic variants of CYP2C19 in the Chinese Han population. Pharmacogenomics, 2012, 13 (14): 1571-1581.

[286] Bradford LD. CYP2D6 allele frequency in European Caucasians, Asians, Africans and their descendants. Pharmacogenomics, 2002, 3 (2): 229-243.

[287] Mizutani T. PM frequencies of major CYPs in Asians and Caucasians. Drug Metab Rev, 2003, 35 (2-3): 99-106.

[288] Hicks JK, Swen JJ, Thron CF, et al. Clinical pharmacogenetics implementation consortium guideline for CYP2D6 and CYP2C19 genotypes and dosing of tricyclic antidepressants. Clin Pharmacol Ther, 2013, 93 (5): 402-408.

[289] Raymond CB, Wazny LD, Honcharik PL. Pharmacotherapeutic options for the treatment of depression in patients with chronic kidney disease. Nephrol Nurs J, 2008, 35 (3): 257-263.

[290] Wang SL, Huang JD, Lai MD, et al. Molecular basis of genetic variation in debrisoquin hydroxylation in Chinese subjects: polymorphism in RFLP and DNA sequence of CYP2D6. Clin Pharmacol Ther, 1993, 53 (4): 410-418.

[291] Perlis RH, Fijal B, Dharia S, et al. Pharmacogenetic investigation of response to duloxetine treatment in generalized anxiety disorder. The Pharmacogenomics Journal, 2013, 13: 280-285.

[292] Kirchheiner J, Henckel HB, Meineke I, et al. Impact of the CYP2D6 ultrarapid metabolizer genotype on mirtazapine pharmacokinetics and adverse events in healthy volunteers. Journal of clinical psychopharmacology, 2004, 24 (6): 647-652.

[293] Lind AB, Reis M, Bengtsson F, et al. Steady-state concentrations of mirtazapine, N-desmethylmirtazapine, 8-hydroxymirtazapine and their enantiomers in relation to cytochrome P450 2D6 genotype, age and smoking behaviour. Clin Pharmacokinet, 2009, 48 (1): 63-70.

[294] Yuce-Artun N, Baskak B, Ozel-Kizil ET, et al. Influence of CYP2B6 and CYP2C19 polymorphisms on Sertraline metabolism in major depression patients. International journal of clinical pharmacy, 2016, 38: 388-394.

[295] Gjestad C, Westin AA, Skogvoll E, et al. Effect of proton pump inhibitors on the serum concentrations of the selective serotonin reuptake inhibitors Citalopram, Escitalopram, and Sertraline. Therapeutic drug monitoring, 2015, 37: 90-97.

[296] Preissner S, Kroll K, Dunkel M, et al. Super CYP: A Comprehensive database on cytochrome P450 enzymes including a tool for analysis of CYP-drug interactions. Nucleic acids research, 2010, 38: 237-243.

[297] Walsky RL, Astuccio AV, Obach RS. Evaluation of 227 drugs for in vitro inhibition of cytochrome P450 2B6. Journal of clinical pharmacology, 2006, 46: 1426-1438.

[298] Obach RS, Cox LM, Tremaine LM. Sertraline is metabolized by multiple cytochrome P450 enzymes, monoamine oxidases, and glucuronyl transferases in human: an in vitro study. Drug metabolism and disposition: the biological fate of chemicals, 2005, 33: 262-270.

[299] DeVane CL, Donovan JL, Liston HL, et al. Comparative CYP3A4 inhibitory effects of Venlafaxine, Fluoxetine, Sertraline, and Nefazodone in healthy volunteers. Journal of clinical psychopharmacology, 2004, 24: 4-10.

[300] Zanger UM, Klein K. Pharmacogenetics of cytochrome P450 2B6 (CYP2B6): advances on polymorphisms, mechanisms, and clinical relevance. Frontiers in genetics, 2013, 4: 24.

[301] Borderud SP, Li Y, Burkhalter JE, et al. Electronic Cigarette Use Among Patients with Cancer: Characteristics of Electronic Cigarette Users and their Smoking Cessation Outcomes. Cancer, 2015, 120 (22): 3527-3535.

[302] Stingl JC, Brockmoller J, Viviani R. Genetic variability of drug-metabolizing enzymes: the dual impact on psychiatric therapy and regulation of brain function. Molecular psychiatry, 2013, 18: 273-287.

[303] Shi HY, Yan J, Zhu WH, et al. Effects of erythromycin on voriconazole pharmacokinetics and association with CYP2C19 polymorphism. Eur J ClinPharmacol, 2010, 66 (11): 1131-1136.

[304] Wang G, Lei HP, Li Z, et al. The CYP2C19 ultra-rapid metabolizer genotype influences the pharmacokinetics of voriconazole in healthy male volunteers. European journal of clinical pharmacology, 2009, 65 (3): 281-285.

[305] Hynninen VV, Olkkola KT. Effect of terbinafine and voriconazole on the pharmacokinetics of the antidepressant venlafaxine. Clin Pharmacol Ther, 2008, 83 (2): 342-348.

[306] Abdel-Rahman SM, Gotschall R R. Investigation of terbinafine as a CYP2D6 inhibitor in vivo. Clinical pharmacology and therapeutics, 1999, 65 (5): 465-472.

[307] Eichelbaum M, Evert B. Influence of pharmacogenetics on drug disposition and response. Clin Exp Pharmacol Physiol, 1996, 23 (10-11): 983-985.

[308] Clancy JP, Johnson SG, Yee SW, et al. Clinical pharmacogenetics implementation consortium (CPIC) guidelines for ivacaftor therapy in the context of CFTR genotype. ClinPharmacol Ther, 2014, 95 (6): 592-597.

[309] Müller DJ, Schulze TG, Macciardi F, et al. Moclobemide response in depressed patients: association study with a functional polymorphism in the monoamine oxidase A promoter. Pharmacopsychiatry, 2002, 35 (4): 157-158.

[310] Yuan H，Yu M，Yang Y，et al. Association of CYP2D6 single nucleotide polymorphism with response to ophthalmic timolol in primary open angle Glaucoma—a pilot study. J Ocul Pharmacol Ther，2010，26（5）：497-501.

[311] Peng Q，Li S，Ma K，et al. Large cohort screening of G6PD deficiency and the mutational spectrum in the Dongguan District in southern China. PLoS One，2015，10（3）：e0120683.

药物基因组学相关网站与数据库

The Pharmacogenomics Knowledgebase
https：//www. pharmgkb. org/index. jsp

1000Genomes
http：//browser. 1000genomes. org/index. html

Table of Pharmacogenomic Biomarkers in Drug Labeling
http：//www. fda. gov/Drugs/ScienceResearch/ResearchAreas/Pharmacogenetics/ucm083378. htm

The Human Cytochrome P450 (CYP) Allele Nomenclature Database
http：//www. cypalleles. ki. se/

SNPedia
http：//www. snpedia. com/index. php/SNPedia

WarfarinDosing
http：//www. warfarindosing. org/Source/Home. aspx

Genecards
http：//www. genecards. org/

Public Library of Bioinformation
http：//www. plob. org/

SNPs3D
http：//www. snps3d. org/modules. php? name=SnpAnalysis&locus_ac=5444

UGT-Pharmacogenomics
https：//www. pharmacogenomics. pha. ulaval. ca/ugt-alleles-nomenclature/